U0292014

肿瘤免疫治疗严重不良反应
案例分析

主　编　潘宏铭
副主编（按姓氏汉语拼音排序）
　　　　方　勇　胡　毅　梁文华
　　　　林小燕　史美祺　王永生
　　　　熊建萍　姚　煜　张　涛

人民卫生出版社
·北京·

版权所有，侵权必究！

图书在版编目（CIP）数据

肿瘤免疫治疗严重不良反应案例分析 / 潘宏铭主编
. —北京：人民卫生出版社，2022.12
ISBN 978-7-117-33358-0

Ⅰ. ①肿… Ⅱ. ①潘… Ⅲ. ①肿瘤免疫疗法 —副反应
—病案 Ⅳ. ①R730.51

中国版本图书馆 CIP 数据核字（2022）第 128162 号

| 人卫智网 | www.ipmph.com | 医学教育、学术、考试、健康，购书智慧智能综合服务平台 |
| 人卫官网 | www.pmph.com | 人卫官方资讯发布平台 |

肿瘤免疫治疗严重不良反应案例分析

Zhongliu Mianyi Zhiliao Yanzhong Buliang Fanying Anli Fenxi

主　　编：潘宏铭
出版发行：人民卫生出版社（中继线 010-59780011）
地　　址：北京市朝阳区潘家园南里 19 号
邮　　编：100021
E - mail：pmph @ pmph.com
购书热线：010-59787592　010-59787584　010-65264830
印　　刷：北京盛通印刷股份有限公司
经　　销：新华书店
开　　本：889×1194　1/16　印张：34
字　　数：1053 千字
版　　次：2022 年 12 月第 1 版
印　　次：2023 年 2 月第 1 次印刷
标准书号：ISBN 978-7-117-33358-0
定　　价：198.00 元
打击盗版举报电话：010-59787491　E-mail：WQ @ pmph.com
质量问题联系电话：010-59787234　E-mail：zhiliang @ pmph.com
数字融合服务电话：4001118166　E-mail：zengzhi @ pmph.com

编者名单

（按姓氏汉语拼音排序）

白　俊	陕西省人民医院	高蓓莉	上海交通大学医学院附属瑞金医院
贝宴屏	宁波市医疗中心李惠利医院	葛　俊	四川省肿瘤医院
蔡修宇	广州医科大学附属第一医院	葛　挺	宁波市医疗中心李惠利医院
曹　原	南昌大学第一附属医院	葛潇潇	同济大学附属东方医院
曹　卓	丽水市人民医院	葛小琴	宁波市第一医院
曹振东	南京中医药大学第二附属医院	龚升平	宁波市第一医院
陈　静	华中科技大学同济医学院附属协和医院	龚易莎	丽水市人民医院
陈　俊	宁波大学附属人民医院	郭　卉	西安交通大学第一附属医院
陈　磊	宁波市第一医院	郭　晔	同济大学附属东方医院
陈　雪	西安交通大学第一附属医院	郭群依	浙江省台州医院
陈笛迪	温州医科大学附属第一医院	韩　啸	中国人民解放军总医院
陈莉莉	温州医科大学附属黄岩医院	韩　英	宁波大学附属人民医院
陈诗雪	中国人民解放军总医院	何　琼	中国医科院大学附属肿瘤医院
陈舒怡	浙江省中医院		（浙江省肿瘤医院）
程　博	广州医科大学附属第一医院	胡　毅	中国人民解放军总医院
崔鹏飞	中国人民解放军总医院	胡建莉	华中科技大学同济医学院附属协和医院
丁谦谦	西安交通大学第一附属医院	黄　迪	中国人民解放军总医院
丁振宇	四川大学华西医院	黄　珊	四川省医学科学院四川省人民医院
董琴晖	浙江省台州医院	黄媚娟	四川大学华西医院
董小芳	温州医科大学医学院附属东阳医院	蒋昭友	成都市肿瘤医院
董晓荣	华中科技大学同济医学院附属协和医院	金　敏	华中科技大学同济医学院附属协和医院
杜　楠	中国人民解放军总医院	金剑英	浙江省台州医院
樊朝昕	西安交通大学第一附属医院	康艳霞	空军军医大学唐都医院
樊再雯	中国人民解放军空军特色医学中心	况　鹏	南昌大学第一附属医院
范南南	北京医院	兰　芬	浙江大学医学院附属第二医院
方　勇	浙江大学医学院附属邵逸夫医院	黎才琛	广州医科大学附属第一医院
方紫凌	南昌大学第一附属医院	李　波	宁波市医疗中心李惠利医院
房雪峰	浙江大学医学院附属第二医院	李　凤	广州医科大学附属第一医院
付　强	华中科技大学同济医学院附属同济医院	李　进	同济大学附属东方医院
傅　潇	西安交通大学第一附属医院	李　琳	北京医院
高　欢	西安交通大学第一附属医院	李　萌	四川省医学科学院四川省人民医院

李　青　四川大学华西医院
李　涛　中国人民解放军总医院
李　涛　四川省肿瘤医院研究所
李　雯　浙江大学医学院附属第二医院
李春燕　陕西省肿瘤医院
李德育　福建医科大学附属福建省立医院
李德智　浙江大学医学院附属第四医院
李东惠　中国人民解放军总医院
李婧姣　中国人民解放军总医院
李玲玲　中国人民解放军总医院
李树本　广州医科大学附属第一医院
李索妮　陕西省肿瘤医院
李晓燕　中国人民解放军总医院
李艳莹　四川大学华西医院
李盈盈　温州市人民医院
梁　璇　西安交通大学第一附属医院
梁文华　广州医科大学附属第一医院
林　根　福建省肿瘤医院
林榕波　福建医科大学附属肿瘤医院
林小燕　福建医科大学附属协和医院
林振宇　华中科技大学同济医学院附属协和医院
林志宇　四川省乐山市人民医院
刘　棣　西安交通大学第二附属医院
刘　慧　浙江大学医学院附属第四医院
刘　瑾　杭州市红十字会医院
刘　兰　四川省医学科学院四川省人民医院
刘　磊　咸宁市中心医院
刘　莉　华中科技大学同济医学院附属协和医院
刘　娜　西安交通大学第一附属医院
刘　昭　华中科技大学同济医学院附属协和医院
刘春玲　新疆大学医学院附属肿瘤医院
刘翠微　华中科技大学同济医学院附属协和医院
刘红岗　空军军医大学唐都医院
刘红利　华中科技大学同济医学院附属协和医院
刘开泰　宁波市医疗中心李惠利医院
刘丽琳　浙江大学医学院附属邵逸夫医院
刘梦洁　西安交通大学第二附属医院
刘振华　福建医科大学附属福建省立医院
龙亚萍　中国人民解放军总医院
楼　本　浙江大学医学院附属邵逸夫医院
陆　意　宁波市医疗中心李惠利医院
陆嘉玮　南京中医药大学第二附属医院
骆　倩　四川大学华西临床医学院
马宇彦　西安交通大学第一附属医院

毛　棉　四川省肿瘤医院研究所
毛志远　中国人民解放军空军特色医学中心
孟　睿　华中科技大学同济医学院附属协和医院
苗　茜　福建省肿瘤医院
闵　婕　空军军医大学唐都医院
缪　倩　浙江大学衢州医院
缪肖波　中国科学院大学宁波华美医院
聂亮琴　中国科学院大学宁波华美医院
潘　登　宁波市医疗中心李惠利医院
潘宏铭　浙江大学医学院附属邵逸夫医院
庞林荣　宁波大学附属人民医院
彭　玲　华中科技大学同济医学院附属协和医院
皮博睿　浙江大学医学院附属邵逸夫医院
钱夏婧　宁波市医疗中心李惠利医院
青晓艳　成都市肿瘤医院
饶创宙　中国科学院大学宁波华美医院
任　峰　宁波市医疗中心李惠利医院
任梦迪　西安交通大学第一附属医院
肉孜姑·艾买尔　浙江大学医学院附属邵逸夫医院
单宇鹏　空军军医大学唐都医院
沈　虹　浙江大学医学院附属第二医院
沈佳颖　浙江大学医学院附属邵逸夫医院
石　超　南昌大学第一附属医院
时　将　广州医科大学附属第一医院
史　敏　四川省肿瘤医院研究所
史美祺　江苏省肿瘤医院
寿佳威　浙江大学医学院附属邵逸夫医院
寿柳梅　浙江省中医院
舒诚荣　咸宁市中心医院
舒琦瑾　浙江省中医院
苏丽玉　福建医科大学附属肿瘤医院
孙　静　空军军医大学唐都医院
锁爱莉　西安交通大学第一附属医院
唐　敏　北京医院
唐梦秋　宁波市医疗中心李惠利医院
唐小碎　四川省医学科学院四川省人民医院
唐小万　温州医科大学附属黄岩医院
陶庆松　宁波市第一医院
田　涛　西安交通大学第一附属医院
田　甜　四川大学华西医院
同李平　空军军医大学唐都医院
童　凡　华中科技大学同济医学院附属协和医院
王　丽　江苏省肿瘤医院
王　炜　广州医科大学附属第一医院

王　燕	中国医学科学院肿瘤医院		游　舟	四川省肿瘤医院
王敬敬	西安交通大学第一附属医院		余　锋	南昌大学第一附属医院
王玲燕	浙江省台州医院		余　敏	陕西省人民医院
王奇峰	四川省肿瘤医院研究所		余　敏	四川大学华西医院
王绍斌	浙江大学医学院附属第二医院		余新民	中国医科院大学附属肿瘤医院
王晓斐	上海交通大学医学院附属瑞金医院			（浙江省肿瘤医院）
王永生	四川大学华西医院		袁响林	华中科技大学同济医学院附属同济医院
王峥嵘	浙江省台州医院		乐　勇	南昌大学第一附属医院
王子奇	浙江大学医学院附属邵逸夫医院		岳　萍	上海交通大学医学院附属瑞金医院
卫　鑫	陕西省人民医院		昝　宁	四川省乐山市人民医院
温居一	中国人民解放军总医院		曾　然	上海交通大学医学院附属瑞金医院
翁亮亮	浙江大学医学院附属邵逸夫医院		曾晓梅	成都市肿瘤医院
吴　磊	四川省肿瘤医院研究所		张　翠	浙江大学医学院附属第四医院
吴朝真	中国人民解放军总医院		张　灯	四川省医学科学院四川省人民医院
吴君华	四川省绵阳中心医院		张　峰	空军军医大学唐都医院
吴仕波	宁波市医疗中心李惠利医院		张　锴	华中科技大学同济医学院附属协和医院
吴锡林	浙江大学衢州医院		张　萍	北京医院
吴卓璇	浙江大学医学院附属邵逸夫医院		张　锐	西安交通大学第一附属医院
伍　璐	华中科技大学同济医学院附属协和医院		张　涛	华中科技大学同济医学院附属协和医院
夏　芸	华中科技大学同济医学院附属协和医院		张　颖	西安交通大学第二附属医院
夏爱丹	温州市人民医院		张桂枫	福建医科大学附属福建省立医院
项　轶	上海交通大学医学院附属瑞金医院		张秋月	华中科技大学同济医学院附属协和医院
项晓军	南昌大学第一附属医院		张瑞光	华中科技大学同济医学院附属协和医院
肖　诚	浙江大学医学院附属第一医院		张战民	南昌大学第一附属医院
谢　可	四川省医学科学院四川省人民医院		章　展	温州医科大学附属黄岩医院
谢聪颖	温州医科大学附属第一医院		赵　晶	四川省肿瘤医院
谢佳峻	四川省绵阳中心医院		赵　磊	华中科技大学同济医学院附属协和医院
谢展鸿	广州医科大学附属第一医院		赵　珅	福建医科大学附属肿瘤医院
熊建萍	南昌大学第一附属医院		赵　征	陕西省肿瘤医院
徐　农	浙江大学医学院附属第一医院		赵艳霞	华中科技大学同济医学院附属协和医院
徐　远	浙江大学医学院附属邵逸夫医院		赵依卓	中国药科大学
徐存来	丽水市人民医院		赵迎超	华中科技大学同济医学院附属协和医院
徐海燕	中国医学科学院肿瘤医院		赵裕沛	南京中医药大学第二附属医院
徐维国	四川省绵阳中心医院		郑　璐	宁波市医疗中心李惠利医院
薛　军	华中科技大学同济医学院附属协和医院		郑　宇	浙江大学医学院附属邵逸夫医院
薛俊丽	同济大学附属东方医院		郑大为	宁波市医疗中心李惠利医院
闫小龙	空军军医大学唐都医院		郑建伟	福建医科大学附属协和医院
杨　锦	上海交通大学医学院附属瑞金医院		郑勤红	浙江大学衢州医院
杨　俊	宁波市医疗中心李惠利医院		郑晓彬	福建省肿瘤医院
杨春丽	四川大学华西临床医学院		郑玉龙	浙江大学医学院附属第一医院
姚　煜	西安交通大学第一附属医院		钟　然	广州医科大学附属第一医院
叶　挺	华中科技大学同济医学院附属协和医院		钟　献	浙江大学医学院附属第二医院
尹章勇	丽水市人民医院		周　剑	咸宁市中心医院
应英华	浙江大学医学院附属第二医院		周　欣	宁波大学附属人民医院

周梦莎　浙江大学医学院附属邵逸夫医院　　　　朱　挺　宁波市第一医院
周秋曦　四川省肿瘤医院　　　　　　　　　　　朱红革　新疆大学医学院附属肿瘤医院
周涛琪　宁波大学附属人民医院　　　　　　　　朱淼勇　温州市人民医院
周潇殊　华中科技大学同济医学院附属协和医院　朱益敏　南京中医药大学第二附属医院
朱　静　四川省绵阳中心医院　　　　　　　　　邹立群　四川大学华西医院
朱　丽　成都市肿瘤医院

编写秘书（按姓氏汉语拼音排序）

沈佳颖　浙江大学医学院附属邵逸夫医院　　　　吴卓璇　浙江大学医学院附属邵逸夫医院

主编简介

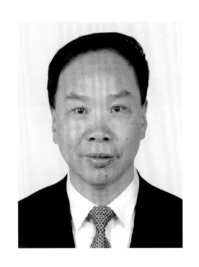

潘宏铭 浙江大学医学院附属邵逸夫医院副院长,浙江大学"求是"特聘医师、博士生导师、教授、肿瘤内科学科带头人。

兼任国家合理用药专家委员会委员,国家卫生健康委员会能力建设与继续教育中心肿瘤学综合组组长,中国抗癌协会肿瘤靶向治疗专委会候任主任委员,中国临床肿瘤学会常务理事,中国临床肿瘤学会肿瘤营养治疗专家委员会主任委员,中国临床肿瘤学会支持和康复专家委员会候任主任委员,浙江省肿瘤靶向治疗技术指导中心主任。

发表中英文论文 120 余篇,主持和参加临床试验 260 多项,主编《肿瘤化疗的毒副反应和防治》《肿瘤内科诊治策略》和《肿瘤内科合理治疗和用药技巧》等书籍,主持制订《中国肿瘤患者营养治疗指南》《消化道肿瘤合理用药指南》等,主持国家重大新药创制专项、国家自然科学基金和浙江省重大科技专项等省部级及以上课题 10 多项。

副主编简介

方 勇 博士,主任医师,浙江大学医学院附属邵逸夫医院肿瘤内科科室副主任。

兼任浙江省抗癌协会青年理事会秘书长,浙江省抗癌协会肿瘤内科专业委员会副主任委员,中国临床肿瘤学会理事,中国临床肿瘤学会射频消融专业委员会副主任委员,中国临床肿瘤学会抗肿瘤安全管理委员会委员,中国抗癌协会靶向治疗专业委员会委员,中国抗癌协会肿瘤微创治疗专业委员会消融治疗分会常务委员,中国医药教育协会肿瘤免疫专业委员会常务委员,中国医药教育协会腹部肿瘤专业委员会常务委员,浙江省数理医学会理事;浙江省数理医学会肿瘤精准诊疗专业委员会副主任委员,浙江省肿瘤靶向治疗技术指导中心副主任,浙江省医学会肿瘤精准治疗专业委员会副主任委员。

胡 毅 主任医师,教授,博士生导师,解放军总医院肿瘤医学部主任、呼吸肿瘤及内镜介入科主任、临床试验药理基地肿瘤专业组负责人。

兼任中央保健委员会会诊专家;中央军委保健委员会会诊专家,美国华盛顿大学访问学者,中国研究型医院学会分子肿瘤与免疫治疗专业委员会主任委员,北京癌症防治学会副理事长,北京癌症防治学会免疫治疗工作委员会主任委员,中国临床肿瘤学会理事,世界内镜协会呼吸内镜协会常务委员,国家自然科学基金委员会评审专家,*Journal of Clinical Oncology* 中文版肺癌专刊执行主编。

梁文华 副主任医师,副教授,博士生导师/博后合作导师,广州医科大学附属第一医院(国家呼吸医学中心)胸部肿瘤科,广东省杰出青年医学人才。

兼任广东省胸部疾病学会秘书长及免疫治疗专业委员会主任委员,呼吸疾病国家重点实验室肺癌学组副组长,中国临床肿瘤学会青年委员,非小细胞肺癌专业委员会、人工智能专业委员会委员,*Translational Lung Cancer Research* 副主编,*Journal of Thoracic Disease* 及 *Annals of Translation Medicine* 编委。

林小燕 主任医师,博士生导师,福建医科大学附属协和医院肿瘤内科主任。

兼任福建省恶性肿瘤化疗质控委员会副主任,福建省抗癌协会肿瘤内科专业委员会副主任委员,福建省抗癌协会癌症康复与姑息治疗专业委员会副主任委员,福建省抗癌协会免疫治疗专业委员会副主任委员,福建省抗癌协会肺癌专业委员会常务委员,中国医疗保健国际交流促进会肿瘤姑息治疗与人文关怀专业委员会副主任委员,中国抗癌协会靶向治疗专业委员会常务委员,中国抗癌协会大肠癌专业委员会化疗组委员,中国抗癌协会癌症康复与姑息专业委员会委员,中国临床肿瘤学会肿瘤支持与康复治疗委员会常务委员,中国临床肿瘤学会中西医结合专业委员会常务委员,中国临床肿瘤学会大肠癌专业委员会委员,中国临床肿瘤学会肝癌专业委员会委员。

史美祺 主任医师,教授,硕士生导师,江苏省肿瘤医院／江苏省肿瘤防治研究所肿瘤内科肺癌亚专业。

兼任中国医疗保健国际交流促进会肿瘤内科分会常务委员,中国临床肿瘤学会非小细胞肺癌专家委员会委员,中国抗癌协会肿瘤药物临床研究专业委员会委员,中国抗癌协会肺癌专业委员会内科学组成员,中国医疗保健国际交流促进会胸部肿瘤分会委员,泛长三角胸部肿瘤联盟专业委员会副主席,江苏省研究型医院学会肺结节与肺癌 MDT 委员会副主任委员,江苏省抗癌协会肺癌专业委员会常务委员,江苏省康复医学会呼吸康复专业委员会常务委员,江苏省医学会肿瘤学分会肺癌学组副组长,江苏省医学会肿瘤化疗与生物治疗分会肺癌学组成员,江苏省医学会呼吸病学分会肺癌学组成员,江苏省抗癌协会鼻咽癌专业委员会委员,南京医学会结核与呼吸系疾病专科分会委员,东西部肺癌协作组织科学委员。

王永生 肿瘤学教授,博士生导师,四川省卫健委学术带头人,四川省卫生健康首席专家。

兼任中国抗癌协会中西医整合肿瘤专业委员会副主任委员,中国抗癌协会肿瘤转移委员会青年委员会副主任委员,中关村玖泰药物临床试验技术创新联盟细胞生物制剂临床试验专业委员会副主任委员,中国临床肿瘤学会免疫治疗专家委员会委员,四川省抗癌协会老年肿瘤专业委员会候任主任委员,四川省医促会肿瘤学 MDT 专业委员会主任委员,四川老年医学会肿瘤康复专业委员会主任委员,四川医师协会肿瘤分会青年委员会副主任委员,四川免疫学会肿瘤分会常务委员。

熊建萍 主任医师,教授,博士生导师,南昌大学第一附属医院肿瘤科主任,江西省恶性肿瘤工程技术研究中心主任,江西省"555"赣鄱英才领军人才。

兼任中国抗癌协会肺癌专业委员会常务委员,中国抗癌协会支持治疗专业委员会常务委员,中国抗癌协会化疗专业委员会常务委员,江西省整合医学学会肿瘤学分会主任委员,江西省抗癌协会肿瘤化疗专业委员会主任委员,江西省医学会肿瘤分会副主任委员,江西省医师协会肿瘤分会副主任委员。

以第一作者或通讯作者发表论文 100 余篇,其中 *Science Citation Index* 文章累积影响因子＞150 分。

姚 煜 主任医师,教授,博士生导师,西安交通大学第一附属医院肿瘤内科副主任。

兼任中国临床肿瘤学会理事,中国医药教育协会肿瘤化学治疗专业委员会副主任委员,吴阶平肿瘤多学科诊疗委员会常务委员,中国临床肿瘤学会恶性黑色素瘤专业委员会常务委员,中国临床肿瘤学会肺癌专业委员会委员,陕西省抗癌协会常务理事,陕西省抗癌协会化疗专业委员会主任委员,西安市医学会肿瘤学分会主任委员,陕西省抗癌协会肿瘤标志物专业委员会副主任委员,陕西省抗癌协会老年肿瘤专业委员会副主任委员,陕西医学会肿瘤内科专业委员会常务委员,西安市抗癌学会秘书长,*Journal of Clinical Oncology* 中文编委。

张 涛 主任医师,教授,博士生导师,华中科技大学附属协和医院肿瘤中心主任。

兼任中国医师协会肿瘤分会常务委员,中国临床肿瘤学会理事,湖北省抗癌协会肿瘤分子靶向治疗专业委员会主任委员。

前　言

抗肿瘤治疗已进入免疫治疗时代。其中,抗程序性细胞死亡蛋白 -1(programmed cell death protein 1,PD-1)及抗程序性细胞死亡蛋白配体 1(programmed cell death protein ligand 1,PD-L1)免疫检查点抑制剂在肿瘤免疫治疗中占主导地位。在短短 2 年时间里,有 8 个 PD-1/PD-L1 抗体经国家药品监督管理局(National Medical Products Administration,NMPA)批准上市。随着 PD-1/PD-L1 抑制剂在国内外临床试验和应用中逐步推广,越来越多的不良反应引起人们的高度关注。

免疫检查点抑制剂的不良反应表现不同于传统化疗药物或分子靶向药物,主要是由其非特异性免疫活性导致的,但具体病理生理机制尚不清楚。免疫治疗相关不良反应可累及任何器官和系统,最严重的有免疫治疗相关性心肌炎、肺炎、肠炎、肝炎、肾炎、神经炎等。多数免疫不良反应比较轻,但极少数不良反应后果十分严重,甚至危及生命。

罹患癌症是不幸的,在免疫治疗过程中死于严重不良反应则更是不幸。由于发生率低,很多医生缺乏对免疫治疗相关严重不良反应的足够认识,遇到时束手无策,甚至误诊、漏诊、误治。发生严重的免疫相关性不良反应时,医者及时、合理、规范治疗,让患者"起死回生"当然是幸事。幸与不幸均是一念之间,取决于发现和处理是否及时。

本书收集的案例并不都是珠玑,但却是医者行医的真实记录。150 多个案例,与其说是案例,不如说是一个个生动的故事,供读者仔细品读,从而帮助读者丰富临床经验。书中不当之处还望读者批评指正。

希望"不幸"的癌症患者与"幸"结缘,经过医生的仔细观察、谨慎决策、精准施治,化险为夷。

2021 年 12 月

目 录

第一章 免疫治疗不良反应概述

第一节 抗 PD-1/PD-L1 抗体不良反应机制

寿佳威 方勇 潘宏铭

浙江大学医学院附属邵逸夫医院

抗程序性细胞死亡蛋白 1（PD-1）/ 分化抗原（cluster of differentiation，CD）279 虽然属于 CD28 家族的抑制性受体，但是其氨基酸序列只有 15% 与 CD28 一致，另外 20% 与溶细胞性 T 淋巴细胞相关抗原 4（cytolytic T lymphocyte-associated antigen 4，CTLA-4）相似，13% 与诱导性 T 细胞刺激因子类似，因此与传统的 CD28 家族受体存在一定的差别。PD-1 具有两个配体，即抗程序性细胞死亡蛋白配体 1（PD-L1）（B7-H1/CD274）和抗程序性细胞死亡蛋白配体 2（PD-L2）（B7-DC/CD273）。肿瘤细胞通过表达 PD-L1 而逃逸免疫杀伤。因此，抗 PD-1/PD-L1 抗体能够与 PD-1/PD-L1 特异性结合，阻断 PD-1 与其配体 PD-L1 的相互作用，使得 T 细胞恢复针对肿瘤细胞的免疫应答，从而杀伤肿瘤细胞。

然而，抗 PD-1/PD-L1 抗体在治疗恶性肿瘤的同时，也带来了其特有的免疫相关不良反应。为了更好地了解免疫相关不良反应的发生机制，需要重温一下人体免疫反应和 PD-1/PD-L1 在免疫应答中的具体功能。

众所周知，T 细胞活化需要双信号。除了 T 细胞受体（T-cell receptor，TCR）识别抗原提呈细胞（antigen-presenting cell，APC）表达的主要组织相容复合物（major histocompatibility complex，MHC）后，激活 T 细胞的第一信号以外，还需要有共刺激信号协同，作为第二信号让 T 细胞持续活化。最典型的例子就是目前另一个免疫检查点抑制剂——抗 CTLA-4 单抗。它就是以 B7 分子与 CTLA-4/CD28 共刺激信号为靶点的药物。当然，为了维持人体的免疫平衡，防止出现自身免疫损伤，共抑制受体的信号也是必不可少。抗 PD-1/PD-L1 抗体正是以共抑制受体为靶点的药物。

一、PD-1 的作用机制

PD-1 是一个含有 288 个氨基酸的蛋白，由一个单一的 N 端免疫球蛋白可变区（immunoglobulin variable rcgion，IgV）样结构域，一个约 20 种氨基酸组成的茎样结构将 IgV 结构域从细胞膜上分开，一个跨膜结构域和一个含有酪氨酸信号模序的细胞质中尾端组成。它最早被发现表达于凋亡细胞之上，故由此得名。随着研究的深入，PD-1 被发现主要表达于成熟活化的 T 细胞、胸腺中双阴性 T 细胞、B 细胞、自然杀伤（natural killer，NK）细胞、单核细胞以及不成熟的朗格汉斯细胞，并接受 NFAT、FOXO1、Notch 等转录因子的调控。当 PD-1 被激活后，淋巴细胞内钙离子内流、PI3K-Akt、Ras-Mek-Erk

等增殖信号通路被抑制,导致各类免疫细胞活化受阻。T细胞在体内与树突状细胞(dendritic cell,DC)识别分3个时相:第一时相(大约8h),T细胞开始具有高迁移性,与DC不停接触;第二时相(8~20h),T细胞与DC稳定结合并释放细胞因子;第三时相(后续24h),T细胞与DC分离,开始增殖。阻断PD-1/PD-L1信号能够延长第二时相的时间,防止T细胞失能。而对第三时相,抑制PD-1/PD-L1信号可以加快T细胞与DC的分离和迁移。因此,PD-1/PD-L1信号通路在不同时相中扮演不同角色,使其机制研究更加错综复杂。

PD-1除了作为抑制性信号外,还参与T细胞的代谢。代谢方式的不同决定了T细胞的分化和功能。幼稚的T细胞一般表现为代谢静态表型,并通过葡萄糖、脂肪酸和氨基酸为氧化磷酸化提供原料来产生能量。在激活的T细胞中,尽管氧化磷酸化持续增加,但需氧糖酵解成为主要的代谢途径,同时谷氨酰胺的摄取和分解代谢也得到增强,从而形成效应性T细胞和记忆性T细胞。PD-1则会抑制氧气的消耗,损害活化的T细胞参与糖酵解和谷氨酰胺分解的能力,但会促进脂肪酸的β-氧化。此外,当PD-1与PD-L1结合后,会大量积累多不饱和脂肪酸。这些脂肪酸被认为是T细胞免疫的抑制因子。因此,PD-1可能通过调控T细胞的代谢来抑制T细胞的分化。

T细胞代谢改变还有另一个负面影响,就是表达PD-1的活化T细胞的微环境中关键抗氧化剂还原性谷胱甘肽水平显著下降,形成一个强氧化性微环境。比如异基因骨髓移植后,异基因反应性T细胞同步上调PD-1表达并产生通过脂肪酸氧化的活性氧,进一步证实了PD-1在诱导氧化微环境中的作用。此外,这些代谢变化还可能在慢性感染和癌症患者PD-1介导的T细胞功能紊乱上起着重要作用。因此,PD-1对T细胞代谢的影响可能对其产生的免疫相关不良反应具有潜在的治疗价值。

另一方面,在活化T细胞上PD-1动态变化作为一个正常的负反馈调节,抑制T细胞过度激活,并不是所认为的T细胞功能衰竭的表现。真正衰竭的T细胞上除了PD-1持续表达以外,还合并其他抑制性受体的持续激活。这也就解释了为何单纯的抗PD-1/PD-L1治疗并不能让大部分患者长期获益。未来也将会看到更多的免疫检查点抑制剂的协同治疗。

二、PD-L1 的作用机制

PD-L1表达则更为广泛,除了各类抗原提呈细胞(APC)以外,还表达于血管内皮细胞、胰岛细胞以及那些免疫豁免器官如胎盘、睾丸和眼的相应细胞上。在肿瘤模型中,PD-L1表达可以通过其他各种机制介导。各种异常信号通路,如EGFR、MAPK和PI3K-Akt通路的激活、STAT3和HIF-1的转录因子表达升高等,通过转录和转录后机制上调PD-L1在肿瘤细胞上的表达。在EB病毒相关性恶性肿瘤中发现PD-L1的高表达和PD-1单抗较好的疗效,说明EB病毒也能促进PD-L1表达。此外,PD-L1表达水平还可以通过微核糖核酸(micro-ribonucleic acids,microRNAs或miRNAs)受表观遗传机制的调控。

PD-1可以调控T细胞的代谢,而PD-L1则通过肿瘤细胞内的部分信号通路,如PI3K-Akt通路和哺乳动物雷帕霉素靶蛋白(mammalian target of rapamycin,mTOR)的激活,间接导致肿瘤细胞糖酵解基因表达,从而增强糖酵解代谢。癌细胞在获得高糖酵解率使其能存活更久。另外,PD-L1作为一种抑制受体,还可以向癌细胞传递抗凋亡信号,防止免疫介导和FAS介导的细胞杀伤。

综上,PD-1/PD-L1信号通路在外周免疫耐受中起重要的作用。阻断该通路的治疗可能导致免疫耐受失衡,免疫应答失控。这种反应在临床上可能表现为类似自身免疫性疾病或炎症相关性疾病,称为"免疫相关不良反应"。这些与免疫治疗相关的不良反应可能会发生在全身各个脏器,包括免疫豁免器官。

三、抗 PD-1/PD-L1 抗体不良反应可能作用机制

目前,抗PD-1/PD-L1抗体所产生的免疫不良反应具体病理机制尚不完全明了。在许多活检病理中发现损伤组织中有大量T淋巴细胞浸润,可能与部分活化的T细胞群同时识别正常组织和肿瘤之间交叉抗原有关。例如,有研究人员在两例发生免疫性心肌炎患者的心肌和肿瘤中发现了17个相似的T细胞克隆。此外,经常出现在恶性黑色素瘤患者接受免疫治疗导致白癜风,也暗示激活T淋巴细胞同

样攻击具有肿瘤相关抗原的正常黑色素细胞。

不仅 T 淋巴细胞功能被激活,B 淋巴细胞上同样有大量 PD-1 受体。因此,在 B 淋巴细胞被激活后可以产生大量抗体,这些抗体同样会产生免疫相关不良反应。如在接受抗 PD-1 治疗的患者中,如果出现抗甲状腺抗体,无论这些抗体在治疗开始时是否存在,则可能导致免疫性甲状腺炎。在免疫相关性肠炎的病例中,细胞因子也可能参与免疫相关不良反应的病理生理过程,说明不同器官或组织的免疫相关不良反应也不尽相同。

因此,了解 PD-1/PD-L1 通路被阻滞后相关毒性作用的机制,并合理有效的管理这些免疫相关不良反应,对于优化免疫检查点抑制剂的有效性和安全性至关重要。

参考文献

［1］ ZAK KM, KITEL R, PRZETOCKA S, et al. Structure of the complex of human programmed Death 1, PD-1, and its ligand PD-L1 [J]. Structure, 2015, 23 (12): 2341-2348.

［2］ BOUSSIOTIS VA. Molecular and biochemical aspects of the PD-1 checkpoint pathway [J]. N Engl J Med, 2016, 375 (18): 1767-1778.

［3］ BRETSCHER PA. A two-step, two-signal model for the primary activation of precursor helper T cells [J]. Proc Natl Acad Sci U S A, 1999, 96 (1): 185-190.

［4］ FREEMAN GJ, LONG AJ, IWAI Y, et al. Engagement of the PD-1 immunoinhibitory receptor by a novel B7 family member leads to negative regulation of lymphocyte activation [J]. J Exp Med, 2000, 192 (17): 1027-1034.

［5］ OKAZAKI T, HONJO T. PD-1 and PD-1 ligands: from discovery to clinical application [J]. Int Immunol, 2007, 19 (7): 813-824.

［6］ OESTREICH KJ, YOON H, AHMED R, et al. NFATc1 regulates PD-1 expression upon T cell activation [J]. J Immunol, 2008, 181 (7): 4832-4839.

［7］ STARON MM, GRAY SM, MARSHALL HD, et al. The transcription factor FoxO1 sustains expression of the inhibitory receptor PD-1 and survival of antiviral CD8 (+) T cells during chronic infection [J]. Immunity, 2014, 41 (5): 802-814.

［8］ MATHIEU M, COTTA-GRAND N, DAUDELIN JF, et al. Notch signaling regulates PD-1 expression during CD8 (+) T-cell activation [J]. Immunol Cell Biol, 2013, 91 (1): 82-88.

［9］ PATSOUKIS N, BROWN J, PETKOVA V, et al. Selective effects of PD-1 on Akt and Ras pathways regulate molecular components of the cell cycle and inhibit T cell proliferation [J]. Sci Signal, 2012, 5 (230): ra46.

［10］ MEMPEL TR, HENRICKSON SE, VON ANDRIAN UH. T-cell priming by dendritic cells in lymph nodes occurs in three distinct phases [J]. Nature, 2004, 427 (6970): 154-159.

［11］ MACIVER NJ, MICHALEK RD, RATHMELL JC. Metabolic regulation of T lymphocytes [J]. Annu Rev Immunol, 2013, 31: 259-283.

［12］ PATSOUKIS N, BARDHAN K, CHATTERJEE P, et al. PD-1 alters T-cell metabolic reprogramming by inhibiting glycolysis and promoting lipolysis and fatty acid oxidation [J]. Nat Commun, 2015, 6: 6692.

［13］ TKACHEV V, GOODELL S, OPIPARI AW, et al. Programmed death-1 controls T cell survival by regulating oxidative metabolism [J]. J Immunol, 2015, 194 (12): 5789-5800.

［14］ CHANG CH, QIU J, O'SULLIVAN D, et al. Metabolic competition in the tumor microenvironment is a driver of cancer progression [J]. Cell, 2015, 162 (6): 1229-1241.

［15］ BLACKBURN SD, SHIN H, HAINING WN, et al. Coregulation of CD8+ T cell exhaustion by multiple inhibitory receptors during chronic viral infection [J]. Nat Immunol, 2009, 10 (1): 29-37.

［16］ FRANCISCO LM, SAGE PT, SHARPE AH. The PD-1 pathway in tolerance and autoimmunity [J]. Immunol Rev, 2010, 236: 219-242.

［17］ MARZEC M, ZHANG Q, GORADIA A, et al. Oncogenic kinase NPM/ALK induces through STAT3 expression of immunosuppressive protein CD274 (PD-L1, B7-H1)[J]. Proc Natl Acad Sci U S A, 2008, 105 (52): 20852-20857.

［18］ AKBAY EA, KOYAMA S, CARRETERO J, et al. Activation of the PD-1 pathway contributes to immune escape in EGFR-driven lung tumors [J]. Cancer Discov, 2013, 3 (12): 1355-1363.

［19］ NOMAN MZ, DESANTIS G, JANJI B, et al. PD-L1 is a novel direct target of HIF-1alpha, and its blockade under hypoxia enhanced MDSC-mediated T cell activation [J]. J Exp Med, 2014, 211 (5): 781-790.

［20］ DERKS S, LIAO X, CHIARAVALLI AM, et al. Abundant PD-L1 expression in Epstein-Barr Virus-infected gastric cancers [J]. Oncotarget, 2016, 7 (22): 32925-32932.

［21］ KEIR ME, LIANG SC, GULERIA I, et al. Tissue expression of PD-L1 mediates peripheral T cell tolerance [J]. J Exp Med, 2006, 203 (4): 883-895.

［22］ NAIDOO J, PAGE DB, LI BT, et al. Toxicities of the anti-PD-1 and anti-PD-L1 immune checkpoint antibodies [J]. Ann Oncol, 2016, 27 (7): 1362.

［23］ TUMEH PC, HARVIEW CL, YEARLEY JH, et al. PD-1 blockade induces responses by inhibiting adaptive immune resistance [J]. Nature, 2014, 515 (7528): 568-571.

第二节 抗 CTLA-4 抗体不良反应机制

彭 玲　董晓荣
华中科技大学同济医学院附属协和医院

目前,临床广泛应用的免疫治疗药物是 PD-1/PD-L1 抑制剂和 CTLA-4 抑制剂(抗 CTLA-4 抗体),免疫治疗在带来众所期望疗效的同时,也带来了有别于以往治疗的不良反应。本节重点阐述抗 CTLA-4 抗体不良反应的发生机制。目前抗 CTLA-4 抗体有两种:伊匹木单抗(ipilimumab)和曲美木单抗(tremelimumab)。

T 细胞表面的共刺激受体 CD28 与抗原提呈细胞(APC)表面共刺激分子 CD80/86 结合,提供 T 细胞活化增殖信号,同时活化的 T 细胞表面诱导性表达 CTLA-4,竞争性结合 APC 表面 CD80/86,抑制 T 细胞过度活化及炎症因子过度释放,维持机体免疫平衡。除竞争性结合 CD80/CD86 分子外,CTLA-4 与其配体结合后激活下游信号通路,通过降低白细胞介素(interleukin, IL)-2 等表达抑制抗原活化的 T 细胞增殖。天然存在的 Foxp3+CD4+Tregs 对机体维持自身免疫耐受和免疫稳态至关重要。CTLA-4 在 Foxp3+CD4+Tregs 组成性高表达,作为免疫抑制因子,它可以阻止免疫系统攻击正常组织,发挥免疫抑制功能。抗 CTLA-4 抗体可打破自身免疫的外周耐受,导致免疫系统攻击正常组织和器官,产生免疫相关不良反应(immune-related adverse effects, irAEs)。对 CTLA-4 的基础研究发现,小鼠敲除 *CTLA-4* 基因后会因淋巴增殖和多器官组织结构破坏而死亡,而清除小鼠体内 CD4$^+$T 细胞而非 CD8$^+$T 细胞小鼠可以存活,因此推测 CD4$^+$T 细胞参与敲除 CTLA-4 后导致相关疾病。抗 CTLA-4 抗体会导致自身反应性记忆 T 细胞活化,促进循环 T 细胞增殖,增加 CD4$^+$ 和 CD8$^+$T 细胞库的多样性。对治疗早期 T 细胞库变化进行探索发现,治疗初期新检测出的 T 细胞克隆及增殖与 irAEs 的发生相关。T 细胞克隆性的变化先于 irAEs 发生,这意味着,通过早期检测新的 T 细胞克隆,可以预测 irAEs 的发生。在抗 CTLA-4 治疗黑色素瘤模型中,增强的抗体依赖细胞介导细胞毒性(antibody-dependent cell-mediated cytotoxity, ADCC)效应及肿瘤微环境中调节性 T 细胞(regulatory T cells, Tregs)的选择性消耗可以增加抗肿瘤效应,但同时也能增加 irAEs 发生风险。抗 CTLA-4 抗体导致 irAEs 发生的潜在机制还包括:针对肿瘤和健康组织中存在的交叉抗原特异性 T 细胞活性增加,预先存在的自身抗体水平增加,炎性细胞因子水平升高以及由于抗 CTLA-4 抗体与在正常组织(如垂体)表达的 CTLA-4 直接结合,通过增强补体介导的炎症导致组织损伤,但具体发生机制仍需深入研究。抗 CTLA-4 抗体导致的 irAEs 多见于皮肤、胃肠道、内分泌系统,也可见于神经系统、肺、心脏、肝脏、肾脏等。目前发现,抗 CTLA-4 抗体治疗导致的 irAEs 常发生于初次治疗 3 个周期内,即接受治疗 10 周左右,但不同的器官有其特殊性,irAEs 发生时间有所不同。抗 CTLA-4 的 irAEs 总发生率为 72%,高级别 irAEs 总发生率为 24%,出现 irAEs 的风险与剂量相关,如 3mg/kg 的伊匹木单抗(ipilimumab)和 10mg/kg 的伊匹木单抗对应的所有级别 irAEs 的发生率分别为 61% 和 79%,0.86% 的伊匹木单抗使用者因 irAEs 导致死亡。

本节将对 irAEs 在各系统中的表现和潜在可能机制进行简要总结。

一、皮肤

皮肤毒性是抗 CTLA-4 抗体治疗过程中最常见的免疫相关不良反应,出现时间早于其他 irAEs,表现为瘙痒、皮疹,甚至皮肤坏死、白癜风等。有多达半数患者诉抗 CTLA-4 抗体使用过程中有皮肤不良反应,皮疹发生率为 43%~45%,且当抗 CTLA-4 抗体与抗 PD-1 抗体联用时,皮疹发生率显著提高,皮肤毒性发生时间更早,更加严重,因而在多种抗体联合治疗肿瘤时要及早防范皮肤损害。大部分皮肤毒性表现为 1/2 级毒性,通过对症治疗可以恢复,因此不需要中断免疫检查点抑制剂(immune checkpoint inhibitors,ICIs)治疗,但这需要临床医生早发现并及时干预。3/4 级毒性反应多发生在免疫联合治疗中,但发生率<5%。白癜风一般属于不可逆皮肤损害,中断或终止免疫治疗和对症处理并不能缓解白癜风表现。然而有文献报道,白癜风表现可能预示肿瘤对免疫治疗有较好的反应。糖皮质激素对皮肤损害治疗效果良好,提示免疫亢进是皮肤毒性反应的重要机制。病理研究发现,皮肤浅表血管周围有 T 淋巴细胞浸润,以 $CD3^+/CD4^+$ T 淋巴细胞为主,并可延展至表皮组织,散在于坏死的角质细胞和簇状嗜酸性粒细胞中。使用抗 CTLA-4 抗体的患者外周血嗜酸性粒细胞增加,促成皮疹形成。因此,T 淋巴细胞过度活化和嗜酸性粒细胞增多是抗 CTLA-4 抗体导致皮肤毒性的原因所在。

二、胃肠道

胃肠道毒性是抗 CTLA-4 抗体发生频率最高、最严重的 irAEs 之一,包括口腔溃疡、食管炎、胃炎、结肠炎、腹泻等。接受抗 CTLA-4 治疗的患者腹泻和结肠炎发生率分别为 27%~54%、8%~22%,多发生在首次治疗后 35~49d。大多数患者病变累及乙状结肠和直肠。内镜下多表现为黏膜水肿、红斑、溃疡、渗出、糜烂或出血。临床主要表现为腹泻、腹痛、血便、恶心,发热和呕吐较少见,少数患者可出现致死性肠穿孔。病理活检显示,肠道固有层大量淋巴细胞浸润,多为 $CD8^+$ T 淋巴细胞,伴随浆细胞和嗜酸性粒细胞增多,肠隐窝结构被破坏,隐窝炎、隐窝脓肿。血清 IL-17 和外周血嗜酸性粒细胞增加与胃肠道 irAEs 相关。有研究表明,肠道 Tregs 诱导分化需要 CTLA-4 与 CD80/CD86 分子介导,这些 Tregs 参与维持肠道共生菌群。有文献报道,肠道菌群与免疫性结肠炎相关,拟杆菌降低结肠炎发生率,而粪杆菌增加结肠炎发生率。因此,调节肠道菌群对改善免疫相关性肠炎也有一定作用。抗 CTLA-4 抗体使用过程中会耗竭肠黏膜 Tregs,同时效应 T 细胞过度激活,循环记忆 T 细胞增加,肠黏膜淋巴细胞浸润增加,出现肠道免疫稳态失衡,从而导致肠炎发生。有研究发现,抗 CTLA-4 治疗的患者 $CD4^+$ T 细胞明显增加,肠炎严重程度也与患者自身的基因多态性相关。

三、内分泌系统

抗 CTLA-4 抗体治疗时,甲状腺功能紊乱的发生率为 1%~5%。欧洲肿瘤内科学会年会(European Society for Medical Oncology,ESMO)irAEs 管理指南指出,使用 ICIs 后,可能会出现甲状腺功能减退(简称甲减)及甲状腺功能亢进(简称甲亢),联合抗 PD-1 抗体治疗时发生率增高,前者更为多见,后者往往随着病情发展会转成甲状腺功能减退。具体的病理学机制还不明确,多认为是 T 细胞介导,而非 B 细胞介导。

垂体炎是抗 CTLA-4 抗体导致的常见内分泌毒性表现,发生率约为 3.2%,需要尽早干预,否则可能导致严重后果。抗 CTLA-4 抗体介导的内分泌毒性表现,如垂体炎,最早出现在接受免疫治疗后的 7~8 周,通常发生在接受免疫治疗 12 周,也有文献报道在接受伊匹木单抗(ipilimumab)治疗 19 个月后出现垂体炎。免疫性垂体炎在抗 CTLA-4 抗体治疗过程中比较常见。抗 CTLA-4 抗体与垂体内分泌细胞上的 CTLA-4 结合后被单核巨噬细胞系统吞噬,进而激活补体介导的免疫炎症反应,影响垂体功能。病理检查提示大量免疫细胞包括淋巴细胞、浆细胞浸润垂体,垂体体积增大,随后出现萎缩,因此磁共振成像(magnetic resonance imaging,MRI)/计算机断层扫描(computer tomography,CT)可表现为垂体增大和强化增强。免疫性垂体炎症状与腺垂体功能减退导致相关激素缺乏和垂体占位效应有关,最常累及下丘脑 - 垂体 - 肾上腺轴、下丘脑 - 垂体 - 甲状腺轴及下丘脑 - 垂体 - 性腺轴,常表现为头疼、乏力、勃起功能障碍和性欲减退,但视觉障碍少见。50%~60% 垂体 - 甲状腺轴和垂体 - 性腺轴可以恢复,而垂体 - 肾上腺轴较少得到改善,因此有些患者需要永久性激素替代治疗。

1 型糖尿病以及原发性肾上腺皮质功能减退并不常见,早发现、早干预常预后良好。抗 CTLA-4 抗体导致的 1 型糖尿病可能和糖尿病自身抗体有关,也可能与患者自身基因多态性和遗传易感性有关。原发性肾上腺皮质功能不全(primary adrenal insufficiency,PAI)极其罕见,表现为皮质醇水平较低而促肾上腺皮质激素(adrenocorticotropic hormone,ACTH)水平升高,其机制尚不清楚,可能与肾上腺皮质抗体升高有关,继发性肾上腺皮质功能不全可由垂体功能不全引起。

除了甲状腺功能减退及糖尿病外,大部分内分泌相关 irAEs 达到一定级别,需要糖皮质激素治疗。

四、神经系统

抗 CTLA-4 抗体引发的神经系统毒性发生率为 3.8%,大多数为 1~2 级,3~4 级 irAEs 发生率低于 1%,中位发生时间为 6 周。抗 CTLA-4 抗体治疗神经毒性表现为周围神经病变、神经炎、脑炎或吉兰 - 巴雷综合征及罕见的严重性神经毒性,即使中断抗 CTLA-4 抗体治疗,神经系统毒性仍会存在。因此,必须尽早发现并紧急干预,对危重甚至威胁生命的患者应该永久性停止抗 CTLA-4 抗体治疗。病理学研究显示,抗 CTLA-4 抗体可导致神经血管周围炎症,炎症可累及神经系统本身。免疫组化结果显示,病变组织内可见 CD4$^+$T 细胞和 CD8$^+$T 细胞浸润,由此推测抗 CTLA-4 抗体导致的神经毒性由 T 细胞免疫介导参与。

五、肺脏

免疫相关性肺炎在抗 CTLA-4 抗体单药治疗中的发生率约为 1%,主要症状包括呼吸困难、咳嗽、发热、胸痛、低氧血症、虚弱,35% 患者可无临床症状。影像学表现可为隐源性机化性肺炎(cryptogenic organizing pneumonia,COP)、磨玻璃样改变(ground glass opacity,GGO)、非特异性间质性肺炎(nonspecific interstitial pneumonia,NSIP)、过敏性肺炎(hypersensitivity pneumonia,HP)和其他非特异性肺炎。病理诊断方面目前证据不足,不能直接由病理诊断来判定是否为治疗导致的免疫相关性肺炎,需结合临床综合分析。

一项抗 CTLA-4 抗体联合激素去势治疗前列腺癌的研究发现,发生 irAEs 的患者外周血中的自身反应性 T 细胞克隆增殖,T 细胞多样性增加,CD8$^+$T 细胞克隆扩增先于 2~3 级 irAEs,说明肺毒性可能由抗原特异性细胞毒性 T 细胞功能亢进造成。病理检查发现,患者的肺部和支气管肺泡灌洗液(bronchoalveolar lavage fluid,BALF)含有大量 T 淋巴细胞,以 CD8$^+$T 细胞为主,且 BALF 中中枢记忆性 T 细胞增加,Tregs 细胞上的 CTLA-4 和 PD-L1 表达降低,表明抗 CTLA-4 抗体治疗会使肺内免疫表型由免疫抑制向促炎方向转化。因此,抗 CTLA-4 抗体可能会促进肺内炎症发展,最终造成肺纤维化,甚至呼吸衰竭。

六、心脏

ICIs 引起的心肌炎、心包炎和心血管异常并不常见,发生率估计不超过 1%。最常见的免疫相关心脏毒性表现是免疫性心肌炎,可与肌炎、重症肌无力伴随发生。其发生中位时间在免疫初始治疗后 34d,一般在 3 个月内出现,可表现为轻度疲劳,伴或不伴肌无力。患者发生心肌炎后,可导致心力衰竭和致死性心律失常,死亡率极高,需引起重视。临床试验发现,抗 PD-1/PD-L1 基础上加用抗 CTLA-4 患者死亡风险增加近 2 倍。心肌活检是诊断免疫性心肌炎的金标准,可见大量 CD4$^+$T 细胞、CD8$^+$T 细胞、CD68$^+$ 巨噬细胞浸润。*CTLA-4* 基因敲除小鼠心肌中有 CD4$^+$ 和 CD8$^+$T 淋巴细胞浸润,提示抗 CTLA-4 抗体可能会导致细胞介导的自身免疫性心肌炎发生。

七、肝脏

抗 CTLA-4 抗体治疗导致的肝毒性一般表现为无症状的谷草转氨酶(glutamic-oxaloacetic transaminase,GOT)/谷丙转氨酶(glutamic-pyruvic transaminase,GPT)升高,伴或不伴胆红素升高,发生率<10%,严重者可出现肝衰竭甚至死亡,较为罕见。免疫性肝炎通常出现在首次用药后 8~12 周。肝活检显示肝炎主要以小叶炎症为主,门静脉炎症较轻,一般没有胆管损伤,组织中有弥漫性 T 淋巴细胞浸润,主要是 CD3$^+$/CD8$^+$T 淋巴细胞,提示肝毒性可能主要由 CD8$^+$ T 细胞介导的免疫损伤促成。

八、肾脏

抗 CTLA-4 抗体导致肾损害的比例不高,发生率不足 1%,通常表现为急性间质性肾炎,一般发生在免疫治疗后的 2~6 个月,平均 3 个月。研究表明,抗 CTLA-4 抗体(伊匹木单抗)会抑制 Tregs 功能,打破局部免疫稳态,引起肾组织炎症细胞浸润,导致急性间质性肾炎(acute interstitial nephritis,AIN)、肉芽肿病变,还可使得肾单位损伤、足细胞病变,造成与膜性肾病相似的肾病综合征甚至狼疮性肾炎,抗 CTLA-4 抗体(伊匹木单抗)引起的垂体炎可导致泛垂体功能减退,继发肾上腺功能不全,导致电解质紊乱,出现低钠血症。

九、血液系统

血液系统 irAEs 包括免疫性血小板减少性紫癜(immunologic thrombocytopenic purpura,ITP)、溶血性贫血(hemolytic anemia,HA)、再生障碍性贫血、纯红细胞发育不良、中性粒细胞减少症、全血细胞减少、炎症释放综合征伴嗜血综合征,这可能与自身免疫反应有关。血液系统 irAEs 很罕见,抗 CTLA-4 抗体的发生率约为 0.5%,低于抗 PD-1/PD-L1 抗体,但通常表现为严重不良反应,死亡率约为 14%。常见的严重致死性不良反应包括炎症释放综合征伴嗜血综合征、全血细胞减少和再生障碍性贫血。有文献综述报道,血液系统毒性出现在免疫治疗开始后 1~84 周,平均出现时间在免疫治疗开始后 10 周左右。

十、风湿系统

自身抗 CTLA-4 抗体被发现存在于各种自身免疫性疾病中,包括系统性红斑狼疮、类风湿关节炎和干燥综合征(Sjögren syndrome),说明抗 CTLA-4 抗体可能会引起风湿系统性疾病。临床试验也发现,使用抗 CTLA-4 抗体会促成炎症性关节炎,关节痛和肌肉痛也并不少见,这些可能与体内抗 CTLA-4 抗体浓度过高有关。

十一、眼

抗 CTLA-4 抗体(伊匹木单抗)治疗引起免疫功能失调时,患者会出现眼部症状。抗 CTLA-4 抗体(伊匹木单抗)眼毒性的发生率为 1.3%,包括前葡萄膜炎、视神经病变、Grave 综合征样眼病和 Vogt-Koyanagi-Harada(VKH)样综合征,以及其他一些自身免疫性反应引起的罕见性病变。

总之,抗 CTLA-4 抗体导致的 irAEs 可累及各个系统及器官,大部分为低级别 irAEs,给予对症处理而不需要中断免疫治疗,然而部分高级别 irAEs 需要中断甚至终止免疫治疗,并需要大剂量激素和免疫抑制剂处理,如不及时处理可危及患者生命。早期发现并及时干预不但可以减少因 irAEs 导致的免疫治疗中断,而且可以减少免疫抑制剂及激素的使用。然而 irAEs 表现复杂多样,目前尚无有效早期预测 irAEs 的标志物。了解 irAEs 的机制及在其各个系统的临床表现,有助于临床医生早期发现 irAEs 并及时处理,从而提高免疫治疗抗肿瘤效应。

参考文献

［1］ ALEGRE ML, FRAUWIRTH KA, THOMPSON CB. T-cell regulation by CD28 and CTLA-4. Nature reviews [J]. Immunology, 2001, 1 (3): 220-228.

［2］ LI X, SHAO CS, SHI YF, et al. Lessons learned from the blockade of immune checkpoints in cancer immunotherapy [J]. J Hematol Oncol, 2018, 11 (1): 31.

［3］ Chikuma S. CTLA-4, an Essential Immune-checkpoint for T-cell activation [J]. Cur Top Microbiol Immunol, 2017, 410: 99-126.

［4］ WING K, ONISHI Y, PRIETO-MARTIN P, et al. CTLA-4 control over Foxp3+ regulatory T cell function [J]. Science, 2008, 322 (5899): 271-275.

［5］ GUTCHER I, BECHER B. APC-derived cytokines and T cell polarization in autoimmune inflammation [J]. J Clin Invest, 2007, 117 (5): 1119-1127.

［6］ TEPLY BA, LIPSON EJ. Identification and management of toxicities from immune checkpoint-blocking drugs [J]. Oncology (Williston Park), 2014, 28 (suppl 3): 30-38.

［7］ TIVOL EA, BORRIELLO F, SCHWEITZER A N, et al. Loss of CTLA-4 leads to massive lymphoproliferation and fatal multiorgan tissue destruction, revealing a critical negative regulatory role of CTLA-4 [J]. Immunity, 1995, 3 (5): 541-547.

［8］ OH DY, CHAM J, ZHANG L, et al. Immune toxicities elicted by CTLA-4 blockade in cancer patients are associated with early diversification of the T-cell repertoire [J]. Cancer Res, 2017, 77 (6): 1322-1330.

［9］ LIU Y, ZHENG P. Preserving the CTLA-4 checkpoint for safer and more effective cancer immunotherapy [J]. Trends Pharmacol Sci, 2020. 41 (1): 4-12.

［10］ KENNEDY LB, SALAMA AKS. A review of cancer immunotherapy toxicity [J]. CA Cancer J Clin, 2020, 70 (2): 86-104.

［11］ BERTRAND A, KOSTINE M, BARNETCHE T, et al. Immune related adverse events associated with anti-CTLA-4 antibodies: systematic review and meta-analysis [J]. BMC Med, 2015, 13: 211.

［12］ DADU R, ZOBNIW C, DIAB A. Managing adverse events with immune checkpoint agents [J]. Cancer J, 2016, 22 (2): 121-129.

［13］ VILLADOLID J, AMIN A. Immune checkpoint inhibitors in clinical practice: update on management of immune-related toxicities [J]. Translational Lung Cancer Research, 2015, 4 (5): 560-575.

［14］ SIBAUD V. Dermatologic reactions to immune checkpoint inhibitors: skin toxicities and immunotherapy [J]. American J ournal of Clinical Dermatology, 2018, 19 (3): 345-361.

［15］ GEISLER AN, PHILLIPS GS, BARRIOS DM, et al. Immune checkpoint inhibitor-related dermatologic adverse events [J]. J Am Acad Dermatol, 2020, 83 (5): 1255-1268.

［16］ CURRY JL, TETZLAFF MT, NAGARAJAN P, et al. Diverse types of dermatologic toxicities from immune checkpoint blockade therapy [J]. J Cutan Pathol, 2017, 44 (2): 158-176.

［17］ LACOUTURE ME, WOLCHOK JD, YOSIPOVITCH G, et al. Ipilimumab in patients with cancer and the management of dermatologic adverse events [J]. J Am Acad Dermatol, 2014, 71 (1): 161-169.

［18］ SIBAUD V. Dermatologic reactions to immune checkpoint inhibitors: skin toxicities and immunotherapy [J]. Am J Clin Dermatol, 2018, 19 (3): 345-361.

［19］ GUPTA A, DE FELICE KM, LOFTUS EV JR, et al. Systematic review: colitis associated with anti-CTLA-4 therapy [J]. Aliment Pharmacol Ther, 2015, 42 (4): 406-417.

［20］ MERRILL SP, REYNOLDS P, KALRA A, et al. Early administration of infliximab for severe ipilimumab-related diarrhea in a critically ill patient [J]. Ann pharmacother, 2014, 48 (6): 806-810.

［21］ DUBIN K, CALLAHAN MK, REN B, et al. Intestinal microbiome analyses identify melanoma patients at risk for checkpoint-blockade-induced colitis [J]. Nat Commun, 2016, 7: 10391.

［22］ LORD JD, HACKMAN RC, MOKLEBUST A, et al. Refractory colitis following anti-CTLA4 antibody therapy: analysis of mucosal FOXP3+ T cells [J]. Dig Dis Sci, 2010, 55 (5): 1396-1405.

［23］ ZHANG M, NI J, XU WANG-DONG, et al. Association of CTLA-4 variants with susceptibility to inflammatory bowel disease: a meta-analysis [J]. Hum Immunol, 2014, 75 (3): 227-233.

［24］ LEE YH, KIM JAE-HOON, SEO YH, et al. CTLA-4 polymorphisms and susceptibility to inflammatory bowel disease: a meta-analysis [J]. Hum Immunol, 2014, 75 (5): 414-421.

［25］ HODI FS, O'DAY SJ, MCDERMOTT DF, et al. Improved survival with ipilimumab in patients with metastatic melanoma [J]. N Engl J Med, 2010, 363 (8): 711-723.

［26］ CHANG LEE-SHING, BARROSO-SOUSA R, TOLANEY SM, et al. Endocrine toxicity of cancer immunotherapy targeting immune checkpoints [J]. Endocr Rev, 2019, 40 (1): 17-65.

［27］ WOLCHOK JD, NEYNS B, LINETTE G, et al. Ipilimumab monotherapy in patients with pretreated advanced melanoma: a randomised, double-blind, multicentre, phase 2, dose-ranging study [J]. Lancet Oncol, 2010, 11 (2): 155-164.

［28］ POSTOW MA, SIDLOW R, HELLMANN MD. Immune-related adverse events associated with immune checkpoint blockade [J]. N Engl J Med, 2018, 378 (2): 158-168.

［29］ BRAHMER JR, LACCHETTI C, SCHNEIDER BJ, et al. Management of immune-related adverse events in patients treated with immune checkpoint inhibitor therapy: American Society of Clinical Oncology Clinical Practice Guideline [J]. J Clin Oncol, 2018, 36 (17): 1714-1768.

［30］ PUZANOV I, DIAB A, ABDALLAH K, et al. Managing toxicities associated with immune checkpoint inhibitors: consensus recommendations from the Society for Immunotherapy of Cancer (SITC) Toxicity Management Working Group [J]. J Immunother Cancer, 2017, 5 (1): 95.

［31］ HAANEN JBAG, CARBONNEL F, ROBERT C, et al. Management of toxicities from immunotherapy: ESMO Clinical Practice Guidelines for diagnosis, treatment and follow-up [J]. Ann Oncol, 2017, 28 (suppl 4): iv119-iv142.

［32］ IGLESIAS P, SORIA A, DÍEZ JJ. Autoimmune endocrinopathies induced by immunomodulating antibodies in the treatment of cancer [J]. Med Clin, 2015, 145 (6): 264-268.

［33］ BARROSO-SOUSA R, BARRY WT, GARRIDO-CASTRO AC, et al. Incidence of Endocrine dysfunction following the use of different immune checkpoint inhibitor regimens: a systematic review and meta-analysis [J]. JAMA Oncol, 2018, 4 (2): 173-182.

［34］ RYDER M, CALLAHAN M, POSTOW MA, et al. Endocrine-related adverse events following ipilimumab in patients with advanced melanoma: a comprehensive retrospective review from a single institution [J]. Endocr Relat Cancer, 2014, 21 (2): 371-381.

［35］ CUZZUBBO S, JAVERI F, TISSIER M, et al. Neurological adverse events associated with immune checkpoint inhibitors: Review of the literature [J]. Euro J Cancer, 2017, 73: 1-8.

［36］ SPAIN L, WALLS G, JULVE M, et al. Neurotoxicity from immune-checkpoint inhibition in the treatment of melanoma: a single centre experience and review of the literature [J]. Ann Oncol, 2017, 28 (2): 377-385.

［37］ SPAIN L, WONG R. The neurotoxic effects of immune checkpoint inhibitor therapy for melanoma [J]. Melanoma Manag, 2019, 6 (2): Mmt16.

［38］ BOMPAIRE F, MATEUS C, TAILLIA H, et al. Severe meningo-radiculo-neuritis associated with ipilimumab [J]. Invest New Drugs, 2012, 30 (6): 2407-2410.

［39］ BOT I, BLANK CU, BOOGERD W, et al. Neurological immune-related adverse events of ipilimumab [J]. Pract Neurol, 2013, 13 (4): 278-280.

［40］ SZNOL M, FERRUCCI PF, HOGG D, et al. Pooled analysis safety profile of nivolumab and ipilimumab combination therapy in patients with advanced melanoma [J]. J Clin Oncol, 2017, 35 (34): 3815-3822.

［41］ BHATIA S, HUBER BR, UPTON MP, et al. Inflammatory enteric neuropathy with severe constipation after ipilimumab treatment for melanoma: a case report [J]. J Immunother, 2009, 32 (2): 203-205.

［42］ MANOUSAKIS G, KOCH J, SOMMERVILLE RB, et al. Multifocal radiculoneuropathy during ipilimumab treatment of melanoma [J]. Muscle Nerve, 2013, 48 (3): 440-444.

［43］ NAIDOO J, PAGE DB, LI BT, et al. Toxicities of the anti-PD-1 and anti-PD-L1 immune checkpoint antibodies [J]. Ann Oncol, 2015, 26 (12): 2375-2391.

［44］ NAIDOO J, WANG X, WOO KM, et al. Pneumonitis in patients treated with anti-programmed death-1/programmed death ligand 1 therapy [J]. J Clin Oncol, 2017, 35 (7): 709-717.

［45］ NISHINO M, RAMAIYA NH, AWAD MM, et al. PD-1 inhibitor-related pneumonitis in advanced cancer patients: radiographic patterns and clinical course [J]. Clin Cancer Res, 2016, 22 (24): 6051-6060.

［46］ SURESH K, NAIDOO J, ZHONG Q, et al. The alveolar immune cell landscape is dysregulated in checkpoint inhibitor pneumonitis [J]. J Clin Invest, 2019, 129 (10): 4305-4315.

［47］ HWANG WL, NIEMIERKO A, HWANG KL, et al. Clinical outcomes in patients with metastatic lung cancer treated with PD-1/PD-L1 inhibitors and thoracic radiotherapy [J]. JAMA Oncol, 2018, 4 (2): 253-255.

［48］ SUBUDHI SK, APARICIO A, GAO J, et al. Clonal expansion of CD8 T cells in the systemic circulation precedes development of ipilimumab-induced toxicities [J]. Proc Nati Acad Sci U S A, 2016, 113 (42): 11919-11924.

［49］ VALSECCHI ME. Combined nivolumab and ipilimumab or monotherapy in untreated melanoma [J]. N Engl J Med, 2015, 373 (13): 1270.

［50］ MOSLEHI JJ, SALEM JOE-ELIE, SOSMAN JA, et al. Increased reporting of fatal immune checkpoint inhibitor-associated myocarditis [J]. Lancet, 2018, 391 (10124): 933.

［51］ LOVE VA, GRABIE N, DURAMAD P, et al. CTLA-4 ablation and interleukin-12 driven differentiation synergistically augment cardiac pathogenicity of cytotoxic T lymphocytes [J]. Circ Res, 2007, 101 (3): 248-257.

［52］ WEBER JS, KÄHLER KC, HAUSCHILD A. Management of immune-related adverse events and kinetics of response with ipilimumab [J]. J Clin Oncol, 2012, 30 (21): 2691-2697.

［53］ ZEN Y, YEH MM. Hepatotoxicity of immune checkpoint inhibitors: a histology study of seven cases in comparison with autoimmune hepatitis and idiosyncratic drug-induced liver injury [J]. Mod Pathol, 2018, 31 (6): 965-973.

［54］ HOFMANN L, FORSCHNER A, LOQUAI C, et al. Cutaneous, gastrointestinal, hepatic, endocrine, and renal side-effects of anti-PD-1 therapy [J]. Eur J Cancer, 2016, 60: 190-209.

［55］ IANNELLO A, THOMPSON TW, ARDOLINO M, et al. Immunosurveillance and immunotherapy of tumors by innate immune cells [J]. Curr Opin Immunol, 2016, 38: 52-58.

［56］ THAJUDEEN B, MADHRIRA M, BRACAMONTE E, et al. Ipilimumab granulomatous interstitial nephritis [J]. Am J Ther, 2015, 22 (3): e84-e87.

［57］ CORTAZAR FB, MARRONE KA, TROXELL ML, et al. Clinicopathological features of acute kidney injury associated with immune checkpoint inhibitors [J]. Kidney Int, 2016, 90 (3): 638-647.

［58］ FADEL F, KAROUI KE, KNEBELMANN B. Anti-CTLA4 antibody-induced lupus nephritis [J]. N Engl J Med, 2009, 361 (2): 211-212.

［59］ KIDD JM, GIZAW AB. Ipilimumab-associated minimal-change disease [J]. Kidney Int, 2016, 89 (3): 720.

［60］ BARNARD ZR, WALCOTT BP, KAHLE KT, et al. Hyponatremia associated with Ipilimumab-induced hypophysitis [J]. Med Oncol, 2012, 29 (1): 374-377.

［61］ DAVIS EJ, SALEM JE, YOUNG A, et al. Hematologic complications of immune checkpoint inhibitors [J]. Oncologist, 2019, 24 (5): 584-588.

［62］ KHAN U, ALI F, KHURRAM MS, et al. Immunotherapy-associated autoimmune hemolytic anemia [J]. J Immunother Cancer, 2017, 5: 15.

［63］ MATSUI T, KUROKAWA M, KOBATA T, et al. Autoantibodies to T cell costimulatory molecules in systemic autoimmune diseases [J]. J Immunol, 1999, 162 (7): 4328-4335.

［64］ CAPPELLI LC, BRAHMER JR, FORDE PM, et al. Clinical presentation of immune checkpoint inhibitor-induced inflammatory arthritis differs by immunotherapy regimen [J]. Semin Arthritis Rheum, 2018, 48 (3): 553-557.

［65］ CAPPELLI LC, GUTIERREZ AK, BINGHAM CO 3RD, et al. Rheumatic and musculoskeletal immune-related adverse events due to immune checkpoint inhibitors: a systematic review of the literature [J]. Arthritis Care Res, 2017, 69 (11): 1751-1763.

［66］ FIERZ FC, MEIER F, CHALOUPKA K, et al. Intraocular inflammation associated with new therapies for cutaneous melanoma-case series and review [J]. Klin Monatsbl Augenheilkund, 2016, 233 (4): 540-544.

［67］ QUIRK SK, SHURE AK, AGRAWAL DK. Immune-mediated adverse events of anticytotoxic T lymphocyte-associated antigen 4 antibody therapy in metastatic melanoma [J]. Transl Res, 2015, 166 (5): 412-424.

［68］ LIU X, WANG Z, ZHAO C, et al. Clinical diagnosis and treatment recommendations for ocular toxicities of targeted therapy and immune checkpoint inhibitor therapy [J]. Thorac Cancer, 2020, 11 (3): 810-818.

第三节　常见免疫治疗不良反应分级

吴卓璇　方　勇
浙江大学医学院附属邵逸夫医院

　　前面两节已经详细阐述了免疫治疗不良反应的机制,包括体内免疫细胞过度活跃、促进炎症的细胞因子增多以及自身免疫抗体增多导致免疫系统过度激活,使得免疫系统攻击自身的组织器官,从而出现相应的不良反应。因此,在 ICIs 使用过程中,免疫反应活跃的组织器官更容易受到影响而出现异常,例如作为人体最外层屏障的皮肤,黏膜丰富的消化道、呼吸道,重要的免疫器官肝脏,以及对免疫敏感的甲状腺等,而心脏、血液系统、神经系统、肾脏、眼部的不良反应则相对较少。

　　免疫治疗不良反应分级是评估不良反应严重程度的重要手段,也是指导后续治疗的依据。目前对于免疫治疗不良反应的研究成果较少,分级的主要标准还是依据 2017 年公布的第 5 版不良反应事件通用术语标准(Common Terminology Criteria for Adverse Events,CTCAE)。由于 ICIs 机制与一般化疗不同,美国临床肿瘤学会(American Society of Clinical Oncology,ASCO)联合美国国家综合癌症网络(National Comprehensive Cancer Network,NCCN)发表了《免疫检查点抑制剂治疗相关毒性的管理指南》(以下简称 ASCO/NCCN 指南)作为免疫治疗不良反应分级的补充。CTCAE 第 5 版与 ASCO/NCCN 指南主旨相似,但在细节上略有不同。

一、皮肤毒性

　　免疫相关皮肤毒性是 ICIs 治疗过程最常见的免疫相关不良反应,发生率为 30%~50%。CTLA-4 的皮肤毒性整体发生率高于 PD-1 单抗,分别为 37%~70% 和 17%~37%,而两者的 3 级以上皮肤毒性发生率相似,均为 1%~3%。最常见的皮肤毒性表现是斑丘疹 / 皮疹及瘙痒症(表 1-3-1、表 1-3-2),通常发生于接受治疗 1~2 周后。

表 1-3-1　皮肤毒性分级——斑丘疹(CTCAE 5.0 版与 ASCO/NCCN 指南 1.2020 版)

分级	CTCAE 5.0 版标准	ASCO/NCCN 指南 1.2020 版标准
1 级	斑丘疹覆盖<10% 体表面积,伴有 / 不伴有症状(如瘙痒、灼烧感、紧绷感)	轻斑丘疹覆盖<10% 体表面积,伴有 / 不伴有症状(如瘙痒、灼烧感、紧绷感)
2 级	斑丘疹覆盖 10%~30% 体表面积,伴有 / 不伴有症状(如瘙痒、灼烧感、紧绷感);影响工具性日常生活活动;皮疹覆盖大于 30% 体表面积,伴或不伴有轻微症状	斑丘疹覆盖体表面积 10%~30%,伴有 / 不伴有症状(如瘙痒、灼烧感、紧绷感);影响工具性日常生活活动
3 级	丘疹和 / 或脓疱覆盖>30% 体表面积,伴有中到重度症状;影响自理性日常生活活动	斑丘疹覆盖>30% 体表面积,伴有 / 不伴有相关症状;影响自理性日常生活活动
4 级	—	—
5 级	—	—

二、胃肠道毒性

　　免疫相关胃肠道毒性以结肠炎(表 1-3-3)最为常见,临床表现为腹泻、腹痛、大便带血和黏液、发热等,上消化道症状少见。文献报道,免疫相关结肠炎发生率为 8%~27%,常发生于用药后 5~10 周,部分患者发生于停药后 1 个月。

表 1-3-2 皮肤毒性分级——瘙痒症（CTCAE 5.0 版与 ASCO/NCCN 指南 1.2020 版）

分级	CTCAE 5.0 版标准	ASCO/NCCN 指南 1.2020 版标准
1级	症状轻微或局部分布；需要局部治疗	症状轻微或局部分布
2级	广泛分布且间歇性发作；搔抓引起皮肤改变（如水肿、丘疹、抓痕、苔藓样变、渗出痂皮）；需要口服药治疗；影响工具性日常生活活动	症状强烈或分布广泛；间歇性发作；搔抓引起皮肤改变（如水肿、丘疹、抓痕、苔藓样变、渗出痂皮）；影响工具性日常生活活动
3级	广泛分布且持续性发作；影响自理性日常生活活动或睡眠；需要全身性糖皮质激素或免疫抑制剂治疗	症状强烈或分布广泛；持续性发作；影响自理性日常生活活动或睡眠；评估血清 IgE 和组胺；对于组胺升高者考虑口服抗组胺药，对于 IgE 升高者考虑给予奥马珠单抗
4级	—	
5级	—	—

表 1-3-3 胃肠毒性分级——结肠炎（CTCAE 5.0 版与 ASCO/NCCN 指南 1.2020 版）

分级	CTCAE 5.0 版标准（腹泻）	ASCO/NCCN 指南 1.2020 版标准
1级	与基线相比，大便次数增加<4 次 /d，造瘘口排出物轻度增加	每天排便次数高于基础水平，但<4 次 /d 且无结肠炎的症状
2级	与基线相比，大便次数增加 4~6 次 /d，造瘘口排出物中度增加；影响工具性日常生活活动	每天排便次数高于基础水平，4~6 次 /d，有结肠炎症状，不影响日常生活活动
3级	与基线相比，大便次数增加 ≥7 次 /d；大便失禁；需要住院治疗；造瘘口排出物重度增加；影响自理性日常生活活动	每天排便次数高于基础水平，>6 次 /d，有结肠炎症状，干扰日常生活活动，血流动力学不稳定，需要住院治疗，伴有其他严重并发症（如缺血性肠病、穿孔、毒性巨结肠症）
4级	危及生命；需要紧急治疗	
5级	死亡	—

三、肺毒性

免疫相关性肺炎（表 1-3-4）一般发生在治疗后 2~3 个月，发生率较低，但严重威胁患者生命安全。ICIs 单药引发的肺炎不足 5%，ICIs 联合治疗引发的肺炎高于 5%，但 3 级以上肺炎相对罕见。免疫相关性肺炎的临床症状主要包括呼吸困难（53%）、活动耐量下降，咳嗽（35%）、发热（12%）或胸痛（7%），但是大约 1/3 患者无任何症状，仅有影像学异常表现。诊断的主要依据是胸部 CT，多见磨玻璃结节影或斑片结节浸润影，需要和炎症鉴别。随着近年来研究结果和文献报道的增多，ASCO/NCCN 指南对于免疫相关性肺炎的综合考虑更加全面，这首先体现在其首次明确了"肺炎"的定义：肺实质局部或弥漫性的炎症，CT 典型表现为不透明的磨玻璃影，伴或不伴干咳，考虑感染病因。

表 1-3-4 肺毒性分级——肺炎（CTCAE 5.0 版与 ASCO/NCCN 指南 1.2020 版）

分级	CTCAE 5.0 版标准	ASCO/NCCN 指南 1.2020 版标准
1级	无症状；仅为临床或诊断所见；不需要治疗	无症状；局限于 1 个肺叶或<25% 肺实质受累；仅需临床或诊断（随访）观察
2级	有症状；需要治疗；影响工具性日常生活活动	新症状或症状持续加重（呼吸困难、咳嗽、胸痛、发热、需氧量增加）
3级	重度症状；影响自理性日常生活活动；需要吸氧	严重症状；包括全部肺叶均受累，或>50% 肺实质受累；影响自理性日常生活活动；需要吸氧
4级	危及生命的呼吸障碍；需要紧急治疗（如气管切开或插管）	危及生命的呼吸障碍
5级	死亡	—

四、内分泌毒性

内分泌系统毒性中最常见的表现为甲状腺疾病,发生概率为 6%~20%。CTLA-4 抑制剂治疗时甲状腺功能紊乱的发生率不足 5%,PD-1/PD-L1 抑制剂治疗时甲状腺功能障碍的发生率为 5%~10%,联合用药时发生率高达 20%。甲状腺功能减退症(简称甲减)为主要表现类型(表 1-3-5),且一般低于 2 级。如果在治疗过程中出现淡漠、乏力、虚胖、便秘、嗜睡等症状,首先考虑甲减的可能,甲状腺功能检查表现为促甲状腺激素(thyroid-stimulating hormone,TSH)升高、游离甲状腺素(free thyroxine,FT$_4$)降低。

表 1-3-5　内分泌毒性分级——甲状腺功能减退症(CTCAE 5.0 版与 ASCO/NCCN 指南 1.2020 版)

分级	CTCAE 5.0 版标准	ASCO/NCCN 指南 1.2020 版标准
1 级	无症状;仅为临床或诊断所见;不需要治疗	无症状;亚临床甲状腺功能减退症
2 级	有症状;甲状腺激素替代治疗;影响工具性日常生活活动	不影响日常生活的中度症状
3 级	严重;影响自理性日常生活活动;需要住院治疗	影响日常生活的重度症状
4 级	危及生命;需要紧急治疗	—
5 级	死亡	—

五、肝毒性

免疫相关肝炎(表 1-3-6)主要表现为转氨酶水平升高伴胆红素水平轻度升高,临床上通常无明显症状。临床上,因患者在治疗前常规进行肝功能检查,一旦发生肝功能受损,通常能够及时发现。从发生时间及发生率来看,ASCO/NCCN 指南指出免疫相关肝炎通常发生于初次免疫治疗后 6~12 周,相比 ESMO 指南提及的治疗后 8~12 周,有所提前。两部指南相同之处为,免疫相关肝毒性表现均最常见于抗 CTLA-4 单抗(伊匹木单抗)治疗中,接受常规剂量伊匹木单抗、纳武利尤单抗(nivolumab,商品名 Opdivo/O 药)及帕博利珠单抗(pembrolizumab,或称 K 药)单药治疗的患者肝炎发生率为 2%~10%(其中 3 级不良反应发生率为 1%~2%)。伊匹木单抗 3mg/kg 和纳武利尤单抗 1mg/kg 联合治疗的患者肝炎发生率为 25%~30%(其中 3 级不良反应发生率为 15%)。

表 1-3-6　肝毒性分级——肝炎(CTCAE 5.0 版与 ASCO/NCCN 指南 1.2020 版)

分级	CTCAE 5.0 版标准	与 ASCO/NCCN 指南 1.2020 版标准
1 级	GPT/GOT:>正常值上限 ~ 正常值上限的 3.0 倍(基线值正常);基线值的 1.5~3.0 倍(如基线值不正常) TBIL:>正常值上限 ~ 正常值上限的 1.5 倍(基线值正常);基线值的 1.0~1.5 倍(如基线值不正常) GPT/GOT>正常值上限 ~ 正常值上限的 3.0 倍 TBIL>正常值上限 ~ 正常值上限的 1.5 倍	GPT/GOT:>正常值上限 ~ 正常值上限的 3.0 倍 TBIL:>正常值上限 ~ 正常值上限的 1.5 倍
2 级	GPT/GOT:正常值上限的 3.0~5.0 倍(基线值正常);>基线的 3.0~5.0 倍(如基线值不正常) TBIL:正常值上限的 1.5~3.0 倍(基线值正常);>基线的 1.5~3.0 倍(如基线值不正常)	GPT/GOT:>正常值上限的 3.0~5.0 倍(基线值正常) TBIL:>正常值上限 ~ 正常值上限的 1.5 倍
3 级	GPT/GOT:正常值上限的 5.0~20.0 倍(基线值正常);>基线值 5.0~20.0 倍(如基线值不正常) TBIL:正常值上限的 3.0~10.0 倍(基线值正常);>基线值 3.0~10.0 倍(如基线值不正常)	GPT/GOT:>正常值上限的 5.0~20.0 倍 TBIL:>正常值上限 ~ 正常值上限的 1.5 倍
4 级	GPT/GOT:>正常值上限 20.0 倍(基线值正常);大于基线值 20.0 倍(如基线值不正常) TBIL:>正常值上限 10.0 倍(基线值正常);>基线值 10.0 倍(如基线值不正常)	GPT/GOT:>正常值上限 20.0 倍 TBIL:>正常值上限的 1.5 倍
5 级	—	—

注:TBIL 为总胆红素(total bilirubin)。

六、通用分级

目前免疫相关不良反应的临床资料较少,如果无法查阅到特定的不良反应,可以根据一般病情和用药部位的表现(表 1-3-7)进行评估。

表 1-3-7　通用分级——一般病情和用药部位表现(CTCAE 5.0 版)

分级	CTCAE 5.0 版标准
1 级	无症状或症状轻微;仅为临床或诊断所见;不需要治疗
2 级	中度;需要最低限度、局部或非侵入性治疗;与年龄相当的日常家务活动受限
3 级	严重或医学上有重要意义但不会立即危及生命;导致住院或延长住院时间;自理性日常生活活动受限
4 级	危及生命;需要紧急治疗
5 级	死亡

参考文献

[1] National Cancer Institute. Common Terminology Criteria for Adverse Events (CTCAE) [EB/OL].[2017-11-27]. https://ctep.cancer. gov/protocol Development/electronic_applications/docs/CTCAE_v5_Quick_Reference_8. 5x11. pdf.

[2] THOMPSON JA, SCHNEIDER BJ, BRAHMER J, et al. NCCN guidelines insights: Management of immunotherapy-related toxicities, version 1. 2020 [J]. J Natl Compr Canc Netw, 2020, 18 (3): 230-241.

[3] HAANEN JBAG, CARBONNEL F, ROBERT C, et al. Management of toxicities from immunotherapy: ESMO clinical practice guidelines for diagnosis, treatment and follow-up [J]. Ann Oncol, 2017, 28 (suppl 4): iv119-iv142.

[4] 彭智,袁家佳,王正航,等.ASCO/NCCN 免疫治疗毒性管理指南解读 [J].肿瘤综合治疗电子杂志,2018, 4 (12): 38-47.

第四节　常见免疫治疗不良反应处理原则

方紫凌　熊建萍

南昌大学第一附属医院

免疫检查点抑制剂(ICIs)治疗是近年来备受瞩目的肿瘤治疗方法,能显著提高患者的生活质量及延长生存期。然而,随着免疫治疗在临床中的广泛应用,其特有的免疫相关不良反应(irAEs)亦日益获得关注。irAEs 的早期诊断及适当管理对免疫治疗的安全性是至关重要的。总的处理原则包括五大核心内容——预防、评估、检查、治疗和监测。

一、预防

临床医生需要熟悉 irAEs 的毒性谱和危险因素,其中最常见的 irAEs 包括皮肤黏膜毒性、内分泌系统毒性、肝脏毒性、胃肠道不良反应、肺毒性和心脏毒性等;还要明确患者是否存在免疫毒性的高危因素,包括自身免疫性疾病的个人史、家族史、高龄(≥65 周岁)、妊娠和哺乳期等。在治疗之前,临床医生要告知患者及家属可能出现的不良反应,并嘱咐其若出现不适或一些原有症状加重的情况,要及时向医生反馈,从而做到早识别、早干预,降低严重不良反应的发生率。

二、评估与检查

在治疗开始前,临床医生对患者进行病史询问(重点关注皮疹、恶心、头痛、咳嗽、呼吸困难、发热以及消化道、感觉或运动神经病变的症状)、体格检查(身高、体重、体重指数及全身查体等)、实验室检查[如血常规、尿常规、大便常规、肝肾功能、甲状腺功能、性激素及人类免疫缺陷病毒(human immunodeficiency virus,HIV)、乙型肝炎病毒(hepatitis B virus,HBV)和丙型肝炎病毒(hepatitis C virus, HCV)等]、影像学检查(胸腹部 CT、心脏超声)、心电图等基线检查,以及特定肿瘤类型基因突变状态检测,对于判断患者是否出现 irAEs 尤其重要。当患者出现可疑的免疫相关不良反应或原有症状加重时,应给予充分评估,并结合实验室及影像学检查结果,与基线病情对比,判断患者是否发生 irAEs 并评估其严重程度。

三、治疗

irAEs 的总处理原则是根据不同的分级采取不同的治疗措施(表 1-4-1),大多数 irAEs 能通过暂停给药 + 类固醇皮质激素得以控制,且可以逆转,但也会出现致命的不良反应。irAEs 按器官分类主要表现在皮肤、内分泌系统、肝脏、胃肠道系统和肺部等,相对少见的包括神经系统、血液系统、风湿病和眼部等。

表 1-4-1　irAEs 的分级及主要处理原则

CTCAE 严重程度分级	护理级别	激素	其他免疫抑制剂	免疫治疗及后续应用
1 级	非卧床	不推荐	不推荐	继续
2 级	非卧床	局部激素或全身激素治疗[口服 0.5~1mg/(kg·d)]	不推荐	暂时停用
3 级	住院治疗	全身激素治疗口服或静脉使用 1~2mg/(kg·d)	在激素治疗 3~5d 后症状未能缓解者应考虑在专科医生指导下使用	停用,基于患者的风险获益比决定是否继续治疗
4 级	住院治疗(考虑 ICU)	全身激素治疗,静脉注射甲泼尼龙 1~2mg/(kg·d),连续 3d 后逐渐减量至 1mg/(kg·d)	在激素治疗 3~5d 后症状未能缓解者应考虑在专科医生指导下使用	永久停用

1. 皮肤毒性　最常见的 irAEs 是皮肤毒性,皮肤毒性通常在治疗的最初数周内出现,主要临床表现包括皮疹、瘙痒和白癜风,其中白癜风主要见于黑色素瘤患者。当患者接受伊匹木单抗或纳武利尤单抗治疗时,皮疹不良反应的发生率分别为 30%~40%。此外,肿瘤患者在接受 PD-1 抗体卡瑞利珠单抗(SHR-1210)免疫治疗时会出现反应性皮肤毛细血管增生症(reactive cutaneous capillary endothelial proliferation,RCCEP),发生率高达 77.1%,主要发生在表皮,偶尔见于鼻黏膜、牙龈和眼睑外皮肤。RCCEP 通常会自行减轻或消除,对患者的生活质量影响较小,且 RCCEP 的发生可能与患者的疗效具有一定的相关性。

多数皮肤毒性可以通过适当的干预而不影响 ICIs 的使用,需要临床医生早期发现、及时干预。轻度皮肤毒性反应可局部使用类固醇激素或口服止痒剂(如抗组胺药物、NK-1 受体抑制剂等);当皮疹未见好转或面积增大时,应暂停免疫治疗,请皮肤科会诊评估,包括临床评估、皮肤活检等,可口服类固醇激素[1mg/(kg·d)],必要时静脉给药治疗,直到皮疹恢复至 1 级皮肤不良反应后可继续治疗;如果发生 4 级皮肤不良反应,应永久终止使用免疫治疗。

2. 内分泌毒性　在接受免疫抑制剂治疗的患者中,约 10% 患者出现了不同类型不同程度的内分泌系统疾病,较为常见的有甲状腺功能异常、垂体炎和糖尿病。

甲状腺功能异常主要包括甲状腺功能亢进(2%~3%)、甲状腺功能减退(4%~8%)以及少见的急性甲状腺炎（<1%）。通过检查甲状腺功能［TSH、游离三碘甲状腺原氨酸（free triiodothyronine，FT$_3$）、FT$_4$］可以判断患者是否出现甲状腺功能异常，如出现亚临床 free 或伴有疲劳、乏力等症状时，需考虑停止免疫治疗并给予甲状腺激素替代治疗。若出现 4 级以上甲状腺功能障碍，则立即停止免疫治疗，并给予类固醇激素治疗。对于甲状腺激素替代治疗无法控制的甲状腺功能障碍，应考虑行甲状腺切除术。

垂体炎是少数几乎不可逆的严重 irAEs 之一，临床表现可为疲乏无力、关节痛、行为改变和因激素分泌不足导致的性欲丧失，症状多不典型，诊断难度较大。垂体炎常见于 CTLA-4 单抗的治疗中，且其发生率与治疗剂量密切相关，当伊匹木单抗的治疗剂量增加至 10mg/kg 时，垂体炎的发生率陡增至 16%。诊断为 2 级及以上垂体炎时，应立即停止免疫治疗，同时给予类固醇激素替代治疗。

3. 肝脏毒性　自身免疫性肝毒性的发生率通常<5%，可以发生于首次接受免疫治疗后的任意时间，但多数患者在治疗后 8~13 周出现谷丙转氨酶（GPT）和 / 或谷草转氨酶（GOT）水平升高，伴或不伴有胆红素异常升高。因此，所有患者在接受免疫治疗期间都应该进行肝功能监测。当患者肝功能指标异常升高至正常范围的 3 倍以上时需引起重视，每天复查监测肝功能变化，必要时行 CT 检查或肝脏活检。影像学表现取决于肝脏毒性的严重程度，在严重肝损伤的患者中，CT 显示肝大、肝实质减弱、门静脉周围淋巴结病等。大多数出现肝毒性的患者经类固醇激素治疗后均能获得病情缓解。值得注意的是，即使患者在经激素治疗后转氨酶逐渐降低，症状得到改善，但长期激素维持逐渐减量是必要的过程。若激素持续治疗 4~7d 后未见明显缓解，可加用英夫利西单抗治疗。ICIs 相关肝损伤预后相对较好，较少发生肝衰竭和死亡。

4. 胃肠道毒性　临床表现以腹泻和结肠炎为主，主要发生于免疫治疗后的 5~10 周。当患者出现轻度腹泻时，可给予一般对症支持治疗处理，避免高纤维或乳糖饮食，症状持续加重时可加用布地奈德；若患者出现 2 级及以上严重腹泻，结肠镜检查有助于明确诊断，一旦确诊为结肠炎，应暂时中止免疫治疗，给予类固醇激素 1~2mg/（kg·d）治疗。对于激素难治性病例，在使用激素 72h 后可以考虑使用英夫利西单抗，以改善胃肠道的不良反应。需要特别注意的是，若患者同时合并肠穿孔或腹腔脓肿，应立即停止免疫治疗，同时行外科手术治疗。消化系统恶性肿瘤患者在免疫治疗期间应考虑由于原发病引起的消化道症状，其治疗原则需要在临床实践中进一步探索完善。

5. 肺毒性　PD-1 抑制剂和 PD-L1 抑制剂导致的所有级别肺炎发生率分别为 3.6% 和 1.3%，重症肺炎发生率分别为 1.1% 和 0.4%。特别值得注意的是，在新近的真实世界研究中发现，免疫相关性肺炎的发生率高达 19%。虽然免疫相关性肺炎的发生率较低，但其严重性、致死性不可小觑。免疫相关性肺炎可能在任何时间发生，但是与其他 irAEs 相比，肺炎发生的时间相对较晚，中位出现时间为治疗后的 2.6 个月，临床表现主要有干咳、进行性呼吸困难及发热、胸痛等。当临床医生怀疑患者出现免疫相关性肺炎时，应立即行胸部 CT 检查，最常见的影像学表现为间质性、机化性肺炎的表现，呈双肺多发磨玻璃样改变、肺实变等。

对于 irAEs 肺炎，应根据不良反应严重程度分级，采取不同的治疗方案。排除感染因素后，应立即终止免疫治疗，给予类固醇激素治疗。病情不缓解或重度免疫相关性肺炎的患者需住院，持续应用大剂量的类固醇激素治疗，如给予甲泼尼龙 2~4mg/（kg·d），必要时还需联合应用免疫抑制剂，如吗替麦考酚酯（霉酚酸酯）、环磷酰胺或英夫利西单抗。

6. 其他较为少见的免疫相关不良反应

（1）类风湿性 / 骨骼肌毒性：关节痛和肌肉痛较常见于抗 PD-1 单抗的治疗中，不良反应的发生率约为 1%。轻中度不良反应可以使用非甾体类药物治疗，中重度以上不良反应则需使用类固醇激素治疗。

（2）神经系统毒性：免疫相关性神经系统毒性并不常见，通常发生在治疗后 6 周左右，包括吉兰 - 巴雷综合征、重症肌无力、无菌性脑膜炎及横断性脊髓炎等，诊断时需要排除其他病因导致的中枢和周围神经系统症状。一旦确诊，应尽早请神经内科会诊，行激素治疗，必要时到专科治疗。

（3）血液毒性：免疫治疗导致的血液毒性不良反应较为少见。既往研究显示，经纳武利尤单抗（nivolumab）等 ICIs 治疗后发生血液毒性，包括自身免疫性溶血性贫血、再生障碍性贫血等的概率约为 4%。肿瘤本身及其他抗肿瘤治疗均可引起血细胞减少等不良反应，因此在诊断免疫相关性血液系统毒性时应排除这些因素。目前对于免疫相关性血液系统疾病的最佳治疗方案仍不明确,建议请血液科会诊,共同协商制订治疗方案。

(4)肾脏毒性:免疫相关性肾功能损伤较少见于伊匹木单抗和 PD-1 抑制剂治疗的患者,发生率不足1%。但中国启动的一项 PD-1 抑制剂的临床研究显示,肾功能不全的发生率达 5%,均为 1~2 级肾脏毒性。肾脏毒性一般出现在开始治疗后的 3~10 个月发生,主要表现为自身免疫性间质性肾炎。临床医生应可以通过检测血清电解质和血尿素氮来了解肾脏毒性的情况,采取停用免疫治疗,同时行系统性糖皮质激素治疗等措施以缓解肾功能损害。

(5)心脏毒性:免疫治疗导致的心肌炎、心包炎和心血管异常非常少见,可能会导致心脏停搏。诊断为免疫相关性心肌炎的患者应尽早接受大剂量系统类固醇激素治疗,同时可以考虑使用英夫利西单抗等免疫抑制药物。

(6)眼部毒性:免疫治疗导致的眼部不良反应非常罕见,主要表现为葡萄膜炎、眼眶炎和视网膜疾病等。当患者在接受免疫治疗期间出现视物模糊、畏光或疼痛不适时,应立即到专科检查。对于轻中度症状的患者,可以行类固醇滴眼剂治疗,若症状未见缓解,推荐口服类固醇激素。

irAEs 包括炎症性关节炎、免疫性血小板减少症等。但由于病例报道较少,目前尚缺乏较为权威的治疗方案,建议与专科医生沟通后再开展治疗。

四、监测

irAEs 可能发生于免疫治疗中,甚至是治疗结束后的一段时间内,因此随访监测非常重要。临床指南推荐,应在停药后第 1 年内的每 3 个月、之后每 6 个月,对患者进行随访评估,并与基线病情对比,若怀疑患者发生 irAEs,应按照上述治疗原则进行治疗。

免疫治疗给肿瘤患者的生存带来了新的希望,但随之而来的不良反应应受到关注。irAEs 的早期预防、病情评估、及时检查、正确治疗和监测随访都极为重要,如何正确有效地对 irAEs 进行早期发现和规范化管理是免疫治疗面临的新挑战,需要临床医生在临床实践中不断探索和总结。

参考文献

［1］CHAMPIAT S, LAMBOTTE O, BARREAU E, et al. Management of immune checkpoint blockade dysimmune toxici- ties: a collaborative position paper [J]. Ann Oncol, 2016, 27 (4): 559-574.

［2］PUZANOV I, DIAB A, ABDALLAH K, et al. Managing toxicities associated with immune checkpoint inhibi- tors: consensus recommendations from the Society for Immunotherapy of Cancer (SITC) Toxicity Management Working Group [J]. J Immunother Cancer, 2017, 5 (1): 95.

［3］HOFMANN L, FORSCHNER A, LOQUAI C, et al. Cutaneous, gastrointestinal, hepatic, endocrine, and renal side-effects of anti-PD-1 therapy [J]. Eur J Cancer, 2016, 60: 190-209.

［4］ROBERT C, SCHACHTER J, LONG GV, et al. Pembrolizumab versus Ipilimumab in advanced melanoma [J]. N Engl J Med, 2015, 372 (26): 2521-2532.

［5］LICHTENSTEIN MRL, NIPP RD, MUZIKANSKY A, et al. Impact of age on outcomes with immunotherapy in patients with non-small cell lung cancer [J]. J Thorac Oncol, 2019, 14 (3): 547-552.

［6］LARKIN J, CHIARION-SILENI V, GONZALEZ R, et al. Combined Nivolumab and ipilimumab or monotherapy in untreated melanoma [J]. N Engl J Med, 2015, 373 (1): 23-34.

［7］BOUTROS C, TARHINI A, ROUTIER E, et al. Safety profiles of anti-CTLA-4 and anti-PD-1 antibodies alone and in combination [J]. Nat Rev Clin Oncol, 2016, 13 (8): 473-486.

［8］FANG W, YANG Y, MA Y, et al. Camrelizumab (SHR-1210) alone or in combination with gemcitabine plus cisplatin for nasopharyngeal carcinoma: results from two single-arm, phase 1 trials [J]. Lancet Oncol, 2018, 19 (10): 1338-1350.

［9］ XU J, ZHANG Y, JIA R, et al. Anti-PD-1 antibody SHR-1210 combined with apatinib for advanced hepatocellular carcinoma, gastric, or esophagogastric junction cancer: an open-label, dose escalation and expansion study [J]. Clin Cancer Res, 2019, 25 (2): 515-523.

［10］ BARROSO-SOUSA R, BARRY WT, GARRIDO-CASTRO AC, et al. Incidence of endocrine dysfunction following the use of different immune checkpoint inhibitor regimens: a systematic review and meta-analysis [J]. JAMA Oncol, 2018, 4 (2): 173-182.

［11］ CHANG LS, BARROSO-SOUSA R, TOLANEY SM, et al. Endocrine toxicity of cancer immunotherapy targeting immune checkpoints [J]. Endocr Rev, 2019, 40 (1): 17-65.

［12］ POSTOW MA, SIDLOW R, HELLMANN MD. Immune-related adverse events associated with immune checkpoint blockade [J]. N Engl J Med, 2018, 378 (2): 158-168.

［13］ HAANEN JBAG, CARBONNEL F, ROBERT C, et al. Management of toxicities from immunotherapy: ESMO Clinical Practice Guidelines for diagnosis, treatment and follow-up [J]. Ann Oncol, 2017, 28 (suppl 4): iv119-iv142.

［14］ RYDER M, CALLAHAN M, POSTOW MA, et al. Endocrine-related adverse events following ipilimumab in patients with advanced melanoma: a comprehensive retrospective review from a single institution [J]. Endocr Relat Cancer, 2014, 21 (2): 371-381.

［15］ EGGERMONT AM, CHIARION-SILENI V, GROB JJ, et al. Prolonged survival in stage Ⅲ melanoma with ipilimumab adjuvant therapy [J]. N Engl J Med, 2016, 375 (19): 1845-1855.

［16］ MARTIN-LIBERAL J, FURNESS AJ, JOSHI K, et al. Anti-programmed cell death-1 therapy and insulin-dependent diabetes: a case report [J]. Cancer Immunol Immunother, 2015, 64 (6): 765-767.

［17］ ROBERT C, RIBAS A, WOLCHOK JD, et al. Anti-programmed-death-receptor-1 treatment with pembrolizumab in ipilimumab-refractory advanced melanoma: a randomised dose-comparison cohort of a phase 1 trial [J]. Lancet, 2014, 384 (9948): 1109-1117.

［18］ KIM KW, RAMAIYA NH, KRAJEWSKI KM, et al. Ipilimumab associated hepatitis: imaging and clinicopathologic findings [J]. Invest New Drugs, 2013, 31 (4): 1071-1077.

［19］ PRIEUX-KLOTZ C, DIOR M, DAMOTTE D, et al. Immune checkpoint inhibitor-induced colitis: diagnosis and management [J]. Target Oncol, 2017, 12 (3): 301-308.

［20］ PAGES C, GORNET JM, MONSEL G, et al. Ipilimumab-induced acute severe colitis treated by infliximab [J]. Melanoma Res, 2013, 23 (3): 227-230.

［21］ MERRILL SP, REYNOLDS P, KALRA A, et al. Early administration of infliximab for severe ipilimumab-related diarrhea in a critically ill patient [J]. Ann Pharmacother, 2014, 48 (6): 806-810.

［22］ PILLAI RN, BEHERA M, OWONIKOKO TK, et al. Comparison of the toxicity profile of PD-1 versus PD-L1 inhibitors in non-small cell lung cancer: A systematic analysis of the literature [J]. Cancer, 2018, 124 (2): 271-277.

［23］ KHUNGER M, RAKSHIT S, PASUPULETI V, et al. Incidence of pneumonitis with use of programmed death 1 and programmed death-ligand 1 inhibitors in non-small cell lung cancer: a systematic review and meta-analysis of trials [J]. Chest, 2017, 152 (2): 271-281.

［24］ CHO JY, KIM J, LEE JS, et al. Characteristics, incidence, and risk factors of immune checkpoint inhibitor-related pneumonitis in patients with non-small cell lung cancer [J]. Lung Cancer, 2018, 125: 150-156.

［25］ NISHINO M, GIOBBIE-HURDER A, HATABU H, et al. Incidence of programmed cell death 1 inhibitor-related pneumonitis in patients with advanced cancer: a systematic review and meta-analysis [J]. JAMA Oncol, 2016, 2 (12): 1607-1616.

［26］ ROCHWERG B, BROCHARD L, ELLIOTT MW, et al. Official ERS/ATS clinical practice guidelines: noninvasive ventilation for acute respiratory failure [J]. Eur Respir J, 2017, 50 (2): 1602426.

［27］ NISHINO M, BRAIS LK, BROOKS NV, et al. Drug-related pneumonitis during mammalian target of rapamycin inhibitor therapy in patients with neuroendocrine tumors: a radiographic pattern-based approach [J]. Eur J Cancer, 2016, 53: 163-170.

［28］ BRAHMER JR, LACCHETTI C, SCHNEIDER BJ, et al. Management of immune-related adverse events in patients treated with immune checkpoint inhibitor therapy: American Society of Clinical Oncology Clinical Practice Guideline [J]. J Clin Oncol, 2018, 36 (17): 1714-1768.

［29］ POSTOW MA, CHESNEY J, PAVLICK AC, et al. Nivolumab and ipilimumab versus ipilimumab in untreated melanoma [J]. N Engl J Med, 2015, 372 (21): 2006-2017.

［30］ WOLCHOK JD, NEYNS B, LINETTE G, et al. Ipilimumab monotherapy in patients with pretreated advanced melanoma: a randomised, double-blind, multicentre, phase 2, dose-ranging study [J]. Lancet Oncol, 2010, 11 (2): 155-164.

［31］ NaIDOO J, CAPPELLI LC, FORDE PM, et al. Inflammatory arthritis: a newly recognized adverse event of immune checkpoint blockade [J]. Oncologist, 2017, 22 (6): 627-630.

［32］ CUZZUBBO S, JAVERI F, TISSIER M, et al. Neurological adverse events associated with immune checkpoint inhibitors: Review of the literature [J]. Eur J Cancer, 2017, 73: 1-8.

［33］ SPAIN L, WALLS G, JULVE M, et al. Neurotoxicity from immune-checkpoint inhibition in the treatment of melanoma: a single centre experience and review of the literature [J]. Ann Oncol, 2017, 28 (2): 377-385.

［34］ WU YL, LU S, CHENG Y, et al. Nivolumab versus docetaxel in a predominantly chinese patient population with previously treated advanced nsclc: checkmate 078 randomized phase Ⅲ clinical trial [J]. J Thorac Oncol, 2019, 14 (5): 867-875.

［35］ PALLA AR, KENNEDY D, MOSHARRAF H, et al. Autoimmune hemolytic anemia as a complication of nivolumab therapy [J]. Case Rep Oncol, 2016, 9 (3): 691-697.

［36］ VILLADOLID J, AMIN A. Immune checkpoint inhibitors in clinical practice: update on management of immune-related toxicities [J]. Transl Lung Cancer Res, 2015, 4 (5): 560-575.

［37］ JOHNSON DB, BALKO JM, COMPTON ML, et al. Fulminant myocarditis with combination immune checkpoint blockade [J]. N Engl J Med, 2016, 375 (18): 1749-1755.

［38］ LURZ P, EITEL I, ADAM J, et al. Diagnostic performance of CMR imaging compared with EMB in patients with suspected myocarditis [J]. JACC Cardiovasc Imaging, 2012, 5 (5): 513-524.

［39］ BRICOUT M, PETRE A, AMINI-ADLE M, et al. Vogt-Koyanagi-Harada-like syndrome complicating pembrolizumab treatment for metastatic melanoma [J]. J Immunother, 2017, 40 (2): 77-82.

［40］ SHIUAN E, BECKERMANN KE, OZGUN A, et al. Thrombocytopenia in patients with melanoma receiving immune checkpoint inhibitor therapy [J]. J Immunother Cancer, 2017, 5: 8.

［41］ SUAREZ-ALMAZOR ME, KIM ST, ABDEL-WAHAB N, et al. Review: immune-related adverse events with use of checkpoint inhibitors for immunotherapy of cancer [J]. Arthritis Rheumatol, 2017, 69 (4): 687-699.

［42］ WANG LL, PATEL G, CHIESA-FUXENCH ZC, et al. Timing of onset of adverse cutaneous reactions associated with programmed cell death protein 1 inhibitor therapy [J]. JAMA Dermatol, 2018, 154 (9): 1057-1061.

第二章 单一器官免疫治疗严重不良反应案例分析

第一节 皮肤黏膜系统案例分析

案例1 抗PD-1抗体致免疫相关性皮炎

肖 诚 郑玉龙

浙江大学医学院附属第一医院

【摘要】1例48岁女性患者,确诊晚期黑色素瘤,三线治疗予特瑞普利单抗联合阿帕替尼方案,2个周期后,出现全身皮肤皮疹、脱屑伴瘙痒,遂暂停免疫治疗,完善皮肤活检,病理显示扁平苔藓,予以复方甘草酸苷片(美能)、盐酸西替利嗪、糖皮质激素治疗后皮疹有所好转,激素逐渐减量至停药。患者扁平苔藓皮疹完全好转,仍存在白癜风样改变。

一、临床资料及抗肿瘤治疗

(一) 基线评估

患者,女性,48岁。2015-06-07发现左颞包块。术后病理:恶性黑色素瘤,术后随访。1年后再次出现左颞肿块,手术病理:颞肌皮下恶性黑色素瘤。2018-05-31 B超示左侧腮腺内多发低回声,左侧下颌下腺旁低回声,2018-06-05正电子发射断层显像(positron emission tomography,PET)-CT显示:左侧头皮下恶性黑色素瘤,局部软组织增厚,荧光脱氧葡萄糖(fluorodeoxyglucose,FDG)代谢增高,左侧腮腺两枚结节,左侧颈部淋巴结,两肺散发结节,肝脏多发混杂密度,左侧股骨头坏死,考虑为转移。2018-06-07至2018-09-22行6个周期卡铂 + 紫杉醇联合阿帕替尼一线治疗,评估无进展生存期(progression-free survival,PFS)为4.8个月。行替莫唑胺 + 阿帕替尼二线治疗,PFS为2个月。

既往史无特殊。否认肿瘤相关家族史。

体格检查:功能状态(performance status,PS)评分为1分;左颞部见片状恶性黑色素瘤样病变,局部软组织肿胀,左侧腮腺两枚结节,左侧颈部淋巴结,大者约1.5cm × 1.5cm大小,质硬,其余无阳性体征。

入院诊断:(左颞部)恶性黑色素瘤(cTxN3cM1c,Ⅳ期,皮肤型,BRAF-V600E野生型)。

(二) 抗肿瘤免疫治疗

1. 第一阶段:口腔溃疡,双下肢水肿诊治过程,不良反应治疗及处理 2019-03-05予以特瑞普利单抗240mg联合阿帕替尼250mg方案三线治疗,2个周期后患者主诉口腔溃疡明显,双下肢水肿,考虑为口服阿帕替尼导致,非免疫相关不良反应,暂停口服阿帕替尼,行肾功能、尿常规等检查,未见明显异常,

6d后患者口腔溃疡好转,双下肢水肿较之前消退。2019-04-23行第3个周期治疗,复查评估疾病稳定。共治疗8个周期,2019-11复查CT评估疾病进展(progressive disease,PD),PFS为8个月,后口服安罗替尼。

2. 第二阶段:扁平苔藓,irAEs 3级　2019-05-25患者主诉再次出现口腔溃疡且症状明显,合并全身皮肤皮疹脱屑明显(图2-1-1),皮疹覆盖面≥30%体表面积(body surface area,BSA),皮疹无合并疼痛,无黏膜受累,遂入院给予对症治疗。排除全身过敏反应,考虑为免疫相关不良反应,irAEs 3级,暂停免疫治疗,予复方甘草酸苷片(美能)+硫代硫酸钠减轻皮肤反应,口服抗组胺药物盐酸西替利嗪10mg/d,口服泼尼松0.5mg/(kg·d),躯干外用卤米松软膏,皮肤表现略有好转(图2-1-2)。2019-05-27行皮肤活检,病理显示扁平苔藓(图2-1-3)。2019-05-27患者皮疹无明显好转,改为静脉注射甲泼尼龙1mg/(kg·d),继续口服西替利嗪10mg/d,复方甘草酸苷片+硫代硫酸钠减轻皮肤反应,躯干外用卤米松软膏。2019-06-04患者皮疹好转,恢复至2级,停静脉注射甲泼尼龙,改为口服甲泼尼龙片10mg 2次/d,继续口服抗组胺药物西替利嗪10mg/d,复方甘草酸苷片+硫代硫酸钠减轻皮肤反应,躯干外用卤米松软膏。2020-06随访,患者扁平苔藓皮疹已好转,皮肤呈白癜风样改变(图2-1-4)。

二、专家点评

回顾本案例,患者患有Ⅳ期皮肤型恶性黑色素瘤,使用抗PD-1单抗三线治疗2个月后出现免疫性皮炎,irAEs 3级,遂暂停免疫治疗,完善皮肤活检,病理显示扁平苔藓。暂停免疫治疗并予激素治疗后,患者皮疹好转,对于3级免疫性皮炎的处理相对及时、合理,避免了免疫治疗导致的不可逆性毒副作用。

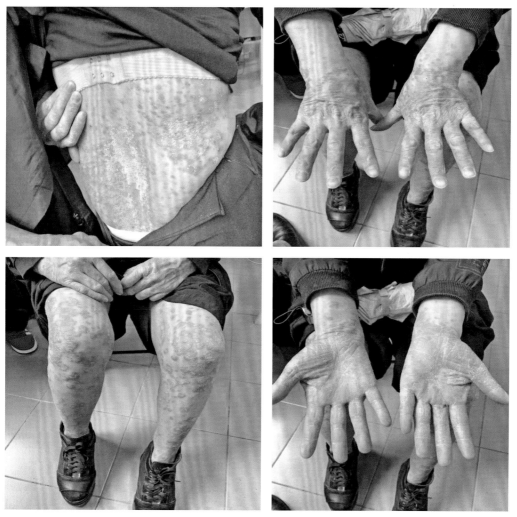

图2-1-1　皮疹,脱屑明显,皮疹覆盖面≥30% BSA

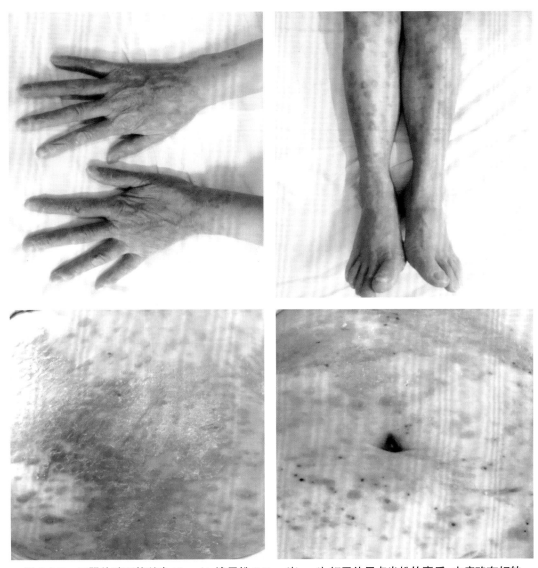

图 2-1-2　口服盐酸西替利嗪 10mg/d、泼尼松 0.5mg/(kg·d),躯干外用卤米松软膏后,皮疹略有好转

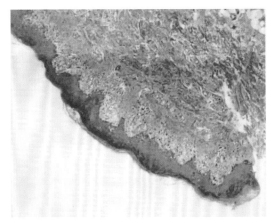

图 2-1-3　皮肤活检提示扁平苔藓

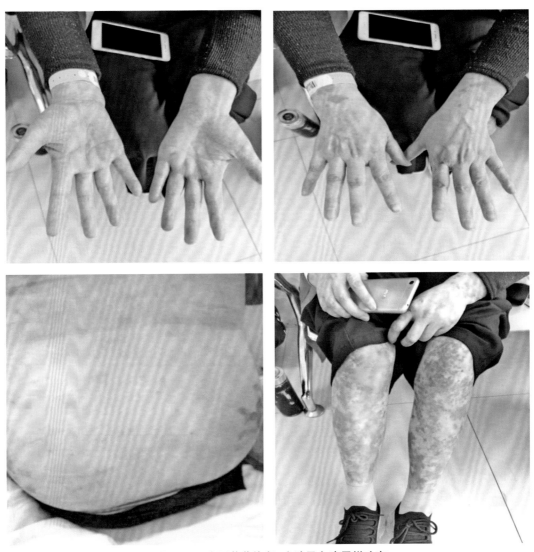

图 2-1-4 扁平苔藓恢复,皮肤呈白癜风样改变

三、讨论和治疗体会

国内外众多临床研究奠定了抗 PD-1 单抗在晚期转移 / 不可切除黑色素瘤的一线治疗领导地位。PD-1 受体抑制剂所特有的 irAEs,虽然总体发生率比较低,但可导致严重甚至致命性的后果。国内外各大指南都对 irAEs 的判定及治疗有详细描述。皮肤毒性是 ICIs 治疗最常见的不良反应,大多数皮肤 irAEs 是低级别、可控的,少数患者可能会出现危及生命的剥脱性皮肤反应。斑丘疹和瘙痒是 ICIs 的常见不良反应,而苔藓病、湿疹以及大疱性皮炎和银屑病(牛皮癣)发生率较低。皮肤毒性发生时间可以从治疗开始后的数天到数个月内出现,一般在治疗早期出现,中位时间约为治疗后 5 周,也可发生在治疗数天或数周。少部分患者发生较晚。irAEs 以 1/2 级为主,3/4 级少见。皮疹(斑丘疹和苔藓样皮疹)、瘙痒和白癜风最为常见,白癜风多见于黑色素瘤患者。其他还可以表现为银屑病、中毒性表皮坏死松解症(toxic epidermal necrolysis,TEN)、大疱性类天疱疮和皮肤毛细血管增生症(cutaneous capillary endothelial proliferation,CCEP)。一项关于 PD-1 单抗相关皮肤毒性与晚期黑色素瘤预后相关性的回顾性结果显示,发生白癜风的患者预后最好,皮疹次之,发生瘙痒的患者预后较差;PD-1 单抗治疗 3 个月后发生皮肤 irAEs 的患者,生存期更长;全身接受低剂量皮质醇类激素治疗[泼尼松 0.5mg/(kg·d),d1~d7]未明显影响预后。

皮肤 irAEs 的分级管理总体方案为:对症抗过敏药物 + 专科治疗 + 皮质类固醇治疗 + 停药,对于有些顽固性瘙痒可尝试使用阿瑞匹坦(个案报道)。分级治疗方案如下：Ⅰ级不良反应(adverse effect,AE)推荐治疗方案：继续免疫治疗,对症抗过敏药物治疗 + 皮质类固醇药物外用。Ⅱ级 AE 推荐治疗方案：视患者情况考虑暂停免疫治疗,对症抗过敏药物治疗 + 皮质类固醇药物外用 + 皮质类固醇静脉注射[0.5~1mg/(kg·d)]。Ⅲ级 AE 推荐治疗方案：暂停免疫治疗,对症抗过敏药物治疗 + 皮质类固醇药物外用 + 皮质类固醇静脉注射[0.5~1mg/(kg·d)或 2mg/(kg·d)]。对于任何 3 级皮肤毒性症状,应积极治疗。疑似 Stevens-Johnson 综合征(Stevens-Johnson syndrome,SJS)/中毒性表皮坏死松解症(TEN)、伴嗜酸性粒细胞增多和系统症状的药疹(drug rash with eosinophilia and systemic symptoms,DRESS)、表现为表皮坏死及剥脱的严重黏膜皮肤反应的患者,应立即住院治疗,并行全身免疫抑制治疗。当出现以下情况时,需立即转皮肤科治疗：患者皮肤出现覆盖面 ≥ 1% BSA 的水疱,皮疹伴黏膜受累,皮疹覆盖面积 ≥ 30% BSA,皮疹合并疼痛(无论是否有水疱,但带状疱疹除外)。2 级皮肤毒性可以继续免疫治疗。如果出现症状,可予以口服泼尼松 0.5~1mg/(kg·d),或静脉甲泼尼龙治疗,静脉起始量 0.5~1mg/(kg·d)。如果症状在 2~3d 内无改善,增加激素至 2mg/(kg·d)。一旦症状恢复至 1 级或以下,予以 4~6 周激素维持治疗,同时使用质子泵抑制剂预防胃肠道反应。3 级应暂停免疫治疗,考虑静脉使用激素。

ICIs 治疗相关的皮肤毒性管理分级见表 2-1-1。

表 2-1-1　ICIs 治疗相关皮肤毒性管理分级

分级	临床表现
1 级	斑丘疹 / 皮疹覆盖<10% BSA,伴 / 不伴有症状(如瘙痒、发热、紧缩感)
2 级	斑丘疹 / 皮疹覆盖 10%~30% BSA,伴 / 不伴有症状(如瘙痒、发热、紧缩感);影响使用工具性日常生活活动
3 级	斑丘疹 / 皮疹覆盖>30% BSA,伴 / 不伴相关症状;个人自理能力受限
4 级	斑丘疹 / 皮疹覆盖面积>30% BSA 合并水电解质紊乱

案例 2　抗 PD-1 抗体治疗肝癌致重度免疫相关性皮肤毒性

葛小琴　朱 挺　龚升平　陶庆松
宁波市第一医院

【摘要】1 例 36 岁男性患者,因确诊原发性肝细胞肝癌伴两肺多发转移,予以卡瑞利珠单抗联合索拉非尼治疗 1 个周期后,患者出现全身红斑丘疹,进行性加重。考虑为重度免疫相关性皮肤毒性,予以糖皮质激素治疗后好转。

一、病例简介

1. 主诉及现病史　患者,男性,36 岁。因"上腹部饱胀不适 2 个月余"到当地医院就诊。

2. 既往史　慢性乙型肝炎病史 10 余年。

3. 体格检查　一般情况良好,美国东部肿瘤协作组(Eastern Cooperative Oncology Group,ECOG)评分为 1 分,无阳性体征。

4. 辅助检查

(1)上腹部增强 CT(2020-05-16,外院)：肝脏多发占位,门静脉右支充盈缺损,考虑为肝癌伴门静脉癌栓形成;肝门部多发淋巴结肿大;肝硬化、脾大、门静脉高压;右肾小结石。

(2)胸部 CT 平扫(2020-05-20,本院)：两肺多发实性结节,转移可能性大;考虑为两下肺炎症,VP-RADS2 类;两侧胸腔少量积液。

(3)肿瘤指标(2020-05-19,本院)：甲胎蛋白 24 470.0ng/mL。

（4）乙型肝炎检查（2020-05-19，本院）：乙型肝炎表面抗原（hepatitis B surface antigen，HBsAg）阳性，乙型肝炎 e 抗体（hepatitis B e antibody，HBeAb）阳性，乙型肝炎核心抗体（hepatitis B core antibody，HBcAb）阳性。乙型肝炎病毒脱氧核糖核酸（deoxyribonucleic acid，DNA）指标在正常范围。

（5）肝穿刺病理（2020-05-24，本院）：恶性肿瘤，倾向肝细胞肝癌。

二、诊断分期及分子病理特征

（1）原发性肝细胞肝癌（cT4N1M1，ⅣB 期），肝内、门静脉、肝门部淋巴结及两肺多发转移。

（2）慢性乙型肝炎、肝硬化。

三、治疗过程

1. 抗肿瘤免疫治疗过程　2020-05-26 予卡瑞利珠单抗 200mg 治疗，2020-05-29 口服索拉非尼 400mg 2 次 /d 靶向治疗，同时口服"恩替卡韦"抗乙型肝炎病毒治疗。

2. 免疫治疗不良反应（药物相关性皮疹）诊治过程　2020-06-06 患者出现腹部细小红斑丘疹，伴瘙痒，未在意。2020-06-07 患者全身皮肤出现多发红斑丘疹，部分融合，到当地医院就诊，考虑为药物过敏，予以地塞米松 5mg 静脉推注，葡萄糖酸钙 1.0g 静脉滴注，治疗 3d，皮疹无好转。2020-06-10 入住我院皮肤科，考虑为药物相关性皮疹，予以停索拉非尼，甲泼尼龙 40mg 2 次 /d 静脉滴注，葡萄糖酸钙 1.0g 1 次 /d 静脉滴注，氯雷他定、西替利嗪口服。治疗 2d 后，皮疹继续增多，全身皮疹融合成片，请我科会诊，考虑为Ⅲ级免疫相关性皮疹，根据指南建议甲泼尼龙剂量增加至 2mg/（kg·d），3d 后皮疹消退，1 周后皮疹基本消退（图 2-1-5），疗效满意，改为甲泼尼龙 60mg 口服出院。

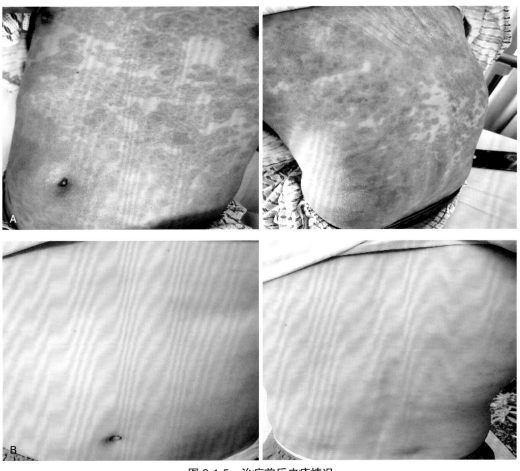

图 2-1-5　治疗前后皮疹情况
A. 2020-06-12（甲泼尼龙 40mg 2 次 /d 治疗 2d 后），全身皮肤见融合成片红斑丘疹；
B. 2020-06-19（甲泼尼龙 60mg 2 次 /d 治疗 1 周后），皮疹基本消退。

四、临床思维与决策

本例患者接受卡瑞利珠单抗＋索拉非尼联合治疗,出现皮疹,需判断是靶向药物还是抗 PD-1 抗体引起的。皮疹是索拉非尼常见的不良反应,多呈粉刺或痤疮样,主要发生在患者的面部、颈部、上肢等皮脂腺分布的部位。患者皮疹初始出现在腹部,后向全身蔓延,并融合成片,不符合靶向药物性皮疹表现,因此判定为免疫相关性皮疹。目前国内还没有针对 irAEs 的特定分级标准。参考美国国立癌症研究所常见不良反应事件评价标准(CTCAE)第 4 版,本例患者可判定为 3 级皮疹(斑疹／丘疹区域＞30% 全身体表面积)。中国临床肿瘤学会(Chinese Society of Clinical Oncology,CSCO)建议,对于 3 级皮疹使用强效的糖皮质激素,或泼尼松 0.5~1mg/(kg·d),如无改善,剂量可增加至 2mg/(kg·d)。本例患者予初始剂量甲泼尼龙 80mg/d 治疗 2d 后,症状无改善并加重,故剂量增加至 120mg/d,最终取得满意疗效,目前改口服逐步减量中。

五、经验与体会

PD-1/PD-L1 抑制剂在增强细胞免疫抗肿瘤效应的同时,也产生了特有的不良反应,即 irAEs,其中最早出现也是最常出现的不良反应就是各种皮肤毒性。本例患者在使用卡瑞利珠单抗联合索拉非尼治疗后 2 周内出现重度皮疹,需要关注以下问题:

1. 本案例的病因是什么?

本例患者皮疹初始出现在腹部,后向全身蔓延,并融合成片,不符合靶向药物性皮疹表现。临床研究数据表明,免疫检查点抑制剂最快出现皮肤不良反应的时间是 2 周,与本例患者出现皮疹的时间相符。

2. 本案例的临床决策是否得当?

本案例在免疫相关性皮疹的诊治过程中,对病情快速准确地进行判断,根据相关指南建议提供治疗方案并获得了满意的治疗效果。因此,决策及执行过程得当。

3. 从本案例中可获得哪些经验及教训?

本例患者发生皮疹初期并未重视,也未向主治医生报告,后迅速发展为重度皮疹伴瘙痒,给患者生活质量带来了不利影响,体现了医务人员对 irAEs 的认知以及对患者的宣教不足。

六、专家点评

免疫检查点抑制剂因其独特的作用机制带来不同于传统抗肿瘤药物的独特不良反应,虽然大多数比较轻微,但若发现不及时、处理不得当,就可能给患者造成严重影响,甚至危及生命。作为肿瘤临床医生,在选择免疫检查点抑制剂治疗时,首先要遵循药物适应证,同时要提高对免疫治疗相关毒性的认识,对 irAEs 做到早识别、早干预。在治疗开始时即需要对患者进行全面的 irAEs 教育,告知患者发现疑似不良反应后,应及时向治疗团队汇报。其次,应对 irAEs 进行分级管理,以对糖皮质激素使用的时机、剂量和剂型进行判断,同时动态评估后续肿瘤治疗方案。纵观本案例,患者发生重度免疫相关性皮疹后,临床决策及治疗结果令人满意,并未给患者带来严重后果。CSCO 指南指出,诊断免疫相关性皮肤毒性需要完善皮肤(包括黏膜)检查,排除其他致病因素。对于本例患者来说,临床评估基本可判断为 irAEs,但是否必要进一步皮肤活检,活检应在何时进行,值得思考和改进。

案例 3　抗 PD-1 抗体治疗肠癌致免疫相关性皮炎

王峥嵘　董琴晖　王玲燕　金剑英　郭群依

浙江省台州医院

【摘要】1 例 67 岁女性患者,确诊为乙状结肠癌伴转移,多线抗肿瘤治疗后进展,患者签署超适应证用药知情同意书后,予瑞戈非尼联合信迪利单抗治疗,出现皮疹伴瘙痒,予尿素软膏、激素软膏外用后,症状仍进行性加重,难以入睡。后予激素针剂、抗组胺类药物等治疗,并针对继发感染加强抗感染治疗后好转。

一、病例简介

1. 主诉及现病史　患者,女性,67 岁。确诊肠癌伴转移 1 年余,皮肤瘙痒 3d 入院。

2. 既往史　高血压病史 10 年余,未治疗,血压监测正常。

3. 体格检查　ECOG 评分为 3 分,疼痛数字评分(numerical rating scale,NRS)为 6 分,颜面部肿胀,口唇周围、躯干、四肢皮肤片状红斑,高出皮面,手足皮肤肿胀、皲裂、渗出。其余查体无特殊。

4. 辅助检查

(1)术后病理(2019-04-28,本院):乙状结肠溃疡型中分化腺癌伴淋巴结反应性增生。

(2)病理分子分型(2019-07-03,本院):*KRAS* 突变,*NRAS* 及 *BRAF* 野生型,微卫星稳定(microsatellite stability,MSS)型。

(3)全腹部增强 CT(2020-04-27,本院):左右肝内多发转移瘤,部分较前增大,部分新发;左肝外侧段肝内胆管轻度扩张;腹膜后多发淋巴结肿大,盆腔少量积液;两肺下叶多发小结节(新发),考虑为转移瘤。

5. 诊断及分子病理特征

(1)药疹、乙状结肠癌伴转移(肝、肺、淋巴结)。

(2)分子病理学特征:*KRAS* 突变,MSS。

二、治疗过程

(一)抗肿瘤治疗过程

1. 一线治疗　2019-03-29 至 2019-06-08,予 SOX［替吉奥(tegafur)＋奥沙利铂(oxaliplatin)］方案化疗。在此期间,于 2019-04-22 行原发灶切除及肝转移瘤手术＋射频治疗。2019-06-29 疾病进展。

2. 二线治疗　2019-07-01 至 2019-11-07,予 mXELIRI 方案(卡培他滨＋伊立替康)联合贝伐珠单抗。疗效评价:部分缓解。2019-12-18 行肝转移手术及射频治疗。2020-02 疾病进展。

3. 三线治疗　2020-02 至 2020-04,予呋喹替尼。疗效:疾病进展。

4. 四线治疗　2020-04-29,予瑞戈非尼 80mg d1~d21 1 次 /4 周联合信迪利单抗 200mg 1 次 /3 周。

(二)免疫治疗不良反应诊治过程

2020-05-06 患者开始出现手足皮肤肿痛、脱皮,逐渐加重,外用尿素软膏、口服西乐葆等,疗效不佳,不能行走。2020-05-07 开始出现全身皮疹伴瘙痒,进行性加重,外用地奈德乳膏、口服复方甘草酸苷片等,瘙痒难以忍受。基线皮疹情况见图 2-1-6,2020-05-10 甲泼尼龙 40mg 静脉滴注 1 次 /12h,抗感染,同时联合复方甘草酸苷、非索非那定、葡萄糖酸钙、马来酸氯苯那敏等治疗,疗效欠佳。患者入院同时出现高热、肝功能不全,予经验性抗感染、护肝等治疗,疗效不佳,体温上升。组织全院疑难病例讨论,诊断首先考虑为免疫检查点抑制剂相关皮炎、脓毒血症、肝功能不全,予注射用亚胺培南西司他丁钠抗感染、丁二磺酸腺苷蛋氨酸、还原型谷胱甘肽加强护肝,及支持对症治疗,继续激素、止痒等治疗,必要时丙种球蛋白冲击、血浆置换等。患者病情好转,2020-05-16 甲泼尼龙减量至 60mg/d,并予抗生素降阶梯治疗。皮疹逐渐痊愈(图 2-1-7),之后每 5d 减量 20mg,至 2020-05-31 停用激素。

三、临床思维与决策

皮肤不良反应是 CTLA-4 和 PD-1 抑制剂导致的最常见不良反应,包括皮疹、瘙痒和白癜风。皮肤毒性常发生在治疗早期,治疗后数天或数周后都有可能出现,也可能延迟至治疗数月后。在酪氨酸激酶抑制剂与免疫联合治疗过程中,若出现治疗相关不良反应,需判断与酪氨酸激酶抑制剂或免疫治疗的相关性。

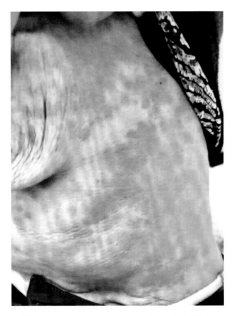 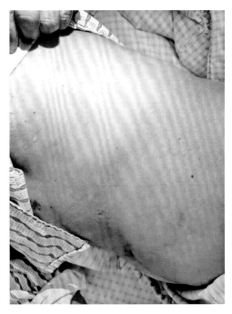

图 2-1-6　2020-05-10　患者皮疹情况　　　　图 2-1-7　2020-05-19　患者皮疹情况

本例患者同时伴有高热、肝功能不全等表现,从一元论角度出发,还需考虑败血症、猩红热等。结合 CSCO 免疫检查点抑制剂相关毒性管理指南(2019)意见,其皮肤毒性不论是皮疹还是瘙痒均为 3 级,遂停用瑞戈非尼和信迪利单抗,第一时间进行血培养及 C 反应蛋白(C reactive protein,CRP)、降钙素原(procalcitonin,PCT)、免疫球蛋白 E(immunoglobulin E,IgE)检查等,予甲泼尼龙 40mg 静脉滴注 1 次 / 12h,及护肝、经验性抗感染、支持对症治疗等处理。疑难病例讨论认为,诊断首先考虑为免疫检查点抑制剂相关皮炎、脓毒血症、肝功能不全。因患者肝功能不全,不考虑使用英夫利西单抗。治疗 5d 后,患者症状开始缓解,一般状况改善,2020-05-16 开始激素逐渐减量,2020-05-31 停用激素。

四、经验与体会

免疫治疗是当今备受瞩目的新兴肿瘤治疗方式,尤其是 PD-1/PD-L1 免疫检查点抑制剂在肿瘤治疗中取得了突破性进展。REGONIVO(瑞戈非尼 + 纳武利尤单抗)研究更是为微卫星稳定的晚期肠癌患者带来了希望。PD-1 受体抑制剂所特有的不良反应即 irAEs,虽然总体发生率比较低,但如果临床缺乏足够的认识,可导致严重甚至致命性的后果。

本案例诊治过程中,皮肤毒性可能是瑞戈非尼和信迪利单抗的双重副作用结果。在免疫相关性皮炎诊治过程中,给予及时足量激素、经验性抗感染、护肝、止痒、支持等治疗,急诊查血常规、血生化、血培养以及 CRP、IgE 检查等;治疗 2d 时效果欠佳,尤其是体温继续升高,及时组织疑难病例讨论,邀请皮肤科、感染科、临床药学科医生等共同参与诊治,调整治疗,3d 后患者症状开始减轻。患者口服呋喹替尼期间出现较明显的手足皮肤毒性表现,之后使用类似药物瑞戈非尼。皮肤毒性应该引起高度重视,在治疗开始时即需要对不良反应有所预判,对患者进行全面的 irAEs 风险教育,告知其发现疑似不良反应及时就诊。对于发热等症状,一时难以鉴别时,经验性抗感染治疗是必需的。

五、述评

相比放化疗等传统治疗手段,免疫治疗的不良反应较小,患者依从性高,但在临床工作中仍需重视。若严重的不良反应发现不及时、处理不得当,有致死风险。而且,随着免疫治疗不断得到广泛使用,会出现超适应证的使用,需充分与患者及其家属沟通。肿瘤临床医生需要注意以下方面:第一,不论是治疗方案的选择,还是不良反应早识别、早干预、规范管理,相关指南是临床日常工作的基石。尊重患者及家属的知情权及选择权,首先推荐有充分循证医学证据的治疗方案。在治疗开始时即需要对患者进行全面的药物不良反应教育,告知患者发现疑似不良反应后,应及时向主管医生汇报。在诊治过程中要重视多学科联合诊治。第二,对既往有过药物不良反应,再次使用同类药物时要高度警惕,除外充分告知,若有可能,提前做好防护工作。第三,在临床实践过程中,感染是肿瘤患者常见并发症,但抗生素对免疫检查点抑制剂的疗效有负性影响,临床使用时需慎重。糖皮质激素及免疫抑制剂对 irAEs 的处理具有重要作用,首先应对不良反应评估分级,再结合指南,对糖皮质激素及免疫抑制剂使用的时机、剂量调整和剂型进行判断。

案例 4　抗 PD-1 抗体治疗肠癌致免疫相关性皮炎

李盈盈　朱淼勇
温州市人民医院血液肿瘤科

【摘要】1 例 Lynch 综合征家系、晚期结肠癌患者,一线治疗予卡培他滨、贝伐珠单抗联合卡瑞利珠单抗,次日出现背部皮疹伴瘙痒,予糖皮质激素短程治疗后皮疹好转。2 周后患者再次出现全身大片红斑伴局部表皮脱落破溃,考虑为 3 级免疫治疗相关性皮炎,予糖皮质激素 + 抗生素 + 外用药物治疗 3 周余,患者皮损逐步好转。

一、病例简介

1. 主诉及现病史　患者,男性,75 岁。2020-04 肠镜示结肠癌,组织基因检测结果显示错配修复缺陷(deficient mismatch repair,dMMR),腹部增强 CT 示结肠肝曲肠壁占位伴周围多发小淋巴结,左肝转移可能。治疗上,予卡培他滨 1 500mg 口服 2 次 /d d1~d14 + 贝伐珠单抗 400mg 静脉滴注 d1 + 卡瑞利珠单抗 200mg 静脉滴注 d1 抗肿瘤治疗,次日患者出现背部皮疹伴瘙痒,当时考虑为药物性皮炎,停用卡培他滨等药物,予地塞米松、氯雷他定对症处理后好转。2020-05-15 患者大便培养示艰难梭状芽孢杆菌培养 + A、B 毒素阳性,予万古霉素抗艰难梭状芽孢杆菌感染治疗 5d 并序贯甲硝唑。后患者腹泻、皮疹逐渐好转,于 2020-05-26 出院。2020-06-01 患者因皮疹加重入院。

2. 既往史　1998-01-05 患者在外院行"乙状结肠癌根治术、乙状结肠直肠端吻合术",手术顺利,术后未行辅助治疗。有"抑郁症"病史,服用"米氮平 15mg 每晚 1 次,佐匹克隆 1mg 每晚 1 次"治疗。有输白蛋白血液制品史。

3. 家族史　其儿子 38 岁时(2017-07)确诊胃癌晚期(基因检测为 MSS),经手术、腹腔热灌注化疗、多线系统性化疗,化疗 + 纳武利尤单抗治疗无效。

一弟弟 40 岁时确诊肠癌,10 个月前出现复发转移,免疫组化为 dMMR,一线选择卡瑞利珠单抗 + XELOX(卡培他滨 + 奥沙利铂)方案(疗效评价不详)。

4. 体格检查　ECOG 评分为 3 分,消瘦貌,疼痛评分为 3 分,躯干、四肢大面积红斑疹、局部皮疹处伴有细小水疱,左侧手肘、右侧膝关节内侧处表皮脱落破溃,无明显渗液,伴背部皮肤色素沉着。可触及剑突下 10cm 及右肋下 5cm 肿块,质稍硬,活动差,脾肋下未及,移动性浊音(−),肠鸣音 3 次 /min,双下肢轻度水肿。

5. 辅助检查

(1) 全腹部增强 CT(2020-04-09):结肠肝曲肠壁占位伴肝门、腹膜后周围多发小淋巴结,结肠癌复发的可能性大。左肝占位(96mm × 85mm),首先考虑为转移,原发待排。乙状结肠轻度强化伴周边渗出,炎性改变? 建议复查除外占位。右肾及右侧输尿管积水,建议计算机断层摄影尿路造影(CT urography,CTU)检查。盆腔积液。

(2) 胸部 CT(2020-04-10):两下肺小结节,考虑为炎性;右肺下叶小钙化灶;两肺胸膜下少许炎性灶。

（3）肠镜（2020-04-15）：结肠癌，结肠多发息肉，结直肠炎症性病变。

（4）肠镜病理（2020-4-28）："结肠 55cm" 大肠黏膜慢性活动性炎；"升结肠息肉" 管状 - 绒毛状腺瘤（低级别上皮内瘤变）。"升结肠隆起" 管状 - 绒毛状腺瘤伴癌变（高分化管状腺癌）。ML20-0164，AL20-0342-03：尾型同源框基因 -2（caudal type homeobox 2，CDX-2）（+）、HE（已深切）、Her-2（−）、MLH1（弱 +）、MSH2（+）、MSH6（+）、PMS2（−）。

（5）组织标本 ARMS 法基因检测（2020-04-30）：KRAS Gly12Asp 突变阳性；NRAS 基因及 BRAF-V600E 阴性。

（6）基因检测组织标本（2020-05-14）：MLH1，chr3：37070348 突变率 56.95%；MLH1，chr3：37070411 突变率 17.27%；MSH6，chr2：48030639 突变率 20.71%；MLH1：chr3：37067432 突变率 10.43%。

6. 诊断分期及分子病理特征　①肝曲结肠癌伴肝脏、肝门区及后腹膜淋巴结转移（cT4bNxM1b，ⅣB 期）KRAS 突变型，高微卫星不稳定（high microsatellite instability，MSI-H）；②乙状结肠癌术后；③ Lynch 综合征。

二、抗肿瘤免疫治疗过程

1. 免疫治疗过程　患者于 2020-05-12 开始行卡培他滨 1 500mg 口服 2 次 /d d1~d14 + 贝伐珠单抗 300mg 静脉滴注 d1 + 卡瑞利珠单抗 200mg 静脉滴注 d1，1 次 /3 周方案治疗。给药次日患者出现全身皮疹伴瘙痒，遂停用卡培他滨化疗。

2. 相关体征变化　腹部查体：可触及剑突下 10cm 及右肋下 5cm 肿块（2020-04-25），可触及剑突下 7cm 肿块、右肋下未触及肿块（2020-06-28）。

3. 相关辅助检查　2020-06-25 全腹部 CT：结肠癌复查，肝脏、肝门、腹膜后淋巴结转移。①病灶肝门周围淋巴结，最大者短径约 8.5mm，对比基线 17.3mm，明显缩小；②病灶腹膜后淋巴结，最大者短径约 6.9mm，对比基线 10.4mm，明显缩小。

4. 免疫治疗不良反应（免疫性皮炎）诊治过程　患者于 2020-06-06 入院，见躯干、四肢大面积红斑，皮疹处无疼痛，局部皮疹处伴有细小水疱融合，左侧手肘、右侧膝关节内侧处皮肤脱落破溃，伴疼痛明显，无明显渗液，伴背部皮肤色素沉着，结合病史及皮损病变，首先考虑为肿瘤免疫治疗相关皮肤毒性（图 2-1-8A），根据 CTCAE 4.0 版，评定为 3 级，予泼尼松 1~2mg/（kg·d）抗炎，头孢唑林钠预防性抗感染，葡萄糖酸钙、复方甘草酸苷、硫代硫酸钠静脉给药抗过敏，外用康复新液、重组牛碱性成纤维细胞生长因子稀释液交替外用湿敷促进破溃皮肤愈合，利多卡因局部疼痛处理，红霉素软膏外用预防感染，输注白蛋白改善低蛋白血症，给予肠内营养支持。治疗 1 周后，红疹明显好转，激素开始逐渐减量口服维持。患者皮炎逐渐好转（图 2-1-8B、C）。

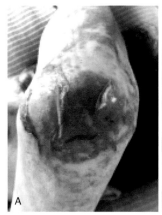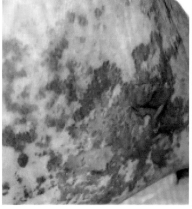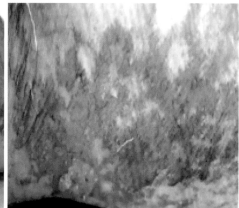

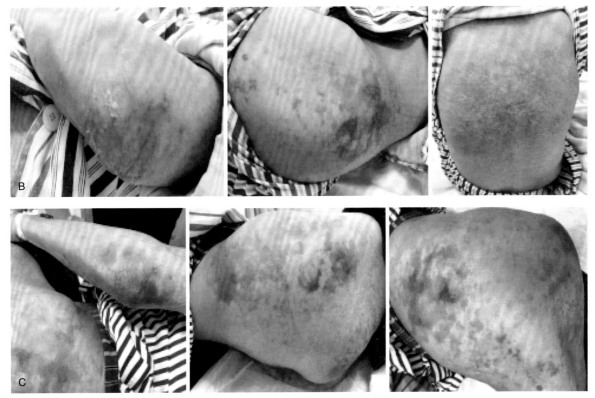

图 2-1-8　免疫性皮炎治疗后逐步好转

A. 2020-06-06 可见躯干、四肢大面积红斑疹、局部皮疹处伴有细小水疱,左侧手肘、右侧膝关节内侧处皮肤脱落破溃;B. 2020-06-19 红斑逐渐暗淡无新增红斑,破溃处愈合;C. 2020-06-25 局部遗留色素沉着。

三、临床思维与决策

本例患者为 dMMR 转移性结肠癌晚期患者。化疗联合靶向及免疫检查点抑制剂联合治疗过程中,出现治疗相关不良反应时,首先需判断药物相关性。根据患者的用药史,非肿瘤药物中,万古霉素可引起"红人综合征",是一种非免疫性的、由组胺介导的超敏反应,多见于过敏体质患者,一般以头颈部躯干的弥漫性红斑和瘙痒为主。本例患者皮疹最早发生在抗肿瘤治疗之后、万古霉素使用前,结合后期皮疹的特点,考虑为万古霉素引起皮疹的可能性不大。化疗药物中,卡培他滨及血管靶向药贝伐珠单抗治疗过程中常见的皮肤不良反应是以手掌-足底感觉迟钝或肢端红斑为主要表现的手足综合征(hand-foot syndrome,HFS),停药后 1~2 周症状多可自行缓解,本例患者皮疹特点不支持。免疫检查点抑制剂使用过程中出现的 irAEs 中最常见的是免疫相关性皮肤毒性,相关临床数据显示发生率 35%~45%,以1~2 级皮肤毒性多见,但 3~4 级少见。免疫检查点抑制剂引起的皮肤毒性时间多见于治疗的早期,少数可出现于治疗后的数天、数周或者数月。本例患者一线予卡培他滨联合贝伐珠单抗及卡瑞利珠单抗治疗。第 2 天即出现背部皮疹,伴瘙痒,考虑为药物相关性皮炎,予暂停口服化疗药物,给予短程的激素、抗组胺药物对症治疗后皮疹逐渐消退。2 周后患者出现躯干、四肢大面积红斑疹、局部皮疹处伴有细小水疱,随后细小水疱逐步融合破溃脱皮,疼痛明显,瘙痒不明显。参考 CTCAE 第 4 版标准,本患者的皮疹可判定为 3 级。目前根据 2019 年 CSCO 的意见,对于 2 级毒性建议开始泼尼松治疗。本案例中,给予 1~2mg/(kg·d)糖皮质激素初始剂量治疗、预防性抗感染、外用促皮肤修复药物及营养支持治疗后,患者皮疹逐渐消退,表皮脱落破溃处见新生组织生长。患者皮疹症状改善,予激素逐步减量维持,最终取得满意疗效。

四、经验与体会

肿瘤免疫治疗尤其是免疫检查点抑制剂在治疗多种晚期恶性肿瘤中获得了引人瞩目的临床疗效，但同时也出现了该类药物所特有的irAEs，可累及广泛的器官，相对常见的累及器官依次为皮肤、肠道、肝脏、肺脏、内分泌系统。irAEs虽总体发生率比较低，但如果缺乏足够的认识，不能及时发现并采取有效措施，可导致严重甚至致命性的后果。免疫检查点抑制剂使用后不同器官发生irAEs的中位时间不同，通常2~3周出现皮肤不良反应。本案例中，患者在进行抗肿瘤治疗之后出现免疫相关皮肤不良反应，医生给予了及时处理，取得了满意效果。需要关注的问题如下：

1. 本案例中处理并发症的临床决策是否得当？

回顾病史，在治疗患者初期的皮疹时，可能存在糖皮质激素疗程不足的问题。糖皮质激素的使用可能会影响原有肿瘤免疫治疗的效果，但免疫治疗相关毒性处理不当会导致病程的延长，故临床医生对患者的并发症的评估及权衡利弊尤为重要。后期根据相关指南及患者具体情况，及时给予足量激素治疗，并辅以预防性抗感染和支持治疗，获得了满意的治疗效果。

2. 本案例诊断有无金标准？

斑丘疹可能是其他治疗相关皮肤不良反应的早期表现，联合用药治疗可能增加早期识别免疫相关性皮肤毒性和非免疫治疗相关性皮肤毒性的复杂性和难度。本案例根据患者的临床病史及皮肤改变的发病特点，最终考虑为PD-1治疗相关皮肤毒性。Stevens-Johnson综合征患者的皮疹活检免疫组化可见浸润T细胞为$CD8^+$T细胞且表达PD-1，同时在T细胞浸润部位的皮肤角质形成细胞表达有PD-L1。根据指南建议，对于2级及以上的皮疹进行皮肤活检将有助于进一步的明确诊断。本例患者出现红斑的同时出现了水疱，但没有向严重的、威胁生命的水疱性疾病如Stevens-Johnson综合征、中毒性表皮坏死松解症等发展。遗憾的是，临床上治疗过程中未对患者进行皮肤活检病理检查。

3. 从本案例能获得哪些经验及教训？

尽管免疫检查点抑制剂具有良好的耐受性，但仍会产生严重的或不可逆的irAEs，导致患者错失治疗时机及病程延长。因此，掌握irAEs的治疗及预防对于后续抗肿瘤治疗具有重要意义。患者常是irAEs第一发现者，故而在免疫检查点抑制剂治疗开始时即需要对患者进行全面的irAEs及风险教育，告知患者发现疑似不良反应后，及时就诊及处理尤为重要。

五、专家点评

在绝大多数情况下，免疫治疗相关性皮疹为轻中度，不需要永久性停用免疫检查点抑制剂。但是对于2级和3级皮疹，应考虑延迟免疫治疗并给予皮质类固醇［0.5~2mg/（kg·d）］治疗。一旦皮疹症状改善，类固醇应在1个月内逐渐减量，在停药后的12周内且当类固醇剂量<10mg泼尼松等效剂量时再恢复免疫治疗。对于4级皮疹，则建议永久性停用免疫检查点抑制剂。本案例中，患者皮疹的治疗效果较为满意，需警惕再次使用免疫检查点抑制剂导致皮疹复发、加重甚至出现更为严重的免疫治疗相关不良反应等可能。如何权衡患者的风险及获益，何时重启抗肿瘤治疗，是个充满挑战的课题，需要多学科联合探讨。

六、述评

为了更好地管理免疫治疗相关不良反应，肿瘤临床医生需要注意以下方面：第一，要熟知相关irAEs处理诊疗，并对患者进行全面的irAEs宣教，告知其若发现疑似不良反应须及时就诊；第二，在诊治过程中要重视多学科联合诊治；第三，应对irAEs分级采取相应措施，合理及时应用糖皮质激素，达到减轻不良反应并延长患者生存期的目标；第四，建立医生相关网络以分享成功的irAEs治疗策略尤为重要。

案例 5　卡瑞利珠单抗治疗肺癌致免疫相关性皮肤不良反应

况　鹏　余　锋　熊建萍

南昌大学第一附属医院

【摘要】1 例 50 岁女性患者,诊断为右肺鳞状细胞癌(简称肺鳞癌)并胸、腰椎、胸膜、肺内转移(cT4N2M1b,Ⅳ期),*EGFR、ALK、ROS1* 阴性,PD-L1 肿瘤细胞阳性比例分数(tumor cells proportion score,TPS)40%。予卡瑞利珠单抗联合白蛋白结合型紫杉醇及奈达铂方案治疗 4 个周期后,出现发热,体温最高达 39.5℃,伴头面、颈以及胸腹部广泛皮疹,伴瘙痒,双眼球结膜红染,口腔黏膜广泛白斑并溃疡。诊断免疫相关性中毒性表皮坏死松解综合征,予糖皮质激素联合抗生素以及皮肤护理,2 周后患者氧饱和度下降、意识模糊,放弃治疗,自动出院。

一、病例简介

1. 主诉及现病史　患者,女性,50 岁。因"腰背部疼痛 6 个月"就诊。6 个月前在无明显诱因下出现腰背部疼痛,呈持续性隐痛,活动后加重伴胸闷、气促。

2. 既往史　高血压病史 1 年余,最高血压 170/90mmHg,平日口服苯磺酸氨氯地平分散片 5mg 1 次 /d,血压控制可。

3. 个人史　否认吸烟史,否认饮酒史。

4. 体格检查　ECOG 评分为 0 分,疼痛评分为 5 分。体重 70kg,身高 162,体表面积 $1.72m^2$。左上后侧胸壁轻压痛,右上肺呼吸音稍低,其余未见阳性体征。

5. 辅助检查

(1)胸部上腹部 CT 平扫 + 增强(2019-11-22):右肺上叶占位,考虑为恶性病变,肺癌并阻塞性肺炎;纵隔内增大淋巴结,转移可能;多发胸腰椎骨质破坏,不除外转移;肝小囊肿。

(2)颅脑 MRI 平扫 + 增强(2019-11-24):未见明显异常。

(3)全身骨显像(2019-11-23):多发骨代谢增高,考虑为骨转移改变征象。

(4)肺穿刺病理:(右上肺)非小细胞性低分化癌,倾向鳞状细胞癌(简称鳞癌)。免疫组化示:CK7(+),CK5/6(+),TTF-1(−),NapsinA(−),P40(−),P63(−),CgA(−),Syn(−),CD56(−),Ki-67(约 5%+),PD-L1(22C3)(约 40%+)。基因检测:*EGFR*(−),*ALK*(−),*ROS1*(−),*TP53*(−),*BRAF*(−),*NTRK1-3*(−),*RET*(−),*MET*(−),*PD-L1 TPS* 40%(Dako 22C3)

6. 诊断分期及分子病理特征　原发性支气管肺癌(右侧,鳞癌,cT4N2M1b,Ⅳ期)。

二、抗肿瘤免疫治疗过程

1. 抗肿瘤治疗过程　患者入院后完善相关检查,排除禁忌,于 2019-11-23 行 CT 引导下经皮肺穿刺活检术。2019-11-28 病理结果回报:送检右上肺肿物穿刺样本呈灰白灰红碎组织,大小为 0.3cm × 0.2cm × 0.2cm;镜下见:血凝块中有异型细胞呈巢状分布,细胞质丰富,核类圆形、深染。(肺,穿刺活检)鳞状细胞癌。组织送检肺癌热点基因及 PD-L1 表达检测,2019-11-30 结果回报:*EGFR、ALK、ROS1* 等均为阴性;PD-L1 TPS 40%(Dako 22C3)。分别于 2019-11-29、2019-12-20、2020-01-10、2020-01-31 给予卡瑞利珠单抗联合白蛋白结合型紫杉醇及奈达铂方案 4 个周期,具体为:卡瑞利珠单抗 200mg 静脉滴注 d1+ 白蛋白结合型紫杉醇 200mg 静脉滴注 d1、d8+ 奈达铂 40mg 静脉滴注 d1~d3,每 21d 一个疗程。2020-01-08 复查疗效评价为部分缓解。腰背部疼痛好转,双肺呼吸音正常。2020-02-02 下午出现免疫治疗相关性皮炎,予糖皮质激素联合抗生素以及皮肤护理。2 周后,患者氧饱和度下降、意识模糊,放弃继续治疗、出院。

2. 免疫治疗不良反应诊治过程　2020-02-02(第 4 个周期治疗第 3 天)16 :20 患者出现发热,体温最高达 39.9℃，伴头面、颈以及胸腹部广泛皮疹，伴瘙痒，双眼球结膜红染，口腔黏膜广泛白斑并溃疡。第 1 天，予口腔护理（碳酸氢钠 250mL+0.9% 氯化钠 250mL+ 利多卡因），漱口，3 次 /d；康复新漱口 3 次 /d；甲泼尼龙 60mg/d，葡萄糖酸钙、维生素 C 静脉滴注，苯海拉明 20mg 肌内注射，1 次 /d；莫匹罗星（百多邦）及复方紫草膏外擦破溃、水疱处，糠酸莫米松软膏外用，2 次 /d；舒普深 0.5g 静脉滴注 1 次 /12h；行口腔分泌物细菌、真菌培养，监测皮疹变化。患者症状无明显改善，颜面部、头部及躯干可见红斑上水疱及大疱，下肢散在红斑。

2020-02-05 加强补液等支持治疗，抗感染治疗，甲泼尼龙 40mg 2 次 /d，继续原方案治疗，依巴斯汀 10mg/d。

2020-02-07 开始予丙种球蛋白注射液 12.5g/d。抽取右面部水疱，行疱液细菌培养，糜烂破溃面继续外用复方紫草油及莫匹罗星软膏，3 次 /d，重组人表皮生长因子喷雾剂，外喷 3 次 /d。躯干、四肢红斑外擦糠酸莫米松软膏，2 次 /d，激素治疗同前，加强口腔、眼部、外阴护理，左氧氟沙星（可乐必妥）滴眼液，红霉素软膏。

1 周后，患者全身多处见皮肤破溃创面，面积达 90% 以上，创面渗液，睑结膜、口腔和鼻腔黏膜均见破溃，诊断考虑为中毒性表皮坏死松解综合征。患者出现白细胞下降、咳嗽、咳痰，并氧合下降、意识模糊，放弃继续治疗，自动出院（图 2-1-9、图 2-1-10）。

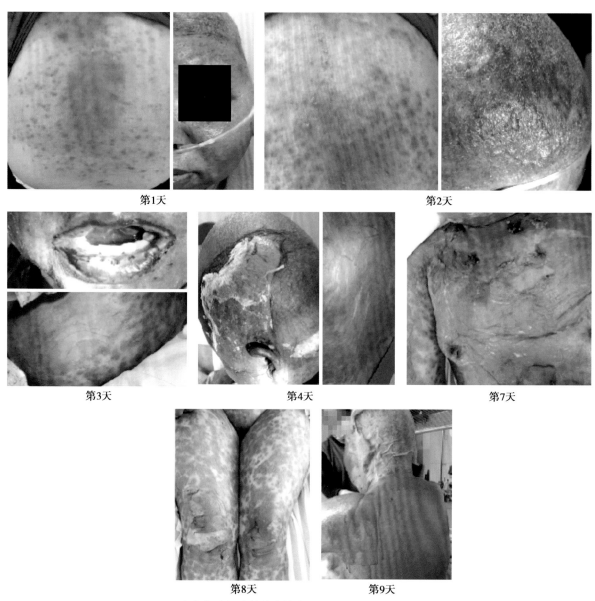

第1天　　　　　　　　　　　　　　　第2天

第3天　　　　　　　　第4天　　　　　　　　第7天

第8天　　　　　　　　第9天

图 2-1-9　患者免疫相关性中毒性表皮坏死松解综合征 2 周进展情况

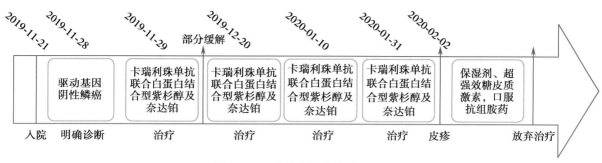

图 2-1-10　患者整体治疗过程回溯

三、临床思维与决策

本例患者在第 4 个周期治疗(卡瑞利珠单抗 + 白蛋白结合型紫杉醇 + 奈达铂)后出现发热,头面、颈以及胸腹部广泛皮疹伴瘙痒,口腔黏膜广泛白斑并溃疡。根据患者病史、肿瘤免疫治疗史以及临床表现,可判定为 4 级免疫相关性皮肤不良反应,予以永久停药,并局部使用保湿剂、超强效糖皮质激素,口服抗组胺药等,但并未获得良好疗效,同时出现白细胞下降、氧饱和度下降等呼吸衰竭症状。

四、经验与体会

免疫检查点抑制剂的不良反应表现不同于传统化疗药物或分子靶向药物,主要是其非特异性免疫活性导致的。其具体病理生理学尚不清楚,大多数不良反应的基础是针对正常组织亢进的 T 细胞应答反应,导致 CD4$^+$T 淋巴细胞的细胞因子生成过多或 CD8$^+$T 淋巴细胞在正常组织内迁移增加。免疫相关不良反应主要累及皮肤、胃肠道、肝脏、肺及内分泌系统,肾脏、肌肉骨骼、中枢神经系统受累也有报道。

皮肤不良反应是最常见的免疫相关不良反应之一。临床表现为非特异性皮疹、瘙痒、白癜风、苔藓样皮炎、银屑病、大疱性类天疱疮、结节病、脱发、重症药疹等。本例患者 PD-L1 表达检测为 TPS 40%,结合患者体质,给予卡瑞利珠单抗联合白蛋白结合型紫杉醇及奈达铂治疗 4 个周期,期间疗效评价为部分缓解,在第 4 个周期治疗后出现 4 级免疫相关性皮肤不良反应(中毒性表皮坏死松解综合征)。虽然经积极治疗,患者免疫相关毒副作用仍持续加重。需要关注以下问题:

1. 本案例的病因是什么?

肿瘤免疫治疗皮肤不良反应是一组迟发型超敏反应,药物是其最主要(95%)的致病因素,往往发生在用药的最初数周。表现为皮肤 / 黏膜出血性红斑、红斑上的水疱、严重表皮松解。本案例中,综合患者病史、肿瘤免疫治疗史及临床表现等证据,免疫相关性重症多形红斑(SJS)/ 中毒性表皮坏死松解综合征(TEN)的诊断较为明确。可能机制似乎是针对角质形成细胞的细胞介导的细胞毒反应,导致角质形成细胞凋亡。在 TEN 患者水疱的疱液中,可检测到大量 CD8$^+$T 细胞及 NK 细胞,但其确切发病机制仍有待进一步研究。

2. 本案例的临床决策是否得当?

对于此类情况,在治疗上,主要关注呼吸道的护理、肝肾功能、水电解质平衡、营养支持、皮肤黏膜护理、止痛、防止继发感染。SJS/TEN 的系统治疗包括糖皮质激素、静脉注射免疫球蛋白及环孢素。其中糖皮质激素冲击治疗(甲泼尼龙 1 000mg/d,连续 3d)可以明显降低死亡率,抑制 Fas-FasL 介导的角质形成细胞凋亡,同时中和毒素。环孢素[3~5mg/(kg·d)],可以延缓 SJS/TEN 的进展。在本案例诊治过程中,及时对病情快速、准确地进行判断,根据相关指南及患者具体情况给予激素及丙种球蛋白等治疗,虽结局不佳,但决策及执行过程无明显过错。

3. 从本案例能获得哪些经验及教训?

皮肤不良反应的表现多种多样,有一部分患者所出现的皮肤不良反应并不是单一的损害,临床最终诊断主要靠临床评估和组织病理学结果,所以在临床上出现皮肤毒性时应给予重视,及时诊断并处理。

五、专家点评

纵观本案例,临床决策、抗肿瘤及并发症治疗均无可厚非,但患者临床结局不佳,应当从以下方面进一步思考:

1. 关注特殊人群用药的问题　现在免疫检查点抑制剂用药门槛越来越低,但部分医院在用药前没有对特殊人群进行筛查就直接用药,需引起注意。自身免疫病患者、肿瘤合并自身免疫病患者不是完全不能用免疫检查点抑制剂,但用药时一定要密切监测,在用免疫药物之前尽量能把激素用量减到最低。

2. 免疫联合应用的不良反应比单用要高,并且各种免疫治疗的不良反应在不同瘤种中表现不同,如在肺癌、消化道肿瘤中的表现就不同。随着国内大规模免疫治疗临床试验的不断问世,新的数据不断更新,各种不良反应浮出水面,随着临床试验数据的逐渐增多,免疫治疗不良反应发生情况会更加明确。

案例 6　抗 PD-1 抗体治疗胃癌致免疫相关性皮肤毒性

石　超　项晓军　熊建萍
南昌大学第一附属医院

【摘要】一位老年男性晚期胃癌患者,临床予以一线白蛋白紫杉醇、替吉奥联合纳武利尤单抗方案治疗 2 个周期后,出现大面积皮肤皮疹并进展为全身皮肤大疱性类天疱疮,临床综合考虑为免疫治疗相关不良反应,予以糖皮质激素治疗 1 个月后皮炎明显好转。

一、病例介绍

1. 主诉和现病史　患者,男性,72 岁。因"反复腹胀、恶心呕吐 2 个月入院"于 2020-03-05 入院,诊断胃癌。

2. 既往史　体健。

3. 体格检查　ECOG 评分为 1 分,疼痛(腹部)NRS 评分为 2 分,无阳性体征。

4. 辅助检查

(1)全腹部增强 CT(2020-03-11,本院):胃窦壁增厚伴周围、小网膜囊、腹膜后多发淋巴结转移;双侧肾上腺结节;盆腔少量积液。左腋窝左锁骨上多发淋巴结肿大。

(2)胃镜所见:胃窦变形,见 3cm×3cm 以上溃疡,底深凹,附污苔,边缘充血、水肿并隆起。

5. 诊断分期及分子病理特征

(1)胃(窦)低黏附性癌(cT3N3M1,ⅣB 期),右肺门、左颈部淋巴结转移,胃周、肝胃间隙、腹膜后多发淋巴结转移。

(2)活检病理:(胃窦)低黏附性癌,部分印戒细胞癌。免疫组化:CK2+;LCA(−);Her2(−)。

二、治疗过程

2020-03-18、2020-04-09 行 2 个周期白蛋白紫杉醇 200mg d1,d8+ 替吉奥胶囊 40mg 口服 2 次 /d d1~d14+ 纳武利尤单抗 200mg 1 次 /3 周。2020-04-08 全腹部增强 CT 提示病情稳定。第 2 个周期治疗结束后(d10)患者出现皮肤斑丘疹(CTCAE 2 级,图 2-1-11A),伴有轻度瘙痒,而后皮肤局部开始出现大疱性类天疱疮(bullous pemphigoid,BP),且累及皮肤面积逐渐增加,导致日常生活活动使用工具受限,不能下床行走。入院皮肤毒性评估 CTCAE 3 级,临床首先考虑与免疫药物相关,予以静脉滴注甲泼尼龙 2mg/(kg·d)治疗 14d 后减量 1mg/(kg·d)维持 7d,然后在 10d 内逐渐减量至停药。患者大疱性皮炎在激素治疗 15d 后逐渐恢复,治疗 21d 后恢复正常(图 2-1-11B~D)。

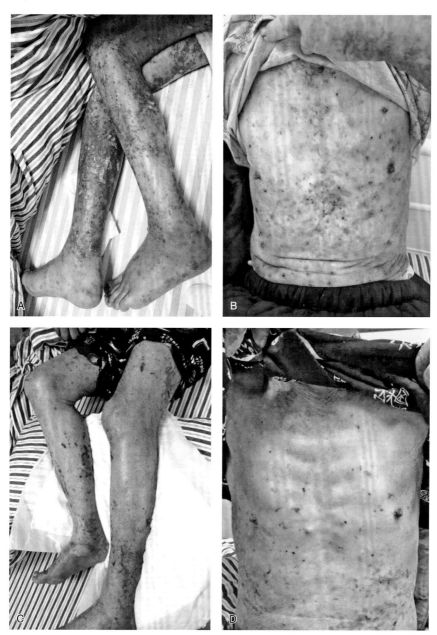

图 2-1-11　提示治疗后皮肤 BP 好转

三、临床思维与决策

对于患者在化疗及免疫联合治疗间期出现的皮肤相关不良反应,临床诊断之前必须判断皮肤毒性是与细胞毒药物相关,还是与免疫单抗药物相关。依据药品说明书:既往报道中,有 21%~26% 的中国患者使用白蛋白结合型紫杉醇过程中出现过皮肤瘙痒或皮疹,也有既往使用过卡培他滨的患者使用白蛋白结合紫杉醇后出现 Stevens-Johnson 综合征及中毒性表皮坏死松解症的报道。在替吉奥单药治疗的胃癌患者中,皮疹的发生率为 9.7%,既往也有罕见 Stevens-Johnson 综合征及中毒性表皮坏死松解症的个案报道,原因不明。PD-1/PD-L1 抑制剂的免疫相关皮肤反应发生率为 17%~40%。中高级别皮肤 irAEs 在两类免疫单抗治疗期间的发生率均为 1%~3%。相对于细胞毒药物,免疫单抗导致本例患者出现严重皮肤毒性的可能性更大。

参考美国国立癌症研究所常见不良反应评价标准(CTCAE V4.0),本例患者的皮肤毒性可判定为 3 级。根据 CSCO 指南的意见,对于 2 级毒性建议类固醇激素治疗[泼尼松 0.5~1mg/(kg·d)],并暂停免疫检验点阻断治疗;3 级皮肤毒性,有大疱性类天疱疮表现者,需永久停用 ICIs 治疗,给予泼尼松/甲泼尼龙 1~2mg/(kg·d)治疗,必要时行皮肤活检。NCCN 指南对于重度(G3)大疱性类天疱疮推荐永久停止 ICIs,给予泼尼松/甲泼尼龙 1~2mg/(kg·d)治疗并局部使用高效皮质类固醇。本例患者临床诊断皮肤毒性分级 3 级,给予初始剂量 2mg/(kg·d)甲泼尼龙激素治疗,并辅助局部涂抹激素软膏治疗,临床监测血常规、肝肾功能、电解质。治疗 2 周后,取得满意疗效。

四、经验与体会

本例患者经化疗联合免疫抗肿瘤治疗后疾病稳定,但治疗 2 个周期后出现 3 级免疫相关大疱性类天疱疮皮肤毒性,予以初始剂量 2mg/(kg·d)甲泼尼龙激素治疗,并辅助局部涂抹激素软膏治疗后,症状改善。以下问题值得总结和剖析:

1. 本案例的病因是什么?

本案例诊治过程中,从既往临床研究数据以及患者皮肤临床表现及治疗效果来看,免疫相关大疱性类天疱疮皮炎的诊断较为明确。如果能通过皮肤活检,将获得更为明确的诊断。

2. 本案例的临床决策是否得当?

本例患者出现免疫相关性严重皮肤不良反应,临床及时予以诊断和评估,并根据相关指南及患者具体情况予以激素治疗,获得了满意的治疗效果。在三级预防阶段,措施较全面。但未能做好二级预防实现对皮肤 irAEs 的早发现、早诊断、早治疗。

3. 从本案例能获得哪些经验及教训?

皮肤不良反应是发生率最高的免疫相关不良反应。值得注意的是,皮肤瘙痒往往是严重免疫相关皮肤不良反应的前期表现。本例患者追溯病史提示,在家时出现皮肤瘙痒的情况,当时未出现水疱而是瘙痒伴红斑性皮肤改变。如果当时能早期予以激素干预,可能能够阻断前期皮肤反应向大疱性类天疱疮性皮炎发展。

五、专家点评

综合分析本案例,临床决策思路较为正确,但监控和处理皮肤不良反应的时机偏晚,值得进一步总结经验。

1. 皮肤 irAEs 的发生率是最高的,其中存在由轻症向重症过渡的自然病史,较大比例患者在前期即可出现皮肤瘙痒、皮疹等症状,早期正确干预可避免皮肤 irAEs 的继续加重,避免 BP 的发生。

2. 在本案例中,患者出现 BP 后应该进一步检测血中自身免疫性抗体情况、完善皮肤活检,以进一步确认是否为免疫治疗药物相关不良反应并确诊 BP。而在基线时完善自身免疫相关抗体检测可能为评估严重 irAEs 提供风险证据。但循证依据需要更多的临床研究来验证。

3. 由于 irAEs 涉及多器官损伤,在诊断和治疗 irAEs 的过程中,专业的多学科联合诊治(multidisciplinary treatment,MDT)团队具有非常重要的作用。

六、评述

尽管已知抗 PD-1/PD-L1 和抗 CTLA-4 治疗可导致多种免疫相关不良反应,但皮肤不良反应是最常观察到的与检查点抑制剂相关的毒性。虽然大多数皮肤毒性是轻度或中度的,但检查点抑制剂诱导的大疱性类天疱疮已成为检查点抑制剂治疗的一种罕见但严重的潜在皮肤不良反应。与 PD-1 抑制剂治疗相关的其他潜在严重皮肤 irAEs 包括 Stevens-Johnson 综合征/中毒性表皮坏死松解症(SJS/TEN)和伴嗜酸性粒细胞增多和系统症状的药疹(DRESS)。如果不治疗,这些皮肤病会导致严重的临床症状,甚至可能危及生命。

皮肤活检是诊断大疱性类天疱疮(BP)的主要依据,指南推荐在出现严重皮肤症状时予以局部皮肤活检。BP 的皮肤活检苏木精 - 伊红(hematoxylin and eosin,HE)染色显示血管周淋巴细胞和嗜酸性粒细胞浸润显著,直接免疫荧光法则发现线性 IgG 以及 C3 沿基底膜区域沉积,以上病理表现均满足则可诊断 BP。

PD-1 受体抑制剂所特有的不良反应即 irAEs,虽然总体发生率比较低,但如果临床缺乏足够的认识,可导致严重甚至致命性的后果。检查点抑制剂诱导的大疱性类天疱疮(BP)的循证医学依据主要来源于对常规 BP 患者进行的研究。在一项多中心随机试验中,341 名 BP 患者接受了 0.05% 丙酸氯倍他索乳膏(2 次 /d,每次 40g)治疗应用或口服泼尼松[中度疾病为 0.5mg/(kg·d),重度疾病为 1mg/(kg·d)]。两组均在疾病控制后接受 15d 的治疗,并逐渐减少局部和口服类固醇,直到 12 个月后停止。在研究结束时,他们发现用氯倍他索治疗的患者比用全身类固醇治疗的患者反应更快,并发症更少。尽管这项研究的发现表明局部皮质类固醇是优选的,但全身性皮质类固醇仍然是非常有效的,并且被广泛接受为对局部皮质类固醇效果不佳患者的替代一线治疗。尽管全身性类固醇的最佳剂量尚不清楚,但研究表明,0.75~1.25mg/(kg·d)的泼尼松龙(或类固醇等效物)对有效控制 BP 是较为合适的。

及时识别 irAEs 对于提高患者生活质量至关重要。免疫失调反应的早期治疗对于限制毒性持续时间和严重程度非常重要。应该警惕,皮肤免疫相关不良反应可能有迟发性,临床医生应该仔细评估患者的出现皮肤改变,即使他们免疫治疗已经完成。由于 PD-1/PD-L1 抑制剂诱发的不良反应相关研究尚少,在多学科支持下的诊断和治疗才是皮肤 irAEs 的最佳方法。

案例 7 抗 PD-1 抗体治疗食管癌致免疫相关性皮肤反应

张 翠 李德智

浙江大学医学院附属第四医院

【摘要】1 例 65 岁女性患者,食管癌术后复发伴多发转移,予信迪利单抗联合多西他赛方案治疗 2 个周期,末次化疗后出现全身皮肤多发红斑、丘疹、水疱、表皮坏死剥脱,伴发热、咽痛、乏力、口腔溃疡等为主要表现的 Stevens-Johnson 综合征,予糖皮质激素联合广谱抗生素对症治疗,3d 后原症状好转,4d 后躯干、四肢新发水疱,背部皮肤破溃糜烂,抗炎治疗 7d 后发热好转,体温稳定 3d 后停用抗生素,继续糖皮质激素等对症治疗,皮肤黏膜反应逐渐好转,4 周后消退。

一、病例简介

1. 主诉及现病史 患者,女性,65 岁。确诊食管鳞状细胞癌,2019-03-06 行胃游离、管状胃制作、食管癌根治、胸腔闭式引流术,术后分期为 pT3N1M0 ⅢA 期,术后行卡培他滨联合奈达铂方案化疗 4 个周期,化疗后有 Ⅲ 度中性粒细胞、血小板降低,且有中重度消化道反应,遂自行停止化疗,末次化疗时间为 2019-08-30。2020-03-27 来院复查提示肿瘤复发转移。

2. 既往史 有青霉素过敏史。

3. 体格检查 ECOG 评分为 1 分,消瘦,其余无阳性体征。

4. 辅助检查

2019-03-11 术后病理:肿瘤大小为 4cm×2cm×1.5cm,大体类型为浸润溃疡型,组织学类型为高分化鳞状细胞癌,浸润深度为侵及外膜层,伴脉管内癌栓;切缘情况:上下切缘阴性;转移情况:自检食管旁淋巴结 0/1 枚,胃旁淋巴结 0/2 枚。送检第八组淋巴结 1/5 枚,胃右淋巴结 1/1 枚,第七组淋巴结 0/1 枚,见癌转移。

2020-03 肺部 CT 增强示：食管癌术后改变；吻合口下方管壁略增厚。胃窦部壁增厚，周围见团块状影。两肺新发结节，转移瘤不能除外；考虑为左肺上叶舌段肺不张。纵隔内数枚稍大淋巴结影。

2020-03 胃十二指肠镜检查示：反流性食管炎（LA~D 级）吻合口炎，残胃炎伴糜烂。镜检病理（胃镜）示胃（窦）黏膜慢性轻度浅表性炎。

2020-03 胰腺 CT 薄层扫描增强示：食管癌术后改变，吻合口下方肿块影，考虑为复发转移，伴邻近胃壁、左侧肾上腺及胰腺受侵，周边及腹膜后淋巴结增大，腹腔干及脾动静脉包裹受累。

5. 诊断分期 食管鳞状细胞癌术后复发伴多发转移（rcT4N3M1 Ⅳ期），肺转移肿瘤，胃周、腹膜后多发淋巴结转移。

二、抗肿瘤免疫治疗过程

（一）抗肿瘤治疗过程

2020-04-02，予以第 1 个周期信迪利单抗 200mg 联合多西他赛 90mg 治疗，患者出现乏力、中度食欲减退、恶心呕吐等消化道反应，经对症治疗后好转。

2020-04-29，予第 2 个周期免疫治疗联合化疗，考虑患者多西他赛耐受不佳，调整为减量紫杉醇周疗方案（具体为：信迪利单抗 200mg d1+ 紫杉醇 100mg d1、d8），化疗过程顺利。疗效评价为疾病稳定（stable disease，SD）。末次化疗 5d 后，患者出现皮疹、发热，诊断为免疫相关性皮肤反应，予对症治疗后好转。患者一般状况进行性恶化，伴重度营养不良，贫血，终止后续抗肿瘤治疗，予姑息对症支持治疗。

（二）免疫治疗不良反应诊治过程

1. 免疫性皮肤反应诊断过程 2020-05-11 起患者出现颜面部皮疹，伴瘙痒，有烧灼感，未重视、未就诊，次日晨起时发现皮疹遍布躯干、四肢，自觉发热，伴畏寒、咽痛、乏力，有咳嗽，不剧烈，2~3 声/min，伴流清涕，至皮肤科门诊就诊，考虑药物性皮炎可能性大，予糠酸莫米松乳膏、复方甘草酸苷片、盐酸左西替利嗪片对症治疗，无明显好转。2020-05-15 患者出现高热，最高体温 40.0℃。

入院查体：ECOG 评分为 3 分，消瘦，面部、躯干、四肢可见广泛分布红斑、丘疹，咽部发红。免疫球蛋白 + 补体：免疫球蛋白 A 0.53g/L（↓）。类风湿因子 24.2IU/mL（↑）。抗核抗体 + 磷脂综合征：抗 SSA（R052）抗体 +++，抗核抗体 21：100（±）核颗粒型滴度，抗核抗体 1：100（±）核仁型。单纯疱疹病毒 1 型抗体 IgG 21COI（↑）、巨细胞病毒抗体 IgG 121U/mL（↑）、风疹病毒抗体 IgG 38.1IU/mL（↑）。

2. 免疫性皮肤反应治疗过程 患者入院后，予美罗培南 1g q8h 抗感染联合抗过敏等对症治疗，仍反复发热，红斑、皮疹进一步融合、加重，口腔黏膜溃疡、出血，口唇出血、结痂，经多学科会诊考虑为免疫相关性皮肤反应，为重症多形红斑型药疹，即 Stevens-Johnson 综合征，遂予以糖皮质激素等对症治疗。具体用药及反应情况如下：第 1 天，予甲泼尼龙 60mg 1 次/d 联合复方甘草酸苷片 120mg 1 次/d 治疗；第 3 天，患者全身红斑、丘疹较前变淡，口腔溃疡较前缩小，口唇出血结痂部分脱落；第 4 天，皮疹继续变淡，但躯干、四肢新发水疱，水疱松弛，疱液清亮，大小不等的红斑、丘疹和水疱部分融合，背部可见糜烂面，尼氏征阳，予加用重组人 Ⅱ 型肿瘤坏死因子受体 - 抗体融合蛋白 25mg 皮下注射一次控制病情，糜烂面予凡士林纱布保护，继续当前激素治疗方案；第 7 天，患者体温恢复正常，口腔溃疡基本愈合，口周痂皮脱落，躯干、四肢可见多发红斑及丘疹较前持续变淡，其上可见散在少量新发水疱，背部仍糜烂，无明显渗出；第 8 天，双足新发 3 处水疱，口腔溃疡愈合，口周痂皮脱落，躯干、四肢红斑较前变淡，躯干、下肢水疱干涸，无明显渗出；第 11 天，停用抗生素，全身红斑处脱屑明显，躯干、四肢水疱干涸，后背处可见散在糜烂面；第 12 天，红斑变淡，水疱破溃面干燥，甲泼尼龙减量至 40mg 静脉滴注 + 泼尼松 8mg 口服 1 次/d；第 14 天，全身红斑变暗，水疱破溃面干涸，甲泼尼龙减量至 40mg 静脉滴注 1 次/d；第 16 天，全身红斑、脱屑减少，干燥无渗出，病情稳定，予甲泼尼龙 20mg 静脉滴注 1 次/d；第 28 天，皮疹基本消退，停用静脉激素。免疫相关性皮肤黏膜反应治疗前后对比见图 2-1-12。

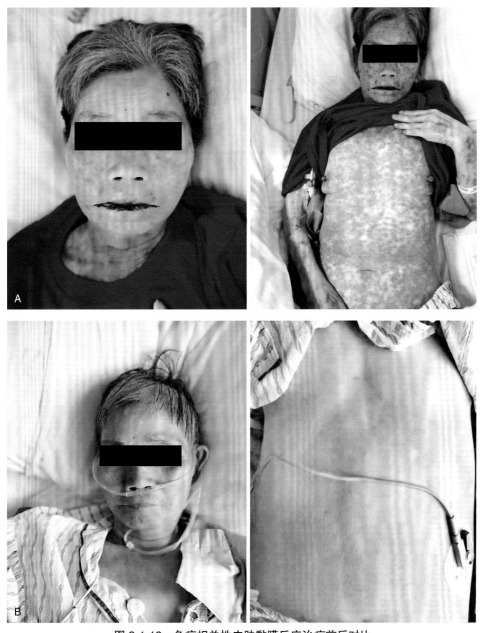

图 2-1-12　免疫相关性皮肤黏膜反应治疗前后对比

A. 治疗前；B. 治疗后。

三、临床思维与决策

本例患者为老年女性，食管癌术后复发伴多发转移，予化疗联合 PD-1 单抗免疫治疗 2 个周期，末次用药 2 周后出现皮疹伴高热。首先，需要鉴别是否为免疫药物相关性皮疹，需除外其他皮肤问题，如继发感染、过敏性疾病、其他药物反应等；患者化疗后出现高热，需查找发热原因。患者年老体弱，有肿瘤基础疾病，营养情况较差，抵抗力低下，是细菌、真菌、病毒感染的高危人群，化疗后出现高热，预后可能不佳，故在病原学快速送检的同时，给了了高级别广谱抗生素经验性治疗 + 对症支持治疗。病原学检测及感染科、皮肤科等多学科会诊考虑为免疫相关性皮肤反应。在免疫相关不良反应中，皮肤不良反应是最常见的不良反应之一，多数较轻，严重不良反应较为罕见。大多数免疫相关皮肤不良反应对治疗有反应。患者从最初的非特异性红斑、丘疹、发热、咽痛、乏力，后续逐渐出现黏膜溃疡、口唇出血结痂、水疱、尼氏征、皮肤疼痛、表皮坏死剥脱等一系列症状，确诊为较为罕见的严重不良反应——Stevens-

Johnson 综合征,经系统性糖皮质激素治疗及相关对症治疗后好转。但患者免疫治疗及化疗毒副作用重,一般状况较差,且进行性恶化,经积极对症支持治疗无改善,无法耐受后续抗肿瘤治疗,预后不良。

四、经验与体会

本例患者在抗肿瘤治疗 2 个周期后出现罕见重度免疫相关皮肤反应——Stevens-Johnson 综合征,经积极系统针对性治疗后好转,但患者治疗耐受性差,一般状况差且持续恶化,抗肿瘤治疗中断,预后不良。需要关注以下问题:

1. 本案例的病因是什么?

本案例为一般情况欠佳的老年患者在免疫联合化疗后全身皮肤斑丘疹反应基础上出现高热,需要首先排除化疗后粒细胞缺乏性发热以及其他原因导致的感染、过敏反应、其他药物反应等。患者入院后经病原学检查、多学科会诊,最终明确为免疫相关性皮肤反应,根据疾病的临床演变过程确诊为 Stevens-Johnson 综合征,为重症多形红斑型药疹。

2. 本案例的临床决策是否得当?

本案例在免疫相关性皮肤反应诊治过程中,积极排除其他病因后,对病因判断准确,确诊为罕见不良反应,有直接威胁患者生命危险,根据相关指南及患者具体情况给予抗生素+激素+重组人Ⅱ型肿瘤坏死因子受体-抗体融合蛋白+抗组胺药物及相关对症支持治疗,最终好转,免疫相关性重度皮肤反应治疗效果满意。但患者一般情况欠佳,无法继续耐受抗肿瘤治疗,预后不良。治疗决策及执行过程得当。

3. 从本案例能获得哪些经验及教训?

免疫相关皮肤不良反应多数较轻,严重不良反应(如本案例的 Stevens-Johnson 综合征)较为罕见,如得不到有效控制,病情将很凶险。因此,初期出现不典型症状时,需要临床医生充分重视,建议组织感染科、皮肤科、肿瘤科、病理科等科室多学科会诊,尽早诊断及治疗;加强患者教育,早期识别、及时至相关科室就诊、处理严重皮肤不良反应,使治疗更加安全。

五、专家点评

纵观本案例,临床决策、抗肿瘤及并发症治疗均合理、有据。但患者抗肿瘤治疗最终难以继续进行,预后不良。应当从以下方面进一步思考:

1. 免疫相关皮肤反应大多较轻,但也有一些罕见的严重不良反应可危及生命,并且很多严重反应往往在患者离院后发生。因此,重视多学科联合诊治的作用,使患者得到更安全、低毒的治疗,是今后努力的方向。

2. 本案例与其他一些临床案例报道有一个共性的地方:患者基线评估时否认自身免疫相关疾病病史,后续检测中发现多个自身免疫性抗体阳性,是与免疫治疗相关还是患者既往有较为隐匿的自身免疫性疾病?在免疫治疗基线评估时如何完善自身免疫相关抗体检测?对这类患者使用 ICIs 治疗需要注意什么问题?值得进一步探索。

3. 本案例为老年晚期食管肿瘤患者,一般情况欠佳,治疗耐受性差,治疗选择较少。PD-1 单抗联合减量的单药化疗是目前较为前沿、合理的方案。但该患者未行 PD-L1、MSI/MMR、肿瘤突变负荷(tumor mutational burden,TMB)等相关检查,亦缺乏其他分子病理学检查。医生在临床工作中可加强与患者沟通,尽量完善相关分子精准检测,以更好地指导临床决策;同时对于一般情况差、ECOG 评分持续恶化的患者,免疫治疗亦当同化疗一样谨慎使用。

六、述评

免疫相关皮肤不良反应是 ICIs 治疗中最常见的不良反应,通常发生较早,但多数较轻,以皮肤斑丘疹和瘙痒为主要表现,根据皮疹的范围大小、伴随症状以及是否合并水疱、坏死等进行分级、分型。免疫治疗伊始就应该同患者充分交流沟通、告知可能的风险和毒副作用表现,进行全面的 irAEs 教育,使其能够早期识别、及时至相关科室就诊、处理严重皮肤不良反应,使治疗更加安全。治疗过程中严格遵循指南,对 irAEs 做到早识别、早干预。在诊治过程中要重视多学科联合诊治。加强特殊人群筛查,对潜在的 ICIs 类药物相关毒性反应风险较大人群,谨慎使用免疫治疗,加强监测和随访,及时调整治疗方案和处理毒副作用。

案例 8　抗 PD-1 抗体治疗胸腺癌致中毒性表皮坏死松解症

岳　萍　曾　然　杨　锦　项　轶
上海交通大学医学院附属瑞金医院

【摘要】1 例 70 岁女性患者,因确诊胸腺低分化癌肺部转移,多线治疗后予帕博利珠单抗 100mg 治疗 1 个周期后,第 7 天患者全身多处泛发红斑、小泡、糜烂。皮疹逐日进行性加重,出现躯干多处表皮松解,伴皮肤糜烂,部分皮疹可见新生皮肤,无明显渗出,口腔黏膜受累,疼痛,皮损累及 15% 体表面积,考虑为中毒性表皮坏死松解症。予甲泼尼龙起始剂量 1mg/(kg·d)抑制免疫,以及丙种球蛋白支持、头孢曲松抗感染、丁克外用抗真菌、莫匹罗星(百多邦)外用等对症治疗。2 周后皮疹大部分愈合、创面干结,新生皮肤,予以出院。激素治疗 4 周内逐渐减量至停用。患者再次自行服用安罗替尼,全身皮损较前新增,皮肤糜烂,再次予以甲泼尼龙起始剂量 1~2mg/(kg·d)抗炎等治疗,1 周后患者皮损逐渐好转,出院。

一、病例简介

1. 主诉及现病史　患者,女性,70 岁,农民。主诉:反复咳嗽、咳痰 7 个月余,全身乏力 6d。

患者 7 个月余前无明显诱因下出现咳嗽、咳白痰,不剧烈,约 3 个月前出现咳黄痰,自行口服 "止咳糖浆",症状好转不明显。6d 前感全身乏力,于当地医院行胸部 CT 提示 "右下肺占位,纵隔内多发肿大淋巴结影,部分融合成团块,右肺门影增大";经气管镜超声引导针吸活检术(endobronchial ultrasound-guided transbronchial needle aspiration,EBUS-TBNA):纵隔淋巴结 4R 组及 7 组病理为低分化癌;锁骨上淋巴结穿刺病理为转移性低分化癌,胸腺来源可能。

2. 既往史　有 2 型糖尿病病史 10 年,平素口服药物治疗。2018-8 发现下肢深静脉栓塞,服用利伐沙班抗凝、阿司匹林抗血小板。10 年前因胆囊结石行胆囊切除术。

3. 体格检查　一般情况良好,ECOG 评分为 1 分,疼痛评分为 5 分。双侧锁骨上可及肿大淋巴结,直径约 2cm,质硬,活动度可,无压痛。

4. 辅助检查　胸部增强 CT(2018-05-05):右肺下叶见一直径为 5.4cm 大小的肿块,前上纵隔肿块,伴纵隔多发肿大淋巴结,右肺门淋巴结包绕肺动脉。

5. 诊断分期及分子病理特征　胸腺癌(cT4N3M1c,ⅣB 期,纵隔、双侧锁骨上窝及右肺门淋巴结、肺动脉转移,肺及肝脏转移,PS 1 分)。

分子病理特征:低分化癌,AE1/AE3(+),P63(部分弱 +),CD5(部分弱 +),CD117(+),Ki67(密集区约 90%+);EBV 原位杂交:EBER(+)。

2019-01-22 外周血基因检测:*CD274* 基因(PD-L1 编码基因)拷贝数扩增;*TP53* 基因 p.Gly244Asp 突变,丰度 24.8%;RET 检出 c.338-1G>C 突变,丰度 1.43%(临床意义不明),TMB 15.1 个突变 /Mb。其余基因皆未检出突变。

二、抗肿瘤免疫治疗过程

1. 抗肿瘤治疗过程　患者整体治疗过程见图 2-1-13。2019-02-15 行帕博利珠单抗 100mg 静脉滴注,出院后患者自行再次口服安罗替尼 10mg/d,2019-02-22 起出现皮肤不良反应后停药。

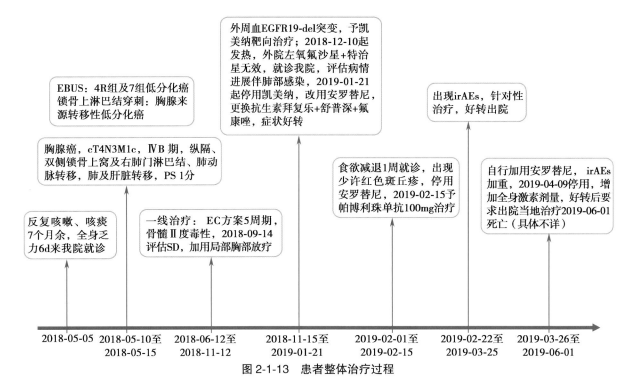

图 2-1-13　患者整体治疗过程

2. 免疫治疗不良反应诊治过程　患者 2019-02-22（帕博利珠 100mg 治疗后第 7 天）出现全身多处泛发红斑、小泡、糜烂,进行性加重。当地皮肤科医生及急诊科医生仅予外用含激素的软膏涂治,皮损进一步恶化。2019-02-26 当地医院查 C 反应蛋白 88.5mg/L,嗜酸性粒细胞百分比 18.2%,乳酸脱氢酶 3 530IU/L。2019-02-27 患者开始出现躯干多处表皮松解,以面部、颈部、背部、臀部为主,口腔黏膜受累,伴疼痛,皮损累及体表面积 15%,予甲泼尼龙 40mg 1 次 /d 静脉滴注抗炎、头孢曲松 2g 1 次 /d 抗感染、莫匹罗星、表皮生长因子外用,效果不佳,皮疹加重。

2019-03-04 收入我科,白细胞（white blood cell, WBC）6.84×10^9/L,中性粒细胞百分比 85.7%,血红蛋白（hemoglobin, Hb）79g/L;EB 病毒 4.1×10^6copies/mL（↑）、肺炎支原体 3.2×10^3copies/mL（↑）;天疱疮抗体阴性、ANA（+）、Ro52（+）、ANCA、抗 dsDNA 抗体、RF 阴性。甲状腺素（thyroxine, T_4）、FT_3 降低,其余正常;补体 C3 降低;CD3、CD4、$CD8^+$ 淋巴细胞绝对计数均降低,$CD3^+CD8^+$T 淋巴细胞比例 56.4%增高（较治疗前也增高）。

根据患者皮损表现（图 2-1-14A）、免疫治疗用药史,首先考虑为 SJS/TEN。于 2019-03-05 起给予甲泼尼龙 40mg 1 次 /d 静脉滴注（4d）,根据皮损恢复情况,2019-03-09 减量至 30mg 1 次 /d（3d）,2019-03-12 减量至 20mg 1 次 /d（4d）,2019-03-16 改为口服泼尼松 10mg 1 次 /d。静脉注射丙种球蛋白 20g 1 次 /d（3d）;头孢曲松（2.0g,1 次 /d,11d）、莫西沙星（400mg,1 次 /d,10d）抗感染;加强皮肤护理（局部莫匹罗星外用,油纱外敷保护）,加强口腔护理;加强营养支持（输注白蛋白,维持水电解质平衡、酸碱平衡）;予胰岛素控制血糖,肝素抗凝等对症支持治疗。2019-03-15 创面培养出白色假丝酵母菌,予以盐酸特比萘芬搽剂（丁克）外用抗真菌。经积极治疗后患者皮损大部分愈合（除臀部）,创面干结,新生皮肤（图 2-1-14B、C）,于 2019-03-20 出院。患者住院期间激素使用情况见图 2-1-15。

患者出院后,继续口服泼尼松 10mg 1 次 /d × 7d（此时激素使用 3 周）,2019-03-26 出现发热伴食欲减退,最高体温 38.6℃,外院予头孢曲松抗感染效果欠佳,同时予泼尼松减量 5mg × 7d 后停药。2019-04-04 发现全身皮损较前新增,皮肤糜烂伴咳嗽、咳痰,再次收入我科。血常规:WBC 15.69×10^9/L,Hb 63g/L;血生化:白蛋白（albumen, Alb）25 ;甲状腺功能:FT_3、FT_4 均下降。予舒普深 + 左氧氟沙星（可乐必妥）抗感染。2019-04-09 发现患者自上次出院后自行加用安罗替尼 10mg qod 口服,遂嘱患者停用安罗替尼。2019-04-12 起予静脉甲泼尼龙 60mg 1 次 /d × 4d,丙种球蛋白 10g 1 次 /d × 3d,皮损再次缓解,症状稍好转。患者要求出院回当地治疗。嘱患者激素谨慎减量,减量时间需要加长至 8 周以上。

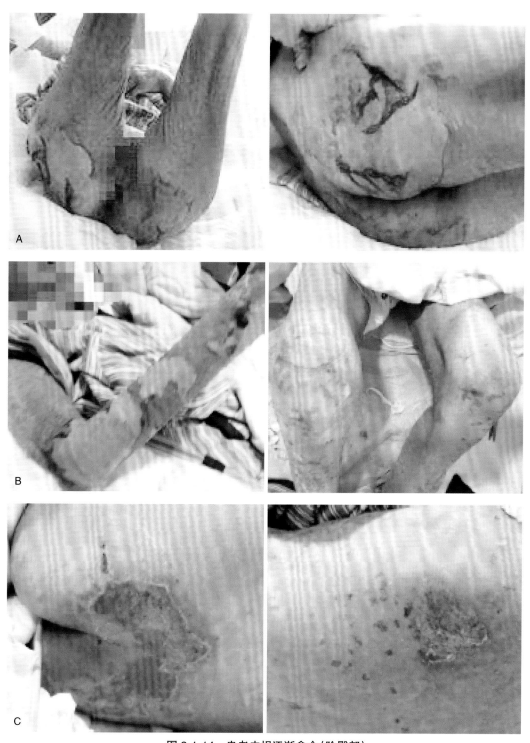

图 2-1-14　患者皮损逐渐愈合（除臀部）

A. 2019-03-04：躯干多处表皮松解，以面部、颈部、背部、臀部为主；B. 2019-03-11：皮损较前逐渐好转；

C. 2019-03-19：皮损逐渐愈合（除臀部），创面干结，可见新生皮肤。

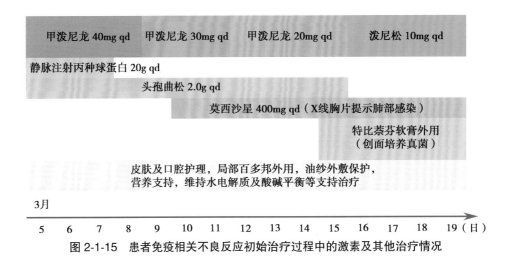

图 2-1-15 患者免疫相关不良反应初始治疗过程中的激素及其他治疗情况

三、临床思维与决策

免疫相关皮肤毒性发生率为 30%~50%，多累及皮肤、口腔黏膜、毛发及指甲。最常见的临床表现为红斑丘疹、瘙痒及白癜风，其他如苔藓样皮炎、银屑病、湿疹样皮炎及大疱性类天疱疮等皮肤损害。重症渗出性多形红斑及中毒性表皮松解症是其中预后差且致死率高的皮肤毒性表现。目前普遍认为，免疫相关皮肤毒性是一种 T 淋巴细胞介导的免疫功能亢进，因 T 细胞对正常细胞分化抗原耐受性丧失所致。

本例患者仅使用 1 次帕博利珠单抗 100mg 治疗，1 周后即出现全身多处泛发红斑、小泡、糜烂；后出现躯干多处表皮松解，以面部、颈部、背部、臀部为主，伴皮肤糜烂，部分皮疹可见新生皮肤，无明显渗出，口腔黏膜受累，疼痛，皮损累及体表面积 15%。根据患者临床表现、免疫治疗用药史，外周血检查中多项指标异常（嗜酸性粒细胞增高、甲状腺功能下降、性激素指标下降、淀粉酶降低、细胞毒性 CD8$^+$T 淋巴细胞比例增高、自身免疫抗体阳性）等，提示患者同时出现多系统、器官累及的免疫相关不良反应；SJS/TEN 诊断成立。

根据 NCCN/ASCO 指南，对于所有 SJS/TEN 病例，需要住院治疗并永久终止免疫治疗，并且需要紧急咨询皮肤科、眼科等相关科室。根据患者的临床表现、免疫治疗用药史、相关免疫不良反应监控检查，请皮肤科医生协助诊断，不难判断免疫相关性皮肤不良反应，必要时可行皮肤活检进行确诊。甲泼尼龙/泼尼松的起始剂量为 1~2mg/(kg·d)，如果需要全身性激素治疗，应继续治疗直至症状改善至轻度，然后在 4~6 周内逐渐减量。本案例遵循指南，积极使用起始剂量 1mg/(kg·d) 的全身激素治疗，结合其他营养、支持、防治感染、皮肤护理等综合治疗，不良反应从 CTCAE 4 级毒性迅速缓解降至 2 级、1 级后，激素逐渐减量，在 4 周左右停药。激素停药 2d 后再次发生皮肤不良反应加重后（不排除安罗替尼使用加重皮疹的发生），增加激素用量为 1.5mg/(kg·d)，不良反应再次迅速缓解，嘱患者激素减量时间需要加长至 8 周以上。家属在患者不良反应症状缓解后多次要求再次使用免疫治疗，考虑患者发生 SJS/TEN，建议永久停用免疫治疗。

胸腺癌免疫治疗目前无适应证，仅处于早期临床试验阶段，有少量文献报道病例，治疗费用高，且胸腺是人体的免疫器官之一，有大量免疫细胞（主要是 B 淋巴细胞浸润），因此胸腺癌免疫治疗存在严重免疫相关不良反应可能较大，有导致病情恶化甚至缩短生存期的可能。最终，本病例选择免疫治疗的考量因素包括以下方面：老年患者，多线治疗失败后，一般情况差，合并肺部感染、贫血等疾病，无法耐受进一步化疗，而靶向治疗无可适用药物，现阶段无后续有效治疗方案；基因检测发现 bTMB 增高、*CD274* 基因拷贝数扩增、*TP53* 基因 p.Gly244Asp 突变。回顾既往文献报道病例，提示世界卫生组织（World Health Organization，WHO）病理分型明显和 PD-L1 表达阳性相关；PD-L1 高表达是胸腺癌的不良预后因子，也是复发的独立危险因子。抗 PD-1/PD-L1 药物可能是潜在的不可切除或复发胸腺瘤治疗药物。

本病例在获得充分知情同意后,采用了帕博利珠单抗 100mg 免疫治疗。值得关注的是,患者仅使用了 1 次帕博利珠,且剂量减半,在出现严重不良反应(severe adverse event,SAE)后使用长时间、大剂量的激素治疗,在 2019-04-09 CT 检查时发现肺内病灶较免疫治疗前缩小,疗效为缩小的病灶稳定,确认该患者免疫治疗获得了病情控制。

主治医生建议静脉使用激素治疗,但本例患者在当地医院治疗时,这些建议未受到重视,仅予外用激素,皮损进一步恶化,未及时有效地控制不良反应,导致免疫相关皮肤毒性进一步加重。后予初始剂量 1mg/(kg·d) 糖皮质激素治疗,在全身皮损大部分愈合时,改为口服激素,4 周内逐渐减量至停药,停药后患者皮损逐渐增多,病情反复,治疗难点在于激素起始剂量的选择,以及减量速度和疗程。患者再次住院时,予初始剂量 1~2mg/(kg·d) 糖皮质激素治疗,皮损逐渐好转后,激素谨慎减量,6 周内逐渐减量。

四、经验与体会

免疫治疗在肿瘤临床治疗中已取得了非常好的疗效,尤其是 PD-1/PD-L1 免疫检查点抑制剂已经广泛应用于临床,但也显现出与治疗相关的毒副作用,如果临床认识不足,治疗不及时,可导致严重甚至致命性的后果。欧洲肿瘤内科学会年会(ESMO)、美国国家综合癌症网络(NCCN)等的指南都对 irAEs 的诊断及治疗有详细描述。虽然大多数 irAEs 可以通过暂停给药 ± 类固醇皮质激素治疗,但是其依旧面临早期诊断困难、激素推荐治疗剂量和疗程循证依据不足、临床实践中治疗不足等关键问题。

本例患者接受免疫治疗后发生 SJS/TEN,全身激素治疗后,在皮损好转情况下,后续发生病情反复,皮损再次增加。需要关注以下问题:

1. 对于本案例中的并发症如何早期发现、及时治疗?

在免疫治疗时代,需要加强医护人员、患者、家属对免疫相关不良反应的继续教育、科普宣传。在遇到类似患者时,首先要结合患者的症状、体征及既往疾病史进行综合判断,早期识别免疫相关不良反应,并予以针对性的有效治疗。

2. 本案例的临床决策是否得当?

本案例在 SJS/TEN 诊治过程中,医生对病情快速、准确地进行判断,根据相关指南及患者具体情况及时予全身激素治疗,予局部皮肤护理、营养支持、免疫支持、防治继发感染等对症支持治疗,迅速控制了不良反应的发展过程。后续因患者在院外治疗期间激素停药过快,同时自行服用安罗替尼等原因,导致病情反复,但经及时再次予以足量激素治疗,皮损继续好转。在家属的要求再次挑战免疫治疗时,医生依旧建议永久停用免疫治疗。总体而言,临床决策及执行过程无明显过错,并且从中吸取教训,获得了宝贵的处理经验。

3. 从本案例能获得哪些经验及教训?

(1)在临床实践中,跨适应证使用某些治疗策略时,需广泛翻阅文献,确定相关临床应用证据,多学科讨论制订方案,并充分告知患者可能的风险,获取知情同意后方可进行治疗。实践最终证明,本病例免疫治疗有效,而免疫相关不良反应也的确比较严重,完全符合免疫治疗前疗效和安全性的预判。

(2)本案例中,用药前经多学科讨论,充分知情同意后,在家属依旧要求积极免疫治疗前提下,跨适应证使用帕博利珠(剂量减半为 100mg)。发生 irAEs 后,积极指导当地医生处理不良反应,及时收治患者,积极正确处理 irAEs,使得病情迅速缓解,避免了医患纠纷。因此,免疫治疗前应向患者及家属充分告知相关风险,进行全面的 irAEs 风险教育,并且密切关注患者不良反应发生情况,遵循指南及时处理。同时,应加强基层医生对 irAEs 的认识,以防延误病情。

(3)对于重症免疫相关不良反应患者,激素的使用要做到"早、足、联、全、规":及时使用激素,合理选择激素剂型;起始量要足;联合其他对症支持治疗;激素使用疗程要全;使用规范,慎重减量,根据指南,结合患者病情,逐渐减量,避免减量过快所致病情反复。

(4)目前普遍认为,皮肤病学不良事件(dermatologic adverse events,dAEs)是一种 T 淋巴细胞介导的免疫功能亢进,因 T 细胞对正常细胞分化抗原耐受性丧失所致。发生 dAEs 的黑色素瘤患者皮肤内血管周围广泛淋巴细胞浸润,累及表皮和真皮层。CPIs 可能通过 $CD4^+/CD8^+T$ 细胞再激活后攻击表皮和真皮中的异常抗原,与正常皮肤组织发生交叉反应,导致炎症因子释放,加速炎症进展。Berner等发现,肺肿瘤病变部位和免疫治疗损伤皮肤活检标本具有相同的TCR序列,表明相同的TCR同时浸润这两个部位,对两种器官的共同抗原起反应,从而介导dAEs。遗憾的是,本例患者在诊疗过程中未行相应的皮损处病理活检,无法进一步探讨发生SJS/TEN的病理生理和分子基因层面的机制。

五、专家点评

胸腺恶性肿瘤治疗起来较困难,纵观本案例临床决策、抗肿瘤治疗均无可厚非。但患者出现严重的免疫相关不良反应,早期治疗延迟,后期治疗中病情反复,最终临床预后不良,故认为应当从以下方面进一步思考:

1. 对于胸腺癌是否可行免疫治疗,如何权衡患者的风险及获益,仍然需要更多的大型临床研究探索,需要获得更多循证医学证据支持方可使用。

2. 本案例中,患者在进行免疫治疗的同时,不规则口服安罗替尼抗血管生成治疗。安罗替尼在患者中毒性表皮坏死松解症的发生发展中是否产生影响,治疗过程中再次使用是否是导致不良反应反复发生的原因之一?

3. 患者在当地医院治疗时,早期未及时使用激素治疗免疫相关不良反应,导致病情控制不佳,同时出院后患者激素减量速度过快,容易病情反复。对于严重不良反应的激素使用疗程、起始剂量、减量速度目前在不同指南中的推荐皆不相同,在临床实践中的可操作性和规范性依旧不足。

以上问题都尚待解答。同时也警示临床医生在处理irAEs的过程中,要早期发现、及时处理,并警惕激素减量过快致病情反复。

六、述评

胸腺癌目前无免疫治疗适应证,仅处于早期临床试验阶段,有少量文献报道病例,存在免疫相关不良反应诱发病情恶化甚至缩短生存期的可能,需要谨慎应用。既往文献报道病例显示,PD-L1高表达与胸腺癌Masaoko病理分期Ⅲ/Ⅳ期($P=0.043$)和WHO病理分型B2或B3($P=0.044$)明显相关,高PD-L1表达是胸腺癌复发的独立危险因子,提示抗PD-1/PD-L1药物可能是潜在的不可切除或复发胸腺瘤治疗药物。本例患者家属强烈要求使用免疫治疗,并且考虑患者年龄大,一般情况差,合并肺部感染、贫血等疾病,无进一步化疗、靶向治疗等标准治疗手段,因此在获得充分知情同意后予免疫治疗。

CPIs带来生存获益的同时,可诱发一系列几乎可以累及全身各个脏器的irAEs。如发现不及时,处理不当,重症者有死亡风险,因此在临床工作中需要引起重视。首先,要充分告知患者可能出现的irAEs风险,如有可疑不良反应,应及时就诊,由专科医生进行评估,鉴别是否为irAEs,并及时处理;其次,医生应加强对免疫治疗患者的监测及管理,从症状、体征、免疫相关化验指标以及影像学表现等多方面进行监测,早期发现irAEs,早期治疗;最后,在临床实践过程中,应按照相关标准对irAEs进行分级,根据指南进行处理。对于重症患者,尤其应引起重视,糖皮质激素及免疫抑制剂的应用需谨慎,根据指南,结合患者的临床症状及表现,合理把握糖皮质激素及免疫抑制剂的应用时机、剂量、剂型和疗程至关重要;同时,对皮肤、胃肠道等相关免疫不良反应,应联合其他学科进行诊治,从而及早识别irAEs,使患者获得最佳治疗。

案例9　抗PD-1抗体治疗肺癌合并自身免疫性疾病致免疫相关皮肤毒性

陈莉莉　章　展　唐小万

温州医科大学附属黄岩医院

【摘要】1例65岁女性患者,确诊肺癌伴颅内转移,予信迪利单抗联合培美曲塞、卡铂方案治疗5

个周期后,出现明显皮肤损害,予以对症处理后好转。

一、病历简介

1. **主诉及现病史**　患者,女性,65 岁。因"反复头昏、耳鸣 1 年余"就诊。

2. **既往史**　既往有系统性红斑狼疮病史,近 2 年未服用激素等,疾病控制可。

3. **体格检查**　ECOG 评分为 1 分,疼痛评分为 1 分;双侧锁骨上可扪及数枚肿大淋巴结,质地硬,活动度差,其余浅表淋巴结未触及肿大;左肺呼吸音低,其余查体无特殊。

4. **辅助检查**

(1)头颅磁共振(2020-02-18):颅骨及头皮软组织未见异常信号改变,右侧额叶、左侧颞叶见结节状异常信号,T$_1$WI 低信号,T$_2$WI 高信号,弥散加权成像(diffusion weighted imaging,DWI)呈环形高信号,周围见大片状水肿影,双侧脑室受压改变,脑池未见增大,脑沟未见增宽、加深,中线结构略左移。

(2)PET-CT(2020-02-27):左肺下叶近肺门处软组织团块影,密度欠均匀,伴 FDG 代谢增高,病灶中心 FDG 代谢轻度降低,病灶远端斑片状稍高密度影伴 FDG 代谢轻度增高,考虑为肺癌伴远端阻塞性炎症,双侧锁骨区、纵隔内及左肺门多枚肿大淋巴结影伴 FDG 代谢增高,考虑为多发淋巴结转移灶,右肺门及气管隆嵴下稍大淋巴结影伴 FDG 代谢轻度增高,右侧额叶及左侧颞叶皮质区类圆形环状稍高密度影伴 FDG 代谢轻度增高,病灶周围大片状水样密度影,考虑为脑转移灶伴瘤周水肿。

5. **诊断分期及分子病理特征**

(1)诊断分期:左肺低分化腺癌伴转移(cT2N3M1a,ⅣA 期)(颅内、淋巴结转移)。

病理特征:低分化非小细胞癌组织,免疫组化:TTF-1(+)、NapsinA(+)、P40(−)、CK5/6(−)、Syn(−)、CK7(+)、Ki-67(80%+)。

(2)基因特征:*ALK*、*EGFR*、*KRAS*、*BRAF*、*MET*、*ROS1*、*ERBB2*、*RET* 均未突变。

二、治疗过程

(一)抗肿瘤治疗过程

患者于 2020-03-02 行颅内转移灶伽马刀治疗。

2020-03-13、2020-04-06、2020-04-28、2020-05-19 行 4 个周期培美曲塞 800mg 静脉滴注 d1+卡铂 450mg 静脉滴注 d1 1 次/3 周化疗联合信迪利单抗 200mg 免疫治疗。

2020-06-08 行第 5 个周期的信迪利单抗 200mg 单药免疫治疗。用药后,患者出现红斑型 Stevens-Johnson 综合征,予以激素处理后好转。

2020-04-27 以及 2020-06-07 评估疗效均为肿瘤部分缓解。

(二)免疫治疗不良反应诊治过程

2020-05-01(第 3 个周期治疗 d3)出现皮肤瘙痒,伴有双上肢斑丘疹,皮损面积 5%,首先考虑为免疫药物导致的皮肤毒性,毒性分级Ⅰ级,予以局部外涂地塞米松软膏以及服用氯雷他定治疗后好转。

2020-05-19 行第 4 个周期化疗联合免疫治疗,药物未减量。第 4 个周期治疗,患者仍有皮肤瘙痒,伴有斑丘疹,予以对症处理后好转。

2020-06-14(第 5 个周期治疗 d6)患者出现皮肤多发红斑伴有渗出,有双眼结膜充血、畏光、流泪,口腔黏膜破溃、疼痛。查自身抗体提示抗 Sm 抗体阳性,抗核抗体滴度 1∶100,较用药前无升高。病毒检测、脓液培养均阴性。考虑为免疫药物相关皮肤损害,给予补液加用甲泼尼龙 1mg/(kg·d)治疗,结合硼酸冲洗,保持创面清洁干燥。治疗 1 周后,皮疹明显好转,减轻至 1 度(图 2-1-16)。

激素逐步减量,改为甲泼尼龙 30mg/d 口服,3d 后减量为 20mg/d 口服,3d 后再减量为 10mg/d,维持 1 周后停用。

2020-07-08 再次尝试使用迪利单抗 200mg,未再出现 Steven-Johnson 综合征。

目前复查胸部增强 CT 以及头颅 MRI,提示肺内颅内病灶较前明显缩小。

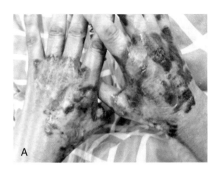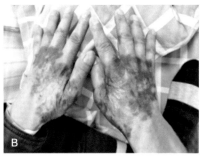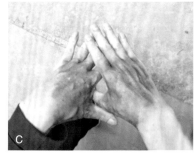

图 2-1-16　患者双手皮疹的变化

A. 激素治疗前皮疹：双手背皮肤可见明显的红色皮疹，伴有渗出；
B. 激素减量时皮疹：双手背皮疹较前好转，渗出减轻；C. 激素治疗后皮疹：双手背皮疹基本消退，遗留色素沉着。

三、临床思维与决策

PD-1/PD-L1 免疫检查点抑制剂最常见的免疫相关皮肤不良反应主要为以斑丘疹为代表的皮疹以及瘙痒症。其中，斑丘疹发病率为 14%~16%，瘙痒症发病率为 13%~20%，色素减退性皮肤病（如白癜风）发病率为 7.5%~8%，秃发发病率为 2%，荨麻疹发病率为 1.4%，表皮剥脱症发病率为 0.7%。其他少见皮损还包括苔藓样皮炎、湿疹、大疱性皮肤病、脓疱疮、神经性皮炎、严重的大疱性表皮松解症、Stevens-Johnson 综合征等，亦可见口腔黏膜疾病，如苔藓样变、口腔黏膜炎、口腔黏膜干燥症等。本例患者本身存在结缔组织疾病系统性红斑狼疮，这给对皮损病因的诊断带来一定困扰。在化疗及免疫联合治疗过程中，当患者出现皮肤毒性时，首先需要判断是免疫药物本身的副作用导致的皮肤损害，还是免疫治疗后机体免疫状态改变，本身存在的结缔组织疾病激活出现的皮疹。治疗第 5 个周期，患者出现双上肢皮损，如果为结缔组织疾病激活，一般除皮损外，多伴有其他脏器的损害，如胸腔积液、心包积液、肾脏损害等。实验室检查自身抗体可见抗 Sm 抗体、抗 dsDNA 抗体阳性，抗核抗体滴度升高。但本例患者当时未发现伴有其他脏器损害症状，且自身抗体检查未见抗核抗体滴度升高，故不支持自身结缔组织疾病激活。同时，需排除感染等因素导致的皮肤疾病：本例患者无发热，炎症相关指标 HS-CRP、PCT 虽有升高，但巨细胞等病毒检测均阴性，脓液培养未找到细菌生长，不支持细菌或者病毒的感染性皮肤损害。

患者皮肤损害表现为双手背多形性红斑，其皮损面积占 3%，伴有结膜充血、分泌物增多，类似结膜炎症状，伴口腔黏膜溃烂，考虑为 Steven-Johnson 综合征。根据 CSCO 免疫检查点抑制剂相关毒性指南的意见，其出现的严重皮肤毒性反应为 Steven-Johnson 综合征，毒性分级为 2 级，建议停用免疫抑制剂，予以类固醇激素治疗。本例患者经过激素治疗后皮肤损害好转，毒性分级降至 1 级。

四、经验与体会

对于本例患者的整个诊治过程，需要关注以下问题：

1. 对于自身免疫性疾病患者是否可予以免疫治疗？

有自身免疫性疾病病史或正在接受原发病治疗的患者，在接受免疫治疗时，可能出现自身免疫性疾病进展，原发病症状恶化，或新的免疫相关症状，严重者甚至危及生命。和 PD-1/PD-L1 免疫检查点抑制剂相比，CTAL-4 抑制剂发生基础自身免疫性疾病恶化的风险更高，症状更重。因此，针对这部分人群，给予免疫治疗需要慎重。目前 CSCO 指南将针对这部分特殊人群给予免疫治疗作为 Ⅲ 级推荐，仅限于某些情况下可考虑使用。在实际临床中，对于自身免疫性神经系统疾病患者、危及自身生命的自身免疫性疾病患者以及免疫抑制药物不能控制疾病或需要大剂量免疫抑制药物治疗的患者，不推荐使用免疫治疗。对于其他类型自身免疫性疾病患者，建议启动免疫治疗前，尽量把泼尼松剂量降至 <10mg/d。本例患者尽管有系统性红斑狼疮病史，但疾病控制稳定，且未服用激素等药物 2 年之久，可以考虑进行免疫治疗。

2. 使用免疫检查点抑制剂后出现皮损该如何处理？

根据 ESMO 指南，当患者应用免疫检查点抑制剂后出现皮肤毒性，首先应该排除其他皮肤疾病，如感染、其他药物引起的皮肤毒性和系统性疾病引起的皮肤毒性等；其次，需要通过体格检查、一般情况，如发热、淋巴结肿大、血细胞计数、肝肾功能等评估皮肤毒性严重程度，以上有助于排除 SJS/TEN 和 DRESS 等某些可能致死性皮肤毒性；同时，针对特殊人群，一定要鉴别是免疫药物相关的皮肤毒性还是免疫治疗后原发自身免疫性疾病激活后的皮肤损害，必要时需用进行皮肤活检协助明确。

用药方面，遵循 CSCO 免疫检查点抑制剂相关毒性管理的指南，如果为普通的皮肤毒性，如斑丘疹、皮肤瘙痒等，1 级的皮肤毒性，可不需要停药，予以局部外用中强度激素类药物和口服抗组胺药物即可。但若出现严重的皮肤毒性，如大疱性皮肤病、严重的大疱性表皮松解症、Stevens-Johnson 综合征等，则需要暂停免疫治疗药物，给予静脉滴注激素治疗。

3. 本例患者是否需要重新应用免疫治疗？

根据 2020 年 NCCN 指南，既往由于免疫相关毒性停用免疫的患者，除一些特殊情况之外，当 2 级 irAEs 在毒性恢复到 ≤ 1 级时，可考虑重新开始免疫治疗。这里的特殊情况指的是免疫相关性心肌炎、免疫相关性脑炎和免疫相关性脊髓炎。本病例为免疫相关的皮肤毒性，当毒性分级恢复到 ≤ 1 级时，可考虑予以重新使用免疫治疗。但如果再次使用免疫治疗，需与患者充分沟通再次接受免疫疗法的风险获益比，并密切监测相关器官 irAEs 的再次发生。如果再次发生 irAEs，需永久停药。

五、专家点评

从本案例的整体诊治过程来看，在临床决策、抗肿瘤药物的选择及并发症处理上均充分考虑到个体特征，并遵照了相应的指南。但是在诊治过程仍有些问题值得进一步关注和讨论。

患者患自身免疫性疾病——系统性红斑狼疮，其典型表现就是皮损，而皮肤毒性是 PD-1 抑制剂免疫治疗很常见的免疫毒性。患者虽然是在疾病稳定期接受 PD-1 抑制剂免疫治疗，当发生和狼疮样皮疹相似的表现时，应排除狼疮活动皮疹再发的可能性。应用 PD-1/PD-L1 抑制剂过程中有一些罕见的皮肤不良反应，比如剥脱性皮炎、大疱性多形性红斑以及一些致死性的皮肤不良反应，如 Stevens-Johnson 综合征和中毒性表皮松解坏死症，甚至还有患者出现皮肤鳞状细胞癌。皮肤不良反应的表现多种多样，有一部分患者出现的皮肤不良反应并不是单一的损害，往往是两种或多种前后出现，表现更加复杂。正如本例患者，从 PD-1 抑制剂的使用时间以及基础合并症系统性红斑狼疮活动情况综合判断，考虑为免疫性治疗相关皮肤毒性。但是如果条件允许，可以进行病变皮肤活检，观察到免疫性 T 淋巴细胞浸润，可能更有说服力。按皮肤毒性分级，1~2 级可以不用特殊处理，继续用药，观察皮肤不良反应变化情况；如果出现严重的 3~4 级皮肤不良反应，需要静脉予以糖皮质激素进行治疗，同时暂停使用 PD-1 抑制剂，予甲泼尼龙 1~2mg/（kg·d）治疗，好转后可以继续使用 PD-1 抑制剂。本案例中，医生权衡利弊，一方面关注和处理免疫皮肤毒性，另一方面谨慎使用 PD-1 抑制剂的治疗，使患者从 PD-1 抑制剂的治疗中获益。

六、述评

对于驱动基因阴性的晚期非小细胞肺癌患者，免疫治疗是非常重要的一个治疗手段，且一线治疗较后线治疗有更好的生存获益。本案例在一线治疗使用的时候，尽管选择和化疗联合使用，不需要依赖组织的 PD-L1 表达，但患者有可及的组织标本，如果治疗前能进行 PD-L1 表达水平检测，若高于 50%，可考虑选择 PD-1 抑制剂单药，从而避免化疗药物毒性叠加。其次，使用 PD-1 抑制剂之前，需进行充分的用药前评估，预判 PD-1 抑制剂的疗效以及不良反应。本例患者合并系统性红斑狼疮，应警惕治疗过程中系统性红斑狼疮复发对肺癌 PD-1 抑制剂治疗的影响，做好应对的干预措施；PD-1 抑制剂使用过程中发生皮疹以后，高度重视免疫性皮肤毒性的处理，和皮肤科相关科室协作，采用及时、正确的处理方法，免疫皮肤毒性控制后，谨慎地继续使用 PD-1 抑制剂治疗，给患者带来持久的疗效。当然后续治疗过程中，还需关注除皮肤毒性以外的其他不良反应。

案例 10　抗 PD-1 抗体治疗肺癌致免疫相关皮肤毒性

高 欢　梁 璇　姚 煜　郭 卉

西安交通大学第一附属医院

【摘要】1 例 49 岁男性患者,确诊左肺鳞癌,给予帕博利珠单抗联合白蛋白结合型紫杉醇及卡铂方案新辅助治疗 2 个周期,2 个周期后疗效评估为 PR。后于我院胸外科行左肺上叶癌根治术,疗效评估为主要病理缓解(major pathologic response,MPR)。术后给予原方案辅助治疗 2 个周期,之后给予帕博利珠单抗单药维持治疗。第 13 个周期维持治疗后,患者双手手指全部出现甲板灰黄,部分增厚,部分缺失,甲周红肿、鳞状脱屑,伴甲根部瘙痒,难以耐受;同时出现心前区间断疼痛、头晕、心悸、气短。考虑为免疫治疗毒性,停用帕博利珠单抗并给予甲泼尼龙 30mg 治疗。1 周后,患者心脏不适症状逐渐好转,激素逐渐减量停药。外院按“银屑病”治疗皮损,疗效不佳,仅给予复方氟米松软膏外用治疗。现患者手指皮损逐渐好转,未继续应用药物抗肿瘤治疗,定期复查病情稳定。

一、病例简介

1. 主诉及现病史　患者,男性,49 岁。因“咳嗽、咳痰 9 个月,胸闷伴痰中带血 20d”就诊。

2. 既往史　30 年前确诊“肺结核”,间断口服异烟肼、利福平治疗 3 年;20 年前因外伤致左侧肱骨骨折,行手术治疗,有输血史。

3. 体格检查　ECOG 评分为 0 分,双肺呼吸音粗。

4. 辅助检查

(1)胸部 CT(2018-10-25):左肺门软组织肿块,考虑为中央型肺癌,右肺上叶尖段肺大疱及高密度钙化影。

(2)全身骨显像(2018-10-25):颅骨、肋骨、左股骨颈多处骨代谢增高灶,考虑为骨转移瘤可能。

5. 诊断分期　左肺鳞癌(cT4N0Mx)。

二、治疗过程

1. 抗肿瘤治疗过程　因 T_4 型病变侵犯左肺肺动脉主干,2018-10-26 于行紫杉醇类(taxol)化疗药物与铂类(platinum)药物的联合治疗方案(即 TP 方案)新辅助化疗 1 个周期,具体为:紫杉醇脂质体 270mg d1+ 顺铂 130mg d1。1 个周期治疗后,出现头晕、口腔溃疡、乏力,对症处理后缓解,但胸闷、咳嗽伴痰中带血无明显改善。行胸部 CT 检查,疗效评估为 SD。2018-11-19 起,给予帕博利珠单抗联合白蛋白结合型紫杉醇及卡铂方案新辅助治疗 2 个周期,具体为:帕博利珠单抗 200mg d1+ 白蛋白结合型紫杉醇 300mg d1+ 卡铂 750mg d1。2 个周期治疗后,行胸部 CT:左肺上叶不规则肿块,较前明显减少,疗效评估为 PR。2019-01 MDT 讨论认为:患者 T_4 型病变明显缩小,肺动脉有安全距离阻断,淋巴结无明显转移征象,骨转移病变可疑,且患者及家属积极要求手术治疗。2019-01-15 于胸外科行胸腔镜下左肺上叶癌根治术,术后病理:“左上叶”肺中央型极小灶中分化鳞状细胞癌伴大片坏死,纤维组织增生、异物巨细胞反应及局灶钙化,片内结构提示符合化疗后改变,肺门(4 个),另“5 组”(1 个)、“7 组”(3 个)、“9 组”(1 个)淋巴结未见癌转移,疗效评估为 MPR。2019-02-16,按原方案辅助治疗 2 个周期,具体为:帕博利珠单抗 200mg d1+ 白蛋白结合型紫杉醇 300mg d1+ 卡铂 750mg d1。2019-04-03 复查胸部 CT。与 2019-02-15 CT 片对比,现 CT 片示:①左上包裹性胸腔积液,较前积气影消失,左侧膈肌抬高,左肺门高密度影均为术后改变,同前片;②右肺尖肺大疱及钙化,条索影,右肺多发结节灶,同前片。于 2019-04-04 给予帕博利珠单抗 200mg 维持治疗至 2020-01-23,定期复查病情稳定。

2. 免疫治疗不良反应诊治过程　2019-12 患者无明显诱因出现双手示指、中指甲板变黄,部分脱屑,甲周红肿,伴甲根部瘙痒,未予重视,继续帕博利珠单抗 200mg 维持治疗。2020 年 1 月底上述症状加重,双手手指全部出现甲板灰黄,部分增厚,部分缺失,甲周红肿鳞状脱屑,伴指甲瘙痒,针刺感,难以耐受(图 2-1-17),同时出现心前区间断疼痛、头晕、心悸、气短,心率最快为 120 次 /min。心电图示窦性心律不齐,心肌酶谱及肌钙蛋白未见明显异常。考虑为免疫治疗毒性,遂停用帕博利珠单抗并给予口服甲泼尼龙 30mg 治疗。1 周后,患者心脏不适症状逐渐好转,激素逐渐减量至停药。因皮损未见明显好转就诊于外院皮肤科,按"银屑病"给予白芍总苷胶囊 0.6g 口服 3 次 /d,阿维 A 胶囊 10mg 口服 2 次 /d,卡泊三醇搽剂 + 复方氟米松软膏外用治疗皮损,疗效不佳。遂停用白芍总苷胶囊、阿维 A 胶囊及卡泊三醇搽剂,仅给予复方氟米松软膏外用治疗。现患者手指皮损逐渐好转(图 2-1-18),未继续应用药物抗肿瘤治疗,定期复查病情稳定。

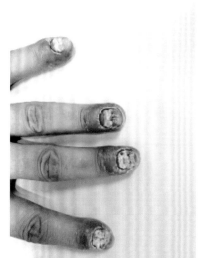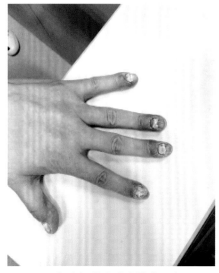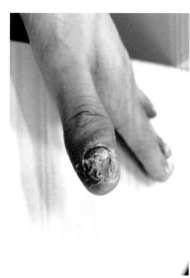

图 2-1-17　免疫相关皮肤毒性表现(2020-01)

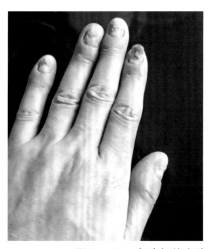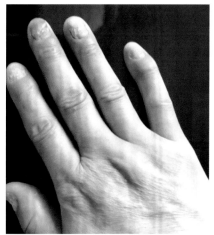

图 2-1-18　免疫相关皮肤毒性表现逐渐好转(2020-06)

三、临床思维与决策

皮肤 irAEs 是免疫检查点抑制剂最常见的 irAEs。皮肤 irAEs 可以在免疫治疗早期出现,也有在治疗一定时间甚至治疗结束后出现的病例报道。常见的皮肤 irAEs 包括皮疹、瘙痒、苔藓样皮炎等,其发生机制目前尚不完全明确。研究表明,其发生发展和 CTLA-4、PD-1/PD-L1 受体阻断介导的 T 细胞活化有关。皮肤 irAEs 大多是轻微、可逆的,通过支持治疗大部分是可控的,很少需要永久停药(<5%)。

本例患者在长时间免疫治疗过程中出现了瘙痒及指甲丢失,脱屑逐渐加重,严重影响了生活质量。诊断方面主要考虑为免疫治疗相关皮肤毒性,但仍需要与甲真菌病、银屑病等皮肤科疾病相鉴别。根据CTCAE 第 5 版标准,本病例可判定为 CTCAE 3 级瘙痒症、2 级指甲丢失。根据 NCCN 和 CSCO 指南的意见,对于 3 级瘙痒症应暂停 ICIs 治疗,给予甲泼尼龙 / 泼尼松 0.5~1mg/(kg·d),口服抗组胺药物,应用 γ- 氨基丁胺(gamma-aminobutyric acid,GABA)激动剂(加巴喷丁、普瑞巴林)治疗。对于难治性瘙痒,可考虑给予阿瑞匹坦或奥马珠单抗(如血 IgE 水平升高)。本例患者口服甲泼尼龙时间较短,于心脏症状消失后逐渐减量停药,皮损未见明显好转,主要考虑激素疗程不足、减量过快。于外院皮肤科按"银屑病"治疗后疗效不佳,主要原因是皮肤科医生对于 irAEs 认识不足,诊断及治疗方法上有待进一步商讨。随着时间进展,本例患者停用免疫治疗,同时局部外用激素治疗后,指甲皮损逐渐好转,瘙痒症状明显减轻,总体治疗效果满意。

对于患者在免疫治疗过程中同时出现的心前区间断疼痛、头晕、心悸、气短、心律失常等表现,虽然心肌酶谱及肌钙蛋白未见明显异常,但临床上仍高度怀疑免疫治疗相关早期心脏毒性可能。对于免疫治疗相关心脏毒性,早期诊断并进行干预十分重要。本例患者无心脏病病史,长时间应用 PD-1 抑制剂治疗,突然出现心脏相关症状及皮肤表现,高度怀疑与免疫治疗相关。停用帕博利珠单抗并给予激素治疗后,患者心脏症状逐渐消失,更加印证了免疫治疗相关心脏毒性的可能性。当然,本例患者未进行心肌负荷实验、动态心电图、无创心脏磁共振等检查,免疫治疗相关心肌毒性证据不足,其他原发性心脏疾病不能除外。

四、经验与体会

免疫检查点抑制剂已经广泛应用于多种恶性肿瘤,如非小细胞肺癌、黑色素瘤等的治疗。其特有的不良反应即免疫相关不良反应(irAEs),虽然总体发生率比较低,但如果临床缺乏足够的认识,可导致严重甚至致命性的后果。虽然大多数皮肤毒性轻微可控,但仍然会发生重症皮肤 irAEs,如 Stevens-Johnson 综合征、急性发热性嗜中性皮病(acute febrile neutrophilic dermatosis,Sweet 综合征)、伴嗜酸性粒细胞增多和系统症状的药疹(DRESS)或中毒性表皮坏死松解症(TEN)等。ESMO、NCCN、ASCO 及CSCO 等的指南对 irAEs 的判定及治疗都有详细描述。

本例患者抗肿瘤治疗有效,但在长时间的免疫治疗过程中出现了皮肤及心脏毒性,有以下问题值得进一步思考:

1. 本案例的病因是什么,诊断是否合理?

该患者在近一年半的免疫治疗过程中出现了瘙痒及指甲皮损,免疫治疗相关皮肤毒性证据较充分。但由于其皮损特点在免疫治疗相关皮损中少见,临床上需要同甲真菌病和银屑病等原发皮肤疾病相鉴别。甲真菌病病史一般较长,主要表现为甲板浑浊增厚、分离、变色及脱落等,症状往往轻微。本例患者起病较急,瘙痒症状明显,可基本除外甲真菌病,但需做真菌镜检明确排除。银屑病临床上主要表现为皮肤红色斑块,通常覆盖有银白色鳞屑,皮肤瘙痒或灼痛,指甲呈"顶针状"或点状凹陷、甲分离、甲下过度角化等。研究表明,免疫治疗可诱发或加重银屑病,治疗上可以局部和 / 或全身使用糖皮质激素、光疗、口服阿维 A 胶囊等。本例患者皮损特点与原发银屑病鉴别较困难,不排除免疫治疗诱发银屑病可能,进一步确诊有赖于活检。患者依从性差,拒绝活检,于外院按"银屑病"诊治后疗效不佳。停用免疫检查点抑制剂,给予外用激素,一段时间后,患者皮损及瘙痒逐渐减轻,支持皮肤 irAEs 诊断。

2. 本案例的临床决策是否得当?

患者皮损出现 1 个月余后又出现心脏症状及心律失常表现,高度怀疑免疫治疗相关心脏毒性。根据 CSCO 指南,对于可疑诊断心肌炎患者,采用糖皮质激素治疗的时机需参考血生化指标(心肌酶谱、肌钙蛋白等)。但在实际临床工作中,部分患者血生化指标往往存在延迟性。由于免疫相关心肌炎预后差,死亡率高,早期诊断及干预至关重要。本例患者已经出现心肌损伤症状,给予激素治疗后心脏症状逐渐消失(4~6 周激素逐渐减量至停药),进一步证实了临床决策的合理性。

对于皮肤 irAEs,多数患者停药并接受激素外用或全身治疗后可逐渐好转。本例患者仅口服甲泼尼龙 30mg 1 周后心脏症状即逐渐消失,激素逐渐减量至停药,当时皮损未见明显好转,主要考虑与激素应用时间较短、减量过快有关。患者于外院就诊,按"银屑病"诊断并治疗,疗效不佳,主要原因是皮肤科医生对于 irAEs 认识不足。患者停药并外用激素一段时间后,皮损及瘙痒症状逐渐好转,总体疗效满意。

3. 从本案例能获得哪些经验及教训?

多家临床研究中心统计数据表明,最早出现皮肤不良反应的时间是接受免疫治疗后 2 周,最迟为 38 个月,中位发生时间为 4 个月。有的患者即使停用免疫检查点抑制剂后也会出现皮肤毒性。关于免疫治疗的长拖尾效应,在相关研究中已被广泛证实,即使在停止治疗后,肿瘤细胞对免疫治疗的反应也是相对持久的。而在临床工作中,部分患者皮肤 irAEs 的出现也具有拖尾效应,其与免疫系统的记忆性相关,具体机制目前尚不明确。本例患者应用免疫治疗效果肯定,治疗 13 个月后出现皮肤 irAEs,发生时间相对较晚。这启示对于 irAEs 的监控要贯穿免疫治疗过程中及治疗后。对于 irAEs,早期诊断和治疗十分重要。多数 irAEs 经早期干预,预后较好。本例患者同时出现皮肤毒性和心脏毒性,这启示在临床工作中当患者出现一个系统 irAEs 时,要同时进行其他系统的相关检查及问诊,以便早期发现其他系统是否同时存在 irAEs,防患于未然。免疫治疗作为新兴的治疗方式在近 2 年发展迅速,但基层医院和其他科室往往对免疫治疗及其不良反应认识不足。因此,需要加强关于免疫治疗相关知识的普及工作,多学科联合诊治在 irAEs 的处理方面十分重要。

五、专家点评

纵观本案例,抗肿瘤治疗效果肯定,对于免疫治疗过程中出现的不良反应发现及时、处理得当。但在诊疗过程中仍有不足之处:

1. 活检是皮肤 irAEs 诊断的金标准,特别适用于难以确诊的患者。本例患者依从性差,拒绝行活检,因此是否为免疫治疗诱发的银屑病有待进一步病理证实。

2. 本例患者出现心脏症状后,仅行心电图及心肌酶谱、肌钙蛋白等检查,是否为免疫治疗相关心脏毒性证据不足,其他原发心脏疾病不能除外。应进一步完善心肌负荷实验、动态心电图、无创心脏磁共振等检查,为诊断提供更多证据。

3. 本例患者口服甲泼尼龙时间短,于皮损未见好转时便逐渐减量停药,而且当时未外用激素治疗,这是在治疗上的欠缺之处。外院按"银屑病"治疗效果不佳。关于后续治疗,仅给予外用激素是否合理,是否应当给予口服激素治疗仍有待进一步探讨。

案例 11 PD-1 抑制剂治疗胃癌致免疫相关皮肤不良反应

陈舒怡 寿柳梅 舒琦瑾

浙江省中医院

【摘要】1 例 62 岁男性患者,确诊胃神经内分泌癌,在省属三甲医院予卡瑞利珠单抗联合 XELOX 方案治疗 2 个周期后,出现口腔溃疡、双手红斑伴瘙痒等不良反应,停用卡培他滨后仍进展至全身红斑、皮疹,瘙痒难忍,严重影响睡眠,遵指南用药治疗后皮疹未见改善,为寻求进一步治疗而入院。患者全身多发斑丘疹,皮损约占全身体表面积的 75%,皮疹分级 3 级,瘙痒分级 3 级,予自研中药"皮炎宁"外敷患处,经 7d 治疗期及 9d 恢复期,患者皮疹分级降至 1 级,疗效满意,安全性好,患者出院。

一、病例简介

1. 主诉及现病史 患者,男性,62 岁。因"确诊胃癌近 3 个月,全身出现皮疹半月余"就诊。

2. 既往史 高血压病史 12 年,血压最高达 170/80mmHg,现口服氨氯地平 5mg 1 次/d,血压控制可。

3. 个人史 有吸烟史 40 余年,15 支 /d,已戒烟近 3 个月;有饮酒史 40 余年,500g 黄酒 /d,已戒酒半年。

4. 体格检查 全身皮肤见红色斑丘疹,色暗红,部分区域破溃伴清稀渗液,背部及臀部较密集,其余部位较稀疏,皮损约占全身体表面积的 75%。

5. 辅助检查

(1)全腹部 CT 增强(2019-10-01):胃窦部 - 十二指肠球部壁增厚伴肝门、腹腔及左肾动脉旁淋巴结肿大,考虑为恶性肿瘤,累及胰头部、胆总管、肝总动脉、胰十二指肠动脉及门静脉。

(2)胃镜病理(外院,2019-10-09):(十二指肠球部)高级别神经内分泌癌,3 级(小细胞癌)。免疫组化:CK(AE1/AE3)+,CK7(少量 +),CK20(−),CDX2(−),Syn(+),CgA(+),CD56(+),Ki-67(90%+),P53(+),P63(−)。基因检测:$KRAS$、$NRAS$、$BRAF$ 均为野生型。

(3)T 细胞 +NK 细胞 +B 细胞 +Treg:T 辅助(CD3$^+$CD4$^+$)百分数 46.22%,T 辅助 /T 抑制比值 2.10,B 细胞(CD19$^+$)百分数 3.41%。

6. 诊断分期及分子病理特征

(1)药物性皮炎,斑丘疹,3 级。

(2)胃(十二指肠球部)高级别神经内分泌癌,3 级(小细胞癌)(cT4bNxM0 ⅣA 期)。免疫组化:CK(AE1/AE3)(+),CK7(少量 +),CK20(−),CDX2(−),Syn(+),CgA(+),CD56(+),Ki-67(90%+),P53(+),P63(−)。基因检测:$KRAS$、$NRAS$、$BRAF$ 均为野生型。

二、治疗过程

(一)抗肿瘤治疗过程

2019-10-09,患者于外院行"奥沙利铂 200mg 静脉滴注 d1+ 卡培他滨 1.5g po 2 次 /d d1~d14"方案化疗,2019-11-06、2019-11-29 于原方案基础上联合卡瑞利珠单抗 200mg 静脉滴注 d1 治疗,过程均顺利。

(二)免疫相关皮肤不良反应诊治过程

2019-12-07,患者在无明显诱因下出现口腔溃疡、双手红斑伴瘙痒,停用卡培他滨后仍进展至全身红斑、皮疹,伴瘙痒难忍,严重影响睡眠,先后至省城多家三甲医院就诊,经激素、抗生素、中药口服及外用治疗后口腔溃疡好转,皮疹加重。

2020-01-02,患者为求进一步治疗入住我院。首先考虑为免疫相关皮肤不良反应。入院时,患者全身多发斑丘疹,色暗红,部分区域破溃伴清稀渗液,背部及臀部较密集,其余部位较稀疏,瘙痒难忍,夜间为甚,严重影响睡眠,皮损约占全身体表面积的 75%,皮疹分级 3 级,瘙痒分级 3 级。予自研中药"皮炎宁"外敷患处,2 次 /d,20min/ 次,详细记录患者症状体征并拍照留底。具体治疗及病情变化过程如下:

用药第 0 天:斑丘疹颜色鲜红,部分区域破溃伴少许清洗渗液,瘙痒难忍,影响睡眠,皮损约占全身体表面积的 75%,皮疹分级 3 级,瘙痒分级 3 级(图 2-1-19)。

用药第 3 天:斑丘疹颜色较前变暗,渗液减少,瘙痒与前相仿,仍影响睡眠,皮损约占全身体表面积的 75%,皮疹分级 3 级,瘙痒分级 3 级(图 2-1-20)。

用药第 5 天:斑丘疹颜色进一步变暗,部分结痂,无渗液,瘙痒较前减轻,基本不影响睡眠,皮损约占全身体表面积的 75%,皮疹分级 3 级,瘙痒分级 2 级(图 2-1-21)。

用药第 7 天(用药最后 1 天):斑丘疹颜色较前变淡,部分结痂脱落,瘙痒同前,基本不影响睡眠,皮损约占全身体表面积的 75%,皮疹分级 3 级,瘙痒分级 2 级(图 2-1-22)。

停止用药 7d 后:患者全身斑丘疹基本消退,大面积脱皮,新生皮肤完整,无新发皮疹及渗出,无明显瘙痒,皮损约占全身体表面积的 30%,皮疹分级 2 级,瘙痒分级 1 级(图 2-1-23)。

停止用药 9d 后:全身斑丘疹基本消退,脱皮面积进一步扩大,新生皮肤完整,无新发皮疹及渗出,无瘙痒,皮损约占全身体表面积的 10%,皮疹分级 1 级,瘙痒分级 0 级(图 2-1-24)。

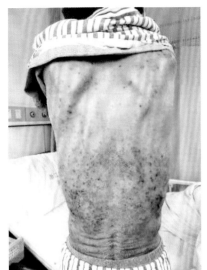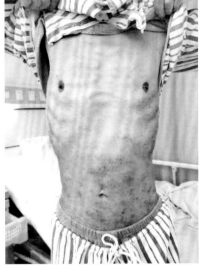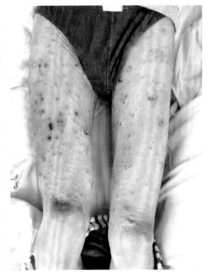

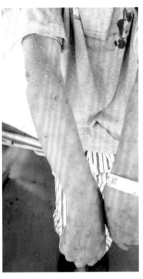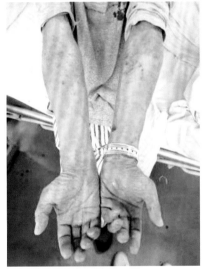

图 2-1-19　用药第 0 天皮肤不良反应表现

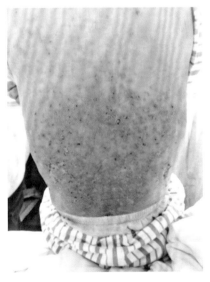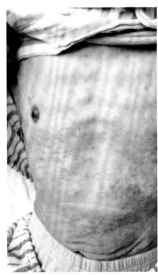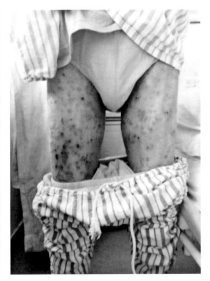

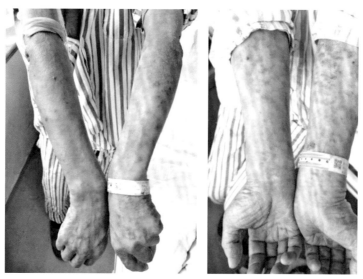

图 2-1-20　用药第 3 天皮肤不良反应表现

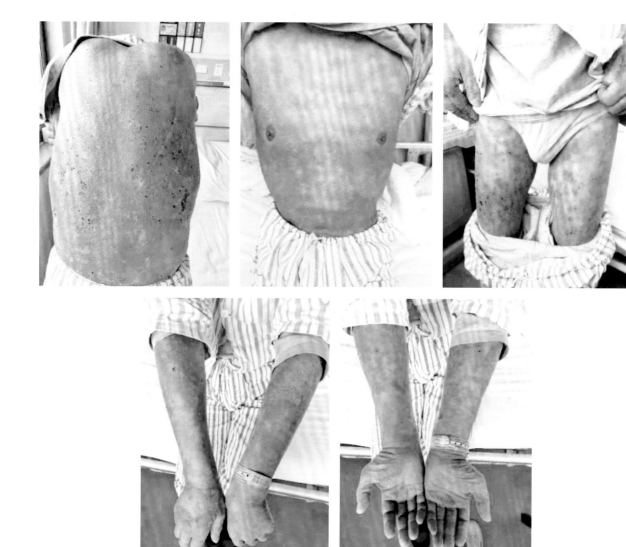

图 2-1-21　用药第 5 天皮肤不良反应表现

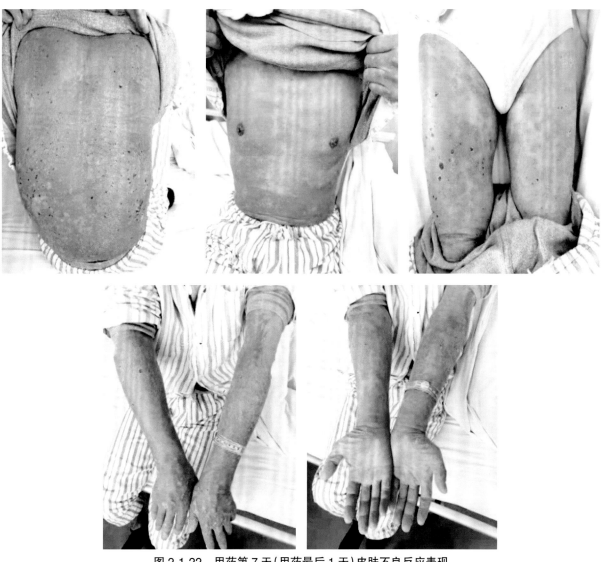

图 2-1-22　用药第 7 天（用药最后 1 天）皮肤不良反应表现

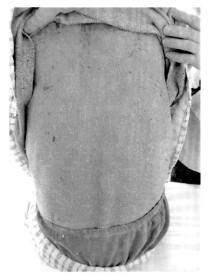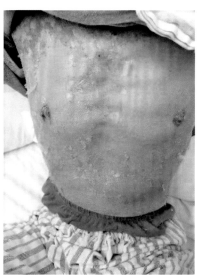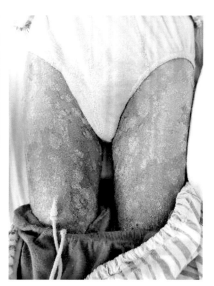

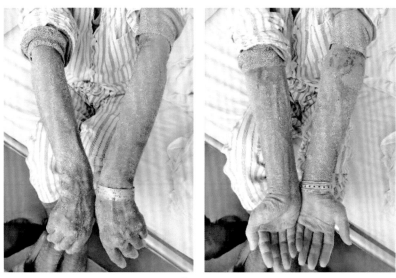

图 2-1-23　停止用药 7d 后皮肤不良反应表现

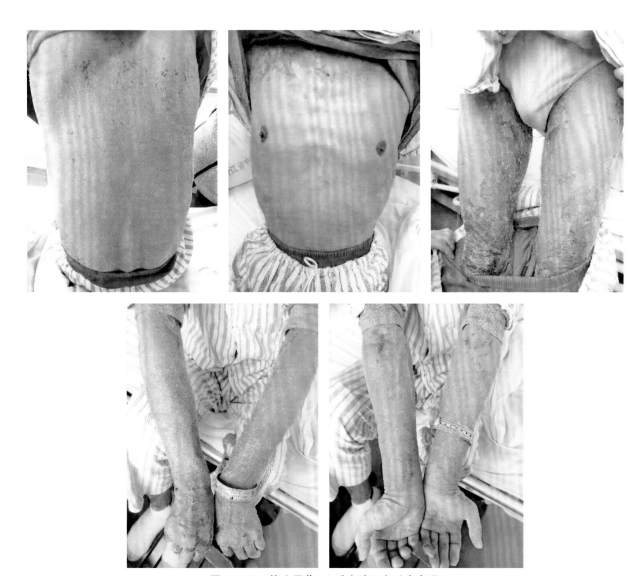

图 2-1-24　停止用药 9d 后皮肤不良反应表现

经 7d 的治疗期及 9d 的恢复期,患者出院。治疗过程中,患者未出现"皮炎宁"相关不良反应,治疗过程顺利。

三、临床思维与决策

在化疗联合免疫治疗第 2 个周期第 8 天,患者出现了皮肤不良反应,临床决策的难点是判断其病因是化疗药物、免疫相关用药,还是联用药物? 是否需暂停治疗? 如何治疗相关不良反应以使患者抗肿瘤治疗进程影响降到最低?

XELOX 方案中,奥沙利铂作为第三代铂类抗癌药,与前 2 代铂类药物相比,其主要不良反应为化疗引起的周围神经毒性,皮肤损伤少见;卡培他滨作为一种常用的口服氟尿嘧啶核苷类似物,不良反应多表现为腹泻、恶心、口腔炎等消化道症状,手足综合征(HFS)是其最常见的剂量限制皮肤毒性反应,主要表现为手足皮肤感觉异常,并伴有手足对称性疼痛红斑和水肿。本例患者的初始症状虽出现局限于双手的皮肤红斑,与 HFS 特征相似,但主要伴随症状为瘙痒,并无感觉异常,且停用卡培他滨并对症处理后仅口腔溃疡改善,皮肤损伤反而进展,直至全身红斑、皮疹,瘙痒难忍,严重影响睡眠。故初步判定皮损非卡培他滨所致,而为 PD-1 抑制剂引起的免疫相关不良反应。

PD-1 抑制剂引起的皮肤 irAEs 多为斑丘疹,以红斑性斑疹和丘疹为特征,主要分布在躯干和四肢近端,可伴有瘙痒、疼痛、皮肤干燥等,其发生中位时间为用药后 35d 左右,恢复的中位时间为 5 周。本例患者于 2019-11-06 起接受 PD-1 抑制剂治疗,2019-12-07(即第 32 天)出现皮疹,表现为全身多发斑丘疹,色暗红,伴严重瘙痒,背部及臀部较密集,其余部位较稀疏,皮疹出现的时间和特点均符合皮肤 irAEs。参考目前广泛使用的指南分级标准,本病例的皮损约占全身体表面积的 75%,可诊断为皮疹 3 级。根据 CTCAE 第 5 版中对皮肤瘙痒的分级,本例患者瘙痒难忍,夜间为甚,严重影响睡眠,分级为瘙痒 3 级。NCCN、ESMO 和 CSCO 等的权威临床指南推荐,当皮疹 3 级时,停用 PD-1 抑制剂,并根据皮疹情况局部或全身使用类固醇激素。本案例患者在入院治疗前,先后尝试指南推荐用药及中药等治疗,除口腔溃疡缓解外,其余症状反而加重。

根据中医理论,免疫检查点抑制剂引起的皮肤不良反应属"药毒疹"范畴,属阳证、风湿、热毒、血瘀所致。免疫检查点抑制剂四气属温,能调动机体残存正气与癌毒斗争,但因其温散之力较强,患者经免疫检查点抑制剂治疗后,正气亏虚,卫表不固,风湿热毒侵袭,壅滞皮肤,消耗阴津,加之免疫检查点抑制剂及其代谢产物积聚形成有形之邪,药毒内郁化热,湿热蕴蒸,瘀阻血脉,皮肤失养,形成本虚标实之证,脾虚为本,风湿、热毒为标,治宜扶正祛邪。"急则治其标,缓则治其本",因风湿、热毒严重影响抗肿瘤疗效,故可先治其标,治则以清热解毒、活血利湿、祛风止痒为主。因其皮疹发病部位表浅,"外治之药,亦内治之药",故尤其适宜中医局部外治。中医外治之药经皮肤或黏膜等吸收,直达病所,避免了肝脏首过效应及胃肠道影响,保证了局部用药浓度,不会对免疫检查点抑制剂代谢造成影响;同时相较于内服,外治更易被接受。

舒琦瑾教授及其团队在中医外治理论指导下自研"皮炎宁"治疗抗肿瘤药物引起的皮肤不良反应,经过前期小样本临床观察,对 EGFR-TKIs、PD-1 抑制剂等引起的 33 例 3 级皮疹患者予"皮炎宁"外敷,7d 内皮疹由 3 级降至 2 级的患者占 24.24%,由 3 级降至 1 级的患者占 48.48%,由 3 级降至 0 级的患者占 18.18%,未见相关不良反应。故对本病例予"皮炎宁"常规用药方案:外敷 7d,2 次 /d,20min/ 次。经 7d 治疗后,患者皮损颜色变淡,部分结痂脱落,皮疹 3 级,瘙痒级,基本不影响睡眠。随访至第 9 天,患者皮疹分级至 1 级,瘙痒分级降至 0 级,后出院。

四、经验与体会

经过长期探索,以免疫检查点抑制剂为代表的免疫治疗较传统疗法表现出了明显优势,从 2018-07 至今,已有多种 PD-1 抑制剂在临床应用。然而,免疫检查点抑制剂与其他抗肿瘤药物一样,在表现出明确疗效的同时,也会伴随出现各种各样与其作用机制相关的 irAEs。理论上,这种不良反应可发生于任何组织和器官,其中皮肤不良反应是最常见的 irAEs。接受 PD-1 抑制剂治疗的患者皮肤 irAEs 发生率为34%,甚至约20%的患者因严重的疹不得不停药,且已有威胁生命安全的报道。ESMO、NCCN和CSCO指南都对PD-1/PD-L1抑制剂引起的皮肤irAEs分级及治疗有详细描述。

本例患者在化疗联合免疫治疗的第2个周期第8天时,无明显诱因下出现双手红斑伴瘙痒,停用卡培他滨后手部症状未缓解,甚至进展为全身红斑、皮疹,在外院经激素、抗生素、中药口服及外用等治疗后,除口腔溃疡缓解外,其余症状均加重。需要关注以下问题:

1. 本案例的病因是什么?

本案例诊治过程中,从患者皮疹出现的时间(初次用药后第32天)、皮疹的特点(斑丘疹,伴瘙痒,躯干、四肢均有分布)及治疗效果来看,皮肤irAEs的诊断明确。中医理论认为,该病属"药毒疹"范畴,乃风湿、热毒、血瘀所致。患者经PD-1抑制剂治疗后,正气亏虚,卫表不固,风湿热毒侵袭,壅滞皮肤,消耗阴津,加之PD-1抑制剂及代谢产物积聚成邪,内郁化热,湿热蕴蒸,瘀阻血脉,郁于肌肤,致斑丘疹色红瘙痒。

2. 本案例的临床决策是否得当?

针对皮肤irAEs,经指南推荐用药如抗生素、激素等治疗近1个月后,患者症状反而加重。我科前期研究成果显示,"皮炎宁"治疗PD-1抑制剂等药物引起的3级皮疹疗效喜人,安全性好,故将该患者收治入院,予"皮炎宁"外敷,获得了满意的治疗效果,且无"皮炎宁"相关不良反应,决策及执行过程得当。

3. 从本案例能获得哪些经验及教训?

3级皮肤irAEs不仅影响患者的心理及生活自理能力,而且易进展为全身多部位的广泛感染,严重者甚至危及生命。由于此类患者无法按期完成抗肿瘤治疗疗程,削弱了治疗强度,降低了抗肿瘤疗效,临床医生须充分重视。3级皮肤irAEs治疗的现有共识往往涉及抗生素、激素等,长期使用易致机体处于免疫抑制状态,造成菌群失调,不利于抗肿瘤治疗,且现有研究结果显示疗效并不理想,因此运用中医中药外治优势保驾护航,确保抗肿瘤治疗强度,改善患者生活质量,意义深远。

五、专家点评

纵观本案例,患者抗肿瘤治疗irAEs处理得当,疗效满意,安全性好,以下方面值得进一步思考:

对于皮肤irAEs的治疗,国内外权威指南多涉及全身性类固醇类激素,但疗效并不肯定,患者仍饱受折磨,无法正常生活,且不利于抗肿瘤治疗。如何确保抗肿瘤治疗的强度、提高生存质量,是当下乃至未来一段时间内肿瘤康复与姑息治疗的热点与难点之一。

案例12 抗PD-1抗体治疗黏膜黑色素瘤致白癜风

王敬敬 姚 煜 田 涛 刘 娜
西安交通大学第一附属医院

【摘要】1例60岁男性患者,因右侧鼻腔黏膜黑色素瘤行手术根治治疗,术后行局部放疗,后提示病情进展,遂来院治疗。特瑞普利单抗联合阿昔替尼治疗第2个周期结束后,患者出现全身皮肤瘙痒,后逐渐出现皮肤色素脱失和睫毛白化,结合其既往病史,考虑为免疫相关性白癜风,予以抗过敏、止痒等对症处理,嘱其做好光保护措施。

一、病例简介

1. 主诉及现病史 患者,男性,60岁。因"确诊黏膜黑色素瘤10个月,发现淋巴结转移1周"就诊。

2. 既往史 无特殊。

3. 体格检查 一般情况良好,ECOG评分为0分,右侧颈部可触及多个花生大小肿大淋巴结,质硬,活动度差,与周围组织境界欠清,压痛阴性,鼻中隔向左偏曲,其余无特殊。

4. 辅助检查

(1)活检病理(2019-05-31):形态及免疫组化提示恶性黑色素瘤。

(2)术后病理(2019-06-12):术后病理(右鼻腔)低分化黏膜肿瘤,建议行免疫组化明确诊断。

(3)PET-CT(2020-03-10):右侧鼻甲缺如,双侧鼻腔、鼻中隔黏膜轻度增厚,未见明显葡萄糖代谢增高,多考虑为术后改变或炎性改变;颈2~5椎体水平右侧咽旁间隙、双侧胸锁乳突肌前、内侧多个肿大淋巴结,葡萄糖代谢异常增高,考虑为转移性病变。

5. 诊断分期及分子病理特征

(1)右侧鼻腔黏膜黑色素瘤伴多发淋巴结转移。

(2)分子病理特征:*BRAF*、*CKIT*、*NRAS*基因突变阴性。

二、治疗过程

1. 抗肿瘤治疗过程　排除治疗禁忌后,开始行一线特瑞普利单抗联合阿昔替尼治疗:于2020-03-18、2020-04-02行特瑞普利单抗(240mg d1,1次/2周)+阿昔替尼(5mg 2次/d)治疗。第2个周期治疗结束后,患者全身皮肤瘙痒难耐,无红斑及疱疹等,就诊于皮肤科门诊,结合病史,专科医生考虑瘙痒与抗肿瘤药物使用有关,予以抗过敏、止痒等对症处理后,症状缓解。

2020-04-22、2020-05-09,行第3、4个周期原方案治疗,疗效评估为PR。2020-05-27、2020-06-15、2020-07-03行后续特瑞普利单抗联合阿昔替尼治疗。

2. 免疫治疗不良反应诊治过程　第2个周期免疫治疗结束后,患者出现全身皮肤瘙痒,于皮肤科专科门诊就诊,考虑与抗肿瘤药物的使用相关,予以丙酸氟替卡松软膏(外用,2次/d)、枸地氯雷他定片(8.8mg,1次/d)、类人胶原蛋白敷料(外用,1次/d),后瘙痒症状缓解。患者返院行第3、4个周期治疗,治疗期间双手指间关节皮肤出现皮肤色素脱失,后逐渐出现颜面部、躯干及四肢皮肤色素缓慢脱失、睫毛白化(图2-1-25),主观无特殊不适;结合患者既往无白癜风病史,目前尚无文献报道阿昔替尼有皮肤毒性,故考虑皮肤及睫毛色素脱失为免疫相关性白癜风,嘱其积极做好光保护,密切观察随访。

三、临床思维与决策

白癜风是一种慢性自身免疫性疾病,它的特征是身体任何部位的皮肤色素脱失,在人群中平均发病率约为0.2%。有研究报道,Tregs抑制能力减弱导致T细胞过度激活攻击体内正常黑色素细胞,导致皮肤色素脱失。针对白癜风评估,临床上常采用两阶段评分法,即病情进展/稳定。其判定方法有很多,包括白癜风疾病活动评分、Koebner现象、伍德光照检查、临床特征和反射共聚焦显微镜诊断等。本例患者既往无白癜风、甲状腺炎或其他自身免疫性疾病的任何个人或家族史,在使用免疫治疗2个周期后,出现皮肤瘙痒,进而表现为全身皮肤色素脱失,以四肢及面部为著,且阿昔替尼在既往文献中尚未报道引起白癜风样皮肤毒性,综合患者病情,临床考虑为免疫相关白癜风。

一项针对Ⅲ~Ⅳ期黑色素瘤患者接受免疫治疗致使白癜风样皮肤毒性的荟萃分析结果显示,免疫治疗引起白癜风的发生与患者的PFS(HR=0.51,P<0.005)和总生存期(overall survival,OS)(HR=0.25,P<0.003)显著相关,且与未出现白癜风的患者相比,这些患者的疾病进展和死亡风险分别要低2~4倍。最新两项研究回顾亦表明,免疫治疗后出现白癜风的黑色素瘤患者有着更好的疗效和预后。并且有研究认为,免疫治疗相关性白癜风再色素化与疾病进展密切相关。关于这种现象的具体机制尚未明确,可能与黑色素细胞和黑色素瘤均具有被激活的免疫应答识别的共同抗原有关。

Bottlaender等回顾了189例接受PD-1治疗的转移性黑色素瘤患者的皮肤AE,结果表明,白癜风是常见的皮肤AE,其发病率为8.5%,并且它可以作为PD-1治疗肿瘤反应的预测指标,出现白癜风的患者有更好的OS。

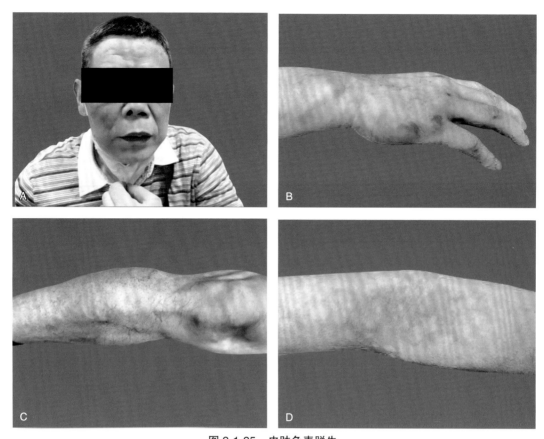

图 2-1-25 皮肤色素脱失

A. 面部色素脱失;B. 手背皮肤色素脱失;C. 下肢皮肤色素脱失;D. 上肢皮肤色素脱失。

此外,既往有白癜风病史的患者在使用免疫治疗后,白癜风病情可能从稳定期转为进展阶段,加速全身皮肤色素缺失。对于白癜风,除了光保护措施外,不需要做特殊治疗,并且在治疗结束后通常还会继续存在。

四、经验与体会

白癜风在使用免疫检查点抑制剂的患者中发生率较高,产生的原因可能与黑色素瘤细胞和正常黑色素细胞共有抗原在免疫治疗时发生交叉反应相关。多数病例的症状在治疗结束后数月出现,呈对称分布,并且它的出现与患者的良好预后相关。不良反应的早期识别及正确处理,不仅可以提高临床医生的警觉性,减缓患者症状,消除患者焦虑和恐惧情绪;还可以帮助医生对治疗效果做出预判,指导和调整下一步的治疗。本例患者在接受特瑞普利单抗联合阿昔替尼方案治疗 2 个周期后出现全身皮肤瘙痒及免疫相关性白癜风,经及时处理后症状缓解。需要关注以下问题:

1. 本案例的病因是什么?

本案例诊治过程中,患者经特瑞普利单抗联合阿昔替尼治疗后出现全身皮肤瘙痒,逐渐出现皮肤色素脱失和睫毛白化,而患者无白癜风病史,并且目前尚无相关文献报道阿昔替尼引起的皮肤毒性,故考虑诊断其白癜风为特瑞普利单抗所介导的免疫相关性白癜风。

2. 本案例的临床决策是否得当?

本例患者患右侧鼻腔黏膜黑色素瘤,经积极手术及术后放疗后复查 PET-CT 提示淋巴结转移,病情进展。尽管免疫检查点抑制剂的出现改善了晚期黑色素瘤患者的生存,但这主要表现在皮肤亚型黑色素瘤患者中,对于黏膜亚型患者则不明显。根据诊疗指南及国内外专家共识,给予本例患者特瑞普利单抗联合阿昔替尼治疗。患者在用药 2 个周期后出现皮肤瘙痒,嘱患者于皮肤科专科就诊,予以抗过敏、止痒等对症治疗。患者随后出现缓慢的皮肤色素脱失、睫毛白化。患者无白癜风病史,目前亦无阿昔替尼相关白癜风皮肤毒性报道,故首先考虑为免疫相关性白癜风,嘱其积极做好避光防晒,严密观察随访。期间,对患者进行疗效评估,示病情缓解;充分与患者及其家属详细告知病情后,继续行特瑞普利单抗联合阿昔替尼的治疗。整个治疗过程遵循指南规范。

3. 从本案例能获得哪些经验及教训?

在这个病例的诊治过程中,收获了以下经验教训:①免疫治疗的作用机制有异于化疗,所以不良反应发生、表现及严重程度也与化疗截然不同。管理免疫治疗不良反应需遵循以下原则:及时预防和评估,进行相关检查,积极采取对策。②有研究表明,免疫治疗后出现白癜风的黑色素瘤患者有较好的疗效和预后。本例患者治疗过程进行疗效评价,颈部肿大淋巴结消退,与既往研究结果一致。但也有文献报道,免疫相关性白癜风的消退可能是疾病进展的标志。因此,对于本病例仍需做进一步随访观察。

五、专家点评

纵观本案例,患者使用 2 个周期的特瑞普利单抗联合阿昔替尼治疗后出现 irAEs,在 irAEs 的早期识别及处理上遵循指南规范,然而也有以下问题需要进一步关注:

1. 白癜风常发生于使用抗 CTLA-4 或抗 PD-1 治疗过的黑色素瘤患者,而这种现象在其他瘤种很难见到。有荟萃分析显示,帕博利珠单抗和纳武利尤单抗的白癜风发生率分别为 8.3% 和 7.5%,相比而言伊匹木单抗(ipilimumab)所致白癜风的发生不常见。多数研究提示,白癜风多在免疫治疗后数月发生,最近有研究报道表示多发生于治疗后 7.5 个月,但具体发病时间还取决于瘤种、免疫检查点抑制剂类型和患者本身。本例患者在用药 2 个周期后出现瘙痒,之后出现白癜风,发生较早,是否免疫治疗联合血管内皮生长因子受体(vascular endothelial growth factor receptor,VEGFR)抑制剂的治疗促使白癜风提早出现,目前尚不清楚,需要更多研究来证实。

2. 本例患者出现症状后,采取对症处理,并继续行特瑞普利单抗联合阿昔替尼治疗,期间疗效评估为病情缓解。这与既往研究报道转移性恶性黑色素瘤患者免疫治疗后出现白癜风与良好预后密切相关这一结论一致。但免疫相关性白癜风能否作为其他瘤种免疫治疗良好预后的指标呢?目前尚无定论,缺乏大量实验证据验证。

以上问题尚待解答,同时也警示临床医生在处理 irAEs 的过程中,仔细观察、早期发现和正确管理。

六、述评

白癜风样色素缺失常发生在黏膜黑色素瘤免疫治疗患者中,在其他黏膜肿瘤中较为少见。针对这一免疫相关皮肤毒性,需要注意以下问题:

1. 首先辨别相关性　①与白癜风相比,免疫相关白癜风样病变通常在免疫治疗后数个月出现,部位常对称分布并与光暴露区域(面部、颈部、前臂或手)有关;其病变具有特定的脱色模式,即由多个斑点组成,向更大的斑块演变。此外,该脱色模式并没有提示与 Koebner 现象有关。②使用免疫治疗前应严格筛查患者的白癜风家族史、过早白发病史、甲状腺疾病或自身免疫性疾病史。告知这类患者如使用免疫治疗,可能会存在加剧相关病情进展的风险。

2. 激素对于免疫相关白癜风的有效性　激素治疗是否有效,目前尚不明确;若白癜风不影响患者生活,则治疗并非必需,但可以尝试局部类固醇或钙调神经磷酸酶抑制剂和光疗。

3. 对于这种皮肤毒性的处理　①基于 irAEs 的共识性指南和 CTCAE 报道,肿瘤科医生通常可以根据指南原则处理低级不良反应;但对于较严重的患者,应转至皮肤科进行诊断和处理。②如果非受光保护的皮肤有晒伤危险,则需要使用防晒霜,但不建议常规使用。

4. 免疫治疗后的白癜风与黑色素瘤患者较好的疗效与良好预后密切相关,而白癜风再色素化与疾病进展密切相关,所以在管理免疫相关白癜风时,需做到积极随访。

案例 13 伊匹木单抗治疗恶性黑色素瘤所致色素缺失

单宇鹏 康艳霞 闵 婕

空军军医大学唐都医院

【摘要】1 例 62 岁男性患者,确诊左足脚趾(第一趾)黑色素瘤,截趾术后复发转移,*BRAF* 野生型,分别于 2016-04-19 至 2016-06-22 给予伊匹木单抗注射液 3mg/kg 治疗 4 个周期,2016-06-12 发现双上肢、头皮可见多处斑丘疹,伴瘙痒,无渗液,评估免疫治疗相关不良反应,斑丘疹 1 级、皮肤瘙痒 1 级。口服氯雷他定治疗 3d,症状缓解。第 4 个周期伊匹木单抗给药后,斑丘疹消退处 2016-07-02 开始出现头皮及双上肢皮肤色素缺失(白癜风),2016-07-14 范围扩大至额头、颜面部及全身,评估免疫治疗相关不良反应,白癜风 3 级,同时发现肿瘤疾病进展,3 个月后白癜风范围停止扩大。患者于 2016-12-22 死亡。

一、病例简介

1. 主诉及现病史 患者于 2016-03-05 主因发现左足脚趾(第一趾)溃烂就诊,当地医院行病理活检提示恶性黑色素瘤,2016-03-16 行左足蹑指截趾术及腹股沟淋巴结清扫术,术后病理结果为恶性黑色素瘤。2016-03-17 复查 CT 提示右肺中叶,左侧髂血管旁转移瘤;基因检查提示 *BRAF* 野生型;诊断晚期恶性黑色素瘤,临床分期为 T3N2M1 Ⅳ 期。

2. 既往史 嗜酒 30 余年,250g/d。其余无特殊。

3. 体格检查 一般情况良好,ECOG 评分为 0 分,左足第一趾缺如,其余查体无特殊。

4. 辅助检查

(1)胸部增强 CT(2016-03-17):右肺中叶结节,考虑为转移瘤,右肺门淋巴结增大。

(2)腹部增强 CT(2016-04-12):左侧髂血管旁走行区多发结节影,考虑为转移瘤。

(3)送检基因检查提示:*BRAF* 野生型。

二、抗肿瘤治疗过程

患者参加临床研究治疗,入组伊匹木单抗单药治疗组,分别于 2016-04-19 接受伊匹木单抗注射液 216mg(72kg),2016-05-10 接受伊匹木单抗注射液 213mg(71kg),2016-05-31 接受伊匹木单抗注射液 211.5mg(70.5kg)3 个周期治疗,治疗期间无不良反应。

第 3 个周期用药结束后 12d,即 2016-06-12,发现双上肢、头皮可见多处红色斑丘疹,散在,部分融合团片状,伴瘙痒,无渗液,评估为免疫相关不良反应斑丘疹 1 级,皮肤瘙痒 1 级。对症给予口服氯雷他定,10mg/ 次,1d 后,症状迅速缓解,于 2016-06-17 皮疹及症状均全部消失,停止服用氯雷他定。患者于 2016-06-22 如期接受第 4 个周期伊匹木单抗单药治疗。给药后 12d,即 2016-07-02,患者开始出现头皮皮肤色素缺失,范围刚好与第 3 个周期治疗后斑丘疹病变处完全一致,后范围渐渐增大,最大范围 2cm×3cm 左右,但均在既往斑丘疹消退部位,不伴有任何其他症状,评估为免疫相关不良反应皮肤白癜风 1 级,未给予任何治疗。2016-07-11 第 5 个周期治疗前,按研究要求复查提示:右肺内转移瘤增大,新增肝转移病灶,右肺门淋巴结增大,评定疗效为 PD,根据临床研究要求停止应用伊匹木单抗治疗。出组后,患者拒绝继续抗肿瘤治疗。虽然停止免疫治疗,但患者皮肤白癜风进行性迅速增大。停止伊匹木单抗治疗后 25d(2016-07-14)复诊见白癜风范围扩散至双上肢、躯干,占体表面积 50% 以上,不伴有瘙痒、脱屑等任何不适症状,评估为免疫相关不良反应皮肤白癜风 3 级。患者拒绝皮肤活检及相关治疗。其后定期随访,自最后一次用药后 3 个月色素缺失部位范围未进行性扩大,但也无任何缓解(图 2-1-26)。患者于 2016-12-22 死亡(家属拒绝透露死亡原因)。

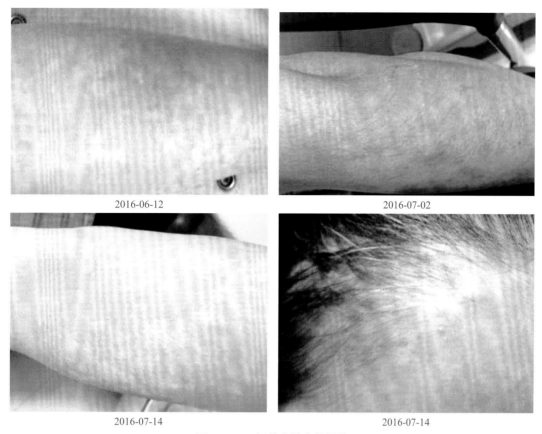

2016-06-12　　　　　　　　　　　2016-07-02

2016-07-14　　　　　　　　　　　2016-07-14

图 2-1-26　相关皮肤变化图片

1. 相关体征变化　应用伊匹木单抗注射液第 3 个周期治疗后,患者突然出现双上肢及头皮斑丘疹,色红,压之不褪色,边界清楚,散在多发,部分融合成团片状,高出皮肤,伴有瘙痒,无渗出,无发热、胸闷、气短等全身症状,经氯雷他定治疗后皮疹及瘙痒症状完全缓解。继续第 4 个周期治疗后 14d,逐渐自斑丘疹消退部位开始出现色素缺失,无瘙痒,范围扩大进展迅速,停用免疫治疗后依然进展,至最后一次用药后 3 个月色素缺失停止增大,后一直稳定,无消退缓解。

2. 免疫治疗不良反应诊治过程　患者于 2016-06-12 发现双上肢、头皮可见多处红色团片状斑丘疹,伴瘙痒,无渗液,经口服氯雷他定片治疗,症状缓解,2016-06-17 停用,2016-07-02 逐渐出现双上肢及头皮处白癜风,2016-07-14 范围扩大至额头颜面部,其后未行治疗。

三、临床思维与决策

治疗过程中,应密切观察治疗相关不良反应的发生情况。当患者出现皮疹、瘙痒时,根据既往临床试验数据(发生率为 28%~50%),首先考虑为药物相关不良反应,对症给予氯雷他定治疗,效果明显,症状缓解,末次应用伊匹木单抗注射液时间为 2016-06-22,2016-07-12 返院查体见病变范围扩大,颜色为瓷白色,无瘙痒、渗出,皮肤科会诊后临床诊断为白癜风(色素缺失在皮疹痊愈后可自行恢复,不会进行性增大)。多数白癜风可能与自身免疫机制有关。关于白癜风的治疗:皮肤受累面积小于体表面积 10% 的急性白癜风,外用中强效激素如卤米松等,可控制及阻断白斑扩大及增多;如白癜风进展迅速,可给予口服泼尼松等全身应用激素治疗,尽快控制病情,同时避免诱发因素,放松心情,防止暴晒等。患者拒绝后续抗肿瘤治疗,且因白癜风未影响正常生活(无不适症状,且患者自身对于外观无特别要求),拒绝外用卤米松等激素类药物治疗。后续电话随访,患者自诉自用药结束后 3 个月,白癜风未进行性扩大。

四、经验与体会

伊匹木单抗对 CTLA-4 的阻滞作用即是与 CTLA-4 结合,进而阻碍 CTLA-4 与配体的相互作用,从而增加 T 细胞的活化和增殖。白癜风为临床常见的色素脱失性疾病,由于皮肤、毛发中功能性黑色素细胞减少而发病,临床表现为边界清楚的乳白色斑片。目前白癜风的病因及发病机制尚未完全明确,可能与遗传、氧化应激、免疫异常等有关。细胞及体液免疫参与白癜风的发病及病情进展,T 淋巴细胞、单核 - 巨噬细胞、促炎因子及自身抗体等均在白癜风的发病中有一定作用。本例患者在接受免疫抑制剂抗肿瘤治疗情况下,出现了白癜风这种少见的不良反应。在管理病例进行免疫治疗的过程中,有以下体会:

1. 应用伊匹木单抗注射液治疗的常见不良反应包括皮肤瘙痒及斑丘疹,发生率为 25%~50%。本例患者用药后,评估不良反应为 1 级,应用氯雷他定后症状缓解,考虑对于伊匹木单抗注射液所引起的皮疹及瘙痒,抗组胺治疗为有效方法之一。

2. 伊匹木单抗注射治疗恶性黑色素瘤,在杀伤黑色素细胞的过程中,导致功能性黑色素细胞减少,从而导致白癜风的出现。这或许可以解释本病例白癜风的发病机制。

3. 伊匹木单抗导致 T 细胞的活化和增殖,进而增强细胞免疫,被损伤的黑色素细胞可再释放抗原,刺激机体产生更多的抗黑色素细胞抗体,使更多的黑色素细胞被破坏,因而形成恶性循环,导致大量黑色素细胞失活,从而在皮肤表面形成形态各异、大小不一的斑点,也就是白癜风。

五、专家点评

在既往临床研究中,伊匹木单抗最常见的不良反应为疲乏、腹泻、皮肤瘙痒、皮疹、结肠炎等;常见严重不良反应(≥3 级)为疲乏、腹泻、结肠炎、皮疹。白癜风病例报道并不多见,尤其像本例患者,白癜风的范围之大及发展速度之快更为少见。原发性皮肤白癜风是一种常见的黑色素紊乱导致皮肤色素缺失性皮肤病。既往有研究报道 CTLA-4 与白癜风易感性相关,表明该基因及其基因表达产物可能在白癜风的发病过程中起重要作用。*CTLA-4* 基因包括 4 个外显子,定位于染色体 2q33,与很多自身免疫性疾病,如 Graves 病、桥本甲状腺炎、系统性红斑狼疮等相关。CTLA-4 是免疫球蛋白超家族的一员,编码抑制 T 细胞信号转导的蛋白。多项研究证实其基因多态性现象与白癜风发病相关。因此,本例患者在应用抗 CTLA-4(即伊匹木单抗)治疗后迅速出现白癜风,应该与药物治疗有关,但因患者拒绝进一步诊疗,其发病机制目前还无法得到确认,不能明确是否与其自身基因多态性有关。

六、评述

CTLA-4 的作用是抑制 T 细胞免疫加速激活。抑制 CTLA-4,就有可能使 T 细胞大量增殖进而攻击肿瘤细胞,这就是免疫检查点抑制剂伊匹木单抗的作用机制。免疫相关性皮肤损害常见,本例患者出现斑丘疹 1 级、瘙痒 1 级时,应用抗组胺药物后迅速缓解,但在后续治疗中出现了斑丘疹皮损痊愈部位的白癜风,并迅速扩展至 3 级。患者拒绝进一步诊疗,故自然病程随访看见在停止用药 3 个月后白癜风才停止进展,并至死亡(6 个月后)无缓解。免疫相关不良反应虽然发生率较低,但是个体差异大,发生、缓解时间或程度都不可预估,并注意不良反应往往出现在多个部位、多个器官。因而在治疗中要进行全程管理,很多指南共识也推荐,不良反应随访应延续到治疗结束后 2 年。同时,在临床试验方案设计中,应重视不良反应生物标志物的探索。

案例 14　免疫相关的反应性毛细血管增生症

聂亮琴　饶创宙

中国科学院大学宁波华美医院

一、病例简介

1. 主诉及现病史　邬某某,男性,56 岁。2019-02 因"左肺癌术后 1 年余,胸闷半个月,咯血 1d"

就诊。

2. 病史摘要 患者于 2018-11-19 行支气管镜检查,提示左下叶基底段新生物,病理考虑为鳞癌,当时诊断为左肺鳞癌(cT3NxM0),给予 TP 方案(多西他赛 120mg d1+ 奈达铂 60mg d1~d2)诱导化疗 2 疗程后,排除手术禁忌,于 2019-01-18 行胸腔镜辅助下左肺下叶切除 + 淋巴结清扫术,术后再行 TP 方案辅助化疗 4 个疗程,过程中出现Ⅱ度白细胞减少。半个月前,患者出现胸闷、气短,活动后加重,休息可缓解,1d 前患者出现咯血 3 次,色鲜红,总量约 20mL,伴胸闷,休息后稍缓解。

3. 既往史及个人史

(1)发现冠状动脉粥样硬化性心脏病、冠状动脉肌桥 1 年余,平素每晨 1 次服阿司匹林 100mg(每晨 1 次)及阿托伐他汀钙片 20mg(每晚 1 次)治疗,后因咯血经心内科及肿瘤科会诊后停用阿司匹林。

(2)发现高血压病 1 年余,最高血压 170/105mmHg,规律服用苯磺酸左旋氨氯地平 5mg(每晨 1 次)降血压,血压波动于 120~140/80~100mmHg。

4. 查体 神志清楚,精神可,PS 评分为 1 分,营养风险无。全身浅表淋巴结未及肿大。左侧胸腔镜术后改变,愈合可。左下肺呼吸音低,右肺呼吸音正常,双肺未闻及明显干湿啰音。

5. 辅助检查 2020-02 胸部增强 CT:左肺下叶术后改变;食管中段局部管壁增厚,建议结合穿刺检查;左主支气管后壁结节影伴相应气管腔狭窄,首先考虑为恶性,建议行支气管镜检查。

2020-02-01 完善支气管镜活检:左主支气管新生物病理为肺鳞癌。

头颅 MRI、腹部 B 超、全身骨发射型计算机断层扫描(emission computed tomography,ECT)未见其他部位转移或占位。

6. 诊断 左肺鳞癌术后复发转移(肺、淋巴结)。

二、治疗过程

1. 2020-02-05 起,予卡瑞利珠单抗 200mg 静脉滴注 1 次 /2w 免疫治疗至今。

2. 经垂体后叶素 + 酚磺乙胺 + 氨甲环酸 + 蛇毒血凝酶强效止血治疗后,患者咯血症状好转,停用止血药后症状容易反复,停药后平均每天咯血 4~6 次,总量 20~50mL,无呕血、黑便。排除禁忌后,于2020-03-17 行支气管镜下高频电圈套联合氩气刀治疗。之后咯血症状好转。

3. 2020-04-27 至 2020-06-08 行胸部姑息性放疗,剂量拟 PTV Dt:60Gy/30fx。

三、不良反应监测

本例患者使用卡瑞利珠单抗后出现的反应性皮肤毛细血管增生症(RCCEP)较典型。RCCEP 发生在免疫治疗第 2 个疗程后,初为上肢散在 1~2mm 鲜红色圆形丘疹,后逐渐增大、增多,最大一枚直径约 1.5cm。其形态学特征逐渐发展为珍珠样、肿瘤样为主,边界清,无疼痛,范围逐渐累及患者头部、颜面及躯干(图 2-1-27)。患者在治疗期间未发生出血或溃疡;免疫治疗期间部分反应性毛细血管增生处缩小、颜色变浅。根据《卡瑞利珠单抗引起的反应性毛细血管增生症诊治专家共识》,将病变分级为 1~2 级,处理建议为避免抓挠或摩擦,注意保护局部皮肤清洁,随访观察即可,一般不需要特殊处理。

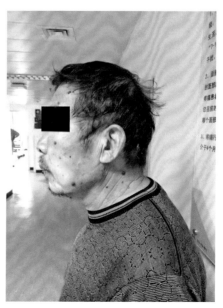

图 2-1-27 反应性皮肤毛细血管增生症表现

四、疗效评估

免疫治疗 4 个疗程、支气管镜下治疗后,患者咯血症状好转,胸闷症状改善,结合影像学表现,疗效评估为 PR,持续至今。

五、临床思维与决策

2019 年世界肺癌大会（World Conference on Lung Cancer，WCLC）上吴一龙教授表示，在既往接受过治疗的晚期 / 转移性非小细胞肺癌（non-small-cell lung carcinoma，NSCLC）患者中，与二线化疗的既往研究数据相比，卡瑞利珠单抗单药在客观反应率（objective response rate，ORR）、PFS 和 OS 上都有所提高。越来越多的研究表明，联合治疗可明显提高有效率。本例患者起初出现胸闷伴有咯血症状，单独使用免疫治疗 4 个疗程及最佳对症支持治疗后，咯血症状仍有反复，故行免疫联合支气管镜下介入治疗，一方面控制咯血症状，另一方面减少左主支气管内局部肿瘤负荷，从而达到"1+1>2"的效果。免疫治疗 6 个周期后，患者肿瘤退缩达到平台期。鉴于患者免疫治疗不良反应基本耐受，于是胸部加用局部放疗以达到更好的肿瘤控制作用。治疗过程中，患者症状缓解，影像评估达到 PR，且未出现 ≥ 3 级免疫相关不良反应。

六、经验与体会

目前国内外免疫检查点抑制剂种类繁多，免疫相关临床试验百花齐放。药物选择原则上按指南推荐用药，其次争取入组临床研究，同时也应该充分考虑药物可及性、患者经济实力以及个人意愿等，使整个诊疗过程更规范、更安全、更有效。本案例中，经综合考虑后，选择给予患者卡瑞利珠单抗单药，为超适应证用药，使用前应充分告知患者，使用时密切监测安全性及有效性。本案例中使用的卡瑞利珠单抗在淋巴瘤、鼻咽癌、食管癌、肺癌、肝癌等的临床研究中均已取得了很好的疗效，在不同癌种中的适应证也陆续获得国家药品监督管理局批准，但是该药在一线治疗晚期非小细胞肺癌中的疗效仍需要更多大型前瞻性研究进一步验证。

1. 免疫相关反应性皮肤毛细血管增生症（RCCEP）的发生机制是什么，如何处理？

本案例中，患者使用卡瑞利珠单抗后出现 RCCEP。该症是一种可预期、轻度且介于皮表、可逆的不良反应。目前其发生机制还不完全清楚，可能与激活 $CD4^+T$ 细胞有关，激活的 Th2 细胞分泌细胞因子促进巨噬细胞分化扩增，释放血管内表皮生长因子（vascular endothelial growth factor，VEGF）-A，刺激真皮层毛细血管内皮增生，产生 RCCEP。有研究表明，卡瑞利珠单抗联合阿帕替尼可显著降低 RCCEP 发生率。2020 年发表的一项针对卡瑞利珠单抗治疗复发性肝癌的 II 期临床研究表明，发生 RCCEP 患者的 ORR 明显优于未发生 RCCEP 患者（19.3% vs 5.6%），而且发生 RCCEP 的患者中位 PFS 和中位 OS 都更长。总体来说，医生和患者均需要关注卡瑞利珠单抗引起的 RCCEP，但也不必过分担心。一般来说，随访观察即可，≤ 3 级时均不需要特殊处理。值得注意的是，不同免疫治疗药物的不良反应大相径庭，在临床诊疗过程中要注意及时发现并尽早处理。

2. 如何改善免疫治疗有效率？

总体有效率不高一直是限制免疫治疗发展的难点。除了筛选合适的生物标志物外，在临床中还可以将免疫和多种治疗方式，如放疗、化疗、靶向药物等，联合应用以提高有效率。这也是未来探索免疫治疗的一个重要方向——通过不同的免疫联合治疗研究寻找最佳的联合治疗方式。本案例中采用了免疫联合介入、免疫联合放疗的治疗模式，并且取得了较好的疗效，且不良反应安全可控。

七、专家点评

作者言简意赅地介绍了本案例的病史、诊疗过程及不良反应，并结合大量文献资料，有理有据地展示了一幅临床诊疗思维导图；在经验与体会部分，将本案例的看点和学习点以提问的方式再次展现出来，查阅文献后提出了自己的思考，将问题延伸至案例之外——如何在保证安全、有效的前提下，寻找免疫与其他治疗方式的最佳组合方式。相信未来，会有更多的临床及基础研究来解答这些临床问题。

八、述评

免疫治疗为晚期肿瘤带来了革命性的改变。但在免疫检查点抑制剂带来持续、显著获益的同时，各式各样的安全性问题也接踵而至。因此,特殊人群筛查、影像检查、毒性分级对于管理不良反应至关重要。卡瑞利珠单抗的特殊不良反应——反应性皮肤毛细血管增生症具有轻度、可预期、可逆的特点,一般不需要处理。

参考文献

［1］ HAANEN JBAG, CARBONNEL F, ROBERT C, et al. Management of toxicities from immunotherapy: ESMO Clinical Practice Guidelines for diagnosis, treatment and follow-up [J]. Ann Oncol, 2017, 28 (suppl 4): iv119-iv142.

［2］ China Society of Clinical Oncology Guidelines Working Committee Editor-in-Chief. Guidelines for toxicity management related to immune checkpoint inhibitors [M]. Beijing: People's Medical Publishing House, 2019.

［3］ WEBER JS, HODI FS, WOLCHOK JD, et al. Safety profile of nivolumab monotherapy: a pooled analysis of patients with advanced melanoma [J]. J Clin Oncol, 2017, 35 (7): 785-792.

［4］ WU J, LACOUTURE ME. Pruritus associated with targeted anticancer therapies and their management [J]. Dermatol Clin, 2018, 36 (3): 315-324.

［5］ QUACH HT, DEWAN AK, DAVIS EJ, et al. Association of anti-programmed cell death 1 cutaneous toxic effects with outcomes in patients with advanced melanoma [J]. JAMA Oncol, 2019, 5 (6): 906-908.

［6］ GOLDINGER SM, STIEGER P, MEIER B, et al. Cytotoxic cutaneous adverse drug reactions during anti-PD-1 therapy [J]. Clin Cancer Res, 2016, 22 (16): 4023-4029.

［7］ 郑小娟, 程燕燕, 吴梅花, 等. 万古霉素致红人综合征的文献分析 [J]. 临床合理用药, 2019, 12 (3): 130-131.

［8］ PUZANOV I, DIAB A, ABDALLAH K, et al. Managing toxicities associated with immune checkpoint inhibitors: consensus recommendations from the Society for Immunotherapy of Cancer (SITC) Toxicity Management Working Group [J]. J Immunother Cancer, 2017, 5 (1): 95.

［9］ 周毅, 孙建国. 肿瘤免疫治疗引起免疫相关不良反应的若干思考 [J]. 医药导报, 2019, 38 (8): 1003-1011, 1017.

［10］ 胡琪, 于雪峰, 黎雨, 等. 免疫检查点抑制剂相关皮肤不良反应诊治建议 [J]. 中国肺癌杂志, 2019, 22 (10): 639-644.

［11］ BRAHMER JR, LACCHETTI C, SCHNEIDER BJ, et al. Management of immune-related adverse events immune checkpoint inhibitor therapy: American Society of Clinical Oncology Clinical Practice Guideline [J]. J Clin Oncol, 2018, 36 (17): 1714-1768.

［12］ PLACHOURI KM, VRYZAKI E, GEORGIOU S. Cutaneous adverse events of immune checkpoint inhibitors: A summarized overview [J]. Curr Drug Saf, 2019, 14 (1): 14-20.

［13］ HOFMANN L, FORSCHNER A, LOQUAI C, et al. Cutaneous, gastrointestinal, hepatic, endocrine, and renal side-effects of anti-PD-1 therapy [J]. Eur J Cancer, 2016, 60: 190-209.

［14］ HWANG SJE, CARLOS G, WAKADE D, et al. Cutaneous adverse events (AEs) of anti-programmed cell death (PD)-1 therapy in patients with metastatic melanoma: A single-institution cohort [J]. J Am Acad Dermatol, 2016, 74 (3): 455-461, e1.

［15］ GOLDINGER SM, STIEGER P, MEIER B, et al. Cytotoxic cutaneous adverse drug reactions during Anti-PD-1 therapy [J]. Clin Cancer Res, 2016, 22 (16): 4023-4029.

［16］ BRAHMER JR, LACCHETTI C, SCHNEIDER BJ, et al. Management of immune-related adverse events in patients treated with immune checkpoint inhibitor therapy: american society of clinical oncology clinical practice guideline [J]. J Clin Oncol, 2018, 36 (17): 1714-1768.

［17］ KUMAR V, CHAUDHARY N, GARG M, et al. Current diagnosis and management of immune related adverse events (irAEs) induced by immune checkpoint inhibitor therapy [J]. Front Pharmacol, 2017, 8: 49.

［18］ VILLADOLID J, AMIN A. Immune checkpoint inhibitors in clinical practice: update on management of immune-related toxicities [J]. Transl Lung Cancer Res, 2015, 4 (5): 560-575.

［19］ THOMPSON JA, SCHNEIDER BJ, BRAHMER J, et al. Management of immunotherapy-related toxicities, version 1. 2019 [J]. J Natl Compr Canc Netw, 2019, 17 (3): 255-289.

［20］ DE VELASCO G, BEX A, ALBIGES L, et al. Sequencing and combination of systemic therapy in metastatic renal cell carcinoma [J]. Eur Urol Oncol, 2019, 2 (5): 505-514.

［21］ SALATI M, PIFFERI M, BALDESSARI C, et al. Stevens-Johnson syndrome during nivolumab treatment of NSCLC [J]. Ann Oncol, 2018, 29 (1): 283-284.

［22］ SAW S, LEE HY, NG QS. Pembrolizumab-induced Stevens-Johnson syndrome in non-melanoma patients [J]. Eur J Cancer, 2017, 81: 237-239.

［23］ MIRZA S, HILL E, LUDLOW SP, et al. Checkpoint inhibitor-associated drug reaction with eosinophilia and systemic symptom syndrome [J]. Melanoma Res, 2017, 27 (3): 271-273.

［24］ NOMURA H, TAKAHASHI H, SUZUKI S, et al. Unexpected recalcitrant course of drug-induced erythema multiforme-like eruption and interstitial pneumonia sequentially occurring after nivolumab therapy [J]. J Dermatol, 2017, 44 (7): 818-821.

［25］ SARDY M, KOSTAKI D, VARGA R, et al. Comparative study of direct and indirect immunofluorescence and of bullous pemphigoid 180 and 230 enzyme-linked immunosorbent assays for diagnosis of bullous pemphigoid [J]. J Am Acad Dermatol, 2013, 69 (5): 748-753.

［26］ SCHMIDT E, ZILLIKENS D. Modern diagnosis of autoimmune blistering skin diseases [J]. Autoimmun Rev, 2010, 10 (2): 84-89.

［27］ JOLY P, ROUJEAU JC, BENICHOU J, et al. A comparison of oral and topical corticosteroids in patients with bullous pemphigoid [J]. N Engl J Med, 2002, 346 (5): 321-327.

［28］ MOREL P, GUILLAUME JC. Treatment of bullous pemphigoid with prednisolone only: 0. 75 mg/kg/day versus 1. 25 mg/kg/day. A multicenter randomized study [J]. Ann Dermatol Venereol, 1984, 111 (10): 925-928.

［29］ LOPEZ AT, KHANNA T, ANTONOV N, et al. A review of bullous pemphigoid associated with PD-1 and PD-L1 inhibitors [J]. Int J Dermatol, 2018, 57 (6): 664-669.

［30］ VILLADOLID J, AMIN A. Immune checkpoint inhibitors in clinical practice: update on management of immune-related toxicities [J]. Transl Lung Cancer Res, 2015, 4 (5): 560-575.

［31］ 聂芳芳, 付杰. 肿瘤免疫检查点抑制剂治疗不良反应及其治疗——皮肤 [J]. 中华放射肿瘤学杂志, 2018, 27 (3): 331-334.

［32］ THOMPSON JA, SCHNEIDER BJ, BRAHMER, et al. NCCN guidelines insights: management of immunotherapy-related toxicities, Version 1. 2020 [J]. J Natl Compr Canc Netw, 2020, 18 (3): 230-241.

［33］ YOKOYAMA S, MIYOSHI H, NISHI T, et al. Clinicopathologic and prognostic implications of programmed death ligand 1 expression in thymoma [J]. Ann Thorac Surg, 2016, 101 (4): 1361-1369.

［34］ ALLISON JP. Immune checkpoint blockade in cancer therapy: the 2015 lasker-debakey clinical medical research award [J]. JAMA, 2015, 314 (11): 1113-1114.

［35］ SHARMA P, ALLISON JP. The future of immune checkpoint therapy [J]. Science, 2015, 348 (6230): 56-61.

［36］ HAANEN JBAG, CARBONNEL F, ROBERT C, et al. Management of toxicities from immunotherapy: ESMO Clinical Practice Guidelines for diagnosis, treatment and follow-up [J]. Ann Oncol, 2018, 29 (suppl 4): iv264-iv266.

［37］ DOWNEY SG, KLAPPER JA, SMITH FO, et al. Prognostic factors related to clinical response in patients with metastatic melanoma treated by CTL-associated antigen-4 blockade [J]. Clin Cancer Res, 2007, 13 (22 Pt 1): 6681-6688.

［38］ BELUM VR, BENHURI B, POSTOW MA, et al. Characterisation and management of dermatologic adverse events to agents targeting the PD-1 receptor [J]. Eur J Cancer, 2016, 60: 12-25.

［39］ BERNER F, BOMZE D, DIEM S, et al. Association of checkpoint inhibitor-induced toxic effects with shared cancer and tissue antigens in non-small cell lung cancer [J]. JAMA Oncol, 2019, 5 (7): 1043-1047.

［40］ KATSUYA Y, FUJITA Y, HORINOUCHI H, et al. Immunohistochemical status of PD-L1 in thymoma and thymic carcinoma [J]. Lung Cancer, 2015, 88 (2): 154-159.

［41］ DARNELL EP, MOORADIAN MJ, BARUCH EN, et al. Immune-related adverse events (iraes): diagnosis, management, and clinical pearls [J]. Curr Oncol Rep, 2020, 22 (4): 39.

［42］ WANG LL, PATEL G, CHIESA-FUXENCH ZC, et al. Timing of onset of adverse cutaneous reactions associated with programmed cell death protein 1 inhibitor therapy [J]. JAMA Dermatol, 2018, 154 (9): 1057-1061.

［43］ SIBAUD V. Dermatologic Reactions to immune checkpoint inhibitors: skin toxicities and immunotherapy [J]. Am J Clin Dermatol, 2018, 19 (3): 345-361.

［44］ PASSAT T, TOUCHEFEU Y, GERVOIS N, et al. Physiopathological mechanisms of immune-related adverse events induced by anti-CTLA-4, anti-PD-1 and anti-PD-L1 antibodies in cancer treatment [J]. Bull Cancer, 2018, 105 (11): 1033-1041.

［45］PORCU M, DE SILVA P, SOLINAS C, et al. Immunotherapy associated pulmonary toxicity: biology behind clinical and radiological features [J]. Cancers (Basel), 2019, 11 (3): 305.

［46］TATTERSALL IW, LEVENTHAL JS. Cutaneous toxicities of immune checkpoint inhibitors: the role of the dermatologist [J]. Yale J Biol Med, 2020, 93 (1): 123-132.

［47］KENNEDY LB, SALAMA AKS. A review of cancer immunotherapy toxicity [J]. CA Cancer J Clin, 2020, 70 (2): 86-104.

［48］VOUDOURI D, NIKOLAOU V, LASCHOS K, et al., Anti-PD1/PDL1 induced psoriasis [J]. Curr Probl Cancer, 2017, 41 (6): 407-412.

［49］KUNIMASA K, ISEI T, NAKAMURA H, et al. Proliferative CD8+PD-1+T-cell infiltration in a pembrolizumab-induced cutaneous adverse reaction [J]. Invest New Drugs, 2018, 36 (6): 1138-1142.

［50］余杨, 路虹, 朱小翼. 免疫治疗相关皮肤毒性的护理研究进展 [J]. 护士进修杂志, 2018, 33 (19): 1751-1755.

［51］谭炜熔, 金钊, 王倩, 等. PD-1/PD-L1 抑制剂的中药性能探讨 [J]. 新中医, 2020, 52 (12): 206-208.

［52］广东省药学会. 免疫检查点抑制剂全程化药学服务指引 (2019 年版)[J]. 今日药学, 2020, 30 (5): 289-306.

［53］WEBER JS, HODI FS, WOLCHOK JD, et al. Safety profile of nivolumab monotherapy: a pooled analysis of patients with advanced melanoma [J]. J Clin Oncol, 2017, 35 (7): 785-792.

［54］SIBAUD V. Dermatologic reactions to immune checkpoint inhibitors: skin toxicities and immunotherapy [J]. Am J Clin Dermatol, 2018. 19 (3): 345-361.

［55］CURRY JL, TETZLAFF MT, NAGARAJAN P, et al. Diverse types of dermatologic toxicities from immune checkpoint blockade therapy [J]. J Cutan Pathol, 2017, 44 (2): 158-176.

［56］HUO J, LIU TB, HUAN YC, et al. Serum level of antioxidant vitamins and minerals in patients with vitiligo, a systematic review and meta-analysis [J]. J Trace Trace Elem Med Biol, 2020, 62: 126570.

［57］LIN M, ZHANG BX, SHEN N, et al. Regulatory T cells from active non-segmental vitiligo exhibit lower suppressive ability on CD8+CLA+ T cells [J]. Eur J Dermatol, 2014, 24 (6): 676-682.

［58］TEULINGS HE, LIMPENS J, JANSEN SN, et al. Vitiligo-like depigmentation in patients with stage Ⅲ - Ⅳ melanoma receiving immunotherapy and its association with survival: a systematic review and meta-analysis [J]. J Clin Oncol, 2015, 33 (7): 773-781.

［59］NAKANO E, TAKAHASHI A, NAMIKAWA K, et al. Correlation between cutaneous adverse events and prognosis in patients with melanoma treated with nivolumab: A single institutional retrospective study [J]. J Dermatol, 2020, 47 (6): 622-628.

［60］RAMONDETTA A, RIBERO S, CONTI L, et al. Clinical and pathological relevance of drug-induced vitiligo in patients treated for metastatic melanoma with anti-PD1 or BRAF/MEK inhibitors [J]. Acta Derm Venereologica, 2020, 100 (1): adv00001.

［61］BABAI S, VOISIN A, BERTIN C, et al. Occurrences and outcomes of immune checkpoint inhibitors-induced vitiligo in cancer patients: a retrospective cohort study [J]. Drug Safety, 2020, 43 (2): 111-117.

［62］BOTTLAENDER L, AMINI-ADLE M, MAUCORT-BOULCH D, et al. Cutaneous adverse events: a predictor of tumour response under anti-PD-1 therapy for metastatic melanoma, a cohort analysis of 189 patients [J]. J Eur Acad Dermatol Venereol, 2020, 34 (9): 2096-2105.

［63］XU Y, CAI Y, ZU J, et al. Aggravation of depigmentation for a non-small-cell lung cancer patient with pre-existing vitiligo using anti-programmed cell death-1 therapy: case report [J]. Immunotherapy, 2020, 12 (3): 175-181.

［64］SI L, ZHANG X, SHU Y, et al. A phase Ib study of pembrolizumab as second-line therapy for Chinese patient with advanced or metastatic melanoma (KEYNOTE-151)[J]. Transl Oncol, 2019, 12 (6): 828-835.

［65］SHENG X, YAN X, CHI Z, et al. Axitinib in combination with toripalimab, a humanized immunoglobulin g4 monoclonal antibody against programmed cell death-1, in Patients with metastatic mucosal melanoma: an open-label phase IB trial [J]. J Clin Oncol, 2019, 37 (32): 2987-2999.

［66］SIBAUD V, MEYER N, LAMANT L, et al. Dermatologic complications of anti-PD-1/PD-L1 immune checkpoint antibodies [J]. Curr Opin Oncol, 2016, 28 (4): 254-263.

［67］YIN ES, TOTONCHY MB, LEVENTHAL JS. Nivolumab-associated vitiligo-like depigmentation in a patient with acute myeloid leukemia: A novel fifinding [J]. JAAD Case Rep, 2017, 3 (2): 90-92.

［68］UENAMI T, HOSONO Y, ISHIJIMA M, et al. Vitiligo in a patient with lung adenocarcinoma treated with nivolumab: A case report [J]. Lung Cancer, 2017, 109: 42-44.

［69］ DAI J, BELUM VR, WU S, et al. Pigmentary changes in patients treated with targeted anticancer agents: A systematic review and meta-analysis [J]. J Am Acad Dermatol, 2017, 77 (5): 902-910, e2.

［70］ PATEL AB, PACHA O. Skin reactions to immune checkpoint inhibitors [J]. Adv Exp Med Biol, 2018, 995: 117-129.

［71］ HWANG SJE, FERNÁNDEZ-PEÑAS P. Adverse reactions to biologics: melanoma (ipilimumab, nivolumab, pembroli-zumab)[J]. Curr Probl Dermatol, 2018, 53: 82-92.

［72］ CARREAU NA, PAVLICK AC. Nivolumab and ipilimumab: immunotherapy for treatment of malignant mela-noma [J]. Future Oncol, 2019, 15 (4): 349-358.

［73］ LARKIN J, CHIARION-SILENI V, GONZALEZ R, et al. 5 year survival with combined nivolumab and ipilimumab in advanced melanoma [J]. N Engl J Med, 2019, 381 (16): 1535-1546.

［74］ SNYDER A, MAKAROV V, MERGHOUB T, et al. Genetic basis for clinical response to CTLA-4 blockade in mela-noma [J]. N Engl J Med, 2014, 371 (23): 2189-2199.

［75］ WOLCHOK JD, ROLLIN L, LARKIN J. Nivolumab and Ipilimumab in advanced melanoma [J]. N Engl J Med, 2017, 377 (25): 2503-2504.

［76］ ARENBERGER P, FIALOVA A, GKALPAKIOTIS S, et al. Melanoma antigens are biomarkers for ipilimumab response [J]. J Eur Acad Dermatol Venereol, 2017, 31 (2): 252-259.

［77］ SONG Y, WU J, CHEN X, et al. A Single-arm, multicenter, phase Ⅱ study of camrelizumab in relapsed or refractory classical hodgkin lymphoma [J]. Clin Cancer Res, 2019, 25 (24): 7363-7369.

［78］ LV JW, LI JY, LUO LN, et al. Comparative safety and efficacy of anti-PD-1 monotherapy, chemotherapy alone, and their combination therapy in advanced nasopharyngeal carcinoma: findings from recent advances in landmark trials [J]. J Immunother Cancer, 2019, 7 (1): 159.

［79］ HUANG J, XU J, CHEN Y, et al. Camrelizumab versus investigator's choice of chemotherapy as second-line therapy for advanced or metastatic oesophageal squamous cell carcinoma (ESCORT): a multicentre, randomised, open-label, phase 3 study [J]. Lancet Oncol, 2020, 21 (6): 832-842.

［80］ QIN S, REN Z, MENG Z, et al. Camrelizumab in patients with previously treated advanced hepatocellular carcinoma: a multicentre, open-label, parallel-group, randomised, phase 2 trial [J]. Lancet Oncol, 2020, 21 (4): 571-580.

［81］ LI W, WEI Z, YANG X, et al. Salvage therapy of reactive capillary hemangiomas: Apatinib alleviates the unique adverse events induced by camrelizumab in non-small cell lung cancer [J]. J Cancer Res Ther, 2019, 15 (7): 1624-1628.

［82］ WANG F, QIN S, SUN X, et al. Reactive cutaneous capillary endothelial proliferation in advanced hepatocel-lular carcinoma patients treated with camrelizumab: data derived from a multicenter phase 2 trial [J]. J Hematol Oncol, 2020, 13 (1): 47.

第二节　呼吸系统案例分析

案例1　免疫联合化放疗治疗老年晚期非小细胞肺癌致肺部间质性改变并死亡

王绍斌　兰芬　应英华　李雯
浙江大学医学院附属第二医院

【摘要】1例73岁女性Ⅳ期非小细胞肺癌患者,初始治疗为抗PD-1抗体联合CnP(白蛋白紫杉醇+卡铂)化疗方案治疗,在此期间进行同步髂骨转移灶放疗。4个周期后CT提示间质性肺炎较前进展,伴有胸闷,且渐加重。考虑为2级免疫相关性间质性肺炎,停用抗PD-1抗体,予以激素治疗。因化放疗后骨髓抑制明显,而新出现腰痛加重,予以白蛋白紫杉醇单药化疗并予以腰椎转移灶放疗。在放化疗期间患者胸闷、气短突然加重伴有发热,并发呼吸衰竭。CT 提示双肺间质性肺炎明显进展且合并感染。予以气管插管机械通气治疗,行支气管镜支气管肺泡灌洗基因检测提示耶氏肺孢子菌合并病毒感染。虽积极抗感染治疗,病情迅速恶化,最终因呼吸衰竭死亡。

一、病例简介

1. 主诉及现病史 患者,女性,73 岁。因"咳嗽 2 个月余"行胸部 CT 提示"右下肺癌伴两肺门、纵隔淋巴结转移,淋巴管转移,肺门血管受侵;两肺间质性肺炎"。肿瘤标志物:癌胚抗原(carcinoembryonic antigen,CEA)3.6ng/mL、糖类抗原 125(carbohydrate antigen125,CA125)72.3U/mL(↑)、CA211 7.6ng/mL(↑)、神经元特异性烯醇化酶(neuron specific enolase,NSE)34.0ng/mL(↑),全身骨显像:右侧肱骨中段、左侧髂骨翼骨代谢增强,考虑为骨转移可能性大;MRI 提示:两侧髂骨、左侧股骨近端病变,转移瘤的可能性大。右上臂病变,范围约 12.9mm×11.7mm×98.4mm,首先考虑为转移瘤。

2. 既往史 高血压病史 4 个月余,口服苯磺酸氨氯地平 5mg 1 次 /d 降压;10 年前阑尾炎手术史;其余无特殊。

3. 体格检查 ECOG 评分为 0 分,疼痛评分为 4 分,左侧髋部局部骨骼压痛明显。其余无特殊。

4. 诊断分期及分子病理特征

(1)非小细胞肺癌(NOS)(T3N2M1c,ⅣB 期)。

(2)(右中叶穿刺)见不典型细胞,结合免疫组化结果,考虑为非小细胞性低分化癌。免疫组化结果:ALK-Lung(−),ALK-Lung-NC(−),TTF-1(−),NapsinA(−),CK7(部分 +),CK20(部分 +),CK5/6(部分 +),P63(−),P40(−),CgA(−),Syn(−),CD56(−),CD45(LCA)(−),Ki-67(约 30%+),P53(+)。

(3)*EGFR*、*ALK*、*ROS-1*、*MET* 扩增阴性,*PTEN* 基因:G132D(外显子 5 突变),*TP53* 基因:S241P(外显子 3 突变);*TMB*:7.3Mut/M b;PD-L1 表达(DACO-22C3):28%。

二、治疗过程

(一)抗肿瘤治疗过程

排除禁忌,患者于 2019-04-09、2019-05-02、2019-06-09 行 3 个周期 CnP+ 抗 PD-1 抗体治疗。于 2019-04-11 至 2019-05-09 行髂骨放疗左髂骨转移区 PTV IMRT 40Gy/20F,右肱骨转移区 DT 40Gy/20F。2 个周期化疗后评估肺癌原发灶部分缓解(partial response,PR)。在此期间合并 3 度骨髓抑制,升白细胞治疗后好转。2019-07-10 复查,考虑为 2 级免疫相关性间质性肺炎;停用抗 PD-1 抗体单抗,予以白蛋白紫杉醇治疗 1 个周期。4 个周期化疗后 CT(2020-07-30)评估肺癌原发灶保持 PR,两肺间质性炎症较前相仿(图 2-2-1),但出现氧和降低,考虑为免疫相关性肺炎进展,加用激素治疗,继续白蛋白紫杉醇单药化疗。期间患者腰痛明显,行腰椎 MRI 提示:腰 1~ 腰 3 椎体、腰 5 椎体及其附件信号异常,考虑为转移,其中腰 5 椎体继发病理性骨折。放疗科会诊认为需要行腰椎放疗。

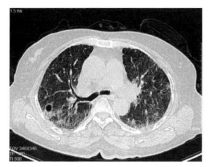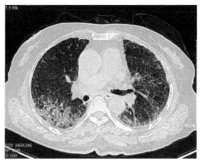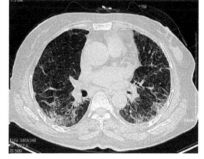

图 2-2-1 2019-07-30 肺部 CT

（二）免疫治疗不良反应诊治过程

1. 第一阶段：诊断考虑为免疫相关间质性肺炎　4个周期治疗后患者轻度咳嗽，无明显胸闷、气短，无发热及咳痰，血氧饱和度（pulse oxygen saturation，SpO_2）95%左右，随访肺部CT复查化疗有效，两肺间质性炎症较前进展。考虑为2级免疫相关性间质性肺炎，停用抗PD-1抗体。2019-07-30感活动后胸闷、气短，无发热及咳嗽咳痰，不吸氧时SpO_2 90%，考虑为免疫相关性肺炎进展，加用激素治疗，继续化疗。口服激素治疗半个月后氧和未明显改善，行CTPA示右下肺外基底段肺动脉分支显影稍浅淡。

2. 第二阶段：重症肺炎（耶氏肺孢子菌肺炎）　2019-09-03起患者出现发热，精神变差，胸闷、气短明显，夜间呼吸困难继续加重，SpO_2在鼻导管吸氧已不能维持至90%以上，活动后即达80%左右，改为储氧面罩吸氧，维持氧和90%以上。积极抗感染治疗，首选卡泊芬净50mg静脉滴注1次/d（首日70mg静脉滴注1次/d）联合复方磺胺甲噁唑（compound sulfamethoxazole，SMZco）口服1次/8h。T细胞亚群：辅助/诱导T细胞CD3⁺CD4⁺ 7.40%（↓），CD4淋巴细胞<200；气管镜：气管支气管黏膜光整，两侧支气管内少许分泌物，灌洗液混浊。BALF：六胺银染色检查到卡氏肺孢子菌，GM阴性，G 249pg/mL、X-pert阴性，培养（细菌＋真菌）阴性，BALF mNGS结果提示PCP 904copy，CMV（人巨细胞病毒）12copy，疱疹病毒α及7型分别为12copy、6copy。血常规：淋巴细胞绝对值持续下降（1.78×10^9/L → 0.93×10^9/L → 0.47×10^9/L）。结合临床诊断：严重细胞免疫抑制，PCP合并CMV、HHV感染。继续SMZco联合卡泊芬净，联合更昔洛韦及亚胺培南/西司他丁，丙种球蛋白，患者多次复查CT双肺渗出无明显好转（图2-2-2），患者治疗10d后呼吸衰竭加重，自动出院。

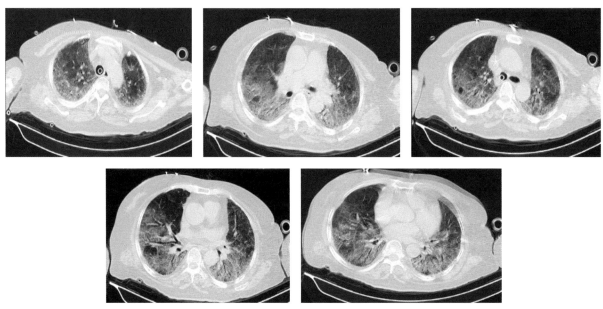

图 2-2-2　2019-09-05 肺部 CT

三、临床思维与决策

（一）第一阶段：免疫相关间质性肺炎

免疫检查点抑制剂在肿瘤中的使用给晚期肿瘤患者带来了新的希望。然而，由免疫检查点抑制剂激活的免疫系统，其中主要是T细胞免疫，可能攻击人体正常组织器官导致相应的免疫毒性反应产生，在肺部可引起免疫检查点抑制剂相关肺炎（checkpoint inhibitor pneumonitis，CIP）。

CIP是ICIs相关并发症的一种。CIP定义为在患者接受ICIs治疗后，胸部影像学出现新的浸润影，临床除外新的肺部感染或肿瘤进展等情况下，出现呼吸困难和/或其他呼吸体征/症状（包括咳嗽和活动后气短等）。临床试验报道的CIP发生率大多为3%~5%。Wang等最新的meta分析了125项研究的 18 715 例患者,均使用单药 PD-1 或 PD-L1 抑制剂治疗,其中 CIP 的发生率为 2.79%(95%CI 2.39%~3.23%),三级以上的 CIP 发生率为 0.67%(95%CI 0.50%~0.89%)。

CIP 高危人群包括:①接受 EGFR-TKI 联合 ICIs 治疗的驱动基因敏感突变阳性的 NSCLC 患者;②先前存在慢性阻塞性肺疾病(chronic obstructive pulmonary disease,COPD)、肺纤维化等,或目前存在肺部活动性感染的患者。多项研究均提示:肿瘤类型(尤其肺癌)、使用的 ICIs 种类(PD-1 抑制剂发生率较高而 PD-L1 抑制剂发生率较低)可能与 CIP 有关。

对于拟接受 ICIs 治疗的患者,建议完善胸部 CT,对于存在基础肺疾病,如慢性阻塞性肺疾病、肺间质纤维化者,或平时存在剧烈活动后气短者,应完善肺功能检查。对于女性患者存在基础肺间质疾病者,或影像学提示患者肺间质改变不符合典型的特发性肺纤维化者,建议筛查免疫指标,以排除自身免疫相关性疾病所引起的间质性肺炎。

本案例患者在治疗前肺部 CT 示两肺存在间质性肺炎,但因肺功能处于基本正常范围,故给予免疫检查点抑制剂联合化疗。2 周期的化疗 + 免疫联合治疗之后复查病灶明显缩小,阻塞性炎症及淋巴管转移好转,两肺间质性肺炎较前相仿;4 周期的化疗 + 免疫联合治疗后肺部 CT 示病灶继续缩小,但两肺间质性肺炎较前进展。对于基础肺间质改变患者,临床需更密切关注肿瘤治疗过程中间质性肺炎是否进展。此时患者轻度咳嗽,无明显胸闷、气短,无发热及咳痰,SpO_2 95% 左右。根据美国国家综合癌症网络(NCCN)指南以临床结合影像学进行分级,本例患者考虑为 2 级 CIP,停用抗 PD-1 抗体。目前对于诊断明确的 2 级及以上 CIP,具有临床症状者需开始激素治疗,1 级 CIP 可暂时观察,但如果临床出现进展,则应开始激素治疗。对于 2~3 级的 CIP,推荐使用 1~2mg/(kg·d)泼尼松的等效剂量激素治疗,可选择口服或静脉激素(泼尼松或甲泼尼龙),对于更严重者或急性病程者,首选静脉激素。

(二) 第二阶段,重症肺炎(耶氏肺孢子菌肺炎)

肺孢子菌肺炎(pneumocystis pneumonia,PCP)是由耶氏肺孢子菌(*Pneumocystis carlnii*,PC)引起的严重机会性感染。在反转录病毒治疗前,PCP 在 HIV 感染者中发病率高达 70%~80%,也是其重要死因。近年来,因器官移植、化疗、激素及细胞毒性药物的应用导致非 HIV 感染者的 PCP 发病率明显增高,病死率高达 30%~50%。

PCP 的临床表现无特异性,大部分患者以胸闷、气短、干咳、发热为首发表现,随着病情的进展,气短逐渐加重,尤其是活动后,可出现进行性呼吸困难,而肺部体征少,体征与症状的严重程度不成比例是该病的典型临床特点之一。胸部 CT 具有典型的影像特征,表现为双肺弥漫性磨玻璃影,部分可见网状及小结节影,小叶间隔增厚,局部肺渗出进展时可出现肺实变,而胸腔积液和纵隔淋巴结肿大少见。血液 $CD4^+$ 淋巴细胞计数小于 200/μL 是另一典型临床特点,且是临床诊断思维方向的指引。与 HIV 感染者 PCP 感染不同的是,非 HIV 感染者 PCP 起病急剧,发热,呼吸困难,短期内可迅速出现呼吸衰竭甚至需要机械通气治疗,病死率可达 50% 以上。PCP 的确诊依靠病原学检查。传统检查方法涂片六铵银染色检查是主要确诊方法。因 PCP 患者的痰少,常规痰标本涂片肺孢子菌检出率很低,可予诱导痰或行支气管肺泡灌洗(bronchoalveolar lavage,BAL)和支气管肺活检(transbronchial lung biopsy,TBLB);其敏感率可高达 90%~95%。近年来开展的痰肺孢子菌 PCR 检查明显提高了肺孢子菌的检出率,宏基因二代测序(metagenomic next generation sequencing,mNGS)的广泛开展进一步提升了肺孢子菌等特殊病原体诊断效率。

患者行 4 个周期治疗后 CT 提示间质性肺炎,伴有胸闷,逐渐加重。初始考虑为免疫相关性间质性肺炎,停用抗 PD-1 抗体,予以激素治疗。此时并无明显症状变化,血常规无明显淋巴细胞下降,因 CIP 与 PCP 在影像学有相似之处,初期间质性肺炎改变不典型等原因,诊断并未警惕到机会感染如 PCP 或 CMV 等。后因腰椎病灶疼痛,予以白蛋白紫杉醇单药化疗及腰椎转移灶放疗。后续的同步放化疗进一步降低患者免疫功能,在放化疗期间患者胸闷、气短突然加重伴有发热(2019-09-04),此时方警惕合并感染可能,特别是在动态监测患者血常规、CRP 之后发现患者淋巴细胞绝对值进行性降低,而 CRP 明显升高,已明确提示感染存在。临床特点符合放化疗后免疫功能低下患者 PCP 的特点。故此时经验性应用覆盖肺孢子菌药物 SMZco 是必要的。

四、经验与体会

免疫治疗是当今备受瞩目的新兴肿瘤治疗方式,尤其是 PD-1/PD-L1 免疫检查点抑制剂在肿瘤治疗中取得了突破性进展。PD-1 受体抑制剂所特有的不良反应即免疫相关不良反应(irAEs),可导致严重甚至致命性的后果。

本例患者在抗肿瘤治疗有效,但是患者因后续发生的重症肺炎付出了生命代价。原因是多方面的,需要关注以下问题:

1. 本案例间质性肺炎加重的病因是什么?

患者基线水平下即有间质性肺改变,属于 CIP 高危人群,因此在治疗过程中尤其需要密切关注 CIP 的发生。患者在初期治疗获得 PR 后,进一步诊疗引起肺部间质性改变加重,此时临床思维很容易联系的 irAEs 即 CIP,但在糖皮质激素治疗过程中,影像并未明显吸收缓解,因此患者可能此时已存在另外病因导致了肺间质性改变,临床常见的在放化疗期间所致免疫功能下降合并机会感染如 PCP、病毒性肺炎等在影像学上与 CIP 相似,由感染所导致的肺损伤此时可能已开始发生。此时距离最后确诊 PCP 尚有 1 个月余时间,是否在疾病初期具有行支气管镜、BAL 及 mNGS 等病原体检查指征,而不是继续接受再次化疗?

2. 本案例的临床决策是否得当?

在免疫联合化疗的基础上,因患者存在骨转移,且引起明显疼痛,进行肺外转移病灶放疗有明确适应证。问题是 ICIs 治疗中,同步放疗是否会加重 irAEs 的发生? 目前小样本临床试验已有初步揭示,ASCO2020 中 Ab9009 新辅助放疗 + 抗 PD-1 抗体巩固治疗可切除的 ⅢA 期非小细胞肺癌的 Ⅰ 期安全性和可行性研究提示,初期先入组的 10 例患者,分析 9 例接受上述放化疗 + 免疫治疗患者共发生 5 次 3 级及以上的 AE,1 例发生肺孢子虫病,1 例发生心搏骤停,其余 3 例分别为 CIP、急性肾损伤、结肠穿孔,过高的 AE 发生导致试验中断。回顾该患者诊疗过程,免疫联合化疗是该肺癌患者的优选方案,放疗是骨转移的明确适应证,都是符合临床诊疗规范。但是从患者整体来看,免疫联合放化疗三联同步治疗,存在较高 SAE 的风险。

3. 从本案例能获得哪些经验及教训?

临床上部分肺癌患者需要放化疗协同治疗,在多学科协作治疗中,缺乏 MDT 可导致患者治疗过度或不充分。治疗过程中,需要关注患者 PS 评分,只是一味追求治疗效果,未能充分保护患者;肿瘤治疗面对的是一个整体,肺癌尤其需要强调肺、癌同治,所谓治肺涵盖了改善肺功能、控制肺部感染、诊治其他各种治疗并发症如间质性肺炎和放射性肺炎,包括鉴别诊断。在 2019 年 5 月 *Clinical Lung Cancer* 报道了 2 例 ICIs 治疗后合并 PCP 的个案,在免疫治疗中出现肺部浸润,初期判断为 CIP,激素治疗后病情进展,待 CT 复查提示典型 PCP 改变后给予 SMZco 治疗,但均因呼吸衰竭加重引起死亡。作者认为:在长期免疫抑制的情况下,特别是在高危患者中,在因 CIP 而采用不同方案(包括激素)治疗过程中,应考虑预防 PCP。

五、专家点评

回顾患者诊疗过程,初期临床诊疗策略及中期诊疗策略调整、后期并发症处理均合理规范,但患者生存期短的原因还是需要从各方面分析原因:

1. 肺癌患者往往需要多学科协作治疗,在此过程中,规范 MDT 可为患者制订最合适的治疗方案,预防治疗不充分及过度治疗所带来的严重不良后果。患者 73 岁,系老龄患者,在一线治疗即免疫联合含铂双药方案化的基础上,加行骨放疗,增加了患者骨髓抑制和免疫抑制的风险,后期在患者出现免疫抑制及间质性肺炎时,仍进行同步放化疗,这进一步加重了患者免疫抑制进而合并肺部感染的风险。是否过度诊疗,值得商榷和进一步反思。

2. 患者基线存在肺部间质性改变,谨慎进行 ICIs 治疗是可行的,但需密切随访 CIP 等 irAEs 的发生。治疗过程中发生了间质性肺炎进展,因此需要激素治疗,由此在放化疗基础上进一步造成患者免疫抑制,此时应考虑预防 PCP 治疗。另外在鉴别诊断上需要更为慎重考虑:即在 CIP 初始激素处理后效果不佳时,应充分考虑患者的诊疗过程及患者免疫抑制状态,及时行免疫功能监测,并行气管镜、BALF 等手段进行病原学检查,明确潜在感染病原体(此方面也应是呼吸内科医生所擅长)。

六、述评

免疫检查点抑制剂联合化疗已成为驱动基因野生型、PD-L1 阴性的晚期非小细胞肺癌的优选治疗方案,相比传统化疗在 OS、PFS 及 ORR 均有明显获益。但在追求临床获益的同时,必须警惕可能发生的 irAEs,尤其在某些特殊人群,如老年人,合并精神障碍、基础疾病(如糖尿病、自身免疫性疾病等)的患者存在潜在的 ICIs 相关毒性。针对这部分人群,临床医生在必须治疗前与患者及家属充分反复沟通、权衡利弊,告知潜在的毒性风险。对于需要放疗的病灶,在 ICIs 治疗过程中,及时放疗固然重要,但可造成免疫相关性毒性尤其肺损伤加重;在化疗同时放疗同步可进一步降低患者自身免疫功能,造成机会感染的风险。本例患者在免疫联合放化疗期间发生 AE,初期临床医生判断为 irAEs 及 CIP,但在激素治疗中肺炎吸收不明显时应积极进行鉴别诊断,可能存在 CIP 及 PCP 合并的情况。此时的激素治疗进一步降低患者细胞免疫功能,在后期的放化疗期间患者感染症状凸显时进行诊治已处于被动状态,虽准确判断并明确诊断,但终因感染导致肺损伤过重,造成患者死亡。这值得临床医生深刻反思。

案例 2　抗 PD-1 单抗联合贝伐珠单抗治疗肝癌致弥漫性出血性肺泡炎并死亡

李晓燕

中国人民解放军总医院

【摘要】1 例 52 岁男性晚期肝细胞肝癌患者,行肝动脉栓塞灌注化疗,并接受抗 PD-1 单抗联合贝伐珠单抗治疗。胸部 CT 提示两肺间质为主的弥漫性改变,并发肝癌破裂出血及弥漫性肺泡出血。予生命支持 + 激素 + 丙种球蛋白 + 抗炎治疗 1 周余,患者病情持续恶化,且出血范围由双上叶支气管为主逐渐弥漫至双肺各段支气管,且出血逐渐由渗血变为血性分泌物持续流出。肺泡内出血逐渐加重,伴肺内活动性出血、气管插管内鲜血不断溢出,患者死于呼吸衰竭。

一、病例简介

1. 主诉及现病史　患者,男性,52 岁。因"体检发现肝脏多发占位伴腹腔多发占位 3 个月余",2017-10-11 腹部 CT 示:腹腔多发结节影,PET-CT 检查(2018-02-07):与 2017-03 PET-CT 检查比较:肝内新增多处低密度结节及团块,不同程度代谢,考虑为恶性,肝细胞肝癌可能性大;腹盆腔多发片状及结节状软组织密度病变,不同程度代谢,多考虑为转移。

2. 既往史　1993 年,于某医院经肾活检确诊为"系膜增生性肾小球肾炎",间断复查尿蛋白(++);2010 年发现肾性高血压,血压最高至 140/90mmHg,现口服奥美沙坦酯治疗中,血压控制在 110~120/60~80mmHg。2012 年发现肌酐升高,波动于 105~160μmol/L,间断口服中药治疗,中药成分不详。

3. 体格检查　ECOG 评分为 0 分。营养中等。贫血貌。其余无特殊。

4. 诊断分期及分子病理特征

(1)肝脏中分化癌,腹腔多发转移。

(2)慢性肾功能不全(CKD 3 期)。

(3)慢性肾炎综合征,系膜增生性肾炎。

(4)肝右叶病灶穿刺病理:(肝右叶高回声)中分化肝细胞肝癌。免疫组织化学(immunohisto-chemistry,IHC):PD-1(淋巴细胞+40%),PD-L1(22C3)(肿瘤细胞+2%,背景淋巴细胞+40%),MSH2(+85%),MSH6(+85%),MLH1(+80%),PMS2(+80%)。分子检测(世和基因):TMB:5.6个突变/Mb,前57.9%。

二、治疗过程

(一)抗肿瘤治疗过程

2018-02-12行肝动脉灌注化疗,于2018-02-27至2018-06-25行贝伐珠单抗及抗PD-1单抗治疗9个周期。甲胎蛋白(alpha-fetoprotein,AFP)由36 498.00μg/L降至2 084μg/L。期间复查疗效均评价SD。

(二)免疫治疗不良反应诊治过程

1. 第一阶段:免疫相关性肺炎诊治过程 2018-07-01(一线9个周期贝伐珠单抗+抗PD-1单抗治疗后C9D6)患者无明显诱因出现发热,体温最高38.4℃,当地肺部CT提示双肺多发磨玻璃影改变,考虑为免疫相关性肺炎,不除外肺部感染。2018-07-02于当地医院给予甲泼尼龙40mg/d静脉滴注及舒普深治疗1d,体温降至正常。2018-07-03我院复查肺部CT提示两肺多发磨玻璃影,结合临床及病史考虑为药物性肺损伤。继续静脉应用甲泼尼龙40mg/d(共4d),患者肺部磨玻璃影较外院影像变淡,患者未再发热,改口服甲泼尼龙片12mg/d,每2周逐渐减量。2018-08-21复查肺部CT示两肺多发磨玻璃灶,增大增多。但患者无不适,继续口服甲泼尼龙片4mg/d(图2-2-3)。

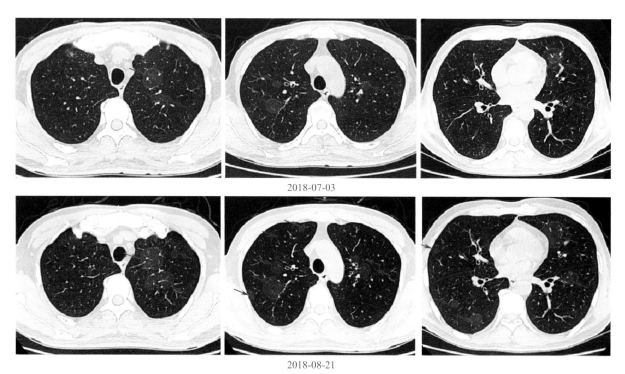

2018-07-03

2018-08-21

图2-2-3 免疫相关性肺炎激素治疗

考虑患者免疫相关性肺炎稳定,患者无相关临床症状,口服甲泼尼龙片治疗的同时继续原贝伐珠单抗+抗PD-1单抗治疗,予以10~11个周期治疗。治疗过程中AFP降至最低值784μg/L。

因患者慢性肾功能不全病史,肌酐逐渐升高,将贝伐珠单抗更换为仑伐替尼,于2018-08-24至2018-10-24行12~15个周期抗肿瘤治疗。

2. 第二阶段:弥漫性肺泡出血诊治过程 2018-10-25起无明显诱因出现发热,伴晨起咳嗽,无咳痰、咯血。2018-11-05复查肺部CT,考虑免疫相关性肺损伤加重,给予激素治疗,具体:甲泼尼龙80mg

1次/d连用5d,40mg 1次/d连用3d,20mg 1次/d连用5d 10mg 1次/d连用9d,然后减量为甲泼尼龙片4mg/d口服。应用激素治疗1d后发热消失,咳嗽逐渐消失。2018-11-26复查肺部CT提示双肺磨玻璃影消失(图2-2-4)。

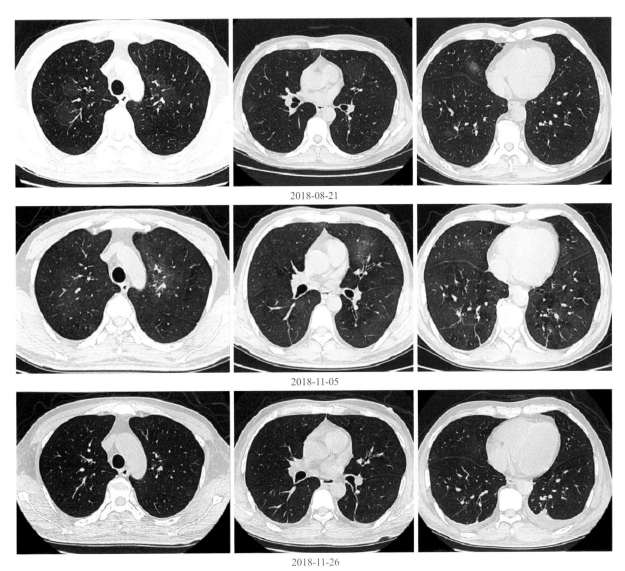

2018-08-21

2018-11-05

2018-11-26

图2-2-4 免疫相关性肺炎激素治疗

2018-11-28早晨出现腹痛、腹胀,逐渐加重,行诊断性腹穿引流出不凝血,血常规提示血红蛋白56g/L,明显下降。考虑为肝癌破裂出血,失血性休克代偿期。经验性行腹盆腔病灶供血动脉栓塞治疗,出血有所缓解。间断输注血制品,腹腔积液仍为淡粉色,考虑为肿瘤导致弥漫性渗血。

患者自2018-12-19起间断出现轻度胸闷,晨起为著,无发热、咳嗽、咳痰、咯血,复查肺部CT提示双肺散在斑片影,给予对症吸氧治疗。胸闷逐渐加重。2019-01-03复查肺部CT提示,与2018-12-19肺部CT比较:①两肺多发实性结节,较前进展,转移;②双肺感染,较前加重;③双侧胸腔积液,较前增多(图2-2-5)。

考虑免疫性相关性肺炎与肺部感染均不能除外,2019-01-04起给予激素+丙种球蛋白+抗炎治疗,具体用药:甲泼尼龙80mg 2次/d连用4d后减量为40mg 2次/d,丙种球蛋白20g 1次/d,同时给予美平+莫西+卡泊芬净治疗全覆盖抗感染治疗,引流双侧胸腔积液,积液清亮。患者呼吸困难症状无缓解,2019-01-08因呼吸衰竭气管插管,行气管镜检查,发现双肺多段支气管腔内新鲜血性分泌物持续溢出。以左肺上叶及右肺上叶为著,以右肺下叶最轻。考虑为弥漫性肺泡出血,免疫相关。给予加强静脉止血。同时支气管镜下向肺内局部注入甲泼尼龙、肾上腺素及凝血因子Ⅶa治疗,当时出血有所减轻。持续呼吸机辅助呼吸状况下患者氧饱和度逐渐下降,考虑为弥漫性肺泡出血导致,多次行气管镜检查,吸除气道腔内血性分泌物,同时局部注入药物治疗,当时出血有所缓解,但检查结束后4h左右氧饱和度又逐渐下降。再次气管镜检查发现双肺各段支气管腔内出血逐渐加重,且出血范围由双上叶支气管为主逐渐弥漫至双肺各段支气管,且出血逐渐由渗血变为血性分泌物持续流出。如图2-2-6所示,肺泡内出血逐渐加重。2019-01-12患者因肺内活动性出血,气管插管内鲜血不断溢出,死于呼吸衰竭。

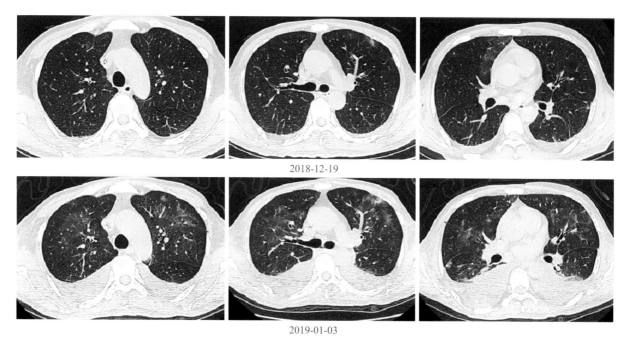

2018-12-19

2019-01-03

图 2-2-5　免疫相关性肺炎激素治疗

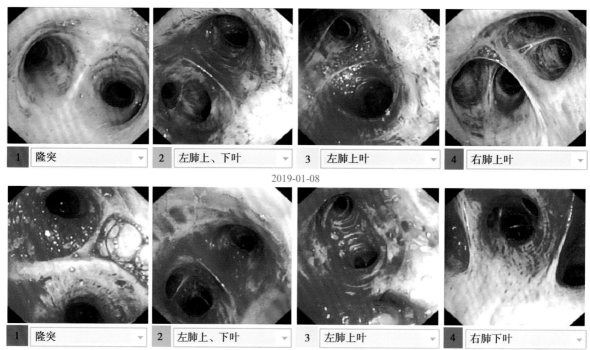

| 1 | 隆突 ▼ | 2 | 左肺上、下叶 ▼ | 3 | 左肺上叶 ▼ | 4 | 右肺上叶 ▼ |

2019-01-08

| 1 | 隆突 ▼ | 2 | 左肺上、下叶 ▼ | 3 | 左肺上叶 ▼ | 4 | 右肺下叶 ▼ |

2019-01-10　12:00

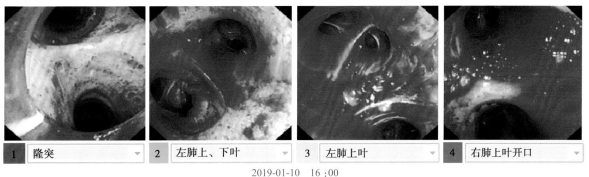

| 1 | 隆突 | 2 | 左肺上、下叶 | 3 | 左肺上叶 | 4 | 右肺上叶开口 |

2019-01-10　16：00

图 2-2-6　气管镜检查示弥漫性肺泡出血,逐渐加重

气管镜检查(2019-01-08):双肺多段支气管腔内新鲜血性分泌物持续溢出。以左肺上叶及右肺上叶为著,以右肺下叶最轻。主气管内未见血性分泌物。双肺各段支气管黏膜光滑、苍白,无肿胀及糜烂。

气管镜检查(2019-01-10):双肺多段支气管腔内出血加重,为新鲜血液持续流出。双肺上叶出血明显。左、右主气管及气管腔内均见血液流出。双肺各段支气管黏膜苍白,无其他异常。

三、临床思维与决策

(一) 第一阶段:免疫相关性肺炎

ICIs 相关性肺炎是常见的免疫相关不良反应,临床表现多样,常见的有咳嗽、气短,有时伴发热,或原有呼吸道症状加重,严重者可出现呼吸困难甚至快速进展为呼吸衰竭,是最常见的终止治疗的原因及治疗相关死亡的原因。肺部 CT 检查可见肺部相应影像学改变,常见影像学表现有:机化性肺炎(COP)、非特异性间质性肺炎(NSIP)、过敏性肺炎(hypersensitivity pneumonitis,HP)、急性间质性肺炎 / 急性呼吸窘迫综合征(acute interstitial pneumonitis/acuterespira-torydistresssyndrome,AIP/ARDS)等。ICIs 相关性肺炎的临床和影像学表现可能与普通肺炎、癌性淋巴管播散、癌症进展和弥漫性肺泡出血极为相似。通过肿瘤标志物、肿瘤影像学复查可评估肿瘤控制情况,有助于鉴别免疫相关性肺炎及肺部肿瘤进展或癌性淋巴管炎。通过有无发热、畏寒等症状,结合血常规、CRP、IL-6 及降钙素原等感染指标,有助于区分免疫相关性肺损伤及肺部感染,必要时可进行痰培养,气管镜下肺泡灌洗液获取病变部位的深部标本进行检测有助于明确有无肺部感染。对支气管肺泡灌洗液进行相关研究还有助于认识免疫相关性肺损伤的发生机制,以期能够对易发生免疫相关性肺损伤的患者进行预测。

本例患者在第 9 个周期贝伐珠单抗联合抗 PD-1 单抗治疗后出现咳嗽伴发热,肺部 CT 提示双肺多发磨玻璃影改变,病变边界清晰,与常见肺部感染不同,结合病史首先考虑为免疫相关性肺炎。考虑患者主要症状为轻度咳嗽,发热,无明显胸闷、气短,轻度影响日常活动,参考美国国立癌症研究所常见不良反应事件评价标准(CTCAE)第 4 版,患者可判定为 2 级肺炎。根据美国癌症免疫治疗协会(Society for Immunotherapy of Cancer,SITC)毒性管理工作组共识建议,2 级毒性处理为:暂停免疫检查点抑制剂,肺科会诊行支气管镜检查和支气管肺泡灌洗,考虑对非典型病变进行活检,开始甲泼尼龙 1mg/(kg·d)(静脉滴注或口服等效剂量)治疗。该患者症状轻微,拒绝行气管镜检查,给予 40mg/d 的激素治疗,咳嗽及发热症状消失,复查肺部 CT 提示双肺磨玻璃影变淡,但未消失。

本例患者该阶段治疗的思考点在于抗血管生成联合免疫治疗是否继续。免疫性肺损伤经激素治疗后症状消失,但影像学检查提示病变虽然变淡,但并未消失,还有变大趋势。在继续激素治疗相关性肺损伤的同时,进一步抗肿瘤是继续原方案还是更换治疗方案值得探讨。索拉非尼为晚期肝癌标准治疗选择,现有抗血管生成联合免疫治疗对疾病控制良好,且患者无明显主观不良反应,结合患者治疗意愿给予继续原方案治疗,定期复查肺部影像学了解免疫相关性肺损伤转归情况。最终患者共行 15 个周期治疗,PFS 达 7 个月,患者无免疫相关性肺炎以外的不良反应,从抗肿瘤治疗中获益。

(二) 第二阶段,弥漫性肺泡出血

本例患者在出现免疫相关性肺损伤后,长期口服激素治疗,但肺部影像学一直未见明显缓解。后于

2018-10-25 再次出现发热,复查肺部影像学可见双肺弥漫性磨玻璃影,影像学改变仍为磨玻璃影,但范围较前明显增大,累及全肺。此时需要判断肺炎的原因。从影像学看,病变性质仍为磨玻璃影,同原有免疫相关性肺损伤相似,只是边界变模糊,考虑为免疫相关性肺损伤加重的可能性大。但患者患病前即因肾炎长期间断口服激素,此次因免疫相关性肺损伤再次长期应用激素,抵抗力低下,是细菌、真菌、病毒感染的高危人群。亦不除外免疫相关性肺炎加重伴肺部感染。结合患者血常规等检验结果,首先考虑为免疫相关性肺炎,给予大剂量激素冲击治疗,21d 后复查影像提示双肺磨玻璃影消失,支持免疫相关性肺炎的诊断。

本例患者自 2018-12-19 起间断出现胸闷,时轻时重,复查肺部 CT 提示双肺散在斑片影,难以解释偶有胸闷症状的发生。胸闷症状加重,仍是间断发生,2019-01-03 肺部 CT 提示双肺多发结节及片状磨玻璃影。气管、支气管通畅,未见狭窄。叶间裂无增厚及移位。双侧胸腔内见液性密度影。现有影像学表现免疫相关性肺损伤及肺部感染均有可能。由于患者胸闷症状发生时严重,且肺部影像学表现与症状不符,考虑免疫相关性肺炎与肺部感染可能同时存在,预后差,因此在大剂量激素治疗的同时,积极寻找病原学,同时给予抗生素全覆盖治疗。但患者呼吸困难进展极快,呼吸衰竭后气管镜检查的结果出乎意料,但也解释了患者快速进展并发呼吸衰竭的原因。气管镜下可见弥漫性肺泡出血,双肺多段支气管血性分泌物持续渗出,提示患者呼吸困难为血性液体广泛淹没肺泡所致,但患者直至呼吸衰竭气管插管前从未有咯血甚至痰中带血,即使气管插管后吸痰也没有血性痰液吸出,加大了诊断难度。

四、经验与体会

本例患者为晚期肝癌,TACE 后接受贝伐珠单抗联合 PD-1 单抗联合治疗,PFS 达 7 个月,从抗肿瘤治疗中获益。但在全身抗肿瘤治疗 4 个月后即出现免疫相关性肺损伤,期间经激素治疗肺炎控制尚可,但最后因弥漫性肺泡出血导致的呼吸衰竭死亡。需要关注以下问题:

1. 本案例的病因是什么?

本案例诊治过程中,从肺部 CT、病程演变来看,免疫相关性肺损伤的诊断较为明确。最终经气管镜检查发现弥漫性肺泡出血,也是患者死亡的直接原因。

2. 本案例的临床决策是否得当?

在首次发现免疫相关性肺炎后,根据相关指南意见,肺炎分级为 2 级,给予激素治疗,症状得到控制。在权衡利弊后继续给予抗血管生成联合免疫治疗,使疾病控制时间达 7 个月,符合肝癌治疗转归,患者从治疗中获益。

在第二次发生免疫相关性肺炎时,考虑到疾病进展迅速,患者预后差,在病原学快速送检的同时,及时予抗生素(细菌、真菌)+ 激素 + 生命支持治疗。虽结局不佳,但决策及执行过程无明显过错。

3. 从本案例能获得哪些经验及教训?

免疫相关性肺损伤是最常见的免疫相关不良反应,结合肺部影像学检查、患者症状、必要时除外感染可明确诊断。在免疫治疗广泛应用后,我们在临床中已经积累了非常多的经验,能够及时识别并对免疫相关性肺炎进行治疗。该患者从第 1 次出现免疫相关性肺炎到死亡历时 7 个月,最终死于弥漫性出血性肺泡炎。回顾治疗过程中肺部损伤情况及对治疗的反应情况,可以发现,该患者在 2018-07-01 发现免疫相关性肺炎时,影像学表现即为出血性肺泡炎,存在特征性的圆形、类圆形磨玻璃样密度影,部分边界清晰,表现为"反晕征"。但该患者在整个病程中从未出现咯血或痰中带血,给临床诊断带来困难。

弥漫性出血性肺泡炎不同于常见的免疫相关性肺损伤,若控制不好可导致患者死亡,且病程进展快,需要及时诊断及治疗。弥漫性肺泡出血患者可以没有任何咯血甚至痰中带血丝,对临床疑诊的患者,通过气管镜支气管肺泡灌洗液中的含铁血红素细胞或镜下见的出血明确诊断。因此,对临床诊治中存在疑点的免疫相关性肺损伤,及时行气管镜检查很有必要。

4. 本案例患者既往合并慢性肾炎综合征系膜增生性肾炎,长期服用小剂量激素来控制慢性肾病。长期服用激素者免疫力相对低下,合并使用抗 PD-1 抗体,是否会加重免疫相关性肺炎,从而诱发感染并弥漫性肺泡出血？对于长期服用激素控制自身免疫性疾病者，应谨慎使用抗 PD-1 抗体。

五、专家点评

纵观本案例，临床决策、抗肿瘤及并发症治疗均无可非议。但患者临床结局不佳，应当从以下方面进一步思考：

1. 在免疫治疗方案对肿瘤起到了很好控制作用的前提下，发生 irAEs 的肿瘤患者，若 irAEs 经激素治疗后有所控制，但未能完全消失。这种情况下，如何权衡患者的风险及获益，决定继续原方案还是更换治疗方案抗肿瘤治疗，是个值得反复推敲的课题。

2. 同时本案例中，除了明确诊断的弥漫性出血性肺泡炎，患者在生命终末期出现了肾衰竭，分析原因可能是原有肾功能损伤基础上经历反复介入栓塞、长期抗生素治疗及缺氧等损伤，加重了肾功能损伤。因为 irAEs 往往涉及多个系统，患者是不是存在免疫引起的类 Goodpasture 综合征值得怀疑，因最后没有尸检结果不能确定。

六、述评

irAEs 可涉及人体各个器官及系统，临床表现多样，免疫相关性肺损伤最为常见，也是最常见的终止治疗的原因及治疗相关死亡的原因。明确的肺部影像学表现，除外肺部感染及肿瘤进展，可诊断免疫相关性肺损伤。但免疫相关性肺损伤病变影像学表现多样，病理学改变各异。现有治疗方案为根据患者症状进行分级，常用治疗方案有激素、免疫抑制剂及丙种球蛋白等，绝大多数免疫相关性肺损伤预后好。但对于常规治疗效果欠佳的免疫相关性肺损伤，进行气管镜检查，直观地了解肺内情况，同时获取支气管肺泡灌洗液，进行病原学检测可除外感染，进一步对肺泡灌洗液的研究有助于了解免疫相关性肺损伤患者发生的机制，以期寻找更换的治疗方法，并预测可能发生该类反应的人群，具有重要临床意义。

弥漫性肺泡出血是指持续的或间断的肺泡出血，原因可能为药物损伤、免疫反应或感染。临床表现常见贫血、低氧血症，可有痰血或咯血，但也有部分患者没有任何咯血。弥漫性肺泡出血进展快，预后差，若不能及时识别并进行治疗，常可导致患者死亡。已有多例报道免疫治疗引起弥漫性肺泡出血导致死亡，还有接受免疫治疗后因为弥漫性肺泡出血导致死亡的患者经尸检诊断为 Goodpasture 综合征，即肺出血-肾炎综合征，提示该类患者的免疫反应可能涉及身体多个系统的小血管。对于本病例既往合并自身免疫性疾病，如慢性肾炎综合征系膜增生性肾炎，而长期服用小剂量激素来控制慢性肾病。在长期服用激素的情况下去使用抗 PD-1/PD-L1 抗体，是否会加重免疫相关不良反应，如本案例中的免疫相关性肺炎，从而诱发混合性重度感染并弥漫性肺泡出血。因此需要长期服用激素控制的自身免疫性疾病，需谨慎推荐抗 PD-1/PD-L1 抗体免疫治疗。

案例 3　抗 PD-1 抗体治疗高龄肺癌致免疫相关性肠炎及重度肺炎

赵　晶　周秋曦　游　舟
四川省肿瘤医院

【摘要】1 例 75 岁男性Ⅳ期肺鳞癌患者，行颅脑左顶叶转移灶放疗，行抗 PD-1 抗体联合白蛋白紫杉醇治疗后立即出现反复发热、腹泻及气短症状，且呼吸困难进行性加重。1 周后胸部 CT 提示"双肺新增多发磨玻璃、斑片影"，考虑 3 级免疫相关性肺炎，合并细菌性肺炎不能排除，予生命支持＋足量糖皮质激素＋广谱抗生素治疗，患者未再发热，咳嗽、气短好转，激素逐渐减量，复查胸部 CT 提示肺内斑片病灶明显减少，病情好转后出院口服激素并逐渐减量。激素减量过程中患者再次出现发热、咳嗽、气短复发加重，复查胸部 CT 提示肺部炎性病灶明显复发加重，再次入院予糖皮质激素加量＋广谱抗生素治疗，患者未再发热，胸闷、气短缓解，多次送检痰病原学检查未查见细菌，肺泡灌洗 NGS 未查见病原，停用抗生素,复查胸部 CT 提示肺部炎症无减轻,不排除出现肺纤维化,目前继续激素治疗。

一、病例简介

1. 主诉及现病史　患者,男性,75 岁。因"肺鳞癌脑转移放疗后 3 个月,发热伴咳嗽 2 个月"入院。2019-09-06 VATS 右胸探查右上肺病变楔形切除 + 右上肺叶切除 + 淋巴结清扫 + 开胸肿瘤特殊治疗,术后病理:<右肺上叶包块>中分化鳞癌,所清扫淋巴结未查见癌。术后病理分期:pT2aN0M0,ⅠB 期。2020-03 患者复查 CT 提示左肾中叶肿瘤,左侧顶叶新增占位,考虑为转移;于 2020-03-24 行颅内转移病灶 IGRT 放疗,剂量:GTVpv 50Gy/10F,CTVpv 30Gy/10F。放疗后行抗 PD-1 抗体 + 白蛋白紫杉醇 4 个周期。治疗后出现反复发热,多为 38.2~38.5℃,伴间断腹泻,2~3 次 /d,具体不详,并逐渐感胸闷、气短。2020-04-24 胸部 CT 示:双肺新增多发磨玻璃、斑片状密度增高影。考虑患者为重症 4 级免疫相关性肺炎,予以甲泼尼龙 + 舒普深抗感染、无创呼吸机辅助呼吸,并予免疫球蛋白、预防性抗真菌治疗,患者症状逐渐好转。2020-05-15 复查 CT 提示肺内斑片状病灶明显减少,激素逐渐减量。2020-06-02 患者咳嗽、气短症状反复、加重,伴发热,以低 - 中热为主,具体不详,复查 CT 示:对比前片肺部渗出较前明显增多。遂再次予以甲泼尼龙 + 舒普深 + 伏立康唑口服预防性抗真菌治疗,2020-06-08 复查 CT 提示对比前片双肺渗出较前增多。

2. 既往史　高血压病史半年,口服苯磺酸氨氯地平 5mg 1 次 /d 降压,血压控制可。冠心病病史半年,口服阿托伐他汀调脂。糖尿病病史 1 个月余,皮下注射胰岛素降糖,血糖控制欠佳。自述对磺胺及"水杨酸类药物"过敏。

3. 体格检查　一般情况差,ECOG 评分为 3 分,疼痛评分为 0 分,双肺呼吸音清,下肺闻及湿啰音,其余无特殊。

4. 辅助检查

2020-04-24 胸部 CT(图 2-2-7A):双肺新增多发磨玻璃、斑片状密度增高影。

2020-05-15 经激素治疗后胸部 CT(图 2-2-7B):肺内斑片状病灶明显减少。

2020-06-02 患者病情反复后外院胸部 CT(图 2-2-7C):双肺多发磨玻璃、斑片状密度增高影,对比前片肺部渗出较前明显增多。

2020-06-08 外院复查胸部 CT(图 2-2-7D):双肺多发磨玻璃、斑片状密度增高影,对比前片双肺渗出较前增多。

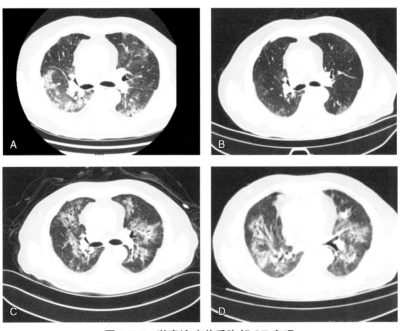

图 2-2-7　激素治疗前后胸部 CT 表现

5. 诊断分期及分子病理特征

(1) 右肺上叶中分化鳞状细胞癌术后 (pT2aN0M0 ⅠB 期) 复发。

(2) 颅内转移放疗后。

(3) 免疫性相关性肺炎。

二、治疗过程

(一) 免疫治疗的诊疗经过

患者 2019-09-06 行 "VATS 右胸探查右上肺病变楔形切除 + 右上肺叶切除 + 淋巴结清扫 + 胸腔粘连烙断 + 开胸肿瘤特殊治疗 + 肋间神经阻滞 + 术中使用止血闭合操作、右侧胸腔闭式引流术"。2020-03 复查 CT 发现左顶叶转移灶,排除放疗禁忌,2020-03-24 开始行颅内转移病灶图像引导下 IGRT 放疗,累计剂量:GTVpv 50Gy/10f/2w,CTVpv 30Gy/10f/2w。2020-04-17 第 1 个周期化疗及免疫治疗,方案:PD-1 抗体静脉滴注 d1+ 白蛋白紫杉醇 100mg 静脉滴注 d1、d8、d15。治疗后患者出现反复发热,多为 38.2~38.5℃,间断伴腹泻,2~3 次 /d,具体不详,并逐渐感胸闷、气短。

(二) 免疫治疗不良反应诊治过程

化疗后患者出现反复发热,多为 38.2~38.5℃,间断伴腹泻,2~3 次 /d,具体不详,并逐渐感胸闷、气短;2020-04-24 胸部 CT 提示双肺新增多发磨玻璃、斑片状密度增高影,考虑患者出现重症免疫相关性肺炎,予以甲泼尼龙(140mg 1 次 /d)抗炎治疗,予舒普深 3g q8h 抗感染、无创呼吸机辅助呼吸,并予免疫球蛋白、预防性抗真菌治疗(具体不详),患者症状逐渐好转,复查高分辨率 CT 提示肺内斑片状病灶明显减少。

院外继续口服泼尼松,2020-05-23 至 2020-05-29 口服泼尼松 65mg 1 次 /d,2020-05-30 至 2020-06-01 口服泼尼松 40mg 1 次 /d。2020-06-02 患者自觉胸闷、气短症状较前加重,伴发热,以低 - 中热为主。复查 CT 示肺部渗出较前明显增多。患者再次接受甲泼尼龙 80mg 1 次 /d、舒普深 3.0g 1 次 /8h、伏立康唑口服预防性抗真菌治疗,2020-06-08 复查胸部 CT 提示双肺多发磨玻璃、斑片状密度增高影较前增多,渗出较前明显。2020-06-10 予以甲泼尼龙 40mg 1 次 /d 治疗免疫性肺炎、经验性使用卡泊芬净抗真菌治疗、舒普深联合克林霉素广覆盖抗感染治疗(图 2-2-8)。行肺泡灌洗、灌洗液送检 NGS 未查出确切病原体,故停卡泊芬净抗、舒普深及克林霉素,仅给予甲泼尼龙 40mg 静脉滴注 1 次 /d 抗炎及祛痰等对症支持治疗。2020-06-17 胸部 CT 平扫提示:右残肺及左肺多发模糊斑片及片状密度增高影较前好转(图 2-2-9)。继续予糖皮质激素治疗。患者咳嗽、气短较入院前好转,无发热等不适。查体:双肺闻及湿啰音,较入院时变化不明显,未闻及明显哮鸣音。

治疗时间轴

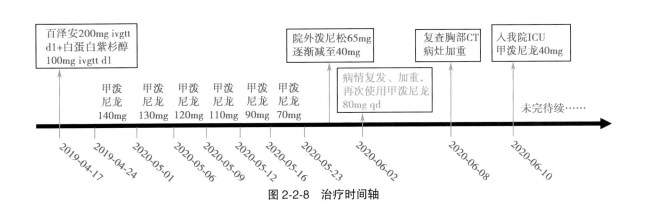

图 2-2-8　治疗时间轴

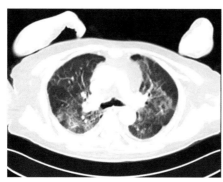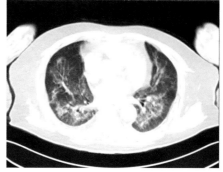

图 2-2-9　2020-06-17 我院胸部 CT 平扫提示：
右残肺及左肺多发模糊斑片及片状密度增高影

三、临床思维与决策

1. 免疫相关性肺炎　2019 年 CSCO 指南指出，免疫相关性肺炎是一种罕见但有致命威胁的严重不良反应，临床研究的数据显示，接受 PD-1/PD-L1 抑制剂治疗的患者，肺炎发生率小于 5%，3 级以上的肺炎发生率 0%~1.5%。免疫相关性肺炎多发生于启动免疫治疗后 6~8 周，本例患者输注第一次抗 PD-1 抗体当天即出现发热症状，继而出现咳嗽、咳少量痰，输注 1 周后胸部 CT 即出现双肺大片斑片影、磨玻璃影，累及 50% 以上肺叶，患者免疫抑制剂 + 化学治疗后，抵抗力低下，是细菌、真菌、病毒感染的高危人群，给予广谱抗生素及无创呼吸机辅助通气等对症支持治疗，同时考虑给患者使用 PD-1 抑制剂后，免疫性肺炎不能排除，给予足量糖皮质激素［2mg/（kg·d）］抗炎治疗，病情逐渐好转，氧合改善。2020-05-15 复查胸部影像学提示双肺磨玻璃影及斑片渗出影明显好转，均提示考虑为免疫相关性肺炎的决策是正确的。

根据指南，患者满足以下症状：严重的新发症状，累及所有肺叶或>50% 肺实质，个人自理能力受限，吸氧，需住院治疗，故其肺毒性分级考虑为 G3，CSCO 指南建议静脉滴注甲泼尼龙［2mg/（kg·d）］，酌情行肺通气治疗；激素治疗 48h 后，若临床症状改善，继续治疗至症状改善至 ≤G1，然后在 4~6 周内逐步减量；若无明显改善，可考虑接受英夫利西单抗静脉滴注或吗啡麦考酚，或静脉注射免疫球蛋白。NCCN 指南同样提到：支气管镜检查支气管肺泡灌洗（BAL）可用于排除感染和肿瘤肺浸润。

本例患者在 2020-04-24 首次激素治疗时使用足量 140mg 1 次 /d 2mg/（kg·d），治疗效果可，48h 内症状有所改善，但在治疗 1 周后开始减量，5 周后减量至约 90mg 1 次 /d。2020-06-02 病情反复后，激素加量至 80mg 1 次 /d，效果不佳后入我院。入院后完善 BALF 液 NGS 检查，未查到确切病原体，排除感染可能后停抗生素，目前患者使用甲泼尼龙 40mg 1 次 /d 抗炎，咳嗽、咳痰、气短症状有所改善，血气分析提示氧合明显改善，但影像学吸收不明显，且合并部分肺间质纤维化，是否还要使用英夫利西单抗（5mg/kg）静脉滴注或吗啡麦考酚酯等药物，有待进一步商榷。

2. 免疫性肠炎　本例患者在首次使用 PD-1 抑制剂后出现呼吸系统症状，同时合并腹泻，2~3 次 /d，是否存在合并免疫性肠炎情况，激素治疗后呼吸系统症状好转的同时腹泻也有所好转。遗憾的是因患者当时一般情况差，且以呼吸系统症状为重为主，未进一步行肠镜或腹部增强 CT 等辅助检查证实。今后临床工作中需要密切关注同时合并两种以上免疫相关不良反应病例。

四、经验与体会

1. 随着免疫治疗在临床中更广泛的使用，临床医生需对 irAEs 有更多的认识及敏锐力，尤其针对某些不典型的病例。例如本例患者出现症状时间仅在首次使用 1 周内，并不是临床常见的首次治疗后 6~8 周出现不良反应，故临床工作中对免疫相关不良反应的预防、教育、监测等尤为重要。

2. 指南推荐，G2 级以上肺炎，暂停 ICIs 治疗，直至降至 ≤G1 静脉滴注甲泼尼龙，1~2mg/（kg·d），治疗 48~72h 后，若症状改善，激素在 4~6 周内按照每周 5~10mg 逐步减量；本例患者激素减量过程中稍快，启用激素 1 周后开始减量，后病情反复再加用激素效果差。所以在进行激素减量时，需要缓慢地逐渐减量,避免肺炎病情反弹。

3. 患者系 76 岁高龄,化疗及免疫治疗 1 个周期后出现严重毒副作用,严重影响生活质量,甚至影响生存时间,此类患者在肿瘤的积极治疗及毒副作用之间如何权衡利弊,有待进一步探索。

案例 4　抗 PD-1 抗体治疗肺癌致免疫相关性间质性肺炎致死

曹　卓　龚易莎　徐存来　尹章勇
丽水市人民医院

【摘要】1 例 64 岁男性ⅢC 期肺鳞癌患者,先后予 4 个周期吉西他滨(gemcitabine)＋铂类(GP)方案化疗及放疗联合同步 TP 方案化疗治疗。后因患者骨髓抑制明显拒绝化疗,予抗 PD-1 抗体治疗。第 1 个周期治疗后,患者出现咳嗽、咳痰,伴活动后胸闷、气短,胸部 CT 提示两肺间质弥漫性病变,随后患者胸闷、气短明显加重,两肺病变较前进展。诊断首先考虑为 4 级免疫相关性间质性肺炎,予广谱抗生素＋抗真菌药＋糖皮质激素＋英夫利西单抗治疗 2 周余,患者病情持续恶化,最终因呼吸衰竭死亡。

一、病例简介

1. 主诉及现病史　患者,男性,63 岁。因"咳嗽、咳痰 2 周"查胸部 CT(2019-09-10),显示右上肺肺癌并阻塞性肺炎及右侧锁骨上窝、纵隔淋巴结转移可能性大,上腔静脉可见受侵变细,气管镜(2019-09-13)示右上叶前段新生物。

2. 既往史　有吸烟史 10 年,平均 20 支 /d,已戒烟 6 年。其余无特殊。

3. 体格检查　ECOG 评分为 0 分,右锁骨上可扪及 1 枚肿大淋巴结,约 15mm×10mm 大小,质硬,活动欠佳,无压痛,其余无特殊。

4. 诊断分期及分子病理特征

(1)右肺鳞癌(T4N3M0,ⅢC 期)。

(2)右侧锁骨上窝、纵隔及右肺门多发淋巴结转移;上腔静脉受侵。

(3)分子病理特征诊断:鳞状细胞癌,免疫组化检查结果:TTF-1(−)、NapsinA(−)、Ki-67(约 20%+)、P63(+)、CK5/6(+)、Syn(−)、CgA(−)、CDX-2(−)、CK20(−)、CK7(−)、P40(+)、CD56(−),外送 $EGFR$、ALK、$ROS1$ 等基因检测结果回报均阴性,PD-L1 表达阴性。

二、治疗过程

(一)抗肿瘤治疗过程

患者于 2019-09-29 至 2020-01-05 行 4 个周期 GP 方案化疗,疗效评价为 PR。2020-02-26 评估提示 PD,遂行联合放化疗。于 2020-03-04 至 2020-04-22 行肺内肿瘤靶区＋纵隔淋巴引流区姑息性放疗:PTV95% 包绕,6 000cGy/30F,同步行 TP 方案化疗。疗效评价为 PR。

因患者化疗后 4 级骨髓抑制拒绝再次化疗,于 2020-05-04 行抗 PD-1 抗体治疗。

(二)免疫治疗不良反应 - 间质性肺炎诊治过程

(1)2020-05-06:患者在家中出现咳嗽、咳痰,痰白色,咳剧时伴胸闷、气促,否认发热、畏寒等不适,当时自觉感冒,自行口服感冒药物(具体不详),咳嗽、咳痰症状持续不缓解。

(2)2020-05-13:为行第 2 个周期免疫治疗患者被收入放疗科。入院查体:指氧饱和度 95%,两侧扁桃体无红肿,两肺呼吸音粗,双肺可闻及湿啰音及少许干啰音。入院后查 CRP 126.5mg/L;胸部 CT 示两肺见多发斑片状高密度影,边界不清;不排除放射性肺炎及其他间质性肺炎可能,给予甲泼尼龙 40mg 1 次 /d 抗炎及对症治疗,咳嗽、咳痰症状无明显好转,伴明显胸闷、气闭。查体听诊可闻及双肺底吸气末期爆裂音(velcro 啰音),复查胸部 CT 提示肺部病变进展,结合病史,考虑为免疫检查点抑制剂相关肺炎（CIP），给予美罗培南联合卡泊芬净经验性抗感染，甲泼尼龙 500mg 1 次 /d 抗炎及持续高流量吸氧（氧流量 15L/min）等对症治疗，患者胸闷、气短症状无明显好转，SpO$_2$ 80%~95%。送检呼吸道各项病毒，提示均为阴性，大剂量激素冲击治疗第 4 天（2020-05-25），考虑激素长期使用不良反应较大，予激素减量，改用甲泼尼龙 80mg 1 次 /8h。查血气：氧饱和度 90.8%，Ⅰ 型呼吸衰竭；血常规：淋巴细胞相对值 0.083，中性粒细胞相对值 0.864。

（3）2020-05-26：请某医院呼吸内科远程会诊，建议继续当前甲泼尼龙抗炎治疗，酌情减量，抗生素降级为哌拉西林他唑巴坦联合氟康唑抗感染，并加用英夫利西单抗 0.2g 静脉滴注抑制免疫。2020-05-28 复查床旁 X 线胸片提示间质性肺炎较前进展。2020-05-30 患者胸闷、气短明显加重，咳嗽、咳痰基本同前，不能排除感染诱发，予升级抗生素，改为美罗培南联合卡泊芬净抗感染治疗。2020-05-31 患者胸闷、气短持续加重，咳嗽较多，干咳为主，SpO$_2$ 在 80%~90%，最终患者因呼吸衰竭于出院后在家中死亡。

病程中患者胸部影像学表现见图 2-2-10。

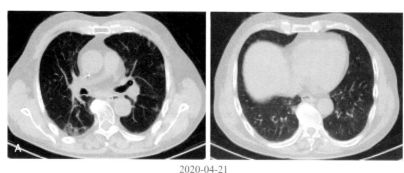

2020-04-21

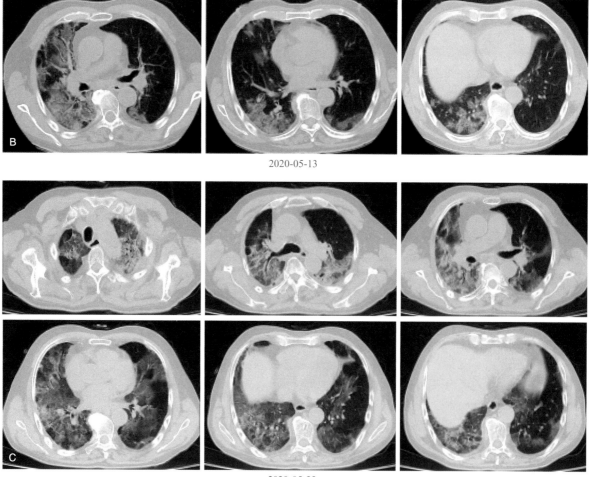

2020-05-13

2020-05-22

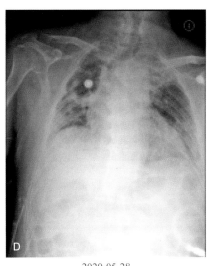

2020-05-28

图 2-2-10 胸部影像学检查结果前后比较

A. 2020-04-21 胸部 CT 平扫检查：两肺见斑片状高密度影；B. 2020-05-13 胸部 CT 平扫：两肺炎症显著进展，考虑为间质性病变；C. 2020-05-22 胸部 CT 平扫：两肺炎症较前进展；D. 2020-05-28 床旁卧位胸片：两肺斑片状高密度影，肺炎较前进展。

三、临床思维与决策

免疫检查点抑制剂相关肺炎（CIP）（放射性肺炎、细菌性肺炎及肺真菌感染不能排除）：在该患者免疫检查点抑制剂使用后很快出现咳嗽、咳痰、胸闷、气促等肺部表现，胸部 CT 平扫检查提示两肺弥漫性感染性病变，并快速进展。此时首要面对的临床问题是判断肺部病变的病因。激素 + 免疫抑制剂 + 化学治疗后，患者抵抗力低下，是细菌、真菌感染的高危人群；同时，患者有肿瘤免疫治疗病史，需要考虑为免疫相关性间质性肺炎，再者，患者同时接受放疗，需要考虑为急性放射性肺炎。在治疗方案选择上，由于患者肺炎病情凶险，考虑其预后可能不佳，在病原学快速送检的同时，及时予广覆盖治疗，即抗生素（细菌、真菌）+ 激素 + 英夫利西单抗 0.2g 抑制免疫 + 生命支持治疗。虽然患者最终未行尸体解剖，无法病理明确，但从影像上看是明显的间质性肺炎，结合使用免疫药物，临床诊断免疫检查点抑制剂相关肺炎基本成立。

四、经验与体会

1. 本案例的病因是什么？

患者免疫检查点抑制剂相关肺炎（CIP）无病理学支持。2019 年 9 月中国首部免疫检查点抑制剂相关肺炎诊治专家共识提到 CIP 的发生时间，从第一剂 ICIs 使用后数小时至 24 个月，中位发病时间为 2~3 个月。重度的 CIP 一般发生于免疫治疗开始的前 6 个月。且免疫治疗所引起的免疫相关不良反应可能存在延迟发作，延迟效应可能发生在抗 PD-1 治疗后的 1 年内，且持续时间较长。

因此，根据患者肿瘤免疫治疗后出现咳嗽、咳痰，随后病情明显加重等情况，首先考虑为免疫检查点抑制剂相关肺炎（CIP）。由于放射性肺炎发生往往在单侧较多，而且多为迟发性，故患者影像提示两肺弥漫性间质样病变需考虑其他因素，但该患者发生间质性肺炎的诱因和患者放疗有一定的相关性，患者多线抗肿瘤治疗后，再加上激素 + 免疫抑制剂 + 化学治疗后，抵抗力低下，是细菌、真菌（包含肺孢子菌）感染的高危人群，细菌性肺炎及肺真菌感染也不能完全排除。

2. 本案例的临床决策是否得当？

患者为鳞癌晚期，一线化疗、二线选择同步放化疗，临床决策均符合指南。但根据系列报道，放疗联合免疫治疗中出现免疫相关间质性肺炎较多，尤其在胸部放疗后再使用免疫药物的间质性肺炎概率大大增加，真实世界中 CIP 发生率远高于临床试验。患者出现咳嗽、咳痰未引起足够重视，直到 1 周后再来医院就诊,由于放疗刚结束,当时放疗科考虑为急性放射性肺炎,故给予甲泼尼龙 40mg 1 次 /d 治疗。但患者间质性肺炎进展太快,使用大剂量激素和呼吸机维持治疗后仍无好转。若在出现症状时即考虑为 CIP,早期激素冲击或抑制免疫治疗,可能会取得更好的效果。后续病原学快速送检的同时,给予抗生素(细菌、真菌)+ 激素冲击 + 英夫利西单抗 0.2g 抑制免疫 + 生命支持治疗,并及时请上级医院的专家进行远程会诊指导,但依然未能挽救该患者的生命。

3. 从本案例能获得哪些经验及教训?

针对多线治疗后的肺鳞癌患者,选择适合的方案以及在联合免疫检查点抑制剂的时候应当十分慎重,应当遵循指南选药或者选用有较多循证学依据的药物。该患者胸部放疗后,且处于放射性肺炎高发期,属于使用免疫检查点抑制剂的高危人群。而且免疫检查点抑制剂的使用后第二天即刻出现明显的肺部症状,随后症状逐渐加重,发展到严重的 4 级不良反应,提示预防为主的理念需要临床医生充分重视。并且治疗开始时即需要对患者及其家属进行全面的知情同意及感染风险教育。同时管床医生也要对免疫检查点抑制剂相关肺炎加强学习,提高警惕,一旦患者出现不明原因的肺部间质性改变,应早发现,早治疗。

五、专家点评

1. 纵观本案例,根据患者的免疫用药史(患者接受过 ICIs 治疗)和影像学表现:新出现的肺部阴影(如磨玻璃影、斑片实变影、小叶间隔增厚、网络影等),治疗过程中,除外肺部肿瘤进展、肺血管炎、肺栓塞、肺水肿等,根据中国首部 PD-1/PD-L1 单抗使用后导致的肺炎诊疗共识的分级法:重度 CIP(4 级)指的是症状危及生命,呼吸衰竭需要插管等紧急干预措施,病变累及全肺,临床诊断重度 CIP(4 级)成立。根据共识:①永久性停用免疫检查点抑制剂。②住院治疗,如病情需要可入住 ICU。积极氧疗,保证氧合。必要时使用呼吸机辅助通气或体外膜肺氧合治疗。对症支持治疗,生命支持治疗。③激素治疗:中至大剂量糖皮质激素(静脉),如甲泼尼龙 2~4mg/(kg·d)治疗直至症状及影像改善,激素逐渐减量,治疗疗程大于 8 周。④如果不能排除合并感染,建议加用抗感染治疗。⑤如果病情进展,可考虑加用免疫球蛋白和 / 或免疫抑制剂治疗。该患者诊断 CIS 后治疗基本规范,但遗憾的是患者由于经济困难,拒绝使用静脉丙种球蛋白和体外膜肺氧合的治疗,没有坚持到最后,但根据各种报道和各大医院经验,发生重度 CIP,即使竭尽全力,也无法扭转肺部病变的好转。

2. 药物是把双刃剑,在未知药物联合使用风险的情况下,慎重选择有一定循证学依据的药物至关重要,放疗结束后,患者的放射性肺炎并没有痊愈的情况下,联合免疫检查点抑制剂的依据是否充足? 尤其是抗 PD-1 抗体和抗 PD-L1 抗体能否互换,在没有指南推荐的情况下,如何做到让患者得到最佳诊治?

3. 临床医生早期识别 CIP 至关重要,接受免疫检查点抑制剂治疗后出现呼吸困难等新发呼吸道症状的患者必须高度怀疑 CIP,以免贻误抢救时机。但往往临床情况复杂,例如该患者,放疗同时使用免疫检查点抑制剂,出现肺部病变的时候还需考虑是否有放射性肺炎? 放射性肺炎治疗方案和免疫抑制剂有所不同,如何正确区分?

4. 该患者 CIP 临床上成立,但是否合并感染? 合并肺孢子菌感染? 真菌感染?

5. 患者大剂量激素冲击治疗,4d 后减量为甲泼尼龙 80mg 微泵维持每 8h 使用,并同时加用英夫利西单抗 0.2g 抑制免疫。免疫相关性间质性肺炎激素冲击疗程和剂量是否有最优选择? 何时联合使用英夫利西单抗 0.2g 抑制免疫效果最佳? 不良反应最小?

这些问题都尚待解答。同时也警示在处理 CIP 的过程中,预防为主,多学科联合诊治的重要性。

六、述评

PACIFIC Ⅲ期临床研究针对局部晚期(Ⅲ期)NSCLC,在接受标准含铂方案同步放化疗后,未发生肿瘤进展的患者随机分为 durvalumab(PD-L1 抑制剂)维持治疗或安慰剂组,结果显示 durvalumab 可以显著延长患者 PFS 达 11 个月。durvalumab 是第 1 个在Ⅲ期 NSCLC 患者中带来 PFS 显著获益的免疫检查点抑制剂。因此放疗联合免疫治疗的呼声渐起,临床试验也在开展中。

某医院对 84 例胸部放疗联合免疫检查点抑制剂治疗的不良反应进行分析,其中 76% 采用抗 PD-1

单抗,17%采用伊匹木单抗(ipilimumab),6%两药合用,同步放疗56%,序贯放疗44%;该结果显示联合治疗不良反应多数为1~2级,无5级反应,排在第一位的并发症是肺炎,其次是食管炎、乏力、皮炎等。另外,抗PD-1抗体和抗PD-L1抗体作用靶点不同,作用机制不同,不能互换。

尽管报道中很少出现明显的4级以上不良反应,但我院这例患者出现快速的急性严重CIP并发症还是给大家敲警钟。第一,遵循指南用药,毕竟放疗后续联合免疫尚未写入指南,另外即使要使用免疫药物,也需遵循采用有较多循证学依据的药品原则,或者进入相应的临床试验。第二,谨慎选择适合使用免疫药物人群,尤其需要接受多种联合治疗的人群,是否合适,采用多学科讨论更为合适。对于存在自身免疫性疾病、肝炎病毒携带以及存在肺部基础病如COPD、间质性肺炎等患者,都存在潜在的ICIs类药物相关毒性或其他非预期的毒性风险。对这类人群,应谨慎使用免疫治疗,做好基线评估,在治疗前和患者及其家属进行充分沟通,告知其潜在的毒性风险。第三,CIP的早期诊断、程度评估、分级治疗至关重要。患者及家属常是免疫相关性间质性肺炎的第一发现者,因此,在治疗开始时即需要对患者进行全面的免疫相关性间质性肺炎教育,告知患者发现疑似不良反应后,应及时向医院及相关的责任医生汇报。第四,该患者在放疗后的放射性肺炎并存的情况下,去使用抗PD-1抗体,加重了CIP。在临床实践过程中,更应该强调放疗序贯使用免疫治疗的间隔时间,及规范、合理使用抗PD-1/PD-L1抗体。由于CIP的临床表现及影像学特征缺乏特异性,作为排除性诊断需要临床医生结合病史、临床表现、影像学及其他检查综合做出诊断,因此在诊治过程中要重视多学科联合诊治。切忌自以为是,思维狭隘。第五,在临床实践过程中,应对免疫相关性间质性肺炎进行分级管理,以对糖皮质激素及免疫抑制剂使用的时机、剂量和剂型进行判断,同时动态评估后续肿瘤治疗方案。

案例5 抗PD-1抗体治疗肺鳞癌致免疫相关性肺炎

高 欢 梁 璇 姚 煜 郭 卉
西安交通大学第一附属医院

【摘要】1例61岁男性ⅢB期右肺鳞癌患者,予以抗PD-1单抗联合吉西他滨+顺铂(GP)方案治疗1个周期,第2个周期行抗PD-1单抗单药治疗1个周期,疗效评估为PD,更换方案为抗PD-1单抗联合白蛋白结合型紫杉醇+奈达铂(TP)方案继续治疗2个周期,疗效评估PR。后患者出现发热、咳嗽、咳痰、气喘、Ⅰ型呼吸衰竭,胸部CT示两肺间质性改变及斑片影。肺泡灌洗液NGS提示龋齿放线菌感染。诊断考虑为免疫相关性肺炎合并混合感染。予以呼吸支持+广谱抗生素+抗病毒+糖皮质激素治疗2周余,患者症状好转,胸部CT可见炎症较前吸收。后续治疗停用免疫治疗,给予血管内皮抑制素联合TP方案治疗1个周期。患者再次出现气短、咳嗽、咳痰,并进行性加重,胸部CT提示:两肺间质性肺炎范围较前扩大。肺泡灌洗液涂片可见革兰氏阴性杆菌。考虑为免疫相关性肺炎合并混合感染。予以呼吸支持+广谱抗生素+抗病毒+糖皮质激素治疗11d,病情好转出院,现口服糖皮质激素缓慢减量中,定期门诊随访。

一、病例简介

1. 主诉及现病史 患者,男性,61岁。因"干咳10d余"行胸部CT提示右肺巨大肿块影,支气管镜活检(2020-01-17)病理示右肺上叶低分化鳞状细胞癌。胸部增强CT示右肺上叶近肺门处不均匀强化软组织影,纵隔内淋巴结肿大。两肺间质性改变,两肺下叶少许渗出性病灶,考虑为炎症。未见远处转移征象。

2. 既往史 无特殊。

3. 个人史 吸烟40余年,平均5包/d,戒烟近1年。其余无特殊。

4. 体格检查 ECOG评分为0分,疼痛评分为0分。左肺叩诊清音,右上肺叩诊浊音,左肺呼吸音清,右肺呼吸音低,其余无特殊。

5. 诊断分期　右肺上叶低分化鳞癌（cT3N2M0，ⅢB 期）。

二、治疗过程

（一）抗肿瘤治疗过程

患者于 2020-01-19 行抗 PD-1 单抗 +GP 方案治疗 1 个周期，后于外院行抗 PD-1 单抗 1 个周期。疗效评估 PD。后予以抗 PD-1 单抗 +TP 方案治疗 2 个周期，疗效评估 PR。4 个周期治疗后患者出现免疫相关性肺炎（图 2-2-11），经糖皮质激素 + 抗感染治疗后好转。2020-05-18 复查胸部 CT 提示病灶较前略增大，考虑有既往免疫相关性肺炎病史，停用免疫治疗，予以血管内皮抑制素 +TP 方案治疗 1 个周期。后免疫相关性肺炎症状再次加重，给予糖皮质激素 + 抗感染治疗后好转出院。现口服激素逐渐减量，定期门诊随访。

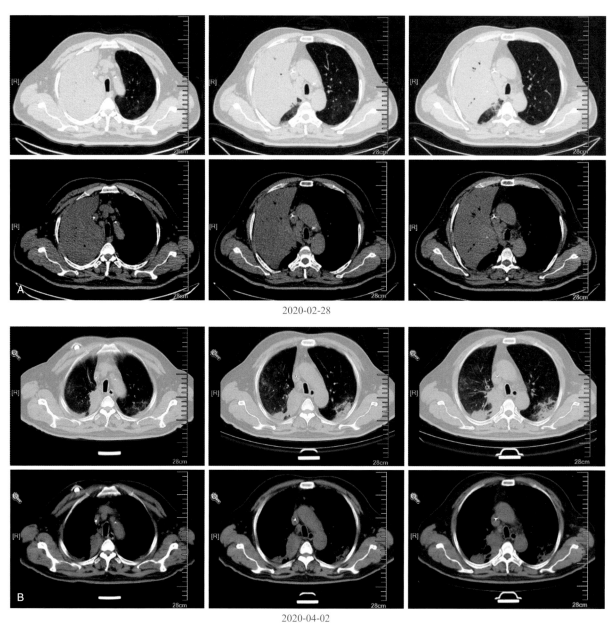

2020-02-28

2020-04-02

图 2-2-11　基线及治疗期间胸部 CT 评估

A. 2020-02-28 治疗 2 个周期后评估：右肺上叶近肺门处软组织影较前增大，实变不张范围明显扩大；两肺多发磨玻璃密度斑片影及稍高密度斑片影、结节影，较前为新发。B. 2020-04-02 治疗 4 个周期后评估：右肺上叶近肺门处软组织影较前有所缩小；两肺多发磨玻璃密度斑片影及稍高密度斑片影、结节影，较前增多、加重。

(二) 免疫治疗不良反应诊治过程

2020-04-02(第 4 个周期治疗后 1 周)患者出现间断气喘、咳嗽、咳黄痰,并进行性加重,期间发热 1d,胸部 CT(图 2-2-12A)提示双肺磨玻璃样斑片影、结节影较前增多、加重。于外院给予对症支持治疗无好转,后转入我院 ICU。听诊双肺可闻及广泛湿啰音,查中性粒细胞百分比、C 反应蛋白、血沉升高,单纯疱疹病毒 I 抗体 IgG、风疹病毒抗体 IgG、巨细胞病毒抗体 IgG 阳性,白细胞计数、降钙素原、痰涂片培养、G/GM 正常。血气分析提示 I 型呼吸衰竭。肺泡灌洗液 NGS 提示龋齿放线菌。考虑患者为免疫相关性肺炎(G4 级)合并混合感染。给予无创呼吸机辅助通气,美罗培南 + 更昔洛韦 + 阿比多尔 + 土霉素抗感染治疗,甲泼尼龙 80mg/d 冲击治疗 5d 后,复查胸部 CT(图 2-2-12B)示双肺渗出较前吸收。甲泼尼龙减量为 40mg/d 继续冲击治疗 8d。后患者气短症状缓解,偶有咳嗽、咳痰。出院后口服泼尼松 40mg/d,3d 后减量为 30mg/d,后逐渐减量。复查胸部 CT(图 2-2-12C):双肺斑片渗出较前吸收,密度减低。考虑既往免疫相关性肺炎病史及肺部症状好转,予以停用免疫治疗,予血管内皮抑制素 + TP 方案治疗。期间伴有间断气短,后气短症状逐渐加重,伴咳嗽、咳大量黄白色黏痰。复查胸部 CT (图 2-2-12D):两肺间质性肺炎,范围较前扩大;再次 ICU 住院查白细胞计数为 25.38×10^9/L,中性粒细胞百分比为 84.1%。血气分析提示 I 型呼吸衰竭。肺泡灌洗液涂片可见革兰氏阴性杆菌。G/GM、降钙素原、结核等感染指标阴性。考虑为免疫相关性肺炎(G3 级)基础上合并混合感染,给予美罗培南 + 莫西沙星 + 复方磺胺甲噁唑 + 更昔洛韦抗感染治疗(1 周后停用莫西沙星、更昔洛韦及复方磺胺甲噁唑),同时给予甲泼尼龙 80mg/d 冲击治疗 10d。期间复查胸部 CT(图 2-2-12D~F):右肺上叶肺门旁软组织肿块较前增大;两肺间质性肺炎较前稍好转。患者症状好转后出院,继续口服醋酸泼尼松 60mg/d,每周减 10mg,现定期门诊随访(图 2-2-13)。

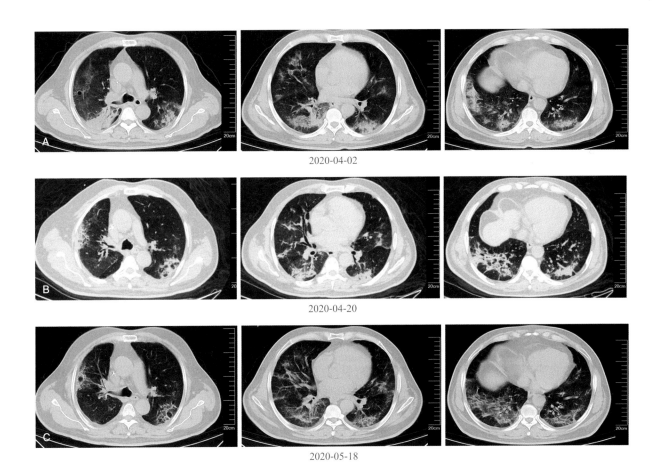

2020-04-02

2020-04-20

2020-05-18

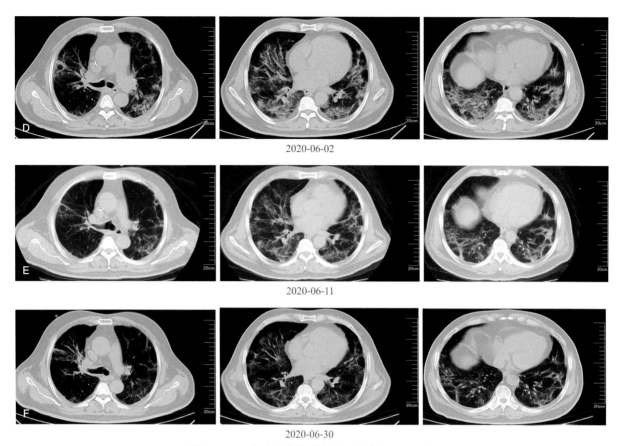

2020-06-02

2020-06-11

2020-06-30

图 2-2-12　免疫相关性肺炎病程中胸部 CT 演变

A. 2020-04-02 胸部 CT：右肺上叶近肺门处软组织影较前有所缩小；两肺多发磨玻璃密度斑片影及稍高密度斑片影、结节影，较前增多、加重。B. 2020-04-20 胸部 CT：右肺上叶近肺门处软组织影较前明显缩小；双肺斑片渗出较前稍吸收。C. 2020-05-18 胸部 CT：右肺上叶近肺门处软组织影较前略增大；双肺斑片渗出较前吸收，密度减低。D. 2020-06-02 胸部 CT：右肺上叶近肺门处肿块影较前增大；两肺间质性肺炎，范围较前扩大。E. 2020-06-11 胸部 CT：右肺上叶肺门旁软组织肿块影较前增大；两肺间质性肺炎较前略减轻。F. 2020-06-30 胸部 CT：右肺上叶近肺门处肿块影较前变化不著；两肺间质性肺炎。范围较前缩小，有所吸收好转。

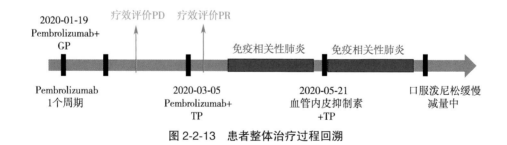

图 2-2-13　患者整体治疗过程回溯

三、临床思维与决策

本例患者应用了免疫联合化疗的治疗策略，目前出现免疫相关不良反应需要从两个方面进行判断：①该患者肺炎的情况是单纯肺部感染所致还是与药物不良反应相关？抑或是二者并存？②若考虑为药物不良反应，那么该不良反应是否为免疫治疗引起，化疗是否可引起相似的毒性？

肺毒性在化疗不良反应中相对少见，常见的与间质性肺炎 / 肺纤维化相关的化疗药物包括卡莫司汀、博来霉素、环磷酰胺、丝裂霉素等。而该患者所使用的吉西他滨、白蛋白结合紫杉醇、顺铂及奈达铂极少出现肺间质改变 / 肺纤维化等肺毒性，故而化疗导致的肺部不良反应基本排除。除此以外，还需考虑是否为化疗后合并感染。骨髓抑制是化疗的常见药物不良反应，常发生在用药后的第 7~10 天，第

10~14 天后逐渐恢复。对于多程化疗患者,随着化疗次数的增多,也会出现骨髓抑制恢复延迟的情况。骨髓抑制导致的粒系减少会使患者感染风险显著升高,其多发生于肺部,常伴明显的寒战、高热,全身中毒症状明显。为预防上述情况,在临床治疗中,对于行骨髓抑制风险较高化疗方案的患者常行预防性升高白细胞治疗,并密切监测血常规。对于该患者而言,初期出现肺炎时仅发热 1d,除呼吸系统症状外无明显全身中毒症状,且出现时间非骨髓抑制常见发生时间段,结合血常规白细胞计数正常,化疗后骨髓抑制导致感染也基本排除。

本例患者在第 4 个周期治疗后出现气喘、咳嗽、咳痰,血气分析为 Ⅰ 型呼吸衰竭,胸部 CT 可见双肺间质性改变以及多发斑片影、结节影。目前需要明确肺炎的病因是感染性还是免疫治疗相关,或是二者合并。该患者无明显诱因出现呼吸系统症状,实验室检验方面:中性粒细胞百分比、CRP 升高,证明病毒抗体 IgG 阳性意义不大。白细胞计数、降钙素原、痰涂片培养、G/GM 试验正常。肺泡灌洗液 NGS 提示龋齿放线菌。除肺泡灌洗液 NGS 结果外,未得到明确的肺部感染证据。考虑到患者肺部间质性改变及感染较重,而龋齿放线菌为较弱的条件致病菌,不能完全解释肺部病变,结合患者既往免疫治疗病史,故首先临床诊断:免疫相关性肺炎,其他感染不能排除。根据上述分析,结合患者肺部病变较重,治疗上除呼吸支持外,给予了大剂量激素冲击联合强有力的广谱抗感染治疗,双肺炎症逐渐吸收,症状明显改善。

患者肺炎好转的基础上继续行 1 个周期化疗后,但患者再次出现了明显的气喘、咳嗽、咳痰及 Ⅰ 型呼吸衰竭,查白细胞计数明显升高,肺泡灌洗液涂片可见革兰氏阴性杆菌,余感染指标阴性,胸部 CT 示两肺间质性肺炎范围较前扩大。此次肺炎病因主要考虑为前期激素治疗后机体处于免疫抑制状态,在此基础上合并了肺部感染,同时存在免疫相关性肺炎。患者病情反复,前期病情控制不佳,治疗上仍给予大剂量激素冲击联合广谱抗感染治疗。后患者病情逐渐好转,糖皮质激素调整为口服并逐渐减量,定期门诊随访,病情稳定。

四、经验与体会

irAEs 发生形式多样,常见的侵及部位有皮肤、胃肠、肝脏、呼吸和内分泌系统等。其中,肺炎是免疫相关肺毒性最常见的表现形式,其总体发病率较低(为 3%~6%),但可危及生命。一项对于 ICIs 导致的致命性不良反应事件的 meta 分析发现,抗 PD-1/PD-L1 治疗相关死亡中约有 35% 与肺炎相关。故而对于在免疫治疗中出现任何新发呼吸道症状的患者均需考虑并排除有无免疫相关性肺炎发生的可能。

本例患者在抗肿瘤治疗有效的情况下,于 4 个周期治疗后出现了免疫治疗相关肺毒性,积极行糖皮质激素并广谱抗感染治疗后病情缓解,经历 1 个周期化疗后再次出现双侧肺炎,继续给予上述治疗后病情逐渐恢复。在整个治疗过程中,需要关注以下问题:

1. 本案例的病因是什么?

在本例患者病程中,主要的临床表现为气短、咳嗽、咳痰,胸部 CT 可见多发磨玻璃样斑片影及稍高密度斑片影及结节影,主要集中在双肺中下叶。首次发病除肺泡灌洗液 NGS 提示龋齿放线菌外,未获得其他感染线索。考虑到龋齿放线菌为较弱的条件致病菌,不能完全解释肺部病变,结合患者既往免疫治疗病史,故临床上考虑在免疫相关性肺炎为主的基础上合并其他感染可能。经积极糖皮质激素冲击治疗及广谱抗感染治疗,患者病情得到控制。而第二次发病则是以肺部感染为主,患者血常规明显升高,肺泡灌洗液可得病原学证据,病因考虑为在前期免疫相关性肺炎未完全控制、激素治疗导致机体处于免疫抑制状态的大背景下,再次合并了细菌感染。给予抗生素联合糖皮质激素治疗后肺炎逐渐控制。目前中华医学会对于免疫相关性肺炎的诊断标准为:①ICIs 用药史;②新出现的肺部阴影(如磨玻璃影、斑片实变影、小叶间隔增厚、网格影、牵拉性支气管扩张及纤维条索影等);③除外肺部感染、肺部肿瘤进展、其他原因引起的肺间质性疾病、肺血管炎、肺栓塞及肺水肿等。同时符合以上 3 条即可诊断为免疫相关性肺炎。如果符合以下条件可进一步支持 CIP 的诊断:新发或加重的呼吸困难、咳嗽、胸痛、发热及乏力等;动脉血气分析提示低氧血症,肺功能检查提示限制性通气功能障碍;诊断不明时可行活检。就该患者而言,结合上述诊断标准,免疫相关性肺炎临床诊断依据较充分,但明确的病理学诊断仍需行组织活检。

2. 本案例的临床决策是否得当?

临床上免疫相关性肺炎与肺部感染较难鉴别,故而指南中建议对于 G2 及以上患者早期行激素联合抗感染的治疗方案,尤其对于肺部基础较差的患者,二者联合非常重要。在该例免疫相关性肺炎诊治过程中,早期即行支气管镜检查并完善真菌、细菌、病毒及不典型病原学的送检,对病情进行了快速准确的判断,积极给予生命支持及广谱抗感染治疗,同时根据指南推荐给予甲泼尼龙 2mg/(kg·d) 冲击治疗并逐渐减量,并停止后续免疫治疗。患者经上述治疗,无论是主观症状还是客观影像学均取得了明显效果,临床决策得当。

3. 从本案例能获得哪些经验及教训?

该患者在首次发生免疫相关性肺炎时,按照 ESMO 及 ASCO 临床指南给予甲泼尼龙 2mg/(kg·d) 治疗,积极完善病原学检查,早期经验性给予抗感染治疗。但根据指南推荐,当病情控制后,皮质类固醇逐渐减量时间最好达到 6 周或以上。而该患者首次病情控制出院后,激素减量时间过短,疗程不足,导致了行 1 个周期化疗后肺炎复发。这提醒大家,对于发生过免疫相关性肺炎的患者,再次重启抗肿瘤治疗时一定要充分评估。在临床治疗规范的基础上,对于病情、用药复杂的患者,尤其是老年患者群体,要做好随诊及随访,及时沟通,避免出现此类因停药过早导致病情反复的情况发生。

五、专家点评

纵观本案例,临床决策、抗肿瘤及并发症治疗得当,但仍有以下方面需要进一步思考:

1. 本案例患者,既往有长期大量吸烟史,基线评估时否认有长期慢性咳嗽、咳痰病史,而胸部影像学提示双肺肺气肿,肺间质改变,末次住院时查肺功能支持慢性阻塞性肺疾病诊断。因此,该患者间质性肺炎可能并不单纯因免疫治疗导致,首次发病时是否存在慢性阻塞性肺疾病急性加重的可能? 此类情况如何更好地进行鉴别?

2. 免疫相关性肺炎诊断缺乏特异性标准,与肺部感染较难鉴别,临床指南中建议对于 G2 及以上患者早期行激素联合抗感染的治疗方案,故而发生免疫相关性肺炎的患者大多涉及激素甚至免疫抑制剂的使用。那么在免疫相关性肺炎好转后,何时重启免疫治疗或化疗较为合适? 根据 ESMO 指南推荐,对于 G1~2 级肺炎患者,建议在甲泼尼龙减量至 10mg/d 或更小量时再次引入免疫检查点抑制剂的治疗。对于 G3~4 患者来说,免疫治疗已彻底停用,肺炎病程中激素使用量较大、疗程较长,机体处于免疫抑制状态,何时重新开始化疗,使得治疗风险较小的同时获益最大化,是临床医生需要面临的新的挑战。

六、述评

尽管 ICIs 在一定程度上提高了抗肿瘤效应,且总体耐受性良好,但患者仍然会发生严重甚至危及生命的不良反应。及时发现并给予相关补救措施对于改善恶性肿瘤患者的预后具有重大意义。一方面,对存在潜在的 ICIs 类药物相关毒性的人群做好基线评估,谨慎用药;另一方面,在治疗开始前即对患者进行充分的宣教,告知患者及时沟通,一旦出现严重不良反应,积极进行多学科综合诊治;此外,irAEs 发生后糖皮质激素的使用对肿瘤的潜在影响有待进一步探讨,寻找有意义的预测 irAEs 发生的生物标志物同样是肿瘤免疫治疗面临的另一挑战。

案例 6 抗 PD-1 抗体治疗 EGFR 敏感突变肺癌致免疫相关性肺炎并死亡

赵裕沛 曹振东 朱益敏

南京中医药大学第二附属医院

【摘要】1 例 65 岁男性Ⅳ期肺腺癌患者,*EGFR* 基因 19 外显子突变。患者自行先后予盐酸埃克替尼、阿法替尼、奥西替尼、紫杉醇 + 顺铂、卡博替尼、厄洛替尼等多线靶向及化疗,疾病进展后,行抗 PD-1

抗体 + 吉西他滨治疗 1 个周期,出现咳喘,胸部 CT 检查考虑为 2 级免疫相关性肺炎,予以泼尼松口服后,症状好转,胸部 CT 提示肺部渗出灶吸收,减量行抗 PD-1 抗体 + 吉西他滨治疗 1 个周期。患者咳嗽、咳痰伴气喘明显,活动后明显,活动耐力下降。胸部 CT 提示左肺磨玻璃样改变,血气分析提示 I 型呼吸衰竭。诊断上首先考虑为 4 级免疫相关性肺炎,真菌性及细菌性肺炎不能排除。予甲泼尼龙冲击治疗 + 广谱抗生素 + 呼吸支持治疗,患者病情胸部 CT 进展,咳喘无改善,改以英夫利西单抗治疗后,患者症状及胸部 CT 均有明显改善,血氧饱和度改善。但最终因重症并严重肿瘤负荷,患者呼吸衰竭死亡。

一、病例简介

1. 主诉及现病史　患者,65 岁,男性。因"右肺腺癌免疫治疗后 14d,咳嗽、气喘 1 个月"入院。患者 2013-09-24 行"右肺上叶切除 + 淋巴结清扫术",术后病理:腺癌;基因检测示 *EGFR* 基因 19 外显子突变。患者先后自行选择埃克替尼、紫杉醇 + 顺铂、阿法替尼原料药、奥西替尼原料药、培美曲塞 + 奥沙利铂、原料药 3759、卡马替尼原料药、卡博替尼原料药、阿昔替尼、布吉他滨多线治疗。于 2018-10-26 予抗 PD-1 抗体 + 吉西他滨治疗 1 个周期,1 周后患者出现咳嗽、咯血、气喘,复查胸部 CT 不排除免疫性肺炎的可能,予泼尼松口服治疗后气喘好转。再予以减量抗 PD-1 抗体 + 吉西他滨 1 个周期。再次出现咳嗽、咳痰伴气喘明显,活动后明显,活动耐力下降,血性痰。服用泼尼松治疗 3d,症状无改善,血气分析:pH 7.55,血氧分压(partial pressure of oxygen,PO_2)45mmHg,血二氧化碳分压(partial pressure of carbon dioxide,PCO_2)28mmHg,HCO_3^- 24.5mmol/L,SpO_2 87%,吸入气中的氧浓度分数(fraction of inspiration O_2,FiO_2)% 29%。胸部 CT:①右侧胸腔术后改变,较前相似,右侧胸膜增厚伴少量胸腔积液较前改善。②右肺致密实变影,范围较前相似。

2. 既往史　高血压病史 2 年余,最高血压 170/100mmHg,平日口服苯磺酸氨氯地平 5mg 1 次 /d,血压控制可。其余无特殊。

3. 体格检查　一般情况较差,ECOG 评分为 3 分,SpO_2 85%,右下肺叩诊实音,右肺呼吸音低,双肺可闻及痰鸣音。右侧胸肋部可及长约 12cm 陈旧瘢痕,愈合良好。其余无特殊。

4. 诊断分期及分子病理特征

(1)右肺腺癌术后复发转移,化疗靶向治疗后进展,免疫治疗(ⅣB 期),两肺转移。

(2)免疫相关性肺炎;I 型呼吸衰竭;高血压。

(3)外周血基因检测示:*EGFR* 基因:p.745_750del 非移码缺失突变,*EGFR* 基因:p.T790M 突变,*EGFR* 基因:p.C7975 顺式突变(2018-04)。

二、治疗过程

免疫治疗不良反应诊治过程

第一阶段:首次免疫性肺炎诊治过程

患者于 2018 年 11 月初患者出现咳嗽、咯血、气喘,于当地医院复查胸部 CT,示肺部结节病灶较前退缩,肺部多发磨玻璃影,考虑为免疫相关性肺炎 2 级。予泼尼松 50mg 口服(按每 5d 减量为 25mg,5d 后减量为 10mg,5d 后停药)治疗后气喘好转。复查胸部 CT 示斑片影吸收明显。

第二阶段,第二次免疫肺炎诊治过程(耶氏肺孢子菌肺炎不能排除)

考虑患者免疫相关性肺炎好转,咳嗽、气喘症状基本消失,胸部 CT 提示斑片影吸收明显,口服糖皮质激素已停用。2018-12-10 患者复查胸部 CT 示:与 2018-11-19 片比较:右肺致密实变影,范围较前相似。心脏彩超示:轻度主动脉关闭不全。予以减量抗 PD-1 单抗 + 吉西他滨 1 个周期。再次出现咳嗽、咳痰伴气喘明显,活动后明显,活动耐力下降,血性痰。血常规 +CRP:白细胞 3.98×10^9/L,淋巴细胞比率 12.62%,CRP 101.39mg/L。胸部 CT:肺癌术后,两肺炎症。痰培养:正常。

考虑患者处于免疫相关性肺炎 4 级,改进的医学研究委员会(modified medical research council,MMRC)呼吸困难评分 4 分。2018-12-25 予以哌拉西林他唑巴坦 + 左氧氟沙星抗感染,甲泼尼龙 160mg 1 次 /d 静脉注射。2018-12-28 患者气喘加重,指脉氧下降至 50%。予以高流量吸氧(60L/min),

并更改方案为甲泼尼龙 240mg 静脉推注,予美罗培南 + 利奈唑胺 + 卡泊芬净抗感染治疗。患者气喘低氧状态无明显改善,高流量吸氧状态下指脉氧 90%;

2019-01-04 接受英夫利西单抗 200mg 静脉滴注 1 次,患者气喘改善,可行高流量吸氧及鼻导管吸氧交替使用,指脉氧可维持在 92% 左右,于 2019-01-08 改用鼻导管吸氧,氧流量在 5~7L/min,指脉氧可维持在 94% 左右。MMRC 3 分,复查胸部 CT 平扫提示肺部渗出灶吸收(图 2-2-14)。家属诉未再使用英夫利西单抗治疗。

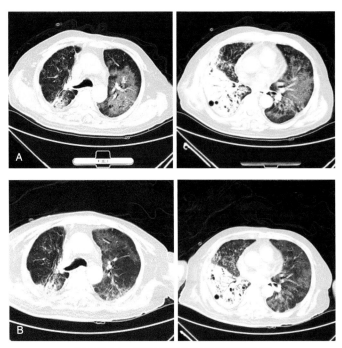

图 2-2-14　胸部 CT 影像结果前后比较
A. 2018-12-26 胸部 CT 平扫:肺癌术后,两肺炎症;
B. 2019-01-08 胸部 CT 平扫:斑片影明显吸收,部分新发。

2019-01-16 起出现痰黏难以咳出,肺部痰鸣音,气喘加重,痰培养:屎肠球菌。家属放弃进一步治疗,于 2019-01-22 死亡(图 2-2-15)。

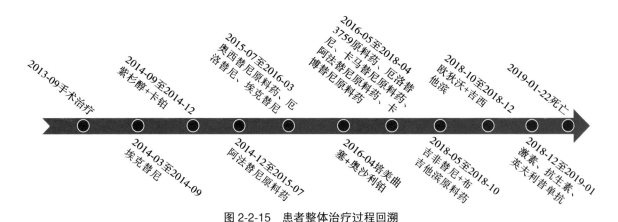

图 2-2-15　患者整体治疗过程回溯

三、临床思维与决策

(一)第一阶段:第一次免疫性肺炎

在化疗 + 免疫联合治疗过程中,出现治疗相关不良反应时首先需判断是化疗还是免疫治疗引起。

免疫性肺炎是指在患者接受免疫检查点抑制剂治疗后,出现呼吸困难和／或其他呼吸体征／症状(包括咳嗽和活动后气短等),胸部影像学出现新的浸润影,临床除外新的肺部感染或肿瘤进展。患者在使用免疫治疗后,出现咳嗽、咳痰、气喘等症状,这与肺癌、肺部感染等出现的呼吸道症状相类似。此时需要通过胸部 CT 等检查,综合判定。患者无发热、脓痰等感染征象,结合其临床症状表现、影像学表现及使用免疫药物治疗病史,参考 ESMO 临床实践指南,患者可判定为 2 级肺炎。根据相关意见,2 级毒性即建议类固醇激素治疗,本例患者予初始剂量 1~2mg/(kg·d)糖皮质激素治疗,予以泼尼松 50mg 口服后,患者症状改善,影像学提示斑片影吸收明显。提示第一次免疫性肺炎治疗满意。

(二) 第二阶段,第二次免疫性肺炎

在患者免疫性肺炎症状缓解,疗效满意,胸部 CT 提示斑片影吸收明显,基本恢复用药前影像学基线水平,专科医生与患者本人及家属商议后,再次使用"抗 PD-1 抗体 + 吉西他滨"治疗方案。此后患者再次咳嗽、咳痰、气喘,口服"泼尼松"后症状无改善。复查胸部 CT 提示两肺多发斑片影,与发生第一次免疫性肺炎胸部 CT 相比较,斑片影明显增多。其患者存在 I 型呼吸衰竭,氧合指数低。

结合其再次使用免疫治疗后出现类似的呼吸道症状及类似的胸部影像学表现,此时首先考虑为再次出现免疫性肺炎。参考 ESMO 临床实践指南,患者可判定为 4 级肺炎。根据予剂量 3~4mg/(kg·d)糖皮质激素治疗,以甲泼尼龙琥珀酸钠 160mg 1 次 /d 静脉滴注,患者症状无改善,呼吸衰竭加重,增加甲泼尼龙琥珀酸钠剂量至 240mg,患者症状仍无改善,且出现呼吸衰竭进一步加重,需要使用经鼻高流量氧疗。沟通后,依据 ESMO 临床实践指南,结合药物说明书对相关不良反应的处理意见,与家属充分沟通,予以购买英夫利西单抗治疗。经治疗后,患者可以脱离高流量氧疗,改以鼻导管吸氧,其气喘、胸闷症状也明显改善,复查胸部 CT 提示斑片影较前明显吸收。

在治疗方案选择上,由于患者肺炎病情凶险,考虑预后可能不佳,因此在使用激素冲击治疗的同时,及时予广覆盖治疗,即抗生素(细菌、真菌)+ 激素 + 生命支持治疗。而目前的 CSCO、ESMO 等指南也建议在免疫性肺炎在激素治疗的同时需要警惕肺孢子菌及其他细菌感染。

四、经验与体会

免疫相关性肺炎的影像学表现类型较多,弥漫性磨玻璃影、斑片状实变影、小叶间隔增厚、网格影、牵拉性支气管扩张及纤维条索影。该患者的表现以斑片影为主。

本例患者在使用激素治疗无效,改用英夫利西单抗治疗一度好转情况下,后续发生咳嗽、咳痰症状,并最终因呼吸衰竭死亡。需要关注以下问题:

1. 本案例的病因是什么?

本案例诊治过程中,患者两次使用免疫治疗后出现类似的症状表现及影像学表现,提示其免疫性肺炎诊断是成立的,且在首次肺部不良反应发生时使用激素治疗及第二次再次发生肺部不良反应是使用英夫利西单抗治疗后,其临床症状及影像学均有改善,也可以印证免疫性肺炎的正确。因患者家属后续态度不再积极,相关检查无法进行,无法明确其使用英夫利西单抗治疗后一度好转的情况下再次出现病情的反复,那么有没有合并其他病原菌的感染呢? 或者有没有肿瘤的进展呢?

2. 本案例的临床决策是否得当?

在本例中,两次免疫相关性肺炎诊治过程中,对病情的判断比较快速准确,根据相关指南及患者具体情况提供治疗方案,且效果满意。在第二次免疫性肺炎的治疗过程中,及时予抗生素(细菌、真菌)+ 激素 + 生命支持治疗。同时及时使用了英夫利西单抗,虽结局不佳,但决策及执行过程无明显过错。本案例在不良反应恢复至 1 级后,重启免疫治疗,可能会再次加重或重新诱导出免疫治疗相关的不良反应。

3. 从本案例能获得哪些经验及教训?

免疫性肺炎虽然发生率及致死率较低,但其起病隐匿,症状及影像学表现均无特异性。临床中需要与肿瘤进展、肺部感染等相鉴别。需要结合病史、胸部 CT、血液检查及症状体征综合判断,并根据不同病情分级,给予相应的治疗。对于 2 级以上的免疫性肺炎,激素往往是首选药物,必要时可以联合免疫抑制剂。这些药物的使用,极易并发感染,一旦并发感染,病情可异常复杂,预后不佳,需要临床医生充分重视,在使用激素治疗的同时,结合患者状况,选择性地使用广谱抗生素治疗。本案例,患者第二次再使用激素后,疗效不佳,改以英夫利西单抗后,其症状及影像得到改善,提示免疫抑制剂联合应用,如激素与英夫利西单抗联用,可有效控制免疫相关不良反应。但后续并发的重症感染并继发死亡的风险,也值得广大一线临床医生高度关注。

五、专家点评

本案例前期对于肿瘤的治疗,为患者家属自行通过查阅资料及与其他病友交流后制订的方案,用药繁多杂乱,但在当时的条件下,这些治疗也是无可厚非的。因治疗时间长,辗转两地,很多影像资料不能留下,破坏了病例的完整性。后期的免疫治疗及不良反应的处理,对临床的诊治有一定的指导意义:

1. 对于出现了免疫相关不良反应的患者,何时重启免疫治疗?虽然目前指南中给出了对于 2 级以下不良反应,经治疗后恢复基线水平后可再次使用免疫治疗的建议。但临床实践的确有与之相左之处,本案例就是一个很好说明。因而,如何进一步细化重启免疫治疗的标准,及评估重启免疫治疗后的患者获益水平,是未来免疫治疗中需要积极关注及研究的课题。另外,重启免疫治疗,是否会再次加重或重新诱导出免疫治疗相关的不良反应,这是再挑战免疫治疗必须要考虑的,并需要与家属反复沟通确认,告知风险。另外免疫治疗的剂量并没有类似于化疗药物一样,出现不良反应去减量。

2. 对于再次出现免疫相关不良反应的患者而言,可否直接选用免疫抑制剂如英夫利西单抗等药物,以尽早抑制过强的免疫应答反应,给患者带来更多的临床获益。这是在今后的治疗中需要迫切关注的一个话题。

3. 对于比较严重的免疫性肺炎(≥ 3 级),气管镜检查的早期介入会不会带来更好的临床获益?通过肺泡灌洗液的 NGS 检查,以尽快明确有无合并细菌、耶氏肺孢子菌等相关感染证据,以给予精准的抗感染治疗。而呼吸支持治疗早期介入对于患者肺功能的修复有重要的作用。

4. 本例患者为 EGFR 敏感突变型患者,出现多线耐药后,使用免疫制剂,要密切观察随访,避免单药使用抗 PD-1 抗体出现超进展。

这些问题都尚待解答。同时也警示在处理 irAEs 的过程中,需要密切观察患者症状,结合相关理化检查,综合评估,必要时尽早调整治疗方案,以带给患者更大的临床获益。

六、述评

肺癌的免疫治疗,与传统的放化疗治疗相比较而言,其不良反应较小,且疗效显著,近年来,受到越来越多肺癌患者的青睐。但免疫性肺炎等不良反应仍需引起重视。虽然其发生率及致死率较低,但在临床工作中仍需重视。若严重的不良反应发现不及时、处理不得当,或出现合并感染时,患者致死风险大大升高。而其发病隐匿,无特异性的临床表现,会导致对该病的发现延迟。在临床中,对于免疫性肺炎,需要注意以下方面:第一,对于合并有慢阻肺、间质性肺病患者谨慎使用免疫治疗。第二,做好基线评估,在使用前与家属充分沟通,告知其潜在的毒性风险。第三,做好密切随访,充分发挥家属监控患者病情的主动性。第四,分级别进行管理。对于激素使用的剂量、疗程以及免疫抑制剂使用时机做出正确选择。

案例 7 PD-1 抗体治疗非小细胞肺癌致免疫相关性肉芽肿性炎

程 博 梁文华 李 凤 黎才琛

广州医科大学附属第一医院

【摘要】1 例 41 岁女性 ⅠA3 期右肺腺癌患者,术后规律复查 CT 提示左下肺后基底段新增磨玻璃小结节持续增大。随后由于双肺多发结节参加临床试验,先后予抗 PD-1 抗体治疗 4 个周期后,复查胸部 CT 示左下肺后基底段磨玻璃影结节同前,影像学考虑早期肺癌可能性大,予全麻下行 VATS 单孔左下肺楔形切除,病理提示:微浸润性腺癌;右下肺胸膜下多发实性结节较免疫治疗前增大,影像学考虑为转移瘤,临床考虑为免疫相关性肉芽肿性炎,建议随访。患者要求术后定期随访。半年后复查胸部 CT 示右肺多发性实性结节和磨玻璃结节较前缩小。

一、病例简介

1. 主诉及现病史 患者,女性,41 岁。因"肺癌术后 3 年余,发现右下肺结节 1 个月余"至我院就诊。患者于 2015-11-13 行"右下肺癌根治术",术后病理提示肺浸润性癌,分期 pT1cN0M0。后口服盐酸埃克替尼片半年,并进行 6 次自体细胞免疫疗法(cytokine-induced killer, CIK)免疫细胞治疗。2019-06-21 胸部 CT 示左下肺后基底段结节较前增大(7mm),右剩余肺胸膜下、肺下部、左上肺尖后段、前上纵隔多发结节影大致同前。患者于 2019-07 入组一项探讨 PD-1 抗体 sintilimab 对多发磨玻璃结节的早期原发肺癌患者疗效的单中心、前瞻性、干预性研究。

2. 既往史 2011 年因中耳炎致鼓膜破裂曾行"双耳鼓膜修补术"(具体不详),2014 年在某医院行"子宫平滑肌瘤切除术 + 输卵管切除术"。其余无特殊。

3. 体格检查 一般情况良好,ECOG 评分为 0 分,其余无特殊。

4. 诊断分期及分子病理特征

(1)右下肺浸润性腺癌(pT1cN0M0 ⅠA3 期)。

(2)免疫组化:CK7(+)、TTF-1(+)、ERCC1(+++)、BRCA1(−)、RRM1(+)S(−)、β-tubulin-3(灶 +)、CD34 血管(+)、ALK(−)、ALK 阴性对照(−)、PI3K(++)、C-met(+++)、ROS1(灶 +)。

(3)*EGFR* 基因 19 号外显子序列缺失突变,*KRAS* 基因无突变。

二、治疗过程

(一)抗肿瘤治疗过程

患者于 2019-07-30 至 2019-09-30 予抗 PD-1 抗体 4 个周期。期间复查胸部 CT 均示左下肺后基底段结节同免疫治疗前无明显变化。2019-10-23 患者行电视胸腔镜手术(video-assisted thoracic surgery, VATS)单孔左下肺楔形切除,术后病理提示微浸润性腺癌。但是右剩余肺下部、胸膜下多发实性结节较免疫治疗前增大(图 2-2-16)。且患者手术切口见肉芽肿增生性瘢痕生长。

(二)免疫治疗不良反应(免疫相关性肉芽肿性炎)诊治过程

患者右下肺癌根治术后两年复查胸部 CT 示右剩余肺下部胸膜下多发实性结节同前。2019-07 患者入组临床研究,2019-09-09、2019-10-11 复查胸部 CT 均示右剩余肺下部胸膜下多发实性结节较免疫治疗前增大,影像学考虑为转移瘤,但结合患者临床特征及影像学结果,临床诊断上考虑患者右剩余肺下部胸膜下多发实性结节可能为免疫药物相关性肉芽肿性炎,建议随访。2019-06-19 胸部 CT 示右剩余肺下部多发结节较前缩小(图 2-2-17)。

三、临床思维与决策

当肺部出现结节时,首先要判断结节的性质,结节的鉴别范围广泛,包括肺癌、肺炎、肉芽肿性病变及一些良性肿瘤。目前,高分辨率 CT 主要通过结节的密度、形态、大小及生长速度做出初步判断,但其诊断效果并不完全理想,存在一定的错误。

本例患者曾有溺水病史、早期肺癌手术史、免疫治疗病史,患者术后规律复查,CT 均示双肺多发磨玻璃或实性结节,性质未明。患者左下肺后基底段磨玻璃结节持续增大,经入组临床试验行免疫治疗后无明显缓解,影像学考虑可能为早期肺癌。患者右肺下叶胸膜下多发实性结节多年无进展,既往考虑为肉芽肿性炎,本次行免疫治疗后结节较前增大,影像学考虑为转移瘤可能性大。目前首先要面临的问题是患者肺部结节的性质。若结节性质为恶性,早期手术治疗可有效改善患者预后,继续随访可能使肿瘤进展。若结节性质为良性,进行手术可能会对肺组织造成一定的损伤,加重患者的负担。综合以下考虑:

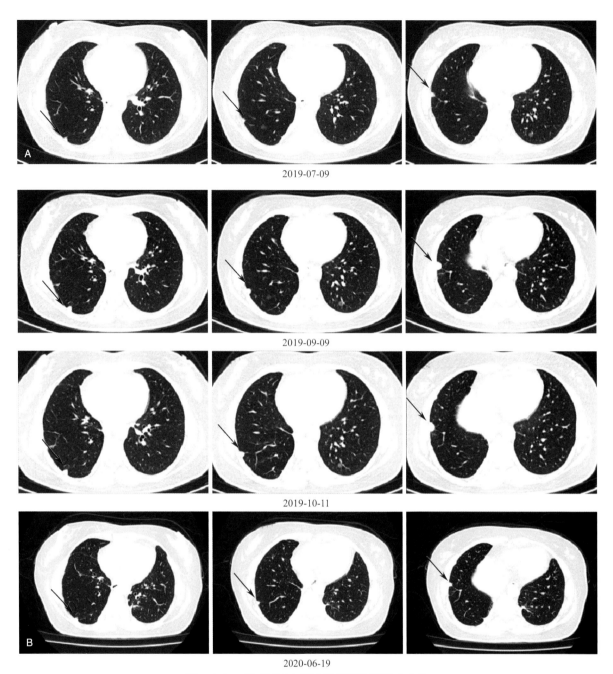

图 2-2-16 胸部 CT 右剩余肺下部胸膜结节变化

A. 2019-07-09 基线评估：右剩余肺下部胸膜见多个实性结节；B. 2019-09-09、2019-10-11 评估：
右剩余肺下部胸膜见多个实性结节较前增大。2020-06-19 评估：右肺下叶胸膜见多个实性结节缩小。

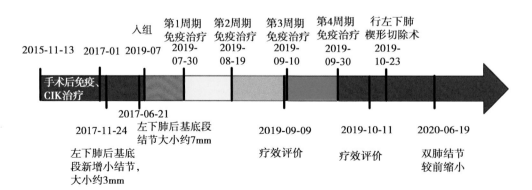

图 2-2-17 患者整体治疗过程回溯

（1）患者曾有溺水病史，不排除双肺多发结节由溺水引起。

（2）患者既往有早期肺癌手术史，早期肺癌患者术后出现双肺多发转移概率较少。

（3）患者右剩余肺下部胸膜下多发实性结节行免疫治疗前多年无进展。

（4）患者体表手术瘢痕见新的肉芽肿性组织增生。特别是行免疫治疗后患者手术瘢痕见新的肉芽肿增生，临床认为右肺下叶胸膜下多发实性结节可能为免疫药物所致的肉芽肿性增生，建议随访。磨玻璃结节恶性的可能性较高，患者经免疫治疗后左下肺后基底段磨玻璃结节无明显缓解，综合患者风险获益，予左下肺楔形切除。临床上对于肺结节性质的判断，应结合患者临床表现、癌症风险以及CT检查结节特征进行综合分析，以实现肺癌等恶性结节的早期诊治，同时减少肺部良性结节的医疗资源浪费，缓解患者的焦虑情绪和经济负担。

四、经验与体会

既往曾报道过1例伊马替尼治疗小肠间质瘤继发肺部淋巴瘤样肉芽肿的病例，但免疫药物所致肺部肉芽肿性炎临床缺乏足够的认识。肉芽肿性炎是由巨噬细胞增生和浸润构成的边界清晰的结节，发病原因多由病原微生物或异物引起。本例患者经免疫治疗后，右肺下叶胸膜下多发实性结节较前增大，易让人误判为恶性病灶或疾病进展，影响肿瘤药物的疗效评价。结合本例患者，以下问题值得进一步关注与学习：

1. 本案例诊断有无金标准，有无诊断上技巧、难点，容易误诊的情况是哪些？

本案例诊断的金标准是病理检查。本例患者主要依靠CT的影像学结果，诊断难点在于CT拟诊的准确率有所欠缺，不能对结节性质做出准确的判断。当经免疫治疗后肺部结节增大，易误诊为恶性病灶或疾病进展。另一方面，目前临床上针对免疫药物对肉芽肿病变的认识较少，进一步影响准确判断。

2. 本案例的临床决策是否得当？

患者左下肺后基底段磨玻璃结节持续增大，经免疫治疗后无明显变化，性质不明，影像学考虑可能为早期肺癌，基于目前的诊疗水平、患者病史、手术风险和获益考虑，行手术切除治疗是正确的。患者右肺下叶胸膜下多发实性结节多年无进展，本次行免疫治疗后结节较前增大，临床医生结合患者左侧肺叶术后病理及影像学特点，临床考虑患者免疫药物所致肉芽肿增大可能性大，予继续随访，此临床决策是正确的。

3. 从本案例能获得哪些经验及教训？

治疗前需充分了解患者病情发展变化及了解免疫药物相关的毒性，对患者新发或增大结节，存在结节为免疫相关性肉芽肿的可能，不可断定为恶性或者进展病灶，应结合患者临床特点、影像学检查、血清学肿瘤指标等进行评估，采取有效的下一步措施。

五、专家点评

结合本案例的抗肿瘤过程、临床决策、影像学特点及手术治疗均无可厚非。本例患者经免疫治疗后肺部结节较前增大，目前机制尚不清楚，可能是与免疫药物刺激成纤维细胞增生及炎症细胞浸润有关。以下方面值得进一步探究：

1. 免疫药物相关所致的肉芽肿性炎为良性病变，国内外报道较少，且与传统认知中的肉芽肿性炎不一致。免疫药物相关所致的肉芽肿性炎的病因机制、影像学表现、病理特征、血清学检查特点及诊断与鉴别诊断需进一步探究来提高认识水平，避免误诊为恶性病灶或肿瘤进展。

2. 传统的影像测量方法不能准确地反映肿瘤的微观变化，不能对肿瘤进行准确定性，医学影像分析需从传统的医生主观判断向精准定量定性分析模式转化，并融合基因检测、影像组学、人工智能等新技术，来降低诊断误差。

六、述评

对于irAEs，以下方面需注意。第一，对于存在肺部结节患者，需联合影像学和临床表现、血液检查、基因检查结果,综合评估结节的良恶性,针对不同患者行个体化治疗。第二,本案例中患者经免疫治疗后罕见出现结节增大,给临床诊断增加一定的难度。临床工作中应注意确定新增或增大病灶的良恶性,注意鉴别真性进展、假性进展或免疫相关的肉芽肿性炎等其他病变。第三,当结节性质难以鉴别时,临床医生需要通过不断的经验积累以正确评估结节的良恶性以及肿瘤的免疫治疗效果,以便更好地做出下一步抉择,继续免疫治疗、手术,或者考虑其他方案。第四,必要时组织活检及频繁的影像学检查可进一步协助肺部结节性质的诊断,不仅可以避免对患者错误的诊断和治疗,还可以指定更加准确和更富个体化的治疗方案。

参考文献

[1] SURESH K, NAIDOO J, LIN TT, et al. Immune checkpoint immunotherapy for non-small cell lung cancer (benefits and pulmonary toxicities)[J]. Chest, 2018, 154 (6): 1416-1423.

[2] DE VELASCO G, JE Y, BOSSE D, et al. Comprehensive meta analysis of key immune-related adverse events from CTLA-4 and PD-1/PD-L1 inhibitors in cancer patients [J]. Cancer Immunol Res, 2017, 5 (4): 312-318.

[3] KHUNGER M, RAKSHIT S, PASUPULETI V, et al. Incidence of pneumonitis with use of PD-1 and PD-L1 inhibitors in non-small cell lung cancer: a systematic review and meta-analysis of trials [J]. Chest, 2017, 152 (2): 271-281.

[4] WANG YC, ZHOU SH, YANG F, et al. Treatment-related adverse events of PD-1 and PD-L1 inhibitors in clinical trials: a systematic review and meta-analysis [J]. JAMA Oncol, 2019, 5 (7): 1008-1019.

[5] THOMPSON JA, SCHNEIDER BJ, BRAHMER J, et al. NCCN guidelines insights: management of immunotherapy-related toxicitics, version 1. 2020 [J]. J Natl Compr Canc Netw, 2020, 18 (3): 230-241.

[6] KRAJICEK BJ, THOMAS CF JR, LIMPER AH. Pneumocystis pneumonia: current concepts in pathogenesis, diagnosis, and treatment [J]. Clin Chest Med Actions, 2009, 30 (2): 265-278.

[7] HAANEN JBAG, CARBONNEL F, ROBERT C, et al. Management of toxicities from immunotherapy: ESMO Clinical Practice Guidelines for diagnosis, treatment and follow-up [J]. Ann Oncol, 2017, 28 (suppl 4): iv119-iv142.

[8] PUZANOV I, DIAB A, ABDALLAH K, et al. Managing toxicities associated with immune checkpoint inhibitors: consensus recommendations from the society for immunotherapy of cancer (SITC) toxicity management working group [J]. J Immunother Cancer, 2017, 5 (1): 95.

[9] BRAHMER JR, LACCHETTI C, SCHNEIDER BJ, et al. Management of immune-related adverse events in patients treated with immune checkpoint inhibitor therapy: American society of clinical Oncology clinical practice guideline [J]. J Clin Oncol, 2018, 36 (17): 1714-1768.

[10] China Society of Clinical Oncology Guidelines Working Committee Editor-in-Chief. Guidelines for Toxicity Management Related to Immune Checkpoint Inhibitors [M]. Beijing: People's Medical Publishing House, 2019.

[11] LEMMON C, VIDETIC GMM, MURTHY SC, et al, A phase Ⅰ safety and feasibility study of neoadjuvant chemoradiation plus pembrolizumab followed by consolidation pembrolizumab in resectable stage ⅢA non-small cell lung cancer [J]. J Clin Oncol, 2020, 38: 9009.

[12] SCHWARZ M, KOCHER F, NIEDERSUESS-BEKE D, et. al. Immunosuppression for immune checkpoint-related toxicity can cause pneumocystis jirovecii pneumonia (PJP) in nonesmall-cell lung cancer (NSCLC): a report of 2 cases [J]. Clin Lung Cancer, 2019, 20 (3): e247-e250.

[13] IKEDA T, YAMAGUCHI H, DOTSU Y, et al. Diffuse alveolar hemorrhage with pseudoprogression during nivolumab therapy in a patient with malignant melanoma [J]. Thoracic Cancer, 2018, 9 (11): 1522-1524.

[14] TAKAHASHI N, TSUJI K, TAMIYA H, et al. Goodpasture's disease in a patient with advanced lung cancer treated with nivolumab: An autopsy case report [J]. Lung Cancer, 2018, 122: 22-24.

[15] NAIDOO J, PAGE DB, LI BT, et al. Toxicities of the anti-PD-1 and anti-PD-L1 immune checkpoint antibodies [J]. Ann Oncol, 2015, 26 (12): 2375-2391.

[16] SURESH K, VOONG KR, SHANKAR B, et al. Pneumonitis in non-small cell lung cancer patients receiving immune

checkpoint immunotherapy: incidence and risk factors [J]. J Thorac Oncol, 2018, 13 (12): 1930-1939.

［17］ KHUNGER M, RAKSHIT S, PASUPULETI V, et al. Incidence of pneumonitis with use of programmed death 1 and programmed death-ligand 1 inhibitors in non-small cell lung cancer: a systematic review and metaanalysis of trials [J]. Chest, 2017, 152 (2): 271-281.

［18］ NISHINO M, GIOBBIE-HURDER A, HATABU H, et al. Incidence of programmed cell death 1 inhibitorrelated pneumonitis in patients with advanced cancer: a systematic review and meta-analysis [J]. JAMA Oncol, 2016, 2 (12): 1607-1616.

［19］ NAIDOO J, WANG X, WOO KM, et al. Pneumonitis in patients treated with anti-programmed death-1/programmed death ligand 1 therapy. J Clin Ooncol, 2017, 35 (7): 709-717.

［20］ 中华医学会呼吸病学分会肺癌学组. 免疫检查点抑制剂相关肺炎诊治专家共识 [J]. 中华结核和呼吸杂志, 2019, 42 (11): 820-825.

［21］ VON REIBNITZ D, WU AJ, BARKER CA, et al. Safety of combining immune checkpoint inhibition and thoracicradiation therapy [J]. Int J Radiat Oncol Biol Phys, 2019, 9 (2s): 156.

［22］ KALISZ KR, RAMAIYA NH, LAUKAMP KR, et al. Immune Checkpoint Inhibitor Therapy-related Pneumonitis: Patterns and Management [J]. Radiographics, 2019, 39 (7): 1923-1937.

［23］ KENNEDY LB, SALAMA AKS. A review of cancer immunotherapy toxicity [J]. CA Cancer J Clin, 2020, 70 (2): 86-104.

［24］ SURESH K, NAIDOO J, LIN TT, et al. Immune checkpoint immunotherapy for non-small cell lung cancer (benefits and pulmonary toxicities)[J]. Chest, 2018, 154 (6): 1416-1423.

［25］ 何丽蓉, 郝华, 况九龙, 等. 伊马替尼治疗小肠间质瘤继发肺淋巴瘤样肉芽肿 1 例 [J]. 临床与实验病理学杂志, 2020, 36 (4): 492-493.

第三节 消化系统案例分析

案例 1 抗 PD-L1 抗体治疗肺癌致免疫相关性肝炎

肉孜姑·艾买尔 楼 本 周梦莎 徐 远 吴卓璇 翁亮亮 王子奇 刘丽琳 皮博睿

浙江大学医学院附属邵逸夫医院

【摘要】1 例 65 岁男性患者,因肝功能异常至我院感染科就诊,既往合并肺癌病史,先予药物护肝、血浆置换疗效不佳,追溯得 PD-L1 用药史,考虑为免疫相关性肝炎,予激素 + 免疫抑制剂治疗后肝功能好转,但出现消化道大出血,急诊切除出血肠道,最终好转出院。

一、病例简介

1. 主诉及现病史 患者,65 岁,男性。因 "皮肤瘙痒 21d,尿黄 17d" 至我院感染科就诊。患者于入院前 21d（2019-10-04）出现乏力、食欲减退、皮肤瘙痒。17d 前（2019-10-08）出现尿色进行性加深,如浓茶水样。当地医院住院发现肝功能、肾功能异常,予复方甘草酸苷、谷胱甘肽保肝,熊去氧胆酸、腺苷蛋氨酸退黄、哌拉西林他唑巴坦抗感染治疗。患者肝功能无好转,遂于 2019-10-25 入我院感染科进一步治疗。

2. 既往史 半年前诊断左肺下叶肺腺癌 cT4N3M1c ⅣB 期（胸膜、盆壁转移）,先接受六次化疗,化疗期间肝肾功能正常,2019-06 入组临床试验（具体用药不详）。2018 年行肾结石经皮取石术。2012 年行腹股沟疝修补术。否认病毒性肝炎、高血压、糖尿病、冠心病病史。否认药物、食物过敏史。

3. 个人史 白酒 100g/d × 数十年,诊断肺癌后戒酒。

4. 家族史 否认肝病家族史。

5. 体格检查　生命体征平稳,无肝掌、蜘蛛痣,无腹壁静脉曲张,浅表淋巴结无明显肿大,皮肤巩膜明显黄染,心肺听诊无特殊,腹软,无压痛反跳痛,肝脾肋下未及,移动性浊音阴性,双下肢无水肿。

6. 入院诊断

(1)肝功能异常:药物性肝损伤?自身免疫性肝病?

(2)急性肾损伤。

(3)肺腺癌 cT4N3M1c ⅣB 期(胸膜、盆壁转移)。

7. 辅助检查

(1)血常规:白细胞 7 800/μL,嗜酸性粒细胞计数 760/μL(↑),嗜酸性粒细胞百分数 9.7%(↑),CRP 4.4mg/L,IgE 30.1IU/mL。

(2)肝功能:GPT 78U/L(↑),GOT 54U/L(↑),碱性磷酸酶(alkaline phosphatase,ALP)331U/L(↑),谷氨酰转肽酶(γ-glutamyl transpeptidase,GGT)369U/L(↑),总胆红素(total bilirubin,TB)363.7μmol/L(↑),直接胆红素(direct bilirubin,DB)300.6μmol/L(↑),白蛋白 37.1g/L,球蛋白 34.1g/L,胆汁酸 98.63μmol/1(↑)。

(3)肾功能:肌酐 149μmol/L(↑),估算肾小球滤过率(estimated glomerular filtration rate,eGFR)42.1mL/min。

(4)尿常规:尿胆红素 ++,尿蛋白弱阳性。

(5)甲状腺功能:TSH 0.01mIU/L,总三碘甲状腺原氨酸(total triiodothyronine,TT_3)0.81ng/mL,FT_3 2.87pg/mL,总甲状腺素(tatal thyroxine,TT_4)12.61μg/dL(↑),FT_4 1.53ng/dL(↑),甲状腺球蛋白 20.48IU/mL(↑),甲状腺过氧化物酶抗体 1.53IU/mL。

(6)甲、乙、丙、丁、戊型肝炎病毒系列、巨细胞病毒抗体、EB 病毒抗体、柯萨奇病毒抗体、抗核抗体系列、自身免疫性肝病抗体:阴性。

(7)腹部 CT:肝肾多发囊肿,双肾小结石,前列腺增生。MRCP 未见明显异常。

(8)胸部 CT 平扫:左下肺见不规则团片灶,符合肺癌影像表现;纵隔多发小淋巴结显示。

(9)颅脑 CT:老年性脑改变。

(10)泌尿系 B 超:左肾结晶;前列腺增大。肾动脉 B 超未见明显异常。

(11)心脏超声:室间隔基底段增厚;主动脉瓣退行性变伴轻度反流;轻度三尖瓣、二尖瓣反流。

(12)B 超:甲状腺多发结节,其中右叶下极结节建议随访,其余考虑为结节性甲状腺肿。

(13)肝脏病理(2019-12-29):镜下见 10 个汇管区,部分汇管区扩大,纤维组织增生,汇管区内淋巴细胞等浸润不明显,未见碎屑坏死(界面炎);肝小叶结构存在,肝细胞水样变性、局部气球样变,肝细胞淤胆明显、伴毛细胆管内胆栓形成、以 3 带为甚,并可见 3 带肝细胞坏死,伴炎症细胞浸润。免疫组化 AB:CK7(胆管上皮 +)、乙型肝炎表面抗体(hepatitis B surface antibody,HBsAb)(-)、乙型肝炎核心抗原(hepatitis B core antigen,HBcAg)(-),特殊染色 AB:PAS-D(+)、网染 GO+、Masson(+)。结论:慢性肝炎(G2/S1),伴肝细胞坏死、肝细胞淤胆,请结合临床考虑,除外 DILI。

(14)小肠病理(2020-01-06):送检"末端回肠"小肠肠管一段,长 13cm,距一端切缘 1cm,见一溃疡,大小 0.5cm×0.3cm,镜下示:局部肠壁黏膜缺失,黏膜下层炎性肉芽组织增生,伴炎性坏死渗出物,肌层内炎细胞浸润;缺损区周围小肠黏膜慢性炎,黏膜下层水肿,纤维组织增生;肠旁淋巴结反应性增生(0/3)。免疫组化:CK-low(-)。结论:(末端回肠)部分小肠切除标本,符合溃疡改变,肠旁淋巴结反应性增生(0/3)。提示:PD-L1 相关肠道损伤 + 激素相关溃疡。

二、治疗过程

(一)第一阶段:血浆置换

患者于 2019-10-25 收入我院肝病感染科,无肝脏基础疾病,入院初步检查排除病毒性肝炎、肝脏肿瘤及自身免疫性肝病等,结合临床试验用药史,首先考虑为药物性肝损,继续予护肝药物治疗:复方甘草酸苷、熊去氧胆酸、腺苷蛋氨酸、前列地尔、考来烯胺等,期间总胆红素持续上升,考虑药物护肝治疗无效。于 2019-11-05、2019-11-07、2019-11-12、2019-11-15 接受 4 次血浆置换治疗,前 2 次血浆置换后总胆红素显著下降,但随后再次升高,之后 2 次血浆置换效果不佳。再次追问病史后得知,患者 2019-06-04 于上海某医院开始接受 PD-L1 新药临床试验,共 6 次,末次治疗时间为 2019-09-17,即于 2019-10-04(17d 后)出现黄疸。基于 PD-L1 治疗史,首先考虑为免疫相关性肝炎(图 2-3-1)。

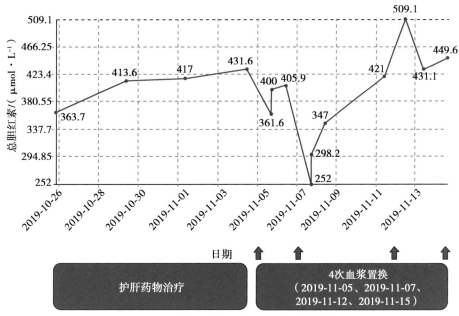

图 2-3-1 第一阶段治疗总胆红素变化趋势

(二)第二阶段:激素 + 免疫抑制剂治疗

明确肝炎诱因后,根据 ESMO 及 NCCN 指南意见,自 2019-11-16 起予甲泼尼龙静脉滴注 1 次 /d,起始剂量为 60mg,使用 3d 后逐步减量,减量期间总胆红素出现大幅度反跳,遂于 2019-12-09 起重新从 80mg 静脉滴注 1 次 /d 开始减量,由于激素已经使用时间较长,为加快激素减量,于 2019-12-14 开始加用吗替麦考酚酯 500mg 口服 2 次 /d,同时予质子泵抑制剂(proton pump inhibitor,PPI)、钙剂、SMZ 等预防激素不良反应。总胆红素在此期间稳步下降(图 2-3-2)。

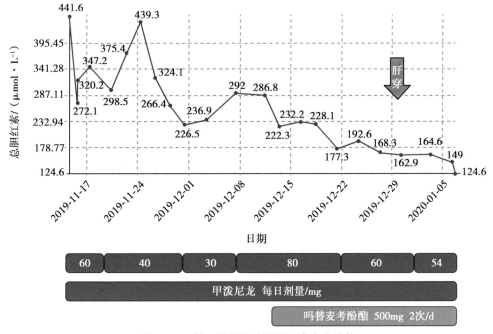

图 2-3-2 第二阶段治疗总胆红素变化趋势

（三）第三阶段：消化道出血

患者 2020-01-06 出现消化道大出血、失血性休克，立即停用激素及免疫抑制剂，当晚急诊行末端回肠切除＋回肠单腔造瘘术，术中见：末端回肠及结肠内多发血凝块，距离回盲部约 20cm 处回肠腔内溃疡及外露血管头，伴活动性出血，其远端小肠腔内多发溃疡。次日复查总胆红素出现大幅反跳至 240μmol/L，持续至 2020-02-01，之后总胆红素稳步下降（图 2-3-3）。

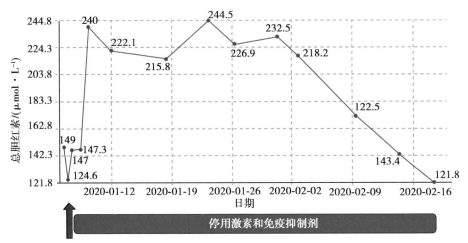

图 2-3-3　第三阶段治疗总胆红素变化趋势

（四）结局

住院期间发现合并有甲状腺、肾脏的免疫相关性损伤，均在激素＋免疫抑制剂的联合治疗下逐渐恢复，肿瘤病灶也基本稳定。2020-02-21 患者出院，肝功能好转，肾功能恢复正常，甲状腺功能恢复正常，肠道未再出血（图 2-3-4）。

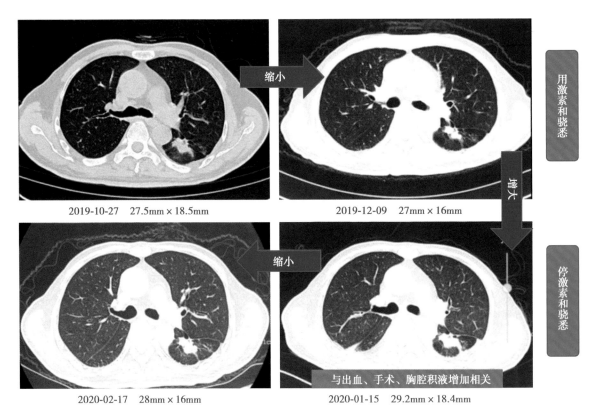

图 2-3-4　激素使用过程中肿瘤大小变化

三、临床思维与决策

患者是一名老年男性,此次因"皮肤瘙痒 21d,尿黄 17d"来院就诊。既往有晚期肺癌病史,曾接受过 6 次化疗,化疗期间肝肾功能正常,起病前曾参加一项临床试验,具体用药不详。白酒 100g/d × 数十年,诊断肺癌后戒酒。其余无特殊。

患者没有肝脏的基础疾病,入院初步检查也排除病毒性肝炎、肝脏肿瘤及自身免疫性肝病等,结合临床试验用药史,首先考虑为药物性肝损,根据 2015 年药物性肝损伤诊治指南专家意见,暂予药物性护肝治疗,但是疗效不佳。此时需进一步查找疗效不佳的原因,是护肝药物原因还是其他病因?由于护肝药物已使用 10d,期间总胆红素持续缓慢上升,无下降趋势,初步考虑不是因为护肝药物的问题,极大可能是因为特殊的用药史。进一步追问病史,患者曾有不明确的临床试验用药史,立即让家属去外院询问临床试验的具体治疗方案。同时由于患者总胆红素已达到 430μmol/L,为减少全身脏器出现继发性损害,进行血浆置换治疗,4 次血浆置换后胆红素仍有上升,提示病因仍未解除。此时已明确临床试验药物为 PD-L1 新药,免疫治疗相关性肝炎诊断基本确定,根据 ESMO、NCCN 免疫治疗相关毒性的管理指南及 CTCAE 标准,患者肝损伤已达到 4 级,需:①永久停止免疫治疗;②初始泼尼松 2mg/(kg·d);③激素治疗 3d 无改善可考虑加用吗替麦考酚酯;④肝炎不能使用英夫利西单抗。患者身高 176cm,体重 67kg,ECOG 评分为 1 分,相对瘦弱,基于对激素不良反应的担心,初始剂量较低,予 60mg 甲泼尼龙(等价于 75mg 泼尼松),总胆红素立即有明显下降,但在减量过程中反弹明显,不得已重新进行大剂量激素治疗,增加剂量后总胆红素逐渐下降,但是依然基于对激素不良反应的考虑,在第 5 天加用吗替麦考酚酯,总胆红素稳步下降。需密切关注血红蛋白及大便颜色变化,同时使用 PPI、钙剂、SMZ 预防性治疗,尽管如此,患者依然出现消化道大出血,由于发现及时,立即予停用激素及免疫抑制剂,对症补液、输血,并急诊将出血肠管切除,解除生命危险,病理支持 PD-L1 相关肠道损伤 + 激素相关溃疡。

除此之外,免疫治疗相关毒性在全身的表现均在激素 + 免疫抑制剂的治疗下好转。

PD-L1 作为免疫检查点抑制剂,通过增强人体免疫能力进行抗肿瘤治疗,而激素 + 免疫抑制剂作为 PD-L1 的反作用剂,需关注是否会加快肿瘤进展,在住院期间的 4 次胸部 CT 未见肿瘤进展。ESMO 及 NCCN 指南均提出对于 3~4 级免疫相关不良反应需积极使用激素。

整个诊疗过程并不完美,但均有循证医学证据支持,处理及时,预后良好。

四、经验与体会

免疫检查点抑制剂在肿瘤治疗中的应用愈加广泛,其不良反应的处理逐渐成为临床实践的重要内容。2017 年,ESMO 率先发表了《免疫治疗的毒性管理:ESMO 诊断、治疗和随访临床实践指南》,随着临床经验和证据的不断积累,2018 年,ASCO 联合 NCCN 发表了《免疫检查点抑制剂治疗相关毒性的管理指南》,系统地介绍和讨论了不良反应的管理流程,为肿瘤科医生对不良反应的管理提供循证证据。

1. 本案例病因是什么?

根据患者病史、辅助检查及病理结果,以及对激素 + 免疫抑制剂的良好应答,免疫治疗相关毒性病因基本明确。

2. 本案例的临床决策是否得当?

(1)该病例是肝病感染科首诊,由于患者未及时提供 PD-L1 用药情况,先按照常规药物性肝损伤进行治疗,疗效不佳,及时寻找原因,在获得 PD-L1 用药史后,及时调整了治疗方案,使用激素进行免疫抑制治疗。临床决策正确且根据病情变化及时调整。

(2)激素治疗初期为避免大剂量激素导致一系列出血、感染等并发症,初次激素剂量较低,反应较差,致使重新加大激素剂量随后进行减量,为了加快激素减量加用免疫抑制剂,患者总胆红素水平得到了良好的控制,但患者后期仍出现消化道出血。指南推荐在最初使用激素时按照泼尼松 2mg/(kg·d)给药,但指南和临床实际仍有不同,根据患者年龄、体力评分、营养状态、脏器功能等情况使用大剂量激素风险很高,选择性降低激素剂量更安全、合理。

3. 从本案例能获得哪些经验及教训?

免疫相关不良反应表现多种多样,患者可能出现在各个临床科室,每位临床医生都应掌握相关领域中的免疫相关不良反应的诊疗原则。仔细询问病史,以临床指南为基础,结合患者实际情况制订治疗方案。激素是免疫相关不良反应的重要治疗手段,但是需密切关注不良反应,如消化道出血、感染等,往往造成不良预后,需要进行适当预防、早发现、早处理。另外,由于免疫检查点抑制剂的治疗是全身性的,需筛查其他脏器有无累及,密切监测,必要时及时治疗。

五、专家点评

回顾治疗过程,该病例在诊断、临床决策及治疗过程中均有循证依据可寻,基本诊疗原则正确,早期足量使用激素可能效果更佳,对于激素不良反应的监测到位,处理及时,总体预后良好。

六、述评

免疫治疗相关性肝损伤发病率为 5%~10%,3 级以上肝炎占比不足 2%,临床表现丰富,患者有乏力感、头痛和黄疸等症状,但初期不易察觉,一般通过免疫治疗后的血液学检查发现。因治疗前常规进行肝功能检查,一旦发生肝功能受损,通常能够及时发现。但是肿瘤患者自身抵抗力差、合并用药较多,任何分级的肝脏毒性均需排除其他因素引起的肝功能损害,并限制或避免使用肝毒性药物。对于明确为免疫药物相关性肝损伤后根据 ESMO/NCCN 等指南推荐进行个体化治疗。

案例2　抗PD-1抗体二线治疗非小细胞肺癌致免疫相关性肝炎及超进展

朱挺　葛小琴　陈磊　陶庆松
宁波市第一医院

【摘要】1 例 65 岁男性患者,因确诊转移性肺大细胞癌接受帕博利珠单抗二线治疗。1 周后出现血清转氨酶升高,伴发热,胸腔及心包积液明显增多。经甲泼尼龙治疗后,转氨酶下降,但疾病进展迅速,1 个月后最终因呼吸衰竭死亡。

一、病例简介

1. 主诉及现病史　患者,男性,65 岁。因“咳嗽、咳痰伴胸痛 9d”至我院就诊。患者于 9d 前无明显诱因下出现咳嗽,咳少量黄色脓痰,伴左侧胸痛、活动后气促,偶感头晕、头痛,于当地医院就诊,胸部 CT(2017-11-11)示:左下肺占位伴纵隔淋巴结肿大;两肺感染;左侧胸腔积液,心包少量积液,予以抗感染治疗,无明显好转,遂至我院就诊。

2. 既往史　高血压病史 2 年余,最高血压 160/95mmHg,未规律服用降压药物。否认肝炎、结核等病史,否认器官移植病史,否认既往抗肿瘤治疗史。

3. 体格检查　一般情况良好,ECOG 评分为 1 分,未见明显消瘦,疼痛评分为 2 分,心脏各听诊区未闻及病理性杂音。右肺呼吸音清,左下肺呼吸音低,未闻及明显干湿啰音,其余无特殊。

4. 辅助检查

(1)胸部增强 CT(2017-11-16,本院):①左肺下叶占位(最大截面 70mm×58mm)伴纵隔多发淋巴结肿大,首先考虑为周围型肺癌;②两肺炎症,左侧胸腔少量积液;③肝多发囊肿、左肾囊肿。

(2)头颅增强 MR(2017-11-24,本院):左侧半卵圆区及右侧额叶见多发等 T_1/长 T_2 信号灶,径 4~20mm,周围见大片状长 T_2 水肿带,增强后明显强化,考虑为转移瘤。

(3)肿瘤指标(2017-11-17,本院):癌胚抗原 5.66ng/mL,CA125 54.5U/mL。

(4)其他:血常规、血生化、尿常规、大便常规、凝血功能、肺功能、腹部增强 CT、骨 ECT 正常范围。

5. 诊断分期及分子病理特征 肺大细胞癌(cT3N2M1c,ⅣB 期),左肺门、纵隔淋巴结、脑转移。分子病理特征:低分化癌,大细胞癌伴灶区神经内分泌分化。Syn(−)、CgA(−)、Ki-67(+)70%、CK(pan)(−)、CD56 散在(+)、TTF-1(−)、P40(−)、CK5/6(−)、NapsinA(−)。基因特征:EGFR(−)、ALK/ROS1(−)。

二、治疗过程

(一)抗肿瘤治疗过程

1. 治疗过程 患者 2017-12-11 至某医院行颅内转移灶伽马刀治疗。基因检测未见驱动基因敏感突变,于 2017-12-21 至 2018-05-02 行一线"紫杉醇 240mg d1+ 卡铂 5AUC d1+ 贝伐珠单抗 500mg d1,1 次 /3 周"化疗 6 个周期,最佳疗效:PR,可耐受。2018-06-22 予以胸部病灶姑息放疗 DT59.4Gy/33f。放疗后序贯贝伐珠单抗维持治疗。2019-01 颅内病灶进展,予以全脑放疗 DT30Gy/10f。期间肺部病灶评价:SD。至上级医院就诊,建议帕博利珠单抗 + 多西他赛治疗。后返回我院,2019-02-26 行二线第 1 个周期"帕博利珠单抗 100mg d1+ 多西他赛 100mg d2,1 次 /3 周"联合治疗。2019-03-10 当地医院查肝肾功能:GPT 75U/L,GOT 86U/L,予口服护肝片治疗。2019-03-16 患者自觉疲乏,伴发热,最高体温 38.3℃。2019-03-17 于我院查血常规基本正常,CRP 42.84mg/L;肝肾功能:GPT 680U/L,GOT 686U/L,总胆红素(TBIL)21.43μmol/L,直接胆红素(direct bilirubin,DBIL)10.2μmol/L。考虑为免疫相关性肝炎(irAEs 3 级),予"甲泼尼龙 2mg/(kg·d)"抗炎、异甘草酸镁护肝治疗,2019-03-18 患者出现胸闷、气促,2019-03-20 复查胸部 CT:胸腔积液、心包大量积液,纵隔淋巴结较前(2019-02-25)增大。予以心包穿刺引流,细胞学涂片:找到多量恶性肿瘤细胞(倾向低分化癌)。经治疗后患者转氨酶逐步下降,但一般情况迅速恶化,2019-03-29 起反复多次出现呼吸心搏骤停,最终于 2019-04-08 抢救无效死亡。

2. 相关辅助检查

(1)肝功能(2019-02-24):GPT 34U/L,GOT 37U/L,TBIL 8.47μmol/L,DBIL 2.43μmol/L。

(2)肝功能(2019-03-17):GPT 680U/L,GOT 686U/L,TBIL 21.43μmol/L,DBIL 10.2μmol/L。

(3)肝功能(2019-03-20):GPT 407U/L,GOT 668U/L,TBIL 40.8μmol/L,DBIL 29.04μmol/L。

(4)肝功能(2019-03-24):GPT 125U/L,GOT 88U/L,TBIL 44.37μmol/L,DBIL 30.96μmol/L。

(5)肝功能(2019-03-29):GPT 59U/L,GOT 75U/L,TBIL 37.17μmol/L,DBIL 27.91μmol/L。

(6)胸部 CT(2019-02-25):①左肺下叶支气管扩张伴感染;②肺门、纵隔多发淋巴结肿大;③两侧胸腔积液、心包积液。

(7)胸部 CT(2019-03-20):①左肺下叶支气管扩张伴感染;②肺门、纵隔多发淋巴结肿大;③两侧胸腔积液,心包大量积液(图 2-3-5)。

(二)免疫治疗不良反应诊治过程

1. 免疫相关性肝炎诊治过程 2019-03-10 患者经第 1 个周期多西他赛 + 帕博利珠单抗治疗后 12d 出现谷丙转氨酶、谷草转氨酶升高,因治疗前肝功能正常,且患者无肝炎、脂肪肝、酒精性肝病病史,无肝转移病灶,考虑为药物性肝损伤(CTCAE 1 级),予口服护肝药物支持治疗无明显好转。1 周后(2019-3-17)谷丙转氨酶、谷草转氨酶急剧升高,CTCAE 3 级,免疫相关性肝炎 irAEs 3 级待排,予以甲泼尼龙 2mg/(kg·d)抗炎、异甘草酸镁护肝治疗 12d,转氨酶逐步下降,降至 CTCAE 1 级,因激素经验性治疗有效,首先考虑为免疫相关性肝炎。

2. 免疫治疗后超进展 患者入院后第 2 天(2019-03-19)开始出现胸闷、气促症状,对症治疗无明显好转,复查胸部 CT 提示两侧胸腔积液,心包大量积液,左肺门、纵隔淋巴结肿大。对比 3 周前影像学检查(图 2-3-5),胸腔积液、心包积液、左肺门及纵隔淋巴结均明显进展,细胞学证实为癌性心包积液。虽经大剂量糖皮质激素及积极对症支持治疗,一般情况仍持续恶化,最终于 2019-04-08 死亡。综合上述情况,考虑存在抗 PD-1 抗体治疗后超进展情况。

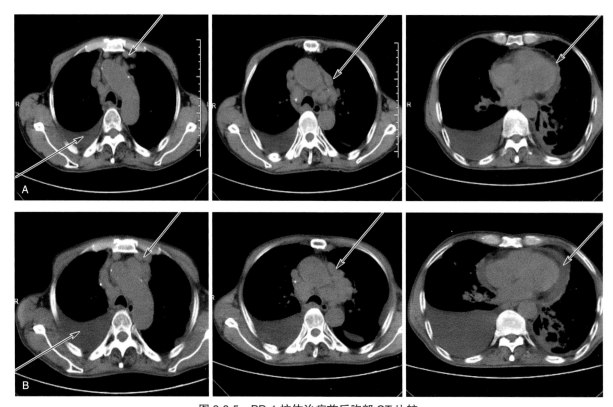

图 2-3-5 PD-1 抗体治疗前后胸部 CT 比较
A. 2019-02-25 基线评估：左肺门、纵隔多发淋巴结肿大；两侧胸腔积液、心包积液；
B. 2019-03-20：左肺门、纵隔淋巴结较前增大，两侧胸腔积液、心包积液较前增多。

三、临床思维与决策

1. 免疫相关性肝炎 在化疗 + 免疫联合治疗过程中，出现治疗相关不良反应时首先需判断是化疗还是免疫治疗引起。肝功能损伤是化疗药物常见的非血液学毒性，但多为轻度，使用多西他赛出现 3~4 级转氨酶升高发生率<1%。使用 PD-1/PD-L1 抑制剂后出现转氨酶升高的发生率为 5% 左右，3~4 级发生率为 1%~2%。该患者接受"多西他赛 + 帕博利珠单抗"联合治疗后 2 周，出现 1 级转氨酶升高，因程度较轻首先考虑化疗相关可能，予以护肝支持治疗并监测肝功能。后患者出现疲乏，伴发热予以收治住院，查血常规正常，排除粒细胞缺乏性发热。肝功能提示转氨酶明显升高，伴胆红素轻度升高，此时诊断的难点是肝功能损伤的原因究竟是化疗药物所致还是抗 PD-1 抗体引起的免疫性肝脏毒性。考虑患者本身无肝炎、脂肪肝、酒精性肝病等病史，无肝转移病灶，转氨酶急剧升高，且既往行紫杉醇 + 卡铂联合化疗无肝损病史，因此有理由怀疑为免疫相关性肝脏毒性，irAEs 3 级。根据 CSCO 指南推荐，3 级肝脏毒性可静脉使用甲泼尼龙 1~2mg/(kg·d)，3d 后如无肝功能好转，考虑加用吗替麦考酚酯（因英夫利西单抗本身的肝脏毒性不推荐使用）。本例患者初始予以甲泼尼龙 2mg/(kg·d) 治疗，3d 后复查肝功能转氨酶下降，1 周后降至 2 级。但因患者一般情况恶化，出现胸闷、气促，糖皮质激素未予以减量，继续甲泼尼龙 2mg/(kg·d) 静脉使用，转氨酶继续降至 1 级，取得满意疗效。

2. 超进展 患者于 2019-02-26 接受"帕博利珠单抗 100mg d1+ 多西他赛 100mg d2"联合治疗，2019-03-18 出现胸闷、气促，2019-03-20 复查胸部 CT 示两侧胸腔积液及心包积液明显增多，左肺门及纵隔淋巴结明显增大（对比 2019-02-25），之后一般情况迅速恶化，最终于 2019-04-08 死亡。近年来，PD-1/PD-L1 单抗在非小细胞肺癌中显示了不错的疗效，但部分患者在接受免疫治疗后出现肿瘤快速进展现象，称为疾病超进展（hyper-progressive disease, HPD）。2016 年 ESMO 会议上首次报道免疫超进展的研究，之后很多学者都对超进展现象进行了报道，并对其定义进行补充和完善，目前比较全面的疾病超进展定义为：在免疫治疗后肿瘤进展满足以下 3 个条件：①免疫治疗中肿瘤进展时间<2 个

月；②肿瘤负荷相比于基线期增长超过 50%；③免疫治疗后肿瘤生长速率（TGR）超过之前速度 2 倍以上。

既往研究显示免疫治疗中超进展的发生率为 4%~29%，研究队列的规模、来源不同和肿瘤组织的多样性造成了发生率的差异。该患者治疗前胸部 CT 显示胸部病灶与 1 个月前相仿，因颅内进展接受免疫＋化疗二线联合治疗，3 周后出现胸腔积液、心包积液明显增多，左肺门及纵隔淋巴结较前增大>50%，符合上述 3 个条件，判定为超进展。虽然给予了糖皮质激素积极治疗，但患者仍然病情迅速恶化，最终在判定为超进展后 1 个月内死亡。

四、经验与体会

近年来以 PD-1/PD-L1 抗体为代表的免疫检查点抑制剂在多种肿瘤治疗中取得了突破性进展。免疫检查点抑制剂独特的不良反应即免疫相关不良反应（irAEs），虽然大多数为轻到中度，但严重或危及生命的 irAEs 也有发生，如果临床缺乏足够的认识，可导致致命性的后果。ESMO、NCCN、ASCO、SITC 和 CSCO 指南都对 irAEs 的判定及治疗有详细描述。

本例患者在接受免疫＋化疗联合治疗后，2 周出现重度免疫性肝炎，予以糖皮质激素治疗过程中发生疾病快速进展，最终死亡，OS 为 1.4 个月。需要关注以下问题：

1. 本案例的病因是什么？

本案例诊治过程中采用了免疫＋化疗的联合方案，2 周左右出现转氨酶 1 级升高，最初考虑可能为化疗相关，不排除免疫相关性，因此予以口服护肝药物支持治疗，并嘱每周复查肝功能。但随后患者出现乏力伴发热，1 周内转氨酶快速升高，发展为 3 级肝损伤，结合患者本身无肝炎、脂肪肝、酒精性肝病等病史，无肝转移病灶，此时需要考虑为重度免疫相关性肝炎，予糖皮质激素治疗效果佳，免疫相关性肝炎的诊断较为明确，但如果能行肝脏穿刺活检则可以进一步明确诊断，结合患者一般状况并未行肝穿刺活检。另外，患者接受治疗后 3 周左右出现影像学进展，虽然接受免疫治疗后出现进展的情况有"假性进展""真性进展"及"超进展"情况，但鉴于患者症状迅速恶化，参考超进展定义，判定为超进展。

2. 本案例的临床决策是否得当？

在免疫相关性肝炎诊治过程中，对病情快速准确地进行判断，根据相关指南及患者具体情况提供治疗，患者肝功能快速恢复。只是由于患者出现免疫治疗后超进展，病情迅速恶化，最终死亡，从决策及执行过程无明显过错。目前指南对于 NSCLC 二线免疫治疗的推荐为免疫检查点抑制剂单药治疗，且帕博利珠单抗推荐用于 PD-L1 阳性患者。一项 II 期研究显示，多西他赛联合帕博利珠单抗二线治疗 NSCLC 有效率高达 42.5%。目前免疫相关不良反应发生机制不清，免疫检查点抑制剂联合化疗、靶向或免疫检查点抑制剂后，不良反应可能增加，因此对于接受一线治疗失败的 NSCLC 患者，二线免疫联合治疗有待进一步探索。

3. 从本案例能获得哪些经验及教训？

irAEs 虽然大多数为轻到中度，但严重或危及生命的 irAEs 也有发生，需要临床医生充分重视。因此，在治疗开始时需要对患者进行全面的 irAEs 教育，发现疑似不良反应后，及时就诊。另外，要充分告知患者接受免疫检查点抑制剂存在较高的超进展发生率，特别是老年患者。研究显示，超进展在接受免疫治疗的 NSCLC 患者中的发生率约为 9%，而在老年患者（>65 岁）中高达 19%。一旦发生超进展，预后极差。临床工作中，要更多地关注免疫治疗的细节问题，从而为更多患者的精准治疗提供指导。

五、专家点评

纵观本案例，患者出现肝脏毒性后的临床决策并无不妥。但患者临床结局不佳，应当从以下方面进一步思考：

1. 一线化疗失败的 NSCLC 患者二线治疗选择免疫联合化疗的方案值得商榷，该治疗模式的安全性和有效性目前证据尚不充分。首先,免疫联合其他药物治疗相比免疫单药治疗毒副作用可能增加;其次,老年患者超进展的发生率更高,二线联合治疗是否存在进一步增加超进展发生的可能?因此,如何权衡患者的风险及获益需要临床医生慎重考量,目前情况下,治疗决策还是应该遵循指南推荐。

2. 超进展是免疫检查点抑制剂绕不开的话题,哪些患者容易发生超进展目前尚无明确的指标能够预测。现有的数据显示,高龄、多器官转移、*MDM2*、*MDM4* 扩增和 *EGFR* 突变可能与超进展有关,但仅处于探索阶段。该患者治疗前如果进行了 PD-L1 表达检测及基因检测则有一定的指导意义。

这些问题都尚待解答,同时也警示在临床抗肿瘤治疗决策过程中,多学科联合诊治的重要性。

六、述评

尽管相比放化疗等传统治疗手段,免疫治疗的不良反应较小,而且患者可以获得较长的生存获益,但超进展仍然是不可忽视的问题,临床工作中需重视。作为肿瘤临床医生,治疗决策要遵循指南,治疗前对特殊人群进行筛查,谨慎使用免疫治疗,做好基线评估,和患者及家属进行充分沟通,告知免疫治疗潜在的毒性风险以及超进展风险。在治疗开始时即需要对患者进行全面的 irAEs 教育,告知患者发现疑似不良反应后,应及时报告。在诊治过程中要重视多学科联合诊治。

案例 3 抗 PD-1 抗体治疗胃癌致免疫相关性肝炎

张秋月 刘红利

华中科技大学同济医学院附属协和医院

【摘要】患者,男性,56 岁。该患者确诊为晚期胃中分化腺癌,多线治疗后肿瘤进展,予特瑞普利单抗联合甲磺酸阿帕替尼(艾坦)方案治疗 4 个周期后,患者出现发热,伴肝功能异常,包括谷丙转氨酶(GPT)、谷草转氨酶(GOT)和胆红素升高,完善相关检查后考虑为免疫相关性肝炎,予护肝及糖皮质激素治疗后,患者体温及肝功能好转。

一、病例简介

1. 主诉及现病史 患者,男性,56 岁。因"进食梗阻 3 周"至我院就诊。患者 2017-06-20 无明显诱因出现进食时梗阻感,伴右下胸隐痛、胸闷,偶有恶心、呃逆,无发热畏寒、呕吐、反酸、食欲减退、腹痛腹胀等不适。2017-06-28 于当地医院体检发现大便隐血阳性,血红蛋白 79g/L,行胃镜检查示:贲门处溃疡,考虑为恶性病变可能,遂收治入院。

2. 既往史 既往体健,否认器官移植病史,否认肝炎、结核或其他传染病史,否认既往抗肿瘤治疗史。

3. 体格检查 一般情况良好,ECOG 评分为 0 分,未见明显消瘦,疼痛评分为 0 分,查体无特殊。

4. 辅助检查

(1)全腹部及盆腔增强 CT(2017-07-09):贲门 - 胃底壁明显不规则增厚呈软组织肿块影,较大截面约 4.8cm×2.4cm,增强扫描不均强化,外缘模糊,其周脂肪间隙稍模糊,贲门周围多发肿大淋巴结,部分融合,较大者约 3.4cm×2.5cm,胃窦周围小淋巴结影稍增多;考虑贲门 - 胃底癌并淋巴结转移可能(影像分期 T3N2Mx)。

(2)胸部 X 线片(2017-07-09):双肺纹理增粗,心膈未见明显异常。

(3)血常规(2017-07-09):血红蛋白 90g/L。肿瘤指标(2017-07-10):癌胚抗原 9.6μg/L。血生化、尿常规、凝血功能、输血前检查、肺功能正常范围。

5. 诊断分期及分子病理特征 胃(贲门)中分化腺癌(cT3N2M0,G2,Ⅲ期)。

二、治疗过程

（一）抗肿瘤治疗过程

1. 治疗过程　患者排除禁忌，2017-07-12 于我院胃肠外科全麻下行腹腔镜下胃癌根治术＋全腹腔镜下胃肠吻合术＋纵隔淋巴结清扫术＋胸腔闭式引流术，术后病理示：胃食管交界处中分化腺癌，癌组织穿透胃壁肌层达浆膜下（pT3）伴神经侵犯，（小弯侧）淋巴结（6/19）见癌组织转移，余 28 枚淋巴结未见癌转移，两侧手术切缘未见癌组织累及。Her-2（1 分）。2017-08-15 至 2018-01-12 于我院胃肠外科行卡培他滨＋奥沙利铂方案化疗 8 个周期。2018-12-11 血 CEA 11.4μg/L。2018-12-13 患者出现右下腹痛，复查腹部及盆腔 CT 平扫示：阑尾增粗肿胀较明显，周围脂肪间隙浑浊，散在小淋巴结，拟诊阑尾炎。2018-12-19 全麻下行腹腔镜下腹腔探查术，术中见腹腔多发种植转移，行减瘤手术，切除阑尾、胰头结节、盆腔结节、结肠结节。术后病理示：（胃食管交界处腺癌切除术后）（阑尾、胰腺、盆壁、结肠）浸润性或转移性中分化腺癌。

2018-12-26 复查肿瘤标志物：CEA 7.2μg/L，CA 125 41.0U/mL（参考值＜35.0U/mL）。2019-01-17 至 2019-06-25 于我科行氟尿嘧啶＋伊立替康方案化疗 12 个周期，最佳疗效 SD。2019-05-07 患者基因检测示：PD-L1 阳性，突变负荷 10.48muts/mb，微卫星检测结果 MSS。后行替吉奥＋阿帕替尼方案维持治疗 5 个周期。

2019-10-10 复查肺及腹部 CT 示：①胃癌根治术后，食管空肠吻合，吻合口旁可见直径约 1.7cm 环形弱强化影，考虑为转移性病变；②脾脏外侧缘包膜下新见 2 枚稍低密度结节，较大者约 2.5cm×1.3cm，多为转移性病变；③胰体部低密度肿块影，大小约 2.9cm×2.5cm，考虑为转移瘤并治疗后改变。考虑为病情进展。遂于 2019-10-15、11-05、11-26、12-17 给予阿帕替尼 250mg d1~d21＋特瑞普利单抗 240mg d1，1 次/3 周治疗 4 个周期。2019-12-16 疾病疗效评估为 PD（图 2-3-6）。第 4 个周期甲磺酸阿帕替尼片联合特瑞普利单抗治疗后，患者出现乏力、食欲减退，查直接胆红素 41μmol/L（参考值范围 5.1~19.0μmol/L），间接胆红素 30μmol/L（参考值范围 3.4~12.2μmol/L），GOT 426U/L（参考值范围 8~40U/L）、GPT 275U/L（参考值范围 5~35U/L）、GGT＞700U/L（参考值范围 7~32U/L）、ALP 571U/L（参考值范围 40~150U/L）。临床诊断考虑为免疫相关性肝炎，与特瑞普利单抗相关，予护肝、激素等对症治疗后肝功能恢复正常。

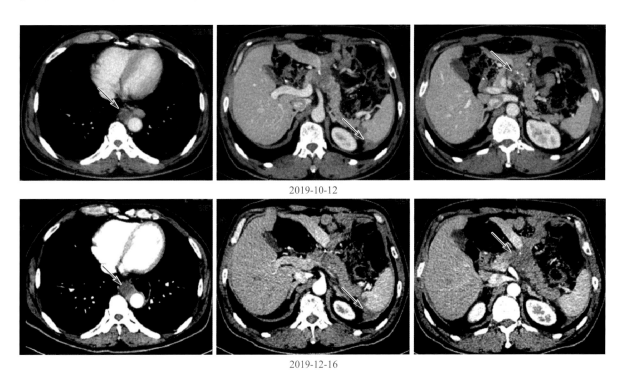

2019-10-12

2019-12-16

图 2-3-6　胸腹部 CT 复查结果提示肿瘤进展

2. 相关体征变化　皮肤轻度黄染,其他未见特殊。

3. 相关辅助检查

(1)2019-10-12 基线评估:胸部及全腹部增强 CT 示吻合口下方、纵隔淋巴结、脾脏、胰体部转移。①吻合口旁病灶,直径约 1.7cm;②病灶为脾脏包膜下结节,较大者约 2.5cm×1.3cm;③胰体部病灶,大小约 2.9cm×2.5cm。

(2)2019-12-16 评估:胸部及全腹部增强 CT 示胃癌复查,吻合口下方、纵隔淋巴结、脾脏、胰体部转移。①吻合口旁病灶,直径约 2.2cm;②病灶为脾脏包膜下结节,较大者约 2.9cm×2.2cm;③胰体部病灶,大小约 4.2cm×3.8cm。对比基线明显增大。

(二)免疫治疗不良反应诊治过程

2020-01-07 外院肝功能检查示:直接胆红素 41μmol/L,间接胆红素 30μmol/L,GOT 426U/L、GPT 275U/L、GGT>700U/L、ALP 571U/L。

2020-01-09 入院查体:神志清,精神尚可,体温 36.5℃(腋温),呼吸 20 次/min,两肺未及明显啰音,腹部软,无压痛,肝脾肋下未及。2020-01-10(第 4 个周期治疗后 d25)患者出现持续性发热,最高温度 39.7℃(腋温),伴明显乏力及食欲减退,否认寒战、腹痛、腹泻、恶心、呕吐等不适。2020-01-10 本院查血常规示白细胞及中性粒细胞正常,抗甲肝病毒 IgG 抗体 10.71S/CO(参考值<1.00S/CO),抗甲肝病毒 IgM 抗体 0.19S/CO(参考值<0.8S/CO),HBcAb(+),抗 HCV 抗体(-),CMV-DNA-细胞内<400copies/mL,CMV-DNA-细胞外<400copies/mL,免疫相关性指标抗 Ro-52 抗体阳性,抗着丝点蛋白 B 弱阳性,病毒全套阴性,EB-DNA-细胞内 4.73×10^2(参考值<400copies/mL),EB-DNA-细胞外<400copies/mL。2020-01-11 超敏 C 反应蛋白 46.20mg/L(参考值<8.00mg/L),降钙素原 1.24μg/L(参考值<0.5μg/L)。2020-01-12 完善胸部 CT 平扫检查提示右肺下叶散在感染性病变,较前范围稍增大(图 2-3-7)。呼吸内科及感染科会诊,考虑为右肺感染可能,治疗上予头孢哌酮钠他唑巴坦钠经验性抗感染,治疗 3d 后患者仍发热,最高温度 39.5℃(腋温),后改为美罗培南针抗感染治疗。

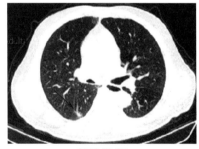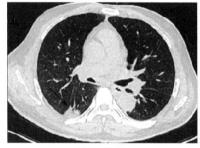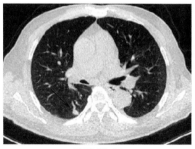

| 2020-01-07 | 2020-01-12 | 2020-01-17 |

图 2-3-7　胸部 CT 影像结果前后比较

2020-01-07 胸部 CT 平扫:右肺散在感染性病变。2020-01-12 复查胸部 CT 平扫:右肺散在感染性病变,较前范围稍增大。2020-01-17 复查胸部 CT 平扫:右肺散在感染性病变,较前范围稍缩小。

2020-01-01 我院查 GOT 416U/L、GPT 275U/L,结合患者病史及临床特征,首先考虑为免疫性肝炎(irAEs 3 级),于 2020-01-13 始给予甲泼尼龙[1.14mg/(kg·d)]静脉滴注,1 次/d 抗炎治疗。加用激素治疗后患者体温恢复正常,2020-01-11 及 2020-01-13 患者 2 次血需氧+厌氧+真菌培养结果回报阴性,免疫性发热待排。

2020-01-14 复查肝功能:GOT 499U/L、GPT 105U/L、直接胆红素 69.5μmol/L、间接胆红素 41.9μmol/L。继续甲泼尼龙抗炎治疗[1.14mg/(kg·d)],同时给予护肝、利胆、退黄治疗。2020-01-20 复查肝功能:GOT 387U/L、GPT 61U/L、直接胆红素 59.7μmol/L、间接胆红素 34.8μmol/L(图 2-3-8)。考虑患者免疫相关性肝炎好转,甲泼尼龙减量至 60mg 静脉滴注,1 次/d。患者回当地医院继续行激素治疗,期间复查肝功能好转,激素逐渐减量至停药。

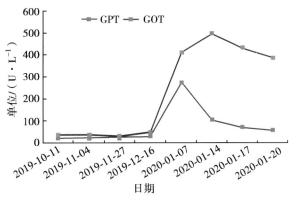

图 2-3-8　治疗期间肝功能变化

2019-10-15 至 2019-12-17 给予阿帕替尼 250mg d1~d21+ 特瑞普利单抗 240mg d1，1 次 /3 周，治疗 4 个周期。2020-01-07 肝功能异常 irAEs 3 级，2020-01-10 始行护肝 + 抗感染治疗，2020-01-13 始行甲泼尼龙 80mg 静脉滴注，1 次 /d，抗炎治疗，2020-01-20 甲泼尼龙减量至 60mg，静脉滴注，1 次 /d。

三、临床思维与决策

在靶向 + 免疫联合治疗过程中，出现治疗相关不良反应时首先需判断是靶向治疗还是免疫治疗引起。肝功能异常及发热是肿瘤免疫治疗过程中常见的不良反应，接受常规剂量单药免疫治疗的患者肝炎发生率为 5%~10%（其中 3 级反应为 1%~2%）。免疫相关性肝炎一般发生在首次用药后 8~12 周，中位持续时间为 1.6 个月，临床表现为肝功能异常、黄疸等。

本例患者在首次免疫治疗后 12 周出现肝功能异常及发热，暂停免疫治疗及对症治疗后仍无缓解。参考美国国立癌症研究所常见不良反应事件评价标准（CTCAE）第 4 版，患者可判定为 CTCAE 3 级。根据 ESMO 的意见，对于转氨酶或总胆红素 3 级或 4 级升高的患者，永久停用免疫检查点抑制剂（immune checkpoint inhibitors，ICPis），并且使用糖皮质激素治疗，初始剂量 1~2mg/（kg·d）（甲基）泼尼松龙或其他等效药物。如果 2~3d 内患者对糖皮质激素无反应，应加用吗替麦考酚酯（mycophenolate mofetil，MMF）1 000mg，2 次 /d，通过密切监测 GOT、GPT 和胆红素水平在 4~6 周后将免疫抑制剂逐渐减量。对于糖皮质激素和吗替麦考酚酯难治病例，可以请肝脏科医生会诊并考虑行肝组织活检，既往文献报道 1 例伊匹木单抗引起的对激素及吗替麦考酚酯抵抗的肝炎患者应用抗胸腺细胞免疫球蛋白（anti-thymocyte globulin，ATG）治疗成功。还可使用免疫抑制剂药物他克莫司，不推荐英夫利西单抗用于免疫相关肝炎的治疗。在接受适当治疗后，肝炎通常会在 4~6 周内痊愈，而对于未治愈的病例，需要重新考虑其他的病因，必要时重复初始诊断流程，特别要考虑到同时服用其他肝毒性药物（包括草药和非处方药）和巨细胞病毒（cytomegalovirus，CMV）再激活的可能。后给予该患者初始剂量 1.14mg/（kg·d）糖皮质激素治疗，肝功能逐渐好转，经过专科评估后激素逐渐减量，待肝脏毒性降至 2 级后，等效改换口服的泼尼松并继续缓慢减量，总疗程至少 4 周并取得满意疗效。后续建议永久停用 ICIs 治疗。

四、经验与体会

免疫治疗是当今备受瞩目的新兴肿瘤治疗方式，尤其是 PD-1/PD-L1 免疫检查点抑制剂在肿瘤治疗中取得了突破性进展。PD-1 受体抑制剂所特有的不良反应即免疫相关不良反应（irAEs），虽然总体发生率比较低，但如果临床缺乏足够的认识，可导致严重甚至致命性的后果。ESMO、NCCN、ASCO、SITC 和 CSCO 指南都对 irAEs 的判定及治疗有详细描述。

本案例所获得的经验及教训：在开始治疗前，必须对患者进行 irAEs 易感性的评估。包括一系列项目：年龄、病史（和家族史）、一般状况、感染史、自身免疫性疾病、针对特定肿瘤类型的基因突变状态（如

NSCLC)、既往接受抗肿瘤治疗的情况、基线用药情况、基线实验室检查(尤其是甲状腺功能、垂体功能、肾上腺功能等)、影像学检查(对于判断甲状腺、垂体和肺毒性等有帮助)。所有患者都应该在治疗开始前被告知免疫治疗潜在的不良反应。在出现不良反应时,患者应该直接向治疗团队(护士、从业护士、医生)报告(症状)。一旦出现 irAEs,就需要及时处理,需要采取措施来防止不良反应的进一步恶化。所有接受 ICPis 治疗的患者在每个治疗周期前,都需要检测血清转氨酶和胆红素水平以评估是否有肝炎症状或体征。肝炎通常是无症状的,常在血生化检查中被发现。如果出现肝炎,尤其是病毒性肝炎需排除疾病相关因素、辅助药物(包括酒精)和感染因素。然而,如果没有明显的致病因素,必需的保肝治疗不需要等到血清学结果即可开始。在免疫相关性肝炎诊治过程中,需对病情快速准确地进行判断,根据相关指南及患者具体情况提供治疗,及时予激素 + 护肝 + 生命支持治疗,以获得满意的治疗效果。在发生严重的不良反应后,应该中止免疫治疗方案,并使用免疫抑制剂或免疫调节剂来控制毒性,这些药物包括大剂量糖皮质激素,以及必要时使用肿瘤坏死因子 α(tumour necrosis factor alpha,TNFα)拮抗剂、吗替麦考酚酯或他克莫司,后续免疫抑制剂需谨慎减量。

五、专家点评

纵观本案例,患者免疫相关性肝炎得到有效控制,应从以下方面进一步思考:

1. 本案例中,患者同时合并肺部感染,结合患者肺部 CT 及实验室检查,经呼吸内科及感染科多学科会诊,考虑右肺感染病灶比较局限,难以引起患者持续高热及肝功能重度损伤。初始给予患者强有力的抗感染治疗,体温无明显好转,但加用激素治疗后,体温恢复正常。此时应当考虑为免疫相关不良反应。发生 irAEs 的肿瘤患者,多涉及激素甚至免疫抑制剂治疗,使机体处于免疫抑制状态,可能使感染加重。这种情况下,如何权衡患者的风险及获益,何时重启抗肿瘤治疗,需要引起临床医生的重视和关注。

2. 同时本案例中,患者基线评估时否认自身免疫相关疾病病史,后续检测中发现部分自身免疫性抗体阳性,是与免疫治疗相关还是患者既往有较为隐匿的自身免疫性疾病?在免疫治疗基线评估时是否需完善自身免疫相关抗体检测?在开始治疗前,必须对患者进行 irAEs 易感性的评估,所有患者都应该在治疗开始前被告知免疫治疗潜在的不良反应。所有接受 ICPis 治疗的患者每周都需要检测肝功能以评估是否有肝炎症状或体征,必要时进行肝脏穿刺活检明确肝脏损伤的性质及程度。一旦出现 irAEs,需要联合多学科会诊,及时处理,采取措施来防止不良反应的进一步恶化。

六、述评

与化疗和靶向治疗等传统治疗手段相比,免疫治疗产生的不良反应在发生率、严重程度、毒性谱、发展过程、处理方法等方面存在差异。相较化疗,ICPis 所致 irAEs 更低,绝大多数 irAEs 可逆,主动监测、早期发现、适当管理和追踪随访很重要。需要全程管理,包括预防和预测、评估、检查、治疗和监测。最常发生的 irAEs 主要累及皮肤、结肠、内分泌器官、肝脏和肺;其他组织和器官虽然少见,但有可能相对更严重、甚至是致命的,比如神经系统病变和心肌炎。若严重的不良反应发现不及时、处理不得当,患者有致死风险。作为肿瘤临床医生,以下方面需要注意。第一遵循指南,对 irAEs 做到早识别、早干预。患者常是 irAEs 的第一发现者,因此,在治疗开始时即需要对患者进行全面的 irAEs 教育,告知患者发现疑似不良反应后,应及时向医院汇报。在诊治过程中要重视多学科联合诊治。第二对特殊人群进行筛查,由于自身免疫性疾病、肝炎病毒携带以及进行过移植手术的患者,存在潜在的 ICIs 类药物相关毒性或其他非预期的毒性风险。对这类人群,应谨慎使用免疫治疗,做好基线评估,在治疗前和患者及其家属进行充分沟通,告知其潜在的毒性风险。第三是在临床实践过程中,糖皮质激素及免疫抑制剂对 irAEs 的处理具有重要的作用,但是不能滥用,应对 irAEs 进行分级管理,以对糖皮质激素及免疫抑制剂使用的时机、剂量和剂型进行判断,同时动态评估后续肿瘤治疗方案。

案例 4　抗 PD-1 抗体治疗卵巢癌致免疫相关性肝炎

周欣　韩英　陈俊
宁波大学附属人民医院

【摘要】1 位 47 岁女性患者,临床诊断为卵巢透明细胞癌术后肝、盆腹腔转移。免疫组化提示 PD-LI 表达 10%,予纳武利尤单抗治疗 2 个月后,影像学评估肿瘤体积增大 23.6%。同时,患者谷丙转氨酶(GPT)及谷草转氨酶(GOT)升高,首先考虑为免疫相关性肝炎,予口服糖皮质激素及护肝药物联合治疗,并继续纳武利尤单抗注射液抗肿瘤治疗,患者肿瘤持续缩小达部分缓解(PR),GPT 及 GOT 同时下降,评估无进展生存期(PFS)为 9 个月。

一、病例简介

1. 主诉及现病史　患者,女性,47 岁。因"确诊卵巢癌 2 年余"至我院就诊。

2. 诊断经过　患者于 2 年余前因"发现盆腔占位 7 年,下腹痛 1 个月余"就诊于某医院,肿瘤标志物 CA199 997U/mL,CA125 1 213.50U/mL,盆腔增强 CT 提示卵巢囊腺癌伴网膜转移,排除禁忌后于 2017-07-13 行"经腹筋膜外子宫切除 + 双附件切除 + 大网膜切除 + 阑尾切除 + 肿瘤细胞减灭术",术后病理示:(左卵巢)透明细胞癌,大小 8cm×8cm×2cm,左宫旁可见肿瘤累及,(左侧腹膜反折、右侧腹膜反折、大网膜、小肠浆膜面、脾结肠韧带)可见肿瘤累及。免疫组化:HNF1β(++)、Ki-67(+)60%、ER(−)、PR(−)、P16(+)、P53(部分 +)、PAX-8(−)、Inhibinα(−)、SALL4(−)、Vimentin(部分 ++)。术后 2017-07-23、2017-09-04、2017-09-25 行第 1~3 个周期"紫杉醇 210mg 静脉滴注 d1+ 卡铂 500mg 静脉滴注 d1 1 次 /3 周;2017-08-13、2017-10-16 行第 4~5 个周期紫杉醇 210mg 静脉滴注 d1+ 顺铂 120mg 腹腔灌注 d1 1 次 /3 周"方案化疗,期间发生 3 级骨髓抑制,1 级肝功能异常。

2017-11-05 复查腹部增强 CT,考虑为肝转移、中上腹网膜转移可能,遂至上海复旦大学附属肿瘤医院行 PET-CT 检查:①卵巢透明细胞癌术后化疗后,肝包膜、腹盆腔多处转移,胃大弯似见不规则增厚、建议内镜进一步检查;②脾脏增大。2017-11-22 和 2017-12-20 起于我院行二线第 1~2 个周期"白蛋白紫杉醇 200mg d1,d8,d15+ 贝伐珠单抗 200mg d1,d15,1 次 /3 周"化疗,期间发生 3 级骨髓抑制及 2 级肝功能异常,对症支持治疗后好转。于 2018-01-23 和 2018-02-08 行第 3~4 个周期"白蛋白紫杉醇 200mg d1,d8,d15+ 贝伐珠单抗 200mg d1,d15,1 次 /4 周"延迟化疗。复查 CA125 较前进行性升高,经上级医院专家会诊后考虑当前治疗方案无效,于 2018-03-30、2018-04-02、2018-05-15 行三线第 1~3 个周期"吉西他滨 1.4g d1,d8,d15+ 贝伐珠单抗 200mg d1,d15,1 次 /4 周"化疗,期间出现 3 级骨髓抑制和 2 级咳嗽,考虑患者不耐受,同时完善基因检测(术后组织标本 NGS 检测):PD-L1 免疫组化分析阳性(10%),突变负荷:5.65Muts/Mb,PIK3CA 突变丰度 20.80%。2018 年 9 月初患者无明显诱因出现乏力伴发热,体温波动在 37.5~38.9℃,偶有畏寒感、头晕,2018-09-19 于我院行血常规检查:血红蛋白 60g/L;全腹部平扫 CT:卵巢癌术后改变,盆腔内多发软组织占位,肠壁局限性增厚,下腹壁软组织结节,请结合临床。入院后哌拉西林他唑巴坦钠 4.5g 静脉滴注 1 次 /8h 抗感染、输注红细胞悬液、补充人血白蛋白等对症支持治疗,患者发热及贫血症状缓解。

考虑患者化疗不耐受,分别于 2018-09-26 至 2019-06-14 予第 1~16 个周期纳武利尤单抗 100mg d1 1 次 /2 周方案免疫治疗。初始治疗 2 个月,行全腹增强 CT,依据实体瘤免疫治疗效果评价标准(Guidelines for response criteria for use in trials testing immunotherapeutics,iRECIST)标准评估肿瘤从免疫治疗前的 57.67mm×43.51mm 增大至 71.30mm×50.62mm(图 2-3-9A、B),同时检测患者肝功能提示 GPT 及 GOT 升高(图 2-3-10),依据 CTCAE 不良反应分级诊断免疫性肝炎,查阅相关文献提示免疫性肝炎预示着患者可能获益于免疫抑制剂的治疗,患者肿瘤体积增大考虑为免疫抑制剂所致假性增大,且患者 PS 1 分,因此继续予纳武利尤单抗注射液治疗,检测血 CA125 进行性下降,由免疫抑制剂治疗初期的 103.1U/mL 降至 50.2U/mL(图 2-3-11)2019-01,在经过 4 个月的纳武利尤单抗注射液治疗后,肿瘤体积较治疗初期缩小了 50.7%,患者疗效评价达 PR(图 2-3-9C)。血肿瘤标志物 CA125 在治疗期间持续下降。2019-09-21 CA125 开始升高,复查 CT 提示在肿瘤较前增大(图 2-3-9D),评估患者 PFS 达 9 个月。

关于免疫抑制剂治疗不良反应,患者初次治疗时出现发热,体温达 40.2℃,同时伴畏寒,后体温自行下降至正常。2018-11-28 发现免疫相关性肝炎(CTCAE 3 级),予甲泼尼龙 40mg 1 次 /12h 静脉滴注治疗,GPT 及 GOT 逐渐恢复正常(图 2-3-10)。总体来说,免疫抑制剂纳武利尤单抗注射液不良反应可控。

自 2019-06-15 开始口服依维莫司 1 次 /d 靶向治疗。定期门诊复查,病情稳定。2019-12-01 患者复查血常规:血红蛋白 54g/L,无胸闷、气短,无头晕、乏力,无心悸,入院输血治疗后贫血好转,此后患者在家休养,并间断性服用依维莫司 1 次 /d 靶向治疗,电话随访至 2020-05,患者因"消化道出血"死亡。

3. 既往史　无特殊。

4. 体格检查　一般情况可,ECOG 评分为 1 分,疼痛数字评分为 0 分;神志清楚,慢性贫血面容,意识清晰,面色苍白,睑结膜苍白,双侧腹股沟及全身其余浅表淋巴结未触及肿大。心率 116 次 /min,心律齐,双肺呼吸音粗,未闻及明显干湿啰音。腹正中可见一长约 25cm 陈旧性手术瘢痕,愈合良好,全腹无压痛及反跳痛,肝脾肋下未及,无叩痛,双下肢无水肿,生理反射存在,病理征阴性。

5. 诊断分期及分子病理特征　诊断:卵巢透明细胞癌(Ⅳ期肝、盆腹腔转移)。基因特征:ER(−),PR(−),PD-L1 TPS 10%,TMB 5.65Muts/Mb,*PIK3CA* 突变。

二、治疗过程

1. 抗肿瘤治疗过程　患者分别于 2018-09-26 至 2019-06-14 予纳武利尤单抗 100mg d1 1 次 /2 周方案免疫抗肿瘤治疗 16 个疗程。初始治疗 2 个月,行全腹部增强 CT 评估靶病灶 57.67mm × 43.51mm 增大至 71.30mm × 50.62mm(图 2-3-9A、B),同时检测患者肝功能提示 GPT 及 GOT 升高(图 2-3-10),依据 CTCAE 不良反应分级诊断免疫性肝炎(irAEs 3 级),查阅相关文献提示免疫性肝炎预示着患者可能获益于免疫抑制剂的治疗,患者肿瘤体积增大考虑为免疫抑制剂所致假性增大,因此予甲泼尼龙 40mg 1 次 /12h 静脉滴注治疗,GPT 及 GOT 逐渐恢复接近正常后,继续予纳武利尤单抗注射液治疗,检测血 CA125 进行性下降,由免疫抑制剂治疗初期的 103.1U/mL 降至 50.2U/mL(图 2-3-11)。2019-01,在经过 4 个月的纳武利尤单抗注射液治疗后,肿瘤体积较治疗初期缩小了 50.7%,患者疗效评价达 PR(图 2-3-9C)。血肿瘤标志物 CA125 在治疗期间持续下降直至 2019-09-21 开始出现增高,同时 CT 也提示在肿瘤增大(图 2-3-9D),患者 PFS 达 9 个月。

2. 免疫治疗不良反应诊治过程　患者初次治疗时出现发热,体温达 40.2℃,同时伴畏寒,后体温自行下降至正常。2018-11-28 发现免疫相关性肝炎 irAEs 3 级,予甲泼尼龙 40mg 1 次 /12h 静脉滴注治疗,GPT 及 GOT 逐渐恢复正常(图 2-3-10)。总体来说,本例免疫抑制剂纳武利尤单抗注射液不良反应可控。

三、临床思维与决策

在本案例中,使用早期发现 irAEs 作为预测患者是否为假性进展,irAEs 的出现和发展与生存获益可能相关。

四、经验与体会

实体瘤患者在进行免疫抑制剂治疗中可能存在假性进展,Hodi 等人报道 107 例接受帕博利珠单抗治疗的转移性黑色素瘤患者中有 4 例患者出现假性进展,另有一项研究表明 41 例非小细胞肺癌患者接受免疫抑制剂治疗后,有 2 例患者出现假性进展。尽管假性进展的机制尚不清楚,免疫细胞浸润肿瘤瘤体可能参与了假性进展的形成。如何鉴别免疫抑制剂治疗过程中的假性进展，在临床诊疗过程中是一个亟待解决的问题。Osorio 等人的研究中，甲状腺功能异常在接受帕博利珠单抗治疗的非小细胞肺癌患者中很常见，其特点是甲状腺功能异常发生在治疗初期(10/51,21%)，这 10 位发生甲状腺功能异常的患者其中位生存期(mOS)较没有发生甲状腺异常的患者明显延长。

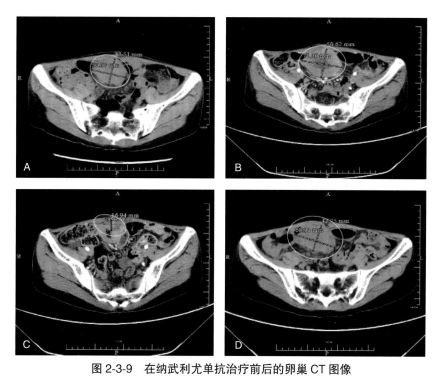

图 2-3-9　在纳武利尤单抗治疗前后的卵巢 CT 图像
A. 治疗前；B. 治疗开始前两个月内，肿瘤假性增大；C. 治疗后肿瘤部分缓解；D. 肿瘤进展。

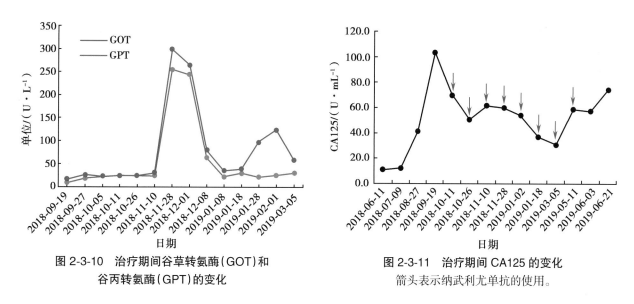

图 2-3-10　治疗期间谷草转氨酶(GOT)和谷丙转氨酶(GPT)的变化

图 2-3-11　治疗期间 CA125 的变化
箭头表示纳武利尤单抗的使用。

在本案例的诊治中，发现患者在治疗初期发生的肝功能异常与患者肿瘤假性进展出现的时间一致，随着肝功能的好转，肿瘤标志物 CA125 逐渐降低，影像学评估肿瘤体积亦逐渐缩小，可能预示着早期毒副作用可预测免疫抑制剂治疗过程中发生的假性进展，进而可能成为预估疗效的参考指标，早期出现的毒副作用可控且可能与免疫抑制剂治疗获益密切相关。

本例患者使用免疫治疗后肿瘤体积出现增大，与转氨酶升高的时间轴一致，随后的评估中，肿瘤体积缩小，经甲泼尼龙等激素及护肝药物治疗后，肝功能好转。但在治疗过程中，仍有以下几点需进一步

思考:

1. 本案例的病因是什么?

本案例诊治过程中,患者应用纳武利尤单抗注射液治疗后,转氨酶开始升高,予常规护肝药物治疗效果不佳,应用甲泼尼龙等糖皮质激素联合护肝药物后肝功能好转,因此免疫相关性肝炎诊断明确。

2. 本案例的临床决策是否得当?

本案例在治疗中使用了甲泼尼龙,并予以口服双环醇等降酶药物治疗。肝功能指标好转,并继续予纳武利尤单抗注射液抗肿瘤治疗,肿瘤体积缩小达 PR,PFS 长达 9 个月,临床决策得当。

3. 从本案例能获得哪些经验及教训?

患者早期出现肝功能损害时,考虑为药物性肝损,予常规护肝药物治疗效果不佳,后考虑为免疫抑制剂相关肝炎,联合应用糖皮质激素后肝功能明显好转,提示应及早意识到免疫抑制剂相关肝炎发生的可能性并及时应用糖皮质激素,患者免疫相关性肝炎发生的时间与患者瘤体假性进展时间相一致,提示假性进展中出现的毒副作用可能为免疫相关性的,且可能与免疫抑制剂治疗获益密切相关。

五、专家点评

纵观本案例,包括诊断、临床决策、抗肿瘤治疗及并发症的处理均无可厚非。但仍有几点经验可以总结:

患者免疫抑制剂治疗初期出现肝功能损害,需要考虑可能为免疫相关性肝炎,同时应及时追踪预示患者病情变化的肿瘤标志物及影像学检查,如出现病情进展,应考虑假性进展的可能性,早期毒副作用可能预测免疫抑制剂治疗过程中发生的假性进展,进而可能成为预估疗效的参考指标,该病例早期出现的肝功能损害毒副作用可控且可能与免疫抑制剂治疗获益密切相关。

六、述评

该病例为卵巢透明细胞癌,为卵巢癌中较为特殊的病理类型,对化疗不敏感,此类患者应及早行基因检测及 PD-L1 抗体检测,获得更多可能的有效治疗方法,该患者肿瘤细胞 PD-L1 表达 10%,后线治疗予以纳武利尤单抗注射液。患者在治疗初期发生的肝功能异常,常规护肝药物疗效不佳,与糖皮质激素联合治疗后,肝功能逐渐好转,同时患者肿瘤增大,随着肝功能的好转,肿瘤标志物 CA125 逐渐降低,影像学评估肿瘤体积亦逐渐缩小,考虑肿瘤增大为假性增大,因此,早期毒副作用有可能预测免疫抑制剂治疗过程中发生的假性进展,进而可能成为预估疗效的参考指标,早期出现的毒副作用可控且可能与免疫抑制剂治疗获益密切相关。

案例 5　抗 PD-1 抗体治疗食管癌致免疫相关性肝炎

刘开泰　郑璐　贝宴屏　李波　任峰
宁波市医疗中心李惠利医院

【摘要】1 例 63 岁男性,确诊为食管癌多发转移,行 TP 方案(白蛋白紫杉醇 + 顺铂)联合卡瑞利珠单抗治疗 2 个周期后,患者出现乏力、食欲减退,伴腿部肌肉酸痛。辅助检查提示谷丙转氨酶和谷草转氨酶升高,上腹部磁共振检查提示急性肝炎,首先考虑为免疫相关性肝炎。予护肝联合糖皮质激素治疗,初期疗效欠佳,患者出现胆红素持续升高及肝性脑病症状。予提高糖皮质激素用量并联合吗替麦考酚酯治疗。1 周后患者症状缓解,2 个月后患者肝功能恢复正常水平。

一、病例简介

1. 主诉及现病史　患者,男性,63 岁。因"右颈肩部疼痛 1 个月余"至我院就诊。患者 1 个月余前无明显诱因出现右侧颈肩部疼痛伴腰背部疼痛,无咳嗽、咳痰、吞咽梗阻等不适,因疼痛持续加重至我院就诊。颈部和锁骨上淋巴结超声(2020-01-27)示双侧锁骨上低回声实性肿块,考虑为肿大淋巴结。腹部CT(2020-01-27)示胰腺上方可见45mm×54mm肿块,边界较清,密度不均。上腹部MRI(2020-01-27)示腹膜后囊实性肿块伴周围淋巴结增大,肝总动脉起始段及脾动脉受侵,局部与胰腺体部分界不清;肝左内叶结节,考虑为转移性。胸部CT(2020-01-28)示双肺未见占位性病变,纵隔多发肿大淋巴结,右颈根部软组织团块。右锁骨上肿块针吸细胞学(2020-01-30)示转移或浸润性鳞癌伴坏死。胃镜(2020-02-03)示食管距门齿28~30cm处2个隆起的溃疡灶。胃镜活检病理(2020-02-04)示食管30cm处中分化鳞状细胞癌,遂收治入院进一步治疗。

2. 既往史　患者有嗜烟酒史40余年,未戒烟酒。高血压病史3年余,未规律服药和监测血压。2016年有脑梗死病史,未遗留明显后遗症,不规律服用阿司匹林肠溶片。否认器官移植病史,否认既往其他抗肿瘤治疗史。

3. 体格检查　一般情况良好,ECOG评分为0分,未见明显消瘦,疼痛评分为3~4分,右锁骨上可扪及肿大淋巴结,融合性,大小约3cm×4cm,质硬,固定,轻压痛。其余无特殊。

4. 辅助检查

(1)双侧甲状腺、颈部和锁骨上淋巴结超声(2020-01-27,本院):双侧甲状腺结节TI-RADS 3级;右侧锁骨上探及多枚低回声结节,较大约52mm×40mm,彩色多普勒血流成像(color Doppler flow imaging,CDFI):探及血流信号;左侧锁骨上探及一枚大约14mm×19mm低回声实性团,CDFI:未探及血流信号。

(2)腹部CT平扫(2020-01-27,本院):肝内未见异常密度灶,表面光滑,肝叶比例协调,肝裂不宽,肝内外胆管无扩张。胆囊不大,壁不厚,内未见高密度灶,胰腺大小形态未见异常,脾不大。胃壁未见增厚及肿块。腹膜后胰腺上方可见45mm×54mm肿块,边界较清,密度不均。中下腹、盆腔未见异常征象。

(3)上腹部MRI平扫+增强(2020-01-27,本院):腹膜后囊实性肿块伴周围淋巴结增大,肝总动脉起始段及脾动脉受侵,局部与胰腺体部分界不清;肝左内叶结节,考虑为转移性;肝裂不宽,肝内外胆管无扩张;增强后胆胰脾未见异常强化信号。

(4)胸部CT(2020-01-28,本院):双肺纹理清晰,分布正常,未见占位性病变,两肺门结构正常;纵隔多发肿大淋巴结,右颈根部可见软组织团块,边界欠清,最大截面约48mm×31mm。

(5)右锁骨上肿块针吸细胞学检查(2020-01-30,本院):转移或浸润性鳞癌伴坏死。

(6)胃镜检查(2020-02-03,本院):食管距门齿28cm处见一隆起的溃疡灶,大小约0.8cm×0.8cm,食管距门齿30cm处见另一个溃疡灶,约0.8cm×1.5cm(图2-3-12)。

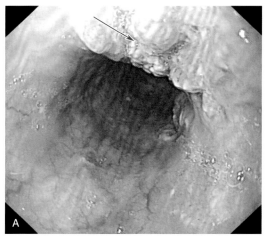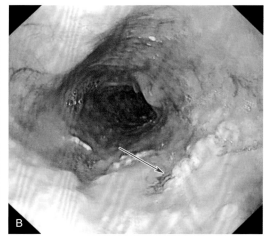

图2-3-12　胃镜检查提示食管黏膜溃疡灶

(7)胃镜活检病理(2020-02-04,本院):食管距门齿28cm处黏膜鳞状上皮增生伴高级别上皮内瘤变;食管距门齿30cm处中分化鳞状细胞癌。

（8）胸部＋全腹增强 CT（2020-02-24，本院）：食管中下段管壁略增厚，增强后呈轻度强化；两侧颈部、纵隔、食管沟、胃周、腹膜后可见多发肿大淋巴结，右颈部最大约 45mm×43mm；双肺未见明显异常密度灶；腹膜后囊实性肿块，约 51mm×43mm，局部与胰腺头体部分界不清，增强后呈轻度强化，肝总动脉起始段及脾动脉受侵；周围可见肿大淋巴结；肝内未见异常密度灶，表面光滑，肝裂不宽，肝内外胆管无扩张。

（9）抗核抗体谱（2020-02-26，本院）：抗核抗体阳性 1∶320，核型：颗粒型，抗 SSA/R060KD 抗体阳性（++），余抗体未见异常。

（10）其他：血常规、血生化全套、尿常规、大便常规、凝血功能、风湿全套、甲状腺功能、乙型肝炎全套、HIV 抗体、HCV 抗体、垂体激素、皮质醇、肿瘤指标、心肌标志物、心电图等未见明显异常。

5. 诊断分期及分子病理特征　食管鳞癌（cT2N1M1b，ⅣB 期），伴双侧锁骨上、纵隔、胃周、腹膜后多发淋巴结转移，肝转移，腹腔转移。分子病理特征：中分化鳞状细胞癌，PD-L1 TPS＜1%。

二、治疗过程

（一）抗肿瘤治疗过程

1. 治疗过程　排除治疗禁忌，结合患方意愿，分别于 2020-02-25、2020-03-17 行 TP 联合卡瑞利珠单抗方案（白蛋白紫杉醇 200mg d1，d8＋顺铂 60mg d1~d2＋卡瑞利珠单抗 200mg d1）治疗 2 个周期。治疗后患者颈肩部和腰背部疼痛有所缓解。2020-04-03 复查胸腹部 CT 示：食管癌伴两侧颈部、纵隔、食管沟、胃周、腹膜后多发淋巴结转移，大部分有所缩小；腹膜后囊实性肿块有所缩小。疗效评价为肿瘤部分缓解（图 2-3-13）。后因出现重度免疫相关性肝炎而终止化疗和免疫治疗。

2. 相关体征变化　右锁骨上淋巴结较前缩小。

3. 相关辅助检查

（1）2020-02-24 基线评估（图 2-3-13A）：食管中下段管壁略增厚，增强后轻度强化。颈部、纵隔等可见多发肿大淋巴结，腹膜后囊实性肿块。

（2）2020-04-03 评估（图 2-3-13B）：胸腹部增强 CT 示食管中下段管壁略增厚，增强后轻度强化。两侧颈部、纵隔、食管沟、胃周、腹膜后可见多发肿大淋巴结，对比基线明显缩小，右颈部淋巴结最大约 31mm×29mm。腹膜后囊实性肿块，对比基线有所缩小，约 52mm×36mm。

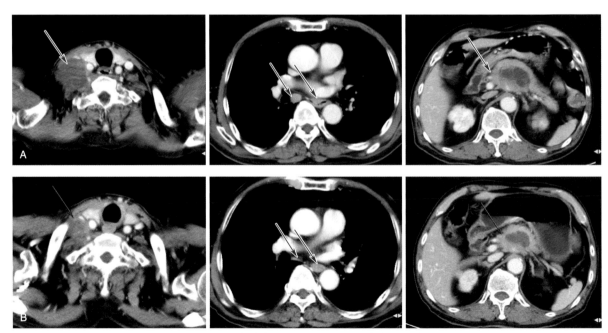

图 2-3-13　胸腹部 CT 复查结果提示肿瘤部分缓解

(二) 免疫治疗不良反应诊治过程

距离第 1 个周期化疗 5 周,经过 2 个周期抗肿瘤治疗,患者于 2020-04-01 出现乏力、食欲减退,伴腿部肌肉酸痛。2020-04-03 血生化示:谷丙转氨酶 697U/L;谷草转氨酶 406U/L,碱性磷酸酶 709U/L,谷氨酰转肽酶 746U/L,肌酐 174μmol/L,胆红素正常范围。结合患者病史,首先考虑为免疫相关性肝炎(irAEs 3 级),予护肝护肾支持治疗联合静脉糖皮质激素(甲泼尼龙 40mg 1 次 /d)抗炎治疗。经过治疗后患者乏力、食欲减退有所改善,2020-04-07 复查血生化示:谷丙转氨酶 562U/L,谷草转氨酶 375U/L,总胆红素 46μmol/L,直接胆红素 34.8μmol/L,间接胆红素 11.2μmol/L。2020-04-09 上腹部 MRI 示胆囊壁肿胀,肝格林森系统增宽,符合急性肝炎改变(图 2-3-14A、B)。自身免疫性肝病抗体检测示抗核抗体颗粒型 1∶320 阳性,余相关抗体均阴性。辅助检查结果支持临床诊断为免疫相关性肝炎,不考虑为自身免疫性肝病。2020-04-10 复查血生化示谷丙转氨酶 336U/L、谷草转氨酶 169U/L、总胆红素 89.1μmol/L、直接胆红素 66.8μmol/L、间接胆红素 22.3μmol/L。患者经过治疗后转氨酶持续下降,但是胆红素水平持续升高。考虑患者目前胆红素升高 irAEs 3 级,予甲泼尼龙 80mg 1 次 /d 抗炎。2020-04-16 肝功能示谷丙转氨酶 428U/L、谷草转氨酶 254U/L、总胆红素 133.7μmol/L、直接胆红素 86.7μmol/L、间接胆红素 47μmol/L。考虑单用激素治疗效果不佳,当日起联合给予吗替麦考酚酯 250mg 口服 2 次 /d 治疗。2020-04-17 患者突然出现意识不清、呼之不应。头颅 MRI 扫描示:右侧顶叶出血后遗改变,左侧丘脑陈旧性腔隙性梗死灶;余未见明显异常。急查血氨 70μmol/L,考虑为肝性脑病,予积极降血氨等治疗后患者神志逐渐恢复正常。2020-05-03 复查肝功能:谷丙转氨酶 314U/L、谷草转氨酶 104U/L、总胆红素 45.8μmol/L、直接胆红素 24.6μmol/L、间接胆红素 21.2μmol/L,转氨酶和胆红素均较前显著下降,联合治疗有效,继续当前治疗方案。2020-06-16 门诊复查血氨、肝功能已正常(图 2-3-15、图 2-3-16)。

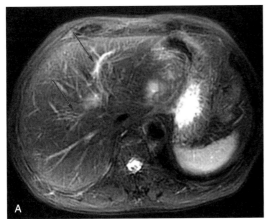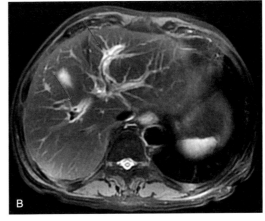

图 2-3-14　腹部 MRI 检查提示急性肝炎

A. 2020-01-27 基线评估:肝裂不宽,肝内外胆管无扩张,无肝炎征象;

B. 2020-04-09 评估:肝格林森系统增宽,符合急性肝炎改变。

三、临床思维与决策

免疫相关性肝炎的诊断需排除活动性病毒性肝炎、其他疾病(如脂肪肝、酒精性肝病等)导致的肝脏损伤、其他药物导致的肝损伤、自身免疫性肝炎、肝脏原发肿瘤或肝转移瘤进展等。虽然化疗药也会导致药物性肝损伤,但是大多数呈缓慢、轻度的转氨酶升高。该患者基线检查可排除病毒性肝炎等其他可能导致肝脏损伤的因素,在短短 10d 时间内 GPT 升高超过 17 倍正常值上限,GOT 升高超过 10 倍正常值上限。上腹部 MRI 结果提示急性肝炎。因此,首先考虑为免疫相关性肝炎。根据 CSCO《免疫检查点抑制剂相关的毒性管理指南》的毒性分级标准,该患者为 irAEs 3 级。根据 CSCO 指南的意见,irAEs 3 级建议口服或静脉使用甲泼尼龙,若肝功能无好转,可加用"吗替麦考酚酯"。由于英夫利西单抗本身潜在的肝脏毒性,不推荐使用。因此,入院后在积极护肝治疗和完善相关检查的同时即给予静脉甲泼尼龙治疗。但该患者在初始治疗过程中虽然转氨酶出现了短期的下降,但是胆红素和血氨却显著升高,同时患者发生了肝性昏迷。在继续积极对症支持治疗的同时给予加大剂量的糖皮质激素,患者肝性脑病(肝性昏迷)和胆红素仍未见明显好转。根据 CSCO 指南,加用吗替麦考酚酯抑制免疫治疗。后患者肝性脑病症状好转,转氨酶、胆红素和血氨逐渐下降至正常。

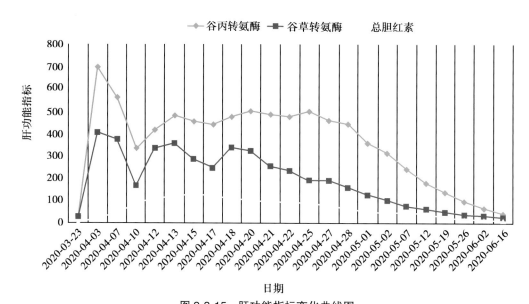

图 2-3-15 肝功能指标变化曲线图

本院检验科正常高值: 谷丙转氨酶 40U/L,谷草转氨酶 40U/L,总胆红素 26μmol/L。

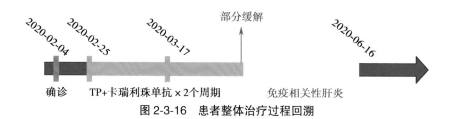

图 2-3-16 患者整体治疗过程回溯

四、经验与体会

近年来,PD-1/PD-L1 免疫检查点抑制剂在恶性肿瘤治疗领域取得了突破性的进展。虽然 PD-1/PD-L1 抑制剂给癌症患者带来巨大的生存获益,但其所特有的 irAEs 是医患均无法回避的问题。免疫相关不良反应虽然总体发生率比较低,但其发生发展机制与传统细胞毒药物完全不同,如果临床缺乏足够的认识,可导致严重甚至致命性的后果。

免疫相关性肝炎可发生在首次使用 PD-1 单抗后的任意时间,最常出现在首次用药后 8~12 周。患者一般无特征性的自觉症状,可能会主诉疲乏、食欲下降等非特异性不适反应,胆红素升高时可出现皮肤巩膜黄染、茶色尿等。免疫相关性肝炎主要表现为谷丙转氨酶和 / 或谷草转氨酶升高,伴或不伴有胆红素升高。PD-L1/PD-1 抑制剂单药导致肝脏毒性的发生率约为 5%,而 3~4 级 GPT/GOT 升高发生率为 1%~2%。若联合化疗或靶向治疗则发生率较高(范围:9%~20%)。

本例患者在发现重度肝功能异常后及时诊断免疫相关性肝炎,并及时给予积极的治疗,最终取得了满意的效果。对于该患者的诊治过程需要关注以下问题:

1. 本案例药物使用前的抗核抗体阳性是否是其严重免疫相关性肝炎的因素?

患者在用药前进行了抗核抗体谱检测,提示抗核抗体阳性 1:320,核型为颗粒型,抗 SSA/R060KD

抗体阳性(++),但是患者否认自身免疫性疾病史,也没有皮疹、皮肌炎等临床表现,因此无法诊断为结缔组织病。出现肝功能异常之后,复查抗核抗体阳性滴度并无增加,且自身免疫性肝炎相关检查指标均阴性,因此自身免疫性肝炎诊断并不成立。但是患者抗核抗体颗粒型阳性,提示可能存在隐匿性的自身免疫性疾病或者机体免疫系统不稳定。有研究者报告了 1 例 pembrolizumb 导致的严重多发性肌炎病例,该患者的辅助检查提示抗核抗体阳性 1:320。因此,抗核抗体阳性时使用免疫治疗需谨慎。

2. 本案例的临床决策是否得当?

在该患者免疫相关性肝炎诊治过程中,第一时间给患者做了血生化检查,及时发现重度肝损伤,同时结合患者的病史和检查结果,对病情快速准确地进行判断,根据相关指南给患者进行了积极的治疗,并取得满意的疗效。但是对于诊断为 G3 级肝毒性,指南推荐糖皮质激素用量为 $1\sim2mg/(kg \cdot d)$,而首次使用的剂量仅为 40mg,剂量不足可能是导致初期疗效不佳的原因之一。

3. 从本案例能获得哪些经验及教训?

免疫相关性肝炎虽然相对预后较好,较少发生肝衰竭和死亡,但若临床上不重视,仍极有可能导致严重后果。因此,需要在用药前对患者进行全面的 irAEs 风险告知,并进行全面的特殊人群筛查和基线检查。对于存在自身免疫性疾病、乙型肝炎、脂肪肝、酒精性肝病或抗核抗体阳性的患者,在治疗过程中需更加密切监测肝功能,以便及时发现和治疗。在诊断免疫相关性肝炎后,应该根据相关指南的标准进行毒性反应分级,并按照指南推荐进行规范的治疗。

五、专家点评

对于该患者原发肿瘤的诊断,治疗及并发症的诊治,均合理、有效。下面问题值得进一步思考:

1. 虽然研究表明,PD-1 抗体可能提高多种癌症的治疗效果,延长生存期,但循证医学数据表明,也有很多患者在使用 PD-1 抗体之后出现了严重的毒副作用,甚至死亡。因此在临床上如何选择合适的人群进行 PD-1 抗体治疗,如何选择合适的 PD-1 抗体治疗是需要认真考虑的问题。应该在遵循相关指南和规范的前提下,结合患者的具体情况进行临床决策。

2. 本案例中,患者在用药前否认自身免疫性疾病史,也无结缔组织病等临床表现,但抗核抗体颗粒型阳性。该患者的抗核抗体颗粒型阳性与 PD-1 抗体的毒副作用是否存在相关性?是否有更有效的筛查手段来提示 PD-1 单抗治疗的毒性风险?这些问题尚待解答,但是在使用 PD-1 单抗治疗前进行抗核抗体等自身免疫相关指标的检测,至少能给临床一定的警示作用。

3. 从疗效评价来看,患者 2 个周期化疗联合 PD-1 单抗治疗效果良好。但是出现了重度毒性反应。虽然经过治疗取得满意的疗效,但下一步抗肿瘤治疗何时重启?还能否继续进行 PD-1 单抗治疗?应该如何权衡患者的风险及获益,是个充满挑战的课题。

六、述评

免疫相关不良反应虽然总体发生率比较低,但其发生发展机制与传统细胞毒药物完全不同,如果临床缺乏足够的认识,可导致严重甚至致命性的后果。在临床上需注意以下方面:第一,遵循指南使用 PD-1 抗体,做到将合适的药物用于合适的患者。第二,早识别、早干预是减少 irAEs 的有效手段。在治疗开始时即需要对患者及家属进行全面的 irAEs 教育,告知患者及时和主管医生汇报疑似不良反应。第三,重视特殊人群的筛查和基线检查。对存在自身免疫性疾病、肝炎病毒携带以及因为特殊疾病正在进行免疫抑制治疗等患者,应谨慎使用免疫治疗,若必须使用,则需在治疗前和患者及家属进行充分沟通,告知其潜在的毒性风险。第四,糖皮质激素及免疫抑制剂对 irAEs 的处理具有重要的作用,但是在临床上不能随意使用,更不能滥用。应根据相关指南和共识对 irAEs 进行分级管理和规范治疗。

案例 6　抗 PD-1 抗体治疗肺癌致免疫相关性肠炎

刘开泰　李波　杨俊　吴仕波　葛挺
宁波市医疗中心李惠利医院

【摘要】1 例 73 岁男性患者,因主诉"咳嗽、咳痰 2 个月余"确诊为肺鳞癌。先后予白蛋白紫杉醇联合特瑞普利单抗治疗 4 个周期后,患者出现腹泻伴血便,进行性加重。肠镜并肠黏膜活检病理检查提示首先考虑为免疫相关性肠炎。予积极抗感染、补液等对症支持治疗联合糖皮质激素抗炎治疗。治疗半个月余效果欠佳,予加用吗替麦考酚酯治疗。患者腹泻症状仍未得到有效控制。予继续积极对症支持 + 抗感染 + 糖皮质激素 + 免疫抑制治疗 1 个月,患者腹泻、血便持续存在,最终因消化道穿孔合并呼吸衰竭而死亡。

一、病例简介

1. 主诉及现病史　患者,男性,73 岁。因"咳嗽、咳痰 2 个月余"至我院就诊。患者 2 个月余前无明显诱因出现咳嗽,呈阵发性,伴痰中带血,色鲜红,量不多,伴有活动后轻度气促。上述症状进行性加重,痰中带血量增多,当地医院查胸部 CT 示左肺门肿块,考虑为中央型肺癌,遂来我院就诊,收住入院。

2. 既往史　患者有嗜烟酒史 40 余年,均已戒断 5 年余。患高血压病 10 余年,最高血压约150/80mmHg,口服氨氯地平降压治疗,自诉血压控制可。患高脂血症 10 余年,口服阿司匹林片、阿托伐他汀片抗血小板聚集和调脂治疗。否认既往有抗肿瘤病史和恶性肿瘤家族史。

3. 体格检查　一般情况良好,ECOG 评分为 0~1 分,未见明显消瘦,疼痛评分为 0 分,查体无特殊。

4. 辅助检查

(1)胸部 CT(2019-04-03,本院):左肺门可见软组织密度肿块影,大小约 63mm×33.5mm,考虑为左肺上叶中央型肺癌累及下叶,伴上叶阻塞性炎症,肿块包绕侵犯左肺动脉及左上肺动脉。左侧肺门区及纵隔内多发淋巴结肿大,较大约 12.5mm。

(2)支气管镜(2019-04-03,本院):左主支气管远端、左下叶支气管浸润改变,左上叶支气管浸润闭塞(图 2-3-17)。

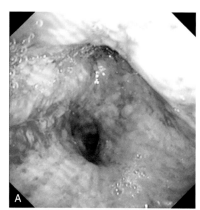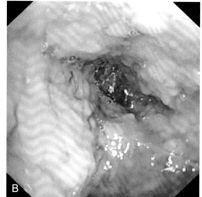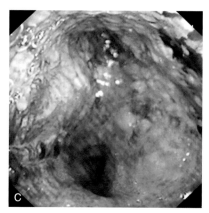

图 2-3-17　气管镜检
A. 左主支气管远端;B. 左下叶支气管浸润改变;C. 左上叶支气管浸润闭塞。

(3)支气管镜病理活检(2019-04-16,本院):左上叶非小细胞恶性肿瘤,结合免疫组化标记,符合鳞状细胞癌。

（4）肿瘤标志物（2019-04-03，本院）：鳞状上皮细胞抗原 31.37μg/L，余未见异常。乙型肝炎表面抗体阳性。余血常规、尿常规、大便常规、血生化全套、凝血功能、HIV 抗体、HCV 抗体、心电图、心脏超声、腹部超声和头颅 MRI 等未见明显异常。

5. 诊断分期及分子病理特征　左肺鳞癌（cT4N2M0，ⅢB 期），伴左肺门、纵隔淋巴结转移。分子病理特征：中分化鳞状细胞癌，CK5/6（+）、NapsinA（−）、TTF-1（−）、P40（+）、CK-pan（+）。

二、治疗过程

（一）抗肿瘤治疗过程

1. 治疗过程　排除治疗禁忌，根据患者身体状态和意愿，分别于 2019-04-23、2019-05-14、2019-06-04 和 2019-06-25 行白蛋白紫杉醇 200mg d1，d8+ 特瑞普利单抗 240mg d1 治疗 4 个周期（期间由于身体状态原因，第 1 个周期第 8 天和第 4 个周期第 8 天未行化疗）。治疗后患者咳嗽和咯血明显缓解。治疗期间于 2019-05-02、2019-06-18 和 2019-09-11 复查胸部 CT 示肿瘤较前缩小，疗效评价部分缓解（图 2-3-18）。之后因为出现了重度免疫相关性肠炎而终止化疗和免疫治疗计划。

2. 相关体征变化　同前。

3. 相关辅助检查

（1）2019-04-03 基线评估（图 2-3-18A）：左肺上叶中央型肺癌累及下叶，伴左侧肺门区及纵隔内多发淋巴结肿大。

（2）2019-05-02 评估（图 2-3-18B）：胸部 CT 平扫示左肺门可见软组织密度肿块影，大小约 65.5mm × 37mm，考虑为左肺上叶中央型肺癌累及下叶，上叶阻塞性炎症缓解，肿块包绕侵犯左肺动脉及左上肺动脉。左侧肺门区及纵隔内多发淋巴结肿大，较前相仿。

（3）2019-06-18 评估（图 2-3-18C）：胸部 CT 平扫示左肺门可见软组织密度肿块影，大小约 48.5mm × 25.5mm，考虑为左肺上叶中央型肺癌累及下叶，肿块包绕侵犯左肺动脉及左上肺动脉。左侧肺门区及纵隔内多发淋巴结肿大，较前缩小。

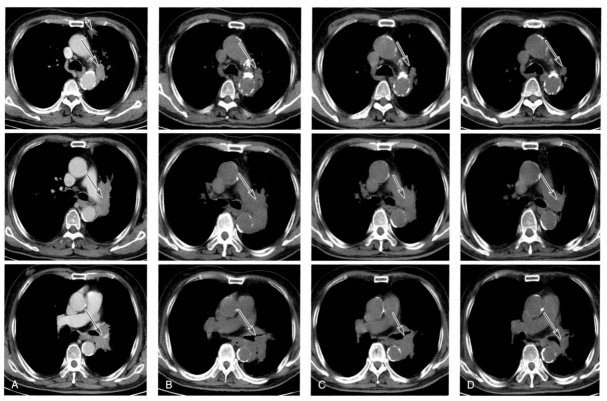

图 2-3-18　胸部 CT 复查结果提示肿瘤缩小，部分缓解

（4）2019-09-11 评估（图 2-3-18D）：胸部平扫 CT 示左肺门可见软组织密度肿块影，大小约 12mm×17.2mm，考虑为左肺上叶中央型肺癌累及下叶，左侧肺门区及纵隔内多发淋巴结肿大，较前明显缩小。

（二）免疫治疗不良反应诊治过程

经过 4 个周期抗肿瘤治疗，患者于 2019-07-10 出现腹泻，1d 约 10 余次，大便呈黏液胶冻样，时有清水样，并带有红色分泌物。无明显腹痛、腹胀等不适。自行止泻药物治疗后未缓解，遂于 2019-07-26 收住入院。入院后血 C 反应蛋白 28.39mg/L。大便常规 +OB 示隐血（+）。肝肾功能、电解质、血常规、尿常规和凝血功能在正常范围。结合病史临床首先考虑为免疫相关性肠炎，即予禁食、补液、静脉营养、抗生素预防感染及联合甲泼尼龙 40mg 1 次 /d 抗炎治疗，同时进一步完善相关检查。2019-07-29 肠镜检查示"直肠区至降结肠中段可见连续性片状黏膜充血、粗糙，可见少许糜烂"（图 2-3-19A）。肠镜检查进一步支持免疫相关性肠炎诊断。治疗后患者腹泻及便血较前好转，2019-07-30 予停止禁食，并减少糖皮质激素用量。2019-08-03 患者再次出现腹泻，为水样便，伴便血。予加强肠道菌群调节、止泻、美沙拉秦抗肠黏膜炎等对症支持治疗。完善抗核抗体、血管炎自身抗体、巨细胞病毒 DNA 等检查均为阴性。对症支持治疗效果欠佳，2019-08-05 再次予甲泼尼龙并加量至 60mg 1 次 /d。2019-08-08 再次行肠镜检查示：自直肠至乙状结肠黏膜充血糜烂，血管纹理消失，表面覆有纤维渗出（图 2-3-19B）。考虑免疫相关性肠炎控制不佳，予再次禁食，糖皮质激素加量至甲泼尼龙 80mg 1 次 /d。2019-8-13 肠镜病理活检示：送检肠黏膜组织，间质内可见中等量淋巴细胞、浆细胞浸润（图 2-3-19C）。肠黏膜病理活检进一步支持免疫相关性肠炎诊断。甲泼尼龙 80mg 使用 3d 后患者腹泻缓解，遂予解除禁食，并于第 5 天后甲泼尼龙减量至 40mg。调整医嘱后患者腹泻再次加重，于 2019-08-19 给予吗替麦考酚酯分散片 0.5g 2 次 /d 免疫抑制治疗并上调糖皮质激素用量至 60mg。患者腹泻控制仍不理想，拟予英夫利西单抗，但患方因经济原因拒绝。2019-08-25 患者出现黑便，急查血红蛋白 63g/L，考虑上消化道出血，予禁食，输血红细胞悬液并加强抑酸护胃治疗。之后患者腹泻、黑便、血便症状持续反复，继续予积极抗感染 + 免疫抑制 + 营养、抑酸、护胃等对症支持治疗。2019-09-11 突发腹痛，急诊腹部 CT 示膈下及腹腔内少量气体密度影，提示消化道穿孔（图 2-3-20），经过积极内科保守治疗无效，于 2019-09-15 因呼吸衰竭而死亡（图 2-3-21）。

三、临床思维与决策

胃肠毒性是 PD-1/PD-L1 单抗治疗最常见的毒性之一，主要表现为腹泻、结肠炎。虽然化疗药同样会导致药物性腹泻，但是腹泻并不是白蛋白紫杉醇常见的毒副作用。因此在该患者出现腹泻及大便带血症状并持续加重时，即根据经验临床诊断为"免疫相关性肠炎"。根据 CSCO《免疫检查点抑制剂相关的毒性管理指南》的毒性分级标准，入院时该患者为 G3 级免疫相关性肠炎。根据 CSCO 指南的意见，建议暂停免疫治疗，不需要等待肠镜检查即可开始激素治疗，推荐静脉滴注甲泼尼龙 2mg/（kg·d），如 48h 激素治疗无改善或加重，应在继续应用激素的同时考虑加用英夫利西单抗。因此在入院后即予积极对症支持治疗和糖皮质激素抗炎治疗，同时完善相关检查。肠镜检查和黏膜活检提示结直肠炎，黏膜间质可见淋巴细胞、浆细胞浸润，进一步支免疫相关性肠炎的诊断。初期治疗效果可，患者腹泻缓解。但在解除禁食和减少激素剂量之后，患者病情迅速出现反复。之后患者腹泻症状控制不佳，反复予调整糖皮质激素剂量、对症支持治疗、联合吗替麦考酚酯分散片治疗，均未见明显效果。在治疗过程中，曾多次建议行英夫利西单抗治疗，但由于患方经济原因而未实行。患者最终因消化道穿孔、呼吸衰竭而死亡，虽然无法明确消化道穿孔的部位，但临床上根据患者长期服用"阿司匹林"，出现免疫相关性肠炎后长期大量激素治疗，以及后期出现黑便等情况判断，首先考虑为上消化道穿孔，而非免疫性相关性肠炎所致。

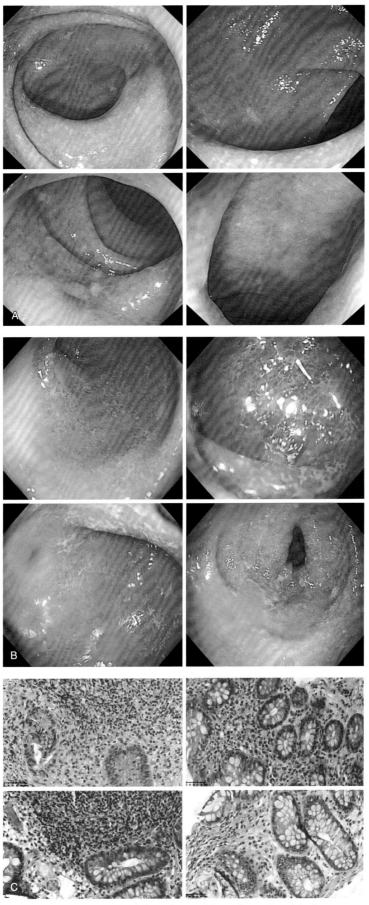

图 2-3-19　肠镜检查和病理活检提示直肠、结肠炎征象

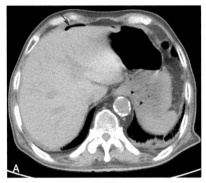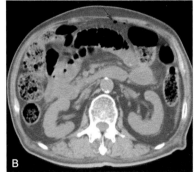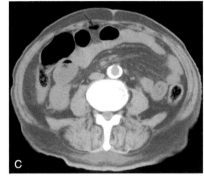

图 2-3-20　腹部 CT 示膈下及腹腔内少量气体密度影,提示消化道穿孔

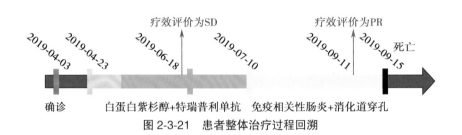

图 2-3-21　患者整体治疗过程回溯

四、经验与体会

3~4 级免疫相关胃肠道毒性是导致免疫治疗中断的常见原因。PD-1/PD-L1 抑制剂的胃肠道毒性发生的中位时间为用药后 3 个月。CTLA-4 抑制剂的胃肠道毒性发生风险远远高于 PD-1/PD-L1 抑制剂,并且可发生于治疗过程中的任意时间,甚至治疗结束后数月,需要特别引起重视。以上两类药物的联合使用会提高胃肠道毒性的发生风险,并且导致发生时间提前。

大多数患者免疫相关性胃肠道毒性病变主要累及乙状结肠和直肠,上消化道改变少见。因此临床主要表现肠炎,如腹泻,还可发生腹痛、大便带血和黏液、发热等症状。PD-1 单抗治疗过程中,发生腹痛、腹泻等症状的患者要警惕免疫相关性胃肠毒性的可能性。指南上对于严重腹泻或持续的 2 级及以上的腹泻患者推荐弯曲乙状结肠镜或结肠镜检查以进一步明确诊断。病理上大多数病例表现为急性结肠炎(中性粒细胞和嗜酸性粒细胞浸润)征象。

本例患者虽然得到了及时的诊断和治疗,但治疗效果欠佳,最终出现了消化道出血、穿孔、呼吸衰竭而死亡。对于该患者的诊治过程需要关注以下问题:

1. 本案例的临床决策是否得当?

肠镜检查和病理活检结果证明了该患者免疫相关性肠炎诊断的及时性和准确性。虽然在诊断后立即给予糖皮质激素治疗,但在初期治疗有效的情况下,4d 后即对患者解除禁食,并予激素减量。第 2 天患者症状迅速出现反复。指南对于 G3 级胃肠道毒性,推荐糖皮质激素用量为 2mg/(kg·d),而首次使用的剂量仅为 40mg,首次剂量不足以及较短时间内减量和解除禁食是否是导致患者症状迅速反复之后进一步治疗效果不佳的原因之一? 由于患方经济原因,未行英夫利西单抗治疗,是否也是导致该患者不良结局的原因之一? 在这个病例的诊治过程中,多次的症状反复均出现在症状好转并解除禁食之后,因此持续禁食是否是 3~4 级免疫相关性肠炎治疗的一个重要环节? 这些问题值得进一步关注和思考。

2. 从本案例能获得哪些经验及教训?

大部分免疫治疗引起的胃肠毒性均能够得到很好控制,但是在临床上如果缺乏足够的认识,也可导致严重甚至致命性的后果。因此,需要在用药前对患者进行全面的 irAEs 风险评估和风险的知情告知。在诊断免疫相关性肠炎后,应该根据相关指南的标准进行毒性反应分级,并按照指南推荐进行规范的治疗。

五、专家点评

对于该患者原发肿瘤的诊断,治疗及并发症的诊治均无可厚非。下面问题值得进一步去思考:

1. 患者由于基础疾病长期服用阿司匹林,众所周知,该药物有导致消化道穿孔的风险。而 PD-1 抗体相关并发症的治疗离不开糖皮质激素。长期大量糖皮质激素的使用又可以加重消化道穿孔的风险。因此,对于需要使用 PD-1/PD-L1 的患者,均应该关注是否在服用如阿司匹林等可导致消化道损伤的药物,对正在服用这类药物的患者应该在治疗前详细告知相关风险。

2. 本案例中,虽然糖皮质激素用量根据指南推荐而言有所偏低,但患者的初期治疗是有效的,腹泻和血便缓解。但是在解除禁食和减低糖皮质激素用量之后,患者腹泻症状出现了迅速反复,而由于患方经济原因,未及时予英夫利西单抗治疗。该患者不良结局说明了根据指南进行毒性分级和规范管理的重要性。

六、述评

虽然免疫治疗的不良反应较传统化疗小,且大部分免疫相关毒性经过积极治疗均能够得到很好控制,但是在临床上如果缺乏足够的认识,也可导致严重甚至致命性的后果。在临床实践过程中,医生的思维往往局限于原发肿瘤治疗效果的评估和 PD-1 抗体并发症的关注,而忽视了患者伴随疾病和伴随用药的管理。糖皮质激素是治疗免疫相关性毒副作用的重要药物,但激素同时是一把双刃剑,在使用的过程中既要做到合理规范,同时需要考虑到患者伴随疾病和伴随用药对于激素安全性的影响。

案例 7　抗 PD-1 抗体治疗胃癌致免疫相关性肠炎

沈佳颖　郑　宇　潘宏铭
浙江大学医学院附属邵逸夫医院

【摘要】1 例 65 岁男性患者,因确诊胃低分化腺癌参加临床研究。先后予信迪利单抗联合 XELOX 方案治疗 3 个周期后,患者出现腹痛及血便,进行性加重。完善肠镜检查,提示首先考虑为免疫相关性肠炎,予英夫利西单抗联合糖皮质激素治疗,1 个月余后患者腹痛及血便好转。排除禁忌,再次予 1 个周期 XELOX 治疗后,患者出现反复发热。胸部 CT 提示出现以两肺间质为主的弥漫性改变,基因检测提示耶氏肺孢子菌感染。诊断上首先考虑耶氏肺孢子菌肺炎,免疫相关性肺炎及病毒性肺炎不能排除。予生命支持 + 广谱抗生素 + 糖皮质激素治疗 3 周余,患者病情持续恶化,最终因呼吸衰竭死亡。

一、病例简介

1. **主诉及现病史**　患者,男性,64 岁。因"发现左侧锁骨上皮肤肿块 2 个月余"至我院就诊。患者 2 个月余前无明显因诱下出现左侧锁骨上一皮肤肿块,约蚕豆大小,质硬,无压痛,无红肿,伴进食后呃逆,否认发热、畏寒、腹痛、腹胀、呕血、黑便等不适,患者遂至我院查颈部淋巴结 B 超(2019-03-04)示左颈后颈根部自述隆起处低回声结节,考虑为肿大淋巴结,原因待查,查胃镜(2019-03-08,本院)示贲门肿物:胃癌? 具体性质待病理检查确定;慢性非萎缩性胃炎伴糜烂,胃窦为主,遂收治入院。

2. **既往史**　高血压病史 2 年余,最高血压 180/100mmHg,平日口服苯磺酸氨氯地平分散片 5mg 1 次/d 控制,血压控制可。2019-03-08 我院肠镜示:结肠多发息肉,病理为增生性息肉。否认器官移植病史,否认既往抗肿瘤治疗史。

3. **体格检查**　一般情况良好,ECOG 评分为 0 分,未见明显消瘦,疼痛评分为 0 分,神志清楚,精神可,颈软,无抵抗,指鼻、双手轮替试验、闭目难立征阴性。双侧瞳孔等大等圆,对光反射灵敏,外耳郭及鼻部未见明显畸形,听力及嗅觉可,咽未见红肿,未见扁桃体肿大。皮肤、巩膜无黄染,皮肤结膜无苍白,甲状腺触诊软,左侧锁骨上可扪及 1 枚肿大淋巴结,约 1cm×1.2cm 大小,较前稍缩小,质硬,活动度可,无压痛,余全身未触及明显淋巴结肿大。胸廓未见畸形,心律齐,心脏各听诊区未闻及病理性杂音。双肺呼吸音清,未闻及干湿啰音。腹软,未及明显压痛及反跳痛,肝脾肋下未及,肠鸣音 2~3 次 /min,双下肢无水肿,四肢肌力 5 级,四肢浅感觉稍下降,深感觉正常,双侧巴宾斯基征阴性。

4. 辅助检查

(1) 全腹部增强 CT(2019-03-11,本院):贲门 - 胃底及胃小弯壁不规则增厚伴强化,考虑为胃癌(T4aN3M1),伴周围、肝胃间隙、腹膜后多发淋巴结转移。贲门 - 胃底及胃小弯壁不规则增厚,增强后呈明显强化,较厚处约 11mm,局部小溃疡形成,浆膜面脂肪间隙稍模糊,周围、肝胃间隙、腹膜后见多发肿大淋巴结,较大者短径约 16mm。盆腔少许积液。

(2) 胸部平扫(2020-03-10,本院):两肺肺气肿,肺尖部少许炎性纤维灶。两肺尖胸膜稍厚。右肺门、左颈部淋巴结增大,考虑为转移,较大者短径约 14mm。

(3) 肿瘤指标(2019-03-11,本院):癌胚抗原 373.28ng/mL。大便常规,OB(2019-03-11,本院)隐血(+),血常规、血生化、尿常规、凝血功能、术前免疫、肺功能均正常。

5. 诊断分期及分子病理特征　胃(贲门)低分化腺癌(cT4aN3M1G3,ⅣB 期),右肺门、左颈部淋巴结转移,胃周、肝胃间隙、腹膜后多发淋巴结转移。分子病理特征:部分印戒细胞癌,CK-pan(+)、CK-low(+)、P40(−)、Her-2(1+),PD-L1 CPS 30。

二、治疗过程

(一) 抗肿瘤治疗过程

1. 治疗过程　患者排除禁忌,2019-03-14 入组信迪利单抗或安慰剂联合奥沙利铂及卡培他滨(XELOX)一线治疗不可切除的局部晚期、复发性或转移性胃及胃食管交界处腺癌的有效性和安全性的随机、双盲、多中心、Ⅲ 期研究(ORIENT-16)。患者分别于 2019-03-22、2019-04-12 行 2 个周期治疗信迪利单抗 / 安慰剂 200mg d1+ 奥沙利铂 215mg d1+ 卡培他滨 3 500mg d1~d14。第 2 个周期治疗后患者出现腹泻(CTCAE 2 级),首先考虑与化疗药物相关,予洛哌丁胺等对症治疗后好转。排除禁忌 2019-05-03 行减量第 3 个周期治疗,具体为信迪利单抗 / 安慰剂 200mg d1 + 奥沙利铂 166mg d1+ 卡培他滨 3 000mg d1~d14。第 3 个周期治疗后患者出现免疫相关性肠炎,经治疗后好转,排除禁忌,于 2019-06-20 行第 4 个周期减量化疗,具体为奥沙利铂 166mg d1+ 卡培他滨 3 000mg d1~d14 排除禁忌。治疗期间,分别于 2019-05-02、2019-06-14 对患者行疗效评价,均为肿瘤部分缓解。

2. 相关体征变化　左侧锁骨上肿大淋巴结明显缩小,直径约为 0.6cm,余同前。

3. 相关辅助检查(图 2-3-22)

(1)2019-05-02 评估:全腹部增强 CT:胃癌复查,周围、肝胃间隙、腹膜后淋巴结转移。①胃周淋巴结(Se 4 Im 126),最大短径约 8mm;②病灶为胃周淋巴结(Se 4 Im 131),最大短径约 9mm。对比基线明显缩小,腹水吸收。

胸部增强 CT:对比基线左颈部淋巴结缩小,较大者短径约 9mm。

(2)2019-06-14 评估:全腹部增强 CT:胃癌复查,周围、肝胃间隙、腹膜后淋巴结转移。①胃周淋巴结(Se 4 Im 125),最大短径约 8mm;②胃周淋巴结(Se 4 Im 129),最大短径约 6mm。

胸部增强 CT:对比基线左颈部淋巴结缩小,较大者短径约 8mm。

(二) 免疫治疗不良反应诊治过程

1. 第一阶段:免疫性肠炎诊治过程　2019-05-04(第 3 个周期治疗 d2)出现腹痛,脐周为主,伴腹泻,蛋花汤样,伴有血丝,4~6 次 /d。嘱患者暂停服用卡培他滨、洛哌丁胺等对症处理。3d 后患者腹痛、腹泻症状无明显好转。当地医院就诊,查大便 OB(+++),白细胞计数、中性粒细胞百分比、超敏 C 反应蛋白正常范围、大便培养无特殊,全腹部 CT 示:结肠广泛增厚、水肿,首先考虑为炎性改变。考虑腹痛、腹泻加重与化疗药物及研究用药均可能相关,建议当地医院予禁食,肠外营养支持,头孢曲松经验性抗感染,甲泼尼龙 2mg/(kg·d)抗炎,转我院进一步治疗。2019-05-08 患者转入我院,继续甲泼尼龙抗炎治疗 [2mg/(kg·d)],利福昔明 + 头孢哌酮舒巴坦经验性抗感染,期间反复查大便培养无特殊,完善艰难梭菌检测阴性。2019-05-15 患者腹痛加重,出现血便,伴坏死肠黏膜组织,10~13 次 /d,总量约 70mL。予停用抗生素,调节肠道菌群,生长抑素止血。经过多学科讨论,2019-05-16 临床研究揭盲,证实为研究药物组,同日完善肠镜:所见结直肠广泛充血糜烂,(距肛 10cm)管状腺瘤,病理:低级别上皮内瘤变(病史),余炎性改变(图 2-3-23A)。至此,首先考虑患者腹泻及血便病因为免疫相关性肠炎(irAEs 4 级)。根据多学科讨论结果,患者于 2019-05-17 及 2019-05-31,分别行英夫利西单抗 300mg 静脉滴注 1 次,同时口服糖皮质激素缓慢减量。患者腹痛、血便等症状显著减轻,第二次治疗后患者糊状便 3~4 次 /d,大便 OB 复查阴性。2019-06-13 复查肠镜提示结肠多发糜烂较前显著好转(图 2-3-23B)。

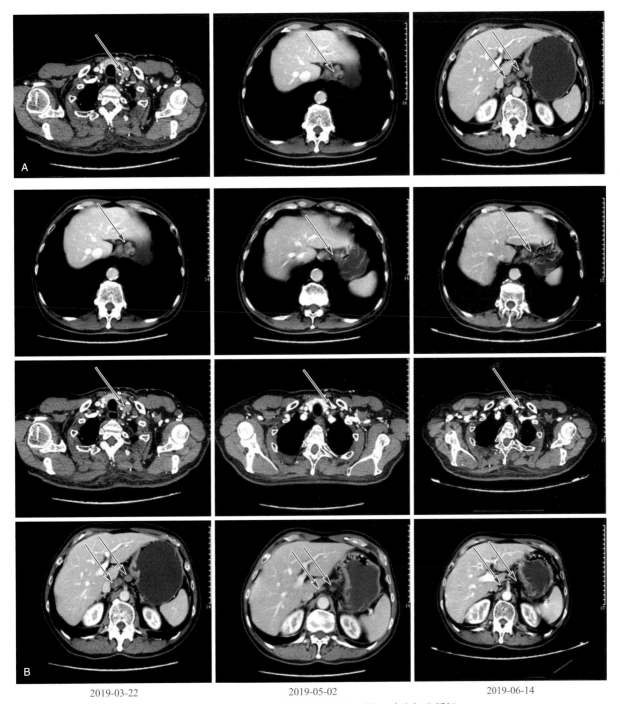

图 2-3-22　胸腹部及盆腔 CT 复查结果提示肿瘤部分缓解

A. 2019-03-11 基线评估:胃壁弥漫增厚,肿瘤右肺门、左颈部淋巴结转移,胃周、肝胃间隙、腹膜后多发淋巴结转移;

B. 2019-03-22、2019-05-02、2019-06-14 评估:肿瘤右肺门、左颈部淋巴结,胃周、肝胃间隙、腹膜后淋巴结缩小。

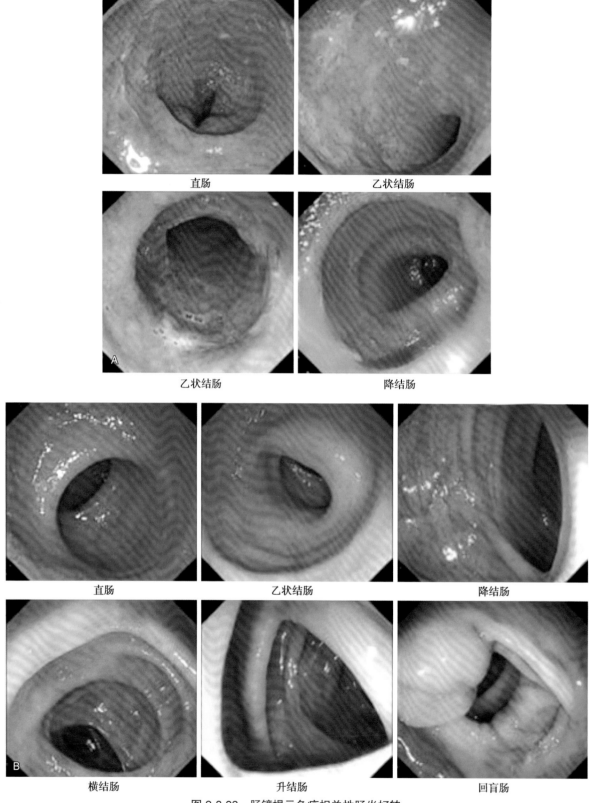

图 2-3-23 肠镜提示免疫相关性肠炎好转

2. 第二阶段：重症肺炎（耶氏肺孢子菌肺炎，免疫性肺炎及病毒性肺炎不能排除） 考虑患者免疫相关性肠炎好转，口服糖皮质激素已减量至甲泼尼松片 20mg 口服 1 次 /d，复查胸腹部及盆腔增强 CT 疗效评价为：肿瘤部分缓解（见图 2-3-22B）。与消化内科及患者本人商议后，停止信迪利单抗免疫治疗，后续行化疗。排除禁忌，于 2019-06-20 行第 4 个周期减量化疗，具体为奥沙利铂 166mg d1+ 卡培他滨

3 000mg d1~d14,d1 治疗后患者无明显不适,自返当地。2019-07-09(第 4 个周期 d15)患者出现间歇性发热,上午为主,最高温度 39.2℃(口温),伴乏力及食欲减退,否认寒战、腹痛腹泻、恶心呕吐等不适。于当地医院就诊,查白细胞 7.7×10⁹/L、中性粒细胞百分比 84%、超敏 C 反应蛋白 114.1mg/L,当地医院予左氧氟沙星等对症治疗。患者仍有反复发热,最高温度为 40℃(口温)逐渐出现胸闷、气短,遂来我院。

2019-07-15 入院查体:神志清,精神软,呼吸 22 次/min,指氧饱和度 95%,口腔大量白斑,两肺呼吸音粗,未及明显啰音,腹部软,无压痛。本院查血常规白细胞高,以中性粒细胞百分比为主,超敏 C 反应蛋白较前下降(69.8mg/L),前降钙素原正常范围,免疫相关性指标 SS-A(RO-52)阳性、线粒体 M2 阳性、SSA 抗体阳性、抗中性粒细胞胞浆抗体核周型 P-ANCA 阳性。完善胸部 CT 平扫检查提示两肺弥漫性感染性病变(图 2-3-24),呼吸内科及肝病感染内科会诊考虑真菌感染可能。治疗上予哌拉西林他唑巴坦 + 卡泊芬净 + 复方磺胺甲噁唑经验性抗感染,甲泼尼龙 40mg 静脉滴注 1 次/d 抗炎治疗。后续患者血 G 试验结果回报阳性,基因检测提示耶氏肺孢子菌肺炎,流感病毒 IgM 阳性、肺炎支原体抗体 IgM 阳性。综上,临床考虑患者诊断为:耶氏肺孢子菌肺炎,免疫性肺炎及病毒性肺炎不能排除。

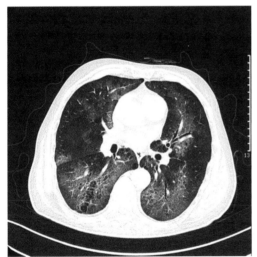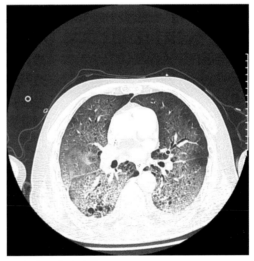

图 2-3-24　胸部 CT 影像结果前后比较

左图:2019-07-16 胸部 CT 平扫检查:两肺弥漫性感染性病变,左下肺结节,较前 2019-06-14 新发,建议治疗后复查;右图:2019-07-18 复查胸部 CT 平扫复查:两肺炎症显著进展。

2019-07-18,患者仍反复发热,储氧面罩吸氧 15L/min 情况下氧饱和度不能维持,胸闷、气促明显,复查胸部 CT 提示双肺渗出明显进展(图 2-3-24),遂行气管插管入重症监护室监护治疗。2019-07-20 由于患者氧饱和度不能维持,行体外膜肺氧合(extracorporeal membrane oxygenation ECMO)+ 呼吸机支持。重症监护期间查痰培养醋酸钙鲍曼复合不动杆菌 1+,抗生素方案更改为替加环素 + 头孢哌酮舒巴坦 + 复方磺胺甲噁唑 + 卡泊芬净。患者多次复查床旁卧位 X 线胸片双肺渗出无明显好转,并最终因呼吸衰竭于 2019-8-17 死亡(图 2-3-25)。

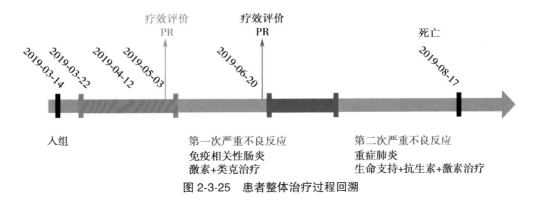

图 2-3-25　患者整体治疗过程回溯

三、临床思维与决策

(一) 第一阶段：免疫性肠炎

在化疗＋免疫联合治疗过程中，出现治疗相关不良反应时首先需判断是化疗还是免疫治疗引起。腹泻是奥沙利铂及卡培他滨治疗过程中常见的不良反应，同时也是肿瘤免疫治疗过程中最常见的消化道毒性症状。本例患者处于一项随机、双盲的临床研究中亦为临床判断增加难度。化疗相关性腹泻多自限性，对症治疗或停用化疗药物多可好转。免疫治疗中腹泻多为免疫应答开始时发生的轻度、短暂、自限性腹泻。腹泻一般发生在平均 3 次治疗之后，也可能发生在紧随第一次治疗之后。但腹泻和／或结肠炎可在免疫治疗中止后的数月后出现，临床表现类似于慢性炎症性肠病。

本例患者在第 3 个周期（信迪利单抗／安慰剂＋奥沙利铂）治疗后再出现难治性腹泻，化疗药物减量／暂停及对症治疗后仍无缓解甚至加重出现血便。此时，临床决断的难点是难治性腹泻的原因。后续治疗中是否需暂停化疗药物、免疫治疗药物抑或是此细菌及病毒引起的肠道感染？此时揭盲是否是合适的？此时任何一个判断都将对患者抗肿瘤治疗进程甚至生命安全产生影响。根据患者利益第一的原则，面对难治性腹泻，在完善肠镜的同时及时揭盲，揭盲提示患者处于免疫治疗组，而肠镜结果提示弥漫性炎症支持了免疫性肠炎。目前国内还没有针对 irAEs 的特定分级标准。参考美国国立癌症研究所常见不良反应事件评价标准（CTCAE）第 4 版，患者可判定为 3 级肠炎。根据 CSCO 的意见，2 级毒性即建议使用糖皮质激素治疗，无效时即推荐加用英夫利西单抗；3~4 级腹泻可以不等待肠镜检查即开始糖皮质激素治疗，如 48h 激素无效时考虑在专科指导下加用英夫利西单抗；如果仍无效，可考虑给予维多珠单抗治疗。ESMO 的指南不排斥止泻药的应用，其他指南对止泻药未做相关建议。本例患者予初始剂量 1~2mg/(kg·d) 糖皮质激素治疗。在腹痛、腹泻症状无明显好转时，经过专科评估后加用英夫利西单抗治疗，并取得满意疗效。

(二) 第二阶段：重症肺炎（耶氏肺孢子菌肺炎，免疫性肺炎及病毒性肺炎不能排除）

在患者免疫性肠炎症状缓解，疗效满意，激素减量，专科医生与患者本人商议后，治疗方案停止信迪利单抗免疫治疗，后续行化疗。第 4 个周期化学治疗后患者出现间歇性发热、胸闷、气短，胸部 CT 平扫检查提示两肺弥漫性感染性病变，并快速进展。此时首要面对的临床问题是判断肺炎的病因。患者经激素＋免疫抑制剂＋化学治疗后，抵抗力低下，是细菌、真菌、病毒感染的高危人群；同时，患者有免疫性肠炎病史，免疫性肺炎尚不能排除。在治疗方案选择上，由于患者肺炎病情凶险，考虑预后可能不佳，因此在病原学快速送检的同时，及时给予广覆盖治疗，即抗生素（细菌、真菌、病毒）＋激素＋生命支持治疗。后续基因检测提示为耶氏肺孢子菌肺炎，流感病毒 IgM 阳性、肺炎支原体抗体 IgM 阳性，也提示此前治疗决策是正确的。患者最终未行尸体解剖，故是否合并免疫相关性肺炎无法明确。

四、经验与体会

免疫治疗是当今备受瞩目的新兴肿瘤治疗方式，尤其是 PD-1/PD-L1 免疫检查点抑制剂在肿瘤治疗中取得了突破性进展。PD-1 受体抑制剂所特有的不良反应即免疫相关不良反应（irAEs），虽然总体发生率比较低，但如果临床缺乏足够的认识，可导致严重甚至致命性的后果。欧洲肿瘤内科学会年会（ESMO）、美国国家综合癌症网络（NCCN）、美国临床肿瘤学会（ASCO）、肿瘤免疫治疗学会（SITC）和中国临床肿瘤学会（CSCO）指南都对 irAEs 的判定及治疗有详细描述。

本例患者在抗肿瘤治疗有效、免疫相关性肠炎好转情况下，后续发生重症肺炎（免疫相关性肺炎不能排除），并最终因呼吸衰竭死亡（见图 2-3-25）。需要关注以下问题：

1. 本案例的病因是什么？

本案例诊治过程中，从肠镜及治疗效果来看，免疫相关性肠炎的诊断较为明确。但重症肺炎的确切病因尚不确切。根据病原学检测及影像学特征，患者耶氏肺孢子菌肺炎的诊断成立。流感病毒 IgM 阳性、肺炎支原体抗体 IgM 阳性，故病毒性肺炎不能排除。而根据患者肿瘤免疫治疗及免疫性肠炎病史，免疫性肺炎尚不能排除。

2. 本案例的临床决策是否得当？

在免疫相关性肠炎诊治过程中，及时完善肠镜检查及揭盲，对病情快速准确地进行判断，根据相关指南及患者具体情况提供治疗并获得了满意的治疗效果。在对重症肺炎的治疗过程中，病原学快速送检的同时，及时予抗生素（细菌、真菌、病毒）＋激素＋生命支持治疗。虽结局不佳，但决策及执行过程无明显过错。

3. 从本案例能获得哪些经验及教训？

irAEs 患者治疗往往涉及激素甚至免疫抑制剂治疗，使机体处于免疫抑制状态，易并发感染，一旦并发感染，往往病情凶险，需要临床医生充分重视。而患者常是 irAEs 及感染的第一发现者，因此，在治疗开始时即需要对患者进行全面的 irAEs 及感染风险教育，告知患者发现疑似不良反应后，及时就诊。

五、专家点评

纵观本案例，临床决策、抗肿瘤及并发症治疗均无可厚非。但患者临床结局不佳，应当从以下方面进一步思考：

1. 发生 irAEs 的肿瘤患者，多涉及激素甚至免疫抑制剂治疗，使机体处于免疫抑制状态，易并发感染。这种情况下，如何权衡患者的风险及获益，何时重启抗肿瘤治疗，是个充满挑战的课题。

2. 同时本案例中，患者基线评估时否认自身免疫相关疾病病史，后续检测中发现多个自身免疫性抗体阳性，是与免疫治疗相关还是患者既往有较为隐匿的自身免疫性疾病？在免疫治疗基线评估时是否需完善自身免疫相关抗体检测？

这些问题都尚待解答。同时也警示在处理 irAEs 的过程中，多学科联合诊治的重要性。

六、述评

尽管相比放化疗等传统治疗手段，免疫治疗的不良反应较小，患者依从性高，但在临床工作中仍需重视。若严重的不良反应发现不及时、处理不得当，患者有致死风险。作为肿瘤临床医生，以下方面需要注意。第一，遵循指南，对 irAEs 做到早识别、早干预。患者常是 irAEs 的第一发现者，因此，在治疗开始时即需要对患者进行全面的 irAEs 教育，告知患者发现疑似不良反应后，应及时向医院汇报。在诊治过程中要重视多学科联合诊治。第二，对特殊人群进行筛查，由于自身免疫性疾病、肝炎病毒携带以及进行过移植手术的患者，存在潜在的 ICIs 类药物相关毒性或其他非预期的毒性风险。对这类人群，应谨慎使用免疫治疗，做好基线评估，在治疗前和患者及家属进行充分沟通，告知其潜在的毒性风险。第三，在临床实践过程中，糖皮质激素及免疫抑制剂对 irAEs 的处理具有重要的作用，但是不能滥用，应对 irAEs 进行分级管理，以对糖皮质激素及免疫抑制剂使用的时机、剂量和剂型进行判断，同时动态评估后续肿瘤治疗方案。

案例 8　抗 PD-1 抗体治疗结肠癌致免疫相关性肠炎

崔鹏飞

中国人民解放军总医院

【摘要】患者，男性，68 岁，因肠梗阻于当地医院行结肠癌根治术，降结肠造瘘术，术后病理示：结肠中分化腺癌，侵及肠壁全层，肿瘤大小约为 2.5cm×2cm×0.5cm，双切缘未见癌累及，肠周淋巴结见有癌转移 1/13 枚。基因检测示：*KRAS12* 密码子突变（35G＞T），*N-RAS* 未见突变，*BRAFv600E* 未见突变。行术后辅助化疗 2 个周期 XELOX 方案，后复查行腹部 MRI 示：肝脏转移瘤。行腹腔镜肝左外叶切除术，术后病理示：结肠癌肝转移。一线行贝伐珠单抗联合 FOLFIRI（伊立替康＋氟脲嘧啶）方案化疗 2 个周期后,患者出现白细胞下降合并肺部卡氏肺孢子菌感染,对症治疗好转后停止化疗,定期复查,1 年后出现肺部转移灶,行胸腔镜下右肺下叶楔形切除、淋巴结活检术。4 个月后再次进展,开始行二线卡培他滨单药化疗 2 个周期,复查再次进展,三线再次行贝伐珠单抗联合 FOLFIRI 方案化疗 8 个周期,后因中性粒细胞Ⅲ度抑制,改为贝伐珠单抗联合伊立替康化疗 4 个周期,期间疗效评价为 SD。后口服替吉奥维持治疗,6 个周期后复查进展,五线行贝伐珠单抗联合 FOLFIRI 方案化疗 3 个周期,复查再次进展,更换为纳武利尤单抗治疗 2 个周期后疗效评价为 SD,第 3 个周期后出现腹泻,进行性加重。外院行肠镜提示:溃疡性结肠炎急性期。考虑为免疫相关性肠炎,予美沙拉秦联合糖皮质激素治疗,1 个多月后患者腹痛及血便好转。复查肠镜示:肠黏膜光滑,血管纹理清晰,无充血、糜烂、溃疡及新生物。

一、病例简介

1. 主诉及现病史　患者,男性,64 岁。因"结肠癌术后 3 年余"入院。2015-12-02 因肠梗阻于当地医院行结肠癌根治术,降结肠造瘘术,术后病理示:结肠中分化腺癌,侵及肠壁全层,肿瘤大小约为 2.5cm×2cm×0.5cm,双切缘未见癌累及,肠周淋巴结见有癌转移 1/13 枚。基因检测示:*KRAS12* 密码子突变(35G>T),*N-RAS* 未见突变,*BRAFv600E* 未见突变。2016-01-07 行术后辅助化疗 2 个周期 XELOX 方案,2016-02-26 复查行腹部 MRI 示:肝脏转移瘤。2016-03-06 行腹腔镜肝左外叶切除术,术后病理示结肠癌肝转移。2016-04-08 行贝伐珠单抗联合 FOLFIRI 方案化疗 2 个周期后,患者出现白细胞下降合并肺部卡氏肺孢子菌感染,对症治疗好转后停止化疗,定期复查,2017-05-17 行肺部 CT 示:肺部转移灶。2017-07-10 行胸腔镜下右肺下叶楔形切除、淋巴结活检术。术后病理示:结肠癌肺转移。2017-11-17 复查腹部 CT 示:肝脏低密度影,考虑发生转移。2017-12-10 行卡培他滨单药化疗 2 个周期,2018-01-24 复查腹部 CT 示肝部病灶进展。2018-02-07 行贝伐珠单抗联合 FOLFIRI 方案化疗 8 个周期,后因中性粒细胞Ⅲ度抑制,改为贝伐珠单抗联合伊立替康化疗 4 个周期,期间疗效评价为 SD。2018-10-08 开始口服替吉奥维持治疗 6 个周期,2019-03-11 复查进展,2019-04-04 行贝伐珠单抗联合 FOLFIRI 方案化疗 3 个周期,2019-06-03 复查再次进展,2019-06-06 行纳武利尤单抗治疗 2 个周期后疗效评价为 SD,第 3 个周期后出现腹泻,进行性加重。2019-07-29 外院行肠镜提示溃疡性结肠炎急性期。为进一步治疗入院。

2. 既往史　无高血压、糖尿病等病史。

3. 体格检查　一般情况良好,ECOG 评分为 1 分,未见明显消瘦,疼痛 NRS 评分为 0 分,神志清楚,精神可。双侧瞳孔等大等圆,对光反射灵敏,外耳郭及鼻部未见明显畸形,听力及嗅觉可,咽部未见红肿,未见扁桃体肿大。皮肤巩膜无黄染,皮肤结膜无苍白,甲状腺触诊软,全身未触及明显淋巴结肿大。胸廓未见畸形,心律齐,心脏各听诊区未闻及病理性杂音。双肺呼吸音清,未闻及干湿啰音。腹软,未及明显压痛及反跳痛,肝脾肋下未及,肠鸣音 2~3 次 /min,双下肢无水肿,四肢肌力 5 级,四肢浅感觉稍下降,深感觉正常,双侧巴宾斯基征阴性。

4. 辅助检查

(1)腹部 CT(2019-07-24,外院):可见右半结肠胀气较明显,其余无特殊异常。

(2)肠镜(2019-07-24,外院):距肛门 50~60cm 横结肠、乙状结肠直肠处黏膜有片状充血及糜烂、浅溃疡,表面有脓性分泌物附着。内镜诊断:溃疡性结肠炎(活动期)。

(3)血常规(2019-08-08,本院):白细胞计数 $14.63×10^9$/L(↑)、中性粒细胞比值 0.853(↑);血红蛋白测定 105g/L(↓)(患者长期轻度贫血,较前无明显改变),其余无异常。

(4)大便常规(2019-08-08,本院):隐血检查阳性(↑),其余无异常。

(5)血生化(2019-08-08,本院):血清白蛋白 33.7g/L,血钾 3.05mmol/L,血钠 130.7mmol/L;其余无明显异常。

(6)其他:血培养、便培养均阴性。

5. 诊断分期及分子病理特征　结肠癌术后(pT3N1a1M0 ⅢB 期→Ⅳ期),肝转移术后,肺转移术后。分子病理特征:*KRAS12* 密码子突变(35G>T),*N-RAS* 未见突变,*BRAFv600E* 未见突变。

二、治疗过程

(一) 抗肿瘤治疗过程

1. 治疗过程　2015-12-02 行结肠癌根治术,降结肠造瘘术,术后病理示:结肠中分化腺癌,侵及肠壁全层,肿瘤大小约为 2.5cm×2cm×0.5cm,双切缘未见癌累及,肠周淋巴结见有癌转移 1/13 枚。基因检测示:KRAS12 密码子突变(35G>T),N-RAS 未见突变,BRAFv600E 未见突变。2016-01-07 行 2 个周期 XELOX 方案,2016-02-26 复查行腹部 MRI 示:肝脏转移瘤。2016-03-06 行腹腔镜肝左外叶切除术,术后病理示:结肠癌肝转移。2016-04-08 行贝伐珠单抗联合 FOLFIRI 方案化疗 2 个周期后,患者出现白细胞下降合并肺部卡氏肺孢子菌感染,对症治疗好转后停止化疗,定期复查,2017-05-17 行肺部 CT 示:肺部转移灶。2017-07-10 行胸腔镜下右肺下叶楔形切除、淋巴结活检术。术后病理示:结肠癌肺转移。2017-11-17 复查腹部 CT 示:肝脏低密度影,考虑发生转移。2017-12-10 行卡培他滨单药化疗 2 个周期,2018-01-24 复查腹部 CT 示肝部病灶进展。2018-02-07 行贝伐珠单抗联合 FOLFIRI 方案化疗 8 个周期,后因中性粒细胞 Ⅲ 度抑制,改为贝伐珠单抗联合伊立替康化疗 4 个周期,期间疗效评价为 SD。2018-10-08 开始口服替吉奥维持治疗 6 个周期,2019-03-11 复查提示进展,2019-04-04 行贝伐珠单抗联合 FOLFIRI 方案化疗 3 个周期,2019-06-03 复查再次提示进展,2019-06-06 行纳武利尤单抗治疗 3 个周期,其中 2 个周期后疗效评价为 SD。

2. 相关辅助检查　2019-07-15 行腹部 CT:肝左叶外侧段切除术后,肝内多发低密度影,与 2019-06-05 CT 比较,肝内病变、腹膜后肿大淋巴结较前相仿(图 2-3-26)。

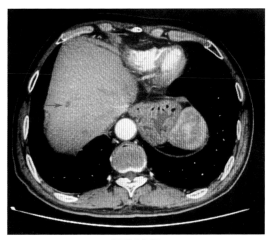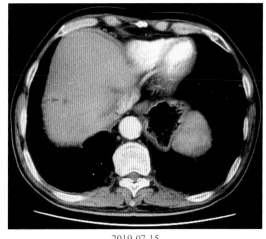

2019-06-05　　　　　　　　　　　　　　　　　　　2019-07-15

图 2-3-26　腹部 CT 复查结果提示肿瘤稳定

(二) 免疫治疗不良反应(免疫性肠炎)诊治过程

2019-06-06 行纳武利尤单抗治疗 3 个周期后出现腹泻,进行性加重。2019-07-29 外院行肠镜提示:溃疡性结肠炎急性期(图 2-3-27)。考虑为免疫相关性肠炎,2019-08-08 甲泼尼龙 40mg 静脉输注,每 3d 减量 10mg,减量至 20mg 改为口服,之后每 1 周口服剂量减量 4mg,至减停;2019-08-09 联合水杨酸类药物:美沙拉秦 1g 口服 3 次/d;2018-8-10 加用美沙拉秦栓 1g 每晚 1 次;2019-08-23 始予美沙拉秦 0.5g 口服 3 次/d 维持治疗。患者 2019-08-11 开始腹泻、腹痛、发热症状明显缓解,白天无腹泻,夜间腹泻 5~6 次;2019-08-13 夜间腹泻 1~2 次;2019-08-15 腹泻症状基本缓解,可排成形软便,恢复正常饮食,体温正常;2019-08-23 在我院复查肠镜:插镜 40cm 至降结肠近脾曲,因肠道准备不充分,无法继续进镜观察,但退镜所见肠黏膜光滑,血管纹理清晰,无充血、糜烂、溃疡及新生物,肠炎进入缓解期(图 2-3-28)。

2019-07-29 于当地医院行肠镜检查示:距肛门 50~60cm 横结肠、乙状结肠直肠处黏膜呈片状充血及糜烂、浅溃疡,表面有脓性分泌物附着。

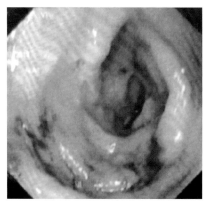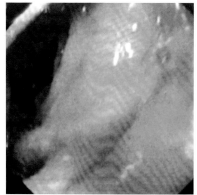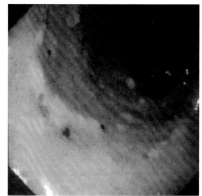

图 2-3-27 肠镜提示溃疡性结肠炎急性期

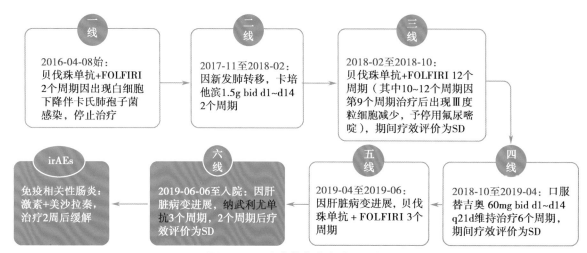

图 2-3-28 患者整体治疗过程回溯

三、临床思维与决策

在 ICIs 抗肿瘤治疗过程中,要警惕免疫相关不良反应的发生,一旦发生免疫相关不良反应则首先需要与类似疾病进行鉴别诊断。免疫相关性肠炎是免疫治疗过程中常见的不良反应,出现腹泻后首先要鉴别病因,目前免疫相关性肠炎仍是排除性诊断。需要排除其他原因导致的肠炎。免疫治疗中腹泻多为免疫应答开始时发生的轻度、短暂、自限性腹泻。腹泻一般发生在平均 3 次治疗之后,也可能发生在紧随第 1 次治疗之后。

本例患者在第 3 个周期纳武利尤单抗治疗后再出现腹泻进行性加重,此时,临床判断的难点是腹泻的原因。在完善血液指标、大便常规检验及肠镜结果提示溃疡性结肠炎急性期,则考虑免疫相关性肠炎可能性大。根据 CTCAE 可判定为 3 级肠炎。根据 CSCO 的意见:3 级腹泻需立即行类固醇激素治疗,如 48h 激素无效时考虑在专科指导下加用英夫利西单抗;如果仍无效,可考虑使用维多珠单抗治疗。由于本例患者肠镜下表现为溃疡性结肠炎,因此对其进行激素联合水杨酸类药物治疗。腹痛、腹泻症状在治疗 2d 后明显好转,经过激素逐渐减量及水杨酸类药物减量维持治疗后,在治疗 2 周后患者症状完全消失,复查肠镜示肠炎进入缓解期。此病例治疗效果满意。

四、经验与体会

本案例患者为典型的免疫相关性肠炎,经激素联合水杨酸类药物治疗后明显好转。需要关注以下问题:

1. 本案例的病因是什么?

本案例诊治过程中,进行了多方面的检查,包括血液学指标、大便指标、影像学检查以及肠镜检查,目的就是进行鉴别诊断,排除可能的病因,此案例从各项检查及后续治疗效果来看,免疫相关性肠炎的诊断较为明确。

2. 本案例的临床决策是否得当?

在免疫相关性肠炎诊断明确后,根据目前的指南推荐行激素治疗,若激素抵抗可以加用英夫利西单抗;如果仍无效,可考虑使用维多珠单抗治疗。本例患者由于肠镜表现为溃疡性结肠炎,因此进行多学科会诊后建议激素联合水杨酸类药物治疗,治疗效果满意。

3. 从本案例能获得哪些经验及教训?

此病例在诊断上尽可能地排除其他病因,治疗上根据相关指南的同时进行多学科会诊,根据肠镜的特殊表现加用针对溃疡性结肠炎治疗的药物,治疗效果佳。此病例对临床医生在处理免疫相关不良反应有一定的提示意义,在把握相关指南的原则下,需要根据具体病例具体分析,必要时进行多学科讨论,制订出针对不同患者的个体化治疗方案。

五、专家点评

该病例在处理免疫相关不良反应上效果很好,值得临床医生进行借鉴和思考:该病例出现免疫相关性并发症后,处理及时得体,治疗上没有教条的根据当前指南进行处理,而是根据检查的结果具体分析,进行多学科讨论,做到了目前临床上追求的个体化治疗。该病例作为 1 例治疗免疫相关性肠炎成功的病例,提示在处理 irAEs 的过程中,需要在把握相关指南的原则下,根据具体病例具体分析,进行多学科讨论,针对不同病例进行个体化治疗。

六、述评

腹泻是 ICIs 治疗的常见并发症,接受 CLA-4 抑制剂治疗的患者腹泻的发病率更高。一项纳入了 10 项临床研究的综述显示接受 CLA-4 抑制剂治疗的患者腹泻的发病率为 27%~54%,肠炎的发病率为 8%~22%。一项纳入 945 例晚期黑色素瘤患者的 3 期随机临床研究报道了纳武利尤单抗引起的任何级别的肠炎发病率为 2.2%,伊匹木单抗引起的任何级别的肠炎发病率为 11.3%,纳武利尤单抗联合伊匹木单抗引起的任何级别的肠炎发病率为 12.8%。纳武利尤单抗引起的 3~4 级肠炎发病率为 1%,伊匹木单抗引起的 3~4 级肠炎发病率为 7.7%,纳武利尤单抗联合伊匹木单抗引起的 3~4 级肠炎发病率为 8.3%。

对于 2 级或更高级别腹泻或肠炎,应该停止 ICIs 治疗并开始糖皮质激素治疗。如果 3~5d 内未缓解,则需要开始英夫利西单抗治疗。在一项纳入 75 例患有免疫相关性结肠炎的回顾性研究中,英夫利西单抗的使用可以缩短症状缓解的时间以及激素使用的时间,并且不会影响总生存时间。另一项回顾性研究纳入 117 例发生免疫相关性肠炎的患者,该研究认为激素持续使用超过 30d 会增加感染的风险。一项回顾性病例报告了免疫相关性肠炎的内镜和组织学特征,发现溃疡性结肠炎更容易出现激素治疗抵抗。该病例也为溃疡性结肠炎,但是激素联合针对溃疡性结肠炎的美沙拉秦治疗后患者症状及结肠镜下改变明显改善。另一种治疗炎性肠病的维得利珠单抗是一种整合素受体拮抗剂,与人 α4β7 整合素结合的人源化 IgG1 单克隆抗体,目前被用于研究在激素依赖或者难治性免疫性肠炎的疗效。1 项回顾性研究纳入了 28 例对激素或者英夫利西单抗治疗失败的免疫性肠炎患者,接受 3 个疗程维得利珠单抗治疗后,24 例患者出现了持续的临床缓解。

一项纳入 1 479 例接受 ICIs 治疗的患者的回顾性研究中有 179 例患者发生了免疫相关性肠炎,这些患者中在肠炎发生 10d 内开始接受英夫利西单抗或者维得利珠单抗治疗临床预后较好,包括住院时间缩短、激素治疗时间缩短、激素治疗失败率降低以及症状持续时间缩短。英夫利西单抗或者维得利珠单抗最佳的使用时间需要前瞻性研究来证实。目前的回顾性研究数据表明及早地使用生物制剂可能会有助于减少激素的使用并且改善肠炎的结局。肠道菌群移植用于治疗对激素、英夫利西单抗和维得利珠单抗都耐受的免疫性肠炎患者在个别案例中进行了报道。两例免疫性肠炎患者在肠道菌群移植后症状完全缓解,其中 1 例患者由于复发腹痛以及肠道持续的溃疡而进行了第二次肠道菌群移植。一项纳入 26 例接受伊匹木单抗治疗的转移性黑色素瘤患者的前瞻性研究发现：肠道菌群的成分与免疫治疗的疗效以及免疫性肠炎的发生有关。

  肿瘤免疫治疗，包括 ICIs 和 CAR-T，已经改变了多种实体瘤和血液肿瘤的治疗策略。临床研究在持续不断地扩展免疫治疗的适应证，并且也在开发新的通过调控免疫系统的抗肿瘤治疗方法。免疫治疗在临床上的广泛应用也使临床医生开始重视免疫相关不良反应的及时识别和处理。为了降低不良反应的发生以及提高免疫治疗的精准度，需要对患者进行分层并且发现导致免疫毒性的病理生理特征，这都需要进一步更多的研究来完成。目前免疫相关性毒性的处理主要是靠激素或者免疫抑制剂，免疫抑制剂对抗肿瘤的疗效的影响也需要更多的研究来证实。

参考文献

［1］THOMPSON JA, SCHNEIDER BJ, BRAHMER, et al. NCCN guidelines insights: management of immunotherapy-related toxicities, version 1. 2020 [J]. J Natl Compr Canc Netw, 2020, 18 (3): 230-241.

［2］Haanen JBAG, CARBONNEL F, ROBERT C, et al. Management of toxicities from immunotherapy: ESMO clinical practice guidelines for diagnosis, treatment and follow-up [J]. Ann Oncol, 2017, 28 (suppl 4): iv119-iv142.

［3］KATO S, GOODMAN A, WALAVALKAR V, et al. Hyperprogressors after immunotherapy: analysis of genomic alterations associated with accelerated growth rate [J]. Clin Cancer Res, 2017, 23 (15): 4242-4250.

［4］PUZANOV I, DIAB A, ABDALLAH K, et al. Managing toxicities associated with immune checkpoint inhibitors: consensus recommendations from the society for immunotherapy of cancer (SITC) toxicity management working group [J]. J Immunother Cancer, 2017, 5 (1): 95.

［5］BRAHMER JR, LACCHETTI C, SCHNEIDER BJ, et al. Management of immune-related adverse events in patients treated with immune checkpoint inhibitor therapy: American society of clinical Oncology clinical practice guideline [J]. J Clin Oncol, 2018, 36 (17): 1714-1768.

［6］China Society of Clinical Oncology Guidelines Working Committee Editor-in-Chief. Guidelines for toxicity management related to immune checkpoint inhibitors [M]. Beijing: People's Medical Publishing House, 2019.

［7］ARRIETA O, BARRÓN F, RAMÍREZ-TIRADO LA, et al. Efficacy and safety of pembrolizumab plus docetaxel vs docetaxel alone in patients with previously treated advanced non-small cell lung cancer: The PROLUNG phase 2 randomized clinical trial [J]. JAMA Oncol, 2020, 6 (6): 1-9.

［8］CHAMPIAT S, DERCLE L, AMMARI S, et al. Hyperprogressive disease is a new pattern of progression in cancer patients treated by anti-PD-1/PD-L1 [J]. Clin Cancer Res, 2017, 23 (8): 1920-1928.

［9］FERRARA R, MEZQUITA L, TEXIER M, et al. Hyperprogressive disease in patients with advanced non-small cell lung cancer treat with PD-1//PD-L1 inhibitors or with single-agent chemotherapy [J]. JAMA Oncol, 2018, 4 (11): 1543-1552.

［10］CHMIEL KD, SUAN D, LIDDLE C, et al. Resolution of severe ipilimumab-induced hepatitis after antithymocyte globulin therapy [J]. J Clin Oncol, 2011, 29: e237-e240.

［11］MELLATI M, EATON KD, BROOKS-WORRELL BM, et al. Anti-PD-1 and anti-PD-L1 monoclonal antibodies causing type 1 diabetes [J]. Diabetes Care, 2015, 38: e137-e138.

［12］王汉萍, 宋鹏, 斯晓燕, 等. 危重及难治性免疫检查点抑制剂相关毒性反应诊治建议及探索 [J]. 中国肺癌杂志, 2019, 22 (10): 605-614.

［13］HODI FS, SZNOL MARIO, KLUGER HM, et al. Long-term survival of ipilimumab-naive patients (pts) with advanced melanoma (MEL) treated with nivolumab (anti-PD-1, BMS-936558, ONO-4538) in aphase Ⅰ trial [J]. J Clin Oncol, 2014, 32 (15): 9002.

［14］KIM HK, HEO MH, LEE HS, et al. Comparison of RECIST to immune-related response criteria in patients with non-small cell lung cancer treated with immune-checkpoint inhibitors [J]. Cancer Chemother Pharmacol, 2017, 80 (3): 591-598.

［15］OSORIO JC, NI A, CHAFT JE, et al. Antibody-mediated thyroid dysfunction during T-cell checkpoint blockade in patients with non-small-cell lung cancer [J]. Ann Oncol, 2017, 28 (3): 583-589.

［16］ NAIDOO J, PAGE DB, LI BT, et al. Toxicities of the anti-PD-1 and anti-PD-L1 immune checkpoint antibodies [J]. Ann Oncol, 2015, 26 (12): 2375-2391.

［17］ TAY SH, WONG AS, JEYASEKHARAN AD. A patient with pembrolizumab-induced fatal polymyositis [J]. Eur J Cancer, 2018, 91: 180-182.

［18］ KIM KW, RAMAIYA NH, KRAJEWSKI KM, et al. Ipilimumab associated hepatitis: imaging and clinicopathologic findings [J]. Invest New Drugs, 2013, 31 (4): 1071-1077.

［19］ LARKIN J, CHIARION-SILENI V, GONZALEZ R, et al. Combined nivolumab and ipilimumab or monotherapy in untreated melanoma [J]. N Engl J Med, 2015, 373 (1): 23-34.

［20］ 王汉萍, 宋鹏, 斯晓燕, 等. 危重及难治性免疫检查点抑制剂相关毒性反应诊治建议及探索 [J]. 中国肺癌杂志, 2019, 22 (10): 605-614.

［21］ GUPTA A, DE FELICE KM, LOFTUS EV JR, et al. Systematic review: colitis associated with anti–CTLA-4 therapy [J]. Aliment Pharmacol Ther, 2015, 42: 406-417.

［22］ WOLCHOK JD, CHIARION-SILENI V, GONZALEZ R, et al. Overall survival with combined nivolumab and ipilimumab in advanced melanoma [J]. N Engl J Med, 2017, 377: 1345-1356.

［23］ HAANEN JBAG, CARBONNEL F, ROBERT C, et al. Management of toxicities from immunotherapy: ESMO clinical practice guidelines for diagnosis, treatment and follow-up [J]. Ann Oncol, 2018, 29 (suppl 4): iv264-iv266.

［24］ JOHNSON DH, ZOBNIW CM, TRINH VA, et al. Infliximab associated with faster symptom resolution compared with corticosteroids alone for the management of immune-related enterocolitis [J]. J Immunother Cancer, 2018, 6: 103.

［25］ WANG Y, ABU-SBEIH H, MAO E, et al. Immune-checkpoint inhibitor-induced diarrhea and colitis in patients with advanced malignancies: retrospective review at MD Anderson [J]. J Immunother Cancer, 2018, 6: 37.

［26］ WANG Y, ABU-SBEIH H, MAO E, et al. Endoscopic and histologic features of immune checkpoint inhibitor-related colitis [J]. Inflamm Bowel Dis, 2018, 24: 1695-1705.

［27］ ABU-SBEIH H, ALI FS, ALSAADI D, et al. Outcomes of vedolizumab treatment in patients with immune checkpoint inhibitor-induced diarrhea and colitis: a multi-center study: 110 [J]. Am J Gastroenterol, 2018, 113: S58.

［28］ ABU-SBEIH H, ALI FS, WANG X, et al. Early introduction of selective immunosuppressive therapy associated with favorable clinical outcomes in patients with immune checkpoint inhibitor-induced colitis [J]. J Immunother Cancer, 2019, 7: 93.

［29］ WANG Y, WIESNOSKI DH, HELMINK BA, et al. Fecal microbiota transplantation for refractory immune checkpoint inhibitor-associated colitis [J]. Nat Med, 2018, 24: 1804-1808.

［30］ CHAPUT N, LEPAGE P, COUTZAC C, et al. Baseline gut microbiota predicts clinical response and colitis in metastatic melanoma patients treated with ipilimumab [J]. Ann Oncol, 2017, 28: 1368-1379.

第四节　内分泌系统案例分析

案例 1　抗 PD-L1 抗体治疗非小细胞肺癌致免疫相关性甲状腺功能减退

马宇彦　梁璇　姚煜　田涛
西安交通大学第一附属医院

【摘要】1 例 63 岁男性患者, 因右侧胸前区疼痛行胸部 CT 示右肺肿瘤, PET-CT 检查提示 "右肺转移, 纵隔及双肺门淋巴结转移"。行肺部穿刺确诊 "左肺低分化腺癌", 排除禁忌后予以 PD-L1 单抗免疫治疗, 影像学评价病灶稳定。8 个周期治疗后查甲状腺功能提示 TSH 升高, 无明显不适, 1 周后复查 TSH 升高、FT_4 正常, 诊断为亚临床甲状腺功能减退症, 开始口服甲状腺素片, 并继续 PD-L1 单抗治疗

24 个周期至今,状态良好,未诉特殊不适,病灶稳定。

一、病例简介

1. 主诉及现病史　患者,男性,63 岁。因主诉"间断性右侧胸前区疼痛 1 个月余"入院。患者 2018-07 初因"间断性右侧胸前区疼痛 1 个月余"在当地行胸部 CT 检查示:左肺上叶后段肿瘤可能; 2018-07-17 行 CT 引导下经皮肺穿刺活检,病理检查结果:左肺穿刺活检示低分化非小细胞癌浸润,免疫组化染色结果提示低分化腺癌;组织检测 *EGFR* 基因未见突变。2018-07-24 行全身 PET-CT 检查提示:①左肺上叶尖后段周围型肺癌;②右肺上叶尖段空腔型病变,葡萄糖代谢轻度增高,考虑为肿瘤性病变,浸润性腺癌可能;③纵隔及双肺门肿大淋巴结,葡萄糖代谢不同程度增高,多考虑发生淋巴结转移。自发病以来,神志清楚,精神可,食欲可,大小便正常,体重略有增加。

2. 既往史　高血压病史 1 年余,平素血压最高 160/110mmHg,口服苯磺酸氨氯地平 2.5mg 1 次 /d, 复方丹参片 800mg 1 次 /d,自诉血压控制不理想;其余无特殊。

3. 个人史　吸烟 40 年,平均 20 支 /d,戒烟 20d。偶尔饮酒,约 100g/ 次,未戒酒。

4. 体格检查　生命体征平稳,疼痛评分为 0 分,身高 178cm,体重 60kg,ECOG 评分为 0 分。发育正常,浅表淋巴结无肿大。胸廓对称无畸形,胸骨无压痛。双侧呼吸动度一致,语颤无增强及减弱,双肺叩诊呈清音,呼吸音清晰,未闻及干湿罗音及胸膜摩擦音。神经病理征阴性。

5. 辅助检查

(1) 全身 PET-CT(2018-7-24):①左肺上叶尖后段周围型肺癌;②右肺上叶尖段空腔型病变,葡萄糖代谢轻度增高,考虑为肿瘤性病变,浸润性腺癌可能;③纵隔及双肺门肿大淋巴结,葡萄糖代谢不同程度增高,多考虑发生了淋巴结转移。

(2) 肿瘤指标(2018-07-10,本院):癌胚抗原 5.37ng/mL,其余指标无异常。余血常规、血生化、尿常规、凝血功能、免疫指标无明显异常。

6. 诊断分期及分子病理特征

(1) 左上肺腺癌右肺转移(cT1bN3M1a,ⅣA 期)。

(2) 左肺穿刺活检示低分化非小细胞癌浸润,病理示:低分化腺癌。免疫组化:CK7(+),TTF1(+), NapsinA(灶 +),CK5/6(-),P40(-),P63(-)。基因检测结果示:*ALK*(-)、*EGFR*(-)、*PD-L1*(>25%)。

二、治疗过程

(一) 抗肿瘤免疫治疗过程

1. 免疫治疗　2018-9-6 至 2019-7-10,使用 PD-L1 单抗 1 200mg,每 4 周 1 次,共行免疫治疗 12 次。2019-8-8 起因体重增加调整 PD-L1 单抗剂量至 1 340mg,每 4 周 1 次,治疗至今。治疗期间,对患者行动态随访,病情稳定。

2. 胸部 CT 检查　整个免疫治疗期间的影像学动态变化如图 2-4-1 所示。

(1) 2018-08-29 评估:左肺上叶结节,考虑有周围型肺癌可能;纵隔内及肺门、气管旁多发大小不等淋巴结。

(2) 2018-11-26 评估:左肺上叶结节,体积较前减小,考虑为周围型肺癌;纵隔内及肺门、气管旁多发大小不等淋巴结,同前。

(3) 其他:余影像学检查较前无明显变化。

(二) 免疫治疗不良反应诊治过程

2019-04-16 查 TSH 32.6μIU/mL(参考值 0.25~5μIU/mL),提示甲状腺功能低下,无疲劳、乏力、眩晕、恶心、呕吐等症状。2019-4-23 复查甲状腺功能示 TSH 41.2μIU/mL、T_4 3.25μg/mL(参考值 4.2~13.5μg/mL), 甲状腺过氧化物酶(thyroid peroxidase,TPO)抗体阴性,余检查如 ACTH、促肾上腺皮质激素释放激素 (corticotropin releasing hormone,CRH)、皮质醇节律等均在正常范围内。临床诊断为亚临床甲状腺功能减退症(CTCAE 1 级)。2019-07-17 行头颅 MRI,提示:垂体形态自然,高度约为 5mm,上缘未见局限性膨隆,其内未见明确异常信号影;垂体柄居中,视交叉未见上抬(图 2-4-2)。自 2019-04-24 起口服甲状腺素片 50μg 1 次 /d 至今,TSH 持续偏高,最高达 76.7μIU/mL(图 2-4-3),FT$_4$ 于 2019-09-27 至 2020-01-20 偏低,最低值 6.71pmol/L(参考值 9.05~25.5pmol/L),治疗期间 FT$_4$ 水平变化见图 2-4-4;FT$_3$ 正常(图 2-4-5)。治疗期间患者未诉特殊不适。

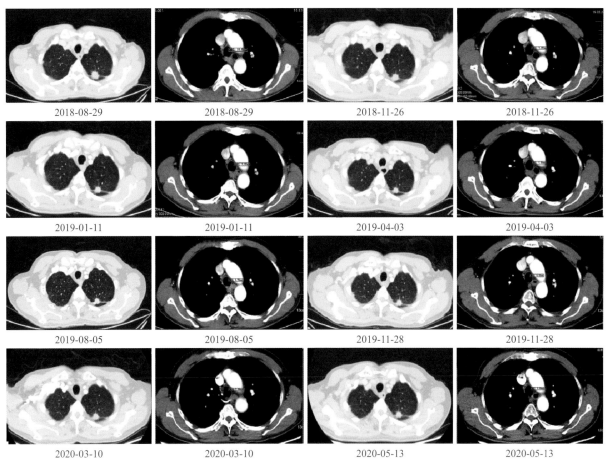

图 2-4-1　患者接受免疫治疗期间胸部 CT 影像学动态变化

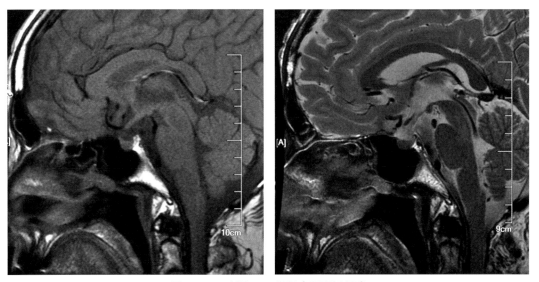

图 2-4-2　头颅 MRI 增强未见明显异常

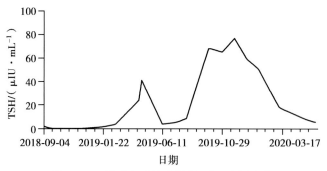

图 2-4-3　肿瘤免疫治疗期间 TSH 水平变化

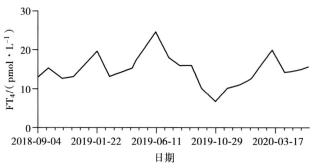

图 2-4-4　肿瘤免疫治疗期间 FT_4 水平变化

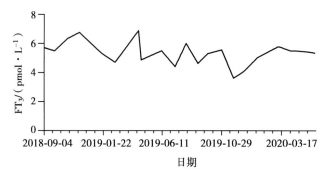

图 2-4-5　肿瘤免疫治疗期间 FT_3 水平变化

三、临床思维与决策

常见内分泌相关不良反应：最常见的 irAEs 是内分泌相关不良反应，主要包括甲状腺炎、垂体炎、肾上腺炎及糖尿病。内分泌相关不良反应引起的症状通常是非特异性的，包括疲劳、乏力、厌食、体重减轻、神志不清、多汗和心悸。鉴于内分泌相关不良反应的复杂性，建议在整个诊断和治疗过程于内分泌专科医生指导下进行。同时还需注意，内分泌器官的炎症通常会导致永久性的功能丧失，因此患者可能需要终身的激素替代治疗。

自身免疫性甲状腺炎是最常见的内分泌相关不良反应，常表现为破坏性甲状腺炎，或在少数情况下表现为典型的自身免疫介导的甲状腺功能亢进（Graves 病）。破坏性甲状腺炎通常表现为一过性甲状腺功能亢进，随后是甲状腺功能减退。免疫治疗前和治疗期间应通过监测 TSH、FT_4、FT_3 水平来监测甲状腺功能。一旦患者出现相应临床表现或甲状腺功能异常，建议检测甲状腺抗体，包括甲状腺过氧化物酶抗体、TSH 受体抗体和甲状腺球蛋白抗体。甲状腺超声有助于鉴别甲状腺炎和 Graves 病。甲状腺功能亢进症型甲状腺炎应该用 β 受体阻滞剂治疗，甲状腺功能减退症需要用甲状腺素进行激素替代治疗。应当注意在开始甲状腺素替代治疗之前，需通过检测清晨皮质醇水平来排除继发的肾上腺功能不全。原发性与继发性甲状腺功能减退具体诊断与治疗步骤见图 2-4-6。

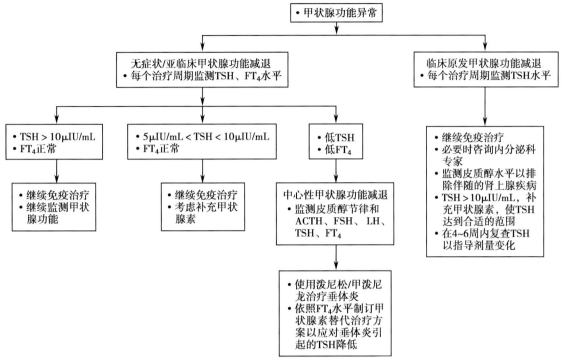

图 2-4-6　甲状腺功能减退诊断与治疗

　　垂体炎的发生率为 1%~7%，可能表现为肾上腺、性腺和甲状腺功能完全或部分丧失。腺垂体功能不全的症状包括疲倦、神志不清、头痛和闭经；极少数情况下，神经垂体也可能受到影响，患者常表现为血糖水平正常下的多尿和多饮。垂体 - 肾上腺轴的衰竭会导致继发性肾上腺功能不全，严重者可出现肾上腺危象，低钠血症通常是病情的首发症状，临床上可能出现脱水、低血压、低钠血症以及发热和腹痛，易被误诊为急腹症。当出现以上症状时，可行皮质醇、ACTH、卵泡刺激素（follicle-stimulating hormone，FSH）、黄体生成素（luteinizing hormone，LH）、TSH 与 FT₄ 等检查，如果确诊为中枢性甲状腺或肾上腺功能不全，可考虑进行垂体 MRI 检查。发生垂体炎时头颅 MRI 可能表现出垂体弥漫性增大并伴有柄的增厚，这种垂体增大常发生在血液检测相关指标改变前一周。经过对症治疗后，约 60% 的患者受损的垂体 - 甲状腺轴将完全恢复，但大多数人的垂体 - 肾上腺轴仍将出现不可逆永久损伤，因此这类患者需要进行终身激素替代治疗。

四、监控与处理

　　没有基础内分泌疾病的患者比较容易发生甲状腺功能障碍和垂体炎，而发生肾上腺功能障碍和糖尿病的可能性较小，因此在免疫治疗前可常规检测血糖、血钠、TSH、FT₄、LH、FSH。由于前 6 个月发生不良反应的概率更大，这个时期每周期治疗前均需要检测这些指标，并需要密切监视患者相应症状、体征，加强患者教育。6 个月以后患病概率下降，可每 2 个周期检测 1 次。

　　甲状腺功能亢进的严重性主要依据其临床症状和 FT₄ 的升高水平来判断，而甲状腺功能减退的严重性主要依据临床症状和 TSH 升高水平评估。当出现无症状的 TSH 上升，可继续免疫治疗。如果 TSH 低于 1/2 正常低值或高于 2 倍正常高值或连续两次测量异常，应在下次治疗周期内监测 FT₃ 及 FT₄ 水平。

　　当患者出现疲劳、体重变化、头痛等症状时，需及时检查内分泌功能。对于已经表现出相应临床症状的内分泌疾病，如甲状腺功能减退、甲状腺功能亢进、急性甲状腺炎、肾上腺功能不全、垂体炎、糖尿病等，应及时对症处理，必要时需联合内分泌专科医生诊治。对于有症状的甲状腺功能亢进症，在及时补液的基础上常规使用 β 受体阻滞剂或甲巯咪唑；对于免疫相关性糖尿病，考虑使用胰岛素治疗；对于垂体炎，开始激素替代治疗，并行垂体 MRI。如果出现影像学可见的垂体形态异常或免疫指标异常，提示垂体炎或急性甲状腺炎发作，需中断免疫治疗，同时使用甲泼尼龙 1~2mg/（kg·d），开始激素替代治疗；

如果相关指标或垂体 MRI 正常,但症状持续存在,需在下一周期抗肿瘤免疫治疗前监测相应指标。若相应症状经过上述处理有改善,可在治疗至少 1 个月的前提下逐渐减量使用糖皮质激素。当症状消失时,继续与激素替代疗法同时进行免疫治疗。肾上腺功能不全患者应考虑继续使用具有盐皮质激素活性的皮质类固醇。在治疗过程中需持续监测相应免疫指标,包括肾上腺功能、激素水平、血糖水平、甲状腺功能等,警惕病情反复与快速变化。

当患者出现高热、大汗、心率加快、呕吐等症状时,排除其他疾病后,应考虑是否出现了甲状腺危象。发生甲状腺危象需立刻给予皮质激素、补液扩容等对症支持治疗,并对患者严密监护。抗甲状腺药物在抑制甲状腺素合成的同时也阻止 T_4 向三碘甲状腺原氨酸(triiodothyronine,T_3)的转换,与碘剂和激素的联合使用可在短时间内降低血液中 T_3 水平,有效控制病情发展,改善预后。甲状腺危象好转后,激素需缓慢减量,临床医生应警惕过早停用激素可能导致的危象反跳,一般 2~4 周的足量激素治疗后,必须在至少 1 个月的时间内逐渐减少用量,以避免病情反复。常规使用激素时其免疫抑制作用可能会影响抗肿瘤反应,因此监测、预防和及时处理显得尤为重要。

如果怀疑出现继发于甲状腺功能减退的黏液性水肿,应请内分泌专科医生会诊,在排除皮质醇缺乏前,避免使用甲状腺素,因为它可能引发肾上腺危象。免疫治疗过程中,当患者出现与病情不符的严重脱水、低血压等休克表现,应警惕肾上腺危象的发生。若临床医生高度怀疑肾上腺危象,应立即检测皮质醇、促肾上腺皮质激素水平,并开始对症处理,包括中断抗肿瘤免疫治疗,补液扩容,大剂量使用糖皮质激素,积极预防控制感染,给予营养支持治疗,以渡过危重阶段,做到尽早识别,及时处理。

五、经验与体会

免疫检测点抑制剂作为肺癌的主要治疗之一,因其可提高患者生存期,且疗效持久的特点,近年来成为治疗热点,被广泛使用。但因人体免疫系统靶细胞广泛,常引发各类毒副作用。考虑到任何器官通常都可能成为免疫系统的靶点,在治疗过程中或治疗后出现的任何症状都应该探究其与免疫治疗的潜在关联。现有证据证明治疗期间出现内分泌不良反应的概率较低,且发生率与所用的药物有关,也与是否联合用药有关。目前临床上有报道的免疫检测点抑制剂内分泌相关毒性大多表现较轻(CTCAE 1~2 级),通常不需要停止抗肿瘤免疫治疗,仅在出现急性重型反应的情况下才需要考虑暂停。未经及时有效处理的内分泌毒副作用可能快速发展恶化,引起严重不良后果,甚至危及生命。临床医生在使用免疫检测点抑制剂时,应当予以内分泌毒性足够重视,做到及时识别和处理,警惕恶性不良反应的发生,密切监测,和早期干预可以有效减少内分泌毒性的发生。同时,现有研究表明,当 PD-L1 抗体用于黑色素瘤和非小细胞肺癌患者中时,出现免疫相关不良反应通常意味着更好的治疗效果,尤其是存在甲状腺和其他与内分泌有关的不良反应时。其原因可能是预先存在的自身抗体在引发不良反应的同时也意味着较强的抗肿瘤免疫活性。

六、专家点评

甲状腺功能减退是免疫检查点抑制剂使用过程中的常见 irAEs,因其首发症状不典型,临床表现轻微常被忽视。本案例中,患者毒副作用轻,处理及时,后续抗肿瘤免疫治疗效果稳定。以下几点仍需进一步思考:

1. 甲状腺功能减退、垂体炎等内分泌相关 irAEs 常以疲劳等非典型症状首发,患者本人及家属常未予重视,影响早期治疗效果。实际临床中甲状腺功能减退症患者常因情绪淡漠、认知功能障碍和记忆力下降等表现被误诊为轻度抑郁症或因基础疾病引发的焦虑,未能给予及时有效的对症处理。因此肿瘤科医生在使用免疫检查点抑制剂前需加强患者教育,提醒患者与家属及时与主管医生交流病情变化情况,发现问题及早处理。

2. 该病例服用甲状腺素治疗已满 1 年,甲状腺功能水平趋于正常但尚未恢复至参考值范围,是否存在用药剂量不足?

实际上,许多接受甲状腺素治疗的甲状腺功能减退症患者的 TSH 仍在参考值范围之外。既往研究显示,在开始甲状腺素治疗 5 年后,超过 10% 患者的 TSH 水平仍高于 $10\mu IU/mL$,近 6% 患者的 TSH 水平低于 $0.1\mu IU/mL$。亚临床甲状腺功能减退症的治疗目标是将 TSH 水平恢复到参考值范围内,实际治疗过程中应优先考虑患者的临床表现与主观感受。根据 TSH 升高程度,可以考虑使用 25~75μg/d 的甲状腺素初始剂量治疗。开始治疗或增加剂量后,应及时监测血清 TSH 水平,并依据临床表现和相关指标变化调整剂量。

七、述评

免疫相关不良反应可能影响任何组织,主要涉及肠道、皮肤、内分泌、肝和肺。与其他系统毒副作用相比,内分泌系统毒副作用发生概率低,首发症状常为疲乏、无力等非特异性表现,且更多患者出现无症状的血液学检查指标异常,这对临床医生的诊断与鉴别诊断提出较高要求。本例患者有与 PD-1/PD-L1 抑制剂治疗相关的甲状腺功能减退的典型血液学指标变化,在病程中表现为亚临床甲状腺功能减退,TPO 抗体阴性,与既往报道案例一致,抗肿瘤免疫治疗有效,疾病稳定,患者无内分泌毒性相关症状,激素替代治疗后病情稳定。进行免疫检查点抑制剂治疗时医生需密切监控各项指标的变化及患者的临床表现,出现异常及时处理,真正做到早发现、早治疗,避免误诊、漏诊。在解读免疫相关指标时,应警惕各年龄段、不同性别、合并不同基础疾病患者参考值差异,结合实际病情,请内分泌科等相关科室的医生协助诊治,加强鉴别诊断,尽早治疗,避免毒副作用的进一步加重。

案例 2　抗 PD-1 抗体治疗肺癌致免疫相关性糖尿病 1 例分析

郑建伟　林小燕

福建医科大学附属协和医院

【摘要】1 例女性 67 岁,肺淋巴上皮瘤样癌ⅢB 期患者接受"化疗 +IBI308/ 安慰剂"随机对照临床试验。8 个周期后疾病进展揭盲,交叉至 IBI308 单药治疗。IBI308 单药疗效显著,但 9 个周期后出现糖尿病酮症酸中毒危及生命。经补液、胰岛素、纠正电解质紊乱、少量补碱等治疗后,酮症酸中毒缓解。2019-07-23 至 2020-07-23 已用 IBI308 共 15 个周期,持续"部分缓解"中。

一、病例简介

1. 主诉及现病史　患者,女性,67 岁。因"反复刺激性阵咳 1 个月,发现右肺占位 3d" 2018-11-23 就诊我院。患者 2018-10 出现反复刺激性阵咳,无伴发热、咯血、胸痛及盗汗等症状;未及时诊治,症状进行性加重,伴体重下降约 2kg。2018-11-20 就诊当地医院,胸部 CT 检查发现"右肺下叶占位伴右侧肺门及纵隔淋巴结肿大,肺癌可疑"。本院肺穿刺活检(2018-11-29,本院)示(肺组织)淋巴上皮瘤样癌 cT4N2M0 ⅢB 期。患者符合评估抗 PD-1 抗体(IBI308)或安慰剂联合培美曲塞和铂类化疗用于晚期或复发性非鳞状细胞非小细胞肺癌一线治疗有效性和安全性的随机、双盲、Ⅲ期研究(ORIENT-11)(IBI308C302 临床研究)入排标准,随机分入培美曲塞 + 卡铂 +IBI308/ 安慰剂组。根据研究方案,2019-01-23 至 2019-03-27 行培美曲塞 + 卡铂 +IBI308/ 安慰剂治疗 4 个周期,疗效评估为疾病稳定;2019-04-17 至 2019-07-15 培美曲塞 +IBI308/ 安慰剂治疗 4 个周期后,疗效评估为疾病进展。

2. 既往史　平素体健。

3. 体格检查　ECOG 评分为 0 分,身高 153cm,体重 60kg,无贫血、消瘦外观,锁骨上等全身各浅表淋巴结未及肿大。五官端正,感官正常。颈软,甲状腺未及肿大。胸廓正常,无畸形。心、肺听诊无明显异常。腹软,无压痛,肝脾肋下未及,肠鸣音正常。肢力正常,下肢无水肿。

4. 辅助检查　胸部 CT(2018-11-20,外院):右肺下叶占位伴右侧肺门及纵隔淋巴结肿大,肺癌?

5. 初步诊断

(1)右肺淋巴上皮瘤样癌(cT4N2M0 ⅢB期)。

(2)IHC:肿瘤细胞 CK5/6、P40+、CK7、TTF-1、CD56、CgA、Syn 阴性。FISH:EBER 阳性。基因检

测：*EGFR*、*ALK*、*ROS1* 野生型。

二、治疗过程

(一) 抗肿瘤治疗过程

1. 免疫治疗 患者评价疗效为 PD，2019-07-18 揭盲为安慰剂组，随后交叉进入 IBI308 单药治疗。2019-07-23 至 2020-07-23 行 IBI308 治疗 15 个周期持续部分缓解 PR 中，继续按计划定期治疗。

2. 相关体征变化 ECOG 评分为 0 分，身高 153cm，体重 62kg，无贫血、消瘦外观，颈静脉无怒张，锁骨上等全身各浅表淋巴结未及肿大。五官端正，感官正常。颈软，甲状腺未及肿大。心、肺、腹无明显异常。肢力正常，下肢无水肿。

3. 相关辅助检查 如图 2-4-7 所示，患者持续接受免疫治疗后，肿瘤疗效评估为 PR。

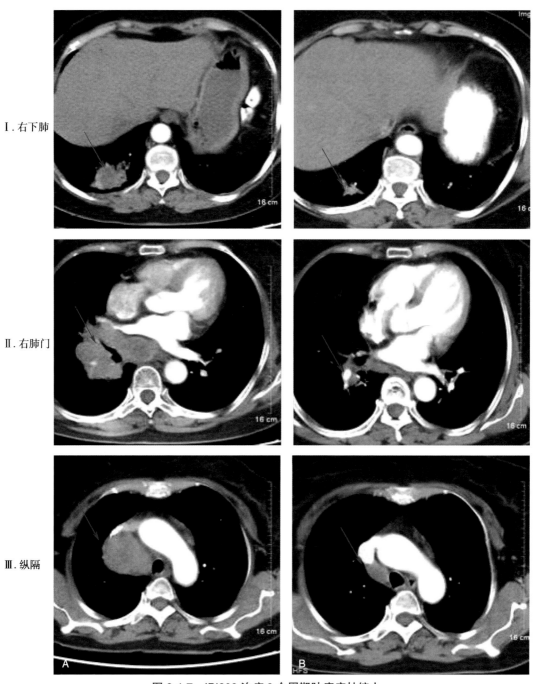

图 2-4-7 IBI308 治疗 9 个周期肿瘤病灶缩小

A. IBI308 治疗前 (2019-07-15)；B. IBI308 治疗 9 个周期 (2020-03-13)。

（二）免疫治疗不良反应诊治过程

1. 免疫相关性糖尿病诊治过程 2020-04-10出现倦怠、烦渴、食欲减退、食量减少至平常1/3，尿量较平常略增多，约1 500mL/d，无多食、体重下降，无怕热、多汗、怕冷、发热、腹胀、腹痛等不适，未重视及就诊。2020-04-13早餐后（稀饭＋馒头＋白糖）上述症状急剧加重，餐后即再现意识朦胧，遂急诊车送我院。门诊拟"肺癌；意识障碍原因待查"收住院。查体：体温36.2℃，脉搏90次/min，呼吸32次/min，血压125/75mmHg，ECOG评分为4分，体重60kg，昏睡，呼吸带烂苹果味，皮肤干瘪，眼窝凹陷，口唇无发绀；心率90次/min，心律齐，无杂音；双肺呼吸音清晰，无啰音；腹部无压痛，肝脾肋下未及，肠鸣音正常。下肢无水肿。

2. 相关检查

（1）快速血糖测定（2020-04-13）：高。

（2）血生化全套（2020-04-13）：葡萄糖（glucose，Glu）64.12mmol/L，乳酸脱氢酶（lactate dehydrogenase，LDH）249IU/L，肌酸激酶同工酶（creatine kinase isoenzyme，CK-MB）44.3IU/L，Na^+ 119.7mmol/L，HCO_3^- 4.1mmol/l，AG 30mmol/L，渗透压319mOsm/L。

（3）尿常规（2020-04-13）：Glu（++++），尿酮体（++）。

（4）血气分析（2020-04-13）：pH 7.084，$PaCO_2$ 16.8mmHg，PaO_2 137mmHg，AB 8.1mmol/L。

3. 诊断及治疗

（1）临床诊断：糖尿病酮症酸中毒（重度），免疫相关性糖尿病；右肺癌［cT4N2M0 ⅢB期；EGFR（−），ALK（−），ROS1（−）］。

（2）治疗：2020-04-13糖尿病酮症酸中毒诊断明确，立即给予大量补液、胰岛素治疗、纠正电解质紊乱、少量补碱等处理，并请内分泌科会诊协助诊治。

2020-04-14意识清楚，呼吸酮味减轻。查体：体温36.4℃，脉搏82次/min，呼吸19次/min，血压120/70mmHg，ECOG评分为1分，体重61kg，意识清楚，呼吸烂苹果味明显减淡，皮肤湿润有弹性，眼窝无凹陷。复查血生化：Glu 16.2mmol/L。

2020-04-15可床边活动，生活部分自理。血气分析示pH正常，血生化示Glu 19.14mmol/L，电解质正常。继续密切监测血糖并调节胰岛素泵。

2020-04-16生活自理。血生化：Glu 8mmol/L，尿酮体阴性，血2h C肽：0.156；空腹C肽0.156；糖基化血红蛋白10.1%。抗胰岛素抗体阴性；抗胰岛细胞抗体120KD阴性；抗胰岛细胞抗体40KD阴性；抗胰岛细胞抗体64KD阴性；抗谷氨酸脱羧酶抗体阴性。糖尿病酮症酸中毒缓解，停用胰岛素泵，根据会诊意见改为短效、长效胰岛素控制血糖。

2020-04-17恢复IBI308抗肿瘤免疫治疗（2019-07-23至2020-07-23，共15个周期），空腹血糖控制为8~15mmol/L。

三、临床思维与决策

根据ASCO关于ICIs的免疫相关不良反应管理的建议，免疫相关性糖尿病的诊疗应遵循以下两个方面：

1. 诊断的建立 定期监测血糖，重视糖尿病临床症状的发现，重视患者的既往史及既往治疗情况。1型糖尿病的诊断，须检测尿酮体，阴离子间隙；抗胰岛素抗体、抗胰岛细胞抗体、抗谷氨酸脱羧酶抗体等检查有助于糖尿病的分型鉴别。

2. 根据血糖分级管理

1级（血糖>8.9mmol/L，无酮症及1型糖尿病证据）：可在密切监测血糖情况下继续使用ICIs治疗肿瘤；对新发2型糖尿病患者，可考虑服用降糖药；排除1型糖尿病。

2级（血糖：8.9~13.9mmol/L，酮症或为1型糖尿病）：暂停ICIs至血糖降至1级，可以考虑在降糖药的基础上加用胰岛素，对无法早期门诊评估或酮症酸中毒患者按1型糖尿病予胰岛素治疗。

3~4级（3级：血糖13.9~27.8mmol/L；4级：血糖>27.8mmol/L）：暂停ICIs至血糖降至1级，所有患

者开始胰岛素治疗。对存在糖尿病酮症酸中毒可能、有症状的糖尿病、1型糖尿病且未能及时接受内分泌专科指导的患者,予积极收治入院。

根据指南建议,患者发生糖尿病酮症酸中毒诊断明确,即予胰岛素治疗、扩容、降糖、纠正电解质紊乱等处理;后续予胰岛素控制血糖,并在血糖降至1级时继续予ICIs治疗。

四、经验与体会

本案例患者的肿瘤在免疫检查点抑制治疗后得到有效控制,但继发1型糖尿病,并发糖尿病酮症酸中毒。本案例给将来的临床工作以如下启示:

1. 重视临床症状,早发现早治疗 有多饮、多食、多尿和消瘦"三多一少症状"时,应考虑到免疫相关性糖尿病可能,及时请内分泌专家协助诊治。出现恶心、呕吐和乏力等症状时,不应总将之归为非特异性症状而忽视,应定期进行血常规、血生化等必要的血液学检查以协助诊断。出现糖尿病高渗性昏迷、糖尿病酮症酸中毒时,应迅速给予降糖、扩容、维持电解质平衡等治疗。

2. 加强专科协作 当出现疑似/确诊垂体功能低下、原发性甲状腺功能减退、甲状腺功能低下、甲状腺炎、1型糖尿病及其他少见内分泌功能异常时,应及时请内分泌专科协助诊治。确诊免疫相关性糖尿病后,对患者开始1型糖尿病的规范管理。

五、专家点评

ICIs导致的内分泌功能异常,尤其是面对伴有症状或实验室异常的中枢或原发性内分泌功能失常,给非内分泌专业的医生以极大挑战。ICIs治疗过程中,除关注肿瘤的疗效外,还应关注患者的实验室血生化指标及内分泌激素异常(如垂体激素、甲状腺激素和血清糖皮质激素等)变化。此外,应注意患者是否存在内分泌疾病合并症。对于存在内分泌疾病的患者,应加强管理、密切监测内分泌激素变化;对新发轻微内分泌激素异常的患者,应充分认识到ICIs导致内分泌异常的可能性,及时内分泌专科协助诊治。与其他免疫相关不良反应(irAEs)的治疗不同:①免疫相关性糖尿病并不使用糖皮质激素。其主要治疗是暂停ICIs用药至血糖控制,判断糖尿病的具体分型,适时给予胰岛素治疗。②无论免疫相关性糖尿病的严重程度如何,只要血糖能有效控制(恢复至1级)即可以考虑继续使用ICIs治疗肿瘤。

六、述评

有研究报道,ICIs治疗导致各类内分泌异常达10%。如此高的不良反应发生率,提示在治疗肿瘤的同时应注意监测内分泌不良反应的发生。内分泌不良反应常表现为不同的症候群,又分为中枢异常和外周异常,相对复杂。这强调肿瘤专科医生在临床实践中不断加深对内分泌不良反应诊疗的素养,加强对患者的宣教,规范各类内分泌异常的筛查,及时诊断和治疗irAEs。

案例3 抗PD-1抗体治疗食管癌致免疫相关性甲状腺功能减退

乐 勇 张战民 熊建萍
南昌大学第一附属医院

【摘要】1例69岁男性患者,因确诊食管中下段鳞状细胞癌入我院。先后予紫杉醇脂质体联合奈达铂方案诱导化疗4个周期及根治性放疗。9个月后查CT示左侧腋窝新增多发肿大淋巴结,疗效评估为疾病进展(PD)。遂予"紫杉醇脂质体联合奈达铂及抗PD-1抗体"方案治疗6个周期。患者接受第1个周期免疫联合化疗后,第2个周期治疗前出现轻度乏力、头晕及眼睑水肿等症状,完善相关检验后考虑为免疫相关性甲状腺功能减退,用左甲状腺素钠片替代治疗,继续免疫联合化疗方案治疗5个周期。目前患者病情稳定,无不适主诉,予抗PD-1抗体单药维持治疗,并继续予口服左甲状腺素钠片治疗。

一、病例简介

1. **主诉及现病史**　患者,男性,69岁。因"确诊食管中下段鳞癌半个月余"至我院就诊。患者因"进食后哽噎感2个月"于2018-09-08至当地县医院行胃镜检查示:"食管中下段占位性病变,食管癌可能性大";进一步病理示:食管鳞状细胞癌,当地医院未行特殊抗肿瘤免疫治疗。遂于2018-09-20转诊至我院。于2018-09-26至2018-11-28行4个疗程TP方案化疗,具体为:紫杉醇脂质体270mg d1+奈达铂120mg d1;2019-02-01完成胸部放疗,放疗方案:DT=64Gy/32F。随后定期复查,2019-11-18复查CT示:纵隔及两肺门肿大淋巴结,较前变化不大;新增左侧腋窝多发肿大淋巴结。为进一步治疗收治入院。

2. **既往史**　无特殊,否认既往抗肿瘤免疫治疗史。

3. **体格检查**　一般情况良好,ECOG评分为0分,未见明显消瘦,神志清楚,精神可,左侧腋窝多发肿大淋巴结,花生米大小,质硬,活动度差,无压痛及反跳痛。胸廓未见畸形,心肺无明显异常。腹平软,未及明显压痛及反跳痛。神经病理征阴性。

4. **辅助检查**

(1)2019-11-18胸部+全腹部增强CT评估:食管中下段管壁增厚,增强扫描呈中度强化,较前变化不大;纵隔及双侧肺门多发肿大淋巴结,部分伴钙化,增强呈轻度强化,较大者约1.5cm×2.0cm,较前变化不大。左侧腋窝见多发肿大淋巴结,较大者1.5cm×1.0cm,对比基线较前新增。左上肺包裹性积液。

(2)2018-09-22评估:本院相关肿瘤标志物、血常规、血生化、大便常规、尿常规、凝血功能、术前甲状腺功能、免疫、肺功能正常范围。

5. **诊断分期**　食管鳞癌放疗后,伴纵隔及双肺门、左腋下多发肿大淋巴结转移。

二、治疗过程

(一) 抗肿瘤治疗过程

1. **免疫治疗**　自2019-11-20至2020-04-29行6个疗程TP+抗PD-1抗体治疗,具体方案为:紫杉醇脂质体270mg d1+奈达铂120mg d1+抗PD-1抗体200mg d1。第2个周期后诉轻度乏力、头晕及眼睑水肿等不适,临床诊断为甲减;疗效评估为SD。

2. **相关体征变化**　2019-11-18复查左侧腋窝新发多发肿大淋巴结。随后定期复查,未见明显变化。

3. **相关辅助检查**

(1)2020-01-13胸+全腹部增强CT评估:食管癌治疗后复查,食管中下段管壁增厚,较前变化不大;纵隔及双侧肺门多发肿大淋巴结,部分伴钙化,增强呈轻度强化,较大者约1.5cm×2.0cm,较前变化不大。左侧腋窝见多发肿大淋巴结,较大者1.3cm×0.9cm,较前变化不大。

(2)2020-03-13胸部+全腹部增强CT评估:食管癌复查,食管中下段管壁增厚,增强扫描呈中度强化,较前变化不大;纵隔及双侧肺门多发肿大淋巴结,部分伴钙化,增强呈轻度强化,较大者约1.5cm×1.9cm,较前变化不大。左侧腋窝见多发肿大淋巴结,较大者1.3cm×0.8cm,较前变化不大。

(二) 免疫治疗不良反应(免疫性甲状腺功能减退)诊治过程

治疗期间,分别于2020-01-13、2020-03-13、2020-06-18对患者进行疗效评价,均为肿瘤稳定。因复查甲状腺功能检查结果示:TSH 90.64μIU/mL,FT$_3$ 1.17pg/mL,FT$_4$ 0.19ng/mL,患者诉轻度乏力、头晕及眼睑水肿等不适,予口服左甲状腺素钠片100μg治疗。目前患者一般情况可,无不适,予抗PD-1抗体单药维持治疗,并口服左甲状腺素钠片50μg治疗。

患者于2019-12-12(免疫治疗第2个周期)返院复查,出现乏力、头晕及眼睑水肿等症状;查甲状腺功能结果示:TSH 90.64μIU/mL,FT$_3$ 1.17pg/mL,FT$_4$ 0.19ng/mL;余血常规、血生化、电解质等未见明显异常。考虑为免疫相关性甲状腺功能减退,继续予抗PD-1抗体治疗,并开始口服左甲状腺素钠片100μg,

1 次 /d 治疗。随后定期复查,患者乏力、头晕及水肿等症状逐步改善。随访期间甲状腺功能各项指标波动范围见表 2-4-1。

表 2-4-1　患者免疫治疗过程中甲状腺功能各项指标变化

指标	2019-11-19	2019-12-16	2020-01-13	2020-03-14	2020-04-29	2020-05-26	2020-06-18
TSH	2.14	90.64	>100	>100	88.6	17.12	3.12
FT_3	2.04	1.17	0.97	1.04	1.56	2.25	2.53
FT_4	1.25	0.19	0.16	0.62	0.81	0.92	0.98

注:正常参考值为 TSH 0.27~4.2μIU/mL,FT_3 2.0~4.4pg/mL,FT_4 0.93~1.70ng/dL。

三、临床思维与决策

免疫性甲状腺功能减退:甲状腺功能减退是肿瘤免疫治疗过程中常见的内分泌毒性症状。甲状腺功能减退一般发生在第一次治疗之后 6 周,也可能发生在紧随第一次治疗之后。本例患者在抗 PD-1 抗体治疗 1 个周期后即出现明显的 FT_3、FT_4 降低及 TSH 升高,考虑为免疫治疗相关甲状腺功能减退可能性大。

当患者出现甲状腺功能减退时是否还能继续使用免疫治疗目前尚存在争议。既往报道认为免疫治疗导致严重甲状腺功能减退时,在左甲状腺素替代治疗的前提下可继续坚持使用免疫治疗,因为患者病情稳定后甲状腺功能可逐渐恢复。亦有相关报道接受纳武利尤单抗(nivolumab)治疗并发严重甲状腺功能减退症,停用纳武利尤单抗后并用左甲状腺素替代治疗后患者甲状腺功能恢复正常。本例患者并发严重甲状腺功能减退时,给予左甲状腺素钠片替代治疗后继续使用免疫治疗。随后定期随访,患者甲状腺功能逐步恢复正常。

四、经验与体会

本例患者在抗肿瘤免疫治疗过程中,后续发生严重甲状腺功能减退。需要关注以下问题:

1. 本案例中出现甲状腺功能减退时是否需要停止免疫治疗?

本案例诊治过程中,第一疗程免疫治疗后患者即出现轻度乏力、头晕及水肿等不适,检验结果提示严重甲状腺功能减退。遂予左甲状腺素钠片替代治疗,并继续坚持免疫治疗。随后定期复查显示甲状腺功能逐步恢复。

2. 从本案例能获得哪些经验?

随着免疫检查点抑制剂的越来越广泛使用,其相关不良反应难以避免,临床医生使用免疫检查点抑制剂治疗时需考虑到免疫相关性甲状腺炎,治疗期间定期检查患者甲状腺功能。此外,还可能出现其他不同器官的免疫相关不良反应。

五、专家点评

甲状腺功能紊乱是一种较常见但轻度的 irAEs,ICIs 诱导的甲状腺功能障碍分为甲状腺毒症和甲状腺功能减退症。临床症状包括心悸、出汗、发热、腹泻、震颤、疲劳、厌食、便秘、心动过缓或体重增加。根据临床症状结合 T_3、T_4、TSH 测定,大多可以诊断。

在本案例中,第 1 个周期联合治疗后出现乏力、头晕及眼睑水肿等症状;查甲状腺功能结果示:TSH 90.64μIU/mL,FT_3 1.17pg/mL,FT_4 0.19ng/dL;诊断为免疫相关性甲状腺功能减退。目前研究尚不清楚免疫相关甲状腺功能异常是否能恢复,甲减改善后,可以继续免疫治疗。该患者给予甲状腺激素替代治疗后,乏力、头晕等症状改善,甲状腺功能指标恢复正常,继续使用联合免疫治疗,病情得到控制。

六、述评

随着免疫检查点抑制剂逐步超出临床试验而广泛应用于临床实践,由其引发的 irAEs 不容忽视,尤其是最常见的不良反应——甲状腺功能紊乱。其中抗 PD-1/PD-L1 抗体治疗均可引发甲状腺功能紊乱 5%~10%,高于抗 CTLA-4 抗体(0~5%)。加利福尼亚大学旧金山分校 Zoe Quandt 博士的最新研究显示,真实世界中,免疫检查点抑制剂导致的甲状腺功能紊乱远高出预期,13.4% 患者出现甲状腺功能减退,9.5% 患者出现甲状腺功能亢进,且与癌症类型高度相关。2018 年,美国临床肿瘤学会和英国的内分泌学会发布了 ICIs 诱导 irAEs 的内分泌管理指南。2019 年,日本内分泌学会也发布了相关指南。

ICIs 诱导的甲状腺功能障碍分为甲状腺毒症和甲状腺功能减退症。大多数情况下,甲状腺毒症发生在 ICIs 给药后的 2~6 周,这之后通常又发生甲状腺功能减退症。有报道称,对于抗甲状腺球蛋白抗体(thyroglobulin antibodies,TGAb)和 / 或抗甲状腺过氧化物酶抗体(thyroid peroxidase autoantibody,TPOAb)阳性患者甲状腺功能障碍发病率更高。

症状:① ICIs 引起的甲状腺毒症的症状包括心悸、出汗、发热、腹泻、震颤、减肥或疲劳;② ICIs 引起的甲状腺功能减退症的症状包括全身疲劳、厌食、便秘、心动过缓或体重增加。

由 ICIs 引起的甲状腺毒症其血清 TSH 水平被抑制,血清 FT_4 和 / 或 FT_3 水平升高。抗 TSH 受体抗体很少阳性。由 ICIs 引起的甲状腺功能减退症中血清 TSH 水平升高,血清 FT_4 和 / 或 FT_3 水平降低。

在大多数由 ICIs 引起的甲状腺功能紊乱的病例中,甲状腺超声显示甲状腺弥漫性肿大,甲状腺内部血流量减少,内部回声低,而甲状腺闪烁扫描显示同位素摄取减少,暗示破坏性甲状腺炎。

治疗:甲状腺毒症治疗使用 β 受体阻滞剂(如普萘洛尔 30mg/d)能有效缓解症状。格雷夫斯病(毒性弥漫性甲状腺肿)治疗时需要考虑使用抗甲状腺药物。对于甲状腺功能减退使用左甲状腺素钠片,初始剂量为 25~50μg/d(老年人或心脏病患者 12.5μg/d),根据血清 TSH 水平调整剂量。目前尚不清楚甲状腺功能是否能恢复。高剂量糖皮质激素的有效性在甲状腺功能障碍中的应用也尚不清楚。ICIs 药物应该暂时停用,直到通过治疗使患者一般条件稳定后再考虑使用。

案例 4 抗 PD-1 抗体治疗肺癌致免疫相关性甲状腺功能减退

伍 璐 孟 睿

华中科技大学同济医学院附属协和医院

【摘要】1 例 59 岁男性患者,因确诊左肺大细胞神经内分泌癌Ⅳ期入院治疗。予伊立替康(irinotecan)+ 顺铂(IP)方案化疗 2 个周期后,行 IP 方案联合恩度及抗 PD-1 抗体治疗 4 个周期,疗效评价持续疾病稳定(SD)。行抗 PD-1 抗体联合重组人血管内皮抑子(恩度)维持治疗 8 个月,患者出现乏力、胸闷。查甲状腺功能提示甲状腺功能减退,心脏彩超提示中量心包积液。予以补充甲状腺素处理,患者甲减缓解,继续行免疫治疗。患者暂停免疫治疗及甲减治疗,甲状腺功能逐步恢复。

一、病例简介

1. 主诉及现病史　患者,男性,59 岁。因"左侧胸部隐痛不适 4 个月"入院。患者 2018-06-04 因"无明显诱因出现左侧胸部隐痛不适,深呼吸、咳嗽时加重",行肺部 CT 检查示:恶性肿瘤性病变,以左肺原发伴双侧胸膜、叶间裂、纵隔及双肺门淋巴结转移可能性大。CT 引导下组织活检,示"具有神经内分泌形态的非小细胞癌,疑为大细胞神经内分泌癌"。2018-06-16、2018-07-07 行 IP 方案化疗 2 个周期,疗效评价 SD。收治入院。

2. 既往史　　无特殊。

3. 体格检查　　一般情况良好,ECOG 评分为 0 分,未见明显消瘦,疼痛评分为 0 分,全身未触及明显淋巴结肿大。胸廓未见畸形,心律齐,心脏各听诊区未闻及病理性杂音。双肺呼吸音清,未闻及干湿啰音。腹平软,无明显异常。病理征阴性。

4. 辅助检查

(1)2018-06-04 肺部增强 CT 提示:双侧胸膜及叶间裂不均匀增厚伴多发结节;纵隔内及双肺门多发淋巴结肿大。上述多考虑为恶性肿瘤性病变,以左肺原发伴双侧胸膜、叶间裂、纵隔及双肺门淋巴结转移可能性大,建议结合穿刺活检或胸腔积液细胞学检查进一步明确。

(2)肿瘤指标(2018-06-04):NSE 15.08μg/L,CA125 170.7U/mL。余血常规、血生化、尿常规、凝血功能、甲状腺功能、心肺功能正常范围。

5. 诊断分期及分子病理特征

(1)左肺大细胞神经内分泌癌 cT4N3M1a(胸膜)ⅣA 期。

(2)具有神经内分泌形态的非小细胞癌,疑为大细胞神经内分泌癌,但神经内分泌标记阴性。IHC:PCK(核 旁 点 状 +),CK8/18(+),TTF-1(+),PGP9.5(弱 阳 性),CD117(-),SOX10(-),Syn(-),CgA(-),CD56(-),CK7(-),NapsinA(-),P40(-),Ki67(LI:90%)。

二、治疗过程

(一)抗肿瘤治疗过程

1. 治疗过程　　2018-08-01 至 2018-10-18 行 IP 方案联合恩度及抗 PD-1 抗体治疗 4 个周期,疗效评价为持续 SD。

2. 相关辅助检查

2018-11-20、2019-08-06、2020-05-30 胸部 CT 影像学评估(图 2-4-8):疗效评价为 PR。

2018-06-04 基线评估(图 2-4-8):左肺舌段心缘旁见一截面积约 1.6cm×0.9cm 斑片状软组织密度影,双侧胸膜多发结节影,纵隔及双肺门多发淋巴结转移。

2018-07-31、2018-11-20、2019-08-06、2020-05-30 评估(图 2-4-8):左肺舌段心缘旁结节较前略缩小,双侧胸膜多发结节影,纵隔及双肺门多发淋巴结大致同前。

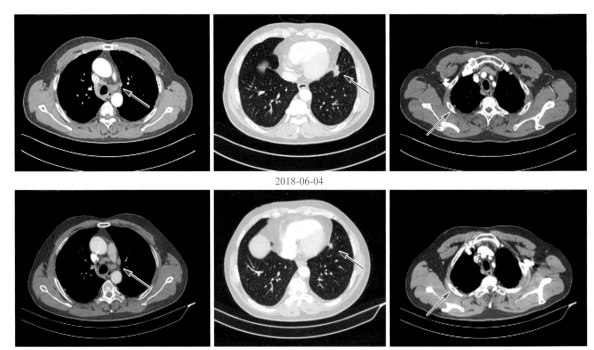

2018-06-04

2018-07-31

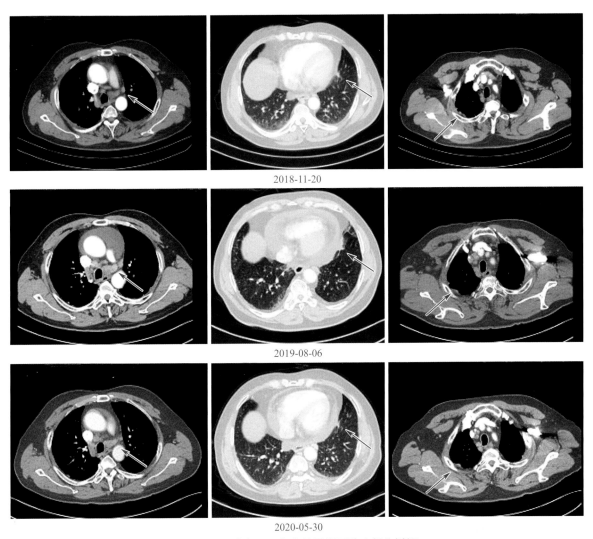

2018-11-20

2019-08-06

2020-05-30

图 2-4-8 胸部 CT 复查结果提示肿瘤部分缓解

2018-07-30 至 2020-05-30 的甲状腺功能动态检测报告见图 2-4-9。

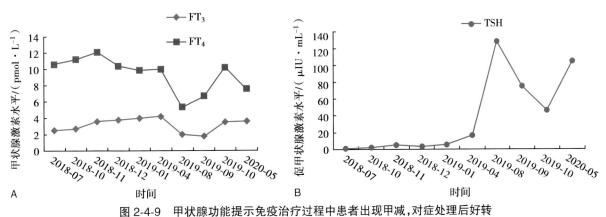

图 2-4-9 甲状腺功能提示免疫治疗过程中患者出现甲减，对症处理后好转
A. 2018-07 至 2020-05 甲状腺功能 FT_3、FT_4 变化；B. 2018-07 至 2020-05 甲状腺功能 TSH 变化。

（二）免疫治疗不良反应诊治过程

免疫相关甲状腺功能减退：2018-11-21 行恩度联合抗 PD-1 抗体治疗 8 个月后，患者感乏力、胸闷，复查甲状腺功能提示甲状腺功能减退，中量心包积液。考虑为免疫相关性甲状腺功能减退，CTCAE 2

级,内分泌科会诊后,给予补充甲状腺素治疗(左甲状腺素钠片 100μg/d)。患者甲减症状缓解,继续行免疫治疗联合抗肿瘤血管生成治疗。患者暂停免疫治疗及左甲状腺素钠片治疗。2020-05-30 复查提示肿瘤病灶稳定,甲状腺功能较前好转。

三、临床思维与决策

该患者行化疗联合免疫治疗及抗血管生成治疗,后期于免疫治疗联合抗血管生成治疗过程中出现乏力、胸闷症状。需要判断是由抗血管生成治疗还是免疫治疗引起的症状。恩度常见的心脏不良反应症状有窦性心动过速、轻度 ST-T 改变、房室传导阻滞、房性期前收缩、偶发室性期前收缩等,常见于有冠心病、高血压病史患者,用药初期少数患者可出现轻度疲乏、胸闷、心慌。绝大多数不良反应经对症处理后可以好转,不影响继续用药,极个别病例上述症状持续存在而停止用药。PD-1 受体抑制剂阻断 T 细胞负性调控信号解除免疫抑制,增强 T 细胞抗肿瘤效应的同时,也可能异常增强自身正常的免疫反应,导致免疫耐受失衡,累积到正常组织时表现出自身免疫样的炎症反应。最主要的毒性集中在跟免疫相关的器官上,比如,肠道、皮肤、甲状腺和肝脏。甲状腺功能异常的发生概率为 6%~20%,包括甲状腺功能减退、甲状腺功能亢进(甲亢),一般在治疗后 1.4~4.9 个月出现。安排患者于内分泌科会诊,排除甲状腺原发疾病,考虑为免疫相关性甲减可能性大,CTCAE 2 级,予以补充甲状腺素治疗。继续行免疫治疗及抗肿瘤血管生成治疗。患者乏力、胸闷症状缓解。在随后的随访中,免疫相关性甲减在暂停治疗后,甲状腺功能可恢复。

四、经验与体会

本例患者为大细胞神经内分泌癌(large cell neuroendocrine carcinoma,LCNEC),在 2015 年 ASCO 发布的 Ⅳ 期 NSCLC 系统治疗指南中,针对 LCNEC 患者明确推荐一线治疗首选依托泊苷 + 顺铂 / 卡铂或其他非鳞癌治疗方案。LCNEC 根据其分子特征可分为 RB1 野生型和 RB1 突变型,前者更接近 NSCLC,后者更接近 SCLC,而作用于免疫检查点蛋白的单克隆抗体在回顾性研究中显示了较好的结果。

免疫相关不良反应主要是对自身组织产生免疫损伤,其中内分泌不良反应可涉及一个以上的内分泌器官,如垂体、甲状腺、肾上腺等。甲状腺最易受累,可出现甲减或甲亢症状,甲减更常见。大多数为低级(1~2 级)不良反应,主要治疗方法是激素替代治疗。根据《成人甲状腺功能减退诊治指南》,可在甲状腺功能减退的症状和体征消失,TSH、FT₄ 值维持在正常范围内时,停用左甲状腺素钠片。对于 FT₄ 低且有症状的患者,左甲状腺素钠片应在 TSH 恢复正常后继续使用 4~8 周。本例患者在发生甲减后,未停用抗 PD-1 抗体,同时使用左甲状腺素钠片治疗,患者症状缓解,甲状腺功能逐渐恢复接近正常。

在抗肿瘤免疫治疗有效、免疫相关性甲减好转情况下。需要关注以下问题:

1. 本案例的病因是什么?

本案例诊治过程中,定期评估抗肿瘤免疫治疗效果,复查甲状腺功能,患者出现乏力、胸闷等不适症状,伴随甲状腺功能检查提示甲减,考虑为免疫相关性甲减可能性大。

2. 本案例的临床决策是否得当?

在免疫相关性甲减诊治过程中,对病情快速准确地进行判断,根据相关指南及患者具体情况提供治疗并获得了满意的治疗效果。

3. 从本案例能获得哪些经验及教训?

甲状腺疾病伴非特异性症状,如疲劳。由于这些症状可能比较模糊,常未引起重视。在患者行免疫治疗过程中,如果出现淡漠、乏力、虚胖、便秘、嗜睡等症状,首先考虑为甲减的可能。并定期复查甲状腺功能,及时发现和处理免疫相关不良反应。

五、专家点评

纵观本案例,临床决策、抗肿瘤及并发症治疗均无可厚非。但应当从以下方面进一步思考:

1. 肺大细胞神经内分泌癌是一种罕见的侵袭性强、预后差的肺恶性肿瘤，它的治疗多借鉴小细胞肺癌或非小细胞肺癌治疗方案。对于进展期肿瘤，辅助化疗方案尚有争议，靶向治疗、免疫治疗、放疗等均在探索中。二代分子测序（next generation sequencing，NGS）显示 LCNEC 在分子学上有截然不同的子集：SCLC 亚组及 NSCLC 亚组。其中，SCLC 亚组的特征是在 SCLC 中常见的 TP53 失活突变和 RBl 的缺失，而 NSCLC 亚组通常有 NSCLC 中常见的分子改变。不同的分子亚型对应不同的化疗敏感度也是热点研究，可能指导治疗方案的优化。目前，免疫治疗正在 LCNEC 患者中进行积极的尝试。LCNEC 的肿瘤浸润淋巴细胞中 PD-L1 的高表达提示预后好，免疫治疗在 LCNEC 的应用还有待进一步开展。

2. 抗血管生成治疗和免疫治疗的抗肿瘤效果与肿瘤微环境息息相关。肿瘤的血管生成可引起微环境的免疫抑制，相应的肿瘤免疫对于肿瘤血管生成也有一定影响。如何选择最佳的联合治疗药物方案，如何选择联合治疗的时间和最佳药物剂量，如何筛选可能获得最大受益的患者群体，如何选择对预后有影响的评价指标和生物标志物等，都需要更多研究加以探讨。

3. 免疫检测点抑制剂治疗增强机体免疫，但是在治疗过程中出现矫枉过正的情况，导致免疫系统又过度激活，造成自己的免疫细胞攻击自身的组织器官，出现了相应的不良反应。在患者行免疫治疗前，一定要做好基线筛查评估。

4. 免疫疗法相关的毒副作用比较独特，irAEs 管理必须受到足够重视。本案例中，患者基线评估时否认自身免疫相关疾病病史，且各指标正常。治疗期间应定期复查各指标，及时发现不良反应。患者暂停免疫治疗以及补充甲状腺素治疗，甲状腺功能逐渐恢复。

六、述评

与免疫相关不良反应（irAEs），通常是暂时性的，但偶尔可能很严重或具有致命性。最常见和最重要的 irAEs 是皮肤病，腹泻/结肠炎、肺炎、肝脏毒性和内分泌疾病等，但其他部位也可能受到影响。快速识别 irAEs 并迅速启动局部或全身免疫抑制可以改善预后。一般而言，治疗中度或重度 irAEs 需要中断 ICIs 并启用皮质类固醇免疫抑制剂治疗。治疗因观察到的毒性严重程度而异。3 级或 4 级（严重或威胁生命）免疫介导毒性患者应该永久停用 ICIs 治疗。应给予高剂量糖皮质激素［泼尼松 1~2mg/（kg·d）或对等药物］治疗。症状消退至 1 级或更低时，可在至少 1 个月内逐渐减量皮质类固醇。患者、护理人员和临床团队之间频繁而一致的沟通对于成功管理 irAEs 至关重要。

案例 5 抗 PD-1 抗体治疗肺癌致免疫相关性甲状腺功能减退

曹 原 张战民 熊建萍
南昌大学第一附属医院

【摘要】1 例 60 岁女性患者，因确诊非小细胞肺癌晚期，运用抗 PD-1 抗体联合 PP［培美曲塞（pemetrexed）＋奈达铂］方案化疗 4 个周期，患者出现持续性的表情呆滞、头晕、嗜睡、乏力、少汗等症状，并进行性加重。完善 CT、MRI 及甲状腺功能七项等检查、检验提示免疫相关性甲状腺功能减退症，予以左甲状腺素钠片治疗后，患者精神症状明显好转。再次给予 2 个周期 PP 方案化疗后，行培美曲塞维持治疗。患者目前病情平稳。

一、病情简介

1. 主诉及现病史 患者，女性，60 岁。因"咳嗽、咯血并头晕嗜睡 1 个月余"至我院就诊。患者因"无明显诱因出现咳嗽伴有小量咯血"，于 2019-02-13 行胸腹部 CT 示：左下肺背侧段占位，最大径 4.9cm，伴左肺门及纵隔内多发稍肿大淋巴结，考虑为淋巴结肿大。我院支气管镜活检:(右肺下叶背段活检标本)腺鳞癌。EGFR、ALK、ROS1 基因检测均阴性。2019-02-14 全身骨扫描提示骶骨疑似转移;2019-02-15 腰骶椎的 MRI,提示:骶 1 骨转移;2019-02-15 颅脑 MRI 提示:左侧额叶脑转移。短径 20.68mm,长径 30.79mm。患者临床诊断为Ⅳ期,收治入院行进一步治疗。

2. 既往史 无特殊。

3. 体格检查 一般情况良好,ECOG 评分为 0 分,未见明显消瘦,疼痛评分为 0 分,全身未触及明显淋巴结肿大。胸廓未见畸形,心律齐,心脏各听诊区未闻及病理性杂音。双肺呼吸音清,未闻及干湿啰音。腹平软,无特殊。神经病理征阴性。

4. 辅助检查

(1)2019-02-13 胸腹部 CT 示:左下肺背侧段占位,最大直径约 4.9cm,左肺门及纵隔内见多发稍肿大淋巴结,考虑为淋巴结肿大。

(2)2019-02-14 肿瘤标志物:癌胚抗原 263ng/mL。

5. 诊断分期及分子病理特征

(1)肺腺鳞癌(cT2aN1M1c,ⅣB 期),左肺门、纵隔淋巴结转移,右侧额叶脑转移。

(2)分子病理特征:EGFR、ALK、ROS1 基因检测均阴性。

二、治疗过程

(一) 抗肿瘤免疫治疗过程

1. 免疫治疗 患者诊断为肺腺鳞癌Ⅳ期后,分别于 2019-03-09 至 2019-04-28 行 3 个周期抗肿瘤免疫治疗,具体方案为:抗 PD-1 抗体 200mg d1+ 培美曲塞 800mg d1+ 奈达铂 40mg d1~d3。第 3 个周期治疗后患者头晕、嗜睡等症状不好转,首先考虑症状与颅脑病灶相关,予以甘露醇等对症治疗后好转。于 2019-05-19 行第 4 个周期原方案治疗。第 4 个周期治疗后患者出现表情呆滞、头晕、嗜睡、乏力、少汗,甲状腺七项提示 T_3、T_4 减少,TSH 增高,考虑为免疫相关性甲状腺功能减退(甲减)症,经治疗后好转。

2. 相关体征变化 咳嗽、咯血并头晕嗜睡等症状明显缓解,余同前。

3. 相关辅助检查 2019-04-25 至 2019-07-24 影像学评估,包括胸部 CT 变化(图 2-4-10)和颅脑 MRI 变化(图 2-4-11)所示。

(1)胸部 CT 变化

2019-02-13 基线评估(图 2-4-10A):左下肺背侧段占位,最大直径约 4.9cm,左肺门及纵隔内见多发稍肿大淋巴结,考虑为淋巴结肿大。

2019-04-25 疗效评估(图 2-4-10B):左下肺背侧段占位,最大直径约 1.9cm,左肺门及纵隔内多个肿大淋巴结对比基线缩小。疗效评估为 PR。

2019-06-09 疗效评估(图 2-4-10C):胸部增强 CT 示左下肺背侧段占位,最大直径约 1.8cm,左肺门及纵隔内多个肿大淋巴结对比基线缩小。疗效评估为 PR。

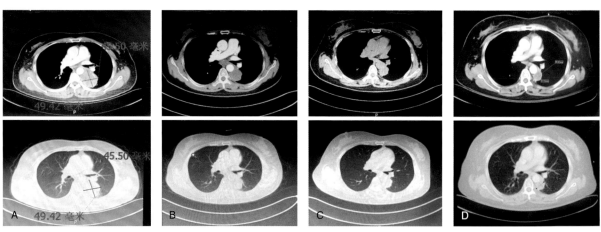

图 2-4-10 胸部 CT 复查结果提示肿瘤部分缓解

2019-07-24 疗效评估(图 2-4-10D):胸部增强 CT 示左下肺背侧段占位,最大直径约 1.5cm,左肺门及纵隔内多个肿大淋巴结对比基线缩小。疗效评估为 PR。

(2)颅脑 MRI 变化

2019-02-15 基线评估(图 2-4-11A):左侧额叶脑转移。短径 20.68mm,长径 30.79mm。

2019-06-09 颅脑 MRI(图 2-4-11B):提示右侧额叶脑转移,对比基线较前缩小。

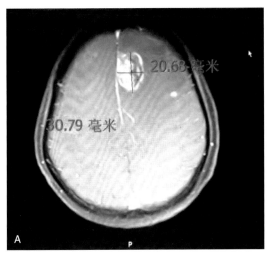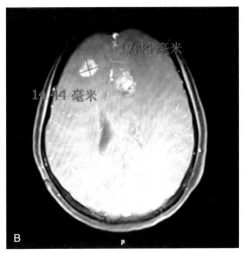

图 2-4-11 颅脑 MRI 复查结果提示肿瘤部分缓解

(二) 免疫治疗不良反应诊治过程

2019-04-30(第 3 个周期治疗的第 2 天)出现头晕、嗜睡等症状较首次就诊稍严重,当时不伴有表情呆滞、记忆力减退,无特异性症状表明患者处于临床甲减或亚临床甲减的状态。

嘱患者继续当前化疗联合免疫治疗的抗肿瘤免疫治疗,并给予甘露醇 125mL 1 次 /12h 处理,2~3d 后,头晕、嗜睡等症状有所缓解,患者症状缓解后拒行颅脑 MRI 检查,血检结果:白细胞计数、中性粒细胞百分比、超敏 C 反应蛋白均在正常范围,考虑头晕、嗜睡等症状与化疗药物及免疫治疗药物对颅内病灶控制不佳相关,但情况较为稳定,继续当前治疗。

2019-05-27(第 4 个周期治疗后 1 周)患者头晕、嗜睡症状持续不见好转,并开始出现表情淡漠、反应迟钝、记忆力减退及少汗等症状,无咳嗽、咳痰、胸闷、气喘、畏寒、发热等症状,在当地医院治疗 1 周后不见好转,于 2019-06-06 转入我院,当时入院后首先考虑为疾病进展可能,查胸部 CT 及颅脑 MRI,2019-06-09 评估:胸部增强 CT:左下肺背侧段占位,最大直径约 1.8cm,左肺门及纵隔内多个肿大淋巴结对比基线缩小。疗效评估为 PR。2019-06-09 颅脑 MRI 提示:右侧额叶脑转移,对比基线较前缩小。血液检查提示血常规、血生化未见明显异常,血甲状腺功能七项提示:FT$_3$、TT$_3$、FT$_4$、TT$_4$ 均有下降,TPOAb 阳性,TSH 增高。

至此,患者精神症状的病因首先考虑为免疫相关性甲状腺功能减退症,CTCAE 4 级。根据多学科讨论结果,于 2019-06-12 开始予左甲状腺素治疗[1.8μg/(kg·d)]。并于 2019-06-15 至 2019-07-06 接受第 5、6 个周期减量化疗,具体为培美曲塞 750mg d1+ 奈达铂 30mg d1~d3。完成第 6 个周期治疗及持续左甲状腺素替代治疗后,患者精神症状明显缓解。

三、临床思维与决策

免疫性甲状腺功能减退症:药物相关不良反应时首先需判断是由化疗还是免疫治疗引起。头晕、乏力是培美曲塞及奈达铂治疗过程中常见的不良反应,同时也是肿瘤免疫治疗过程中最常见的症状。而化疗相关性症状多自限性,对症治疗或停用化疗药物多可好转。免疫治疗中甲状腺功能的损害多为免疫应答开始时发生的轻度、短暂、自限性的疾病。但神情淡漠及记忆力减退一般发生在平均三次治疗之后,也可能发生在紧随第一次治疗之后。临床表现类似于桥本甲状腺炎。

本例患者在第 4 个周期(抗 PD-1 抗体 + 培美曲塞 + 奈达铂)治疗后再出现持续性精神症状,暂停及对症治疗后仍无缓解甚至加重。此时,临床判断的难点是患者精神症状的原因。首先需要判断患者精神症状是否与颅脑病灶密切相关;其次需要判断精神症状是否与免疫治疗相关。此时是否继续使用免疫治疗将对患者抗肿瘤免疫治疗进程甚至生命安全产生影响。而患者因之前头晕症状控制不满意拒绝行颅脑 MRI 检查,对此次诊断增加了难度。根据相关指南推荐,本例患者予初始剂量 1.8μg/(kg·d) 左甲状腺素钠片治疗。并取得满意疗效。

四、经验与体会

本例患者在抗肿瘤免疫治疗有效,出现隐匿性的甲状腺功能减退症的情况下,需要关注以下问题:

1. 本案例的病因是什么?

本案例诊治过程中,从血液检查及治疗效果来看,免疫相关性甲状腺功能减退症的诊断较为明确。但在前期对甲状腺功能及头晕、嗜睡等症状的相关性尚未做出明确判断。这使我们忽视了甲状腺功能是否正常。当时,疾病局部进展尚不能排除。

2. 本案例的临床决策是否得当?

在免疫相关性甲状腺功能减退症的诊治过程中,虽未及时完善 MRI 及甲状腺功能的检测,但在患者发生更严重症状后,对病情快速准确地进行判断,根据相关指南及患者具体情况提供治疗并获得了满意的治疗效果。结局尚可,但决策及执行过程无明显过错。

3. 从本案例能获得哪些经验及教训?

免疫治疗容易造成自身免疫性疾病,往往病情凶险,而 irAEs 患者治疗往往涉及免疫抑制剂治疗,使机体处于免疫抑制状态,所以需要临床医生充分重视,早发现,早治疗。而患者常是 irAEs 的第一发现者,因此,在治疗开始时即需要对患者进行全面的 irAEs 风险教育,告知患者发现疑似不良反应后,及时就诊。

五、专家点评

纵观本案例,患者出现甲减症状初期,由于未常规检测甲状腺功能,造成诊断延迟,在诊断明确后,给予甲状腺素替代治疗,症状得到明显改善,未影响抗肿瘤免疫治疗。

在本案例中,患者在抗肿瘤过程中,出现头晕、乏力、嗜睡等症状时,由于化疗和可能存在的脑转移干扰,导致了对免疫相关性甲状腺功能减退诊断的延迟。对于甲状腺功能减退症(甲减),NCCN 和 SITC 指南均建议补充甲状腺激素,且每 4~6 周监测 1 次 TSH 和 FT_4 水平,而 ESMO 和 ASCO 建议对有症状的患者进行甲状腺激素治疗。该患者采用激素替代治疗后,症状得到缓解。这个病例提醒临床医生,甲状腺功能减退是 ICIs 治疗过程中较为常见的不良反应之一,诊疗过程中,一定要仔细询问患者病情,常规进行甲状腺功能测定。临床医生非常有必要加强对 ICIs 相关甲状腺不良反应的认识。

六、述评

免疫检查点抑制剂逐步超出临床试验而广泛应用于临床实践,由其引发的 irAEs 不容忽视,尤其是最常见不良反应——甲状腺功能紊乱。加利福尼亚大学旧金山分校 Zoe Quandt 博士的最新研究显示,真实世界中,免疫检查点抑制剂导致的甲状腺功能紊乱远高出预期,13.4% 患者出现甲状腺功能减退,9.5% 患者出现甲状腺功能亢进,且与癌症类型高度相关。

甲状腺 irAEs 该如何管理与监测呢? 目前已有多个关于 irAEs 管理的指南发布,irAEs 管理的要点如下:在因免疫相关不良反应(irAEs)而停用 ICIs 后,应根据个人情况,考虑到每个患者的临床环境和具体临床需要,决定重新引入 ICIs。

甲状腺 irAEs 监察策略建议:一般预处理评估身体状态:包括体重、身高、BMI;内分泌功能:包括血清皮质醇和促肾上腺皮质激素（ACTH）水平（上午 8 点）、黄体生成素（LH）、卵泡刺激素（FSH）、雌二醇、睾丸素、促甲状腺激素（TSH）、游离 T_3 和 T_4。

ICIs 诱导的甲状腺功能障碍分为甲状腺毒症和甲状腺功能减退症。有报道称，对于抗甲状腺球蛋白抗体（TGAb）和 / 或抗甲状腺过氧化物酶抗体（TPOAb）阳性患者甲状腺功能障碍发病率更高。有文献报道，血清甲状腺球蛋白和甲状腺自身抗体的早期变化可以提示甲状腺 irAEs 的发生，血清 IL-1β、IL-2 和 GM-CSF 水平升高，IL-8、G-CSF 和 MCP-1 水平下降也和甲状腺 irAEs 相关。

临床医生对 irAEs 特征有广泛的了解是帮助他们做出正确治疗决定的最佳工具。引入个性化的监测策略，使 irAEs 能够根据每个患者的风险状况进行管理，这将是一项重要的临床发展。

案例 6　抗 PD-1 抗体治疗肾癌致免疫相关性甲状腺功能减退

刘 慧　李德智

浙江大学医学院附属第四医院

【摘要】1 例 59 岁女性患者，左肾癌术后颅底骨及软组织转移、肺转移，一线予放疗及舒尼替尼靶向治疗 4 个月后疾病评价疾病稳定（SD），患者因不能耐受舒尼替尼换用阿昔替尼联合抗 PD-1 抗体治疗，免疫治疗 3 周期后患者诉乏力明显，伴食欲减退，进行性加重，查甲状腺功能提示甲状腺功能减退，考虑为免疫相关性甲状腺功能减退，予补充甲状腺素，症状逐渐缓解，复查提示甲状腺功能各项指标逐渐好转。免疫治疗联合阿昔替尼治疗 5 个周期后复查提示肺内病灶好转、颅底病灶稳定。

一、病例简介

1. 主诉及现病史　患者，女性，59 岁。因"诊断左肾癌 3 年余，发现颅内转移 2 年"收治入院。2017-08-10 因体检时发现左肾占位，于某医院行腹腔镜下左肾癌根治术 + 腹腔镜下肾周或输尿管周围粘连的松解术，术后病理示:(左肾)肾细胞癌，伴坏死。术后未行任何治疗。2018-04-02 因左颈静脉孔区占位，考虑为转移瘤，于北京某医院行伽马刀治疗，靶中心剂量 28.9Gy，周边剂量 13Gy。2018-08 外院予舒尼替尼 50mg 口服 1 次 /d（治疗 4 周，停 2 周）靶向治疗，同时予唑来膦酸抑制骨破坏。末次服用舒尼替尼时间为 2019-11-12。患者 2018-11-19 于某医院行 X 线立体定向放射治疗（stereotactic body radiation therapy，SBRT）34Gy/4fx，等剂量曲线 68% 包绕。期间复查颅脑 MRI，较前相仿。因患者无法耐受舒尼替尼治疗，于 2019-12-25 换用阿昔替尼 5mg 2 次 /d 靶向治疗，因血压升高、头痛、乏力、多处肌肉酸痛不适等不良反应，2020-01-09 阿昔替尼减量至 2.5mg 2 次 /d。2020-02-17 复查影像学评定为疾病进展（PD），入院治疗。

2. 既往史　患者有颈椎间盘突出、分泌性中耳炎病史，未治疗。其余无特殊。

3. 体格检查　生命体征平稳，一般情况良好，ECOG 评分为 1 分，未见明显消瘦，疼痛评分为 0 分，神志清，精神可。浅表淋巴结未及肿大，颈部轻度右偏，带颈部托架协助固定。伸舌左偏，颈静脉无怒张，双肺呼吸音清，未闻及干湿啰音。心界不大，心律齐，各心瓣膜区未闻及病理性杂音。腹平软，左肾癌术后瘢痕愈合可。其余无特殊。病理征阴性。

4. 临床诊断及分子病理

(1)左肾肾细胞癌术后，伴远处骨转移。

(2)术后病理（2017-08-17）:(左肾)肾细胞癌，伴坏死。癌组织侵达肾被膜，但未突破。肾门血管未见癌栓，输尿管切缘未见癌累及。IHC:TFE-3 核阳性，CA（-），CD10（+），CD117（-），CK19（+），CK7（-），Ki-67（30%+），MOC-31（-），P504S（+），TFE-3（部分 +），Vim（-）。

(3)TFE-3 FISH（-）。*TFEB* 基因扩增型肾细胞癌。基因检测:*B-cat* 基因第 3 外显子未检测到突变;*C-kit* 基因第 9、11 外显子未检测到突变。

5. 辅助检查

（1）肺部 CT 平扫（2020-02-17 本院）：对照（2019-11-16）CT 片，右下肺结节增大，结合病史考虑为转移瘤。两肺散在纤维增殖灶。心包微量积液。附件：肝内低密度影。

（2）颅底薄层 MR 增强（2020-02-19 本院）：左侧颅颈交界处恶性肿瘤（6.5cm×3.4cm），病灶范围较前（2019-11-12）进展，请结合临床。枕大池蛛网膜囊肿。考虑为左侧乳突炎症。

（3）甲状腺功能（2020-02-20 本院）：T_3 1.02nmol/L，FT_3 3.57pmol/L，T_4 130.87nmol/L，FT_4 11.79pmol/L，TSH 1.02U/L。

二、治疗过程

（一）抗肿瘤免疫治疗过程

1. 免疫治疗　患者于 2020-02-27 至 2020-4-10 联合阿昔替尼＋抗 PD-1 抗体 200mg 共 3 次免疫治疗，辅助唑来膦酸治疗。期间患者诉轻度乏力，未予重视，未复查甲状腺功能。2020-04-23 复查影像学，评估为 SD。2020-05-01 行第 4 疗程抗 PD-1 抗体 200mg 治疗，治疗后患者诉乏力明显，伴食欲减退，进行性加重，查甲状腺功能提示甲状腺功能减退，考虑为免疫相关性甲状腺功能减退，经治疗后好转，2020-05-26、2020-06-18 行第 5、6 个疗程免疫治疗。第 5 个周期治疗后，评估为 SD。

2. 相关症状、体征变化　患者第 3 个周期治疗后有轻度乏力，第 4 个周期后乏力明显加重，伴有食欲减退，治疗后好转。

3. 相关辅助检查　如图 2-4-12 所示，患者免疫治疗后，第 1 次评估及第 2 次影像学评估，提示颅颈交界处病灶基本稳定。

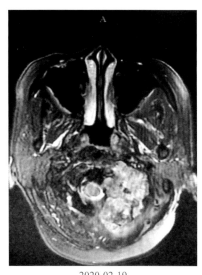 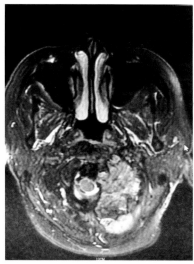 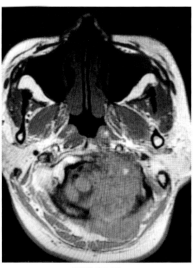

| 2020-02-19 | 2020-04-23 | 2020-06-13 |

图 2-4-12　患者第 1 次评估及第 2 次影像学评估，提示颅颈交界处病灶基本稳定

（二）免疫治疗不良反应诊治过程

患者基线甲状腺功能正常，患者第 3 个周期抗 PD-1 抗体治疗后有轻度乏力，当时未予重视，未复查甲状腺功能，第 4 个周期治疗后乏力明显加重，伴有食欲减退，进行性加重，2020-05-06 查甲状腺功能提示甲状腺功能减退（表 2-4-2），彩超检查提示甲状腺弥漫性病变，首先考虑为免疫相关性甲状腺功能减退（irAEs 2 级），内分泌科会诊后于 2020-05-07 开始予左甲状腺素钠片 50μg 口服 1 次 /d 替代治疗，定期复查甲状腺功能，乏力等症状逐渐好转。2020-05-25 复查甲状腺功能基本上恢复正常（表 2-4-2）。

表 2-4-2 患者甲状腺功能经替代治疗后明显好转

甲状腺检测指标	2020-05-06	2020-05-25
$T_3/(nmol \cdot L^{-1})$	<0.38	0.92
$FT_3/(pmol \cdot L^{-1})$	<1.54	2.12
$T_4/(nmol \cdot L^{-1})$	<11.71	62.32
$FT_4/(pmol \cdot L^{-1})$	<5.15	7.63
$TSH/(U \cdot L^{-1})$	>100.0	>100.0

三、临床思维与决策

本例患者使用抗 PD-1 抗体免疫检查点抑制剂联合多激酶小分子抑制剂靶向药物阿昔替尼治疗,需要鉴别甲减是由于阿昔替尼还是 PD-1 抗体治疗导致。鉴于患者单独使用阿昔替尼时不良反应较明显,除了其常见的高血压、手足皮肤反应、头痛外,亦伴有一定的乏力、食欲减退表现,但甲状腺功能检查正常。在联合应用 PD-1 抗体 3 个周期后出现乏力、食欲减退明显加重,复查甲状腺功能提示 TSH 升高,T_3、T_4 降低,可以排除阿昔替尼导致的甲状腺功能减退(甲减),临床考虑为免疫相关性甲状腺功能减退 2 级,患者多次头颅 MRI 检查未见垂体异常,排除了垂体炎导致的中枢性甲减。经甲状腺素片替代治疗后症状及检验指标明显改善。

四、经验与体会

免疫相关不良反应(irAEs)中免疫相关甲状腺功能异常是比较常见的一种不良反应,据相关研究报道帕博利珠单抗相关的甲状腺功能异常发生率为 9% 左右,临床需要加以重视,及时发现和给予合理的干预。

1. 本案例的病因是什么?

本例患者在采用了小分子靶向药物联合 PD-1 抗体免疫治疗过程中,出现甲状腺功能减退的症状及甲状腺功能减退的实验室指标异常。因为小分子靶向药物阿昔替尼也可能导致甲状腺功能减退,需要进行病因鉴别。结合治疗病史,在 PD-1 抗体使用前已经使用了阿昔替尼治疗 2 个月,患者高血压、手足皮肤反应、头痛等症状较早出现,虽有乏力、食欲减退表现,但程度较轻,甲状腺功能实验室指标未见异常。而在免疫治疗 3 个周期后乏力、食欲减退明显加重,伴随 T_3、T_4 下降及 TSH 升高,考虑为免疫治疗相关性甲状腺功能减退。同时患者多次头颅 MRI 检查未见垂体异常,排除了垂体炎导致的中枢性甲减。

2. 本案例的临床决策是否得当?

患者免疫相关性甲状腺功能减退为 2 级,经补充甲状腺素后症状及实验室指标均明显好转,基本恢复到基线状态。患者无垂体炎和其他明显的免疫相关性毒性反应,不需要使用糖皮质激素和停止使用抗 PD-1 抗体,处理得当。

3. 从本案例能获得哪些经验及教训?

免疫治疗相关不良反应中甲状腺功能异常是较为常见的不良反应之一,但因为其症状体征不典型,容易被肿瘤疾病本身或肿瘤诊疗相关反应掩盖,需要在治疗过程中仔细观察,做好定期监测随访,及早发现,及时处理。

五、专家点评

应当从以下方面进一步思考:

1. 免疫治疗联合其他方案,如联合抗血管生成药物治疗,irAEs 发生率可能增高,需要临床上更加重视;另一方面 AE 的发生是否由于免疫药物或其他药物单独导致抑或同时有关? 或者是否伴发甲状腺炎等需要仔细鉴别,以指导后续的临床决策。但某些情况下,鉴别和处理可能存在困难,需要多学科联合诊治。

2. 抗 PD-1 抗体导致的免疫相关性甲状腺功能减退虽然是免疫治疗常见不良反应之一,但重症不良反应较少见,临床症状较轻,易被忽略。需要临床上加强重视和定期监测。

六、述评

对于免疫相关性甲减可以使用激素替代治疗,一般不需要停用免疫治疗药物。但对于甲亢、垂体炎及其他免疫相关性内分泌疾病的处理原则与其他 irAEs 类似,在 2 级以上不良反应发生时需要暂停免疫治疗药物,必要时使用糖皮质激素及其他相关治疗。

案例 7　抗 PD-1 单抗治疗晚期肺癌致免疫相关性甲状腺功能亢进

樊再雯　毛志远
中国人民解放军空军特色医学中心

【摘要】1 例 71 岁男性患者,确诊肺腺癌晚期,给予“抗 PD-1 抗体联合卡铂 + 培美曲塞”治疗 2 个周期后出现心悸、易激动、食欲增加,根据既往甲亢病史,及治疗前后的甲状腺功能检查,诊断为免疫相关性甲状腺功能亢进,给予小剂量甲巯咪唑及美托洛尔治疗后症状缓解,复查甲状腺功能基本正常。经疗效评价,患者持续获益,目前患者仍在继续使用抗 PD-1 抗体联合化疗。

一、病历简介

1. **主诉与现病史**　患者,男性,71 岁。因“间断咳嗽、咳痰 40 余天,右侧腹股沟区疼痛 20 余天”于 2019-11-26 至我科就诊。胸片、腰椎 CT、髋关节 CT 提示胸椎、腰椎、右侧髂骨多发骨质破坏,不除外转移癌。近 3 个月体重下降约 5kg。

2. **既往史及个人史**　1978 年,因阑尾炎于当地医院行阑尾切除术。2003 年,确诊甲亢,曾规律口服甲巯咪唑治疗 5 年。2008 年,停止治疗,定期复查甲状腺功能均在正常范围。2004 年,因左侧胸腔积液就诊于当地医院,行胸腔积液引流及对症治疗后好转,未行抗结核治疗。吸烟史约 38 年,20 支 /d,已戒烟 16 年。

3. **家族史**　家族中无遗传病史及肿瘤病史。

4. **体格检查**　一般情况好,ECOG 评分为 1 分。NRS 评分为 7 分。颈软、无抵抗,甲状腺不大,咽部无充血,双侧扁桃体无肿大。胸廓对称无畸形,双肺叩诊呈清音,两肺呼吸音清,未闻及干湿啰音及哮鸣音。心腹无异常。右侧腹股沟接近髋关节处可触及约 4cm 大小肿物。双下肢无明显凹陷性水肿。病理征阴性。

5. **辅助检查**

(1) 全身 PET-CT 检查 (2019-11-26):右肺下叶基底段不规则结节状代谢异常增高软组织密度病灶,大小约 2.1cm × 1.8cm × 2.0cm,右侧坐骨、髂骨及右侧髋臼上缘、腰 3、4 椎体多处局限性代谢异常增高病变,考虑为右肺下叶基底段周围型肺癌伴多发骨转移瘤 T1cN0M1c(ⅣB 期)。

(2) 胸部增强 CT 检查 (2019-12-15):右肺下叶基底段周围型肺癌(长径约 24mm);双肺肺气肿;左肺陈旧病变;胸 9 椎体见骨质破坏。脑 MRI:右侧小脑半球、左侧外侧裂多发转移瘤;右侧腹股沟区彩超:右侧腹股沟区实性占位性病变,并可疑骨质破坏。

(3) 心电图检查:窦性心动过速,大致正常心电图。心脏超声:升主动脉硬化,左室舒张功能减弱,射血分数(ejection fraction,EF)51%。

(4) 实验室检查(2019-11-27):血肿瘤全套,CEA 53.55ng/mL(↑)、CA199 94.00U/mL(↑)、CA125 91.10U/mL(↑)、细胞角蛋白 19 片段测定 9.86ng/mL(↑)。甲状腺功能七项:T_3、T_4、FT_3、FT_4、TSH 均正

常，甲状腺过氧化物酶抗体（TPOAb）768.4IU/mL（↑），甲状腺球蛋白抗体（TGAb）5.74ng/mL。

6. 临床诊断及临床分子分型

（1）右肺腺癌伴脑、骨转移（cT1cN0M1c，ⅣB 期）。

（2）穿刺组织二代基因测序无敏感基因突变；PD-L1（DAKO22C3）TPS 50%，CPS 70%。

二、治疗过程

（一）抗肿瘤免疫治疗

在羟考酮缓释片口服镇痛的基础上，于 2019-12-20 给予第 1 个周期 PC+ 抗 PD-1 抗体（卡铂 500mg 静脉滴注，d1+ 培美曲塞 0.8g 静脉滴注，d1；抗 PD-1 抗体 200mg 静脉滴注 d2，1 次 /3 周）治疗，并给予唑来膦酸治疗骨转移。治疗后患者右侧腹股沟区疼痛明显缓解，夜间睡眠无影响，NARS 评分为 3 分。2020-01-15 给予第 2 个周期 PC+ 抗 PD-1 抗体治疗。后中断治疗。胸部增强 CT 及颅脑 MRI 影像学（2020-03-30）疗效评估 PR。因甲状腺功能亢进（CTCAE 2 级）对症治疗好转后，于 2020-04-07 再次行 PC+ 抗 PD-1 抗体方案第 3 个周期治疗。

（二）不良反应治疗过程

2020-03-31 再次入院，患者精神状态显著好转，咳嗽、咳痰减轻，但出现心悸、食欲增加、易激动，查体：血压 132/85mmHg，消瘦，轻微突眼征，左眼辐辏反射消失，双手震颤，甲状腺无肿大，甲状腺上极无血管杂音，心率 106 次 /min，心律齐。右腹股沟区肿块明显缩小，约 1.0cm。

入院后，复查心电图：窦性心动过速，大致正常心电图。心脏超声：升主动脉增宽，左室舒张功能减弱，收缩功能正常，EF 59%。甲状腺超声：正常。肿瘤全套：CA199 43.08U/mL（↑），其余均在正常范围。甲状腺功能七项（2020-04-07）如表 2-4-3 所示。

根据患者临床表现及甲状腺功能结果，临床诊断甲状腺功能亢进。因患者前期有抗 PD-1 抗体治疗史，不除外免疫治疗引起的相关不良反应。请我院内分泌科会诊，并参照 CSCO 免疫检查点抑制剂治疗相关的毒性管理指南，CTCAE 2 级，给予甲巯咪唑 5mg，口服，1 次 /d，美托洛尔 12.5mg，口服，2 次 /d 治疗。同时根据患者肺 CT、脑 MRI、脊柱 CT、骨扫描检查结果，综合疗效评价为部分缓解（PR）。于 2020-04-07 再次行 PC+ 抗 PD-1 抗体方案第 3 个周期治疗。

第 3 个周期治疗后 2 周和 3 周分别复查甲状腺功能七项（2020-04-21 和 2020-04-30），如表 2-4-3 所示。查体：心率 110 次 /min，考虑到患者 T_3、T_4、FT_3、FT_4 仍呈上升趋势，调整甲巯咪唑 10mg 1 次 /d，继续口服美托洛尔 12.5mg 2 次 /d 治疗。

2020-05-05 行 PC+ 抗 PD-1 抗体方案第 4 个周期治疗，过程顺利。治疗后复查甲状腺功能（2020-05-08），如表 2-4-3 所示，考虑到患者甲状腺功能指标趋于正常，心悸、易激动症状好转，心电图正常，继续口服甲巯咪唑 10mg 1 次 /d，美托洛尔 12.5mg 2 次 /d 治疗。甲状腺功能（2020-05-20）如表 2-4-3 所示。肿瘤全套各指标均正常。右腹股沟区肿块消失。肺 CT：右下肺病灶持续缩小，最大径约 5mm，脑 MRI 显示右侧小脑转移灶 4mm，其余病灶未见显示，综合疗效评价为 PR。于 2020-05-27 给予行 PC+ 抗 PD-1 抗体方案第 5 个周期治疗，同时继续口服甲巯咪唑 10mg，口服，1 次 /d，美托洛尔 12.5mg，口服，2 次 /d 治疗。

表 2-4-3　患者接受肿瘤免疫治疗过程中甲状腺功能的动态变化

日期	T_3/ (nmol·L^{-1})	T_4/ (nmol·L^{-1})	FT_3/ (pmol·L^{-1})	FT_4/ (pmol·L^{-1})	TSH/ (mIU·L^{-1})	TGAb/ (IU·mL^{-1})	TPOAb/ (IU·mL^{-1})
2020-04-07	2.88	247.90	10.57	39.63	0.014	15.9	>1 300.0
2020-04-21	3.92	182.80	12.06	35.02	0.011	<15.0	>1 300.0
2020-04-30	4.28	226.30	12.92	38.25	0.010	19.1	>1 300.0
2020-05-08	2.50	153.40	7.70	33.61	0.007	15.7	>1 300.0
2020-05-20	2.89	161.10	9.01	24.41	0.009	<15.0	>1 300.0
2020-06-18	1.84	81.20	3.86	11.56	1.979	15.7	>1 300.0

治疗前复查甲状腺功能(2020-06-18),如表 2-4-3 所示,甲状腺功能指标基本正常,心悸、易激动症状好转,心电图仍提示窦性心动过速,心率 108 次 /min、血压正常,于 2020-06-20 给予行 PC+ 抗 PD-1 抗体方案第 6 个周期治疗,继续口服甲巯咪唑,口服,10mg 1 次 /d,调整美托洛尔 25mg,口服,2 次 /d 维持治疗。

三、临床思维与决策

如图 2-4-13 所示,该患者在抗 PD-1 抗体联合化疗治疗 2 个周期后(期间中断治疗 2 个月)出现甲状腺功能异常,主要表现为 T_3、T_4、FT_3、FT_4 的升高和 TSH 的下降,且患者出现心悸、食欲增加、易激动等临床症状,本次免疫检查点抑制剂治疗后出现甲状腺功能的上述改变,其原因是肺增强 CT 检查时含碘造影剂对甲状腺功能的影响? ICIs 诱导的甲亢复发? 抑或是 irAEs 呢? 该患者在初始治疗前曾做过肺增强 CT,第 2 个周期治疗开始前复查甲状腺功能正常,第 3 个周期治疗前做了增强肺 CT 检查,同期监测甲状腺功能,发现了 T_3、T_4、FT_3、FT_4 的升高和 TSH 的下降,但患者在做第 2 次肺增强 CT 检查之前已经出现心悸、易激动等症状,因此肺增强 CT 检查时含碘造影剂对甲状腺功能的影响已基本可排除。那么是否是抗 PD-1 抗体诱发甲亢复发和其相关的 irAEs 呢?

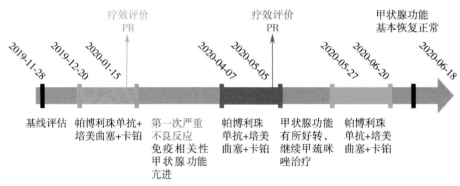

图 2-4-13 患者免疫治疗全程概况

患者既往有甲亢病史,抗 PD-1 抗体开始治疗前患者已停用甲巯咪唑 12 年,这期间患者定期监测甲状腺功能均在正常范围之内,ICIs 治疗前复查甲状腺功能 T_3、T_4、FT_3、FT_4、TSH 均在正常范围。甲亢是一种自身免疫性疾病,患者使用 ICIs 后出现 T_3、T_4、FT_3、FT_4 继续明显升高,TSH 降低,特别是后期监测甲状腺激素受体抗体明显增高,考虑本次甲亢是 ICIs 使用后患者免疫效应广泛激活后诱导的甲状腺功能亢进复发。该患者排除了含碘造影剂引起的甲状腺功能异常后,参照 CSCO 免疫检查点抑制剂相关的毒性管理指南,结合患者心率增快及既往甲亢病史,同时根据内分泌科会诊意见,初始先给予小剂量的甲巯咪唑和美托洛尔口服,同时再次使用抗 PD-1 抗体 +PC 方案化疗,该次治疗结束后监测 2 次甲状腺功能,发现 T_3、T_4、FT_3、FT_4 继续明显升高,TSH 降低,再次验证了该患者出现的甲状腺功能亢进与抗 PD-1 抗体高度相关。调整甲巯咪唑 10mg,1 次 /d,同时继续口服美托洛尔 12.5mg,2 次 /d,患者的临床症状很快消失,复查甲状腺功能亦基本趋于正常。

四、经验与体会

1. 本案例治疗决策是否得当?

ICIs 相关的甲状腺免疫不良反应如甲状腺功能减退、甲状腺功能亢进和甲状腺炎总体发生率为 6%~20%,甲减比甲亢多见;甲亢可能转为甲减。一项荟萃研究结果显示,抗 CTLA-4、抗 PD-1 和抗 PD-L1 诱发甲状腺功能亢进的比率分别为 1.7%、3.2% 和 0.6%。ICIs 诱发的甲状腺功能异常更常见于抗 PD-1 单抗,平均发生时间是在首次治疗后 6 周。本患者抗 PD-1 抗体使用 2 个周期后中断治疗 2 个月,第 3 个周期化疗前复查甲状腺功能 T_3、T_4、FT_3、FT_4 升高,TSH 降低,虽不能准确判断甲亢出现的具体时间,但初步判断抗 PD-1 抗体对甲状腺功能的影响一般出现于早期。另有临床研究显示,ICIs 诱发的甲状腺功能异常可能与细胞毒性 T 淋巴细胞介导的甲状腺组织破坏有关。尽管有些学者认为,大多数 ICIs 诱发甲状腺功能异常的患者存在甲状腺自身抗体,但是两者之间的相关性尚无明确结论,该患者多次复查甲状腺功能均显示 TPOAb 明显升高,是否提示该患者使用 ICIs 后更易出现甲状腺功能异常,尚需更多的临床证据。因患者同时伴随有心悸、易激动、食欲增加,心电图示窦性心动过速,结合患者既往甲亢史,该患者出现甲状腺功能亢进,且伴随相应临床症状,参照 CSCO 免疫检查点抑制剂相关的毒性管理指南,该患者属于 irAEs 2 级,不需要停用 ICIs,并给予了小剂量甲巯咪唑口服。后续复查:甲状腺功能恢复正常,患者相应症状消失。至此,临床决策和执行恰当。

2. 从本案例能获得哪些经验及教训?

ICIs 治疗前充分的基线评估至关重要,特别是合并自身免疫性疾病的肿瘤患者,在 ICIs 治疗前需要充分评估疾病是否处于活动期,如处于活动期,一定要综合判断获益情况,审慎使用。如果处于恢复期,使用 ICIs 时一定要密切监测相应的检查检验,利于早发现早治疗相关的免疫不良反应。本患者 irAEs 的及时诊断与治疗得益于基线的全面评估和使用过程中的密切监测。但本例患者在评估抗肿瘤免疫治疗效果中做了肺增强 CT 检查,患者不能通过甲状腺吸碘功能来协助诊断,从一定程度上给临床除外是否系含碘造影剂引起的甲亢带来干扰,在以后的临床实践中应加以重视和避免。另外该患者甲状腺功能监测出现甲亢时,应及时检测 TSH 受体抗体,为诊断甲亢提供更确凿的证据。其次已有 ICIs 治疗诱发甲状腺危象或严重甲状腺功能减退的病例报道,应在后续的治疗中继续密切监测,并给予恰当治疗,避免上述情况发生。

五、专家点评

纵观本案例,临床决策、抗肿瘤免疫治疗及 irAEs 的诊断与处理均无明显纰漏,患者也从治疗中明显获益。但仍有下列方面的思考:

1. 本案例患者基线评估时未评估甲状腺吸碘功能,对既往有甲亢的患者来说,ICIs 的治疗有可能全面激活自身免疫性疾病,因此充分的基线评估,为后续治疗中可能出现的 irAEs 诊断提供更加清晰的依据。

2. 免疫治疗时代诸多的 irAEs 是传统化疗及小分子靶向治疗时代不曾有过的,不断地挑战肿瘤科医生的知识储备和临床基本技能。在免疫治疗 irAEs 的过程中,必须充分重视多学科联合诊治的重要性和必要性。

六、述评

甲亢属于一种自身免疫性甲状腺疾病,主要由 Th2 介导免疫应答,因产生 TSH 受体抗体(TSH-receptor antibodies,TRAb)导致甲亢和甲状腺肿大。本例患者既往有甲亢病史,在 ICIs 治疗开始前基线评估甲状腺功能正常,ICIs 治疗 2 个周期后出现 T_3、T_4、FT_3、FT_4 升高,TSH 降低,且伴随甲状腺毒症(心动过速、大便次数增加、易激动等),后续出现 TRAb 升高,进一步验证了 ICIs 诱导的甲亢。需要引起注意的是,由于大多数甲状腺毒症患者会逐渐进展为甲状腺功能减退,建议在后续的治疗过程中继续密切监测甲状腺功能,如果患者出现甲状腺功能减退,应及时停用相关治疗,并补充 L-T_4 以维持甲状腺功能正常。

案例 8　抗 PD-1 抗体治疗肺癌致免疫相关性垂体炎

韩　英　庞林荣　陈　俊
宁波大学附属人民医院

【摘要】1 例 68 岁男性患者,因确诊右上肺鳞癌采用抗 PD-1 抗体联合 TP 方案(白蛋白紫杉醇 +

顺铂)治疗 4 个周期,后予抗 PD-1 抗体维持治疗 4 个周期,停止免疫抑制剂治疗 2 个月后患者纵隔淋巴结增大。为行纵隔放疗入院,行放疗准备工作期间发现患者 ACTH 及垂体激素等多项激素水平异常,患者出现乏力、恶心、厌食、幻觉、记忆力减退等症状。结合患者用药史、内分泌功能检测结果及垂体影像表现考虑为免疫相关性垂体炎,予糖皮质激素治疗后患者激素水平逐渐向正常恢复。患者乏力、恶心、厌食、幻觉、记忆力减退等症状缓解。后患者完成纵隔放疗,放疗计划为 95%PTV 50Gy/2.0Gy/25f,后继续口服糖皮质激素替代治疗,病情平稳出院。

一、病例简介

1. 主诉及现病史　患者,男性,68 岁。因"确诊肺癌 1 年余,发现纵隔淋巴结增大"入院。2019-02 因右肺上叶开口新生物,支气管镜病理诊断鳞状细胞癌。2019-02-25 予"吉西他滨 + 顺铂"化疗 1 个周期。2019-03-20 做 PET-CT 检查提示:①右肺上叶后段团块灶,FDG 代谢异常升高,考虑为肺癌;双肺门、纵隔多发肿大淋巴结,FDG 代谢异常升高,考虑为多发淋巴结转移;②喉癌术后,喉部 FDG 代谢未见异常升高。要求治疗。

2. 既往史　30 年前有腰椎骨折,9 年前有喉癌根治术,后病情稳定。7 年前头部外伤脑震荡。

3. 体格检查　体温 36.7℃,脉搏 80 次 /min,呼吸 19 次 /min,血压 96/55mmHg,疼痛数字评分为 0 分;ECOG 评分为 1 分,精神一般,呼吸平,慢性病容,皮肤巩膜无黄染,双侧锁骨上淋巴结未及肿大,气管居中;胸廓无畸形,呼吸运动对称,双侧语颤对称,两肺叩诊清音,两肺呼吸音粗,偶可闻及干啰音;心律齐,各瓣膜区未闻及明显杂音;腹平软,无压痛,肝脾肋下未及,肠鸣音 3 次 /min,移动性浊音阴性,双肾区无叩痛,双下肢无水肿,病理征未引出。

4. 辅助检查　胸部 + 上腹部增强 CT(2020-03-16 本院):

(1)右肺癌治疗后改变,对照 2020-01-02 CT 片病灶相仿。

(2)纵隔多发增大淋巴结,对比前片淋巴结增多。

(3)两肺感染性病变,对比前片稍增多。

(4)两肺局部小叶间隔增厚,请结合临床。

(5)双肾囊肿。

5. 诊断分期及分子病理特征

(1)右上肺鳞癌(对侧肺转移)cT2bN3M1a ⅣA 期。

(2)分子病理特征:TTF-1(-),P63(+),P40(+),CgA(-),Syn(-),Ki-67(80%+)。

二、治疗过程

(一)抗肿瘤免疫治疗过程

1. 免疫治疗　2019-03-23 至 2019-06-08 行白蛋白紫杉醇 200mg d1,d8+ 顺铂 40mg d1~d3+ 进口抗 PD-1 抗体 200mg 治疗 4 个周期。2019-07-26 至 2020-01-07 因患者经济原因,改为国产抗 PD-1 抗体 200mg 免疫维持治疗 4 个周期。期间耐受尚可,疗效评估 PR。后患者停止治疗。2020-03-16 胸部 + 上腹部增强 CT 检查提示:肺癌治疗后纵隔多发增大淋巴结,对比前片淋巴结增多。患者为行纵隔放疗再次入院。

2. 相关体征变化　2020-03-20 体格检查:患者神志淡漠、对答不切题、幻觉、记忆力减退。口服泼尼松片治疗一段时间后,患者对答切题、无幻觉表现。

3. 相关辅助检查　垂体磁共振动态监测见图 2-4-14。

(二)免疫性垂体炎的诊治过程

患者因纵隔淋巴结增大入院拟行纵隔淋巴结放疗,出现乏力、恶心、厌食、幻觉、记忆力减退等症状。2020-03-20 8:00am 促肾上腺皮质激素(ACTH)< 1pg/mL(正常值:7.20~63.3pg/mL),较正常明显下降。同时伴有多项激素水平异常,皮质醇试验(8:00am)(免疫学检验):皮质醇 8.2nmol/L;生长激素:超敏人生长激素(human growth hormone,hGH)1.05μg/L;甲状腺功能 7 项(免疫学检验):血清促甲状腺激素

8.01mIU/L,血清总 T_3 2.11nmol/L,血清总 T_4 95.03nmol/L;垂体激素 4 项:血清促甲状腺激素 8.27mIU/L,
促卵泡成熟激素 21.73IU/L,催乳素 30.4μg/L,促黄体生成激素 14.36IU/L。

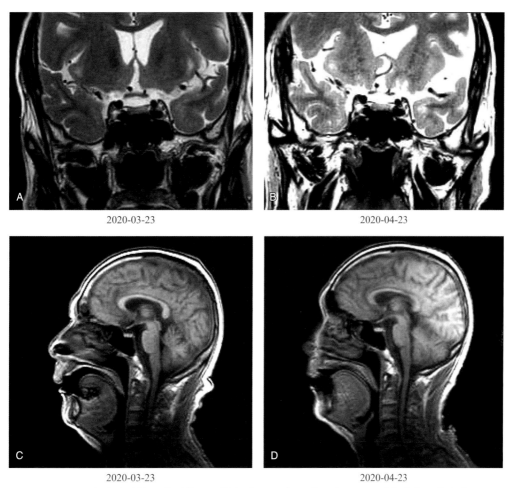

图 2-4-14　患者住院期间的垂体 MR 检查结果,平扫及增强未见明显垂体增大及炎症表现

　　患者已停用抗 PD-1 抗体治疗 2 个月,请内分泌科会诊。会诊建议为:考虑患者为腺垂体功能减
退,不排除免疫性垂体炎。建议复查甲状腺功能、甲状腺彩超、性激素全套、皮质醇(8:00am,4:00pm 及
夜间 0 时)、24h 尿皮质醇测定、促肾上腺皮质激素、自身抗体、免疫球蛋白等,监测复查电解质,注意血
钠、血压、血糖等情况,做垂体磁共振检查等,并注意体温。其后继续完善相关检查,同时根据建议予地
塞米松针剂 5mg 临时静脉推注。2020-03-23 复查甲状腺功能 7 项(免疫学检验):血清促甲状腺激素
10.43mIU/L,血清游离 T_4 7.42pmol/L;性激素常规检查(免疫学检验):催乳素 26.5μg/L,促黄体生成激
素 11.63IU/L;免疫球蛋白(免疫学检验):免疫球蛋白 M 0.64g/L,免疫球蛋白 A 2.39g/L,免疫球蛋白 G
12.7g/L,补体 C3 0.89g/L,补体 C4 0.19g/L。垂体四项激素:血清促甲状腺激素 11.63mIU/L,促卵泡成
熟激素 10.43IU/L,催乳素 26.5μg/L,促黄体生成激素 18.91IU/L。2020-03-24 促肾上腺皮质激素
8:00am<1.00pg/mL。2020-03-25 夜间患者出现幻觉、认知功能下降、记忆力减退,不能分辨自己的住院
病房及病床,对同病房病友言语错乱。再次请内分泌科会诊,会诊意见:考虑患者垂体激素及内分泌激
素异常,根据建议完善垂体 MR 平扫未见异常,头颅 CT 平扫未见明显异常,血生化检验回报正常,体温
正常,暂不考虑为类癌综合征或者抑郁症,结合患者既往用药史,主要考虑患有免疫性垂体炎的可能,
但是患者垂体平扫 MR 未见异常,建议完善垂体增强 MR 进一步明确诊断。故于 2020-03-25 再次予
地塞米松 5mg 临时静脉推注。2020-03-26 开始泼尼松 5mg 口服 1 次 /d 治疗。后患者乏力及食欲减退
逐渐改善,未再出现言语异常、幻觉及认知力下降表现。2020-04-13 复查相关激素如下:促肾上腺皮质激
素 8:00am 1.34pg/mL;性激素常规检查:促卵泡成熟激素 22.57IU/L,催乳素 19.4μg/L,孕酮 0.18nmol/L,促黄

体生成激素 17.57IU/L；垂体激素 4 项：促卵泡成熟激素 24.53IU/L，催乳素 19.1μg/L，促黄体生成激素 19.15IU/L，2020-04-13 促肾上腺皮质激素 8:00am 1.34pg/mL，2020-04-13 皮质醇 8:00am 17.7nmol/L，甲状腺功能均正常。后患者行纵隔放疗期间，继续泼尼松 5mg 口服 1 次 /d。2020-04-23 复查垂体增强 MR 未见异常。

患者相关内分泌激素动态监测值见表 2-4-4~ 表 2-4-7。

表 2-4-4　垂体 4 项激素监测值

时间	垂体 4 项			
	促卵泡激素 /（IU·L⁻¹）	促黄体生成素 /（IU·L⁻¹）	催乳素 /（μg·L⁻¹）	血清促甲状腺激素 /（mIU·L⁻¹）
2020-05-04 07:29	2.68	28.2	14	19.99
2020-04-13 8:02	2.73	24.53	19.1	19.15
2020-03-23 9:08	10.43	18.92	26.5	11.63
2020-03-20 7:34	8.27	21.73	30.4	14.36
2019-09-28 19:49	5.2	27.08	27.3	14.82
2019-07-20 7:48	2.52	—	—	—
2019-04-20 9:00	1.41	—	—	—
2019-03-22 7:56	1.25	—	—	—
参考值范围	1.27~19.26	1.24~8.26	2.6~3.1	0.56~5.91

表 2-4-5　促肾上腺激素的监测值

	2020-05-04	2020-04-13	2020-03-24	2020-03-20	2019-09-28
促肾上腺皮质激素 8:00am/（pg·mL⁻¹）	1.98	1.34	<1	<1	2.3

注：参考值范围为 7.20~63.3pg/mL。

表 2-4-6　皮质醇激素的监测值

	2020-05-04 7:28	2020-04-13 8:03	2020-03-23 9:03	2020-03-22 23:57	2020-03-22 16:03	2020-03-20 7:38	2020-01-02 8:27	2019-09-28 16:06	2019-09-28 8:41
皮质醇 8:00am/（nmol·L⁻¹）	10.03	17.7	20.7	16.9	14.8	8.2	7.3	10.3	10.8

注：参考值范围为 8:00am，198.7~502.3nmol/L；4:00pm，75.9~183.5nmol/L；0:00am，60.7~27.0nmol/L。

表 2-4-7　甲状腺功能的监测值

指标	参考值范围	2020-05-04	2020-04-13	2020-03-23	2020-01-02	2019-09-28	2019-07-20	2019-04-20	2019-03-22
T_3/(nmol·L^{-1})	1.01~2.48	1.59	1.75	1.97	3.08	2.31	2.57	1.59	1.01
T_4/(nmol·L^{-1})	69.97~152.52	111.59	125.89	91.11	113.6	134.12	101.76	119.72	122.91
FT_3/(pmol·L^{-1})	3.28~6.47	4.82	5.5	4.16	6.33	5.26	4.34	4.36	3.7
FT_4/(pmol·L^{-1})	7.64~16.0	11.42	13.3	7.42	9.12	9.08	9.56	12.38	10.16
TSH/(mIU·L^{-1})	0.56~5.91	2.55	2.81	10.43	3.94	4.99	2.52	1.41	1.25
TPOAb/(IU·mL^{-1})	0~9.0	2.2	1.7	1.6	1.2	0.9	1.8	1.4	1.1
ATG/(IU·mL^{-1})	0~115	10	10	10	10	10	10	10	13

三、临床思维与决策

在患者停止免疫治疗 2 个月后肺部病灶稳定,纵隔淋巴结局部增大且出现乏力加重、恶心、厌食、幻觉、记忆力减退等症状。患者为老年男性,不排除轻微脑梗死、抑郁症及类癌综合征等原因,完善了头颅 CT 未见明显异常,神经内科会诊排除这些方面考虑。内分泌科会诊提示患者内分泌系统多个激素水平异常,ACTH 明显低下,结合患者用药史考虑患者为免疫引发的垂体内分泌功能异常、免疫相关性垂体炎,建议完善垂体 MR。患者垂体 MR 未见明显异常,结合患者疾病用药史及垂体功能异常表现,临床诊断为免疫相关性垂体炎。根据疾病的严重程度,CTCAE 3 级表现,根据 CSCO 的建议,可考虑使用类固醇激素替代治疗。该患者行激素替代治疗后临床症状逐渐缓解。

四、经验与体会

在既往的报道中,根据免疫检查点抑制剂的种类不同,免疫性垂体炎的发生率从 0.2% 至 16.4% 不等,在治疗上目前推荐给予激素替代治疗,但不推荐大剂量的糖皮质激素治疗。既往资料提示,免疫性垂体炎的患者有些需要长期服用糖皮质激素替代治疗,少数患者可以垂体功能恢复后停止糖皮质激素替代治疗。本例患者在抗肿瘤免疫治疗有效后纵隔内肺内病灶局部进展,停止免疫治疗者出现严重的免疫相关性垂体炎表现。在起病之初,因为免疫药物已停用 2 个月,对于患者的内分泌相关激素的后续监测相关经验和研究报道较少,我们仍然给予患者相关激素水平的监测,及时发现患者严重的临床相关症状,及乏力、食欲减退、言语错乱、幻觉等表现。及时给予糖皮质激素的替代治疗,避免了患者严重垂体危象的发生。需要关注以下问题:

1. 本案例的病因是什么?

本案例诊治过程中,免疫相关性垂体炎的诊断为临床诊断。主要是根据患者肿瘤免疫治疗用药史及相关的垂体激素、内分泌激素水平。

2. 本案例的临床决策是否得当?

在免疫相关性垂体炎诊治过程中,及时完善垂体 MR 检查,快速、准确地对病情进行判断,根据相关指南及患者具体情况提供治疗并获得了满意的治疗效果。总体决策及执行过程无明显过错。

3. 从本案例能获得哪些经验及教训?

免疫抑制剂治疗停止后的患者出现了严重的腺垂体功能减退的临床症状。该患者为住院期间发生相关临床症状,若患者是在家中未行相关激素监测,有可能发生严重的致死性垂体危象等并发症,病情凶险。这需要临床医生给予充分的重视。尤其是对停止免疫抑制剂治疗后的患者,需要进行垂体内分泌相关激素水平的继续监测,这是发现病情的重要手段。患者停止免疫治疗后,要告知患者相关垂体内分泌异常的风险,告知患者发现疑似不良反应后,及时就诊。

五、专家点评

纵观本案例,临床决策、抗肿瘤及并发症治疗原则上处理得当。但对该患者以下方面可以进一步思考:

1. 该患者进行了泼尼松的替代治疗,症状得到控制,有研究报道大剂量的激素替代处理有降低患者生存时间的风险,一般的治疗方法是大剂量的激素处理 3~5d 有效后减量至生理需要量维持,替代激素类型是选泼尼松还是氢化可的松,在内分泌科和肿瘤内科之间有分歧,最佳的替代剂量需要根据临床症状调整。

2. 同时本案例中,患者经过激素替代治疗后,后续监测中,相关激素水平仍然有波动,总体是逐渐恢复正常的趋势,患者的激素替代治疗需要维持多久? 若激素水平恢复正常后,停止激素替代治疗的最佳时机仍需临床酌情把握。

六、述评

本例患者报道的垂体炎,因为及时发现和处理,避免了垂体危象导致患者生命危险的发生,但诊断上缺乏垂体的病理活检,垂体的头颅 MR 也没有发现明显的垂体增大,主要根据患者的临床症状及下丘脑 - 垂体及下游的内分泌激素水平改变来确定,因此在免疫治疗的过程中动态监测垂体及相关内分泌激素是有必要的。

案例 9　抗 PD-1 抗体治疗肺癌致免疫相关性垂体炎

刘　瑾[1]　郑玉龙[2]　徐　农[2]

1. 杭州市红十字会医院
2. 浙江大学医学院附属第一医院

【摘要】1 例 58 岁男性患者,确诊晚期右肺鳞癌,予以紫杉醇 + 卡铂方案联合抗 PD-1 抗体一线治疗 6 个周期,分别于 2 个周期后、5 个周期后评估 PR。继续予以抗 PD-1 抗体单药维持治疗 1 个周期后,患者出现严重的乏力、食欲减退、头痛、精神淡漠,完善血液学检查及影像学检查后,首先考虑免疫治疗相关性垂体炎,予以糖皮质激素治疗,患者上述症状明显好转后出院。

一、病例简介

1. 主诉及现病史　患者,男性,58 岁。因"胸闷、气短伴干咳 1 个月,确诊右肺鳞癌半月余"至我院就诊。患者 2019-04-02 胸部 CT 示:右肺门占位(2.9cm × 3.3cm),右侧少量胸腔积液。气管镜检查,病理提示肺鳞癌。2019-04-21 患者收治入院接受免疫治疗。

2. 既往史　无特殊。

3. 体格检查　一般情况良好,ECOG 评分为 1 分,疼痛评分为 0 分,神志清楚,浅表淋巴结未触及肿大。胸廓未见畸形,心律齐,心脏各听诊区未闻及病理性杂音。双肺呼吸音清,未闻及干湿啰音。腹平软,无特殊。病理征阴性。

4. 辅助检查

（1）胸部增强 CT（2019-04-22，本院）：右肺门旁占位，考虑中央型肺癌，纵隔淋巴结转移，右侧胸腔少许积液，右下胸膜稍增厚，两肺散在少许结节。

（2）腹部 B 超（2019-04-22，本院）：肝胆脾胰、双侧肾上腺未见明显异常。

（3）其他：血常规、血生化、尿常规、大便常规、凝血功能、术前四项均在正常范围，心电图正常。

5. 诊断分期及分子病理特征

（1）右肺鳞癌（cT3N1M1a，ⅣA 期），胸膜转移，纵隔淋巴结转移，两肺转移。

（2）分子病理特征：未行基因检测，未行 PD-L1 检测。

二、治疗过程

（一）抗肿瘤免疫治疗过程

1. 治疗过程　患者排除禁忌，2019-04-23 起予以 PC 方案联合抗 PD-1 单抗治疗第 1 个周期，具体："紫杉醇 300mg+ 卡铂 400mg+ 抗 PD-1 抗体 240mg 1 次 /3 周"，过程顺利。2019-05-14 行原方案治疗第 2 个周期，2 个周期后评估部分缓解（PR）（2019-06-04 胸部 CT：考虑右侧肺门肺癌，肿瘤明显缩小）。2019-06-05 至 2019-08-13 行原方案治疗第 3~6 个周期，5 个周期后评估为 PR（2019-08-12 胸部 CT：右侧肺门肺癌复查，对照 2019-06-04 片缩小）。2019-09-09 行第 7 个周期抗 PD-1 抗体 240mg 维持治疗。

2. 相关症状变化　患者胸闷、气短好转，咳嗽消失。

3. 相关辅助检查

（1）2019-06-04 评估：胸部增强 CT 示，考虑右侧肺门肺癌，肿瘤明显缩小。

（2）2019-08-12 评估：胸部增强 CT 示，右肺癌复查，右下肺近肺门处局部支气管壁稍增厚伴小片絮状稍高密度影，对照 2019-06-04 片缩小，请结合临床。两肺肺气肿改变。两肺纤维灶。

（二）免疫治疗不良反应诊治过程

患者 2019-09-09 出院回家，3 周后出现明显乏力、食欲减退、头痛、精神淡漠，就诊于当地医院，完善检查后提示低钠低氯血症，头颅 MRI 无异常发现，肾上腺未发现占位，当地医院予以补液补钠等对症治疗后上述症状加重。2019-10-08 患者转至我科，体格检查示各项生命体征平稳，ECOG 评分为 3 分。完善检查，血生化示：钠 104mmol/L，氯 68mmol/L，卧位醛固酮、卧位肾素均正常，甲状腺功能、促肾上腺皮质激素均在正常范围内。血糖正常。皮质醇（8am）<1μg/dL，皮质醇（4pm）<1μg/dL。生殖激素：睾酮升高 1 017.68ng/dL。头颅 MRI：考虑两侧额叶皮质下少许散在缺血灶，两侧侧脑室轻度扩大，老年性改变。腹部 B 超未见异常。胸部 CT 示：右肺癌复查，对照前片大致相仿。头颅 MRI 无异常发现。同时请内分泌科会诊，结合患者既往使用抗 PD-1 抗体免疫治疗，考虑免疫治疗所致的中枢性肾上腺皮质功能不全，首先考虑垂体炎。患者肿瘤复查疾病稳定（SD），出现低钠低氯血症，CTCAE 3 级，ECOG 评分为 3 分，予以静脉营养支持、补钠等对症支持治疗。2019-10-09 起予以甲泼尼龙 1.5mg/（kg·d）治疗。2019-10-10 复查血生化，血钠、血氯明显上升：钠 126mmol/L，氯 88mmol/L。2019-10-14 再次复查血生化：钠 139mmol/L，氯 101mmol/L，患者食欲减退、乏力症状明显好转，头痛缓解，ECOG 评分为 1 分，遂调整激素为甲泼尼龙（美卓乐）4mg 2 次 /d，后暂停免疫治疗，定期门诊随访。

三、临床思维与决策

患者在第 7 个周期抗 PD-1 抗体单药治疗后，即免疫治疗后 6 个月出现严重的乏力食欲减退、头痛、精神淡漠及低钠血症，予以常规补液、补钠支持治疗后上述症状未见好转，血钠未见上升，反而加重，此时需要进行低钠血症的鉴别诊断。临床上出现低钠血症，一般需要考虑以下几点：低血容量、化疗药物相关性（如长春碱类、环磷酰胺、顺铂）、副瘤综合征、孤立性 ACTH 缺乏、甲状腺功能不全、肾上腺功能不全及垂体炎。患者因肺鳞癌接受抗 PD-1 单抗免疫治疗后出现非特异性的头痛、乏力、食欲减退，实验室检查提示低钠低氯血症，皮质醇低下，ACTH 正常，甲状腺功能正常，首先考虑免疫治疗相关的中枢性肾上腺皮质功能不全及垂体炎，CTCAE 3 级垂体炎。根据 2019 版 CSCO 免疫治疗相关毒性指南，一且出现伴有临床症状的垂体炎,在暂停免疫治疗的前提下,立即予以甲泼尼龙 1~2mg/(kg·d),并根据临床指征予以相应激素替代治疗。该患者在出现急性垂体炎症状时初始予以 1~2mg/(kg·d)糖皮质激素治疗,在急性症状缓解、血钠逐渐上升至正常后予以激素减量治疗。虽然垂体炎不是继续实施免疫治疗的禁忌证,但患者目前病情稳定,遂暂停抗 PD-1 单抗维持治疗,改为门诊定期复查。

四、经验与体会

本例患者在抗 PD-1 抗体治疗 6 个月后出现垂体炎,临床症状较重,伴有严重的低钠血症,在肿瘤稳定的情况下,予以糖皮质激素治疗后好转。回顾该病例,仍有一些问题需要探讨。

1. 本案例的病因是什么?

本患者在接受抗 PD-1 抗体治疗 6 个月后出现严重的乏力、食欲减退、头痛及低钠血症,结合相关检查,首先考虑免疫相关性垂体炎。糖皮质激素治疗有效,进一步证实了我们的临床诊断。

2. 本案例的临床决策是否得当?

在肿瘤稳定情况下,患者出现无法解释的头痛、乏力、食欲减退及低钠血症,我们积极完善甲状腺功能、皮质醇、ACTH、性激素及垂体 MRI 检查,并请内分泌科会诊,明确了免疫治疗相关垂体炎的诊断,并根据 CSCO 相关指南,立即予以糖皮质激素治疗,患者症状明显缓解,取得满意疗效。整个诊治过程规范迅速,快速改善了患者的病情。

3. 从本案例能获得哪些经验及教训?

严重的垂体炎会危及生命。临床上患者一旦出现极度虚弱、食欲减退、头痛等疑似垂体炎症状时,应尽快完成血生化、甲状腺功能、皮质醇节律及 ACTH、性激素检测及垂体 MRI 检查。本例患者在免疫治疗 6 个月时出现急性垂体炎的症状,于当地医院进行补液补钠对症治疗后病情加重,转至我院后才得以控制病情。因基层医院免疫治疗经验不足,从发病至明确诊断,耗时较长。这提醒大家,在提高基层医院相关疾病诊疗水平的同时,在免疫治疗开始就要对患者进行全面的免疫相关不良反应的教育学习,并且建立健全随访机制,保证患者出现病情变化时能够及时得到救治。

五、专家点评

回顾本案例,在疾病诊断、方案选择及药物相关不良反应处理上,基本都遵循了相关指南,且患者预后较好。但在治疗细节方面,仍有可以讨论学习的地方。

1. 本例患者,在免疫相关性垂体炎的治疗过程中,急性期使用甲泼尼龙 1.5mg/(kg·d)冲击治疗3d,症状好转之后调整激素为甲泼尼龙 4mg 2 次 /d 治疗。根据 ASCO 指南,对于 3~4 级免疫治疗相关性垂体炎患者,在泼尼松 1~2mg/(kg·d)或等剂量激素冲击治疗之后,泼尼松减量时间至少为 1~2 周。在替代治疗肾上腺皮质功能减退时,可予生理剂量的氢化可的松 15~30mg/d。所以本例患者在激素减量上可以适当放缓,且选择氢化可的松替代治疗更加合适。

2. 尽管 ASCO 指南指出垂体炎病史不是继续使用免疫检查点抑制剂的禁忌证,在稳定的激素替代治疗后还可以考虑继续免疫治疗。那么在实际临床中,对于该患者来讲,是继续门诊复查,还是重新开启免疫治疗? 如何选择合适的时机? 如何去权衡疗效与不良反应? 这些都是值得去探究和思考的问题。

六、述评

免疫相关性垂体炎的发生率和发生时间因免疫检查点抑制剂的不同而存在差异。总体来说,免疫联合治疗时垂体炎发生较早,发生率高于单药免疫治疗。抗 CTLA-4 治疗时,垂体炎的发生率高于抗 PD-1/PD-L1 治疗,且发生时间也较早,一般为 2~3 个月,后者为 4~5 个月。60 岁以上男性为好发人群,常表现为非特异性的头痛和乏力,偶伴视力受损。实验室检查可见多种腺垂体激素低下,垂体 MRI 可见垂体增大,垂体柄增厚、肿大或正常的垂体。临床上垂体炎的诊断相对困难,因此免疫治疗过程中若出现肾上腺功能不全、甲状腺功能低下及性腺功能低下有助于确定其诊断。一旦确诊为 2 级以上免疫治疗相关性垂体炎,需立即中断免疫治疗,并且开始激素替代疗法。伴有头痛和其他神经系统症状的患者,需采取大剂量糖皮质激素治疗［泼尼松 1~2mg/(kg·d)或等剂量激素］,至急性症状消失(1~2 周)。大多数患者在激素控制稳定后可以继续使用免疫治疗,但需要长期激素替代治疗。

案例 10　抗 PD-1 抗体治疗肺癌致免疫相关性垂体炎

陈诗雪　韩　啸　李晓燕

中国人民解放军总医院

【摘要】1 例 52 岁男性患者,因确诊右肺腺癌给予抗 PD-1 抗体联合培美曲塞＋顺铂方案治疗 4 个周期,抗 PD-1 抗体免疫维持 9 个周期后,患者出现乏力、食欲减退、头痛及视物模糊,进行性加重。完善激素检测示 4am 和 8am 血清皮质醇、促肾上腺皮质激素及血清游离 T_4 水平下降,颅脑 MRI 提示垂体弥漫性肿大,考虑为免疫相关性垂体炎,予口服糖皮质激素治疗,1d 后患者体力、精神状态明显好转。

一、病例简介

1. 主诉及现病史　患者,男性,52 岁。因"咳嗽 1 个月余,确诊右肺腺癌 2 周"至我院就诊。患者 2019-06-03 因"反复咳嗽 1 个月,肺占位"在福建省某医院行 PET-CT 检查示:右肺下叶近肺门处占位,FDG 代谢增高,考虑为中央型肺癌伴右下肺阻塞性肺炎;纵隔多发淋巴结肿大,考虑淋巴结转移。气管镜下穿刺活检病理示:腺癌。患者遂收治入院。

2. 既往史　否认肝炎、结核等传染疾病史,否认高血压、心脏病、糖尿病、脑血管疾病、精神病病史。否认食物、药物过敏史。否认器官移植病史,否认既往抗肿瘤免疫治疗史。

3. 体格检查　一般情况良好,ECOG 评分为 0 分,未见明显消瘦,疼痛评分为 0 分,神志清楚,精神可,颈软、无抵抗,指鼻、双手轮替试验、闭目难立征阴性。双侧瞳孔等大等圆,对光反射灵敏,外耳郭及鼻部未见明显畸形,听力及嗅觉可,咽未见红肿,未见扁桃体肿大。全身未触及明显淋巴结肿大。胸廓未见畸形,心律齐,心脏各听诊区未闻及病理性杂音。双肺呼吸音清,未闻及干湿啰音。腹软,未及明显压痛及反跳痛,肝脾肋下未及,肠鸣音 3~4 次/min,双下肢无水肿,四肢肌力 5 级,四肢浅感觉、深感觉正常,双侧巴宾斯基征阴性。

4. 辅助检查

(1)胸部 CT 平扫＋增强(2019-07-03,本院):考虑为右侧肺门中心型肺癌伴纵隔淋巴结肿大;右肺上叶前段囊性磨玻璃结节,请结合临床除外囊性肺癌。

(2)肿瘤指标(2019-06-28,本院):癌胚抗原 8.9μg/L,CA125 47.3μ/mL,CYFRA21-1 4.21ng/mL。

(3)其他:血常规、血生化、尿常规、大便常规、凝血功能、术前免疫均在正常范围。

5. 诊断分期及分子病理特征

(1)右肺腺癌(cT2bN3M0,ⅣB 期),纵隔、肺门淋巴结转移。

(2)基因检测(2019-06-20)示:*Kras q61* 及 *TP53 R273C* 突变,TMB 6.03Muts/Mb,PD-L1 阳性,TPS 90%。

二、治疗过程

(一) 抗肿瘤免疫治疗过程

1. 免疫治疗　患者分别自 2019-07-02 至 2019-09-11 行 1~4 个周期治疗,具体用药为:注射用培美曲塞二钠＋顺铂(冻干型)＋抗 PD-1 抗体,过程顺利。2、4 个周期后疗效评价均为部分缓解(PR)。2019-10-05 至 2020-01-21 于我院行第 1~5 个周期免疫维持治疗。于 2020-02-12、2020-03-05、2020-04-26、2020-05-16 就诊于当地医院行第 6~9 个周期抗 PD-1 抗体免疫维持治疗,期间每 2 个周期疗效评价均为持续 PR。

2. 相关体征变化　体征无明显变化,同前。

3. 相关辅助检查

2019-06-29 基线评估(图 2-4-15A):右肺门中心型肺癌伴纵隔多发淋巴结转移。

2019-08-18 至 2020-05-20 评估(图 2-4-15B):右肺门肿瘤、纵隔多发淋巴结缩小。疗效评估为 PR。

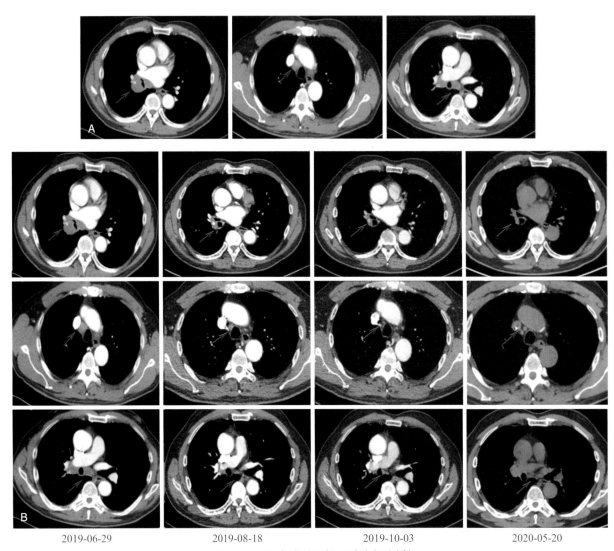

| 2019-06-29 | 2019-08-18 | 2019-10-03 | 2020-05-20 |

图 2-4-15 CT 复查结果提示肿瘤部分缓解

(二)免疫治疗不良反应诊治过程

2020-05-20(第 9 个周期免疫维持治疗 d5)出现全身乏力、食欲减退、头痛、视力模糊,CTCAE 2 级。患者活动减少、需卧床休息,食欲减退,食量仅为平素 1/3,需口服补充营养,持续性头痛,尤以双侧前额、后眼窝为重,双眼视力下降、视物模糊。患者遂就诊于我院,查血示:血清皮质醇(8:00am)<25.7nmol/L(参考值:198.7~797.5nmol/L),血浆促肾上腺皮质激素(8:00am)<1.1pmol/L(参考值:2.2~17.6pmol/L),血清皮质醇(4:00pm)<25.7nmol/L(参考值:85.3~459.6nmol/L),血浆促肾上腺皮质激素(4:00pm)<1.1pmol/L(参考值:1.1~8.8pmol/L),血清游离 T_4 9.8pmol/L(参考值:10.42~24.3pmol/L),余甲状腺功能六项、性腺六项、血清生长激素、胰岛素样生长因子无明显异常,血常规、血生化、凝血功能、大小便常规无特殊。垂体磁共振平扫 + 动态增强示:①鞍区占位,垂体瘤可能性大;②鞍内散在缺血灶(图 2-4-16)。结合患者症状、免疫药物治疗病史、血清皮质醇及促肾上腺皮质激素均降低,以及颅脑 MRI 垂体弥散性肿大征象,首先考虑患者为免疫相关性垂体炎。遂暂停抗 PD-1 抗体免疫治疗,给予醋酸泼尼松龙 5mg 1 次 /d 激素替代治疗。激素治疗 1d 后患者乏力、食欲减退、视力模糊明显好转,头痛消失。至此,患者全身乏力、食欲减退、头痛、视力模糊,首先考虑免疫相关性垂体炎 2 级。

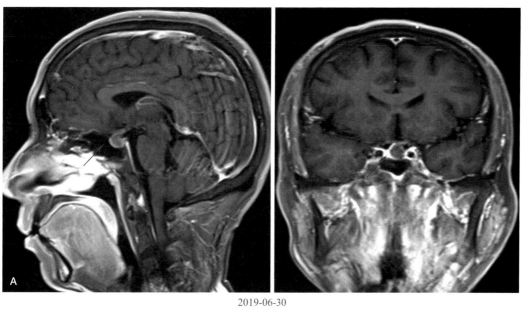

2019-06-30

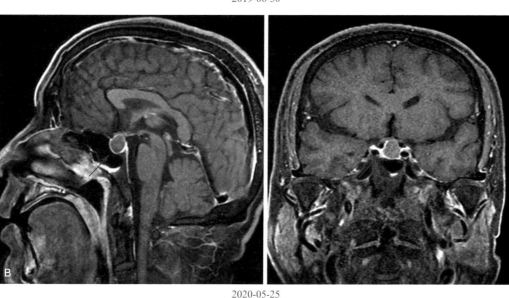

2020-05-25

图2-4-16　颅脑MRI提示垂体肿大

A. 2019-06-30颅脑MRI：脑内少许小缺血灶，未见明确转移征象；B. 2020-05-25复查颅脑MRI：
垂体较前增大，呈弥散性肿大，未见明确转移病灶。

三、临床思维与决策

本例患者在近1年的免疫治疗后出现乏力、食欲减退、头痛、视力模糊的症状，由于出现神经症状，首先应考虑是否存在脑部转移还是药物不良反应。而内分泌疾病是最常见的irAEs，包括了甲状腺功能异常、垂体炎、胰岛素缺乏性糖尿病、原发性肾上腺功能不全。由于患者发生症状时已停止化疗近半年，仅持续使用免疫药物治疗，同时这些症状是免疫治疗常见的不良反应，因此首先应考虑irAEs可能性大。鉴于患者症状的表现，以及内分泌疾病是免疫治疗中常见的irAEs，血清激素测定在诊疗过程中有极大的价值。

本例患者在第9个周期免疫维持治疗第五天出现全身乏力、食欲减退、头痛、视力模糊，此时，临床鉴别诊断的重点是出现这些非特异性症状的原因，是患者本身疾病进展所致还是药物不良反应引起，病因决定着后续完全不同的治疗决策。而且这些症状严重影响患者生活质量，患者明显乏力致活动受限、食欲减退并有头痛和视力受损，需要在寻找病因的同时尽快控制患者症状。因此，面对这些非特异性症状,在完善颅脑 MRI 的同时检测患者血清各种激素水平,颅脑 MRI 提示垂体弥散性肿大,激素检测提示皮质醇、ACTH 及 T$_4$ 均降低,结果支持免疫相关性垂体炎,CTCAE 2 级垂体炎,需要进行相应激素的替代治疗。免疫相关性垂体炎是 ICPis 治疗常见的内分泌不良反应疾病之一,有 meta 分析显示免疫相关性垂体炎发生率在伊匹木单抗(ipilimumab)联合纳武利尤单抗时最高达 6.4%,在抗 CTLA-4、PD-1、PD-L1 抗体治疗中分别为 3.2%、0.4% 以及 <0.1%。其症状具有非特异性,主要表现为头痛、乏力、视力受损和低钠血症。可引起中枢性腺垂体及神经垂体功能不全,致甲状腺、性腺、肾上腺功能减退及生长激素、胰岛素等激素分泌不足。影像学典型表现为轻至中度弥散性垂体增大,其治疗包括支持治疗和缺乏激素的替代治疗。ICPis 引起的中枢性甲状腺功能减退和性腺功能低下性腺功能减退大多是暂时性的,这些荷尔蒙轴的垂体功能会自然恢复。但 ICPis 相关的中枢肾上腺皮质功能不全在大部分病例中是永久性的。本例患者在给予醋酸泼尼松龙 5mg 1 次 /d 激素替代治疗后 1d,其乏力、食欲减退、视力模糊明显好转,头痛消失。患者目前暂停免疫治疗,并继续皮质醇激素替代治疗,1 周后复查皮质醇激素仍处于低水平:血清皮质醇(8:00am)20.4nmol/L(参考值:198.7~797.5nmol/L),血清皮质醇(4:00pm)54.1nmol/L(参考值:85.3~459.6nmol/L),甲状腺激素 T$_4$ 恢复正常(图 2-4-17)。

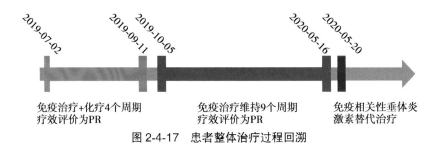

图 2-4-17　患者整体治疗过程回溯

四、经验与体会

激素内分泌失调不仅会影响患者生活质量,严重者会因此出现肾上腺危险等急症而有生命危险。因此,出现症状应及时进行血液激素水平分析和人脑磁共振成像,影像学对于排除继发性脑膜或实质性病变非常重要。垂体炎不但影响肿瘤的治疗,而且需要长期服用激素,影响免疫治疗的效果。因此尽早识别、诊断和治疗尤为重要,对免疫治疗患者的教育以及多学科团队诊疗可改善免疫相关性垂体炎的诊断及治疗。

本例患者诊疗过程中,需要关注以下问题:

1. 本案例的病因是什么?

本案例诊治过程中,从患者症状、血液激素测定、颅脑 MRI 及治疗效果来看,免疫相关性垂体炎的诊断较为明确。

2. 本案例的临床决策是否得当?

在患者出现相关症状时,能及时完善血液多种激素测定及颅脑 MRI,对病情快速准确地进行判断,对免疫相关性垂体炎进行了及时诊断,并根据相关指南及患者具体情况提供治疗并获得了满意的治疗效果。虽然病理是诊断免疫相关性垂体炎的金标准,但由于穿刺风险及患者选择等原因,目前临床上免疫相关性垂体炎大多为临床诊断,进行穿刺活检病理诊断的十分罕见。

3. 从本案例能获得哪些经验及教训?

免疫治疗不良反应发生率低,但对使用免疫治疗或有免疫治疗史的患者应警惕 irAEs 的反生,重视患者的症状及体征变化。在处理 irAEs 的过程中,应该重视多学科联合诊治,以提高 irAEs 的诊断和治疗水平。

五、专家点评

就目前诊疗过程,应当从以下方面进一步思考:

1. 本案例中,患者否认自身免疫相关疾病病史,基线时未进行自身免疫性抗体和血清激素水平检测。因此,无法得知是与免疫治疗相关还是患者既往有较为隐匿的自身免疫性疾病?

2. 发生 irAEs 肿瘤患者,多涉及激素甚至免疫抑制剂治疗,使机体处于免疫抑制状态,易并发感染,同时影响免疫治疗的效果。这种情况下,如何权衡患者的风险及获益,以及何时重启抗肿瘤免疫治疗,是个充满挑战的课题。

六、述评

免疫相关性垂体炎和甲状腺功能障碍是较常见的 irAEs,胰岛素缺乏不全性糖尿病和原发性肾上腺功能不全也有可能发生。这些内分泌疾病如果没有得到及时诊治,严重者可能会有生命危险。因此,需要对进行免疫治疗的患者及家属进行 ICPis 相关内分泌疾病的体征和症状教育。虽然许多免疫相关内分泌疾病所导致的激素缺乏症是不可逆性永久存在的,但激素替代治疗在绝大多数情况下都是有效的。多学科团队之间的沟通和协作可以为发生 irAEs 的患者提供最优管理和最佳结局。

案例 11　抗 PD-1 抗体治疗肺癌致甲状腺功能减退

王　炜　梁文华　钟　然　黎才琛
广州医科大学附属第一医院

【摘要】1 例 70 岁男性患者,2014 年 12 月确诊左上肺鳞癌,先予"白蛋白紫杉醇 + 卡铂"化疗 2 个疗程,"吉西他滨 + 卡铂"化疗 1 个疗程,抗 PD-1 抗体免疫治疗 2 次,后行左上肺尖后段切除 + 部分背段切除 + 左侧第 3~6 后肋切除 + 术中放疗术。术后继续予抗 PD-1 抗体免疫治疗 2 次,吉西他滨化疗 2 个疗程,2015 年 6 月复查胸部 CT 考虑为左侧胸壁转移,转院拟放疗。患者放疗期间,有咳嗽、咳痰,后出现嗜睡状态,考虑为重症肺炎,转 ICU 诊治,血清学检查提示甲状腺功能减退症(甲减),考虑为免疫相关性甲减,停止免疫治疗,予左甲状腺素钠片治疗 1 个月。ICU 住院 1 个月期间,行自体细胞免疫疗法 3d、左侧胸膜转移瘤冷冻术,同时积极处理肺炎等,患者情况好转,嘱其出现不适要随诊,定期复查。

一、病例简介

1. 主诉及现病史　患者,男性,70 岁。因"确诊左上肺鳞癌 6 个月余,咳嗽、咳痰 4d,加重伴意识障碍 1d"入院。患者 2014-12-06 因"咳嗽 6 个月",行胸部 CT,提示左上肺不规则软组织肿块,约 89mm×56mm;纤维支气管镜肺活检(2014-12-09)提示肺低分化鳞癌。术前予白蛋白紫杉醇 + 卡铂化疗 2 个疗程,吉西他滨 + 卡铂化疗 2 个疗程,抗 PD-1 抗体免疫治疗 2 次(2015-01-29 及 2015-02-27)。2015-03-23 行左上肺尖后段切除 + 部分背段切除 + 左侧第 3~6 后肋切除 + 术中放疗术。术后继续予抗 PD-1 抗体免疫治疗 2 次(末次使用日期为 2015-06-12),吉西他滨化疗 2 个疗程(末次使用日期为 2015-05-22)。2015-06-09 复查胸部 CT 后考虑为左侧胸壁转移,2015-06-17 转海印院区放疗科拟放疗,入院时患者有活动后气促,伴胸闷、胸痛,偶有咳嗽、咳痰,2015-06-19 患者咳嗽、咳痰增多,为黄色脓痰,尚能咳出,考虑患肺炎的可能性大。2015-06-21 患者出现嗜睡状态,SpO$_2$ 84%,听诊肺部可闻及大量痰鸣音,予抗感染、抗炎、平喘及纠正电解质紊乱,SpO$_2$ 恢复至 98%~99%。2015-06-22 患者出现尿失禁,神志由嗜睡转昏迷,考虑到病情加重,并应家属要求转我院 ICU 进一步诊治。

2. 既往史　3 年前诊断为高血压,最高血压 180/80mmHg,近期口服缬沙坦(代文),血压控制不详。有银屑病 2 个月。否认糖尿病、冠心病病史。个人史、家族史无特殊。有磺胺类药物过敏史,有长期吸烟史约 50 年,20 支 /d,戒烟 1 年余。

3. 体格检查　体温 36.6℃,脉搏 102 次 /min,呼吸 16 次 /min,血压 93/50mmHg,SpO$_2$ 96%(面罩吸氧)。发育正常,营养中等,昏迷状,呼之不应,皮肤黏膜无黄染,全身浅表淋巴结未触及。颜面水肿,头颅五官无畸形,双侧瞳孔等圆不等大,左侧瞳孔 2mm,右侧瞳孔 3.5mm,对光反射迟钝,球结膜水肿。颈无抵抗,气管居中,甲状腺无肿大。双侧胸廓对称,双肺呼吸音粗,可闻及湿啰音及痰鸣音。心界不大,心率 102 次/min,心律齐,未闻及病理性杂音。腹平软,无明显异常。病理征阴性。

4. 辅助检查

(1)胸部 CT 检查(2015-06-16):左上肺癌切除术后,左剩余肺部分实变不张较前改善,左剩余肺上份小叶间隔增厚,左侧胸腔积气积液较前减少,左侧第 4~7 肋局部缺如,周围胸壁软组织肿胀较前进展,左侧胸壁转移,左侧第 3 肋骨骨折(病理性)？请结合临床。

(2)肺肿瘤五项(2015-06-18):神经元特异性烯醇化酶 19.61ng/mL(↑),癌胚抗原 4.15ng/mL,糖类抗原 125 11.38U/mL,糖类抗原 153 29.82U/mL(↑),非小 C 肺癌相关抗原 5.25ng/mL(↑)。

(3)血常规(2015-06-21)当天查血白细胞 12.64×10⁹/L,中性粒细胞比率 89.5%,二氧化碳 17.6mmol/L,钠 116.4mmol/L,氯 89mmol/L。

5. 诊断分期及分子病理特征

(1)左上肺鳞癌并肺门淋巴结转移,左侧胸壁转移(cT4N2M1 Ⅳ期)。

(2)分子病理特征:(左上叶)送检肺组织间质广泛纤维化,其中可见少许癌细胞排列呈不规则巢团状及小条索状结构,核圆形、椭圆形,异型性明显,免疫组化:P40(+)、P63(+)、CK5/6(+)、NapsinA(−)、TTF1(−),组织改变为肺低分化鳞状细胞癌。

二、治疗过程

(一)抗肿瘤免疫治疗过程

患者,男性,70 岁。2014-12-08 于我院诊断为肺鳞癌,经评估建议手术。术前排除禁忌,行化疗、免疫治疗。根据患者病情,更改抗肿瘤方案,具体如下:

2014-12-16 及 2015-01-06 行白蛋白紫杉醇 400mg+ 卡铂 500mg 化疗;2015-01-29 行抗 PD-1 抗体 150mg 免疫治疗。

2015-02-07 吉西他滨 1 800mg+ 卡铂 450mg 化疗;2015-02-27 抗 PD-1 抗体 100mg 免疫治疗。

2015-03-23 行左上肺尖后段切除 + 部分背段切除 + 左侧第 3~6 后肋切除 + 术中放疗术;术后于 2015-04-15、2015-06-12 给予抗 PD-1 抗体 150mg 免疫治疗。同时 2015-04-27 至 2015-05-22 行吉西他滨 1.6g 化疗 3 个疗程。

2015-06-17 转放疗科拟行左侧胸壁转移肿瘤放疗,但患者入院后出现咳嗽、咳痰,2015-06-22 出现嗜睡症状。

(二)免疫不良反应治疗过程

1. 第一阶段:ICU 住院期间(2015-06-22 至 2015-07-27)。

2015-06-09 复查胸部 CT 考虑左侧胸壁转移,2015-06-12 行抗 PD-1 抗体治疗。2015-06-17 转海印院区放疗科拟行放疗,入院时患者有活动后气促,伴胸闷、胸痛,偶有咳嗽、咳痰。

2015-06-19 患者咳嗽、咳痰增多,为黄色脓痰,尚能咳出,查白细胞:7.13×10⁹/L,中性粒细胞比率:77%,血红蛋白:88g/L,血小板:334×10⁹/L,降钙素原检测:<0.05ng/mL,二氧化碳:17.4mmol/L,钠:110.3mmol/L,氯:80.4mmol/L;2015-06-17 PET-CT:左剩余肺部分实变、不张,拟诊左剩余肺少许炎症,不除外癌性淋巴管炎形成。

2015-06-21 中午患者出现胡言乱语,持续数分钟后自行缓解,下午患者诉痰多、难咳出,予化痰、加强吸痰,23:50 患者呈嗜睡状态,SpO₂ 84%,听诊肺部可闻及大量痰鸣音,予亚胺培南西司他丁钠抗感染,予甲泼尼龙琥珀酸钠抗炎,予多索茶碱平喘及纠正电解质紊乱,SpO₂ 恢复至 98%~99%。2015-06-22 02:00 患者出现尿失禁,上午复查血气分析:pH(测定)7.284,二氧化碳分压(测定)38.5mmHg,氧分压(测定)135.8mmHg,标准碳酸氢根浓度 18.0mmol/L,钾 4.14mmol/L,钠 126.5mmol/L,氯 96.8mmol/L,二氧化碳 18.0mmol/L,钙 1.844mmol/L。2015-06-22 12:00 患者神志由嗜睡转昏迷,并出现双侧瞳孔不等大,左侧瞳孔 3mm,右侧瞳孔 5mm,对光反射迟钝,考虑到病情加重,并应家属要求转我院 ICU 进一步诊治。

结合患者(2015-06-24)游离三碘甲状腺素 1.67pmol/L(↓),血清游离甲状腺素 0.02pmol/L(↓),促甲状腺激素 26.18μIU/mL(↑),三碘甲状腺原氨酸 0.27nmol/L(↓),甲状腺激素 5.22nmol/L(↓),患者诊断为:①重症肺炎;②Ⅰ型呼吸衰竭;③慢性阻塞性肺病;④左上肺鳞癌(T4N2M0 ⅢA 期)术后、化疗后;⑤高血压 2 级高危组;⑥甲状腺功能减退症;⑦银屑病。

患者 ICU 住院期间出现多系统症状,具体情况及处理如图 2-4-18 及表 2-4-8。

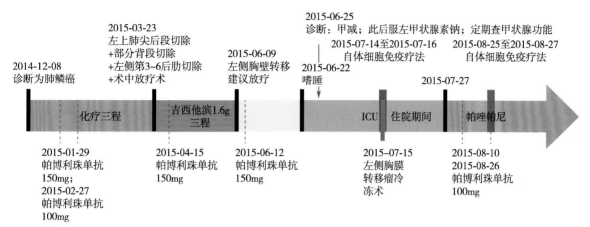

图 2-4-18 患者整体治疗过程回溯

表 2-4-8 患者 ICU 期间多系统相关症状及临床治疗

系统	患者情况及对应处理
呼吸系统	2015-06-22 入院时发热,38.2℃,气道内吸出少许黄白黏痰,有喘息发作,后痰培养见光滑念珠菌、近平滑念珠菌、嗜麦芽窄食单胞菌,先后予哌拉西林钠他唑巴坦钠(特治星)、头孢哌酮钠 + 舒巴坦钠(舒普深)、氟康唑(大扶康)、伏立康唑(威凡)等 2015-07-02 肺部感染加重,更换美罗培南(美平)抗感染 2015-07-13 起患者无发热,痰培养仍然为嗜麦芽窄食单胞菌,根据药敏感结果,予头孢哌酮钠舒巴坦钠 3g q8h 治疗,停用美罗培南 2015-06-25 患者喘息,予甲泼尼龙琥珀酸钠 40mg 静脉注射及雾化解痉平喘,患者喘息好转;患者病情逐步好转,呼吸机下调为 PSV 模式 2015-07-23 拔除气管插管,予持续双水平正压通气(bi-level positive airway pressure,BiPAP)[FiO2 35%,吸气压力(inspiratory pressure,IPAP)10cmH2O,呼气压力(expiratory pressure,EPAP)4cmH2O],患者无不适,配合良好 目前抗感染方案:注射用头孢哌酮钠舒巴坦钠 3g q8h + 伏立康唑 200mg q12h
内分泌系统	2015-06-24 甲状腺功能五项检查提示甲减,内分泌会诊后,予左甲状腺素钠 50μg 1 次 /d 替代治疗 1 个月。反复低钾、低钠,每次给予补钾、补钠治疗
消化系统	2015-06-22 入院后无大便,腹胀,无恶心、呕吐,腹部 X 线片提示肠淤张,予灌肠,开塞露纳肛,乳果糖口服溶液通便;ICU 住院期间间断灌肠,柏西 10mL tid、开塞露 q4h 纳肛,腹胀好转
血液系统	血小板逐渐下降,血红蛋白下降,2015-06-30 行骨髓穿刺检查,结果回报骨髓增生稍低,未见异常细胞。予多次输红细胞及巨噬细胞和粒细胞治疗
皮肤方面	2015-07-05 腹部、背部散在红色皮疹。皮肤科会诊后考虑为银屑病,予富马酸酮替芬、氯雷他定、尿素乳膏、红霉素软膏等治疗后皮疹较前消退。2015-07-17 腹部、背部散在红色皮疹增多。予甲泼尼龙 20mg 1 次 /d、雷公藤 20mg tid 治疗。2015-07-25 散在红色皮疹较前消退
肿瘤方面	2015-07-14 起予 CIK 治疗 3d,过程顺利;2015-07-15 于床边行 B 超引导下左侧胸膜转移瘤冷冻术,过程顺利

2. 第二阶段　转出 ICU 后。

（1）2015-07-27，患者拔除气管插管后，予持续 BiPAP，无特殊不适，生命征平稳，精神可，双肺可闻及少量吸气相湿啰音较前减少，转回普通病房治疗。继续予左甲状腺激素钠片 50μg 1 次 /d 替代治疗；余症状继续予对症支持治疗，定期复查。

（2）2015-07-28，患者诉有左侧胸部疼痛，偶有咳嗽、咳白色黏液痰，有气促。离子四项：钠 131.0mmol/L（↓）；甲状腺功能五项：游离三碘甲状腺素 2.27pmol/L（↓），血清游离甲状腺素 4.27pmol/L，三碘甲状腺原氨酸 0.40nmol/L，甲状腺激素 25.76nmol/L（↓），促甲状腺激素 31.50μIU/mL。内分泌科会诊后，患者已使用左甲状腺素钠片 1 个月余，考虑为免疫相关性甲减，建议左甲状腺素钠片 150mg/d。2015-08-03 甲状腺 B 超示：甲状腺回声低、分布不均匀，考虑为弥漫性病变。患者服左甲状腺素钠片，定期随访。

三、临床思维与决策

（一）第一阶段：ICU 住院期间

本例患者为老年男性，慢性病程，有左肺癌病史，曾行化疗、免疫治疗，期间有骨髓抑制。本次拟行放疗期间出现咳嗽、咳痰、意识障碍，肺部可闻及干湿啰音，血白细胞、PCT 升高。转入 ICU 后面临的首要问题是，如何进一步明确诊断，为何患者突然出现意识障碍。

入院 2015-06-22 当天，考虑患者的意识障碍与电解质紊乱有关，根据病原学结果更换抗生素治疗。2015-06-24 查患者甲状腺功能五项，提示存在甲状腺功能减退，考虑与免疫治疗有关。患者的神志改变、内环境紊乱，考虑与甲减有关。根据患者情况，予补充左甲状腺素钠 25μg 1 次 /d 治疗。同时定期检测甲状腺功能指标，适时调整左甲状腺素钠片剂量，乏力、嗜睡等症状逐步改善。根据病原学结果，予相应抗生素治疗肺炎。

据报道，甲减的临床表现非常多样，具体取决于发病年龄及甲状腺激素缺乏的持续时间和严重程度。甲状腺激素缺乏的常见症状包括乏力、畏寒、体重增加、便秘等。患者可能有多种代谢异常，包括高胆固醇血症、大细胞性贫血、肌酸激酶升高和低钠血症。故本案例患者的低钠血症、便秘、嗜睡可能与甲减有关。患者肺炎病程迁延可能与甲减导致的呼吸肌乏力有关。

需指出，患者进入 ICU 的前 4d，痰培养结果为阴性。此后患者痰培养才出现光滑念珠菌、近平滑念珠菌、嗜麦芽窄食单胞菌。结合患者肿瘤免疫治疗及免疫性甲减病史，ICU 住院患者是细菌、真菌、病毒感染的高危人群，故重症肺炎、ICU 住院期间出现的感染性肺炎诊断明确，免疫性肺炎尚不能排除。

在 ICU 住院期间，考虑到肿瘤病情进展，且患者未行原定的放疗方案，故予自体细胞免疫疗法、左侧胸膜转移瘤冷冻术。而针对患者在 ICU 住院期间出现的症状，及时给予对症处理，最终取得良好效果，患者由 ICU 转入普通病房。

（二）第二阶段：转出 ICU 后

本案例患者在使用左甲状素钠的情况下，仍出现甲状腺功能五项指标异常，考虑到患者的甲状腺功能异常无法恢复，请内分泌专科医生参与患者的诊治和随访，及时调整甲状腺素的用量，定期监测甲状腺功能。

而在免疫治疗相关不良反应的治疗方案选择上，目前指南 / 共识中描述的内分泌系统毒性包括甲状腺、肾上腺、垂体和胰腺等炎症以及胰腺受累引发的高血糖。均未推荐类固醇激素的使用，4 级毒性均未涉及停药，激素替代和对症处理恢复 I 度后均可以再次挑战 ICIs 治疗。目前认为部分患者甲状腺功能有可能恢复。对于内分泌系统的这些损伤，目前指南 / 共识仅建议补充相应的激素。由于患者多线方案治疗后仍出现病情进展，与患者和家属充分沟通后，继续抗 PD-1 抗体治疗，口服帕唑帕尼，结合 CIK 治疗。密切关注患者治疗期间的反应，定期随诊。

四、经验与体会

PD-1 受体抑制剂所特有的不良反应即免疫相关不良反应（irAEs），虽然总体发生率比较低，但如果临床缺乏足够的认识,可延误诊治,影响患者预后。

1. 本案例的病因是什么?

目前研究认为,肿瘤免疫治疗可以增加免疫系统活性,但是免疫抑制剂除作用于肿瘤细胞之外,也会潜在地对健康组织起毒性作用,因此会引起各系统的 irAEs。引起甲状腺功能减退的原因可能是多个因素影响的结果,有待进一步探讨。

2. 本案例的临床决策是否得当?

及早发现患者出现甲减症状,并补充相应激素,该患者有可能避免出现突发意识障碍,导致诊断延误,造成甲状腺功能不可挽回的损伤。这也提示,应该在使用免疫治疗中,警惕肿瘤免疫治疗的内分泌系统不良反应。

3. 从本案例能获得哪些经验及教训?

医务人员在临床工作中,在每次行免疫治疗前,应充分评估患者的甲状腺功能,注意其潜在内分泌不良反应风险,尤其伴有甲状腺功能异常的患者,若出现甲状腺激素水平异常时,给予对症治疗,最大限度降低药物性损害,避免延误病情,给患者造成不可挽救损失。

五、专家点评

免疫相关性内分泌功能异常的发病机制、不良反应发生的预测因素还有待更多的临床研究进一步证实,纵观本案例,应当从以下方面进一步思考:

1. 抗 PD-1 抗体致甲状腺功能减退症的临床特点、危险因素及诊治方案。

2. 如何能够及早发现免疫治疗导致的内分泌功能异常?免疫治疗前以及免疫治疗期间,除查甲状腺功能五项外,还需要进行监测哪些内分泌指标?是否需要在每次使用检查点抑制剂前都应进行?

3. 是否重启免疫治疗后,免疫相关不良反应会复现?是否逐渐加重?

这些问题都尚待解答。同时也警示,在处理 irAEs 的过程中,多学科联合诊治的重要性。

六、述评

内分泌疾病包括甲状腺功能紊乱、自身免疫性糖尿病和垂体炎等,已成为较常见的免疫相关不良反应之一。这些内分泌系统不良反应若不能及时发现和治疗,会影响患者治疗甚至危及生命,故每次使用免疫治疗前应对患者做好充分的基线评估,治疗期间监测内分泌功能,警惕肿瘤免疫治疗的内分泌系统不良反应。而对于已经发生的 ICIs 诱发的内分泌功能异常,临床医生和患者需要了解的是:多数内分泌功能异常无法恢复,需要多学科协作制订个体化治疗方案,并且患者应该接受长期随访。

参考文献

[1] CHANG LS, BARROSO-SOUSA R, TOLANEY SM, et al. Endocrine toxicity of cancer immunotherapy targeting immune checkpoints [J]. Endocr Rev, 2019, 40 (1): 17-65.

[2] KAHLER KC, HASSEL JC, HEINZERLING L, et al. Side effect management during immune checkpoint blockade using CTLA-4 and PD-1 antibodies for metastatic melanoma-an update [J]. J Dtsch Dermatol Ges, 2020, 18 (6): 582-609.

[3] BOURCIER S, COUTROT M, KIMMOUN A, et al. Thyroid Storm in the ICU: A retrospective multicenter Study [J]. Crit Care Med, 2020, 48 (1): 83-90.

[4] ISOZAKI O, SATOH T, WAKINO S, et al. Treatment and management of thyroid storm: analysis of the nationwide surveys: The taskforce committee of the Japan Thyroid Association and Japan Endocrine Society for the establishment of diagnostic criteria and nationwide surveys for thyroid storm [J]. Clin Endocrinol (Oxf), 2016, 84 (6): 912-918.

[5] HIGHAM CE, OLSSON-BROWN A, CARROLL P, et al. SOCIETY FOR ENDOCRINOLOGY ENDOCRINE EMERGENCY GUIDANCE: Acute management of the endocrine complications of checkpoint inhibitor therapy [J]. Endocr

Connect, 2018, 7 (7): G1-G7.

［6］ LAHLOU N, RAVEROT V. Expert opinions on endocrine toxicity induced by new anticancer therapies: Precautions to be taken in performing and interpreting hormonal assays under immunotherapy [J]. Ann Endocrinol (Paris), 2018, 79 (5): 550-554.

［7］ BRAHMER JR, LACCHETTI C, SCHNEIDER BJ, et al. Management of immune-related adverse events in patients treated with immune checkpoint inhibitor therapy: American Society of Clinical Oncology Clinical Practice Guideline [J]. J Clin Oncol, 2018, 36 (17): 1714-1768.

［8］ CHAMBERLAIN JJ, RHINEHART AS, SHAEFER CF JR, et al. Diagnosis and management of diabetes: synopsis of the 2016 American diabetes association standards of medical care in diabetes [J]. Ann Intern Med, 2016, 164 (8): 542-552.

［9］ BARROSO-SOUSA R, BARRY WT, GARRIDO-CASTRO AC, et al. Incidence of endocrine dysfunction following the use of different immune checkpoint inhibitor regimens: a systematic review and meta-analysis [J]. JAMA Oncol, 2018, 4 (2): 173-182.

［10］ KHAN U, RIZVI H, SANO D, et al. Nivolumab induced myxedema crisis [J]. J Immunother Cancer, 2017, 5: 13.

［11］ MORGANSTEIN DL, LAI Z, SPAIN L, et al. Thyroid abnormalities following the use of cytotoxic T-lymphocyte antigen-4 and programmed death receptor protein-1 inhibitors in the treatment of melanoma [J]. Clin Endocrinol, 2017, 86 (4): 614-620.

［12］ TANAKA R, FUJISAWA Y, MARUYAMA H, et al. Nivolumab-induced thyroid dysfunction [J]. Jap J Clin Oncol, 2016, 46 (6): 575-579.

［13］ ARIMA H, IWAMA S, INABA H, et al. Management of immune-related adverse events in endocrine organs induced by immune checkpoint inhibitors: clinical guidelines of the Japan Endocrine Society [J]. Endocr J, 2019, 66 (7): 581-586.

［14］ DEL RIVERO J, CORDES LM, KLUBO-GWIEZDZINSKA J, et al. Endocrine-related adverse events related to immune checkpoint inhibitors: proposed algorithms for management [J]. Oncologist, 2020, 25 (4): 290-300.

［15］ KURIMOTO C, INABA H, ARIYASU H, et al. Predictive and sensitive biomarkers for thyroid dysfunctions during treatment with immune-checkpoint inhibitors [J]. Cancer Science, 2020, 111 (5): 1468-1477.

［16］ MARIN-ACEVEDO JA, CHIRILA RM, DRONCA RS. Immune checkpoint inhibitor toxicities [J]. Mayo Clin Proc, 2019, 94 (7): 1321-1329.

［17］ SZNOL M, POSTOW MA, DAVIES MJ, et al. Endocrine-related adverse events associated with immune checkpoint blockade and expert insights on their management [J]. Cancer Treat Rev, 2017, 58: 70-76.

［18］ OGAWARA D, SODA H, IKEHARA S, et al. Nivolumab infusion reaction manifesting as plantar erythema and pulmonary infiltrate in a lung cancer patient [J]. Thorac Cancer, 2017, 8 (6): 706-709.

［19］ SCARPACE SL. Metastatic squamous cell non-small-cell lung cancer (NSCLC): disrupting the drug treatment paradigm with immunotherapies [J]. Drugs in Context, 2015, 4: 1-7.

［20］ HAANEN JABG, CARBONNEL F, ROBERT C, et al. Management of toxicities from immunotherapy: ESMO Clinical Practice Guidelines for diagnosis, treatment and follow-up [J]. Ann Oncol, 2017, 28 (suppl 4): iv119-iv142.

［21］ PUZANOV I, DIAB A, ABDALLAH K, et al. Managing toxicities associated with immune checkpoint inhibitors: consensus recommendations from the society for immunotherapy of cancer (SITC) toxicity management working group [J]. J Immunother Cancer, 2017, 5 (1): 95.

［22］ De FILETTE J, ANDREESCU CE, COOLS F, et al. A systematic review and meta-analysis of endocrine-related adverse events associated with immune checkpoint inhibitors [J]. Horm Metab Res, 2019, 51 (3): 145-156.

［23］ TORINO F, CORSELLO SM, SALVATORI R. Endocrinological side-effects of immune checkpoint inhibitors [J]. Curr Opin Oncol, 2016, 28 (4): 278-287.

［24］ China Society of Clinical Oncology Guidelines Working Committee Editor-in-Chief. Guidelines for toxicity management related to immune checkpoint inhibitors [M]. Beijing: People's Medical Publishing House, 2019.

［25］ BAI X, CHEN X, WU X, et al. Immune checkpoint inhibitor-associated pituitary adverse events: an observational, retrospective, disproportionality study [J]. J Endocrinol Invest, 2020, 43 (10): 1473-1483.

［26］ VALECHA G, PANT M, IBRAHIM U, et al. Immunotherapy-induced autoimmune hypophysitis [J]. J Oncol Pharm Pract, 2019, 25 (1): 217-220.

［27］ CHANG LEE-SHING, BARROSO-SOUSA R, TOLANEY SM, et al. Endocrine toxicity of cancer immunotherapy targeting immune checkpoints [J]. Endocr Rev, 2019, 40 (1): 17-65.

［28］ CASTILLERO F, CASTILLO-FERNÁNDEZ O, JIMÉNEZ-JIMÉNEZ G, et al. Cancer immunotherapy-associated hypophysitis [J]. Future Oncol, 2019, 15 (27): 3159-3169.

［29］ LUPI I, BRANCATELLA A, COSOTTINI M, et al. Clinical heterogeneity of hypophysitis secondary to pd-1/pd-l1 blockade: Insights from four cases [J]. Endocrinol Diabetes Metab Case Rep, 2019, 2019: 19-0102.

［30］ BOUTROS C, TARHINI A, ROUTIER E, et al. Safety profiles of anti-CTLA-4 and anti-PD-1 antibodies alone and in combination [J]. Nat Rev Clin Oncol, 2016, 13 (8): 473-486.

第五节　心血管系统案例分析

案例1　抗PD-1单抗辅助治疗外阴恶性黑色素瘤致免疫性心肌炎

叶　挺　夏　芸　陈　静
华中科技大学同济医学院附属协和医院

【摘要】1例62岁女性患者，外阴恶性黑色素瘤ⅢC期。患者术后使用抗PD-1单抗辅助治疗，d40超敏肌钙蛋白I升高至298.5ng/L，肌酸激酶升高至317U/L，立即予泼尼松（0.5mg/kg）及辅酶Q10口服，并停用抗PD-1单抗。停药后超敏肌钙蛋白I仍进行性升高，d46升至最高峰521.2ng/L，肌酸激酶稳定在314U/L，随后两者均进行性下降，d53超敏肌钙蛋白I降至70ng/L，肌酸激酶恢复正常，遂停用激素并重启抗PD-1单抗治疗。d67超敏肌钙蛋白I再次升高至192ng/L，予泼尼松口服治疗并推迟抗PD-1单抗治疗，4d后复查超敏肌钙蛋白I下降至68ng/L，遂恢复抗PD-1单抗治疗，d85复查心肌酶恢复正常，停用激素。后继续按疗程予以抗PD-1单抗治疗，并每周监测心肌酶谱无异常。临床诊断为免疫治疗相关性无症状性心肌炎。

一、病例简介

1. 主诉及现病史　患者，女性，62岁。因"外阴恶性黑色素瘤术后1个月余，术后化疗联合免疫治疗后3周余"入院。患者发现阴蒂处原色素沉着区明显增大，呈黑结节样凸起，逐渐增大至1.5cm×2.0cm×2.0cm，累及阴蒂系带、大阴唇上端，表面无破溃，不伴疼痛、瘙痒等不适。2019-06-26在外院行PET-CT检查示：①外阴部软组织密度结影，代谢增高，符合恶性黑色素瘤征象；②左侧腹股沟区增大淋巴结影，代谢增高，考虑淋巴结转移。2019-06-28于外院行外阴局部扩大切除术，术后病理示：(外阴局部扩大切除标本)(外阴)恶性黑色素瘤，肿瘤Breslow厚度>4mm，无表皮溃疡形成(pT4a)，肿瘤浸润皮下脂肪组织(Clark分级：Ⅴ级)，肿瘤周边检出神经侵犯，四周及基底切缘(−)。2019-07-09行腹腔镜下双侧腹股沟淋巴结清扫术，术后病理示：淋巴结(3/16枚)转移性恶性黑色素瘤(左侧腹股沟淋巴结2/7枚，右侧腹股沟淋巴结1/9枚)。2019-07-18于外院行达卡巴嗪联合顺铂化疗，并拟行免疫治疗收治入院。

2. 既往史　无特殊。

3. 体格检查　KPS评分：100分。皮肤巩膜无黄染，全身浅表淋巴结未及明显肿大。心肺无明显异常。生理反射存在，病理反射未引出。双下肢无水肿。会阴区术后改变，伤口愈合良好，周边皮肤未见移行转移灶。

4. 辅助检查　2019-08肺部CT及脑、肝胆、腹膜后盆腔磁共振检查未见肿瘤迹象。

5. 诊断分期及分子病理特征　外阴恶性黑色素瘤pT4aN2bM0，ⅢC期。IHC：HMB45(+)，Melan-A(+)，SOX10(+)，BRAF V600E(−)，Ki67(40%)。NGS和PD-L1检测(2019-08-27)：体系CDKN2B、

191

CDKN2A、ATM、CBI、SF3B1 突变,胚系 BCL2L11 突变,TMB 6.45/Mb,MSS,PD-L1 阳性(TPS＝1%,IPS＝10%)。

二、肿瘤免疫治疗过程

1. 治疗过程　患者于 2019-07-18 开始,每 2 周 1 次使用抗 PD-1 单抗治疗,并行相关检查监测不良反应。d40 超敏肌钙蛋白 I 升高至 298.5ng/L,肌酸激酶升高至 317U/L,其他检查无异常,且患者无任何不适,考虑为无症状性心肌炎,立即予泼尼松片(0.5mg/kg)及辅酶 Q10 口服,并停用抗 PD-1 单抗。后每周监测心肌酶谱变化情况,提示超敏肌钙蛋白 I 仍进行性升高,d46 升至最高峰 521.2ng/L,肌酸激酶稳定在 314U/L,随后两者均进行性下降。d53 超敏肌钙蛋白 I 恢复至 70ng/L,肌酸激酶恢复正常,停用激素,与患者及家属沟通后重启抗 PD-1 单抗治疗(图 2-5-1)。d67 患者复查超敏肌钙蛋白 I 再次升高至 192ng/L,暂缓抗 PD-1 单抗治疗,并再次予泼尼松片口服。4d 后超敏肌钙蛋白 I 即下降至 68ng/L,遂再次恢复抗 PD-1 单抗治疗,并每周监测心肌酶谱变化,d85 患者超敏肌钙蛋白 I 完全恢复正常,停用激素。后每 2 周行抗 PD-1 单抗 240mg 治疗,治疗过程中患者无特殊不适,复查心肌酶、心电图及心脏彩超未见明显异常,复查未见肿瘤复发及转移,末次治疗为 2020-01-17,后患者中断治疗(表 2-5-1、表 2-5-2)。

表 2-5-1　免疫治疗后心电图

日期	检查报告
2019-08-12	①窦性心律;②正常心电图
2019-08-27	①窦性心律;②正常心电图
2019-09-23	①窦性心律;②T 波改变

表 2-5-2　免疫治疗后心脏 B 超及射血分数

日期	检查报告
2019-08-12	①左室舒张功能降低;②余未见明显异常;③ EF 70%
2019-08-27	①左室舒张功能降低;②余未见明显异常;③ EF 65%
2019-09-23	①左室舒张功能降低;②余未见明显异常;③ EF 62%

2. 相关体征变化　病程中患者无异常体征。

3. 相关辅助检查　免疫治疗后超敏肌钙蛋白 I(hypersensitive troponin I,hs-TnI)、肌酸激酶同工酶(CK-MB)、肌酸激酶(CK)、乳酸脱氢酶(LDH)、谷草转氨酶(GOT)的变化见图 2-5-1。

三、临床思维与决策

对于 BRAF 野生型ⅢC 期皮肤黑色素瘤患者,2019 版 CSCO《恶性黑色素瘤诊疗指南》Ⅰ级推荐采用 PD-1 单抗辅助治疗 1 年或参加临床试验。目前抗 PD-1 单抗和抗 PD-L1 单抗均获批晚期黑色素瘤适应证,其中抗 PD-1 单抗于 2019-02-15 被 FDA 批准用于Ⅲ期黑色素瘤的辅助治疗。此前患者2019-07-18 于外院行达卡巴嗪联合顺铂化疗及抗 PD-1 单抗免疫治疗 1 个周期,在就诊我科后建议采用抗 PD-L1 单抗治疗,但患者因经济原因要求改行抗 PD-1 单抗治疗。治疗中监测到患者在 2020-08-27(d40)出现心肌酶升高。因患者曾在外院接受化疗联合免疫治疗,出现治疗相关不良反应时,首先需判断是由化疗还是免疫治疗引起。本例患者使用的化疗药物中关于达卡巴嗪引起的心肌酶升高尚未见报道;顺铂引起的心脏毒性发生率在文献中报道也较低,且常在给药后数小时至数天出现,多表现为心律失常、心脏舒张功能下降、心肌缺血、心肌梗死等;而现有文献表明免疫治疗相关性心肌炎发病中位时间为治疗后 34d(四分位数间距范围:21~75d,81% 在 3 个月内发病)。

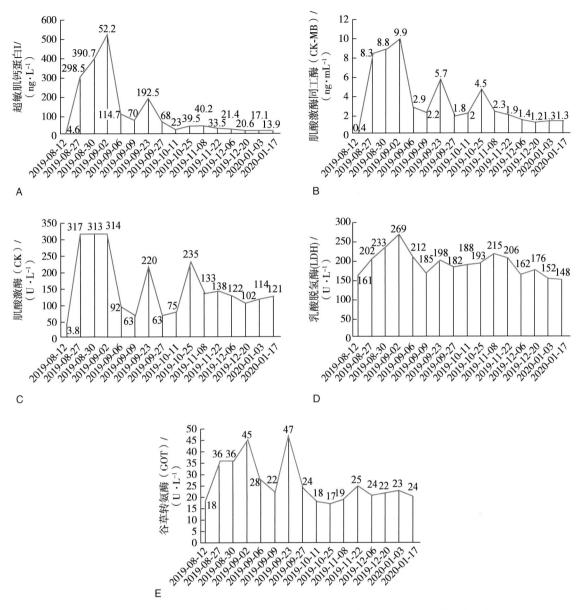

图 2-5-1　免疫治疗后超敏肌钙蛋白 I、肌酸激酶同工酶（CK-MB）、肌酸激酶（CK）、
乳酸脱氢酶（LDH）、谷草转氨酶（GOT）的变化
A. 超敏肌钙蛋白 I 的变化；B. CK-MB 的变化；C. CK 的变化；D. LDH 的变化；E. GOT 的变化。

　　本例患者病程中心电图及心脏 B 超均未见明显异常，且心肌酶升高出现在化疗联合免疫治疗后第 40 天。因此，推测该患者出现心肌酶升高可能为免疫治疗引起。本例患者属于 1 级心肌炎，立即暂停 PD-1 单抗治疗，并给予辅酶 Q10 及糖皮质激素治疗，同时持续监测心电图及心肌酶变化（表 2-5-3）。

表 2-5-3　抗癌治疗不良反应（CTCAE）4.03 标准心肌炎分级

心肌炎分级	判定标准
1 级	无临床症状，实验室检查异常或心电图异常或心脏影像学异常
2 级	实验室检查异常伴有轻 - 中度活动或用力活动时出现症状
3 级	静息状态下或轻微活动或用力活动时出现严重症状，需要医学干预
4 级	危及生命，需要紧急治疗（如持续静脉治疗或机械辅助循环支持）

　　另一方面，患者的免疫相关性心肌炎仅为 1 级，且激素治疗后控制良好，与患者及家属沟通重启

PD-1 单抗的获益和风险后,患者及家属均要求继续治疗,并定期监测心肌酶谱、心电图及心脏彩超。重启抗 PD-1 单抗治疗两周后即 d67,患者复查超敏肌钙蛋白 I 再次升高至 192ng/L,进一步证实患者之前心肌酶升高由免疫治疗引起。遂暂缓抗 PD-1 单抗治疗,并再次予泼尼松片口服。4d 后患者超敏肌钙蛋白 I 即下降至 68ng/L,予以抗 PD-1 单抗治疗,每周监测心肌酶谱变化,d85 患者超敏肌钙蛋白 I 完全恢复正常,停用激素。

此后患者规律使用抗 PD-1 单抗治疗,监测心肌酶、心电图、心脏 B 超均未见明显异常,患者耐受可。病程中未见明显肿瘤复发征象。

四、经验与体会

免疫检查点抑制剂相关性心肌炎是一种非常罕见的不良反应,已报道的发病率为 0.06%~1%,这个概率还有可能因为临床症状不典型或者没有定期监测相关指标而被低估。患者接受免疫治疗后可能表现为无症状性心肌炎,但是其具有较高的致死率。文献报道免疫性心肌炎致死率接近 50%,占免疫检查点抑制剂所致死亡患者中的 8%。本例患者在使用抗 PD-1 单抗过程中动态监测心肌酶、心电图及心脏 B 超检查,发现心肌酶异常立即停止抗 PD-1 单抗治疗,由于其具有较长的半衰期,停药后加用口服激素及辅酶 Q10 治疗,并加强心肌酶谱监测频率,根据患者心脏毒性情况调整治疗方案。整个治疗过程中安全性良好。

通过心肌酶谱的变化早期识别免疫性心肌炎是治疗的关键,通过暂停抗 PD-1 单抗,并根据情况辅以激素治疗。无症状性心肌炎患者在心肌酶谱正常、充分监测心脏功能的前提下可尝试谨慎重启抗 PD-1 单抗治疗。

五、专家点评

为避免发生严重和危及生命的并发症,有必要对免疫治疗的心脏毒性反应进行常规监测。评估及监测指标包括:临床病史及危险因素评估、体征、心电图、心肌肌钙蛋白 I(cardiac troponin I,cTnI)、脑钠肽(brain natriuretic peptide,BNP)或 N- 末端脑钠肽前体(NT-proBNP)、超声心动图。

免疫检查点抑制剂导致的心脏损害多发生在用药的早期阶段。一项回顾性研究表明,76% 的心脏损害发生在免疫检查点抑制剂使用后的 6 周内,中位时间为 27d(5~155d)。在这个时间段内,一定要严密监测,及时发现,尽早治疗。

免疫检查点抑制剂引起的 irAEs 多为 1~2 级,通过停药及给予类固醇类激素大部分可缓解。但是,其中心脏毒性致死率最高。因此,心脏毒性后,临床上一般需及时用糖皮质激素控制免疫相关不良反应。当患者心脏损伤相关指标降至正常后,建议继续使用糖皮质激素维持 6 周。激素处理免疫相关不良反应可能对免疫治疗效果影响不大。药物如免疫抑制剂英夫利西单抗、抗胸腺细胞球蛋白,心内科用药利尿剂、β 受体阻滞剂、ACEI 抑制剂、抗心律失常药物均被报道可能会为免疫检查点抑制剂导致的心脏损害患者带来获益。

已经发生免疫相关心肌炎的患者,是否能够重启免疫治疗?目前尚缺乏此方面的指南和共识,但临床医生普遍认为对于亚临床心肌损伤患者,当 cTn 水平恢复到基线后,可以重启 ICIs 治疗;接受 1 种 ICIs 治疗的患者,如再次出现稳定的亚临床心肌损伤(cTn 水平保持稳定),可以在严密观察下继续 ICIs 治疗;接受 1 种 ICIs 治疗的患者,如再次出现持续进展的亚临床心肌损伤(cTn 水平进行性升高),可考虑更换其他 ICIs;原方案为联合 PD-1/PD-L1 和 CTLA-4 抑制剂治疗者,由肿瘤专家及患者共同讨论决定,参考上述重启策略,或考虑变为抗 PD-1 单药治疗。本例患者在第一次 cTnI 等指标恢复后,重启了 PD-1 单抗治疗,虽然随后即出现了第二次升高,但经过治疗后,cTnI 等很快恢复正常,并非持续进展型,遂继续使用了 PD-1 单抗治疗。

本例患者心脏损伤指标监测合理,发现及时,处理恰当。该治疗经验提示免疫相关心肌炎起病隐匿,治疗过程中需密切监测心脏损伤指标,及早发现异常,根据心脏毒性严重程度考虑停用免疫治疗,尽早进行免疫抑制治疗。根据患者心脏损伤恢复情况,在相关指标正常且充分监测的前提下可尝试重启

PD-1 单抗治疗,从而使患者真正能从免疫治疗中获益!

六、述评

免疫治疗是肿瘤治疗的一个重大突破,越来越多的研究证实免疫检查点抑制剂有显著的临床疗效,且输注时不需要特殊处理,患者依从性及耐受性较好。但是免疫相关不良反应仍不容忽视,由于其临床症状、体征、实验室检验和影像检查均无特异性,因此需要给予更多的关注以避免误诊漏诊。预防、预见、诊断、治疗和监控是免疫相关不良反应管理的五大支柱,将这 5 条原则贯穿整个免疫治疗的过程,尽量减少免疫治疗的不良反应,才能为患者争取最大的获益。

案例 2 抗 PD-1 抗体治疗肺癌致免疫检查点抑制剂相关性心肌炎并死亡

夏爱丹 朱淼勇
温州市人民医院

【摘要】1 例 56 岁男性患者,因确诊肺鳞癌伴肺内转移。予抗 PD-1 单抗联合 GP 方案治疗 2 个周期。第 3 个周期治疗开始前患者出现胸闷,进行性加重,伴咳嗽、咳痰。胸部 CT 未见疾病进展,心肌酶学明显升高,脑钠肽升高,心肌收缩功能减弱,首先考虑为免疫检查点抑制剂相关性心肌炎,疾病迅速恶化,最终死亡。

一、病例简介

1. 主诉及现病史 患者,男性,56 岁。因"干咳半年,发现肺内占位半个月"至我科就诊。患者 2020-04-08 因"反复干咳半年"行胸部 CT:右肺下叶肺癌伴转移可能。后 2020-04-13 至某医院行支气管镜活检病理示:"低分化鳞状细胞癌(PD-L1:TPS=70%,+)"。2020-04-29 至某医院 PET-CT:"①右肺下叶软组织肿块、右肺多发结节、右侧胸膜多发结节样增厚、纵隔及双侧肺门淋巴结、右侧内乳及右侧心膈角淋巴结、腹膜后淋巴结、肝脏略低密度影,FDG 代谢异常增高,结合病史,考虑为右肺癌伴转移;右侧少量胸腔积液。②盆腔及双侧腹股沟淋巴结,FDG 代谢增高"。诊断晚期肺鳞癌,为进一步治疗入院。

2. 既往史 既往体质良好,无特殊。

3. 体格检查 一般情况良好,ECOG 评分为 0 分,疼痛评分为 0 分,神志清楚,精神可,未触及明显淋巴结肿大。两肺呼吸音清,未闻及干湿啰音,心律齐,心脏各听诊区未闻及病理性杂音。腹软,无压痛及反跳痛,肝脾肋下未及,肠鸣音不亢进,双下肢无水肿,双侧巴宾斯基征阴性。

4. 辅助检查

(1)纵隔、心脏平扫(2020-04-08 本院):右肺下叶肺癌(直径约 35mm,可见分叶)伴转移可能,建议增强检查;右侧胸腔积液;气管隆嵴下淋巴结肿大,考虑为转移。

(2)心脏超声(2020-04-08 本院):左心室射血分数(left ventricular ejection fraction,LVEF)71%;左房室内径正常,左室壁不增厚,静息状态下室壁收缩活动未见异常;心包回声正常,心包腔未见明显液暗区。左室舒张功能不全(Ⅰ级)。

(3)胸部增强 CT(2020-04-10):考虑为右下肺癌(右下肺见团块影,径约 34mm×30mm,其内见空洞,增强后明显强化)伴两肺、两肺门、纵隔、右侧胸膜、右膈肌多发转移;右侧胸腔少许积液;肝内结节,转移可能。

(4)PET-CT(2020-04-29):①右肺下叶软组织肿块、右肺多发结节、右侧胸膜多发结节样增厚、纵隔及双侧肺门淋巴结、右侧内乳及右侧心膈角淋巴结、腹膜后淋巴结、肝脏略低密度影,FDG 代谢异常增高,结合病史,考虑为右肺癌伴转移;肝脏另见数枚低密度影,未见 FDG 代谢异常增高,考虑到肿瘤转移不除外,建议密切随访;右侧少量胸腔积液。②盆腔及双侧腹股沟淋巴结,FDG代谢增高,建议定期随访。

(5)心电图、肿瘤指标、血常规、血生化、肝肾功能、心肌酶谱、尿常规、凝血功能正常范围。

5. 诊断分期及分子病理特征 肺鳞癌(低分化鳞癌,cT4N3M1a,Ⅳ期)。病理报告(2020-04-15): "7"淋巴结行EBUS-TBNA见数团核大异形细胞,考虑癌细胞。病理免疫组化(2020-04-22):PD-L1科研克隆号E1L3N(TPS=70%,+)。

二、治疗过程

1. 肿瘤免疫治疗过程 于2020-05-06、2020-05-26给予患者抗PD-1单抗联合GP方案治疗,具体剂量:抗PD-1单抗200mg d1+吉西他滨1.44g d1、d8+卡铂500mg d1(AUC=4)1次/3周,患者干咳症状好转。

2. 相关辅助检查 2020-06-25评估,两肺、纵隔、心脏CT平扫(图2-5-2):右肺下叶可见结节状高密度影,径约21mm,可见分叶;另右肺可见多个小结节影,边界清;右肺下叶肺癌伴肺内转移可能,较2020-04-08(图2-5-3)缩小。气管隆嵴下淋巴结肿大,考虑转移,较2020-04-08(图2-5-3)缩小。

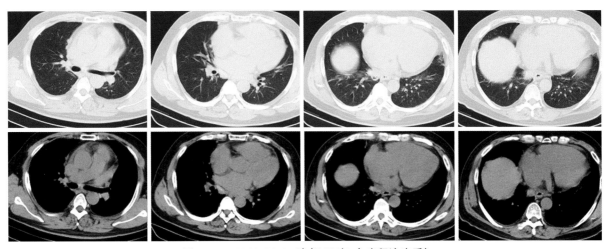

图2-5-2 2020-06-25胸部CT(2个疗程治疗后)

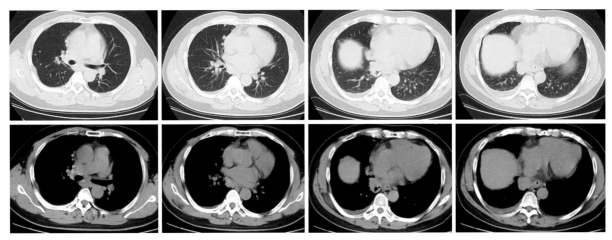

图2-5-3 2020-04-08胸部CT(基线)

胸部 CT：对比基线肺内病灶缩小，右肺下叶病灶从 35mm 缩小至 21mm，另外肺内小结节影较前减少。

检查结果提示肿瘤部分缓解（PR）。

3. 免疫治疗不良反应诊治过程　2020-06-18 患者自觉出现胸闷感，偶有干咳，但胸闷感进行性加重，伴咳嗽、咳痰，痰液为白色泡沫样，无发热、咯血。2020-06-25 急诊就诊，急诊检测血常规、CRP、抗体、胸部 CT，急诊收住全科医学病房。C 反应蛋白 27.1mg/L。其余无特殊。予以阿莫西林克拉维酸钾抗感染及解痉化痰等对症处理。

2020-06-27 上午 9：00 时许患者胸闷明显加重，呼吸费力，偶咳少量白色黏痰，无胸痛，查体：SpO_2 94%，BP 108/68mmHg，神志清，精神软，面色苍白，嘴唇稍发绀，两肺呼吸音减低，双肺未闻及干湿啰音。心律齐，各瓣膜区未闻及杂音。急查 NT-proBNP（急诊）（2020-06-27）：7 710pg/mL（↑）。予以甲泼尼龙 40mg 静脉推注，呋塞米静脉推注处理。11：10 左右患者出现明显胸闷，端坐呼吸，面色苍白，心率 170 次 /min，血压 83/67mmHg，无胸痛，无恶心、呕吐。急查心电图提示室上性心动过速？ Ⅱ、Ⅲ、aVF、V_1、V_2、V_3、V_4、V_5 导联呈墓碑样抬高。血气分析（急）（2020-06-27 11：34）：酸碱度 7.029；二氧化碳分压 14.7mmHg；氧分压 117mmHg（↑）；实际碳酸氢根浓度 30mmol/L（↑）；标准碳酸氢根浓度 7.3mmol/L；实际碱剩余浓度 –25.1mmol/L；标准碱剩余浓度 –26.9mmol/L；氧饱和度 98%；钾 4.6mmol/L；钠 142mmol/L；乳酸 21mmol/L；渗透压 293mmol/kg；葡萄糖 2.1mmol/L。予改面罩给氧改善低二氧化碳分压，胺碘酮（可达龙）控制心室率，碳酸氢钠 125mL 静脉滴注立即纠酸，50% 葡萄糖 40mL 静脉推注立即升糖。

血生化（2020-06-27）：肌酸激酶 1 940U/L（↑），肌酸激酶同工酶 100U/L（↑），乳酸脱氢酶 1 031U/L（↑）；凝血功能（2020-06-27）：凝血酶原时间（prothrombintime，PT）14.3s（↑），国际标准化比值 1.21（↑），凝血酶时间 14.6s，D- 二聚体（D-dimer，D-Dimer）14.24mg/L（↑）。肌钙蛋白 I（2020-06-27）10.100ng/mL（↑）。

床边常规超声心动图（2020-06-27，12：03：34）：左房增大，左室内径正常，左室壁不增厚，静息状态下室壁收缩活动渐弱；左室收缩功能不全，LVEF 45%；右心增大；心包腔内见液暗区，左室后壁后方液暗区厚约 3mm。

2020-06-27 14：40 患者测快速血糖示：6.2mmol/L，静脉滴注胺碘酮后心电图未见明显好转。心内科再次会诊后，建议完善冠状动脉造影进一步排除心肌梗死可能。2020-06-27 16：21 患者将行冠状动脉造影检查时，血氧饱和度明显下降，检查暂停转病房保守治疗。因患者意识不清，呼吸微弱，大动脉波动不明显，家属拒绝继续住院治疗，予签字自动出院（图 2-5-4）。

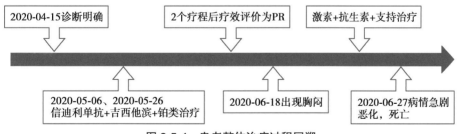

图 2-5-4　患者整体治疗过程回溯

三、临床思维与决策

在化疗＋免疫联合治疗过程中出现胸闷、咳嗽时，第一反应首先考虑是否存在感染、肺栓塞或冠脉综合征等常见疾病，但患者就诊后查胸部 CT 未发现肺部感染症状，且患者临床症状与影像学检查不十分相符；胸闷后延误就诊 1 周，急诊就诊后对疾病病史了解不够透彻，一开始没有考虑到是否与免疫治疗相关。患者疾病进展非常之快，2020-06-27 早上还出现胸闷加剧，予以甲泼尼龙针对症处理，疗效不佳。检测发现心肌受损严重，结合病史及我科会诊意见，首先考虑免疫检查点抑制剂相关性心肌炎，但此疾病死亡率极高。予以糖皮质激素治疗后,仍不能阻止疾病进展及急剧恶化。虽最终患者未行数字减影血管造影(digital subtraction angiography,DSA)、未行尸体解剖进一步明确心肌受损最终原因,但结合病史、相关检查,首先考虑免疫检查点抑制剂相关性心肌炎。针对此类病例应注意不遗漏免疫相关性心肌炎这一鉴别诊断,及时治疗,尽可能避免不良事件。

四、经验与体会

本例患者在抗肿瘤治疗有效情况下,后续发生严重的重症免疫检查点抑制剂相关性心肌炎(首先考虑),并最终心力衰竭死亡(见图 2-5-4)。需要关注以下问题:

1. 本案例的病因是什么?

结合本例患者诊治过程,临床症状、心肌酶学、心电图、心超等改变,虽没有心内膜心肌活检,但免疫检查点抑制剂相关性心肌炎的诊断较为明确。

2. 本案例的临床决策是否得当?

患者一开始就诊科室非肿瘤专科,且对既往病史了解不够透彻,没有做到对病情快速准确地进行判断,没有根据患者具体情况为其提供准确的治疗及满意的治疗效果。后续虽经肿瘤专科会诊后,考虑免疫检查点抑制剂相关性心肌炎,但疾病急剧恶化,没有机会挽回患者生命。

3. 从本案例能获得哪些经验及教训?

免疫检查点抑制剂相关性心肌炎虽少见,可一旦出现,往往病情凶险,需要临床医生充分重视。曾有一项研究,通过分析世界卫生组织个案病例安全报告数据库中 101 例 ICIs 相关的严重心肌炎病例,在 59 例可获得详细给药信息的患者中,发生严重心肌炎的中位时间是 27d(5~155d),25 例(76%)心肌炎发生在治疗前 6 周,64% 的患者在心肌炎发作前仅接受过 1 次或 2 次 ICIs 治疗,总体病死率高达 46%。而患者常是 irAEs 出现的第一发现者,因此,在治疗开始时即需要对患者进行全面的 irAEs 及感染风险教育,告知患者发现疑似不良反应后,及时就诊。

五、专家点评

纵观本案例,临床决策、抗肿瘤治疗不存在明显失误。但在患者出现并发症的处理上尚有不足之处,可从以下方面进一步思考:

对于免疫检查点抑制剂治疗的肿瘤患者,对于 irAEs 如何做到早发现早治疗,就需要在临床治疗过程中应重视患者 irAEs 教育及非肿瘤专科医务人员对 irAEs 知识的普及。另外对并发症的治疗,也需要做到规范治疗。

对于免疫检查点抑制剂相关性心肌炎,及时发现并进行预防是降低 ICIs 诱发心脏毒性的关键。针对接受 ICIs 治疗的患者,常需要肿瘤学专家、心脏病学专家以及免疫学专家共同合作,以更系统地评估心脏不良反应的风险,全面识别心脏毒性高危患者,及时发现和处理 ICIs 相关的心血管不良反应,减少 ICIs 相关性心肌炎病死率。

六、述评

针对免疫性心肌炎,作为肿瘤临床医生,需要注意以下方面:

第一,遵循指南,对 irAEs 做到早识别、早干预。患者常是 irAEs 的第一发现者,因此,在治疗开始时即需要对患者进行全面的 irAEs 教育,告知患者发现疑似不良反应后,应及时向医院汇报。在诊治过程中要重视多学科联合诊治。

第二,由于临床症状、体征、实验室检验和影像检查均无特异性,ICIs 相关性心肌炎的诊断较为困难,确定诊断需要心内膜心肌活检(endomyocardialbiopsy,EMB)。张志仁提出以下诊断标准:①接受 ICIs 治疗史;②心肌标志物如 cTnI 和 BNP 升高(排除其他原因所致);③胸痛、心悸、气促、水肿等症状和体征;④心脏超声显示左室扩张、形态异常、室壁运动异常、收缩功能障碍等;⑤心肌活检证实 T 淋巴细胞浸润;⑥伴有或不伴有器官免疫性损伤。符合以上①、②即可疑诊 ICIs 相关性心肌炎,如合并⑤则可确定诊断为 ICIs 相关性心肌炎。因此,根据患者症状、体征、病史及用药情况,结合心电图、超声心动图、CMR 及辅助检查,即可对患者进行 ICIs 相关性心肌炎诊断。

案例 3　抗 PD-1 抗体治疗肺癌致免疫性心肌炎

赵裕沛　陆嘉玮　朱益敏
南京中医药大学第二附属医院

【摘要】1 例 72 岁男性患者,因确诊肺腺癌行第 1 个周期"抗 PD-1 单抗 + 培美曲塞 + 卡铂"治疗后,患者心慌、胸闷,心肌酶谱及肌钙蛋白明显升高,考虑为免疫性心肌炎,予以糖皮质激素冲击治疗后,患者症状及心肌酶谱、肌钙蛋白均有明显改善。

一、病例简介

1. 主诉及现病史　患者,男性,72 岁。因"咳嗽、痰血半个月"至我院就诊。患者 2020-02 因"咳嗽伴阵发性且痰中带血"复查胸部 CT 示左上肺占位,纵隔主动脉弓旁肿大淋巴结;行经皮肺穿刺活检,病理示:恶性肿瘤,倾向低分化癌。为进一步治疗而收治入院。

2. 既往史　无特殊。

3. 体格检查　体重 62kg,身高 170cm,一般情况良好,ECOG 评分为 0 分,未见明显消瘦,疼痛评分为 0 分,皮肤巩膜无黄染,浅表淋巴结未触及明显肿大。胸廓未见畸形,心律齐,心脏各听诊区未闻及病理性杂音。双肺呼吸音清,未闻及干湿啰音。腹平软,无特殊。病理征阴性。

4. 辅助检查

(1)胸部 CT(2020-02-11):①左上肺占位,考虑有恶性肺癌可能,建议增强及穿刺活检;②慢性支气管炎伴肺气肿;③纵隔主动脉弓肿大淋巴结,转移不排除(图 2-5-5)。

(2)头颅 + 胸部 + 腹部增强 CT(2020-03-02):左上肺癌,伴两侧锁骨上、纵隔及左肺门稍大及肿大淋巴结,远端阻塞性炎症;两肺肺气肿;两肺炎症;脑转移。

(3)心肌酶谱(2020-03-01):均无异常。

(4)心肌肌钙蛋白 I(cTnI)(2020-03-01):0.036ng/mL(正常参考值 <0.05ng/mL)。

(5)心电图(2020-03-01):①窦性心律;②完全性右束支传导阻滞;③肢体导联低电压趋势。

(6)心脏彩超(2020-03-01):各房室腔形态大小正常,各瓣膜回声及活动好,室间隔厚约 8mm,室壁搏动好,主肺动脉内径未见增宽。

(7)其他:血常规、血生化、尿常规、凝血功能均在正常范围。

5. 诊断分期及分子病理特征　左肺低分化腺癌(cT4N3M1b,ⅣA 期),双锁骨上、纵隔及左肺门淋巴结、脑转移。

分子病理特征:恶性肿瘤,倾向低分化癌,免疫组化:CK7(+++),Napsina(++),P63(+),CK5/6(−),AEI/AE3(+++),TTF-1++,ALK(V)(−),P40(−),Ki-67(++ 40%)。

二、治疗过程

(一)抗肿瘤免疫治疗过程

1. 治疗过程　排除禁忌,患者于 2020-03-03 在某医院行抗 PD-1 单抗 200mg d1+ 培美曲塞 0.8g d1+ 卡铂 0.5g d1 治疗。并于 2020-05-25、2020-06-18 在我院行培美曲塞 0.8g d1+ 卡铂 0.5g d1+ 贝伐珠单抗 0.6g d1 治疗 2 个周期。

2. 相关症状和体征变化　患者咳嗽及痰血消失,于 2020-03-19 起自觉心慌、胸闷。

3. 相关辅助检查　见图 2-5-5。

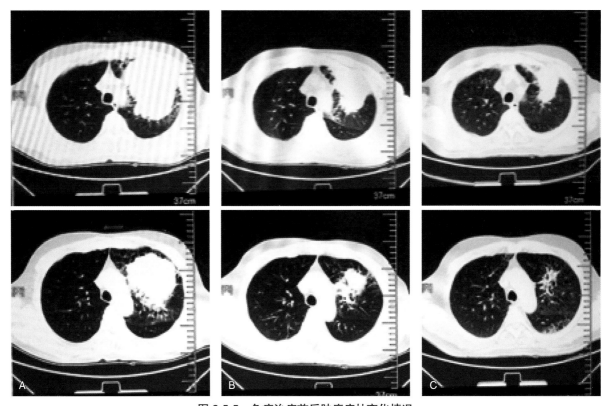

图 2-5-5　免疫治疗前后肿瘤病灶变化情况
A. 2020-02-11 胸部 CT；B. 2020-03-30 胸部 CT；C. 2020-05-14 胸部 CT。

（1）胸部 CT（2020-03-30）：①左上肺占位，较前明显缩小；②慢性支气管炎伴肺气肿；③纵隔主动脉弓肿大淋巴结较前缩小。

（2）胸部 CT（2020-05-14）：①左上肺占位，较前（2020-03-30）明显缩小；②慢性支气管炎伴肺气肿；③纵隔主动脉弓肿大淋巴结较前缩小。

（二）免疫性心肌炎诊治过程

患者使用了免疫治疗半个月后，2020-03-19，出现轻度胸闷、心慌、气短；2020-03-26 自觉症状加重，遂至某医院复诊，血生化检查示：GPT 80U/L，LDH 649U/L，GOT 199U/L，CK 4 391U/L，CK-MB 166.7U/L。心电图：①窦性心律；②完全性右束支传导阻滞；③肢体导联低电压趋势；④房性期前收缩。心脏彩超：各房室腔形态大小正常，各瓣膜回声及活动好，室间隔厚约 8mm，室壁搏动好，主肺动脉内径未见增宽。CD-2DE：于二、三尖瓣区探及少量反流信号。测 EF 68%，FS 35%。结合病史考虑为免疫性心肌炎 3 级，化疗或免疫性肝炎 2 级，予甲泼尼龙琥珀酸钠 200mg 静脉滴注 3d，患者症状有所改善。2020-03-29 复查血生化：GPT 179U/L，LDH 1 329U/L，GOT 365U/L，CK 2 897U/L，CK-MB 214.2U/L。心电图：窦性心律；完全性右束支传导阻滞。2020-03-30 复查心肌酶谱：GPT 240U/L，GOT 376U/L，CK 4 106U/L，LDH 1 583U/L，CK-MB>300U/L。cTnI 59.0ng/mL。BNP 及凝血功能正常范围。考虑为免疫性心肌炎 3 级、免疫性肝炎 3 级，予以甲泼尼龙琥珀酸钠 240mg 1 次 /d 静脉滴注，同时予以曲美他嗪、注射用复合辅酶、异甘草酸镁注射液营养心肌、保肝降酶，艾司奥美拉唑预防应激性溃疡、骨化三醇等补钙，比阿培南预防感染等。患者症状持续改善，心肌酶谱数值及肌钙蛋白 I 数值有所升高，于 2020-04-01 增加激素量为甲泼尼龙琥珀酸钠 280mg 1 次 /d 静脉滴注；2020-04-02 复查相关指标再次升高，遂继续增加甲泼尼龙琥珀酸钠量为 320mg 1 次 /d 至 2020-04-04。于 2020-04-05 复查指标下降后，甲泼尼龙琥珀酸钠降为 240mg 1 次 /d 静脉滴注，至 2020-04-07 逐渐减量为甲泼尼龙琥珀酸钠 160mg 1 次 /d，患者症状改善，在指标下降的情况下，缓慢减量，于 2020-04-17 降为甲泼尼龙琥珀酸钠 40mg 1 次 /d 静脉滴注，并过度至口服甲泼尼龙片，于 2020-05-14 停药。期间每天监测心电图变化，未发现心律失常及心肌梗死表现（图 2-5-6）。

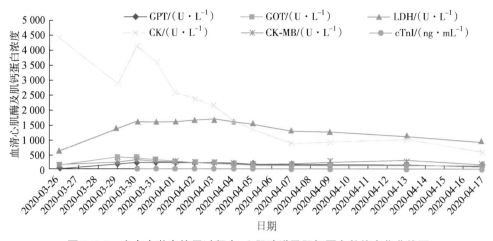

图 2-5-6　患者在激素使用过程中,心肌酶谱及肌钙蛋白数值变化曲线图

三、临床思维与决策

如图 2-5-7 所示,患者在使用第 1 个周期免疫制剂后,在第 2 个周期前进行血生化和心肌酶谱等常规检查时出现异常,以往血生化指标及心电图均未有心肌梗死表现,亦无心律失常及血流动力学异常表现。首先考虑为免疫性心肌炎,并伴疗或免疫性肝炎,以后者可能性大。首次给予 200mg 甲泼尼龙琥珀酸钠静脉滴注后,患者症状改善,但相关指标持续升高。转至我院呼吸科后,考虑患者虽无症状,但肝功能和心肌酶谱指标仍在升高,故而激素量在原来基础上加量至 240mg 1 次 /d,同步加强抗炎治疗。并根据心肌酶谱、肌钙蛋白变化情况,每天监测心电图变化,结合患者症状及体征变化,及时增减甲泼尼龙琥珀酸钠剂量,最高剂量达到 320mg 1 次 /d。同时联合营养心肌药物后,患者临床症状的持续缓解也使得我们在使用激素时更有信心。如患者在使用激素治疗后,症状无改善,相关指标持续增高,则考虑给予心内膜活检,并给予人免疫球蛋白 / 抗人胸腺免疫球蛋白 / 英夫利西单抗治疗。

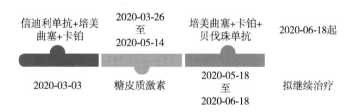

图 2-5-7　患者整体治疗过程回溯

四、经验与体会

本例患者出现免疫性心肌炎,经糖皮质激素治疗后,患者症状改善,心肌酶谱及肌钙蛋白指标基本恢复基线水平,治疗是成功的。但仍需要关注以下问题:

1. 免疫性心肌炎的激素初始剂量如何选择?

免疫性心肌炎发生率虽然比较低,但其具有高致死性的特点,因此在初始治疗时,激素剂量的选择应该要远远高于不良反应的初始剂量水平。激素剂量与疗效似乎呈正相关。在激素初始剂量选择时,还需要结合患者的临床症状及心肌酶谱、肌钙蛋白等指标进行综合评估,甚至可选择 500~1 000mg/d。

2. 从本案例能获得哪些经验及教训?

免疫相关不良反应大多起病较为隐匿,需要加强监测。本案例中,患者在初始出现了心慌、胸闷时,并未重视,也未向经治医生反应,待症状进一步加重时,才完善相关检查。因而在经过免疫治疗后,常规每 3~5d 复查心肌酶谱等指标,进行相关监测。在激素剂量的选择上,应该根据不同病情严重程度,秉承足量、早期、足程的原则进行治疗。在激素减量过程中,也应根据患者的临床症状及心肌酶谱、肌钙蛋白等进行综合评估。本例患者在治疗中,出现了症状与检查指标不相符的表现,权衡之后,提高了激素剂量以增强其抗免疫不良反应程度。在治疗的全程中,需要每天复查心电图,评估有无心律失常等相关心脏不良反应发生。

五、专家点评

本案例对于免疫性心肌炎的处理是成功的。纵观本案例的治疗过程,有以下方面值得进一步思考:

1. 心脏不良反应虽然不常发生,但是具有高致死性的特点,其中心肌炎的致死率高达 39.7%~50%。因而,在临床中一旦发生了免疫性心肌炎相关症状,如心慌、胸闷等,务必要提高警惕,尽早完善相关检查,一经诊断后即刻给予高剂量的激素冲击治疗。

2. 同时本案例中,患者在激素治疗的同时,仍存在心肌酶谱、肌钙蛋白等指标的反复波动,但患者整体的心慌、胸闷等自觉症状是在逐步缓解的,其心电图亦无异常。在此种情况下,是需要根据实验室数据来调整激素量,还是依据患者临床症状进行调整呢?甚至于需不需要调整治疗方案,加用人免疫球蛋白以及抗人胸腺免疫球蛋白或英夫利西单抗治疗呢?临床症状及实验室检查指标两者该如何有效地结合呢?

这些问题需要在临床实践中,不断地去发现及解决。免疫性心肌炎的致死率较高,因而需要在临床中更加重视。

六、述评

本患者在首次用药后的 15d 左右就发生了相关免疫不良反应。免疫性心肌炎虽然总体发病率较低,但其致死率相对较高。

第一,在免疫治疗后,需要常规定期复查血生化、心肌酶谱等指标,一旦出现心慌、胸闷或无症状的血生化、心肌酶指标等异常时,要及时鉴别诊断,以便做到早识别、早干预,最大限度地降低致死率。

第二,严格筛选,排除高危患者。用药前,应注意询问并记录患者心脏病史,识别高危患者,同时完善基线化验、心电图、影像等检查,如有可疑心肌缺血症状,及时完善冠状动脉 CTA;如有心律失常,需完善 24h 动态心电图监测。

第三,掌握诊断免疫治疗药物发生心脏不良反应的能力和治疗方法。

第四,初始激素剂量选择应该足量。因心脏不良反应致死率较高,故而需要在初始激素剂量选择时要足量,以有效降低免疫不良反应程度。

案例 4　抗 PD-1 抗体治疗结肠癌致免疫相关性心肌炎

陈　雪　傅　潇　梁　璇　姚　煜

西安交通大学第一附属医院

【摘要】1 例 68 岁老年女性,因结肠癌肝转移行右半结肠切除术,术后予以 XELOX 方案行 1 个周期治疗,FOLFOX 方案 2 个周期治疗。1 年后复查提示病情进展,予以抗 PD-1 单抗联合瑞戈非尼治疗 2 个周期,第 2 个周期结束后 1 周内反复出现胸闷、胸痛、心悸、气短、头晕、全身疼痛,进行性加重。查超敏肌钙蛋白 T 0.329ng/mL、肌酸激酶 5 784U/L、肌酸激酶同工酶 367U/L,冠状动脉造影、肺动脉造影未见明显栓塞,诊断为免疫治疗相关性心肌炎,病毒性心肌炎不排除,予以积极生命支持 + 甲泼尼龙 + 丙种球蛋白冲击治疗后更换为血浆置换联合激素治疗,病情好转后改为小剂量激素口服联合吗替麦考酚酯维持治疗至患者出院。

一、病例简介

1. 主诉及现病史 患者,女性,67岁。因"间断性腹痛1个月余"到我院就诊。2019-03因"无明显诱因出现下腹痛,呈阵发性钝痛"完善肠镜(2019-03-21本院)检查提示:结肠癌并乙状结肠息肉。上腹部CT(2019-03-16本院)提示:"①肝右后叶上段低密度结节,考虑转移;②横结肠中段结肠癌可能"。2019-04-04行腹腔镜辅助扩大右半结肠切除术+肝转移瘤切除术。术后于2019-05-30行1个周期XELOX方案化疗,后调整2个周期mFOLFOX6方案化疗,因Ⅲ度消化道不良反应停止术后辅助化疗。2020-04-27复查全腹部及盆腔增强CT提示病情复发,遂收治入院。

2. 既往史 否认高血压、糖尿病、心脏病史,否认手术、外伤、输血史,否认食物、药物过敏史。否认器官移植病史,否认既往抗肿瘤治疗史。

3. 体格检查 一般情况良好,ECOG评分为0分,未见明显消瘦,疼痛评分为2分,全身未触及明显淋巴结肿大。心肺无明显异常。腹平软,术后瘢痕愈合可,下腹部轻压痛无反跳痛。其余无特殊。病理征阴性。

4. 辅助检查 全腹部及盆腔增强CT(2019-03-28,本院):①肝右叶转移瘤,肝右后叶下段小囊肿;②横结肠肠壁不均匀增厚,异常明显强化,考虑有结肠癌可能;③双侧腹股沟区多发小淋巴结。

术后病理:横结肠溃疡型中分化腺癌侵及肌壁全层达浆膜下纤维脂肪组织伴神经浸润及癌结节(2个),淋巴结未见癌转移(0/26),肝转移性结肠中分化腺癌未侵及被膜。TPS>1%,CPS>1%,微卫星稳定,KRAS、NRAS野生型。

5. 诊断分期及分子病理特征 横结肠癌(T3N0M1 Ⅳ期),肝转移性癌。

二、抗肿瘤免疫治疗过程

1. 免疫治疗过程 患者疾病进展(图2-5-8),于2020-04-28、2020-05-12行2个周期"瑞戈非尼+抗PD-1单抗"治疗,具体为:瑞戈非尼80mg 1次/d+抗PD-1单抗180mg d1,d15。第2个周期治疗结束后患者出现进行性加重的胸痛、乏力、全身疼痛。

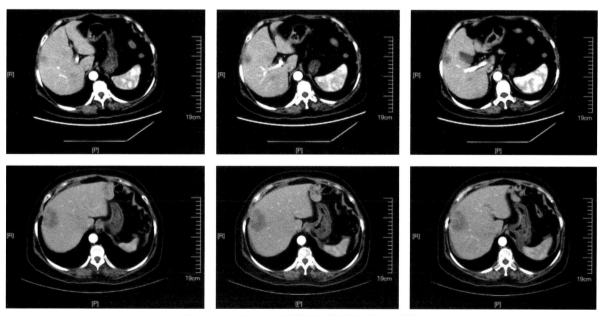

图2-5-8 术后CT影像及复发进展后CT影像

2. 相关体征变化 免疫治疗相关不良反应发生后:ECOG评分为4分,疼痛评分为5分,患者端坐位,双侧上睑下垂,双眼畏光。腹部可见多个陈旧性腔镜手术瘢痕,愈合良好。阴道间断出血,双下肢肌力5级,余同前。

3. 相关辅助检查

2020-05-17 心肌酶谱及肌钙蛋白：肌酸激酶 5 784U/L、肌酸激酶同工酶 367U/L、谷草转氨酶 254U/L、超敏肌钙蛋白 T 0.457ng/mL。

2020-05-17 超声心动图：左室舒张功能降低。

2020-05-18 心电图：窦性心律偶发室性期前收缩，右束支阻滞（图 2-5-9）。

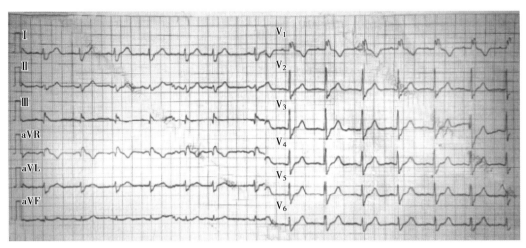

图 2-5-9　示右束支阻滞

三、免疫治疗不良反应诊治过程

1. 免疫性心肌炎诊治过程　2020-05-14（第 2 个周期治疗后 d2）无明显诱因突然出现胸闷、胸痛，以左前胸为著，范围约手掌大小，呈闷痛，不向左上肢、左侧肩背部放射，伴心悸、气短、大汗，持续 10 余分钟后自行缓解，遂未治疗。2d 后（2020-05-16）上述症状加重，伴头晕、全身疼痛、视力下降、畏光，嘱口服 30mg 激素，同时完善血常规、心肌酶谱（肌酸激酶 7 689U/L、肌酸激酶同工酶 452U/L、超敏肌钙蛋白 T 0.329ng/mL），口服激素后患者自觉症状稍有好转。2020-05-17 再次出现上述症状，急诊查肌酸激酶 5 784U/L、肌酸激酶同工酶 367U/L、谷草转氨酶 254U/L、超敏肌钙蛋白 T 0.457ng/mL。遂急诊收住 CCU，入院后完善心电图示：窦性心律，右束支传导阻滞。心动超声：心室舒张功能减低。积极完善 CT 肺动脉造影及冠状动脉造影提示未见栓塞，自身抗体未见明显异常，呼吸道病毒抗体、巨细胞病毒 DNA、EB 病毒 DNA、单纯疱疹病毒抗体、风疹病毒抗体、弓形虫抗体未见明显异常，血脂不高，血培养未见明显异常，经 MDT 讨论后考虑有免疫治疗相关性心肌炎可能。于 2020-05-20 开始出现三度房室传导阻滞（图 2-5-10），予以安装临时起搏器（图 2-5-11），入院后持续存在双上睑下垂、视力下降、畏光，予以新斯的明治疗后好转。于 2020-05-21（治疗第 6 天）起予以甲泼尼龙 500mg 1 次 /d 联合丙种球蛋白 30g 冲击治疗 3d 后心肌酶显著降低：肌酸激酶同工酶 95U/L，肌酸激酶 762U/L，谷草转氨酶 58U/L。考虑激素治疗有效，但长期大剂量激素治疗易导致并发感染，且细胞因子检测无明显升高，杀伤 T 细胞不高，不支持全身炎症反应综合征，考虑给予减量及行激素冲击治疗，同时联合血浆置换。于 2020-05-24（治疗第 9 天）起予以甲泼尼龙 80mg 联合血浆置换治疗（2020-05-24 至 2020-06-3），2020-06-01 查乙酰胆碱受体（acetylcholine receptor，AchR）阴性，抗 Titin 抗体不高，肌酶持续降低逐渐稳定（图 2-5-12、图 2-5-13），考虑治疗有效，但患者 Titin 抗体仍阳性，提示预后不良，患者家属表示理解，要求积极治疗。2020-06-09 四肢无力较前减轻，气短改善，血氧 94%~100%，转肿瘤内科治疗。2020-06-12 减量行甲泼尼龙 40mg 口服，2020-06-15 开始加用吗替麦考酚酯 250mg 口服 5d。2020-06-19 复查各项指标已稳定，好转出院。

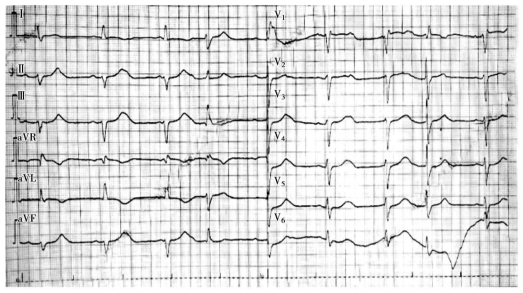

图 2-5-10　三度房室传导阻滞

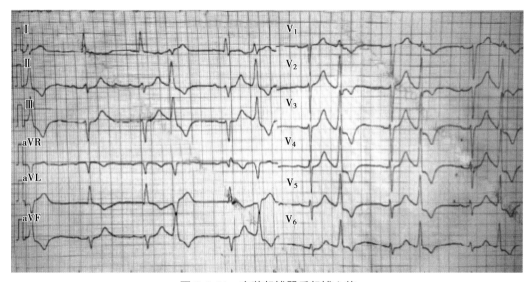

图 2-5-11　安装起搏器后起搏心律

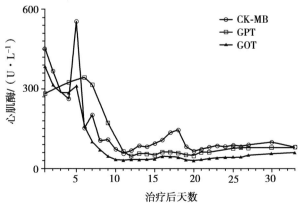

图 2-5-12　治疗起始 GPT、GOT、CK-MB 变化趋势

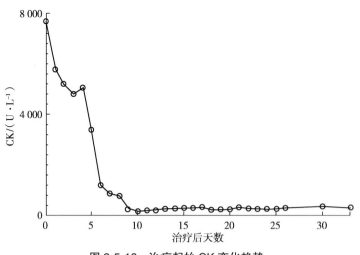

图 2-5-13　治疗起始 CK 变化趋势

2. 免疫相关不良反应　免疫相关肝损害：2020-05-16 我院查心肌酶升高,同时存在肝酶升高,且变化趋势同心肌酶水平。在 REGONIVO 临床研究报道所有级别 AE 中肝功能减退共 14 例(28%),其中大于等于 3 级肝损害不良反应共 3 例(6%)。考虑为免疫性心肌损害同时存在免疫肝损害可能性大。

免疫相关血管炎：患者在有心肌损伤表现时,同时出现视力下降、头晕、头痛、畏光,起初就诊于眼科查眼底未见明显异常,后经激素治疗后好转。查 ANCA 抗体阴性,头颅 CT 未见明显占位,考虑患者可能存在免疫治疗相关巨细胞颞动脉炎,此类反应属于免疫治疗相关风湿性不良反应,在诊断上最大的问题在于鉴别诊断,因为其症状非特异,在许多疾病中都可以同时存在,类似病例既往鲜少报道。本例仅依据症状及疗效判定,仅为推测,暂不能明确该诊断。

四、临床思维与决策

在第 2 个周期免疫联合靶向治疗第 2 天出现胸闷、胸痛,进行性发展并出现全身疼痛,此时一定要警惕免疫治疗相关心肌毒性,及时完善心电图、心肌酶检测,一旦发现异常,立即收住院,予以激素冲击治疗。在 REGONIVO 研究中,未报道心肌炎 AE,本例病例中患者出现急性心肌损害表现后,急诊送入心内科治疗,因患者年龄等各方面特点,暂不能排除急性心肌梗死、病毒性心肌炎,急性心肌梗死治疗原则与免疫治疗相关心肌炎在某种程度上相悖,此时及时辨别患者病因成为治疗的关键。影像学检查排除肺动脉栓塞及急性冠脉综合征,根据美国国立癌症研究所常见不良反应事件评价标准(CTCAE)第 4 版,患者可判定为 4 级心肌炎,立即予以大剂量激素冲击治疗,冲击治疗后患者心肌酶水平明显下降,但由于体内活化 T 细胞及细胞因子持续存在,患者病情暂不能实现进一步好转,且逐渐累及全身骨骼肌。随着大剂量激素的冲击治疗,一方面患者体内杀伤 T 细胞水平下降,心肌酶水平下降,患者一般情况好转,提示治疗有效。患者系老年女性,长期卧床加上大剂量糖皮质激素易导致各种机会性感染。经多学科综合讨论后,建议患者减量行激素治疗,同步行血浆置换治疗。多程治疗后,患者查体内 Titin 抗体 1.998,重症肌无力相关 AchR<0.001nmol/L,提示治疗有效。患者心肌酶水平趋于平稳,但仍不能平卧,提示损伤尚未完全恢复。停用血浆置换后,行吗替麦考酚酯联合减量激素口服治疗。目前患者病情趋于平稳,已好转出院。

五、经验与体会

免疫治疗相关不良反应也常令临床医生头疼不已。由于其发生时间不定,累及器官不定,严重程度不明确,缺乏有效预测方法,给临床工作的开展带来极大困难。目前关于免疫治疗相关性心肌炎,尚无明确的诊断标准,但专家共识普遍认为对于免疫治疗相关性心肌炎,应该对典型与不典型症状保持足够警惕,尽早足量激素干预,必要时加用免疫抑制剂。对于类似本例病例的Ⅲ~Ⅳ级重症心肌炎,更要早期发现、积极治疗,必要时可使用血浆置换或抗胸腺细胞球蛋白,同时进行 MDT 讨论,采取完善的全身

支持治疗。关于此病例,需要关注以下问题:

本案例的临床决策是否得当?

从该患者免疫治疗心肌炎起病开始,对该患者病因进行全面排查后,排除可能病因,再予以大剂量激素治疗。但在鉴别诊断后,以积极的生命支持为基础行大剂量激素联合免疫球蛋白冲击治疗,同步处理全身并发症,病原学快速送检的同时,及时予抗生素(细菌、真菌、病毒)+生命支持治疗,可结合患者年龄、基础疾病等各方面原因,减量行激素治疗,辅以联合治疗,必要时行血浆置换。心肌酶指标下降,一般情况稍好转后,再次减量行激素联合吗替麦考酚酯治疗。在整个治疗过程中,减少大剂量激素治疗时间,弱化激素在整个治疗中的主导作用,仅以其为基础,强调全身治疗的重要地位。

六、述评

免疫相关性心肌炎发生率低,0.09%~1%,但可发展为重症心肌炎,致死率高。其发生机制尚未完全明确,但已有基于小鼠的基础研究证实,PD-1缺乏会增强CD8[+]T细胞介导的心肌炎。目前的研究明确在肿瘤组织中检测到肌特异性转录序列,可能支持共同抗原学说。免疫性心肌炎发生时临床症状可不典型,往往缺乏特异性体征,对于这类患者,应保持高度警惕,尽早干预,强调规范化管理的重要性。以激素为基础的治疗仍是目前免疫相关不良反应的主要治疗模式。但由于激素长时间、大剂量使用可能增加机会感染风险,因此近年逐渐强调生物制剂以及针对细胞因子的靶向药物在治疗中的价值。在免疫相关肠炎中,有研究表明,尽早加用英夫利西单抗能减少机会感染风险,并缩短症状持续时间,对于心肌炎的研究尚缺乏相关数据。然而,在激素抵抗病例中,早期联合英夫利西单抗或抗胸腺细胞球蛋白干预是必要的,但对于中重度心力衰竭患者,不推荐使用大剂量英夫利西单抗。除此之外,对于重症心肌炎,采取积极的全身治疗是重中之重,危重症患者也可以使用血浆置换,尽快清除体内的杀伤细胞及炎症因子。近年来也有关于IL-1、IL-6抑制剂的推荐,通过直接抑制细胞因子减少其对炎症细胞的刺激激活。成功案例报道也包括CD52单抗、CTLA-4激动剂的使用,新的治疗模式正在探索中。

案例5 抗PD-1抗体治疗肺癌致免疫相关性心肌炎

朱红革 刘春玲

新疆大学医学院附属肿瘤医院

【摘要】1例69岁女性小细胞肺癌患者,经一线放化疗及二线化疗治疗进展。三线给以抗PD-1单抗联合多西他赛方案治疗2个周期后,患者出现致死性心律失常、肝功能异常及乏力、上睑下垂、呼吸肌无力,进行性加重。完善心电图、心肌酶、肝功能等检查,考虑免疫性心肌炎、免疫性肝炎、免疫性肌炎-重症肌无力综合征,予类固醇激素、免疫球蛋白、无创呼吸机辅助呼吸及保肝、营养心肌等治疗近1个月后患者好转出院。

一、病例简介

1. 主诉及现病史 患者,女性,69岁。因"诊断小细胞肺癌17个月余,要求免疫治疗"入院。患者2018-11因咳嗽伴胸闷就诊于我院,完善相关检查诊断明确:左肺小细胞肺癌(cT3N2M0 ⅢA期局限期)。分别于2018-12-25至2019-03-08行一线4个周期EP方案:依托泊苷(etoposide)160mg d1~d3+顺铂45mg d1~d3,最佳疗效PR。并于2019-04-01至2019-04-24行左肺、左肺门、纵隔调强放疗(DT51Gy/34f)。放疗后患者出现放射性肺炎,给予抗炎及糖皮质激素等对症治疗好转。2019-11复查疾病进展(肝脏多发转移,左肺新发病灶),分别于2019-11-11至2020-02-16行二线4个周期化疗:伊立替康100mg d1,d6+卡铂400mg d1,其中两周期后PR,四周期后PD(肝脏)。为进一步治疗收入我院。

2. 既往史　否认高血压、糖尿病病史。2006-02 曾行右肺下叶鳞癌根治术,术后分期ⅠA,术后未行抗肿瘤治疗。

3. 体格检查　一般情况良好,ECOG 评分为 1 分,未见明显消瘦,疼痛评分为 0 分,神志清楚,全身未触及明显淋巴结肿大。胸廓未见畸形,心律齐,心脏各听诊区未闻及病理性杂音。双肺呼吸音清,未闻及干湿啰音。腹软,未及明显压痛及反跳痛,肝脾肋下未及,肠鸣音 2~3 次 /min,双下肢无水肿,四肢肌力 5 级,四肢浅感觉、深感觉正常,双侧巴宾斯基征阴性。

4. 辅助检查

(1)头胸上腹部增强 CT(2020-03-12,本院):右肺癌术后改变,左肺癌放化疗后,左肺病灶范围同前相仿,左肺下叶小结节,同前相仿;肝多发转移瘤,较前进展,多发骨转移同前相仿。

(2)肿瘤指标(2019-03-11,本院):癌胚抗原 150.64μg/L,胃泌素释放肽前体 2 361.59pg/mL,神经元烯醇化酶 44.23ng/mL。

(3)其他:血常规、血生化、尿常规、凝血功能大致在正常范围内。

5. 诊断分期及分子病理特征

(1)左肺小细胞肺癌伴肝转移、骨转移(Ⅳ 期)。

(2)右肺下叶癌(鳞癌术后 pT2N0M0,Ⅰ A 期)。分子病理特征:CD56(+),Ki67(80%+),CgA(弱阳性),Syn(弱阳性),P63(-),P40(-),CK5/6(-),TTF-1(+),Napsin-A,CK(+)。

二、抗肿瘤免疫治疗过程

1. 免疫治疗过程　因患者疾病进展,于 2020-03-13、2020-04-04 行 2 个周期治疗:

替雷利珠单抗 200mg d1+ 多西他赛 120mg d1。2020-04-16 患者于家中出现腰痛不适,疼痛逐渐加重,2020-04-23 当地查肝肾功能 + 电解质:谷内转氨酶 268U/L,谷草转氨酶 664U/L,乳酸脱氢酶 1 168U/L,肌酸激酶 6 509U/L,肌酸激酶同工酶 265U/L,肌钙蛋白 I 1.4ng/mL。考虑有免疫相关性心肌炎可能,于 2020-04-23 急诊收住院。

2. 相关体征变化　神志清楚,精神稍差,左侧上睑下垂,余同前。

3. 相关辅助检查

2020-03-12 基线评估(图 2-5-14A):左肺各叶支气管周围软组织影包绕,纵隔、肺门、左锁骨区淋巴结转移,肝内多发转移瘤,椎体多发骨转移。

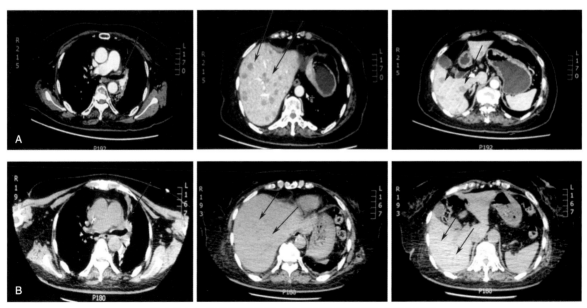

图 2-5-14　胸腹部及盆腔 CT 复查结果提示肿瘤部分缓解

2020-04-26 评估(图 2-5-14B):头部 + 胸部 + 上、下腹部平扫 CT 示右肺癌术后改变,左肺癌放化疗后,左肺病灶范围同前变化不大(Se 5 Im 69),左肺下叶小结节,同前相仿,左肺各叶支气管周围软组织影包绕,纵隔、肺门、左侧锁骨区多发淋巴结,同前相仿,肝内多发转移瘤(Se 5 Im 159),(Se 5 Im 181),大者 1.4cm,较前缩小、减少。椎体多发骨转移同前。

4. 免疫治疗不良反应诊治过程　2020-04-16(第 2 个周期免疫联合治疗后第 12 天)患者于家中出现腰痛不适、双下肢无力症状,疼痛逐渐加重,2020-04-23 当地查肝肾功能 + 电解质:谷丙转氨酶 268U/L,谷草转氨酶 664U/L,乳酸脱氢酶 1 168U/L,肌酸激酶 6 509U/L,肌酸激酶同工酶 265U/L,肌钙蛋白 T 1.4ng/mL。考虑有免疫相关性心肌炎可能,于 2020-04-23 急诊收住院。入院后患者诉乏力不适。急查血生化示:间接胆红素 25.1μmol/L,谷丙转氨酶 282.9U/L,谷草转氨酶 783.3U/L,乳酸脱氢酶 1 512U/L,肌酸激酶 6 851U/L,肌酸激酶同工酶 2 863U/L 肌钙蛋白 T 2.0ng/mL。结合外院检查考虑为免疫性多器官损害:①免疫性心肌炎;②免疫性肝炎;③免疫性肌炎 - 重症肌无力综合征。给予甲泼尼龙 1 000mg 静脉滴注,完善检查过程中,患者突发心慌、胸闷,心电监测示:尖端扭转型室性心动过速,立即转往 ICU。给予山莨菪碱 20mg 静脉泵入,阿托品 1mg 静脉推注,异丙肾上腺素 0.5mg 静脉推注,钾镁极化液营养心肌,辅酶 Q10 胶囊 1 粒口服 3 次 /d,盐酸曲美他嗪 20mg 口服 3 次 /d 治疗心律失常、营养心肌。异甘草酸镁注射液 200mg 静脉滴注,还原性谷胱甘肽注射液 3.0g 静脉滴注保肝治疗。入院第 2 天即 2020-04-24 心慌、腰部疼痛较前改善,完善心脏彩超提示射血分数正常。心电图已恢复正常,心肌酶、转氨酶、肌钙蛋白 T 较入院时下降。入院第 3 天(2020-04-25)患者出现饮水呛咳导致误吸,并出现二氧化碳潴留,加用注射用哌拉西林钠他唑巴坦钠(特治星)4.5g 1 次 /8h 静脉滴注抗感染,给予无创呼吸机辅助通气。心肌酶、肌钙蛋白 T、转氨酶仍逐渐下降。甲泼尼龙 1 000mg 静脉滴注连续 3d 后减量为甲泼尼龙 500mg 静脉滴注 7d,随后减量为甲泼尼龙 240mg 静脉滴注 7d,减量为每天每千克体重 2mg 维持,逐渐减量至 1 个月内停药。入院第 6 天患者腰痛不适、双下肢无力症状基本消失。入院第 7 天患者出现呼吸无力,并间断出现谵妄症状,二氧化碳潴留程度加重提示 2 型呼吸衰竭,联系外院神经内科会诊后考虑为重症肌无力危象,继续无创呼吸机辅助通气,加用溴吡斯的明 90mg 1 次 /8h 口服,免疫球蛋白 25g 静脉滴注 1 次 /d,连续 6d。患者上诉症状逐渐好转出院(图 2-5-15~ 图 2-5-18)。

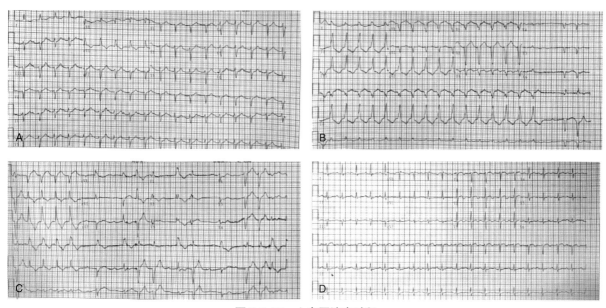

图 2-5-15　心电图演变过程

A. 2020-04-23 17:03 窦性心动过速,一度房室传导阻滞,左前分支传导阻滞,ST-T 改变;B. 2020-04-23 19:26 窦性心律,二度房室传导阻滞,短阵室性心动过速,交界性逸搏,室性逸搏,异常 Q 波(II、III、AVF、RV3-RV6、ST-T 改变);C. 2020-04-23 19:28 窦性心律,二度~高度房室传导阻滞,短阵室性心动过速,异常 Q 波(II、III、AVF、V_8~V_9、ST-T 改变);D. 2020-04-24 18:33 窦性心动过速,ST-T 改变。

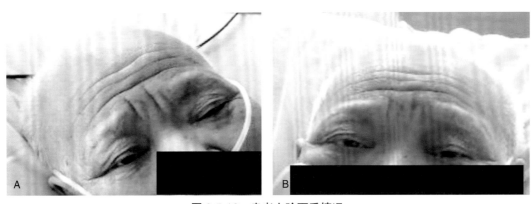

图 2-5-16　患者上睑下垂情况
A. 2020-04-23 入院时;B. 2020-04-29 入院 6d 后。

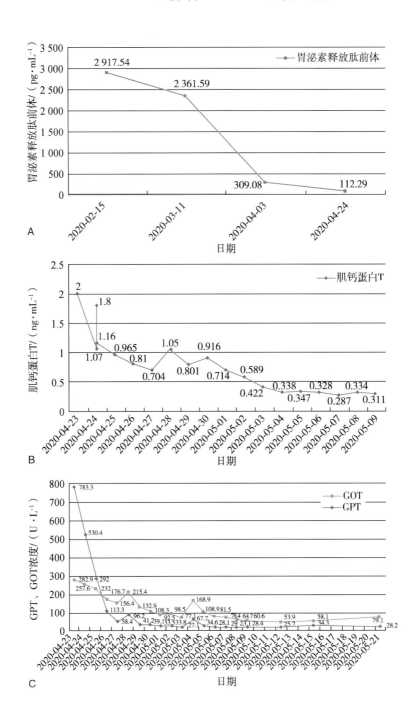

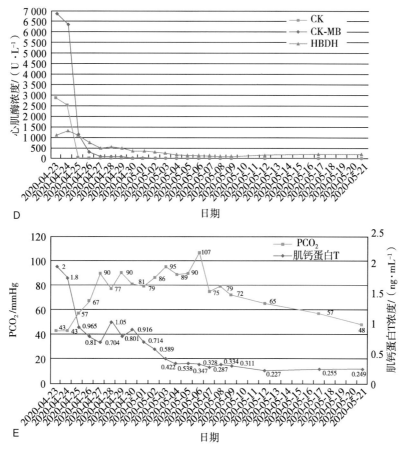

图 2-5-17 治疗期间各指标变化趋势

A. 免疫联合治疗前后胃泌素释放肽前体变化趋势;B. 2020-04-23 入院后治疗期间肌钙蛋白 T 变化趋势;C. 2020-04-23 入院后治疗期间 GOT、GPT 浓度变化趋势;D. 2020-04-23 入院后治疗期间心肌酶 CK、CK-MB、HBDH 变化趋势;E. 2020-04-23 入院后治疗期间 PCO_2,肌钙蛋白 T 变化趋势。

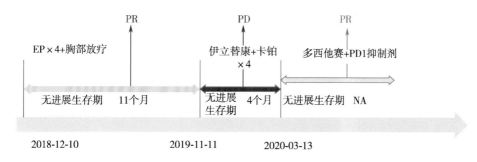

图 2-5-18 患者整体治疗过程回溯

三、临床思维与决策

ICIs 诱发的 irAEs 可累及大多数的器官系统,胸痛、呼吸短促、肺部或下肢水肿、心悸、心律不齐等典型的心脏症状,其心肌的损害较化疗药物所致的更为严重。本例患者在第 2 个周期(抗 PD-1 单抗 + 多西他赛)治疗后再出现致死性心律失常,伴有心肌酶、转氨酶增高,以心肌酶增高明显。心肌炎判定为 CTCAE 4 级。根据 CSCO 的意见,建议类固醇激素治疗,24h 没有改善可考虑加用抗胸腺细胞免疫球蛋白(ATG),也可考虑加用英夫利西单抗。本例患者予初始剂量 1 000mg 甲泼尼龙治疗,24h 内患者致死性心律失常消失转为窦性心律,心肌酶较前下降,疗效较为满意。

患者入院第 7 天出现 2 型呼吸衰竭加重,肌无力判定为 CTCAE 3 级,在继续类固醇激素治疗的基础上,给予联合免疫球蛋白治疗,取得较好效果,患者最后成功脱机。

患者入院后转氨酶增高,化疗药物所致肝功能损害不除外,肝脏毒性判定为 CTCAE 3 级,患者使用类固醇激素治疗及常规药物保肝治疗后肝酶逐渐下降,故未联合使用吗替麦考酚酯。

患者出院前再次给予复查胸腹部 CT,提示疾病较前明显好转。

四、经验与体会

PD-1 及其配体 PD-L1 在啮齿动物和人的心肌细胞中也高表达,其缺失可引起自身免疫性心肌炎。免疫细胞在治疗肿瘤的同时可能会攻击正常的心肌细胞,同时释放一些细胞因子,造成心肌炎症,这可能是免疫检查点抑制剂引起心肌损害的原因。

更严重的是,各种致命性的心脏不良反应可能与系统性损害同时出现,常见合并的系统损害为神经肌肉型损害(如骨骼肌肌炎、重症肌无力和吉兰-巴雷综合征)。本例患者在抗肿瘤治疗有效情况下,后续发生免疫性心肌炎、免疫性肝炎、免疫性肌炎-重症肌无力综合征。需要关注以下问题:

1. 如何早期识别致死性免疫相关不良反应?

目前尚无对 ICIs 心脏不良反应高危人群的高质量研究。回顾诊治过程中,本例患者在三线免疫联合治疗初始,症状表现为腰痛不适、双下肢无力症状,疼痛逐渐加重,考虑最先出现的是肌炎的表现,因表现不具有特异性,未能引起患者及医生的足够重视。所以如果应用 ICIs 的患者出现骨骼肌乏力、疼痛等临床表现,要考虑是否有神经骨骼肌不良反应,同时重点筛查心肌损害的相关指标如肌钙蛋白、BNP、心电图等,以争取早期发现 irAEs。

2. 本案例的临床决策是否得当?

在本例出现免疫相关性心肌炎,肌炎-重症肌无力综合征诊治过程中,对病情快速准确地进行判断,根据相关指南及患者具体情况提供治疗并获得了满意的治疗效果。及时给予大剂量类固醇激素冲击治疗,取得了较好疗效。在治疗过程中患者出现 2 型呼吸衰竭加重,疾病反复的过程中及时联系外院神经内科专家会诊,给予联合溴吡斯的明及免疫球蛋白治疗。值得一提的是大剂量激素的减量问题,需要临床医生根据患者具体情况进行考虑。

3. 从本案例能获得哪些经验及教训?

用药前,应注意询问并记录患者心脏病史,识别高危患者,同时完善基线检查(包括 cTnI、NT-proBNP/BNP、心电图、超声心动图、炎性指标),如有可疑心肌缺血症状,需完善心肌负荷试验或冠状动脉 CTA;如有心律失常,需完善 24h 动态心电图,应抓紧时间快速明确诊断,以早期治疗,改善预后。

五、专家点评

纵观本案例,患者起病急骤,临床决策、抗肿瘤及并发症的治疗效果是肯定的。但在诊断过程中存在有几点不足:

1. 心内膜下心肌活检为心肌炎诊断的金标准,通过病理分析可发现,在心肌组织中有大量淋巴细胞、CD4$^+$ 及 CD8$^+$T 细胞、CD68$^+$ 巨噬细胞、Foxp3 辅助性 T 细胞等免疫细胞的浸润。本病例因病情危重,无法完成。

2. 无创性的检查心脏磁共振(cardiac magnetic resonance,CMR)更具有特异性,可表现为左室收缩功能障碍、心肌水肿或晚期钆增强。本例因医院条件所限,无法完成该项检查。

六、述评

irAEs 的处理往往涉及多个学科,在诊治过程中要重视多学科联合诊治。最后在临床实践过程中,除了密切监测、早发现早治疗之外,进一步探讨其发生的机制,对于这类肌炎的预测、预防和治疗是十分重要的。将基础医学和临床治疗有机结合,从实验室到临床,将基础研究所获的结果更好地、合理地转化为解决临床问题的新方法,从而更好地发挥免疫检查点抑制剂的作用。

案例6　抗 PD-1 抗体治疗食管癌致免疫相关性心肌炎

苗　茜　郑晓彬　林　根

福建省肿瘤医院

【摘要】1 例 68 岁男性患者,因确诊晚期食管鳞癌参加临床研究。先后予抗 PD-1 单抗联合 TP 方案治疗 4 个周期后,患者出现高热及左肩胛酸痛。完善心肌酶谱提示异常升高,心电图出现动态变化,高度疑似免疫相关性心肌炎,予糖皮质激素治疗,3d 后大部分指标恢复正常,但肌钙蛋白 T 持续高于正常范围。永久停止免疫治疗,改予化疗方案控制疾病,患者仍生存随访中。

一、病例简介

1. 主诉及现病史　患者,男性,68 岁。因"发现左胸壁结节 2 周"2019 年 7 月至我院就诊。患者 2 周余前左侧胸壁出现一皮下结节在当地医院行左胸壁结节切除术,术后病理会诊诊断:低分化鳞癌结节伴坏死,建议查食管、肺等部位。外院 PET-CT 示:食管下段管壁增厚,代谢增高,考虑为食管癌,全身多发淋巴结代谢增高,考虑为淋巴结转移,左侧冈下肌内高代谢结节,腹膜多发结节团块状代谢增高,考虑多发转移;胸 1 椎体、腰 3 椎体、左侧股骨多发骨转移。为进一步治疗,遂收治入院。

2. 既往史　长期吸烟史 600 支 / 年,否认器官移植病史,否认既往抗肿瘤治疗史。

3. 体格检查　一般情况可,ECOG 评分为 1 分,未见明显消瘦,疼痛评分为 0 分,神志清楚,精神可,左后肩胛皮下可及结节约 5cm×5cm,质硬、固定、无压痛,左胸壁可见手术瘢痕,全身未触及明显淋巴结肿大。胸廓未见畸形,心肺无特殊。腹平软,余正常。病理征阴性。

4. 辅助检查

(1)胸腹部及盆腔 CT(2019-08-15)如图 2-5-19 所示:①胸中段食管癌,纵隔及双肺门淋巴结肿大伴钙化;双侧胸壁皮下、左侧冈下肌下方结节,考虑转移;C_4 椎体、T_1 椎体及胸骨剑突低密度影,考虑转移。②考虑腹腔淋巴结多发转移、肝左叶前方、左肾后方、横结肠系膜多发转移;左肾上腺转移。

(2)骨 ECT(2019-08-16):C_4、T_1、T_{12}、L_1、L_3 及左股骨头异常摄取。

(3)其他:血常规、大小便常规、血生化、凝血功能、甲状腺功能、心电图、心脏彩超均在正常范围。

5. 诊断分期及分子病理特征　食管胸中段鳞癌伴纵隔、腹腔多发淋巴结、腹膜、骨、左肾上腺、皮下转移 T1N3M1 ⅣB 期。IHC:CK5/6(+)、P40(+)、TTF-1(-)、S-100(-)、CD34(+)。

二、抗肿瘤免疫治疗过程

1. 治疗过程　患者排除禁忌,2019-08-10 入组评估抗 PD-1 单抗或安慰剂联合紫杉醇和顺铂(TP)一线治疗不可切除的局部晚期复发性或转移性食管鳞癌的有效性和安全性的随机、双盲、多中心、Ⅲ期研究。患者分别于 2019-08-22 至 2019-10-03 行 3 个周期治疗抗 PD-1 单抗 / 安慰剂 + 紫杉醇 + 顺铂。第 2 个周期治疗后疗效 PR 见图 2-5-19。于 2019-10-24 行第 4 个周期治疗。

2. 相关体征变化　左后肩胛皮下可触及结节,大小约 2cm×2cm,质硬、固定、无压痛;心率 98 次 /min,未闻及杂音;余同前。

3. 相关辅助检查　2019-09-27 评估,如图 2-5-19 所示。胸腹部及盆腔增强 CT:①胸中段食管癌管壁增厚较前退缩,纵隔及双肺门淋巴结肿大伴钙化较前缩小;双侧胸壁皮下、左侧冈下肌下方结节较前缩小；C_4 椎体、T_1 椎体及胸骨剑突低密度影，考虑转移。②考虑腹腔淋巴结多发转移、肝左叶前方、左肾后方、横结肠系膜多发转移较前缩小；左肾上腺转移较前缩小。

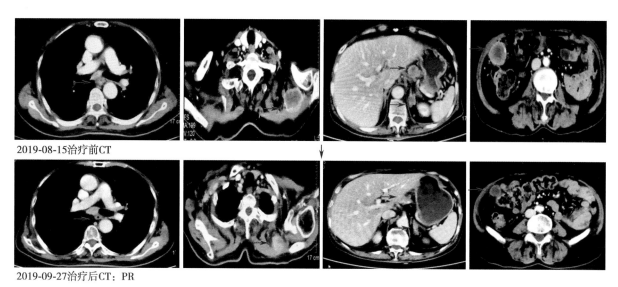

2019-08-15治疗前CT

2019-09-27治疗后CT：PR

图 2-5-19　胸腹部及盆腔 CT 复查结果提示肿瘤部分缓解

4. 免疫治疗不良反应诊治过程　患者 2019-10-24 顺利接受第 4 次药物治疗后，第二天凌晨患者出现高热，39℃，左肩胛酸痛，心电监护示生命体征平稳，心率较基线略快，血压较基线无明显变化。急查：①血常规：WBC 18.5g/L，NE% 97.5%。②心肌酶谱：肌钙蛋白 T 68.73pg/mL，BNP 3 034pg/mL，肌红蛋白（myoglobin，MYO）97.64ng/mL，CK-MB：正常。炎症指标：C 反应蛋白 81.10mg/L，降钙素原 64.83ng/mL。③凝血机制：D- 二聚体 9.96μg/mL。④血生化：白蛋白 29.1g/L，GPT 83U/L，GOT 87U/L。⑤心电图：较前 ST 段改变。⑥胸部 CT：未见异常。⑦血培养及痰培养：未见细菌、霉菌生长。患者除左肩胛酸痛并无特殊不适主诉，但发热及异常升高的心肌酶谱、心电图异常，临床高度怀疑免疫相关性心肌炎，给予注射用美罗培南（美平）抗感染 3d，甲泼尼龙 160mg（3mg/kg）静脉滴注及吗替麦考酚酯 1.0g 口服 2 次 /d 抑制免疫。心肌酶谱当日出现下降，3d 内降至基线水平，心电图恢复正常，激素减半使用 1 周，在 5 周逐步减量至停药；吗替麦考酚酯 10d 后减量至 0.5g 2 次 /d，1 周之后再减量 0.5g 1 次 /d，1 周之后停药。患者出组临床试验，定期复查，肌钙蛋白 T 始终略高于参考值上限，其余指标均在正常范围内（图 2-5-20、图 2-5-21）。

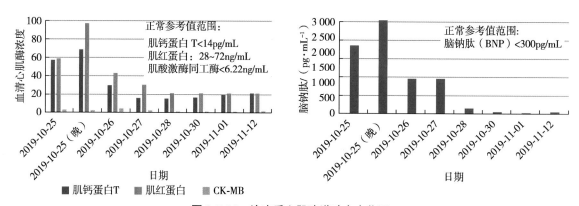

图 2-5-20　治疗后心肌酶谱动态变化图

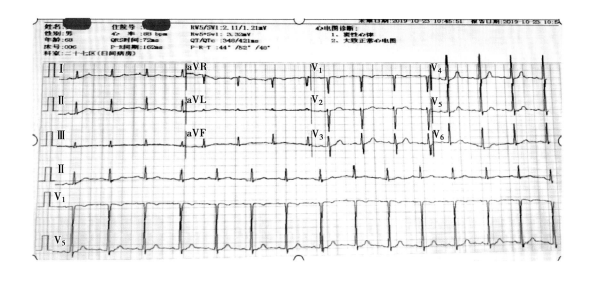

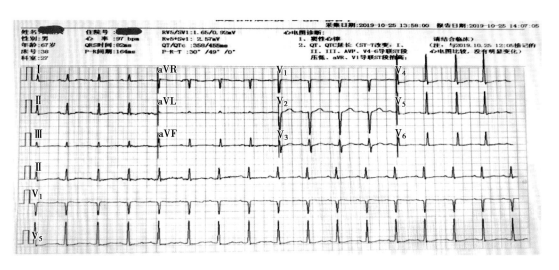

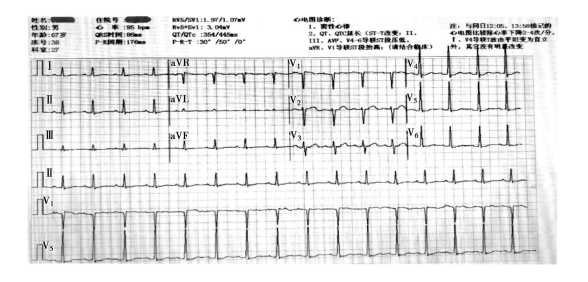

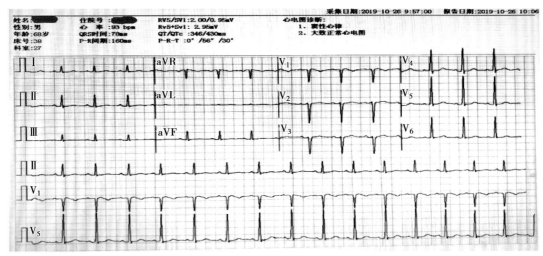

图 2-5-21 心电图动态变化

三、临床思维与决策

本例患者第 4 个周期治疗结束后数小时凌晨时分诉左肩胛酸痛,难以忍受,伴高热 39℃,由于发热急查了血常规、肝肾功能电解质、炎症指标及血培养,心肌酶谱明显升高;急查心电图,较前 1 天用药前心电图有变化,与上级医生沟通后第一时间给予了抗生素治疗及激素治疗,患者当日退烧后未再发热且左肩胛酸痛好转,动态心肌酶谱及心电图复查中可见 3d 内各项指标基本恢复到正常范围内。由于患者高热且白细胞及炎症指标明显升高,不能完全排除感染给予抗生素治疗,3d 后停用抗生素,继续激素及吗替麦考酚酯抑制免疫治疗。该患者既往无高血压、心脏病病史,基线心脏彩超、心肌酶谱及多次心电图均未见异常,无心悸、胸闷、胸痛表现,查体未闻及心脏杂音及不齐节律,起病隐匿,通过实验室指标高度怀疑免疫相关性心肌炎。鉴于免疫相关性心肌炎致死性高,处理的原则:一旦确诊,尽早给予激素治疗及相关对症处理,稳定病情。

四、经验与体会

本例患者仅能高度疑似免疫相关性心肌炎,未能有条件行心脏 MRI 及心脏活检,但从后续较长时间内肌钙蛋白 T 无法恢复正常,都证明免疫相关性心肌炎可能性非常大。文献报道免疫性心肌炎发生率低,不到 1%,死亡率可高达 50%,是致死性非常高的不良反应。由于心肌酶谱指标并非常规检查,目前真实世界临床研究普遍认为免疫相关性心肌炎发生率高于 1%,随着免疫治疗人群基数的增加,免疫相关性心肌炎也呈现逐步上升趋势。确诊所要求的心肌活检难以普遍开展,往往以临床诊断为主。关于免疫相关性心肌炎,需要关注以下问题:

1. 本案例的病因是什么?

文献报道肿瘤组织与横纹肌正常组织共享类似抗原,使用免疫治疗后导致活化 T 细胞交叉反应,横纹肌细胞遭受攻击。因此,骨骼肌、心肌均可受累,免疫相关性心肌炎往往伴随肌炎发生,心肌严重受损导致血流动力学不稳定最终导致死亡。本例患者退烧后仍存在心率较基础心率增快,心电图提示心肌缺血、QTC 延长表现,未出现血压下降等表现。

2. 本案例的临床决策是否得当?

从治疗决策来说相当及时,从患者各项指标迅速恢复和症状明显好转也可以反证诊断及治疗的及时性。

3. 从本案例能获得哪些经验及教训?

免疫相关性心肌炎没有特异性临床表现,起病隐匿,与普通心肌炎也难以鉴别,需排除本身基础心脏因素及感染因素。但是,考虑到免疫相关性心肌炎一旦出现,致死率高,但凡使用过免疫治疗的患者出现相关症状或实验室相关检查异常都应该首先怀疑该诊断,并及时进行干预。

五、专家点评

如何尽早发现及诊断免疫相关性心肌炎是充满挑战的课题,有些患者以局部肌痛为主诉,后发展至全身肌肉功能下降如吞咽困难等,随后实验室检查发现合并心肌炎。还有一些病例以非典型胸痛、乏力、呼吸困难甚至无症状,实验室心肌酶谱尤其是肌钙蛋白T升高或心电图发现传导阻滞而发现。因此,如图2-5-20、图2-5-21所示,针对心脏功能基线查心脏彩超、心电图、心肌酶谱非常重要,出现症状,立即或间隔1个周期/2个周期复查以便尽早发现尽早治疗。在这些指标中,尤其肌钙蛋白T的敏感性最高,但综合多项检查诊断率更高。

如何通过这些指标的异常进行分级? 有些仅轻度升高的无症状患者是否需要积极处理呢? 这些问题都尚待解答。

六、述评

免疫治疗带来肿瘤治疗划时代进步的同时,也给肿瘤科医生带来巨大的挑战,尤其对于专科医院,各系统出现的免疫相关不良反应需要各亚专科同事的共同认识及处理,多学科会诊越发体现优势。对于每个进行肿瘤免疫治疗的医生来说,不断更新知识,不断与同行之间进行交流,拥有高度敏感的临床反应最难能可贵。

案例7　抗PD-1抗体治疗晚期肺鳞癌致免疫相关性心肌炎

徐海燕　王　燕

中国医学科学院肿瘤医院

【摘要】1例40岁男性患者,确诊右肺中叶低分化鳞状细胞癌,术后行辅助化放疗。术后23个月出现胸膜复发,一线给予紫杉醇联合奈达铂化疗6个周期以及胸膜局部放疗。一线治疗无进展生存时间为16个月,复查胸部增强CT出现胸膜进展以及纵隔淋巴结转移,二线给予抗PD-1单抗治疗1次,治疗结束后14d后患者出现心悸、气促,活动耐量降低并进行性加重,心肌酶及肌钙蛋白显示明显升高,结合心肌活检考虑为免疫相关性心肌炎,予糖皮质激素治疗,1个多月后患者心悸、气促好转,心肌酶学恢复正常。

一、病例简介

1. 主诉及现病史　患者,男性,40岁。因"右肺癌术后3年余,复发进展"入院就诊。患者因"右肺中叶内侧段肿瘤,右肺中叶结节影,纵隔淋巴结肿大"于2016-03-10全麻下行右肺中叶切除术。术后病理示:右肺中叶低分化鳞状细胞癌,未见明确的脉管瘤栓及神经侵犯,肿瘤最大直径2.2cm,未累及叶、段支气管,累及脏层胸膜,淋巴结转移性癌(12/14),pTNM分期T2N2M0。2016-04-01起接受"吉西他滨1 800mg d1,d8联合顺铂50mg d2~d4"辅助化疗4个周期;自2016-10-10起给予术后辅助放疗,放疗剂量为50.4Gy/8Gy/28f。2017-12-25复查胸部增强CT示右侧胸膜增厚,约2.7cm×1.2cm,双肺多发转移。2018-01-10给予二线"紫杉醇330mg d1联合奈达铂50mg d2~d4"化疗6个周期,最佳疗效评估PR;序贯给予胸膜局部大分割放疗,剂量为48Gy/3Gy/16f。2019-05-06复查胸部PET-CT显示右侧胸膜增厚伴有纵隔2区、气管隆嵴下淋巴结肿大,考虑为肿瘤进展。支气管镜活检:异形增生鳞状上皮巢,符合中分化鳞状细胞癌,考虑复发。为进一步治疗收治入院。

2. 既往史　吸烟病史40支/d×15年,偶尔饮酒。

3. 体格检查　ECOG评分为0分,疼痛评分为0分,浅表淋巴结未见肿大。胸廓未见畸形,术后瘢痕愈合可,心律齐,心脏各听诊区未闻及病理性杂音。双肺呼吸音清,未闻及干湿啰音。腹平软,无特殊。病理征阴性。

4. 辅助检查

（1）2019-05-06 PET-CT 显示右侧胸膜增厚，长径约 2.7cm，纵隔 7、8 区及肺门淋巴结，大者短径 2.2cm，及左肺下叶多发小结节同前，未见骨转移、脑转移。

（2）肿瘤指标（2019-05-08）：CA125 9.72U/mL，Cyfra 21~11.57ng/mL，NSE 11.10ng/mL，SCC 1.0ng/mL，CEA 3.63ng/mL。

（3）其他：血常规、血生化、尿常规、凝血功能、心肌酶学以及甲状腺功能在正常范围。

5. 诊断分期 右肺中叶低分化鳞状细胞癌术后复发，伴胸膜转移、双肺转移。

二、抗肿瘤免疫治疗过程

1. 治疗过程 2019-05-26 给予三线免疫检查点抑制剂治疗，应用抗 PD-1 单抗 200mg，每 21d 1 个周期。患者在 2019-06-09 再次出现心率增快，同时出现心悸、胸闷及活动耐量下降，给予停用免疫抑制剂治疗，考虑免疫相关性心肌炎，2019-07-07 胸部增强 CT 扫描疗效评估 SD。

2. 相关体征变化 神志清楚，心率 102 次/min，双肺呼吸音稍粗，未闻及明显干湿啰音，腹软，无压痛、反跳痛，双下肢无水肿。

3. 相关辅助检查 晚期肺鳞癌三线治疗胸部 CT 变化，如图 2-5-22 所示。

基线：2019-05-06 PET-CT 显示右侧胸膜增厚，长径约 2.7cm，纵隔 7、8 区及肺门淋巴结，大者短径 2.2cm，及左肺下叶多发小结节同前，未见骨转移、脑转移。

免疫治疗 1 个周期：2019-07-17 胸部增强 CT 显示右侧胸膜增厚，长径约 2.0cm，纵隔 7、8 区及肺门淋巴结，大者短径 1.7cm，及左肺下叶多发小结节同前。与基线治疗相比，胸膜病变缩小 7mm。

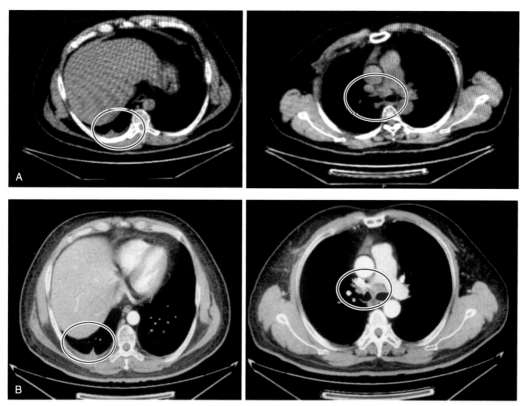

图 2-5-22 免疫治疗前后肿瘤影像学变化
A. 免疫治疗前基线；B. 免疫治疗 1 个周期后。

4. 免疫治疗不良反应诊治过程

（1）第一阶段：免疫相关心肌炎诊断过程。患者在应用抗 PD-1 单抗治疗 4d 后出现心率增快，持续 1 周好转。2019-06-09 再次出现心率增快，同时出现心悸、胸闷及活动耐量下降，如图 2-5-23 所示，心肌酶学显示 CK 1 636U/L,CK-MB 40IU/L,cTnI 0.475ng/mL,pro-BNP 40pg/mL。如图 2-5-24 所示,心电图显示心率 102 次 /min,轻度 ST-T 改变。超声心动图提示舒张功能减低。当时给予美托洛尔、辅酶 Q10 处理,患者心率下降,维持在 90 次 /min。2019-06-19 再次出现心悸、气促,活动耐力下降,超声心动图显示心脏结构与功能未见明显异常。2019-06-20 冠状动脉 CTA 显示未见明显心肌缺血。如图 2-5-25 所示,2019-06-25 心肌活检显示局灶性心内膜下点状心肌坏死,可见单核细胞浸润。根据患者病史、体征、免疫治疗用药史结合心肌酶升高以及心肌活检结果诊断免疫相关性心肌炎。

表 2-5-4　免疫相关性心肌炎心肌酶变化

检验项目	2019-05-18（基线）	2019-06-09（免疫治疗后）	2019-06-12	2019-06-19	2019-06-24（激素治疗后）	2019-07-06
cTnI/(ng·mL^{-1})	0.004	0.475	0.685	0.984	1.250	0.043
pro-BNP/(pg·mL^{-1})	36	40	40	49	49	35
CK/(U·L^{-1})	89	1 636	2 048	3 832	2 617	88
CK-MB/(IU·L^{-1})	9	40	52	53.1	44.5	9

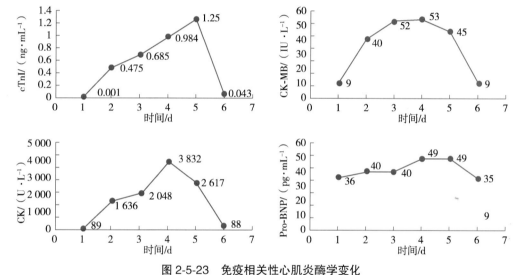

图 2-5-23　免疫相关性心肌炎酶学变化

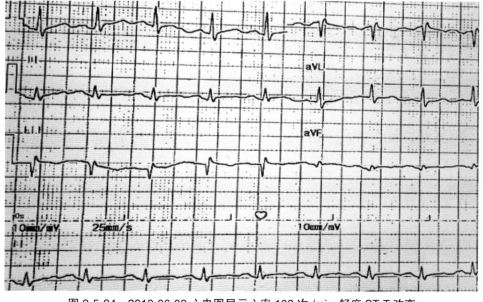

图 2-5-24　2019-06-09 心电图显示心率 102 次 /min,轻度 ST-T 改变

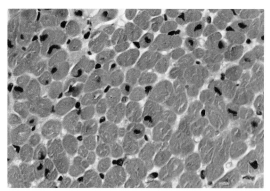

图 2-5-25　2019-06-25 心肌活检显示局灶性心内膜下点状心肌坏死,可见单核细胞浸润

(2)第二阶段:免疫相关心肌炎治疗过程。诊断为免疫相关性心肌炎后,患者 2019-06-22 口服甲泼尼松 32mg 1 次 /d,此后每周减量 1 片,同时美托洛尔 12.5mg 口服 2 次 /d,辅酶 Q10 10mg 3 次 /d。患者 1 个月后心悸、气促症状逐渐缓解,心肌酶恢复正常。

三、临床思维与决策

本例患者在使用免疫检查点抑制剂治疗过程中,出现心悸、气促时首先需要判断是因原有疾病加重还是免疫治疗引起,特别是对于新出现的心血管症状应给予高度重视,需要常规进行心电图以及心肌酶学检查。若肌钙蛋白正常,结合患者既往有无心脏病病史及治疗之前的心电图进行比对,有无新发的心律失常以及传导阻滞。若肌钙蛋白升高以及心电图异常,进行急诊留观或心脏专科就诊。早期诊断还包括冠状动脉造影、心功能显像、超声心动图检查,有条件单位进行心内膜活检,协助诊断免疫相关的心肌炎。

本例患者在第一次使用免疫检查点抑制剂后 4d 就出现心血管相关症状,果断进行心电图以及心肌酶学检查,患者出现心率增快,心脏酶学指标升高。警惕免疫相关性心肌炎发生,给予降低心肌耗氧量、营养心肌的治疗。同时行超声心动图及冠状动脉造影,排除急性冠脉综合征可能,结合心肌活检结果支持了免疫性心肌炎的诊断。立即停用免疫抑制剂,参考 CTCAE 分级,患者可判定为 3 级心脏毒副作用。根据 CSCO 的意见,建议类固醇激素治疗,无效时即推荐加用英夫利西单抗。本例患者予初始剂量 1mg/(kg·d)糖皮质激素治疗,激素反应良好,患者症状明显好转,并取得满意疗效。

四、经验与体会

本例患者在抗肿瘤治疗有效、发生了免疫相关性心肌炎后,需要关注以下问题:

1. 本案例的病因是什么?

本案例诊治过程中,从心肌酶及心肌活检结果来看,免疫相关性心肌炎的诊断较为明确。在整个治疗过程中,患者进行心肌活检得以明确诊断,更多时候患者无条件进行心肌活检,注意鉴别诊断,针对临床上可疑的心肌炎指南推荐评分系统,该系统整合了多个变量,包括临床、生物标志物和影像学特征。患者发生免疫相关性心肌炎的机制可能为免疫检查点抑制剂激活 T 细胞攻击肿瘤同时,也攻击与肿瘤表达相同抗原的心肌组织,造成免疫相关性心肌炎。

2. 本案例的临床决策是否得当?

在免疫相关性心肌炎诊治过程中,及时完善心肌酶以及心肌活检,对病情进行了迅速准确地判断,根据相关指南及患者具体情况提供治疗并获得了满意的治疗效果。临床决策及执行过程得当,结局良好。

五、专家点评

纵观本案例,迅速准确地进行判断病情,根据相关指南及患者具体情况提供治疗并获得了满意的治疗效果。应当从以下方面进一步思考：

1. 在免疫治疗过程中，任何个体不良反应发生并不一定都遵循不良反应发生的时间规律，从启动免疫治疗的开始就要重视对免疫不良反应管理，建立专业的监控和治疗不良反应的团队，特别是合并有基础疾病的患者，权衡患者的风险及获益情况，是否启动免疫治疗。尽管多数不良反应经过治疗后好转，患者能否再进行抗肿瘤免疫治疗的再挑战，是个复杂的课题，需要不断探索。

2. 本案例中，患者是青年男性，没有基础病，理论上发生免疫不良反应可能性极低，且在启动免疫治疗 4d 就出现症状，当时心电图及心肌酶学并未出现升高。后续出现症状加重，只要患者有症状，就不要忽视评估和检查，重视鉴别诊断，多学科联合诊治具有十分重要的作用。

六、述评

免疫相关不良反应不同于化疗以及靶向治疗，关键是第一步预防，识别免疫相关风险因素，对患者及其家属进行免疫治疗知识的宣教，确保患者可及时联系到主管医生，加强症状以及体征的评估。第二步是评估，用药前详细询问病史并记录基线化验检查，包括心电图、超声心动图、心肌酶学、肌钙蛋白、脑钠肽（BNP）及 N- 末端脑钠肽前体（NT-proBNP），通过与基线检查对比，建立全面评估体系，早期识别可能出现的不良反应。第三步是检查，对于出现的不良反应进行归因判断，结合基线值与参考值的差异，评估严重程度，建立各个科室的密切联系，控制症状及不良反应的进展。第四步是治疗，判断不良反应的级别，停止免疫抑制剂治疗，及时启动糖皮质激素治疗，注意激素起始用量及详细减量方案，必要时使用免疫抑制剂治疗。第五步是监测，了解 irAEs 缓解曲线，防止免疫抑制剂相关并发症的发生。

案例 8　抗 PD-L1 治疗肺癌致免疫相关心肌损伤

曾晓梅　青晓艳　蒋昭友　朱丽
成都市肿瘤医院

【摘要】1 例中年男性患者，于 2019-08 确诊为左肺上叶腺癌Ⅳ期，驱动基因阴性，PD-L1 状态不明。行 1 个周期 AC 方案治疗后病情稳定。后给予 AC 联合抗 PD-1 单抗治疗 2 个周期，2 个周期后患者肌钙蛋白 T 进行性升高，无心律失常，心脏 MRI 提示左心室稍增大，心脏彩超正常，予以糖皮质激素治疗约 2 个月，用药后肌钙蛋白 T 及心肌酶恢复正常。于 2020-04 开始再次使用化疗联合抗 PD-1 单抗，目前已使用 3 个周期，患者病情稳定。

一、病例简介

1. 主诉及现病史　患者，男性，45 岁。因"发现肺占位 4 个月余"入院接受进一步治疗。2019-08-06 因左肺上叶肿块伴远处广泛淋巴结转移及骨转移，在某医院行经 CT 肺穿刺活检：符合腺癌。免疫组化：TTF-1（+）、NapsinA（+），KI-67 阳性率为 35%；无敏感驱动基因。2019-08-13 至某医院行第 1 个周期 AC 方案，具体：培美曲塞 800mg d1+ 卡铂 600mg d1，1 次 /3 周。胸部 CT 提示左肺上叶病灶较治疗前稍缩小，疗效评估 SD。为进一步治疗入院。

2. 既往史　否认高血压、2 型糖尿病、心脏基础疾病病史。

3. 体格检查　一般情况良好，ECOG 评分为 1 分，营养可，疼痛评分为 0 分，神志清楚，全身浅表淋巴结未触及肿大。胸廓未见畸形，心律齐，心脏各听诊区未闻及病理性杂音。双肺呼吸音清，未闻及干湿啰音。腹平软，无异常。神经病理征阴性。

4. 辅助检查

（1）心脏彩超（2019-11-18，本院）：主动脉窦部增宽，二尖瓣及三尖瓣（轻度）反流，左室收缩功能正常,EF 64.1%。

(2)肌钙蛋白 T(2019-11-13,本院):56.5ng/L;血生化:GPT 46IU/L,GOT 43IU/L;肌酸激酶(creating kinase,CK)348U/L。

(3)甲状腺功能:T_3 0.75ng/mL,TSH 0.24mIU/L。

(4)其他:血常规、血生化、尿常规、凝血功能、BNP、血沉、降钙素原、CRP 在正常范围,心电图正常。

5. 诊断分期及分子病理特征 左肺上叶腺癌(cT2N3M1c,ⅣB 期),左肺门、双侧纵隔及左锁骨上下淋巴结转移,双肺、骨转移。

分子病理类型:*EGFR*、*ALK*、*ROS1* 未检出突变,PD-L1 未测。

二、肿瘤免疫治疗过程

1. 免疫治疗及不良反应诊治过程 患者于 2019-09-04、2019-10-03 行 2 个周期 AC 化疗(培美曲塞 956mg d1+ 卡铂 650mg d1)+ 抗 PD-1 单抗 200mg,1 次 /3 周,同时定期予以唑来膦酸治疗肿瘤骨转移。2 个周期化疗后再次行全面复查,提示左肺肿瘤明显缩小。但患者肌钙蛋白明显升高,无不适,不排除有冠心病、心肌梗死、免疫相关性心肌炎可能,完善心脏彩超未见特殊异常。定期随访心肌酶,提示进行性升高,暂停化疗及免疫治疗。2019-11-11 某医院复查肌红蛋白为 109.8ng/mL,肌酸激酶同工酶(CK-MB)6.69ng/mL,肌钙蛋白 T 64.9ng/mL;心脏 MRI(2019-11-12):心脏左心室增大,室壁未见增厚或变薄,左室 EF 59.8%,右心室 EF 62.9%。2019-11-12 胸腹部 CT:与 2019-08-28 对比,左肺上叶病灶明显缩小(由 3.4cm×3.2cm 缩小至 2.0cm×1.0cm),纵隔淋巴结缩小,右肺小结节无变化。如图 2-5-26 所示,患者心肌酶、肌钙蛋白进行性升高,因患者既往无心脏基础疾病,心电图正常,心内科会诊考虑为免疫检查点抑制剂相关性心肌炎。于 2019-11-13 开始给予甲泼尼龙 1g/d,持续 3d 冲击治疗。2019-11-16 复查肌钙蛋白 T 及心肌酶已恢复正常,于 2019-11-16 减量至甲泼尼龙 140mg/d 抗炎[泼尼松 2mg/(kg·d)]治疗,并定期复查心电图、CK、CK-MB 及肌钙蛋白 T 均在正常范围,后激素缓慢减量。于 2019-12-03 改为口服泼尼松治疗,2020-01-06 停用激素治疗。

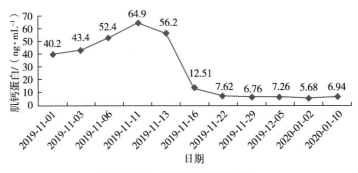

图 2-5-26 肌钙蛋白变化趋势

2. 重启免疫治疗 如图 2-5-27 所示,2020-02-04 某医院复查胸部 CT:患者左肺上叶病灶较 2019-11-01 稍增大,纵隔淋巴结增多、增大。双肺小结节较前增多、增大,转移待排。患者病情进展,与患者家属沟通后,2020-02-06 及 2020-03-10 行 2 个周期 AC 原方案化疗,疗效评价为 SD。患者要求继续使用免疫治疗,反复与患者及其家属沟通后,2020-04-03 行第 6 个周期 AC 方案化疗联合抗 PD-1 单抗 200mg 治疗,2020-05-03 及 2020-06-04 行 2 个周期培美曲塞联合抗 PD-1 单抗维持治疗。期间定期复查心肌酶、肌钙蛋白 T、BNP、心电图未见异常。患者于 2020-06-02 无明显诱因出现全身无力,四肢乏力明显(上肢更甚),完善电解质检查:钾 2.86mmol/L,镁 0.73mmol/L,给予补钾后症状缓解。现患者病情稳定,无特殊不适,维持治疗中。

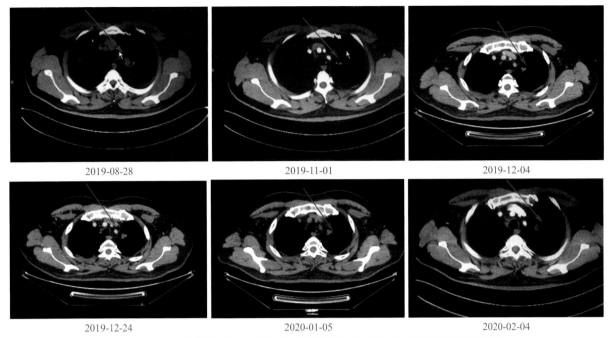

| 2019-08-28 | 2019-11-01 | 2019-12-04 |
| 2019-12-24 | 2020-01-05 | 2020-02-04 |

图 2-5-27　2 个周期联合治疗后肿瘤部分缓解,治疗 irAEs 期间肿瘤缓慢进展

三、临床思维与决策

1. 免疫不良反应的处理　在抗肿瘤免疫治疗过程中,患者心肌酶学升高需要判断是患者心脏相关基础疾病急性发作还是由抗肿瘤药物引起。此例患者为中年患者,既往无心脏疾病病史,无相关临床症状,心脏彩超及心电图正常,故排除心肌梗死、急性冠脉综合征,考虑为抗肿瘤药物所致。患者接受了培美曲塞、卡铂联合免疫治疗,两种化疗药物心脏毒性发生率极低,且心脏毒性以心律失常、心律不齐多见,故不考虑由化疗药物引起。而 ICIs 相关心脏毒性可表现为无症状的心脏生物标志物升高,因此最终临床诊断:ICIs 相关的心肌炎,CTCAE 1 级。根据指南,1 级心肌炎不需要使用激素,可继续应用免疫治疗,但考虑患者心肌损伤标志物持续上升,而非一过性,免疫性心肌炎有潜在恶化风险,致死率高,故暂停免疫治疗,选择激素治疗。《SITC 免疫检查点抑制剂相关毒性管理专家共识》建议对于 ICIs 所致 II 心肌炎,甲泼尼龙起始剂量为 $0.5{\sim}1mg/(kg\cdot d)$,若病情无好转,可增至 $2mg/(kg\cdot d)$。而此例患者以 1g/d 冲击治疗,主要考虑患者肌钙蛋白 T 迅速升高,且 ICIs 相关性心肌炎来势凶险。治疗 3d 后复查各项心脏生物标志物正常,再按照泼尼松 $2mg/(kg\cdot d)$ 给予治疗,后续缓慢减量。整个治疗过程中,患者无心悸、胸闷、乏力、头晕等不适,心肌酶及 BNP 均在正常范围。现患者 ICIs 所致心脏毒性已治愈。

2. 重启免疫治疗的时机　目前根据 NCCN 免疫治疗相关毒性的管理意见,ICIs 所致 G1 心肌炎在症状消退后,可重启使用 ICIs,而发生 G2~G4 心肌炎,应该永久停用 ICIs。患者分级为 G1,心肌炎治愈后复查胸部 CT 提示左肺病灶较前有所增大,给予 2 个周期化疗后患者右肺病灶稳定。患者使用化疗联合免疫治疗后病灶明显缩小,疗效佳,与患者及其家属充分沟通,告知再次出现不良反应可能性大,患者表示理解。激素停药 3 个月后再次予以化疗联合免疫检测点抑制剂,患者至今未再出现心脏毒性。

四、经验与体会

本案例心脏毒性发现及时,并积极干预,取得良好疗效。但需关注以下问题:

1. 本案例的病因是什么?

患者心肌生物标志物进行性升高,激素治疗有效,免疫相关性心肌炎诊断较明确。目前 ICIs 相关性心肌炎诊断金标准为心内膜活检,但此操作可能引发心内膜穿孔等风险,并非所有心肌炎患者均需活检。根据 CSCO 指南,对严重者行心内膜活检,且作为 II 级推荐。但常规需完善心电图、心肌损伤标志物、炎性标志物、心脏彩超或 MRI 等检查。本案例症状轻微，在完善除心内膜活检外其余检查，请心内科会诊后排除心脏基础疾病，按照 ICIs 相关性心肌炎处理，治疗有效。

2. 本案的临床决策是否得当？

对于出现 G1、G2 级免疫相关性心肌炎，激素的起始剂量各指南并不一致。部分认为甲泼尼龙起始剂量为 0.5~1mg/（kg·d），若病情无好转，可增至 2mg/（kg·d）。此患者初始治疗即选择甲泼尼龙冲击治疗，原因是患者肌钙蛋白上升迅速，ICIs 导致心肌炎本身病情凶险，致死率高。虽然取得较好疗效，但仔细分析后本案例激素初始剂量的选择还是欠妥。

3. 重启免疫治疗是否得当？

G1 级心肌炎在症状消退后，可重新使用 ICIs，但需要密切监测不良反应。目前重启治疗 3 个周期，暂未发生 ICIs 相关毒性。出现心脏毒性的患者是否重新使用 ICIs 以及重启的时机，目前尚缺乏临床依据。

4. 本案例处理并发症的原因是什么，处理决策是否得当？

在使用激素治疗过程中，本案例出现空腹及餐后血糖升高，既往无糖尿病病史，请内分泌医生会诊，完善糖化血红蛋白为 11.1%，糖尿病自身（胰岛素）抗体三项（胰岛素自身抗体、胰岛细胞抗体、谷氨酸脱羧酶抗体）均为阴性，排除 ICIs 所致糖尿病，考虑是激素激发糖尿病，给予赖脯胰岛素治疗后血糖控制可。

5. 从本案例能获得哪些经验及教训？

对进行治疗的患者要密切随访，尽早发现和处理患者不良反应。同时判断是否合并 irAEs，予以对症治疗。大剂量激素治疗过程中，应密切监测药物的不良反应，如高血糖、感染、消化道出血等，需及时处理。在此例患者重启 ICIs 治疗前，对患者进行了全面的 irAEs 宣教，治疗期间进行了密切随访。

五、专家点评

本案例的临床诊断及诊治决策基本正确，也取得了满意的疗效。重启免疫治疗，是否再出现 irAEs，还需观察。诊治过程中，应该从以下几方面进一步思考：

1. ICIs 所致 G1~G2 级心肌炎的初始治疗，是否应该行激素冲击治疗，特别是老年患者，在使用大剂量激素后可能出现严重不良反应。

2. 对于 ICIs 治疗效果佳，但发生过 G1 级 irAEs 肿瘤患者，何时重启免疫治疗，后续治疗效果是否受激素治疗影响，目前报道较少，缺乏临床经验。

3. 本案例在重启免疫治疗 2 个周期后出现过 1 次全身乏力，血生化提示血钾 2.86mmol/L，给予补钾治疗后好转。是否与免疫治疗有关？有研究显示发生严重心肌炎的患者中，同时也常发生严重的 irAEs。

六、述评

免疫检测点抑制剂相关心脏毒性发生率虽不足 1%，但可能出现暴发性进展甚至导致死亡，因此受到广泛的关注。由于临床表现多种多样，包括无症状的心脏生物标志物升高、无特殊性的不适、心力衰竭、暴发性心肌炎等，这要求临床医生要做到早识别、早干预。对于高度怀疑 ICIs 相关心脏毒性的患者，应立即停用免疫治疗。

对患者进行详细的病史询问及心脏检查，排除引起心脏疾病的原因。同时完善心电图、心肌标志物、超声心动图或心脏磁共振成像等检查。确诊 ICIs 相关性心肌炎金标准为心内膜活检，但是否实施，还需多学科讨论，充分权衡风险与获益来决定。对于确诊的患者，治疗应遵循指南，规范使用糖皮质激素及免疫抑制剂，预防并及时处理激素治疗所致不良反应。同时警惕合并多种 ICIs 相关不良反应。有研究显示，在发生 ICIs 相关心脏毒性的患者中，少数患者继续使用免疫治疗而没有再次出现心脏毒性。因此，后续治疗应根据患者的临床表现、肿瘤的进展情况及肿瘤是否有治疗方案进行综合评估。

案例 9　PD-1 抗体治疗淋巴上皮瘤样癌致免疫相关性心肌炎

李树本　时　将　李　凤　黎才琛
广州医科大学附属第一医院

【摘要】1 例 49 岁女性,确诊右肺淋巴上皮瘤样癌ⅢA 期。患者行术前新辅助治疗,予吉西他滨联合奈达铂化疗 3 个周期,抗 PD-1 单抗联合吉西他滨及奈达铂治疗 2 个周期,随后行胸腔镜右肺中上叶袖式切除术。术后予抗 PD-1 单抗联合吉西他滨、奈达铂治疗 3 个周期后完成辅助治疗。3 个月后患者无明显诱因出现气促,完善心肌损伤指标、心电图、心脏彩超检查后考虑为免疫相关性心肌炎、急性心力衰竭。予激素 + 丙种球蛋白 + 生命支持等对症治疗,患者症状好转,复查心肌损伤指标恢复正常。

一、病例简介

1. 主诉及现病史　患者,女性,49 岁。因确诊淋巴上皮瘤样癌 1 周入院。患者 2019-09-26 因体检发现右肺中外叶占位伴远处右肺门及纵隔淋巴结转移,病灶大小约 43mm×31mm×27mm,行影像学引导下肺肿物穿刺活检术,病理结合免疫组化及原位杂交结果,诊断为淋巴上皮瘤样癌,临床检查排除鼻咽等部位转移后,考虑肺原发。2019-10-01 行吉西他滨 1 600mg d1,d8+ 奈达铂 110mg 化疗。现为行进一步治疗入住我院。

2. 既往史　既往曾患双下肢静脉曲张,其余无特殊。

3. 体格检查　一般情况良好,ECOG 评分为 0 分,未见明显消瘦,疼痛评分为 0 分,神志清楚,全身表浅淋巴结未触及。双侧胸廓对称,双肺呼吸音清,未闻及干湿啰音。心界正常,心律齐,心脏各听诊区未闻及病理性杂音;腹平软,无异常。病理征阴性。

4. 辅助检查

(1) 胸部 CT(2019-09-30):右中肺见团块影,大小约 4.3cm×4.1cm,右肺门、中后纵隔多发融合肿大淋巴结(图 2-5-28A)。

(2) 头颅 MRI(2019-10-01):双侧额叶少许缺血灶,头颅增强扫描未见异常强化灶。

(3) EB 病毒(epstein-Barrvirus,EBV)(EBV-DNA)定量(2019-10-10,本院):<$5.0×10^2$copies/mL。

(4) 其他:血常规、血生化、尿常规、凝血功能、肿瘤指标、术前免疫、肺功能均在正常范围。

5. 诊断分期及分子病理特征　右肺淋巴上皮瘤样癌(cT2bN2M0,ⅢA 期),右肺门、纵隔淋巴结转移。免疫组化结果示:肿瘤细胞 CK(+)、CK5/6(+)、CK7(−)、EMA(+)、Vimentin(−)、P40(+)、TTF1(−)、NapsinA(−)、CD5(−)、CD117(−)、S100(−)、Ki67(约 15%+)、PD-L1(+)。原位杂交:EBER(+),符合淋巴上皮瘤样癌。

二、抗肿瘤免疫治疗过程

1. 治疗过程　2019-10-25、2019-11-16 予“吉西他滨 1 600mg d1,d8+ 奈达铂 110mg+ 抗 PD-1 单抗 200mg 治疗”2 个周期。疗效评价为 PR。患者 2019-12-16 在全麻下行 VATS(胸腔镜)右肺中上叶袖式(右下 - 右主吻合)切除术,术后病理示:(右中上肺)浸润性癌。新辅助化疗病理评估根据 1994 年 Mandard 肿瘤退缩等级(TRG)评价标准为:3 级。患者术后于 2020-01-11 及 2020-02-08 接受吉西他滨 1 600mg d1,d8+ 奈达铂 110mg+ 抗 PD-1 单抗 200mg 辅助治疗;2020-02-28 改为吉西他滨 1 600mg d1,d8+ 抗 PD-1 单抗 200mg 治疗。

2. 相关辅助检查

(1) 胸部 CT(2019-12-02,本院)(图 2-5-28B):右中肺见团块影较前缩小,大小约 3.2cm×2.8cm,右肺门、中后纵隔淋巴结转移灶较前缩小,较大者大小约 1.9cm×3.6cm。

（2）胸部 CT（2020-02-28，本院）（图 2-5-28B）：右肺癌术后，右剩余肺少许纤维灶及慢性炎症，右侧胸腔少量胸腔积液。右下肺外基底段实性小结节，直径约 4mm，拟诊断炎性结节。右肺门、纵隔肿大淋巴结较前缩小，较大者短径约 8mm。

（3）胸部 CT（2020-07-07，本院）（图 2-5-28B）：右肺癌术后，右侧剩余肺少许纤维灶及慢性炎症，右侧胸腔少量胸腔积液较前减少。右下肺外基底段实性小结节较前缩小，直径约 2mm，拟诊断炎性结节。右肺门、纵隔肿大淋巴结同前，较大者短径约为 8mm。

3. 免疫治疗不良反应（免疫性心肌炎）诊治过程　2020-05-18 无明显诱因出现气促，活动时加剧，休息后缓解不明显。2020-05-21 患者前往某医院就诊，查肌钙蛋白 I 19.038ng/mL，CK-MB 35.97µg/L，BNP 5 390pg/mL（图 2-5-29）。外院予高流量吸氧，去甲肾上腺素泵注维持血压，甲泼尼龙 580mg 处理后，2020-05-22 转入我院进一步治疗。

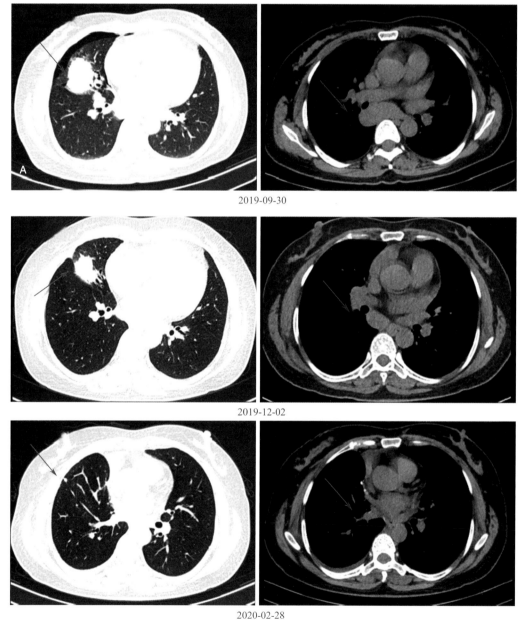

2019-09-30

2019-12-02

2020-02-28

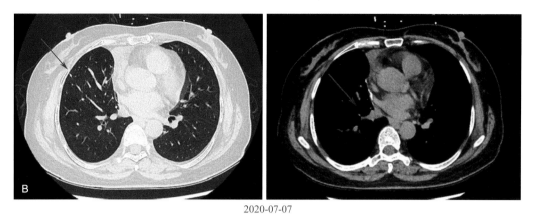

2020-07-07

图 2-5-28　胸部 CT 结果提示肿瘤部分缓解

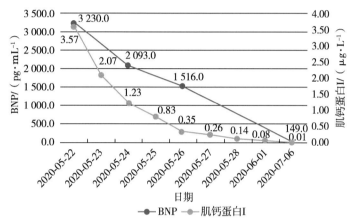

图 2-5-29　患者整个治疗期间的 BNP 和肌钙蛋白的动态变化

　　患者入院时神志清楚,体温 36.3℃,心率 82 次 /min,呼吸 20 次 /min,血压 116/83mmHg。两肺叩诊呈清音,肺肝相对浊音界位于右锁骨中线第Ⅴ肋间。双肺呼吸音清晰,未闻及干湿啰音及胸膜摩擦音。心界正常,律不齐,可闻及期前收缩 3 次 /min,双下肢轻度水肿。查肌钙蛋白Ⅰ 3.57μg/L,谷草转氨酶88.8U/L,肌酸激酶 169.4U/L,肌酸激酶 MB 同工酶 16.0U/L,乳酸脱氢酶 522.2U/L,肌红蛋白 24.1μg/L,血 B 型钠尿肽前体(pro-BNP)3 230.0pg/mL。心电图提示室性期前收缩,未见 ST 段抬高。心脏彩色超声(加心功能)示左心功能不全声像,二尖瓣反流(轻度),三尖瓣反流(中度),肺动脉高压(轻度)。左室收缩功能测值降低,射血分数(EF)43%。少量心包积液。临床诊断为免疫相关性心肌炎(irAEs Ⅳ级)、心力衰竭。

　　入院后给予甲泼尼龙琥珀酸钠 1g 1 次 /d 冲击治疗,丙种球蛋白 15g 静脉滴注提高免疫力,去甲肾上腺 1mL/h 维持血压,加强利尿减轻心脏负荷,予头孢哌酮钠舒巴坦钠抗感染、营养心肌、护胃护肝等处理。密切监测患者血压、心率、呼吸,动态监测心肌酶、BNP、心电图、心脏彩超、心脏 MRI 等检查。2020-05-26 查肌钙蛋白Ⅰ 0.35μg/L,血 B 型钠尿肽前体(pro-BNP)1 516.0pg/mL。心脏彩色超声(加心功能)示:左心稍增大,二尖瓣稍增厚及反流(轻度);主动脉稍增宽,三尖瓣反流(轻度),肺动脉高压(轻度);左室收缩功能测值未见异常,射血分数 67%。患者气促较前好转,心肌酶谱、肌钙蛋白Ⅰ进行性下降,2020-05-26 予甲泼尼龙琥珀酸钠 80mg/d 减量治疗。因患者激素冲击治疗量大,为预防大剂量激素冲击引发的感染,2020-05-27 予层流病房护理,并给予食物消毒。患者的血压在不使用去甲肾上腺素时出现血压偏低,继续予去甲肾上腺素 0.8mL/h 维持血压,并逐渐停用(2020-06-03 停)。2020-06-01 复查肌钙蛋白Ⅰ 0.08μg/L,心脏 MRI 示心脏心功能稍降低,心肌水肿。心包少量积液。患者气促、双下肢水肿较前好转,2020-06-02 予甲泼尼龙琥珀酸钠 40mg/d 减量治疗。患者出院后继续予醋酸泼尼松 40mg,

曲美他嗪 35mg、辅酶 Q10 50mg、谷胱甘肽 40mg 口服治疗,门诊随访至今(图 2-5-30)。

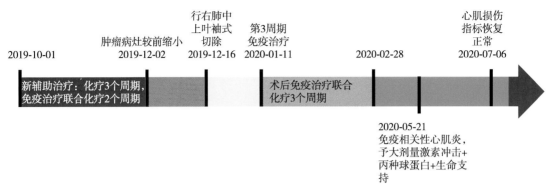

图 2-5-30 患者全程治疗的回溯

三、临床思维与决策

免疫相关性心肌炎是免疫治疗已知的心脏不良毒性,可出现在治疗期间的任何时期,甚至出现在停药后的数月。免疫相关性心肌炎虽发生率低,但致死率高达 39.7%~50%。本例患者共行 5 个周期免疫联合化疗药物治疗,3 个月后患者无明显诱因出现气促,双下肢水肿,入院后查心肌标志物肌钙蛋白 I、BNP 升高,心脏彩超提示左心功能不全,心电图提示左室期前收缩,患者曾有免疫治疗病史,既往无心脏疾病病史,结合患者的症状、体征及辅助检查,首先考虑免疫相关心肌炎。判定为 CTCAE 4 级心肌炎,危及生命,需要紧急治疗。

ESMO 指南指出,如怀疑心肌炎时,需建议患者入院接受大剂量甲泼尼龙 1~2mg/kg 治疗。如病情恶化,可考虑加用免疫抑制剂(吗替麦考酚酯或他克莫司)治疗。NCCN 指南中,对于免疫相关性心肌炎,建议完善检查后将病情严重程度分层。对于血流动力学稳定,但出现心律失常、心肌标志物和超声心动图异常的病情严重患者和血流动力学不稳定危及生命患者,均需要立即停止免疫治疗,高剂量甲泼尼龙 1g/d 冲击是急性期的一线治疗,应尽快使用,持续 3~5d 直到病情开始好转后予激素减量治疗。对于激素冲击治疗病情无缓解的患者,可加用免疫抑制药物,如人免疫球蛋白以及抗人胸腺免疫球蛋白或英夫利西单抗。需注意英夫利西单抗是中重度心力衰竭的禁忌证。近期也有一些研究报道血浆置换或一些抵抗炎症因子的生物制剂可能有效。

对于并发心律失常者,可根据病情予药物治疗或置入起搏器。对于血流动力学不稳定患者,可根据病情予呼吸和血流动力学支持,可以尝试动脉内球囊反搏或体外膜肺氧合支持治疗。本例患者病情紧急,临床经评估后,根据指南及时使用高剂量激素和丙种球蛋白治疗,对于患者存在持续性低血压使用去甲肾上腺素维持血压,并采取广谱抗生素、层流病房预防患者继发感染,密切监测患者生命体征及心肌损伤指标。本例患者最终取得满意的临床结果,其治疗过程和治疗决策对于临床上免疫性心肌炎的治疗和管理有值得借鉴之处。

四、经验与体会

本例患者在抗肿瘤有效,停止免疫药物治疗将近 3 个月的情况下出现Ⅳ级免疫相关性心肌炎,经临床治疗后取得满意结果。以下方面值得注意:

1. 本案例的诊断标准是什么?

免疫性心肌炎暂无统一的诊断标准。临床上免疫性心肌炎症状缺乏特异性,最常见的报道症状是呼吸困难(49%)。部分患者还表现为疲劳(25%),胸痛(17%)。水肿 / 体重增加(17%)、不适(9%)、恶心(9%)、晕厥(9%)、心悸(6%)、发热(6%)、咳嗽(4%)和厌食(4%)。血清学特征是心肌肌钙蛋白、肌酸激酶、BNP 水平升高伴非特异性心电图改变,心脏彩超及心脏 MRI 可进一步辅助诊断。早期冠状动脉造影可区分心肌缺血或心肌梗死。

2. 本案例的临床决策是否得当？

有数据表明及时开始使用高剂量激素有助于恢复左心室收缩功能，有助于减轻主要心脏不良反应的负担。本例患者在免疫相关性心肌炎的诊治中，及时完善相关检查，对病情快速判断，并予大剂量激素冲击治疗，密切监测心肌损伤指标，根据病情及时调整用药方案，其临床决策正确并取得满意治疗效果。

3. 从本案例能获得哪些经验及教训？

免疫治疗引发心脏不良反应的报道日益增加，临床上应密切监测患者 BNP、肌钙蛋白 I、肌酸激酶、肌酸激酶同工酶等指标，同时给予心电图、心脏彩超、MRI 等检查，做到早发现、早诊治。对高风险的患者，急需建立多学科诊疗团队，实施心脏不良反应评估、诊断及治疗。通过积极预防、密切监测、及时治疗、合理管控，降低免疫相关性心脏不良反应的影响，使更多患者从免疫治疗中获益，从而延长患者的生存期。

五、专家点评

纵观本案例，临床决策、抗肿瘤过程及心肌炎的处理过程无可厚非。患者临床结局较好，以下方面应进一步思考与学习：

1. 有研究表明大部分免疫相关性心肌炎出现在免疫治疗的早期，中位报告时间为接受第一次免疫治疗后的 17~65d。但本案例患者停药 3 个月后发生免疫相关性心肌炎，提示停止免疫治疗后也需要继续监测患者血清学相关指标，以便提早发现免疫药物引起的滞后不良反应并做出及时处理。

2. 免疫治疗可引起各器官的毒性反应，除了症状明显、诊断明确的不良反应，临床应注意排除是否存在全身多器官免疫相关性损害。

六、述评

心脏毒性反应对整个癌症管理和患者的预后有潜在的影响。临床医生应注意以下方面。第一，在行免疫治疗前应对患者进行全面免疫相关不良反应教育，发现可疑症状及时就诊。心肌炎病死率高，临床医生应早期识别，一旦出现可疑症状需尽快完善心电图、心肌酶、肌钙蛋白、BNP、超声心动图等无创检查并同基线对比。第二，免疫相关性心肌炎治疗主要依靠大剂量激素冲击，临床医生应根据患者临床特征行分层管理，合理使用激素，并根据患者的病情变化逐渐减量或加用免疫抑制剂。第三，对于使用大剂量激素冲击的心肌炎患者，需预防大剂量激素治疗引起的继发性感染，避免感染加重患者病情。第四，目前暂时没有前瞻性研究数据来说明免疫相关性心肌炎患者恢复免疫治疗是否安全。临床上需要考虑到患者的癌症状态、免疫治疗效果、有效的替代疗法、免疫不良反应的严重程度和治疗结果，权衡患者的风险和获益做出选择。

案例 10　抗 PD-1 抗体治疗肺癌致穿透性动脉粥样硬化溃疡迅速恶化为假性动脉瘤

刘开泰　吴仕波　任　峰　郑大为　潘　登
宁波市医疗中心李惠利医院

【摘要】1 例 71 岁男性患者，因主诉"咳嗽、咳痰伴痰中带血 3 个月"确诊局部晚期非小细胞肺癌。先后予抗 PD-1 单抗治疗 4 个周期后，疗效评估为 PR；但同时发现主动脉弓、降主动脉原有的多发穿透性溃疡和动脉瘤显著加重，且在气管隆嵴水平出现了新发的降主动脉假性动脉瘤。继续抗 PD-1 单抗治疗 2 个周期后，患者咯血复发。胸部 CT 血管造影显示右侧两条较粗且迂曲的支气管动脉和主动脉假性动脉瘤的进一步恶化。随后,心胸外科医生对患者进行了手术处理,栓塞两条支气管动脉,并在其主动脉弓和降主动脉病变区放置支架。后续患者顺利地完成总计 15 个周期的抗 PD-1 单抗免疫治疗。2019-02-25 因消化道出血于家中意外死亡。

一、病例简介

1. 主诉及现病史 患者,男性,71 岁。因"咳嗽、咳痰伴痰中带血 3 个月"至我院就诊。患者因无明显诱因出现咳嗽、咳痰 3 个月伴痰中带血且渐进加重,2018-05-10 行胸部 CT 扫描示:考虑为右肺中央型肺癌,右上叶支气管闭塞,侵及中间支气管;主动脉壁多发钙化,弓壁穿透性溃疡。电子支气管镜(2018-05-10)示:右上叶新生物阻塞并突出管腔累及右中间段上段。活检病理报告(2018-05-13)示:右上叶开口,非小细胞癌,中分化鳞癌。遂收治入院进一步治疗。

2. 既往史 患者有嗜烟史 50 余年和 2 型糖尿病 10 年以上,服用阿卡波糖和吡格列酮控制血糖。患有冠心病近 10 年,用瑞舒伐他汀、氯吡格雷和福辛普利治疗。高血压病史 2 年余,最高血压 180/100mmHg,平日口服苯磺酸氨氯地平分散片 5mg,1 次 /d,血压控制可。患者在大约 8 年前被诊断为穿透性动脉粥样硬化溃疡,但在随访期间一直处于稳定状态。患者在 2016—2017 年接受了 3 次膀胱癌手术和多次膀胱灌注化疗。

3. 体格检查 一般情况良好,ECOG 评分为 0 分,未见明显消瘦,疼痛评分为 0 分,双侧颈部、锁骨上和腹股沟等全身未触及明显淋巴结肿大。胸廓未见畸形,心律齐,心脏各听诊区未闻及病理性杂音。右肺可闻及干啰音,未闻及湿啰音。腹平软,无特殊。病理征阴性。

4. 辅助检查

(1)胸部 CT(2018-05-10):右肺门区见软组织密度肿块,最大截面 3.2cm×4.1cm,部分呈分叶状,右肺门肿大淋巴结。右上叶支气管闭塞,侵及中间支气管;主动脉壁多发钙化,主动脉弓壁穿透性溃疡。

(2)电子支气管镜(2018-05-10,本院):右上叶新生物阻塞并突出管腔累及右中间段上段。活检病理报告:非小细胞癌,中分化鳞癌。

(3)肿瘤指标(2018-06-04):癌胚抗原 6.0μg/L,鳞状上皮细胞癌抗原 6.18μg/L;乙型肝炎检查(2018-06-04):乙型肝炎表面抗体阳性,HBcAb 阳性;输血检测(2018-06-04):抗梅毒螺旋体抗体阳性。

(4)心电图(2018-06-04):窦性心律、完全性右束支传导阻滞、电轴轻度右偏。

5. 诊断分期及分子病理特征 肺鳞癌(cT4N1M0,ⅢA 期)。组织和分子病理特征(图 2-5-31):中分化鳞状细胞癌。NGS 基因检测(肿瘤组织,使用覆盖 520 个癌症相关基因的 NGS 测序 panel):$TP53$ 错义突变($Y220C$)、$PIK3CA$ 错义突变($P539R$)、$EPHA5$ 无义突变、$INSR$ 错义突变($F942L$)、$FBXW7$ 错义突变($R479P$)、$HDAC4$ 可变剪切突变($1096\text{-}1G>A$)、$BCL2$ 错义突变($Y28C$)、$LRP1B$ 可变剪切突变($8522\text{-}1G>T$)、$FANCA$ 错义突变($P1192L$)、WRN 错义突变($Y902C$)、$KMT2A$ 错义突变($S1661I$)、$FAT3$ 错义突变($S3475F$)、$ERRFI1$ 错义突变($P75S$)、LYN 移码突变($Met478fs$)。$IRS2$、$SF3B1$、$CASP8$、$PMS1$ 基因拷贝数扩增。样本肿瘤突变负荷为 11.9 个突变 /Mb,微卫星状态稳定。IHC 检测肿瘤组织 PD-L1(肿瘤细胞)表达占比为 20%。未检出肺癌中常见驱动基因突变。

二、抗肿瘤免疫治疗过程

1. 治疗过程 明确诊断后,于 2018-06-04 接受抗 PD-1 单抗免疫治疗(3mg/kg 体重,2 周重复)。患者在抗 PD-1 单抗治疗后数天出现食欲和体重逐渐增加。第 3 个周期抗 PD-1 单抗治疗后,咳嗽明显缓解,咯血和胸闷完全缓解。在接受 4 个周期抗 PD-1 单抗治疗后,分别于 2018-07-26、2018-07-27 对患者行疗效评价,均为肿瘤部分缓解(图 2-5-32)。之后患者顺利完成总计 15 个周期抗 PD-1 单抗治疗,末次治疗时间为 2019-01-08。

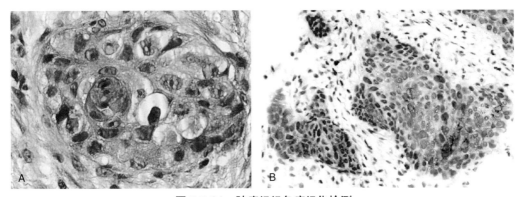

图 2-5-31　肿瘤组织免疫组化检测

A. 免疫组化显示浸润肿瘤间质组织的癌巢可见明显角化微珠,提示中分化鳞状细胞癌;B. 免疫组化显示
PD-L1 阳性肿瘤细胞呈棕色细胞质染色。PD-L1 免疫组化染色阳性,肿瘤细胞表达水平为 20%。

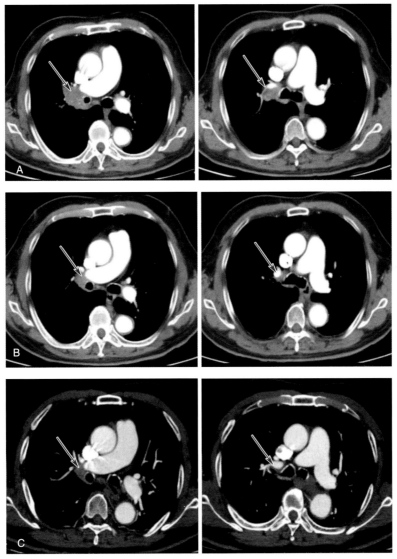

图 2-5-32　胸部 CT 复查结果提示肿瘤部分缓解

A. 2018-05-10 基线评估:右肺中央型肺癌伴右肺门淋巴结转移,右上叶支气管
闭塞,侵及中间支气管;B. 2018-07-26 评估:右肺中央型肺癌伴右肺门淋巴结
转移,对照前片肿块范围缩小;右肺上叶支气管、中叶支气管狭窄程度均明显好
转;C. 2018-08-27 评估:右肺中央型肺癌伴右肺门淋巴结转移,对照前片肿块
范围继续缩小;右肺上叶支气管、中叶支气管狭窄程度均明显好转。

2. 相关辅助检查

（1）2018-07-26 评估：胸部增强 CT 显示：右肺门区见软组织密度肿块，最大截面 2.7cm×3.7cm，部分呈分叶状，右肺门肿大淋巴结。对照 2018-05-10 CT 片肿块范围缩小；右肺上叶支气管、中叶支气管狭窄程度均明显好转。主动脉壁多发钙化，主动脉弓壁穿透性溃疡。

（2）2018-08-27 评估：胸部增强 CT 示右肺门区软组织密度肿块，最大截面 1.5cm×2.1cm，右肺门肿大淋巴结。对照 2018-05-10 CT 片肿块范围继续缩小；右肺上叶支气管、中叶支气管狭窄程度均明显好转。主动脉弓壁及降主动脉多发穿透性溃疡伴壁内血肿形成。

3. 免疫治疗不良反应诊治过程

（1）第一阶段：穿透性动脉粥样硬化溃疡迅速恶化为假性动脉瘤诊治过程。在接受 4 周期抗 PD-1 单抗治疗后，于 2019-05-10 对患者行胸部 CT 复查，发现主动脉弓、降主动脉原有的多发穿透性溃疡和动脉瘤显著加重，同时在气管隆嵴水平出现了新发的降主动脉假性动脉瘤（图 2-5-33A、B）。第 6 个周期抗 PD-1 单抗治疗后，患者咯血复发，出血量比第一次就诊时多。胸部 CT 复查提示主动脉弓、降主动脉的多发穿透性溃疡和动脉瘤进一步加重（图 2-5-33C），同时 CT 血管造影显示右侧两条较粗且迂曲的支气管动脉（图 2-5-34A）。随后，心胸外科医生给患者进行手术处理，予栓塞两条支气管动脉，并进行血管造影确认主动脉假性动脉瘤形成，之后在其主动脉弓和降主动脉病变区放置支架（图 2-5-34B、C）。

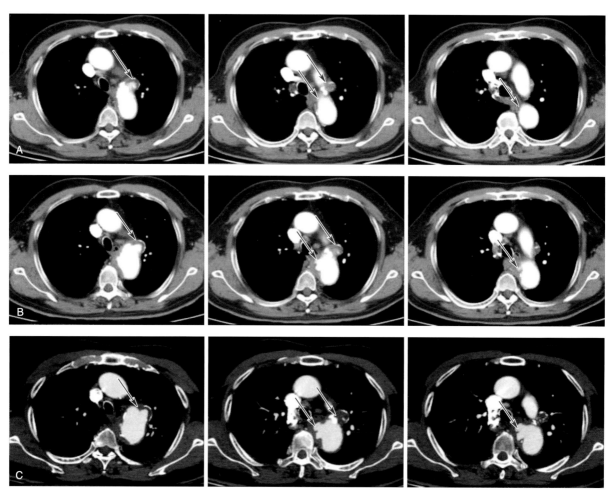

图 2-5-33　CT 主动弓和降主动脉多发穿透性溃疡和动脉瘤加重

A. 2018-05-10 基线评估：主动脉弓、降主动脉多发穿透性溃疡伴动脉瘤形成；B. 2018-07-26 评估：主动脉弓、降主动脉多发穿透性溃疡和动脉瘤显著加重，新发降主动脉瘤；C. 2018-08-27 评估：主动脉弓、降主动脉多发穿透性溃疡和动脉瘤进一步加重。

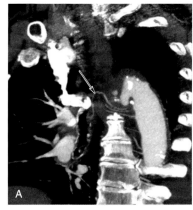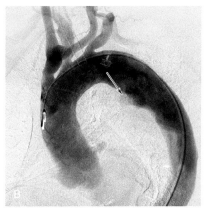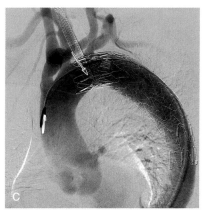

图 2-5-34　CT 右侧两条较粗且迂曲的支气管动脉,降主动脉假性动脉瘤形成,病变血管内支架置入

A. 2018-08-27：支气管动脉 CTA 显示两条支气管动脉供血;B. 2018-08-29：血管造影提示降主动脉假性动脉瘤形成;
C. 2018-08-29：主动脉弓和降主动脉病变处支架置入。

除此之外,胸部 CT 复查发现主动脉弓、降主动脉原有的多发穿透性溃疡和动脉瘤显著加重,同时在气管隆嵴水平出现了新发的降主动脉假性动脉瘤。第 6 个周期抗 PD-1 单抗治疗后,患者咯血复发,出血量比第一次就诊时多。CT 复查提示原发肿瘤持续缓解缩小,但是主动脉弓、降主动脉的多发穿透性溃疡和动脉瘤进一步加重,CT 血管造影显示右侧两条较粗且迂曲的支气管动脉。随后,心胸外科医生对患者进行了手术处理,栓塞两条支气管动脉,并在其主动脉弓和降主动脉病变区放置支架。之后患者顺利完成总计 15 个周期抗 PD-1 单抗治疗,末次治疗时间 2019-01-08。

(2)第二阶段：不明原因发热(免疫性发热不能排除)。患者于 2018-12-08 无明显诱因下出现发热,自测体温 37.5℃,偶有咳嗽,程度不剧,无咳痰及痰中带血,无胸闷、气促。因低热反复出现,2018-12-12 于我院胸部 CT 复查示"右肺中央型肺癌,较前肿块明显缩小。右肺上叶少许轻微炎症灶。两肺多发肺大疱。降主动脉腔内隔绝术后改变"。2018-12-14 洗澡之后突发寒战,体温 40.5℃,无明显咳嗽、咳痰等不适。遂就诊我院急诊内科。

2018-12-14 入院查体：神志清,精神可,呼吸 22 次/min,指氧饱和度 95%,两肺呼吸音稍粗,可闻及湿啰音,腹部软,无压痛。本院查血常规：白细胞计数 11.1×10^9/L,中性粒细胞百分比 79.6%,超敏 C 反应蛋白 139.92mg/L,前降钙素原 40.57μg/L。急诊考虑为感染性发热,经验性予头孢美唑针联合左氧氟沙星针抗感染治疗。由于患者体温控制欠佳,后转呼吸内科进一步诊治。后续患者血真菌葡聚糖实验结果阴性,血培养、痰培养结果阴性,流感病毒 IgM 阳性。呼吸科升级抗生素,改予哌拉西林他唑巴坦针联合莫西沙星针抗感染治疗,因体温控制仍欠佳,后停用莫西沙星,改为利奈唑胺抗感染治疗。之后患者体温逐步恢复正常。转科后经主管医生追问病史,患者诉从第 10 次免疫治疗用药后即出现过数次体温升高的现象,但体温一般不超过 38.2℃,未觉明显不适,家中自行服用退热药可降温,且发生频率不高。综上,临床诊断为：感染性发热,考虑到患者肺部 CT 影像提示未见明显炎性病灶,同时患者未诉消化系统,泌尿系统等相关感染症状,免疫性发热及病毒性发热不能排除。

2019-01-08,患者完成第 15 个周期抗 PD-1 单抗治疗。2019-01-11 左右患者再次出现发热,最高达 40℃,伴有畏寒、寒战,患者未就诊,自行退热对症治疗。因体温反复升高,于 2019-01-26 就诊我院呼吸科。胸部 CT 复查提示：双肺未见明显炎性病灶;两侧胸腔积液,以左侧为著;两肺多发肺大疱;右肺门区见软组织密度肿块,大小较前相仿;降主动脉腔内隔绝术后改变。结合患者临床症状和相关辅助检查结果首先考虑为感染性发热,但因为肺部 CT 未见肺部明显炎性表现,患者无各系统感染征象,故免疫性发热仍不能排除。经验性予哌拉西林他唑巴坦抗感染治疗后体温逐渐恢复正常,并于 2019-02-04 出院。之后患者未再返院行进一步诊治。于 2019-02-25 因消化道出血于家中意外死亡(图 2-5-35)。

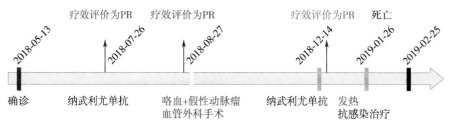

图 2-5-35　患者整体治疗过程回溯

三、临床思维与决策

（一）第一阶段：穿透性动脉粥样硬化溃疡迅速恶化为假性动脉瘤

在诊治过程中经详细查阅抗 PD-1 单抗的药物说明书，并没有找到该药物涉及导致大血管病变进行性恶化的风险。查阅文献发现，Betrand 等描述了 2 例转移性黑色素瘤患者伊匹木单抗治疗过程中出现的药物相关性巨细胞动脉炎。另外有作者报道了 pembrolizumb 相关巨细胞性动脉炎的病例，但是这些巨细胞动脉炎患者并没有基础大动脉内膜炎的病史，也没有发生由巨细胞相关动脉炎发展而来的假性动脉瘤。虽然目前还不能确定，抗 PD-1 单抗和降主动脉假性动脉瘤的恶化是巧合还是互为因果，但鉴于该患者在数年间一直维持稳定的主动脉粥样硬化性溃疡，并在使用抗 PD-1 单抗单药治疗 2 个月后出现快速进展，同时出现了新的假性动脉瘤，因此从逻辑上认为抗 PD-1 单抗很有可能是该患者大血管病变迅速恶化的重要因素，至少是触发性因素。通过积极主动的检查及时发现了降主动脉假性动脉瘤的迅速恶化现象。在经过胸外科医生进行血管内支架置入治疗后，解除了进一步出现动脉瘤破裂的风险，为后续抗 PD-1 单抗抗肿瘤治疗提供了条件。

（二）第二阶段，不明原因发热（首先考虑感染性发热，但免疫性发热不能排除）

在患者持续进行抗 PD-1 单抗治疗的过程中，原发肿瘤控制始终维持在 PR 状态。但患者 14 个周期药物治疗之后因"发热"入院治疗，体温最高达 40℃。此时首要面对的临床问题是判断发热的病因。肿瘤患者在经过免疫抑制剂治疗后，抵抗力低下，是细菌、真菌、病毒感染的高危人群。考虑到该患者胸部 CT 显示肺炎征象并不严重，且无系统性感染的症状，在病原学快速送检的同时，在治疗方案选择上根据患者的临床表现及辅助检查结果先经验性给予抗生素治疗方案，同时根据病原学检查结果和患者体温变化及时调整。因患者在发热过程中抗生素治疗效果良好，且患者最终未行尸体解剖，故是否合并免疫相关性发热无法明确。

四、经验与体会

对于 PD-1 单抗是否会导致动脉粥样硬化溃疡迅速恶化为假性动脉瘤未见文献报道。因此，本案例可以很好地带来临床提示，在抗 PD-1 单抗治疗的随访过程中，应密切观察大动脉病变的变化，特别是存在重度主动脉粥样硬化或者具备相关高危因素的患者。发热是 PD-1 单抗治疗过程中常见的不良反应之一。抗 PD-1 单抗使用过程中，发热也属于"常见"的不良反应之一。当然，在发现患者出现发热症状时，首要面对的临床问题是发热的病因，需要明确是 PD-1 单抗药物特发性的发热，还是出现了免疫性肺炎等不良反应而伴随的发热。恶性肿瘤患者本身处在免疫抑制状态，在免疫抑制剂后，抵抗力进一步减低，是细菌、真菌、病毒感染的高危人群，因此还需考虑到感染性发热。该患者在发热过程中，肺部 CT 多次提示未见明显炎症性征象，且患者无系统如消化系统、泌尿系统等感染症状。但是血液学指标如血常规、前降钙素等又提示存在感染性因素，且患者发热对抗生素治疗效果较好，因此仍首先考虑为感染性发热，但由于无法明确感染部位，因此免疫性发热亦无法排除。

该患者在免疫治疗过程中，原发肿瘤的治疗效果较好。但患者最终死于消化道出血。由于患者死于家中，未进行进一步的尸体解剖，因此亦无法明确消化道出血与免疫治疗之间是否存在相关性。考虑到我们在患者后期发热的治疗过程中，一直未主动使用糖皮质激素，且患者由于基础疾病的原因一直在服用氯吡格雷,因此我们认为消化道出血的原因应该主要与氯吡格雷有关。

五、专家点评

对于该患者的整个诊治过程,仍存在一些值得思考之处:

1. 患者首诊为ⅢA期肺鳞癌,对于该类患者标准治疗为同步放化疗。虽然最终是因为患者坚决拒绝接受放疗及化疗而无法进行,但是在这种情况下,一线选择抗PD-1单抗是否符合指南的标准推荐?

2. 虽然患者确实是在使用抗PD-1单抗之后出现了大动脉的穿透性溃疡快速恶化及新发假性动脉瘤,但两者之间是否为因果关系仍存在疑问。然而,本案例至少可以提示,抗PD-1单抗在重度主动脉粥样硬化患者中的安全性尚需进一步研究。

3. 患者在抗肿瘤治疗效果较好的情况下,却意外死于上消化道出血,结局不免存在遗憾。也说明在临床实践过程中,对于癌症患者伴随疾病和伴随用药的关注和处理,同样也是非常重要的。

六、述评

真实世界的病例报告可以为识别罕见但严重的不良反应提供重要线索和信号,并可能产生假设,以管理和指导正在进行的科学研究。这个案例带来的启示是,对于可能存在或者已经出现严重大动脉粥样硬化的患者(老年,伴有高血压、糖尿病、高脂血症、冠心病等基础疾病),在使用PD-1单抗进行免疫治疗的过程中应该密切监测大动脉病变的变化。另外值得注意的是,临床上在治疗原发肿瘤之外,同样应该密切关注癌症患者的伴随疾病和伴随用药。

案例 11　抗 PD-1 单抗联合紫杉醇治疗肺鳞癌致心肌梗死并死亡

吴君华　徐维国　朱静　谢佳峻
四川省绵阳中心医院

【摘要】1例52岁男性患者,因确诊肺鳞癌应用抗PD-1单抗(帕博利珠单抗)联合紫杉醇及卡铂治疗1个周期后出现急性心肌梗死。冠状动脉造影结果显示心肌梗死的原因为冠状动脉痉挛,心脏彩超显示左心室功能严重受损伴室壁节段性运动障碍,启动糖皮质激素和解除冠状动脉痉挛治疗后,症状迅速改善,病情趋于稳定,但患者病情在30$^+$d后反复,最终因心力衰竭在第50天死亡。

一、病例简介

1. 主诉及现病史　患者,男性,52岁。因"反复咳嗽、咳痰2$^+$个月,确诊肺鳞癌10余天"至我院就诊。患者因"无明显诱因出现咳嗽、咳痰2个月",2020-02-04行胸部CT提示右肺上叶占位并广泛淋巴结转移,CT引导下肺穿刺活检提示鳞状细胞癌,头颅增强MRI、全腹部增强CT及全身骨骼显像未见明确远处转移,因患者分期较晚,经院内MDT讨论,考虑为T2N3M0,并行NGS,无明确驱动基因;PD-L1 IHC阴性。为进一步诊疗,遂以"肺鳞癌"收治入院。

2. 既往史　否认高血压、糖尿病、冠心病、高脂血症病史;否认器官移植病史,否认既往抗肿瘤治疗史。

3. 个人史　吸烟30$^+$年,平均约30支/d,近半年吸烟量明显减少,戒烟1个月余。

4. 体格检查　一般情况良好,身高172cm,体重94kg,体表面积2.17m^2,ECOG评分为1分,疼痛评分为0分,右侧颈部可扪及一蚕豆大小质地偏硬淋巴结,无压痛。胸廓未见畸形,心律齐,心脏各听诊区未闻及病理性杂音。双肺呼吸音清,未闻及干湿啰音。腹平软,其余无特殊。双侧巴宾斯基征阴性。

5. 辅助检查

(1)胸部增强CT(2020-02-04):右肺上叶占位(大小3.7cm×3.1cm):考虑肺癌;双侧颈根部、纵隔、右肺门淋巴结肿大,考虑转移;心包少量积液;双肺少许间质改变(图2-5-36)。

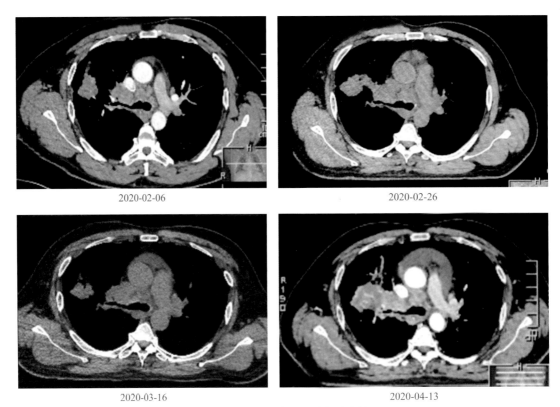

2020-02-06　　　　　　　　　　　　　2020-02-26

2020-03-16　　　　　　　　　　　　　2020-04-13

图 2-5-36　患者胸部 CT 肺部病变情况

(2)心电图:窦性心律,完全性右束支传导阻滞;心脏彩超:心包少 - 中量积液,左室射血分数 68%,FS 38%。

(3)脑利钠肽前体 222.4ng/L(<125ng/L)。

(4)其他:血常规、血生化、尿常规、凝血功能、甲状腺功能、皮质醇水平、肌酸激酶在正常范围。

6. 诊断分期及分子病理特征　右肺上叶鳞癌伴双侧颈根部、纵隔及右肺门淋巴结转移(cT2aN3Mx ⅢB 期);心包积液:转移?

分子病理特征:鳞癌,免疫组化:CK7(小灶 +),TTF-1(-),NapsinA(-),CK5/6(+),P40(+),Ki-67(+,约 70%),肺癌 8 基因驱动检测阴性,肺活检标本 PD-L1 TPS 0。

二、抗肿瘤免疫治疗过程

1. 免疫治疗过程　患者排除禁忌,2020-02-29 予以抗 PD-1 单抗 200mg d1+ 紫杉醇 270mg d1+ 卡铂 500mg d1,于 2020-03-02 出现全身肌肉酸痛,双下肢明显。

2. 免疫治疗不良反应诊治过程　患者于用药后的第 2 天开始出现全身肌肉酸痛,以双下肢为主,NRS 评分为 6 分,查血常规、肝功能、肾功能、心肌标志物、肌酸激酶均正常,脑利钠肽前体 1 201ng/L,考虑发生紫杉醇神经肌肉不良反应? 予以盐酸布桂嗪注射液止痛,效果不佳,不除外 ICIs 相关性肌炎,予以甲泼尼龙 40mg 静脉滴注,症状可缓解,但反复,期间行心电图提示窦性心律,完全性右束支传导阻滞。间断予以甲泼尼龙 40mg 静脉滴注治疗。于用药后的第 5 天逐渐出现阵发性胸闷、胸痛,疼痛放射至左肩及左上臂,于用药后第 6 天全身肌肉酸痛症状较前明显改善,但仍有胸闷、胸痛不适,NRS 评分为 8 分。查心肌标志物(图 2-5-37):肌酸激酶同工酶(CK-MB)27.65μg/L(正常参考值范围 0~6.22μg/L),肌红蛋白正常,超敏肌钙蛋白 T 4.46μg/L(正常参考值范围 0~0.014μg/L);脑利钠肽前体(演变趋势见图 2-5-38)2 735ng/L(<125ng/L);肌酸激酶(creatine kinase,CK,演变趋势见图 2-5-39)

862U/L（正常参考值范围 50~310U/L）；心电图可见 V_1~V_6 导联 ST 段上抬；床旁心脏超声：左室壁节段性运动障碍，左室壁局部心肌变薄（最薄约 5mm），左房增大，心包中量积液，左室舒张及收缩功能均降低（EF 44%，FS 25%）；考虑：①免疫检查点抑制剂相关性肌炎；②心肌损害原因待诊：免疫检查点抑制剂相关性心肌炎？急性冠脉综合征？建议行冠状动脉 CT、心脏增强 MRI，患方拒绝。予以甲泼尼龙 500mg 冲击治疗，同时予以抗血小板聚集、调脂稳定斑块药物治疗，患者生命体征平稳，当日疼痛症状较前明显减轻，用药后第 7 天患方同意行冠状动脉 CT 三维成像（图 2-5-40）：①考虑左前降支、中间支闭塞；②左冠状动脉主干、左旋支近段重度狭窄；③纵隔及右肺门淋巴结增大，右肺近肺门散在渗出。患者出现咳嗽、咳黄痰症状，继续甲泼尼龙 500mg 静脉滴注，同时予以哌拉西林他唑巴坦抗感染治疗。复查心肌标志物：CK-MB 90.96μg/L，肌红蛋白 492.8μg/L（正常参考值范围 28~72μg/L），超敏肌钙蛋白 T 1.38μg/L；脑利钠肽前体 2 470ng/L；CK 1 075U/L，加用硝酸甘油持续泵入，患者夜间仍反复有胸痛不适，于第 8 天凌晨出现血压下降须升压药物维持，行急诊冠状动脉造影，术中见：左主干末端、左前降支开口及近端、左回旋支开口及近端重度狭窄，右冠未见明显狭窄；给予硝酸甘油后复查造影，左冠前三叉可见轻度狭窄。停硝酸甘油泵入，予以地尔硫䓬 30mg 1 次 /d 口服、甲泼尼龙抗炎（逐渐减量），患者症状基本缓解，肌酸激酶于第 9 天（2020-03-09）晨恢复并维持在正常水平，肌酸激酶同工酶于第 10 天（2020-03-10）晨恢复并维持在正常水平，肌红蛋白于第 12 天（2020-03-12）起恢复并维持在正常水平；2020-03-16 复查心脏彩超：左心室壁节段性运动障碍，左心室壁局部心肌变薄（最薄约 3mm），左心房增大，心包中量积液，左心室整体收缩功能测值正常值低限（EF 51%）；胸部 CT：右肺上叶占位（大小 4.2cm×3.6cm），考虑肺癌；双侧颈根部、纵隔、右肺门淋巴结肿大，考虑转移；左肺下叶见少许结节：慢性炎性？癌？心包腔积液，较厚处约 2.2cm；双肺少许间质改变。于 2020-03-19 行 6min 步行试验 345m，于 2020-03-20 出院，嘱院外口服醋酸泼尼松 40mg 1 次 /d、地尔硫䓬 30mg 1 次 /d 及利尿剂等治疗。

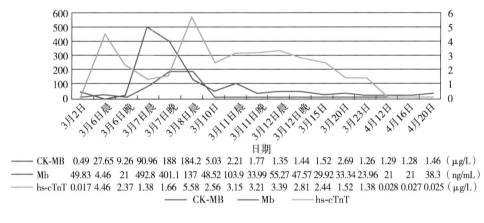

	CK-MB	0.49	27.65	9.26	90.96	188	184.2	5.03	2.21	1.77	1.35	1.44	1.52	2.69	1.26	1.29	1.28	1.46	（μg/L）
	Mb	49.83	4.46	21	492.8	401.1	137	48.52	103.9	33.99	55.27	47.57	29.92	33.34	23.96	21	21	38.3	（ng/mL）
	hs-cTnT	0.017	4.46	2.37	1.38	1.66	5.58	2.56	3.15	3.21	3.39	2.81	2.44	1.52	1.38	0.028	0.027	0.025	（μg/L）

图 2-5-37　心肌标志物演变趋势图

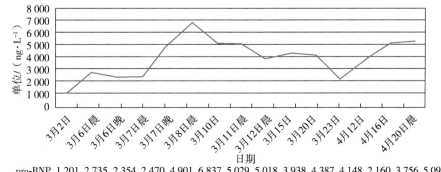

pro-BNP 1 201　2 735　2 354　2 470　4 901　6 837　5 029　5 018　3 938　4 387　4 148　2 160　3 756　5 098　5 218

图 2-5-38　脑利钠肽前体演变趋势

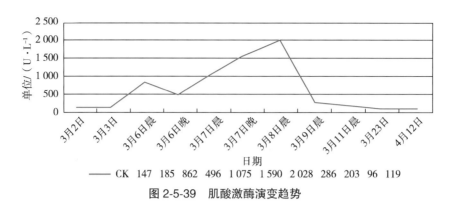

图 2-5-39　肌酸激酶演变趋势

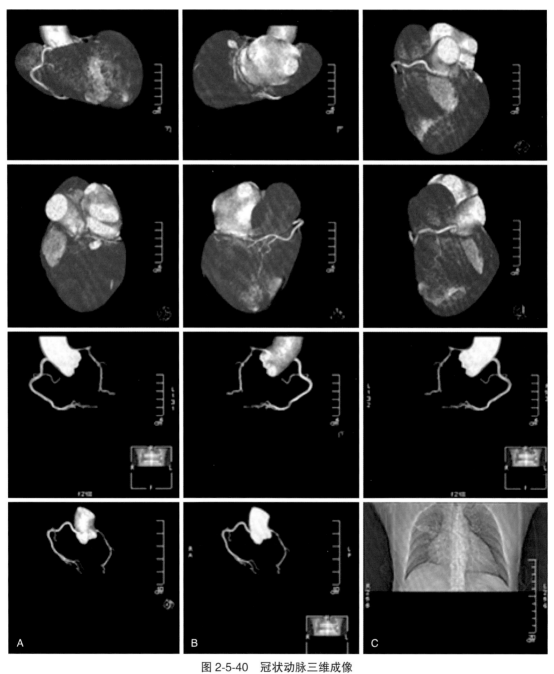

图 2-5-40　冠状动脉三维成像

A. 考虑发生左前降支、中间支闭塞；B. 左冠状动脉主干、左旋支近段重度狭窄；

C. 纵隔及右肺门淋巴结增大，右肺近肺门散在渗出。

2020-03-20 至 2020-03-22 患者自行停用除地尔硫䓬外所有口服药物,于 2020-03-23 19:00 左右出现双下肢疼痛明显,服用醋酸泼尼松片 40mg 后于当地医院就医,测得左上肢 71/52mmHg,右上肢 90/55mmHg,查超敏肌钙蛋白 T 1.38ng/mL(正常值<0.1ng/mL),肌红蛋白、CK-MB、CK 正常,未予以药物治疗,患者症状好转出院。此后自行停用地尔硫䓬 3d,出现胸痛不适,联系我院经治医生加用该药后,胸痛症状缓解。于 2020-03-31 随诊,无明显不适,6min 步行试验 540m。

于 2020-04-06 起再次出现背痛不适,以夜间明显,加用止痛药物治疗后症状可缓解。于 2020-04-11 因腹胀、呼吸困难、间断背部疼痛再次入住我科,查胸部增强 CT:右肺上叶占位,考虑肺癌,伴周围实变、不张及癌性淋巴管炎;双侧颈根部、纵隔及右肺门淋巴结增大,考虑转移;左肺下叶小结节,慢性炎性?癌?双肺少许间质改变及渗出,心包腔积液,右侧胸腔微量积液;较(2020-03-16)前片:右肺上叶肿块稍增大,周围实变、肺不张及间质性改变增加且与肿块分界不清;双侧颈根部、纵隔及右肺门淋巴结增多、增大,出现右肺癌性淋巴管炎及右侧胸腔微量积液。全腹部 CT:与 2020-02-08 前片比较,出现腹腔内及腹膜后多发淋巴结显示,部分肿大。头颅 CT、全身骨骼影像检查较前无明显变化。予以解除冠状动脉痉挛、纠正心力衰竭、抗感染等治疗,患者症状控制不佳,于 2020-04-20 因腹痛、腹胀、呼吸困难明显,出现一过性心房纤颤,遵患方要求转四川某医院,行胸部及全腹部 CT 检查,结果同我院检查结果,于 2020-04-21 宣布临床死亡,死亡原因考虑为循环呼吸衰竭。

三、临床思维与决策

在化疗 + 免疫联合治疗过程中,出现治疗相关不良反应时首先需判断是化疗还是免疫治疗引起。心肌梗死在紫杉醇、卡铂及抗 PD-1 单抗治疗过程中均是少见甚至为罕见的不良反应。查阅资料:心肌梗死和心肌缺血可发生在紫杉醇治疗起始至之后的 14d 内,而 ICIs 相关性心肌炎 64% 的患者发生在用第 1~2 次药时,中位发生时间为 27d(5~155d)。本例患者在用药 1 周内出现症状,初期以全身肌肉酸痛为主要表现,且当时查肌酸激酶、心肌标志物无明显异常,予以对症处置后,在肌肉酸痛症状好转基础上复查心肌标志物、肌酸激酶显著高于正常,且患者在初期出现胸闷、胸痛症状时未告知医务人员。此时临床决策的难点在于,心肌梗死为药物(紫杉醇?免疫检查点抑制剂?)不良反应所致?还是患者本身突发心脏疾病?鉴于患者肌酸激酶显著高于肌酸激酶同工酶,不符合典型心肌梗死特点,且患者有明确肌肉酸痛症状,无明显心律失常表现。经北京某医院教授会诊,整体考虑存在免疫检查点抑制剂相关心肌损害可能性大,不除外冠状动脉粥样硬化性心脏病可能,建议甲泼尼龙 500mg/d,同时完善冠状动脉 CT、心脏增强 MRI 检查。于当日予以甲泼尼龙 500mg 静脉滴注,同时给阿司匹林肠溶片及氯吡格雷双抗、调脂稳定斑块治疗,患者当日胸闷、胸痛较前明显改善。

后续的冠状动脉 CT 检查,结果提示:左前降支、中间支闭塞,左冠状动脉主干、左旋支近段重度狭窄;考虑急性冠脉综合征。行院内 MDT 讨论及再次联系王孟昭教授远程会诊,整体建议:①完善急诊冠状动脉造影及转往 CCU 继续诊疗;②甲泼尼龙减量至 80mg/d,同时予以抗感染治疗;③加用硝酸甘油持续静脉泵入。因患者自觉症状明显改善,拒绝行冠状动脉造影及转科。夜间再次疼痛剧烈,且复查心肌标志物等指标较前进一步上升,且血压须升压药物维持,行急诊冠状动脉造影提示冠状动脉痉挛,予以地尔硫䓬解除冠状动脉痉挛治疗,患者症状有所改善。然而,目前 ICIs 相关心肌梗死无明确诊断标准。鉴于该患者有明确肌肉酸痛、肌酸激酶显著高于正常、肌酸激酶同工酶/肌酸激酶比值显著低于正常,考虑合并有 ICIs 相关性肌炎,而查阅文献,ICIs 严重心脏不良反应多合并有 ICIs 相关性肌炎,整体考虑 ICIs 相关性心肌梗死可能性大,故在应用地尔硫䓬同时继续予以甲泼尼龙治疗,逐渐减量,病情稳定出院。

四、经验与体会

目前相关研究显示,PDl/PD-L1 类 ICIs 致心脏的不良反应主要与心肌细胞、冠状动脉内皮和脂质斑块 T 细胞浸润致心肌细胞变性、坏死、纤维化及冠状动脉斑块不稳定性增加有关。

本例患者在化疗联合免疫治疗过程中出现心肌梗死,前期治疗效果良好,但最终因循环呼吸衰竭死亡。需要关注以下问题：

1. 本案例的病因是什么？

本案例诊治过程中，从肌酸激酶及治疗效果来看，免疫相关性肌炎的诊断较为明确，但心肌梗死的病因尚不确切，而根据患者肿瘤免疫治疗、肌酸激酶同工酶/肌酸激酶比值及免疫性肌炎病史，ICIs 相关性心肌梗死可能性极大，比较遗憾的是，患者未能行心肌活检明确证实。

2. 本案例的临床决策是否得当？

在本例患者诊治过程中，及时联系国内顶级专家、全院 MDT 团队，对病情快速准确地进行判断，根据相关指南及患者具体情况提供治疗并获得了满意的治疗效果。虽结局不佳，但决策及执行过程无明显过错。

3. 从本案例能获得哪些经验及教训？

(1)紫杉醇本身有神经肌肉毒性，可表现为肌肉酸痛，而肌酸激酶正常，且相较于 ICIs 相关性肌炎，其发生率更高，但在患者出现肌肉酸痛时予以止痛效果不佳时，应警惕 ICIs 相关性肌炎可能。

(2)在 ICIs 患者中出现肌肉酸痛时应加强观察，缩短复查心肌标志物、心电图指标时间，高度警惕 ICIs 相关心肌损伤可能，尽早处置。

(3)在 ICIs 心肌损伤后，患者症状可反复存在，且可能表现形式不一，须加强相关知识宣教，同时，在情况允许下，动态复查冠状动脉 CT 甚至心脏增强 MRI 进一步评估是否为 ICIs 心脏不良反应复发。

(4)ICIs 相关心肌炎一旦发生，其死亡率高达 46% 甚至 50%，往往病情凶险，需要临床医生充分重视。

五、专家点评

纵观本案例，临床决策、抗肿瘤及并发症治疗均无可厚非。但患者临床结局不佳，应当从以下方面进一步思考：

1. 本案例中，患者基线评估时否认心脏疾病病史，但患者体型肥胖、为重度吸烟者、存在少量心包积液，是否应完善冠状动脉 CT 进一步评估冠状动脉情况？

2. 在肿瘤免疫治疗过程中，如何提高患者依从性及医务人员对 irAEs 的认识极为重要，及早识别 irAEs、及早处置，对 irAEs 的预后具有极其重要的意义。而发生 irAEs 肿瘤患者，涉及激素甚至联合其他免疫抑制剂治疗，如何权衡患者的风险及获益，是个充满挑战的临床问题。

3. 本例患者后期心包积液量增加，是否应积极建议患者行心包穿刺引流？

4. 本例患者后期以腹胀为主要表现，是否存在 ICIs 相关性肠炎？但 ICIs 以腹泻为主要表现，故不支持 ICIs 相关性肠炎。结合患者前期心脏损伤及死亡前期出现心律失常，该患者后期腹胀等不适症状，是否均应考虑由心脏原因所致？

六、述评

作为肿瘤临床医生，以下方面需要注意：第一，遵循指南，对 irAEs 做到早识别、早干预。第二，对特殊人群进行筛查，由于 ICIs 相关心脏不良反应预后极差，虽有研究显示心脏疾病本身并不增加 ICIs 发生心脏不良反应概率，但从 ICIs 心肌缺血机制上看，针对存在冠状动脉性心脏病的患者，应做好基线评估，在治疗前和患者及其家属进行充分沟通，告知其潜在的毒性风险。第三，在临床实践过程中，糖皮质激素及免疫抑制剂对 irAEs 的处理具有重要的作用，但是不能滥用，应对 irAEs 进行分级管理，以对糖皮质激素及免疫抑制剂使用的时机、剂量和剂型进行判断，同时动态评估后续肿瘤治疗方案。

参考文献

［1］刘敏, 庆麦芳. 顺铂的心脏毒性 (附 3 例报告)[J]. 现代肿瘤医学, 2001, 9 (1): 48-49.

［2］ OUN R, MOUSSA YE, WHEATE NJ. The side effects of platinum-based chemotherapy drugs: a review for chem-ists [J]. Dalton Trans, 2018, 47 (19): 6645-6653.

［3］ MAHMOOD SS, FRADLEY MG, COHEN JV, et al. Myocarditis in patients treated with immune checkpoint inhibi-tors [J]. J Am Coll Cardiol, 2018, 71 (16): 1755-1764.

［4］ BRAHMER JR, LACCHETTI C, SCHNEIDER BJ, et al. Management of immune-related adverse events in patients treated with immune checkpoint inhibitor therapy: American Society of Clinical Oncology Clinical Practice Guide-line [J]. J Clin Oncol, 2018, 36 (17): 1714-1768.

［5］ WANG F, SUN X, QIN S, et al. A retrospective study of immune checkpoint inhibitor-associated myocarditis in a single center in China [J]. Chin Clin Oncol, 2020, 9 (2): 16.

［6］ MoSLEHI JJ, SALEM JE, SOSMAN JA, et al. Increased reporting of fatal immune checkpoint inhibitor associated myocarditis [J]. Lncet, 2018, 391 (10124): 933.

［7］ PALASKAS N, LOPEZ-MATTEI J, DURAND JB, et al. Immune checkpoint inhibitor myocarditis, pathophysiological characteristics, diagnosis, and treatment [J]. J Am Heart Assoc, 2020, 9 (2): e013757.

［8］ 张志仁. 免疫检查点抑制剂及其心血管不良反应研究进展 [J]. 药学进展, 2018, 42 (7): 492-499.

［9］ ANSARI-GILANI K, TIRUMANI SH, SMITH DA, et al. Myocarditis associated with immune checkpoint inhibitor therapy: a case report of three patients [J]. Emerg Radiol, 2020, 27 (4): 455-460.

［10］ WANG DY, SALEM JE, COHEN JV, et al. Fatal tox ic effects associated with immune checkpoint inhibitors: A system-atic review and meta analysis [J]. JAMA Oncol, 2018, 4 (12): 1721-1728.

［11］ SALEM JE, MANOUCHEHRI A, MOEY M, et al. Cardiovascular toxicities associated with immune checkpoint inhibi-tors: an obser vational, retrospective, pharmacovigilance study [J]. Lancet Oncol, 2018, 19 (12): 1579-1589.

［12］ WINER A, BODOR JN, BORGHAEI H. Identifying and managing the adverse effects of immune checkpoint blockade [J]. J Thorac Dis, 2018, 10 (suppl 3): S480-S489.

［13］ PUZANOV I, DIAB A, ABDALLAH K, et al. Managing toxicities associated with immune checkpoint inhibi-tors: consensus recommendations from the Society for Immunotherapy of Cancer (SITC) Toxicity Management Working Group [J]. J Immunother Cancer, 2017, 5 (1): 95.

［14］ GANATRA S, NEILAN TG. Immune checkpoint inhibitor-associated myocarditis [J]. Oncologist, 2018, 23: 879-886.

［15］ PRADHAN R, NAUTIYAL A, SINGH S. Diagnosis of immune checkpoint inhibitor-associated myocarditis: A system-atic review [J]. Int J Cardiol, 2019, 296: 113-121.

［16］ TARRIO ML, GRABIE N, BU DX, et al. PD-1 protects against inflammation and myocyte damage in T cell-mediated myocarditis [J]. J Immunol, 2012, 188: 4876-4884.

［17］ JOHNSON DB, BALKO JM, COMPTON ML, et al. Fulminant myocarditis with combination immune checkpoint blockade [J]. N Engl J Med, 2016, 375: 1749-1755.

［18］ JOHNSON DH, ZOBNIW CM, TRINH VA, et al. Infliximab associated with faster symptom resolution compared with corticosteroids alone for the management of immune-related enterocolitis [J]. J Immunother Cancer, 2018, 6: 103.

［19］ 王汉萍, 宋鹏, 斯晓燕, 等. 危重及难治性免疫检查点抑制剂相关毒性反应诊治建议及探索 [J]. 中国肺癌杂志, 2019, 22 (10): 605-614.

［20］ TOUAT M, MAISONOBE T, KNAUSS S, et al. Immune checkpoint inhibitorrelated myositis and myocarditis in patients with cancer [J]. Neurology, 2018, 91 (10): e985-e994.

［21］ ESCUDIER M, CAUTELA J, MALISSEN N, et al. Clinical features, management and outcome of immune checkpoint inhibitor-related cardiotoxicity [J]. Circulation, 2017, 136 (21): 2085-2087.

［22］ JOHNSON DB, BALKO JM, COMPTON ML, et al. Myocarditis with combination immune checkpoint blockade [J]. N Engl J Med, 2016, 375: 1749-1755.

［23］ SALEM JE, MANOUCHEHRI A, MOEY M, et al. Cardiovascular toxicities associated with immune checkpoint inhibi-tors: an observational, retrospective, pharmacovigilance study [J]. Lancet Oncol, 2018, 19 (12): 1579-1589.

［24］ POSTOW MA, SIDLOW R, HELLMANN MD. Immune-related adverse events associated with immune checkpoint blockade [J]. N Engl J Med, 2018, 378 (2): 158-168.

［25］ MAHMOOD SS, FRADLEY MG, COHEN JV, et al. Myocarditis in patients treated with immune checkpoint inhibitors [J]. J Am Coll Cardiol, 2018, 71 (16): 1755-1764.

［26］ CAFORIO AL, PANKUWEIT S, ARBUSTINI E, et al. Current state of knowledge on aetiology, diagnosis, management, and therapy of myocarditis: a position statement of the European Society of Cardiology Working Group on Myocardial and Pericardial Disease [J]. Eur Heart J, 2013, 34 (33): 2636-2648.

［27］ JAIN V, BAHIA J, MOHEBTASH M, et al. Cardiovascular complications associated with novel cancer immunotherapies [J]. Curr Treat Options Cardiovasc Med, 2017, 19 (5): 36.

［28］ ESCUDIER M, CAUTELA J, MALISSEN N, et al. Clinical features, management, and outcomes of immune checkpoint inhibitor-related cardiotoxicity [J]. Circulation, 2017, 136 (21): 2085-2087.

［29］ SALEM JE, MANOUCHEHRI A, MOEY M, et al. Cardiovascular toxicities associated with immune checkpoint inhibitors: an observational, retrospective, pharmacovigilance study [J]. Lancet Oncol, 2018, 19 (12): 1579-1589.

［30］ THOMPSON JA, SCHNEIDER BJ, BRAHMER J, et al. Management of immunotherapy-related toxicities, version 1. 2019 [J]. J Natl Compr Canc Netw, 2019, 17 (3): 255-289.

［31］ ATALLAH-YUNES SA, KADADO AJ, KAUFMAN GP, et al. Immune checkpoint inhibitor therapy and myocarditis: a systematic review of reported cases [J]. J Cancer Res Clin Oncol, 2019, 145 (6): 1527-1557.

［32］ SALEM JE, ALLENBACH Y, VOZY A, et al. Abatacept for severe immune checkpoint inhibitor-associated myocarditis [J]. N Engl J Med, 2019, 380 (24): 2377-2379.

［33］ PRADHAN R, NAUTIYAL A, SINGH S. Diagnosis of immune checkpoint inhibitor-associated myocarditis: A systematic review [J]. Int J Cardiol, 2019, 296: 113-121.

［34］ MAHMOOD SS, FRADLEY MG, COHEN JV, et al. Myocarditis in patients treated with immune checkpoint inhibitors [J]. J Am Coll Cardiol, 2018, 71 (16): 1755-1764.

［35］ GOLDSTEIN BL, GEDMINTAS L, TODD DJ. Drug-associated polymyalgia rheumatica/giant cell arteritis occurring in two patients after treatment with ipilimumab, an antagonist of CTLA-4 [J]. Arthritis Rheumatol, 2014, 66 (3): 768-769.

［36］ ABDEL-WAHAB N, SHAH M, SUAREZ-ALMAZOR ME. Adverse events associated with immune checkpoint blockade in patients with cancer: a systematic review of case reports [J]. PloS One, 2016, 11 (7): e0160221.

［37］ MICAILY I, CHERNOFF M. An unknown reaction to pembrolizumab: giant cell arteritis [J]. Ann Oncol, 2017, 28 (10): 2621-2622.

［38］ PAI VB, NAHATA MC. Cardiotoxicity of chemotherapeutic agents: incidence, treatment and prevention [J]. Drug saf, 2000, 22 (4): 263-302.

［39］ MOSLEHI JJ, SALEM JE, SOSMAN JA, et al. Increased reporting of fatal immune checkpoint inhibitor-associated myocarditis [J]. Lancet, 2018, 391 (10124): 933.

［40］ 郭潇潇, 王汉萍, 周佳鑫, 等. 免疫检查点抑制剂相关心脏不良反应的临床诊治建议 [J]. 中国肺癌杂志, 2019, 22 (10): 627-632.

［41］ JOHNSON DB, BALKO JM, COMPTON ML, et a1. Fuiminant myocarditis with combination immune checkpoint blockade [J]. N Engl J Med, 2016, 375 (18): 1749-1755.

第六节　血液系统案例分析

案例1　抗 PD-L1 抗体治疗非小细胞肺癌致骨髓增生异常综合征

赵依卓[1]　王　丽[2]　史美祺[2]

1. 中国药科大学；2. 江苏省肿瘤医院

【摘要】1 例 68 岁男性患者, 确诊非小细胞肺癌后使用含铂双药化疗, 疾病进展后参加临床研究。

先后予阿替利珠单抗治疗 4 个周期后,患者出现白细胞下降 1 级、血小板下降 3 级、中性粒细胞下降 3 级。外院送检骨髓提示首先考虑骨髓增生异常综合征,暂停阿替利珠单抗治疗,予升白细胞、升血小板、成分输血、抗感染、免疫抑制、护胃止吐、化痰止咳、糖皮质激素等药物治疗 2 个月余,患者病情持续恶化,最终死亡。

一、病例简介

1. 主诉及现病史　患者,68 岁,男性。因"肺癌伴广泛转移,多线治疗后接受抗 PD-L1 抗体临床研究"入院。2016-05-04 当地医院查胸部 CT 示:"左肺上叶占位,炎症? 癌待排,纵隔淋巴结肿大,左侧胸腔积液"转入我院。2016-05-05 门诊行左上肺肿块穿刺活检术,穿刺病理示:"少量低分化腺癌";基因检测结果示常见驱动基因 EGFR、ALK、ROS1 均阴性。2016-05-14 起给予 4 个周期一线化疗"培美曲塞 0.9g d1,顺铂 130mg d1,贝伐珠单抗 0.6g d1"。疗效为 PR。2016-08-16 起给予"培美曲塞 0.9g d1,贝伐珠单抗 0.6g d1"维持治疗 3 个周期。2016-10-10 复查 CT 示疾病进展,左肺肺不张较前明显;左胸腔积液明显增多;左肺肿块明显增大。患者再次行肺穿刺活检,2016-12-02 病理报告示:左肺腺癌。PD-L1 报告示:阴性。今为求进一步诊治,来我院就诊。

2. 既往史　2000 年,因肝血管瘤行肝脏局部切除术。其余无特殊。

3. 体格检查　一般情况良好,ECOG 评分为 1 分,生活自理,身高 174cm,体重 82kg,生命体征平稳。气管居中,甲状腺不肿大。胸廓无畸形,呼吸运动对称,双肺呼吸音粗,心率 76 次 /min,心律齐,心前区未闻及杂音。腹平软,无特殊。病理征均阴性。

4. 辅助检查

(1)胸部增强 CT(2016-12-20,本院):左侧胸腔少量积液;左肺舌叶见异常软组织肿块影,最长径约 27.8mm,形态不规则,边缘见毛刺影,近端血管有纠集;左肺门结构稍显致密,考虑有稍大淋巴结,最大短径约 9.7mm;左下肺胸膜下及叶间胸膜见小结节,余肺未见明显肿块及结节影。左侧锁骨上及纵隔内数枚小淋巴结,小于 10mm。

(2)心电图(2016-12-19,本院):窦性心律,正常范围心电图。

(3)HIV 抗体阴性、HCV 抗体阴性;乙型肝炎检查(2016-12-19, 本院):HBcAb 5.19S/CO,余为阴性,HBV DNA<500IU/mL。余查血常规、血生化、尿液分析、凝血功能、甲状腺功能三项,异常值无临床意义。

5. 诊断分期及分子病理特征

(1)左肺腺癌伴广泛多发转移(T1cN3M1b Ⅳ期)。

(2)EGFR、ALK、ROS1 均阴性。

二、抗肿瘤免疫治疗过程

(一)抗肿瘤免疫治疗过程

1. 抗肿瘤免疫治疗过程　患者于 2016-12-19 入组一项在含铂类化疗治疗失败的非小细胞肺癌患者中比较阿替利珠单抗(atezolizumab)(MPDL3280A,抗 PD-L1 抗体)与多西他赛疗效和安全性的随机、多中心、开放性Ⅲ期研究,分别于 2016-12-22 至 2017-02-28 行 4 个周期静脉输注 MPDL3280A 1 200mg 治疗。第 4 个周期治疗后复查血常规示持续三系减低,送检骨髓,结果示:考虑骨髓增生异常综合征或急性白血病,骨髓增生异常综合征 4 级,可能与研究药物有关。

2. 相关辅助检查

(1)2016-12-20 基线评估(图 2-6-1A):左侧胸腔少量积液;左肺舌叶见异常软组织肿块影;左肺门结构稍显致密,考虑有稍大淋巴结。

(2)2017-02-03 评估(图 2-6-1B):胸部增强 CT 示左侧胸腔少量积液,同前相似;左肺舌叶见异常软组织肿块影,最长径约 34.3mm,较前增大,形态不规则,边缘见毛刺影;左肺门结构稍显致密,考虑有稍大淋巴结,最大短径约 9.7mm,较前增大;左下肺胸膜下及叶间胸膜小结节,较前变化不大,余肺未见明显肿块及结节影。左侧锁骨上及纵隔内数枚小淋巴结,小于 10mm 同前。

(3)2017-03-15 评估(图 2-6-1C):胸部增强 CT:左侧胸腔少量积液;左肺舌叶见异常软组织肿块影,最长径约 34.8mm,较前稍饱满,形态不规则,边缘见毛刺影;左肺门结构稍显致密,考虑有稍大淋巴结,最大短径约 12.6mm,较前增大;左下肺胸膜下及叶间胸膜小结节,较前变化不大,余肺未见明显肿块及结节影。左侧锁骨上及纵隔内数枚小淋巴结,小于 10mm 同前。

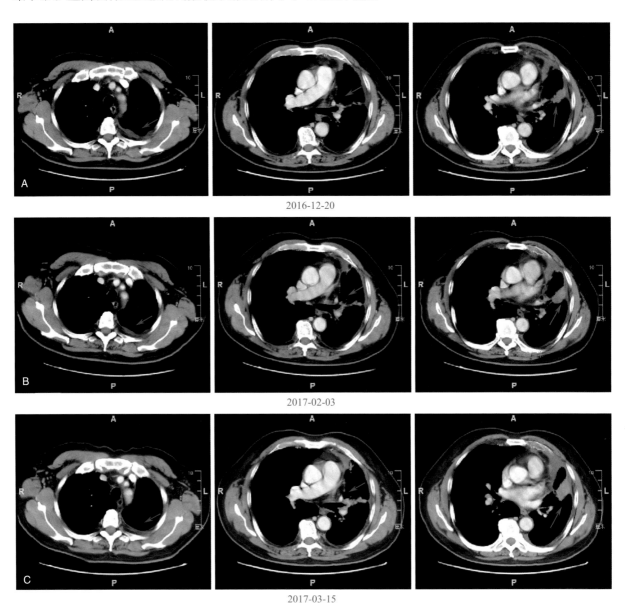

2016-12-20

2017-02-03

2017-03-15

图 2-6-1　胸腹盆 CT 复查结果提示肿瘤疾病进展

(二)免疫治疗不良反应诊治过程

1. 抗肿瘤免疫治疗过程　2017-03-20(第 5 个周期治疗前随访)在我院查血常规、血生化、尿常规。白细胞 3.26×10^9/L,白细胞下降 1 级;血红蛋白 122×10^9/L,贫血 1 级;血小板 46×10^9/L,血小板下降 3 级。均考虑与研究药物可能有关。同时暂停 MPDL3280A 1 200mg 治疗。期间分别于 2017-03-28、2017-03-31 及 2017-04-03 予以重组人 IL-11+ 重组人粒细胞刺激因子注射液治疗后,但血红蛋白及血小板持续减低呈 3 级。2017-04-20 送检骨髓行骨髓穿刺活检,结果示:考虑骨髓增生异常综合征或急性白血病,骨髓增生异常综合征 4 级,考虑与研究药物可能有关。外周血复查血小板下降 4 级。后多次予以血小板、白蛋白及红细胞输注治疗,以及行升白细胞、升血小板、糖皮质激素、营养支持、抗炎、抗真菌、镇静催眠、护胃、止咳、补钾、利尿、强心、镇痛等药物治疗。期间分别于 2017-04-20 和 2017-05-02 直接输注血小板,并于 2017-05-06 予以重组人 IL-11 进行升血小板治疗。2017-05-08 复查血常规结果示:白细胞 7.3×10⁹/L(↑),血红蛋白 60×10⁹/L,中性粒细胞 1.3×10⁹/L,血小板 26×10⁹/L(↑)。之后患者仍体质虚弱,全身散在出血点,预后差,2017-05-23 复查血常规示白细胞 36.58×10⁹/L;血红蛋白 80×10⁹/L,贫血 2 级;血小板 9×10⁹/L,血小板下降 4 级(图 2-6-2)。血小板持续下降导致患者出现弥散性血管内凝血(disseminated intravascular coagulation,DIC),最终于 2017-05-30 死亡。

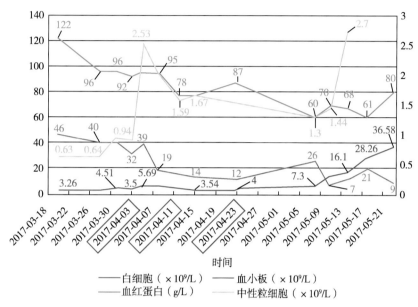

图 2-6-2 患者免疫治疗不良反应诊治过程中血常规变化

2. 相关辅助检查

(1)2017-04-11:骨髓穿刺涂片:脂肪滴(+)、骨髓小粒(−);骨髓有核细胞于髓膜头体部分布少,粒红比值 G/E=0.43;粒系比例占 16%,以成熟阶段粒细胞为主,部分粒细胞颗粒增多;红系比例占 36%,以中晚幼红细胞为主,幼红细胞形态未见异常,成熟红细胞大小不一;淋巴细胞占 44.5%;巨核细胞全片未见,血小板呈散在分布;分类不明细胞(疑似原始细胞/异常淋巴细胞)占 3.5%。

(2)2017-04-21 骨髓穿刺涂片:脂肪滴(−)、骨髓小粒(−);骨髓有核细胞增生减低,粒红比值 G/E=1.92;粒系比例占 13%,均为成熟粒细胞,形态未见明显特殊;红系比例占 7%,幼红细胞及成熟红细胞形态未见特殊;淋巴细胞形态未见明显异常;全片未见巨核细胞,血小板呈单个分布;原始细胞及幼稚细胞占 9%,该类细胞胞体多呈圆形或类圆形,胞核多呈规则类圆形,核染色质纤细粒网状,可见 1~3 个清晰核仁,胞浆量多少不一,染灰蓝色;白血病细胞化学染色:POX- 阳性(+)。考虑为骨髓增生异常综合征或急性白血病。

外周血涂片:原始或幼稚细胞占 5%;成熟红细胞形态同骨髓,偶见有核红细胞;血小板单个分布。

骨髓活检病理:免疫组化结果示 CD34 散在(+)、CD42b(−)、CK(−)。形态学结果示骨髓增生减低,原始幼稚细胞呈散在分布,可见少量粒细胞及幼红细胞。

骨髓流式细胞免疫荧光分析:CD117⁺ 细胞占有核细胞总数约 7.8%,其免疫表型为 CD34⁺、CD117⁺、CD33⁺、CD13⁺ 部分,HLA-DR+ 部分;粒细胞相对比例减少,免疫表型 CD13、CD16、CD15、CD11b 可见表达紊乱。提示送检标本中可见约 7.8% 的髓系原始细胞,且伴免疫表型异常。

(3)2017-04-25 骨髓穿刺涂片:骨髓增生减低,粒系比例占 26.80%,红系比例占 26.40%,粒红比值 G/E=1.02;粒系增生减低,原始细胞占 10.4%,早中晚幼粒、杆状核及分叶核比例减低,易见病态粒细胞;红系增生尚活跃,中晚幼红比例正常,易见病态有核红细胞,成熟红细胞大小不等,可见大红细胞;

淋巴细胞比例增高,形态大致正常;全片未见巨核细胞,血小板散在可见。考虑 MDS-EB-2。

外周血涂片:白细胞总数减低,分类原始粒细胞占 16%;可见病态粒细胞;红细胞分类可见晚幼红细胞,成熟红细胞形态同骨髓,偶见有核红细胞;血小板散在可见。

三、临床思维与决策

骨髓增生异常综合征(myelodysplastic syndromes,MDS)是一组起源于造血干细胞的异质性髓系克隆性疾病,其特点是髓系细胞发育异常,表现为无效造血、难治性血细胞减少,高风险向急性髓系白血病(acute myelocytic leukemia,AML)转化。目前肿瘤治疗后的继发性 MDS 引起了广泛的临床关注,继发性 MDS 不但具有其独特的病因及预后,同时还具有原发性 MDS 的临床症状及并发症。与原发性 MDS 相比,其血细胞减少更明显,更容易并发感染、出血及脏器功能衰竭等危重症。

本例患者在第 4 个周期阿替利珠单抗单药治疗后出现贫血 1 级、白细胞下降 1 级、中性粒细胞下降 3 级,免疫治疗药物暂停及对症治疗后仍无缓解甚至加重。此时,临床诊断的难点是判断原因。对此,需要排除反应性血细胞减少或细胞发育异常,需要与常见 MDS 病因鉴别,包括:先天性或遗传性血液病、其他累及造血干细胞的疾病、维生素 B_{12} 或叶酸缺乏、接受细胞毒性药物、细胞因子治疗或接触有血液毒性的化学制品或生物制剂等、慢性病贫血(感染、非感染性疾病或肿瘤)、慢性肝病、慢性肾功能不全、病毒感染(如 HIV、CMV、EBV 等)、自身免疫性血细胞减少、甲状腺功能减退或其他甲状腺疾病、重金属(如砷剂等)中毒、过度饮酒、铜缺乏。而诊断依赖于多种实验室检测技术的综合使用,其中骨髓穿刺涂片细胞形态学和细胞遗传学检测技术是 MDS 诊断的核心(表 2-6-1)。

表 2-6-1　骨髓增生异常综合征的主要诊断技术

检测项目	备注
必需的检测项目	
骨髓穿刺涂片	检测各系血细胞发育异常、原始细胞比例、环状铁粒幼红细胞比例
骨髓活检病理	细胞增生情况、CD34 原位免疫组化、纤维化程度、巨核细胞组化染色
染色体核型分析	R 显带或 G 显带染色体核型分析,可发现整个基因中染色体数目异常或大片段结构异常
推荐的检测项目	
荧光原位杂交技术	适用于核型分析失败、分裂象差或可分析分裂象不足者,可用骨髓或外周血检测,仅能覆盖有限的检测位点
骨髓流式细胞术	检查各系血细胞免疫表型
基因突变检测	各类体细胞或胚系来源基因突变,可用骨髓或外周血检测
可选的检测项目	
SNP-array 或 array-CGH	检测 DNA 拷贝数异常或单亲二倍体,可作为常规核型技术的有益补充

因此完善骨髓涂片细胞学和活检进行联合分析,以期准确了解骨髓增生情况并排除其他原因。同时进行骨髓流式细胞免疫荧光分析作为辅助诊断,鉴别低危 MDS 与非克隆性血细胞减少症,并对 MDS 预后分层。结果示:本例患者为多系血细胞减少(中性粒细胞绝对值 $<1.8\times10^9$/L,血红蛋白 $<100\times10^9$/L,血小板计数 $<100\times10^9$/L),且骨髓涂片原始细胞达 9%,符合 MDS 的最低诊断标准(表 2-6-2)。

表 2-6-2　骨髓增生异常综合征的最低诊断标准

MDS 诊断需满足 2 个必要条件和 1 个主要标准

(1)必要条件(2 条均须满足)

　　1)持续 4 个月 1 系或多系血细胞减少(如检出原始细胞增多或 MDS 相关细胞遗传学异常,无需等待可诊断 MDS)

　　2)排除其他可导致血细胞减少和发育异常的造血及非造血系统疾病

(2)MDS 相关(主要)标准(至少满足 1 条)

　　1)发育异常:骨髓涂片中红细胞系、粒细胞系、巨核细胞系发育异常细胞的比例 ≥ 10%

　　2)环状铁粒幼红细胞占有核红细胞比例为 15%,或 ≥ 5% 且同时伴有 *SF3B1* 突变

　　3)原始细胞:骨髓涂片原始细胞达 5%~19%(或外周血涂片 2%~19%)

　　4)常规核型分析或 FISH 检出有 MDS 诊断意义的染色体异常

(3)辅助标准(对于符合必要条件、未达要标准、存在输血依赖的大细胞性贫血常见 MDS 临床表现的患者,如符合 ≥ 2 条辅助标准,诊断为疑似 MDS)

　　1)骨髓活检切片的形态学或免疫组化结果支持 MDS 诊断

　　2)骨髓细胞的流式细胞术检测发现多个 MDS 相关的表型异常,并提示红系和 / 或髓系存在单克隆细胞群

　　3)基因测序检出 MDS 相关基因突变,提示存髓系细胞的克隆群体

　　接下来面对的临床问题是 MDS 的分级判断和相应的治疗,MDS 患者自然病程和预后的差异性很大,应结合患者年龄、体能状况、合并疾病、治疗依从性等进行综合分析,选择治疗方案。根据 2016 年 WHO 修订的 MDS 分型标准判断,本例患者为骨髓增生异常综合征伴原始细胞增多 2 级(MDS-EB-2)。在治疗方案选择上,由于患者病情凶险,考虑预后可能不佳,及时予以广覆盖治疗,在继续造血生长因子 + 糖皮质激素治疗的同时加入成分输血以及免疫抑制剂等进行对症支持治疗,并给予预防性抗感染药物,包括抗病毒、真菌等。

四、经验与体会

　　目前,ICIs 引起的血液相关 AEs 报道甚少,主要表现为单系或多系血细胞减少,包括自身免疫性溶血性贫血、免疫性血小板减少症、中性粒细胞减少症,严重时表现为再生障碍性贫血,甚至可能危及生命,一旦发生,需要暂时终止抗肿瘤治疗。目前已报道的继发性 MDS 多与放疗及化疗有关,而免疫治疗后继发的 MDS 鲜有报道。

　　本例患者在抗肿瘤治疗 4 个周期后,发生骨髓增生异常综合征,暂停免疫治疗并采取升白细胞、升血小板、抗炎、护肝、增强免疫、护胃止吐、化痰止咳、糖皮质激素等相应对症及支持治疗 2 个月余,病情持续恶化最终死亡(图 2-6-3)。需要关注以下问题:

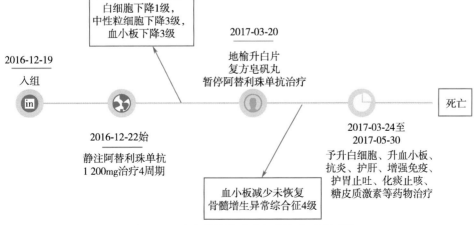

图 2-6-3　患者整体抗肿瘤免疫治疗过程回溯

1. 本案例的病因是什么?

本案例诊治过程中,从骨髓涂片细胞学、活检切片以及流式细胞免疫荧光技术综合分析来看,骨髓增生异常综合征的诊断较为明确。

2. 本案例的临床决策是否得当?

在 MDS 的抗肿瘤免疫治疗过程中,骨髓送检较为及时,快速准确地诊断了病情,根据相关指南及患者具体情况及时停药,并给予成分输血＋造血生长因子＋糖皮质激素＋预防性抗感染(细菌、真菌)＋生命支持治疗。虽结局不佳,但决策及执行过程无明显过错。

3. 从本案例能获得哪些经验及教训?

免疫治疗药物上市时间短,尤其是血液相关 AEs 报道甚少,故建议在关注临床疗效的同时重视 irAEs。对于继发性 MDS,应动态观察肿瘤的进展,当出现贫血时,要高度警惕是否有早期 MDS 表现。早发现,早治疗,有利于提高继发性 MDS 患者的治疗效果及生存质量。

五、专家点评

纵观本案例,该患者临床结局不佳,应当从以下方面进一步思考:

1. 免疫检查点抑制剂单药治疗后出现 MDS,首先要考虑是免疫相关的不良反应,且骨髓多次穿刺排除了肿瘤侵犯。

2. 患者前期使用化疗导致多药耐药性发生,原发或化疗继发性的 MDS 也不能完全除外;但从发生时间顺序,即免疫检查点抑制剂单药治疗期间发生,与类似文献报道,首先考虑发生 irAEs。

3. 老龄人群骨髓造血功能明显减退,骨髓纤维化、造血功能衰竭,继发 MDS 后外周血常规降低程度严重,严重的贫血、致命的感染与出血可导致患者出血死亡。

4. 老龄人群机体抗病能力减退,免疫功能低下,一旦发生 MDS,严重合并症较多,并可导致生存质量下降,生存期缩短。

对于肿瘤特别是老年患者要认真评估免疫治疗受益与风险,适度治疗可降低继发 MDS 的发生率。过度、密集的治疗会增加继发 MDS 的风险性。

六、述评

抗 PD-1/PD-L1 抗体所特有的不良反应即免疫相关不良反应(irAEs),虽然总体发生率比较低,尤其是血液相关 AEs 报道甚少。其中,继发性 MDS 与原发性 MDS 相比,其血细胞减少更明显,更容易并发感染、出血及脏器功能衰竭等危重症,应引起重视。作为临床肿瘤医生,以下方面需要注意:第一,遵循指南,对 MDS 做到早识别、早干预。发现贫血时,应高度警惕,在诊治过程中要重视多学科联合诊治。第二,由于人类寿命的延长以及对大剂量放化疗耐受患者数量的增加,继发性 MDS 的发生率似乎呈上升趋势,因此寻找更有效的治疗方法显得比以往更加紧迫。MDS 的治疗目标是改善造血、提高生活质量,较高危组 MDS 治疗目标是延缓疾病进展、延长生存期和治愈,应根据 MDS 患者的预后分组,同时结合患者年龄、体能状况、合并疾病、治疗依从性等进行综合分析,制订个体化治疗方案。

案例 2　抗 PD-1 抗体治疗恶性黑色素瘤致免疫相关性溶血

李　萌　黄　珊　张　灯　刘　兰　唐小碎　谢　可

四川省医学科学院四川省人民医院

【摘要】1 例 52 岁女性患者,因"肛管恶性黑色素瘤术后 1⁺周"入院。入院后因胸部 CT 提示下肺多个结节,通过肺穿刺活检提示合并肺隐球菌感染,予以抗 PD-1 单抗抗肿瘤免疫治疗,同时氟康唑抗真菌治疗。15d 后,患者出现腰背痛、乏力及肉眼血尿,进行性加重。完善骨穿、血常规、肝肾功、LDH、Coombs 试验提示重度溶血性贫血(HGB 32×10⁹/L),首先考虑免疫相关性溶血性贫血,予糖皮质激素联合静脉丙种球蛋白治疗,2d 后复查未见好转(HGB 28×10⁹/L),加用环磷酰胺及小剂量氟尿嘧啶治疗,症状迅速改善,血红蛋白逐步恢复正常。在家属的强烈治疗要求及严密监测下再次给予患者第 2 个周期抗 PD-1 单抗治疗,10d 后,患者再次出现溶血性贫血(HGB 88×10⁹/L),予糖皮质激素单药治疗后好转。随后患者再次行第 3~8 个周期抗 PD-1 单抗治疗,未再出现溶血反应及其他药物不良反应。影像学复查结果提示肿瘤控制良好,肺部隐球菌感染病灶较前明显缩小。

一、病例简介

1. 主诉及现病史 患者,女性,52 岁。因"肛管恶性黑色素瘤术后 1⁺ 周"至我院就诊。患者 1⁺ 周前因痔疮于当地医院行痔疮手术。术后病理及免疫组化:恶性黑色素,S-100(+)、HMB45(+)、MelanA(+)、SOX10(+)、Dog-1(−)、CD34(−)、STAT-6(±)、SMA(−)、Des(−)、CK(−)、CD117(−)、PgP9.5(−)、Ki67 约 70%。BRAF-V600 突变阴性。因手术非 R0 姑息性切除,为行术后辅助治疗,遂收治入院。

2. 既往史 无。

3. 体格检查 一般情况良好,ECOG 评分为 0 分,未见明显消瘦,疼痛评分为 0 分,神志清楚,精神可,颈部、锁骨上、腋窝、腹股沟未触及明显淋巴结肿大。胸廓未见畸形,心肺无明显异常;腹平软,无特殊。病理征阴性。

4. 辅助检查

(1)头、胸、腹部增强 CT(2019-01-29):右肺下叶见多个结节影,最大径约 1.7cm,不除外转移性病变。颅脑、腹部未见明显异常(图 2-6-4A)。

(2)右肺下叶结节穿刺活检(2019-02-02):送检肺组织内炎细胞浸润,肉芽肿结构形成,多核巨细胞内查见真菌孢子样结构。六胺银和 PAS 均查见真菌孢子,符合肺真菌病,倾向为隐球菌病。

(3)盆腔增强 MRI(2019-01-29):盆腔及肛管未见明显异常。

(4)其他:血常规、血生化、心肌酶谱、尿常规、大便常规 +OB、凝血功能、心脏彩超均在正常范围。

5. 诊断分期及分子病理特征

(1)肛管恶性黑色素瘤切除术后;右肺隐球菌感染。

(2)分子病理特征:S-100(+)、HMB45(+)、MelanA(+)、SOX10(+)、Dog-1(−)、CD34(−)、STAT-6(±)、SMA(−)、Des(−)、CK(−)、CD117(−)、PgP9.5(−)、Ki67 约 70%。BRAF-V600 突变阴性。

二、抗肿瘤免疫治疗过程

1. 抗肿瘤免疫治疗过程 姑息性术后于 2019-02-19 予以抗 PD-1 单抗 100mg 静脉滴注 d1 抗肿瘤免疫治疗,同时氟康唑 0.2g 口服 1 次 /d 抗真菌治疗。15d 后出现溶血性贫血。经对症治疗好转后,2019-07-25 再次给予第 2 个周期抗 PD-1 单抗治疗。10d 后再次出现溶血性贫血。治疗好转后,再次行第 3~8 个周期抗 PD-1 单抗治疗。临床疗效评估为 PR(图 2-6-4)。

2. 相关体征变化 同前。

3. 相关辅助检查

(1)2020-01-19 基线评估(图 2-6-4C)

全腹部增强 CT:肛周结构尚可,未见异常结节及肿块。

胸部增强 CT:右肺下叶数个大小不等结节影,最大直径约 1.7cm,不除外转移性病变,考虑慢性肉芽肿可能性大,部分结节较前缩小。

肛管、直肠 MRI:未见异常。

肛肠镜:未见异常。

（2）2019-04-28 评估（图 2-6-4B）

全腹部增强 CT：肛周结构尚可，未见异常结节及肿块。

胸部增强 CT：右肺下叶数个大小不等结节影，大者最大直径约 0.8cm，较前缩小，慢性肉芽肿可能性大。

肛管直肠 MRI：未见异常。

肛肠镜：未见异常。

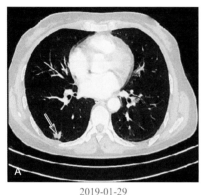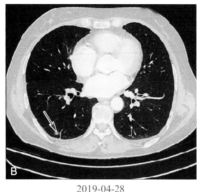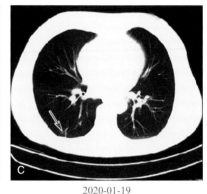

2019-01-29　　　　　　　　2019-04-28　　　　　　　　2020-01-19

图 2-6-4　胸部 CT 复查结果提示肺部隐球菌感染病灶较前明显缩小

4. 免疫治疗相关反应（免疫相关性溶血性贫血）诊治过程　2019-03-05（用药第 1 个周期治疗 d15）出现腰背痛、乏力，未进一步治疗，2d 后出现乏力加重，全身黄染，伴肉眼血尿。2019-03-07 于我院查血提示 HGB 32×10⁹/L，LDH 1 573U/L，钾 3.3mmol/L，总胆红素 68μmol/L，直接胆红素 19.1μmol/L，间接胆红素 48.9μmol/L，尿常规：尿胆原（+），隐血（+），Coombs（+）。余正常。泌尿系统彩超、骨髓穿刺及活检、G6PD 磷酸酶均未见异常。根据多学科会诊结果，患者重度贫血合并黄疸、血红蛋白尿、LDH 升高、胆红素升高、Coombs 试验阳性，考虑患者为溶血性贫血，与免疫治疗密切相关。予以患者补液、甲泼尼龙 80mg/d、静脉丙种球蛋白 10g/d 对症处理。2019-03-09 复查，患者血红蛋白继续下降，HGB 29×10⁹/L，血压 90/60mmHg，小便量少，精神萎靡，全身黄染。再次多学科会诊，因患者合并溶血性贫血且提示有高浓度自身抗体，Coombs 试验阳性，输血后会再次加重溶血，不建议输血。根据会诊结果，从 2019-03-09 开始，在甲泼尼龙、静脉丙种球蛋白基础上联合环磷酰胺 600mg 1 次 / 周及氟尿嘧啶 300mg/d 控制溶血。2019-03-10，患者自诉乏力较前好转，查体可见皮肤巩膜黄染较前有所减轻。血液检查：HGB 37×10⁹/L，LDH 979U/L，总胆红素 36.4μmol/L，直接胆红素 10.8μmol/L，间接胆红素 25.6μmol/L；尿常规：颜色浅黄色，尿胆原（+），隐血（+）。2019-03-15，患者乏力明显好转，血液检查：HGB 53×10⁹/L，LDH 786U/L，总胆红素 33.5μmol/L，直接胆红素 10.4μmol/L，间接胆红素 23.1μmol/L，尿胆原（−），隐血（−）。环磷酰胺减量至 200mg 1 次 / 周治疗。2019-03-20 停用环磷酰胺及氟尿嘧啶，同时口服糖皮质激素缓慢减量。2019-04-15，患者 HGB、LDH、胆红素基本恢复正常（图 2-6-5）。

2019-08-05（用药第 2 个周期治疗 d10）再次出现全身轻度黄染，尿色加深，血液检查：HGB 88×10⁹/L，总胆红素 34.1μmol/L，直接胆红素 12.2μmol/L，间接胆红素 21.9μmol/L。予甲泼尼龙 40mg/d 治疗，2019-08-13 HGB、LDH、胆红素基本恢复正常。

三、临床思维与决策

1. 自身免疫性溶血性贫血　是由于免疫功能紊乱产生抗自身红细胞抗体，与红细胞表面抗原结合，或激活补体使红细胞过早破坏而导致的溶血性贫血。出现溶血不良反应时首先需判断是由什么原因引起。自身免疫疾病、病毒、免疫功能紊乱、药物等因素均可能导致溶血性贫血的发生。该患者在用药前否认有免疫相关性疾病，检验结果一切正常，且在溶血现象出现前除口服抗真菌药氟康唑外未服用其他药物，也未出现细菌、病毒感染症状。因此出现溶血不良反应时首先判断可能为使用的药物引起。抗真菌药物引起溶血不良反应未见报道，而免疫治疗引起的溶血反应在查阅国外文献中发现有个案报道,发生的患者基本为既往有自身免疫疾病病史的患者,且溶血发生的时间基本都在第一次免疫治疗后。因此再次询问患者是否有免疫相关疾病,家族成员是否有免疫相关疾病。通过患者的回忆了解到其兄长既往多次出现溶血性贫血,但是病因不详,因此推测患者可能既往有较为隐匿的自身免疫性疾病,在使用免疫治疗后促进了炎症与自身免疫反应,体内免疫稳态受到抑制,导致免疫相关不良反应。

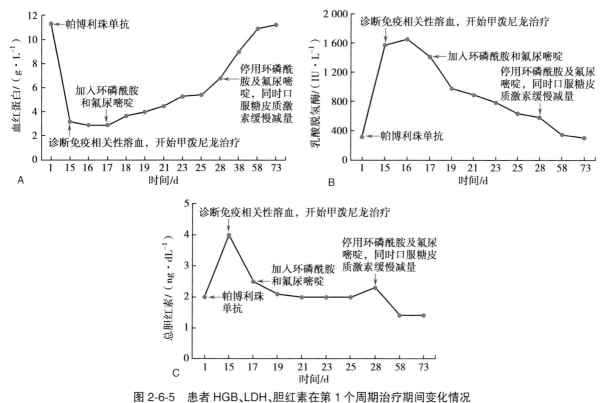

图 2-6-5　患者 HGB、LDH、胆红素在第 1 个周期治疗期间变化情况

A. 患者血红蛋白(HGB)在第 1 个周期治疗期间变化情况;B. 患者乳酸脱氢酶(LDH)在第 1 个周期治疗期间变化情况;C. 患者总胆红素在第 1 个周期治疗期间变化情况。

　　面对如此严重的免疫性溶血性贫血,此时临床治疗的难点是如何阻止溶血的进一步发展并快速纠正贫血?激素治疗?立即输血?参考国外已报道的个案治疗经验,建议立即加用类固醇激素及静脉丙种球蛋白治疗,无效时即推荐加英夫利西单抗或输血。本例患者予初始剂量甲泼尼龙 80mg/d、静脉丙种球蛋白 10g/d 对症治疗,在溶血症状无明显好转时,经过多科会诊评估后加用环磷酰胺及氟尿嘧啶治疗,并取得满意疗效。

　　2. 免疫治疗"再挑战"　该患者溶血性贫血好转后,患者及其家属要求再次使用免疫治疗,此时,临床决断的难点是可否继续再次使用免疫治疗?再次使用会不会出现致命性溶血反应或出现其他免疫不良反应?按照 ESMO 指南推荐,出现任何致命性不良反应都是永久停用免疫治疗指征,不建议患者再次使用免疫治疗,但是在患者及其家属强烈要求下,在首次治疗结束后 5[+] 个月给予患者第 2 个周期免疫治疗。治疗前对患者进行了严格的评估,除了常规检查项目,免疫功能全套、细胞因子、骨髓穿刺也做了相应的筛查,在各项指标均正常的情况下给予患者第 2 个周期免疫治疗,但在治疗结束后 10d,患者再次出现轻度溶血征象,因监测及时,此次不良反应仅用甲泼尼龙 40mg/d 治疗 1 周,患者血常规即恢复正常。有了前两次处理不良反应的经验,在严密监测下,患者接受了第 3~8 个周期抗 PD-1 单抗治疗,患者未再出现溶血反应及其他药物不良反应。

四、经验与体会

　　本例患者在使用免疫治疗后出现了严重自身免疫性溶血反应,经及时处理,患者溶血性贫血好转,需注意以下问题:

1. 本例发生免疫学溶血性贫血的病因是什么？

本案例诊治过程中，从患者临床表现及实验室检查结果及治疗效果来看，自身免疫性溶血性贫血的诊断较为明确。根据患者的免疫性疾病家族史，出现不良反应与用药的关系，推测免疫治疗可能为此不良反应的诱因。

2. 本案例的临床决策是否得当？

在自身免疫性溶血性贫血的诊治过程中，重度贫血、黄疸、血红蛋白尿、LDH 升高、胆红素升高、Coomb 试验阳性，是诊断溶血性贫血的关键，这些指标可以帮助临床医生对患者病情进行快速准确的判断，从而根据患者具体情况进行对症治疗并取得满意疗效。在治疗严重免疫相关不良反应过程中，及时予以激素及联合其他免疫抑制剂及多学科协助治疗十分关键。本案例决策及执行过程及时且得当。

3. 从本案例能获得哪些经验及教训？

免疫治疗前一定要详细询问患者自身免疫性疾病病史及家族史，必要时需行自身抗体筛查，这对后续不良反应监测及处理相关不良反应十分重要。免疫检查点抑制剂引起的自身免疫性溶血虽然罕见，但需要引起临床重视，早识别，早治疗是关键。目前有研究表明抗生素诱导的菌群破坏可能会影响免疫治疗效果，但是抗真菌药物对免疫治疗效果的影响未见相关研究报道，本案例中抗真菌治疗似乎对抗PD-1 的疗效无明显影响。

五、专家点评

纵观本案例，临床决策、抗肿瘤及并发症治疗均较及时。虽然患者临床结局佳，但仍应当从以下方面进一步思考：

1. 患者为肛管恶性黑色素瘤术后，因手术非 R0 切除，且合并右下肺多发结节，虽右下肺较大结节经穿刺活检诊断为肺隐球菌感染，但肺内其他小结节性质不明，不排除合并肺内转移可能。因此，对于此类患者，如何进行免疫治疗效果评估？

2. 该患者免疫治疗后出现了重度危及生命的自身免疫性溶血性贫血，在血红蛋白最低时期也涉及是否输血的问题，经过多学科会诊，最终选择在未输血的情况下运用大剂量激素联合免疫抑制剂治疗，迅速缓解了溶血进一步发展。本案例提示：在今后抗肿瘤免疫治疗过程中，加强对患者不良反应的全程管理以及多学科合作来处理免疫相关不良反应的重要性。

3. 对于出现过 3 级及以上免疫不良反应的患者，"再挑战"治疗时，怎样权衡患者的风险及获益，如何掌握再使用的指征，需要进一步临床数据的指导。

六、述评

在对患者的全程管理以及不良反应的管控中，临床医生要重视对自身免疫疾病病史及家族史的询问，在处理免疫相关不良反应过程中，要重视多学科的联合诊治。目前对于免疫不良反应患者"再挑战"的相关研究较少，但是"再挑战"治疗依然有临床需求，该病例为免疫治疗相关的溶血性贫血的治疗提供了很好的案例。

案例3 抗 PD-1 抗体治疗肝癌致免疫相关性血小板减少

金 敏 胡建莉
华中科技大学同济医学院附属协和医院

【摘要】1 例 60 岁男性患者，初始临床诊断为肝癌ⅢA 期，间断接受介入治疗 10 次，并口服阿帕替尼 1 年余，因肝脏肿瘤进展并骨转移，二线行索拉非尼加局部放疗，三线行瑞戈非尼加局部放疗，四线行抗 PD-1 抗体联合瑞戈非尼治疗,患者病情得到控制,骨痛症状好转,AFP 下降。但免疫联合靶向抗肿瘤治疗过程中出现 Ⅱ ~ Ⅳ 度 PLT 下降,考虑有免疫性 PLT 下降可能,骨转移和瑞戈非尼可能是协同因素。开始给予重组人血小板生成素(recombinant human thrombopoietin injection,rhTPO)升 PLT 治疗后,PLT 可间断恢复至 90×10⁹/L,在免疫联合靶向治疗第 11 个周期,血小板降至 Ⅳ 度(28×10⁹/L),皮肤出现散在瘀斑,遂中断免疫和靶向治疗,给予 rhTPO、免疫球蛋白和输血治疗,效果不佳。泼尼松口服后因血糖显著升高,停用激素治疗。经口服艾曲泊帕乙醇胺片(50mg 1 次 /d)联合治疗后,PLT 缓慢上升并维持至(50~60)×10⁹/L 水平。

一、病例简介

1. 主诉及现病史　患者,60 岁,男性。于 2014-12 因 "腹胀 2 个月" 就诊,经 AFP、B 超和 CT 等检查,临床诊断为肝癌 ⅢA 期,肝硬化,慢性乙型肝炎。于 2014-12-31 至 2016-04-15 行介入治疗 5 次(超液态碘油 + 表柔比星混悬液行栓塞化疗),2017-02 开始口服阿帕替尼(500mg,1 次 /d),并于 2017-04-26 至 2018-08-10 间断行介入下 "超液态碘油 + 表柔比星混悬液" 栓塞化疗第 6~10 次。于 2018-07 患者出现右腿及臀部疼痛,并进行性加重,患者 2018-08 就诊于我院腹部肿瘤放化疗科。于 2018-08-21 因骨盆转移并发癌痛行髂骨及骶骨放疗 PTV 35Gy/5F,并先后服用索拉非尼及瑞戈非尼治疗。2019-06 复查 SD,但 AFP 居高不下。为求进一步治疗收治入院。

2. 既往史　2 型糖尿病 20 余年,胰岛素治疗,血糖控制可;慢性乙型肝炎病史 20 余年。

3. 体格检查　神志清楚,ECOG 评分为 0 分,疼痛 NRS 评分为 7 分,皮肤色泽正常,无黄疸,双侧颈部及锁骨上未扪及肿大淋巴结,心肺(-),腹软,未及明显压痛及反跳痛,肝脾肋下未及,肠鸣音 2~3 次 /min,双下肢无水肿,四肢肌力正常,双侧巴宾斯基征阴性。

4. 辅助检查
(1)乙型肝炎检查三系:HBsAg(-),抗 -HBs(-),HBeAg(-),抗 -HBe(-),抗 -HBc(+);HBV-DNA<100IU/mL。
(2)血常规:PLT 102×10⁹/L。
(3)尿常规:尿蛋白(++)。
(4)其他:凝血功能、肝肾功能、电解质、大便常规均正常。

5. 诊断分期及分子病理特征
(1)肝癌 ⅢA 期介入治疗后进展 rⅣ期(肝,骨)(CNLC 分期);Child-Pugh A 级。
(2)肝硬化。
(3)慢性乙型肝炎。
(4)2 型糖尿病。
(5)高血压。

二、抗肿瘤免疫治疗过程

1. 抗肿瘤免疫治疗过程　患者入院后 2019-06 影像学复查为 SD,但 AFP 居高不下(1 071U×10⁹/L),遂于 2019-06-06 至 2019-11-11 行抗 PD-1 抗体联合瑞戈非尼治疗(80mg 1 次 /d)共 11 次(图 2-6-6)。治疗期间影像学复查为 SD,伴 AFP 显著下降。因免疫性血小板减少中断抗肿瘤治疗。患者 2020-05 最近一次随访中,AFP 继续下降(62.4U×10⁹/L),影像学显示肝脏病灶稳定,肋骨转移灶略增大,综合评价为 SD。

2. 相关体征变化　在二线、三线抗肿瘤免疫治疗过程中,因骨转移灶伴骨痛,行局部放疗后疼痛症状缓解。

3. 相关辅助检查
(1)2019-06 行血液 NGS 基因检测:TMB 4.3 mutations/MB,MSS 型。
(2)2019-08、2019-12 行血小板特异性抗体检测:阴性。
(3)2019-12 行骨髓穿刺细胞学检查:巨核细胞少,可见成熟障碍,血小板减少(图 2-6-7)。

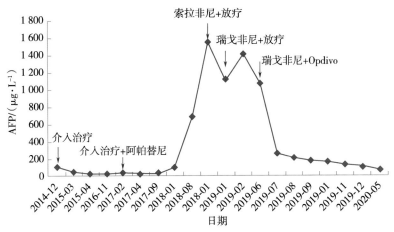

图 2-6-6　患者整个抗肿瘤免疫治疗过程中 AFP 变化
红色箭头指示各阶段治疗开始的起始时间。

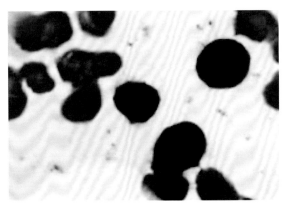

图 2-6-7　患者骨髓穿刺细胞学结果

4. 免疫治疗不良反应诊治过程　患者在免疫联合靶向治疗第 2 个周期后,出现血小板下降 $(70 \times 10^9/\text{L})$,给予重组人血小板生成素(rhTPO)升血小板治疗后,血小板可间断恢复至 $90 \times 10^9/\text{L}$,在第 4~8 个治疗周期,血小板最低达 $50 \times 10^9/\text{L}$,应用重组人血小板生成素治疗后可短暂恢复。在第 11 个周期,血小板降低至 $28 \times 10^9/\text{L}$,皮肤散在瘀斑。遂中断治疗,继续给予 rhTPO 升血小板治疗,效果不佳。予以泼尼松口服,因血糖显著升高,停用糖皮质激素治疗。行免疫球蛋白注射治疗剂量 5d,PLT 水平无明显提升;输注血小板治疗 20U,无显著性改善,PLT 维持在 $25 \times 10^9/\text{L}$ 左右。2019-12 患者口服艾曲泊帕乙醇胺片(50mg 1 次 /d),后血小板缓慢上升并维持在 $(50~60) \times 10^9/\text{L}$ 水平(图 2-6-8)。

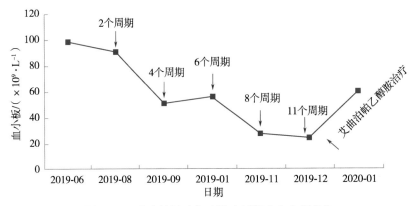

图 2-6-8　患者抗肿瘤免疫治疗过程中血小板变化

三、临床思维与决策

本例患者在免疫联合靶向治疗第2个周期后,AFP显著下降,但PLT开始出现Ⅰ度下降,在第4个周期时出现Ⅱ度PLT下降,在第8个周期后血小板出现Ⅳ度下降,这个过程中,应用重组人血小板生成素治疗,患者血小板可上升至90×10^9/L水平。但是在第11个周期后,患者出现Ⅳ度PLT减少,伴紫癜,停止免疫治疗。根据肿瘤免疫治疗中免疫相关血小板减少的治疗建议:发生Ⅰ度PLT减少或PLT计数低于基线数值50%即需要密切监测,至少每周2次,尚不需停用免疫检查点抑制剂药物。Ⅱ度PLT减少即需暂停药物,短暂应用皮质激素2~4周再逐渐减量。Ⅲ~Ⅳ度PLT减少时除停用免疫治疗外,尚需尽快开始泼尼松1~2mg/kg,必要时应用静脉注射用免疫球蛋白(intravenous immune globulin,IVIG)。此时,患者经rhTPO、IVIG、血小板输注均无效,因合并糖尿病,泼尼松治疗后血糖显著升高,停用皮质醇激素治疗。经艾曲泊帕乙醇胺片治疗,患者PLT缓慢上升,维持在$(50~60) \times 10^9$/L水平。

四、经验与体会

ICIs引起的血液毒性相对罕见,其中免疫相关血小板减少症发生率大约为2.8%,与其他抗肿瘤药物联用时,发生比例可能更高。本例患者在索拉非尼和瑞戈非尼单药治疗失败的情况下,使用免疫联合瑞戈非尼治疗有效,AFP显著下降,但因发生Ⅳ度PLT减少,停用免疫和靶向治疗,以下问题值得思考:

1. 本案例的病因是什么?

大多数免疫相关血小板减少发生时间在用药后12周之内,中位时间约50d(范围12~173d)。该病例在免疫治疗第2个周期后,也就是1个月左右开始出现血小板减少,从发生时间、骨髓穿刺细胞学及治疗来看,免疫相关性血小板减少的诊断不能排除。但是,瑞戈非尼也有导致PLT下降的风险,但该患者在瑞戈非尼单药治疗的时候PLT维持在基线水平,联合用药时出现PLT减少,也有可能免疫联合靶向药物协同导致血小板下降。同时本例患者合并多发骨转移,导致患者造血功能差,可能是协同因素。

2. 本案例的临床决策是否得当?

在免疫相关性血小板减少诊治过程中,需要进行骨髓涂片细胞学检查和活检,以排除血小板减少是骨髓增生不良还是外周性破坏过多。本例患者表现为骨髓巨核细胞减少,成熟障碍。本例患者因糖尿病无法使用皮质激素,对重组人血小板生成素和IVIG治疗无反应,艾曲泊帕乙醇胺片治疗方便、有效。虽然患者目前中断了免疫治疗和靶向治疗,但目前患者的基本状况、病情稳定。

3. 从本案例能获得哪些经验及教训?

免疫相关性血小板减少是ICIs第二位发生率最高的血液学AE,最近发表的荟萃分析显示78%的ITP为4级减少,这些患者均应用了激素治疗,2/3同时应用了IVIG,22%患者对治疗并无反应。虽然糖皮质激素是一线推荐,由于糖皮质激素受体分布广泛,所以长期使用糖皮质激素可能产生多种不良反应,尤其对于糖尿病患者不适合。近年来,关于血小板产生机制有了更清晰的认识:血小板的产生经历了造血干细胞和巨核细胞分化、增殖和成熟,最终血小板形成,释放到血液。其中TPO是巨核细胞发育的关键因子,艾曲泊帕乙醇胺片是我国唯一的非肽类口服TPO受体激动剂,与内源性TPO的作用位点不同,它可以与细胞膜上的TPO受体(跨膜区)结合,激活信号转导通路,刺激人类骨髓祖细胞向巨核细胞的分化和增殖,促进巨核细胞成熟,从而增加血小板的生成。因此,对于免疫性相关血小板降低,常规治疗存在风险和无效时,艾曲泊帕乙醇胺片是可供选择的治疗之一。

五、专家点评

需从以下方面进一步思考:

1. 肿瘤患者发生免疫性血小板减少,多涉及激素甚至免疫抑制剂治疗,使机体处于免疫抑制状态,易并发感染。糖尿病患者使用激素会诱发难以控制的高血糖,这种情况下,如何权衡患者的风险及获益,何时重启抗肿瘤治疗,是个充满挑战的课题。

2. 本案例中,患者合并骨转移,多次骨转移相关病灶放疗,且免疫治疗联合瑞戈非尼同时进行,虽然病情得到控制,但出现血小板减少,是免疫相关,靶向相关,还是多种因素相关? 在血小板恢复至一般水平(未达正常),但患者已经耐受的情况下,能否启用免疫治疗或者靶向治疗? 这些问题都尚待解答。

六、述评

热点免疫治疗药物——以 CTLA-4,PD-1/PD-L1 为代表的 ICIs,在多种肿瘤中显示了很强的疗效。随着 ICIs 临床的广泛研究和应用,不可忽视的是,irAEs 也会随之增多。免疫相关的血液毒性发生率虽低,但与其他抗肿瘤靶向药物联合应用时,不良反应的比率会升高,一旦发生,如果处理不当,可能是危及生命的事件。随着对 irAEs 认识的深入,临床医生应该做到:

(1)心中有数:了解 irAEs,识别危险因素。

(2)评估到位:在治疗前做好基线评估,治疗中和治疗后密切随访,及时发现治疗相关 irAEs。

(3)及时干预:对出现的相关并发症要积极评估,及时干预,必要时停药。

(4)个体化治疗:对于免疫相关的血小板减少来说,需要个体化治疗,尤其是合并糖尿病患者,糖皮质激素不能滥用,可尝试其他非激素治疗方法。

案例 4　抗 PD-1 抗体治疗晚期非小细胞肺癌致免疫相关性血小板减少

张瑞光

华中科技大学同济医学院附属协和医院

【摘要】1 例 64 岁女性患者,因确诊左肺鳞癌住院治疗,给予 4 个周期白蛋白紫杉醇联合奈达铂方案化疗后,再予肺部病灶放疗,随后给予抗 PD-1 单抗单药维持治疗 2 个周期后,患者出现牙龈出血,当地医院血常规检查示:血小板 $2 \times 10^9/L$,白细胞 $5.2 \times 10^9/L$,血红蛋白 $116 \times 10^9/L$,给予甲泼尼龙冲击治疗后好转。

一、病例简介

1. 主诉和现病史　患者,女性,64 岁。因"发现纵隔淋巴结肿大 1 周"就诊我院。患者于 2019-09-05 单位体检时胸部 CT 示:右乳术后改变,右肺多发结节、纵隔多发肿大淋巴结,考虑为转移性病变。2019-09-18 行 CT 引导下经皮肺穿刺术,术后病理示:(左肺占位穿刺组织)非小细胞癌,免疫表型符合低分化鳞状细胞癌。2019-09-27 开始行 TP 方案(白蛋白紫杉醇 400mg d1+ 奈达铂 70mg d1~d2)化疗 4 个周期,疗效评估为 PR。于 2019-11 开始给予纵隔淋巴结放疗,Dt GTV 60Gy/28F,CTV 50Gy/25F,于 2020-01 结束放疗。2020-05 返院胸部 CT 复查示疾病进展。此次患者收治入院。

2. 既往史　患者 1995-04-10 在当地医院行乳腺癌根治术,术后病理示:①右乳腺浸润性导管癌。②右腋淋巴结 2/3 均未见癌转移。术后行化疗 5 个周期(具体方案不详),后因白细胞减少停止化疗。

3. 体格检查　一般情况良好,ECOG 评分为 0 分,未见明显消瘦,疼痛评分为 0 分,全身未触及明显淋巴结肿大。胸廓未见畸形,心律齐,心脏各听诊区未闻及病理性杂音。双肺呼吸音清,未闻及干湿啰音。腹平软,无特殊。病理征阴性。

4. 辅助检查　2019-09 胸部增强 CT,如图 2-6-9 所示,提示:右乳呈术后改变,局部皮下脂肪间隙稍模糊,右侧腋窝见少许小淋巴结。左前胸壁皮下脂肪间隙见迂曲增粗血管影。前纵隔见团块状软组织密度影,内见粗大结节状钙化,大小约 6.4cm × 4.6cm × 5.5cm,边界欠清,与心包分界不清。双侧内乳血管区各见 1 枚淋巴结稍大,左侧较大,截面约 1.5cm × 1.1cm;右心膈角处增多淋巴结,较大者短径约 0.9cm。

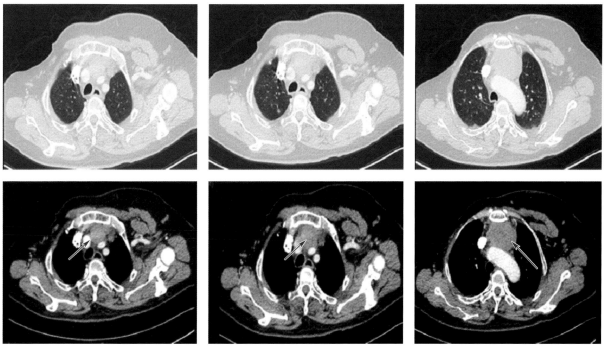

图 2-6-9 2019-09 胸部增强 CT

2020-05 胸部 CT(图 2-6-10)示,右乳术后;右心膈角淋巴结稍多,较前增大,大者短径约 1.3cm,转移瘤可能,请结合临床考虑;前纵隔异常团块影;右肺及左肺下叶散在结节影,多考虑为转移来源,大者直径约 1.1cm,较前增大。

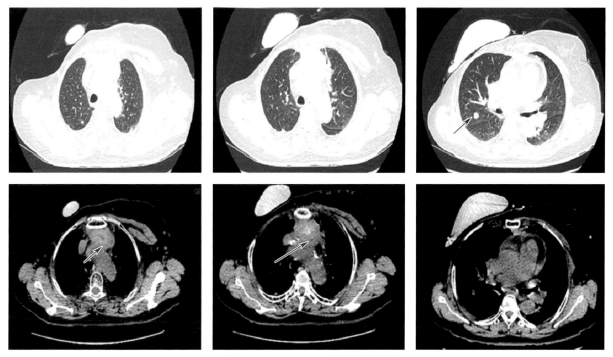

图 2-6-10 2020-05 复查胸部 CT

5. 诊断分期及分子病理特征 左上肺鳞癌 cT4N2M1a,对侧肺转移 EGFR 野生型,ALK 阴性,ROS1 阴性。免疫组化染色示癌细胞:PCK(+),P40(+),CK5/6(+),P63(+),CK7(灶状 +),GATA-3(部分 +),CK20(−),Villin(−),TTF-1(−),ER(−),PR(−),CD56(−),CgA(−),Syn(−),SOX10(−),Ki67(LI 15%)。

二、抗肿瘤免疫及不良反应治疗过程

2020-05 复查 CT 示疾病进展。2020-05-10 以及 2020-06-01 给予抗 PD-1 单抗 200mg 注射治疗 2 个周期。于 2020-06-04 起自诉牙龈出血,于当地医院查血常规提示:血小板 2×10^9/L,白细胞 5.2×10^9/L,血红蛋白 116×10^9/L,于 2020-06-04 晚给予血小板 10U 静脉输注,并给予甲泼尼龙 80mg 静脉滴注,2020-06-06 复查血常规提示:血小板 37×10^9/L,2020-06-08 复查提示:血小板 47×10^9/L,2020-06-11 复查提示:血小板 147×10^9/L。甲泼尼龙逐步减量至停药。

三、临床思维与决策

本例患者发生免疫相关性血小板减少后,后续治疗方式? 能否使用免疫治疗再挑战?

在患者发生免疫相关性血小板减少后,经激素治疗症状缓解,患者血小板升至正常水平,疗效满意,此时首要面对的临床问题是在免疫治疗相关毒副作用控制后,后续治疗的方案选择。如果复用免疫治疗,存在一定概率发生复发性免疫治疗相关毒副作用,据文献报道,存在 40% 左右的概率发生原免疫治疗毒副作用的复发,有 20% 的概率会出现新的免疫治疗毒副作用。而如果停用免疫治疗,三线治疗的方案值得商榷。目前,指南推荐三线治疗方案有单药的化疗,安罗替尼以及进入临床试验,此外,再次更换免疫治疗的相关药物,选择 PD-L1 抑制剂进行治疗也可以作为临床实践的选择,目前三线治疗并未形成通用的共识,需要在与患者家属充分沟通后,结合患者的体能状态进行选择。

四、经验与体会

免疫相关性血小板减少症(immune thrombocytopenia,ITP),尽管骨髓检查对原发性 ITP 并不要求,但对 irAEs 来说,需要进行骨髓涂片细胞学和活检,以排除血小板减少是骨髓增生不良还是外周性破坏过多。ITP 大多表现为骨髓巨核细胞增多,或者基本正常,且以未成熟巨核细胞为主,即颗粒巨核细胞。ITP 无特征性诊断指标。因此,即使在应用免疫检查点抑制剂之后发生也需排查其他病因,如感染、肿瘤进展或与其他药物相关。对于非小细胞肺癌患者而言,免疫检查点抑制剂包括 PD-1/PD-L1,通常比细胞毒性化疗更安全,耐受性更好。据报道,其在肺癌患者中引起血小板减少症的发生率为 0.7%。在回顾性研究中显示,采用免疫检查点抑制剂治疗的 2 360 例黑色素瘤患者中,有 <1% 出现了免疫相关性血小板减少症,其中大多数表现出自发性消退并且不需要治疗。然而,在某些情况下,据报道血小板减少症会持续很长时间,并且无法通过标准治疗方案解决。

本例患者是一例晚期非小细胞肺癌患者,在二线治疗使用单药免疫检查点抑制剂治疗后,出现血小板减少症,而血常规中其余两系水平均未见下降。患者在激素冲击治疗后,血小板逐步上升至正常水平。在抗肿瘤免疫治疗过程中,应定期检测血常规,以免患者出现明显出血症状后再就诊。

五、专家点评

本案例在临床决策、抗肿瘤及并发症治疗均遵循指南治疗原则进行选择。在临床治疗上应注意以下几点:

1. 使用免疫检查点抑制剂的患者,出现 3 级及以上免疫治疗毒副作用,应谨慎选择免疫治疗再挑战。

2. 免疫治疗不良反应是否有自身独特的生物标志物,如通过某些细胞因子的检测,及早发现免疫治疗不良反应? 在本案例患者中,发现 IL-6 以及 TNF-a 水平的升高,可以作为免疫治疗毒副作用的潜在生物标志物,但还需要更多的研究数据来支持。

3. 在处理 irAEs 的过程中,重视多学科 MDT 联合诊治。

六、述评

晚期肺鳞癌患者的治疗一直是非小细胞肺癌治疗的难点问题,对于一线治疗,化疗一直是晚期鳞癌患者治疗的基石。Checkmate017 研究的成功证实了对于晚期鳞癌患者二线采用单药免疫治疗能够取得相对化疗更好的生存获益。然而,免疫治疗相关的毒副作用在临床工作中也需重视,特别是 3 级及以上不良反应,可能危及患者的生命。首先,根据 irAEs 的严重程度进行分级,根据不同的分级采用立刻停用或延迟免疫治疗;或需要使用激素,如果小剂量应用激素无效,可能要加大激素的使用量;如果大剂量激素治疗仍然无效,可能就要考虑到联合应用免疫抑制剂。

案例 5　抗 PD-1 抗体治疗肺癌致免疫相关性血液学毒性

何　琼　余新民

中国医科院大学附属肿瘤医院(浙江省肿瘤医院)

【摘要】1 例 46 岁男性患者,因确诊肺鳞癌参加临床研究。予抗 PD-1 单抗联合紫杉醇及卡铂方案治疗 4 个周期,后续予以抗 PD-1 单抗维持治疗 16 个周期。患者出现明显乏力感,呈现进行性加重。血液学检测提示严重血小板及血红蛋白进行性下降,多次血液检测提示多形性血小板及红细胞抗体均阳性,骨髓涂片结果示巨核细胞量中等,血小板形成功能差。直接抗人球蛋白试验结果阳性。结合病史提示首先考虑免疫相关性血液学毒性,丙种球蛋白联合糖皮质激素治疗无明显改善,后加用英夫利西单抗治疗,患者乏力症状及血常规明显好转。患者后续停用免疫治疗,随访期间未再次出现血小板及血红蛋白下降,无其他免疫不良反应。

一、病例简介

1. 主诉及现病史　患者,男性,46 岁。因"咽喉部不适 2 个月余,确诊肺鳞癌 2 周"至我院就诊。患者 2018-11-28 胸腹增强 CT 提示右肺上叶纵隔旁占位,伴上腔静脉受侵,纵隔及右肺门多发肿大淋巴结。全身骨扫描提示多处胸椎、腰椎代谢活跃,考虑转移。右上肺活检病理结果:结合免疫组化考虑鳞状细胞癌。查头颅增强 MRI(2018-12-01,本院)示颅脑 MRI 未见异常,遂收治入院接受进一步治疗。

2. 既往史、个人史、家族史　患者有长期饮酒史,约 200mL/d 白酒,饮酒 20 余年,2015-10 开始戒酒;患者有长期吸烟史,纸烟,40 余支 /d×20 余年,2015-10 开始戒烟。其余无特殊。

3. 体格检查　一般情况良好,ECOG 评分为 1 分,身高 173cm,体重 61kg。疼痛评分为 0 分,双侧颈部及锁骨上未触及明显淋巴结肿大。胸廓未见畸形,心律齐,心脏各听诊区未闻及病理性杂音。双肺呼吸音清,未闻及干湿啰音。腹平软,其余无特殊。病理征阳性。

4. 辅助检查

(1)胸腹部及盆腔增强 CT(2018-11-28,本院)(图 2-6-11A)示:①右上肺占位,首先考虑肺癌,伴少许阻塞性炎症,纵隔及右肺门多发转移性肿大淋巴结,包绕右上肺血管及上腔静脉,局部受侵表现;②多发胸腰椎转移。

(2)头颅增强 MRI(2018-12-01,本院)示颅脑未见异常。

(3)肺功能(2018-12-06,本院)提示存在轻度限制性通气功能减退。

(4)血常规、血生化、尿常规、凝血功能、甲状腺功能、心肌酶谱、心电图均正常。

5. 诊断分期及分子病理特征

(1)右肺低分化鳞癌(cT4N2M1,Ⅳ期),纵隔淋巴结转移、多发骨转移。

(2)IHC:CKpan(+),CK5/6(+),P63(+),CK7(-),CK20(-),TTF-1(-),NapsinA(-),Syn(-),CgA(-),CD56(-),Ki-67(+,20%)。

二、抗肿瘤免疫治疗过程

1. 抗肿瘤免疫治疗过程　患者参加一项 Tislelizumab(BGB-A317,抗 PD-1 抗体)联合紫杉醇加卡铂或白蛋白-紫杉醇加卡铂对比仅用紫杉醇加卡铂作为未经治疗的晚期鳞状非小细胞肺癌患者的一线治疗的有效性和安全性的 3 期、多中心、随机、开放研究（方案编号 BGB-A317-307）的试验。2018-12-07 至 2019-02-14 予"抗 PD-1 单抗 200mg 联合紫杉醇加卡铂"静脉滴注治疗 4 个周期。疗效评价均为 PR。每 3~4 周定期予以唑来膦酸 4mg 抗骨转移治疗 1 次。于 2019-03-06 至 2020-02-03 予 BGB-A317 200mg 维持治疗 16 个周期。治疗期间，按照研究方案，后续每 2 或 4 个周期对患者行疗效评价，均为肿瘤部分缓解（图 2-6-11）。

2. 相关症状变化　患者咽喉部不适感治疗 1 个周期后明显减轻，余同前。

3. 相关辅助检查

（1）2018-11-28 基线评估（图 2-6-11A）：右上肺占位，首先考虑肺癌，纵隔及右肺门多发转移性肿大淋巴结，包绕右上肺血管及上腔静脉，局部受侵表现。

（2）2019-01-22（2 个周期治疗后）评估（图 2-6-11B）：胸腹部及盆腔增强 CT：①右上肺占位，首先考虑肺癌，伴少许阻塞性炎症，纵隔及右肺门多发转移性肿大淋巴结，较前片（2018-12-22，CT）缩小；②右侧胸腔积液，较前片基本吸收；③多发胸腰椎转移。

（3）2019-03-06（4 个周期治疗后）评估：胸腹部及盆腔增强 CT，对比 2019-01-22CT：①右上肺门占位，较前缩小；阻塞性炎症较前略吸收；纵隔及右肺门多发肿大淋巴结，较前缩小；②多发胸腰椎转移。

（4）2020-02-24（20 个周期治疗后）（图 2-6-11C）：胸腹部及盆腔增强 CT，对比 2019-12-02 CT：①右上肺门占位伴阻塞性改变，较前相仿；②纵隔及右肺门增大淋巴结，右肺门淋巴结较前稍增大，余较前大致相仿；③多发胸椎、腰椎成骨性改变。

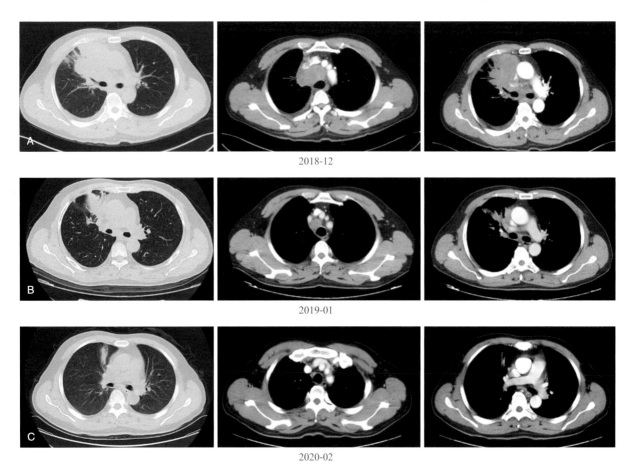

2018-12

2019-01

2020-02

图 2-6-11　胸腹部及盆腔 CT 复查结果提示肿瘤部分缓解

4. 免疫治疗不良反应（免疫性溶血性贫血及免疫相关性血小板减少症）诊治过程　患者 2020-01-06 开始出现乏力感，未重视，后逐渐加重，2020-02-24 返院行复查及计划第 21 个周期免疫治疗，来院时轮椅推入病房,主诉乏力感明显,CTCAE 3级,查体:ECOG评分为3分,考虑可能和研究药物、免疫治疗有关。

患者于2020-02-24在我院复查血常规:白细胞正常范围,血红蛋白53×10^9/L,血小板计数56×10^9/L,评为贫血CTCAE 3级,血小板减少CTCAE 2级,血生化检查提示:血总胆红素升高CTCAE 1级,尿常规提示:尿胆红素升高CTCAE 1级,追溯患者近半年只有PD-1抗体单药治疗史,考虑可能和PD-1单抗有关,予以暂停下一周期治疗,上报SAE,住院预约输注红细胞,予以益比奥、rhTPO生血治疗,予以大剂量注射用甲泼尼龙琥珀酸钠,80mg 2次/d(>2mg/kg)静脉滴注对症治疗。入院第2天(2020-02-25)乏力仍3级,并出现高热,体温39.1℃。复查血常规:血红蛋白45×10^9/L,血小板计数36×10^9/L,呈进行性下降;本院血库及血液中心交叉配血及配型结果反馈:患者血型检测报告单多次提示:不规则抗体筛查阳性(+),红细胞抗体(+),血小板抗体(+)。继续予以激素治疗,2020-02-25予以加用丙种球蛋白5g 1次/d静脉滴注治疗,予以预防性左氧氟沙星(可乐必妥)0.5g静脉滴注抗感染治疗。2020-02-26患者接受骨髓穿刺检查,骨髓涂片结果:①片中红系增生极度活跃;②片中巨核细胞量中等,产板功能差;③片中未见明显肿瘤细胞累及。Coombs试验(直接抗人球蛋白试验)结果:阳性。2020-02-27复查血常规:血红蛋白46×10^9/L,血小板计数31×10^9/L;患者入院4d予以激素联合丙种球蛋白治疗效果不理想。患者乏力症状加重,卧床不起,烦躁不安。查体:精神软,ECOG评分为4分,反应较前迟钝,呼之能应,肺部听诊无特殊。考虑患者病情加重,告病危,本院血液科会诊后结合病史和检查结果考虑免疫性溶血性贫血(irAEs Ⅳ级)、免疫性血小板减少(irAEs Ⅲ级)诊断可能性大。多次申请输血,均因血浆中存在多种多形性抗体不能输血,因患者病情危重,2020-02-27予以输注CD20抗体英夫利西单抗注射液600mg静脉滴注执行1次治疗清除患者血浆及血细胞中存在的抗体。2020-02-29复查血常规:白细胞5.4×10^9/L,血红蛋白70×10^9/L,血小板计数30×10^9/L,患者乏力症状恢复为CTCAE 2级,生活可简单自理,精神症状明显好转,2020-02-29开始降低注射用甲泼尼龙琥珀酸钠为40mg 2次/d静脉滴注治疗;2020-03-01复查血常规:白细胞5.2×10^9/L,血红蛋白78×10^9/L,血小板计数31×10^9/L;2020-03-02予以停用丙种球蛋白。2020-03-05复查血常规:血红蛋白96×10^9/L,血小板计数66×10^9/L(图2-6-12);患者乏力明显改善,CTCAE 1级,恢复至基线水平,ECOG评分恢复1分,患者病情好转出院,出院后继续予以口服甲泼尼龙缓慢减量治疗,出院半个月后电话随访患者在当地医院复查血常规和肝肾功能结果提示在正常范围。2020-05-14患者返院行胸腹CT检查,提示:对比2020-02-24 CT:①右上肺门占位伴阻塞性改变,较前相仿;②纵隔及右肺门增大淋巴结,右肺门淋巴结较前增大,余较前大致相仿。疾病疗效仍维持PR。患者完成激素疗程,按照临床研究方案及参考相关指南建议,患者停止免疫治疗,安排退出研究,后续进入定期门诊随访(末次来院时间:2020-05)。(图2-6-13)

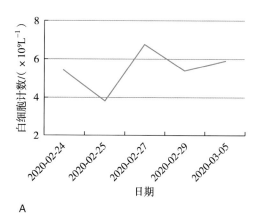

A

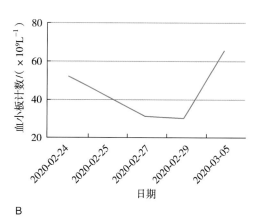

B

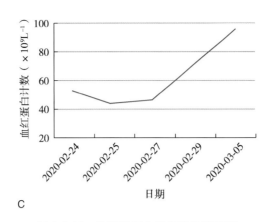

C

图 2-6-12 住院期间血常规变化趋势图
A.住院期间白细胞计数变化趋势;B.住院期间血小板计数变化趋势;
C.住院期间血红蛋白计数变化趋势。

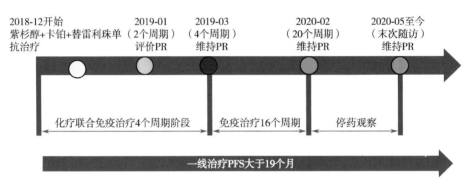

图 2-6-13 患者整体抗肿瘤免疫治疗过程回溯

三、临床思维与决策

1. **免疫性溶血性贫血** 本例患者属于初诊肺鳞癌Ⅳ期患者,参与临床研究,一线接受化疗联合 PD-1 免疫抗肿瘤免疫治疗过程中曾出现骨髓抑制(包括 2 度粒细胞减少、1 度贫血及 2 度血小板减少),后进入免疫单药维持期间血常规提示三系正常范围,但患者此次入院出现严重乏力伴血常规明显异常(2 度粒细胞减少、1 度贫血及 2 度血小板减少),首先需要排除的是患者是否与非免疫因素有关,考虑到患者年轻男性,未曾接受过放疗,化疗结束已经超过半年,此次出现严重贫血和血小板减少考虑与既往肿瘤化疗史可能无关,另外,也需要进一步骨髓检查排除肿瘤累犯骨髓可能,此例患者骨髓穿刺结果提示未见明显肿瘤细胞累及,更进一步明确此次血液学异常可能与免疫治疗有关。

本例患者后续接受多次血常规检查提示持续性重度贫血,并且血液中心血型及配型检测结果提示患者血浆中存在红细胞抗体,Coombs 试验(直接抗人球蛋白试验)结果:阳性。多学科讨论后认为患者确诊免疫性贫血,目前对于免疫治疗导致免疫性贫血发生率极低,属于罕见的免疫治疗相关不良反应,缺乏大样本文献资料。根据 CSCO 的意见,对于Ⅲ级以上免疫性贫血毒性即建议永久停用免疫治疗,开始类固醇激素治疗;对于Ⅲ~Ⅳ级免疫性贫血推荐输血治疗,请血液内科会诊,激素无效时可以考虑联合使用免疫抑制剂(包括英夫利西单抗、免疫球蛋白等)。本例患者予初始剂量大于 2mg/(kg·d)糖皮质激素治疗联合丙种球蛋白治疗 4d 后,贫血无明显好转,患者症状加重。经过综合评估后加用英夫利西单抗治疗,患者血红蛋白快速上升及症状快速好转,临床转归治愈。

2. **免疫性血小板减少** 本例患者在抗 PD-1 单药维持期间,血小板严重减少,排除继发性可能,血浆中血小板抗体检测结果阳性,骨髓穿刺结果提示:巨核细胞量中等,血小板成熟障碍。基本可以确诊抗 PD-1 治疗免疫相关性血小板减少(ITP)。ITP 亦是免疫治疗相关罕见不良反应,目前仅有为数不多的个案报道,ITP发生时间没有特异性,基本在免疫用药后3周~半年,死亡率很高,约25%。对于此类患者,需要及早有效的治疗可以提高临床治疗效果,既往相关研究曾报道大剂量激素相对于标准剂量激素可以提高ITP患者治愈率,缩短住院时间,降低危及生命的血小板减少的发生率。另一项研究报道激素联合英夫利西单抗对比单用激素治疗ITP可以提高疗效,降低复发率。根据CSCO的意见,对于Ⅱ级以上血小板减少症,考虑暂停免疫治疗,予以激素治疗,Ⅲ~Ⅳ级可以考虑联合使用丙种球蛋白,必要时联合英夫利西单抗、血小板生成素受体激动剂等。本例患者予初始剂量大于2mg/(kg·d)糖皮质激素治疗联合丙种球蛋白治疗4d后,血小板计数无上升,患者症状加重。因患者血浆中存在多种多形性抗体,经过综合评估后加用CD20抗体英夫利西单抗治疗,用来清除血浆中存在的抗体,患者血小板逐渐上升及症状快速好转,后经随访,患者临床转归治愈。

四、经验与体会

对于一些罕见的免疫不良反应,比如,免疫性心肌炎、免疫性神经毒性以及本例患者诊断的免疫性血液学毒性等,因为发生率极低,缺乏足够的临床证据去指导临床诊断和治疗,而文献报道死亡率很高,很可能就是因为临床未能及时发现并且给予有效干预,本中心既往临床研究中曾发生2例怀疑免疫性血小板减少的患者,尽管按照指南中常见免疫不良反应处理原则进行治疗,患者最后还是死于免疫不良反应。因此对于这种罕见免疫不良反应,更加需要各位临床研究者或临床医生去积累并分享相关经验,以期早期发现,早期干预,提高免疫相关不良反应治愈率。

本例肺鳞癌患者一线接受化疗联合免疫治疗,共计20个周期治疗后,疗效评价为PR,接近CR,近期来医院随访,患者ECOG评分为1分,影像学提示患者肿瘤控制,患者一线治疗PFS已经超过19个月,可见本例患者确实从免疫治疗中获益。但患者治疗14个月后发生免疫相关性血液学毒性(免疫相关性贫血及免疫相关性血小板减少),尽管患者最后经大剂量激素联合丙种球蛋白及英夫利西单抗治疗后好转治愈,但还需要关注以下方面问题:

1. 免疫相关性血液学毒性激素使用剂量、治疗疗程是怎样的?

比如常见的免疫性肺炎,后续需要通过定期CT影像学评估肺炎情况,且影像学转归时间很慢,但对于免疫相关性血液学毒性,一旦起效,血液学指标恢复会很快,那么其激素应用的剂量及疗程是否需相应调整,这些疑问都需要更多数据解答。

2. 从本案例能获得哪些经验及教训?

在本例免疫相关性血液学毒性诊治过程中,由于既往相关的经验教训,我们初期非常重视,临床决策也非常积极,入院就予以大剂量激素联合丙种球蛋白治疗,获知可能无效后,充分与家属沟通,予以加用英夫利西单抗清除血浆抗体,确实取得意想不到的疗效。对大家可能有一定的借鉴作用,但是后续如果发生类似免疫性血液毒性,可能还是需要个体化治疗,及时发现,早期诊断,可能是个更重要的因素。

五、专家点评

本案例通过及时发现,早期干预,患者临床结局治愈。应当从以下方面进一步思考:

1. 抗PD-1/PD-L1免疫检查点抑制剂要用多久?尤其是对于类似本例接近CR疗效的患者?

在众多研究中,抗PD-1/PD-L1抗体设计用药2年时间,也有回顾性分析认为用药2年时间疗效好于1年,但免疫治疗不良反应无法预测,是否与用药时间长短有关也无定论,能否在疗效和不良反应发生两者平衡中寻求一个中位时间?尤其对于本例患者,前期免疫联合化疗4个周期后基本是接近CR的疗效,能否对于这类疗效(PR/CR)的患者缩短用药时间,都可能是今后抗肿瘤免疫治疗过程中去细化的问题。

2. 患者后续如果复发能否重启免疫治疗　这个患者发生免疫相关性血液学毒性,根据临床研究方案及免疫毒性管理指南,患者需要永久停药,后续患者如果病情一旦复发,能否再次挑战免疫治疗也是一个问题,因为目前来说可能免疫相关不良反应机制太复杂,对于免疫性血液学毒性,可能和免疫治疗后会激发自体隐匿的一些自身抗体,进行自身攻击,会造成免疫相关损伤。后续更进一步机制揭示可能会对后续选择有更好的帮助。

六、述评

对于一些罕见的免疫不良反应,比如,免疫性心肌炎、免疫性神经毒性、免疫性肾毒性以及免疫性血液学毒性等,我们目前了解知之甚少,目前因为发生率极低,缺乏足够的大样本临床证据去指导临床诊断和治疗,甚至缺乏大样本回顾性分析数据,而有限的文献资料报道免疫罕见不良反应致死率很高,与目前临床认识不足、处理不及时有极大相关性。

第一,作为临床肿瘤医生,对 irAEs 做到早识别、早干预是有可能避免严重免疫不良反应发生或者可以降低免疫不良反应发展为严重或危重的比例。因此,在治疗开始时即需要对患者进行全面的 irAEs 教育,告知患者发现疑似不良反应后,加强医患及时有效的沟通。

第二,在出现罕见不良反应时,可能涉及各个学科内容,及时早期请相关科室 MDT 会诊免疫不良反应也是非常重要的临床诊治手段。

第三,是对于不同的免疫不良反应,处理原则仍需要立足指南,但又不能生搬硬套指南,需要时刻更新相关文献知识,并且及时总结归纳本中心历次免疫不良反应处理经验和教训,以及加强不同专科、不同肿瘤中心之间分享交流。尽力做到给予患者免疫治疗时对于疗效预判心中有数,对于高危免疫不良反应人群谨慎甄别,对于发生免疫不良反应处理得心应手。

参考文献

［1］Chinese Society of Hematology, Chinese Medical Association. Chinese guidelines for diagnosis and treatment of myelodysplastic syndromes (2019)[J]. Zhonghua Xue Ye Xue Za Zhi, 2019, 40 (2): 89-97.

［2］ARBER DA, ORAZI A, HASSER JIAN R, et al. The 2016 revision to the World Health Organization classification of myeloid neoplasms and acute leukemia [J]. Blood, 2016, 127 (20): 2391-2405.

［3］PETRELLI F, ARDITO R, BORGONOVO K, et al. Haematological toxicities with immunotherapy in patients with cancer: a systematic review and meta-analysis [J]. Euro J Cancer, 2018, 103: 7-16.

［4］SRINIVASAN S, SCHIFFER CA. Current treatment options and strategies for myelodysplastic syndromes [J]. Expert opinion on pharmacotherapy, 2008, 9 (10): 1667-1678.

［5］KHAN U, ALI F, KHURRAM MS, et al. Immunotherapy-associated autoimmune hemolytic anemia [J]. J Immunother Cancer, 2017, 5: 15.

［6］KONG BY, MICKLETHWAITE KP, SWAMINATHAN S, et al. Autoimmune hemolytic anemia induced by anti-PD-1 therapy in metastatic melanoma [J]. Melanoma Res, 2016, 26 (2): 202-204.

［7］OGAWA K, ITO J, FUJIMOTO D, et al. Exacerbation of autoimmune hemolytic anemia induced by the first dose of programmed death-1 inhibitor pembrolizumab: a case report [J]. Invest New Drugs, 2018, 36 (3): 509-512.

［8］DAVIS EJ, SALEM JE, YOUNG A, et al. Hematologic complications of immune checkpoint inhibitors [J]. Oncologist, 2019, 24 (5): 584-588.

［9］DELANOY N, MICHOT JM, COMONT T, et al. Haematological immune-related adverse events induced by anti-PD-1 or anti-PD-L1 immunotherapy: a descriptive observational study [J]. Lancet Haematol, 2019, 6 (1): e48-e57.

［10］SHIUAN E, BECKERMANN KE, OZGUN A, et al. Thrombocytopenia in patients with melanoma receiving immune checkpoint inhibitor therapy [J]. Immunother Cancer, 2017, 5: 8.

［11］CALVO R. Hematological side effects of immune checkpoint inhibitors: the example of immune-related thrombocytopenia [J]. Front Pharmacol, 2019, 10: 454-461.

第七节 神经系统案例分析

案例1 抗PD-1抗体治疗肺癌致免疫相关性脑炎

董小芳

温州医科大学医学院附属东阳医院

【摘要】1例59岁男性患者,因确诊肺非小细胞癌,先后予吉西他滨联合卡铂(GC)方案一线治疗,后续培美曲塞单药维持治疗,多西他赛二线治疗,抗PD-1单抗三线治疗。抗PD-1单抗治疗1次,用完当日出现发热,体温39℃以上,伴有认知功能障碍,考虑为免疫相关性脑炎,予甲泼尼龙对症处理后好转,现患者减量使用甲泼尼龙1次/d并最后停药。

一、病例简介

1. 主诉及现病史 患者,男性,59岁。因"诊断肺癌11个月,发现肿瘤进展4d"至我院就诊。患者于2018-09-11因"发现右肺占位1个月"至上海市某医院就诊,临床诊断:右肺上叶癌cT1bN3M1c(骨)-ⅣB期,排除禁忌后于2018-09-18起共行GC方案化疗6个周期,具体:吉西他滨1.57d1、d8+卡铂560mg d1 1次/3周,过程顺利。2019-03因病情进展,行肺穿刺病理示少量非小细胞癌,结合酶标结果,倾向肺腺癌。调整化疗方案并维持2个周期,具体:培美曲塞0.85g 1次/3周静脉滴注化疗。2019-05-23复查胸部CT"右肺上叶肺癌复查,纵隔、肺门淋巴结增大,较前片右肺上叶结节增大"评估病情为PD。遂参加免疫治疗对照多西他赛的二线研究,入组对照多西他赛组治疗3个周期。2019-08-08复查CT评估病情进展,遂再次收治入院。

2. 既往史 否认高血压病、糖尿病病史,否认心脑血管意外病史。

3. 体格检查 一般情况良好,ECOG评分为1分,疼痛NRS评分为0分,神志清楚,呼吸平稳,皮肤巩膜无黄染。双锁骨上及其他浅表淋巴结未触及肿大。心肺无明显异常。腹平软,无显著异常。四肢肌力、肌张力无特殊。病理反射未引出。

4. 辅助检查

(1)肺穿刺病理(2019-03-14院):(右肺)少量非小细胞癌,倾向腺癌。免疫组化结果:TTF-1(+),P40(−),CK(部分+),SPt24(部分+),基因检测示 EGFR、KRAS、ROS1(−)。

(2)胸部CT平扫(2019-08-18):右肺肺癌伴纵隔淋巴结肿大,多发胸椎高、低密度灶,建议进一步检查除外转移可能。

(3)肿瘤指标:癌胚抗原22.1ng/mL(2019-08-13);癌胚抗原12.48ng/mL(2019-08-26)。

(4)余肝肾功能、凝血功能未见明显异常。

5. 诊断分期及分子病理特征

(1)右肺恶性肿瘤[cT1bN3M1c(骨)-ⅣB期],纵隔淋巴结转移,多发胸椎转移。

(2)分子病理特征:(右肺)少量非小细胞癌,结合酶标结果,倾向腺癌。免疫组化结果:TTF-1(+),P40(−),CK(部分+),SPt24(部分+)。

二、治疗过程

1. 抗肿瘤免疫治疗过程 于2019-08-14予抗PD-1单抗240mg 1次/d免疫治疗1次,用完当日开始每天发热,为午后高热,体温39℃以上;2019-08-22出现认知功能障碍伴遗忘症状。考虑为免疫相关性脑炎。

2. 相关体征变化　颈软,皮肤巩膜无黄染,双锁骨上及其他浅表淋巴结未触及肿大。双肺呼吸动度对称,叩诊清音,双肺呼吸音稍粗,未闻及明显干湿啰音。四肢肌力、肌张力明显变化,克尼格征及布鲁津斯基征均阴性,病理反射未引出。双下肢轻度水肿。

3. 相关辅助检查

(1)2019-08-22 颅脑 MRI 基线评估(图 2-7-1A):颅脑 MRI 平扫未见明显异常。

(2)2019-08-18 胸部 CT 基线评估(图 2-7-1B):右肺肺癌伴纵隔淋巴结肿大,多发胸椎高、低密度灶,考虑为骨转移。

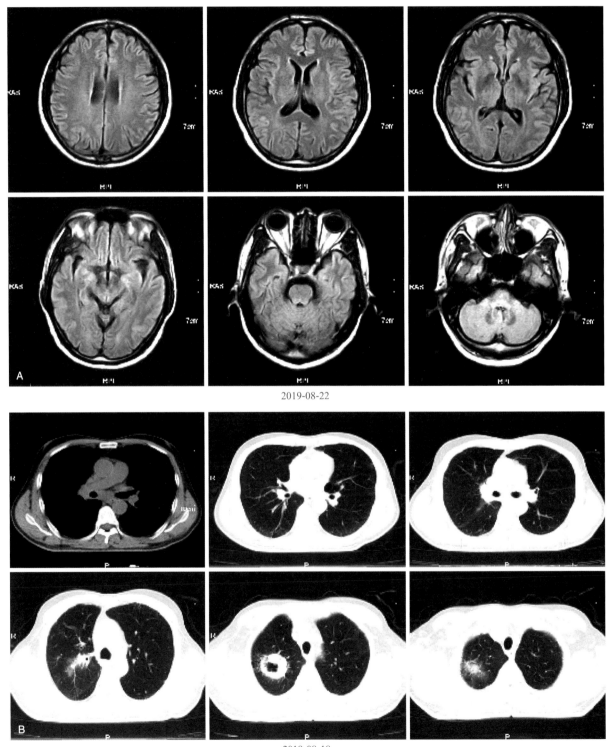

2019-08-22

2019-08-18

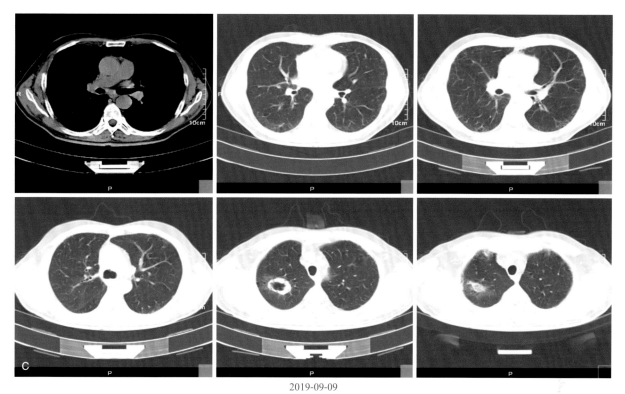

2019-09-09

图 2-7-1　颅脑 MRI 及胸部 CT 复查结果

（3）2019-09-09 胸部 CT 评估（图 2-7-1C）：右肺癌伴纵隔淋巴结肿大，对照前片（2019-08-18）右肺病灶及淋巴结有缩小。多发胸椎高、低密度灶，较前相仿，建议进一步检查除外转移可能。两肺间质性肺炎？

4. 免疫治疗不良反应（免疫相关性脑炎）诊治过程　2019-08-14 予抗 PD-1 单抗 240mg 1 次 /d 免疫治疗 1 次，用完当日开始每天发热，临床表现为午后高热，体温 39℃以上，无畏寒、寒战，予吲哚美辛（消炎痛）栓退热处理后体温可正常。2019-08-22 出现认知功能障碍伴记忆力明显减退。表现为逆行性遗忘，不记得刚做过的事情，不记得家属及既往发生的事情，且症状有逐日加重，偶有胸闷感，活动时明显，咳嗽、咳痰不明显，无咯血，无恶心、呕吐，无腹痛、腹胀、腹泻，无头痛、头昏，无胡言乱语，无肢体抽搐等。查头部 MRI 未见明显异常。考虑为免疫相关性脑炎，以甲泼尼龙 50mg 2 次 /d 治疗，于 2019-08-26 行腰穿，未引流出脑脊液。因患者配合度欠佳，拒绝二次穿刺，未继续穿刺。经激素治疗并逐渐减量后，记忆力稍有改善。

三、临床思维与决策

在免疫治疗后 1 周出现认知功能障碍，体征上无颈强直等脑压增高征象，根据流行病学史，排除（细菌、结核、病毒、真菌等）感染性脑炎及脑膜炎，故首先考虑免疫治疗相关不良反应。在予糖皮质激素剂量 1~2mg/（kg·d）治疗后，记忆力有明显改善，提示治疗有效。

四、经验与体会

本例患者再抗肿瘤治疗有效，出现认知功能障碍。

1. 本案例的病因是什么？

本案例诊治过程中，患者出现神经系统症状时，MRI 正常，因腰穿失败，未能进一步行脑脊液检查，明确病因。仅是从临床经验角度判断为免疫相关性脑炎，诊断依据不够确凿。当时应进一步完善头部增强 MRI 检查，如条件允许，仍需再次腰穿检查，从病原学及影像学方面下手取得更充分的证据。因患者免疫治疗后 1 周内起病，无感染史，病毒性、结核性、细菌性脑炎暂不支持。

2. 本案例的临床决策是否得当?

在免疫相关性脑炎诊治过程中,在脑脊液病原学未明确时,根据指南建议应经验性予抗生素或抗病毒治疗,当然也需结合临床实际及患方意愿。

3. 从本案例能获得哪些经验及教训?

irAEs 患者治疗出现一些少见的毒副作用,需要临床医生充分重视,在排除感染性脑炎以前,需要神经内科、感染科、影像科团队支持,以便更准确地判断病情,协助诊治。

五、专家点评

免疫相关性神经系统毒性并不常见,且多数毒性为 1~2 级非特异性症状,中位发生时间为 6 周,诊断免疫性神经系统毒性需要排除其他病因造成的中枢系统症状,如肿瘤进展、中枢系统转移、感染等,要全面详细询问病史、全面神经系统检查、脑磁共振、脑脊液检查,必要时可行活检。尽早请神经内科、感染科等相关科室会诊,重视多学科联合诊治的重要性。

六、述评

免疫治疗的少部分毒副作用相对少见,对于临床肿瘤科医生,要及时学习,并遵循指南,对 irAEs 做到早识别、早干预。对于少见的症状或体征,重视多学科诊治的重要性,及时请专科会诊,提高诊断的准确性、及时性。

案例 2　抗 PD-1 抗体治疗小细胞肺癌致脑炎

范南南　张泮　李琳
北京医院

【摘要】1 例 54 岁女性患者,确诊小细胞肺癌广泛期,1 个周期依托泊苷联合卡铂(EC)方案化疗后行 5 个周期抗 PD-1 单抗联合 EC 方案治疗。患者联合治疗期间肿瘤评估最佳疗效部分缓解(PR)。后行 5 个周期抗 PD-1 单抗单药维持治疗,疗效评估 PR。患者 5 个周期维持治疗后出现意识障碍、右侧肢体频发抽搐,完善颅脑增强磁共振及脑脊液自身抗体、病毒检测等,临床诊断为抗神经元核抗体(抗 Hu 抗体)阳性的免疫相关性脑炎,糖皮质激素治疗(2mg/kg)后病情缓解,减量后病情复发。后予以 1 000mg/d 糖皮质激素联合免疫球蛋白冲击治疗,并加用抗癫痫药物治疗,3d 后患者意识转清、癫痫症状缓解。10d 后患者吸入性肺炎后症状再次发作,糖皮质激素冲击治疗效果不佳,后行英夫利西单抗治疗 4 次,神经系统症状明显改善,并联合口服拉考沙胺抗癫痫,患者目前癫痫未再发作,肿瘤病情稳定。

一、病例简介

1. **主诉及现病史**　患者,女性,54 岁。因"发现胸部占位 18d"2018-10-22 来我科就诊。患者 2018-10-04 体检行胸部 CT 提示右肺下叶占位伴纵隔多发肿大淋巴结,否认咳嗽、咳痰、咯血等不适,于安徽某医院行支气管镜检查示右下叶基底段新生物,活检病理为小细胞肺癌,免疫组化标记(I18235):Syn(+),Cga(+),Cd56(+),Lca(-),PD-L1 阴性。患者入院后完善 PET-CT 检查,诊断为小细胞肺癌广泛期,2018-10-26 行第 1 个周期 EC 方案化疗:依托泊苷 150mg d1~d3 静脉滴注 + 卡铂 450mg d1 静脉滴注,化疗耐受好;1 个周期后复查胸部 CT 示肿块缩小,疗效评估 SD。为进一步治疗入住我科。

2. **既往史**　发现 HBsAg 阳性 3 年,定期复查肝功能正常、HBV 定量阴性,未行治疗;否认器官移植病史,否认既往抗肿瘤治疗史。

3. **体格检查**　一般情况好,ECOG 评分为 0 分,疼痛评分为 0 分,全身未触及明显淋巴结肿大。胸廓无畸形,心律齐,心脏各听诊区未闻及病理性杂音。双肺呼吸音清,未闻及明显干湿啰音。腹平软,无明显异常。病理征阴性。

4. 辅助检查

(1)PET-CT(2018-10-24):右肺下叶代谢活性增高的不规则肿块(最大截面 5.5cm×4.1cm),考虑为肺癌,肿块周围多发小结节,考虑肺内转移;右侧锁骨区、纵隔及右肺门多发淋巴结转移;右侧胸膜结节状增厚,考虑胸膜转移。

(2)其他:血常规、血生化、大小便常规、凝血功能、肿瘤标志物均在正常范围。

5. 诊断分期及分子病理特征

(1)右肺下叶小细胞肺癌广泛期(cT4N3M1,ⅣB 期),纵隔、右肺门、右侧锁骨区淋巴结转移,胸膜转移。

(2)分子病理特征:小细胞肺癌,Syn(+),Cga(+),Cd56(+),Lca(−),PD-L1 阴性。

二、治疗过程

1. 抗肿瘤免疫治疗过程 2018-11-19 行第 2 个周期 EC 方案化疗并联合抗 PD-1 单抗 200mg 治疗,过程顺利,未诉不适;后行 4 个周期 EC 方案联合抗 PD-1 单抗治疗,肿瘤疗效评价为 PR。3 个周期单药治疗后肿瘤评估维持 PR。患者单药抗 PD-1 单抗维持治疗 3 个周期后曾出现短暂腹泻及食欲减退,给予调节肠道菌群及促胃肠动力药物治疗后,症状缓解。2019-07 开始患者诉嗅觉丧失伴语言表达障碍及反复头痛。

2. 相关辅助检查

(1)2018-10-24 PET-CT 基线评估(图 2-7-2A):右肺下叶代谢活性增高的不规则肿块(最大截面 5.5cm×4.1cm),考虑肺癌,肿块周围多发小结节,考虑肺内转移;右侧锁骨区、纵隔及右肺门多发淋巴结转移;右侧胸膜结节状增厚,考虑胸膜转移。

(2)2018-11-15 胸部增强 CT 评估(图 2-7-2B):右肺下叶代谢活性增高的不规则肿块(最大截面 4.4cm×3.1cm),较前缩小,右肺门及纵隔多发淋巴结较前缩小。

(3)2019-01-03 胸部增强 CT 评估(图 2-7-2B):右肺下叶不规则肿块、右肺门及纵隔多发淋巴结较前明显缩小。

(4)2019-03-02、2019-06-26 胸部增强 CT 评估(图 2-7-2B):原右肺下叶不规则肿块基本消失,残余索条灶,原右肺门及纵隔多发肿大淋巴结均未见显示。

(5)2019-10-31 PET-CT 评估(图 2-7-2C):右肺小细胞肺癌免疫治疗中,病情完全缓解。与 2018-10-24PET-CT 比较:①原右肺下叶代谢活性明显增高的肿块、结节基本消失,局部仅残余少许索条灶;原左颈部、右锁骨区、纵隔及右肺门代谢活性明显增高的肿大转移淋巴结已明显缩小、代谢恢复正常;原右侧胸膜转移所致胸膜增厚、右侧胸腔积液等已消失。②新出现下列脑部异常代谢活性增高或减低病变,考虑自身免疫性脑炎:双侧杏仁体(左侧为著)、左侧海马、左侧海马旁回代谢明显增高灶;双侧基底核代谢明显增高;大脑皮质代谢活性弥漫减低伴脑萎缩(以双侧额叶为著)。新出现右肺下叶基底段实变、磨玻璃影,代谢活性增高,考虑为炎症。

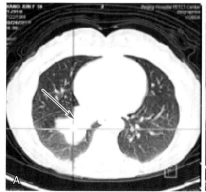
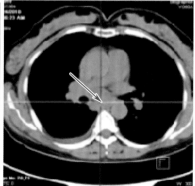
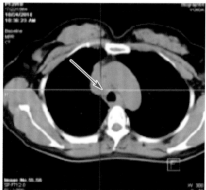

2018-10-24

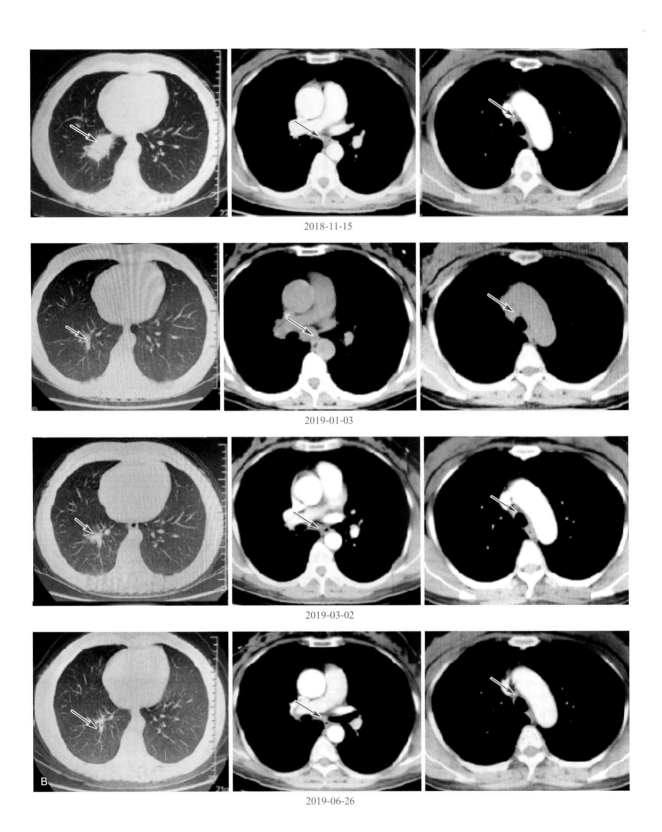

2018-11-15

2019-01-03

2019-03-02

2019-06-26

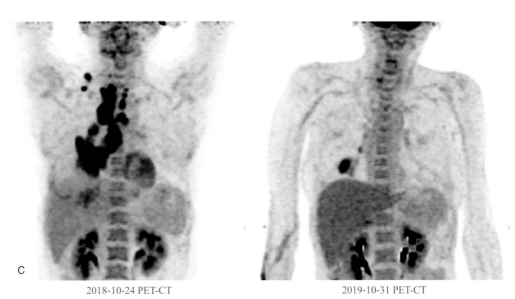

2018-10-24 PET-CT　　　　　　　　　　　　2019-10-31 PET-CT

图 2-7-2　胸腹增强 CT 复查显示肿瘤部分缓解

（6）2020-05-11 PET-CT 评估：与 2019-10-31PET-CT 比较，以下所见提示自身免疫性脑炎较前缓解；大脑皮质代谢活性较前不同程度增高；双侧杏仁体、左侧海马代谢活性较前减低；双侧基底核代谢活性较前减低；右肺下叶炎症较前明显吸收。

3. 免疫治疗不良反应诊治过程

（1）第一阶段：抗 Hu 抗体阳性免疫脑炎的初治。患者 2019-08-15 至 2019-08-17（第 5 个周期单药维持治疗后）间断出现个别字表达不清，伴随头部右后脑勺跳动性疼痛，不伴活动不利、头痛、肢体抽搐等症状，持续数 10 秒后自行缓解。2019-08-27 于我科住院行颅脑磁共振平扫示左侧额叶、颞叶片状异常信号，增强磁共振未见明确强化（图 2-7-3A），查血抗 Hu 抗体阳性，请神经内科会诊，考虑有副肿瘤综合征的可能，不除外脑转移。复查胸腹增强 CT 示未见肿瘤进展，停止抗 PD-1 单抗治疗。患者 2019-09-06 出现乏力、呕吐（较既往免疫治疗后加重），伴近期记忆力减退；后出现意识欠清、右侧肢体频发抽搐。2019-09-10 于当地医院行颅脑增强磁共振检查示脑内多发片状影，对比我院 2019-08-19 颅脑磁共振成像，病灶增多、增大，伴病灶周围明显强化。患者 2019-09-09 于当地医院应用甲泼尼龙 100mg 静脉滴注 1 次 /d 治疗 3d，第 1 天激素治疗后患者肢体抽搐症状明显减轻，意识好转，2019-09-11 右侧肢体抽搐症状消失；2019-09-12 甲泼尼龙减量至 80mg 1 次 /d 静脉滴注，2019-09-13 患者出现左下肢频发抽搐，2019-09-15 出现口周肌肉抽搐；2019-09-15 患者开始口服泼尼松 50mg 1 次 /d 治疗及抗癫痫药物（苯妥英钠 1 片 3 次 /d，苯巴比妥 1 片 3 次 /d）。患者症状加重，2019-09-20 腰椎穿刺脑脊液压力（90mmH$_2$O）正常，脑脊液常规可见多量淋巴及单核细胞，未见多核及肿瘤细胞，脑脊液生化示葡萄糖、蛋白均在正常范围，脑脊液病理未见肿瘤细胞，可见多量淋巴细胞。脑脊液病毒检测阴性，抗 Hu 抗体阳性及血清、脑脊液寡克隆区带阳性，排除中枢神经系统感染。患者 2019-09-24 出现癫痫大发作后意识障碍加重，不能自主进食，大小便失禁。神经内科、放疗科、影像科进行多学科会诊后，考虑患者颅内病变，不首先考虑脑转移。根据患者肿瘤病史、免疫治疗用药史及外院激素治疗敏感，查阅相关文献，诊断为免疫检查点抑制剂相关不良反应 - 抗 Hu 抗体阳性的免疫相关性脑炎。

2019-09-25 予以大剂量激素（1 000mg 静脉滴注 d1~d3）联合丙种球蛋白（0.4mg/kg d1~d5）冲击治疗。患者 2019-09-26 精神好转，抽搐症状消失，2019-09-27 可自主进食，2019-10-02 可进行简短对话，精神、言语表达能力逐步改善。2019-10-08 复查头胸腹 CT 平扫，肿瘤病灶稳定，而右肺上叶尖段、后段及左肺下叶基底段、背段实变影及磨玻璃影，考虑为炎症，结合患者发病期间，饮水、进食出现呛咳，考虑为吸入性肺炎，予以抗感染治疗后好转。

（2）第二阶段：抗 Hu 抗体阳性免疫脑炎的复发。患者 2019-10-12、2019-10-17、2019-10-20 再次出现癫痫持续状态，不能理解言语及表达，意识及行为异常，如不认识亲人、嚎叫，为进一步治疗转至神经内科。2019-10-29 复查头颅增强磁共振示左侧额叶皮质小片状异常强化影,较前减少、范围变小(图 2-7-3B)。2019-10-31 行 PET-CT 检查提示新出现脑部异常代谢活性增高或减低灶,考虑为自身免疫性脑炎,肿瘤病灶完全缓解(图 2-7-4),再次腰穿,脑脊液自身抗体及病毒、肿瘤细胞检测均阴性,抗 Hu 抗体阳性。2019-11-06 再次行第二次激素冲击治疗(1 000mg d1~d3),效果不佳。2019-11-20 第一次静脉使用英夫利西单抗(1 000mg 静脉滴注),意识稍好转,仍不能清晰表达及理解言语,不能自主进食;2019-11-28 给予第 2 次英夫利西单抗治疗(1 000mg),治疗后能理解言语及清晰表达,能自主进食;2019-12-05/2019-12-14 行第三及第四次英夫利西单抗治疗,能自主翻身、识字,并能进行简单的加减法计算。2020-05-11 复查 PET-CT 示脑部自身免疫性脑炎病变较前减轻(图 2-7-4),复查脑脊液,未见肿瘤细胞,抗 Hu 抗体阳性。患者目前病情稳定。

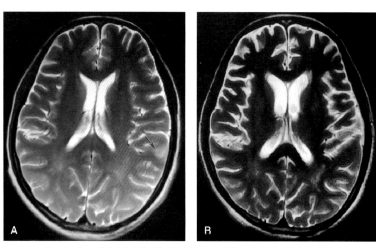

图 2-7-3 激素联合丙种球蛋白治疗后免疫相关性脑炎好转

A. 2019-08-27 颅脑磁共振:左侧额颞叶异常信号,增强扫描未见明确强化;B. 2019-10-29 颅脑磁共振:原左侧颞叶异常信号消失。双侧颞叶异常信号影,新出现,双侧放射冠病变增多。原左额叶病变较前明显减少。

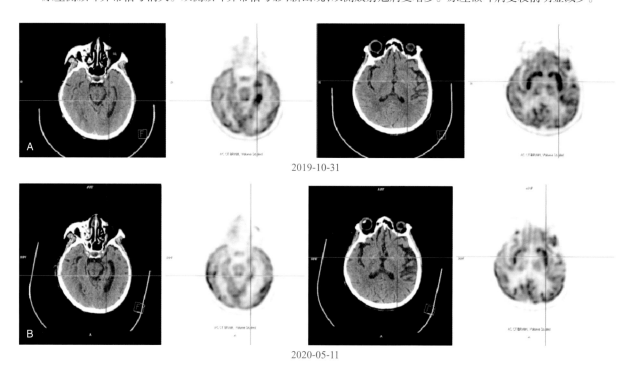

2019-10-31

2020-05-11

图 2-7-4 英夫利西单抗治疗后脑部病变减轻

A. 2019-10-31PET-CT 检查示新出现下列脑部异常代谢活性增高或减低病变,考虑自身免疫性脑炎:双侧杏仁体(左侧为著)、左侧海马、左侧海马旁回代谢增高至明显增高灶;双侧基底核代谢明显增高。B. 2020-05-11PET-CT 检查示双侧杏仁体、左侧海马代谢活性较前减低;双侧基底核代谢活性较前减低。

三、临床思维与决策

患者诊断小细胞肺癌广泛期,小细胞肺癌易发生颅内转移及发生副肿瘤综合征,因此当患者治疗过程中出现神经系统症状,首先需要除外肿瘤颅内转移及副肿瘤综合征。患者头颅磁共振表现为脑内片状异常信号影,非脑转移典型影像改变,请影像科、神经内科会诊后,考虑为脑转移的可能性小。但需要和神经系统副肿瘤综合征(paraneoplastic neurological syndrome,PNS)进行鉴别,PNS 出现更早,国内报道 90% 的患者神经系统症状出现在肿瘤发现前,且对 PNS 的改善主要依赖于原发肿瘤的治疗效果。该患者抗肿瘤治疗效果好,出现神经系统症状时,肿瘤病灶基本消失,与副肿瘤综合征的特点不一致。为明确诊断,对患者进行了腰穿检查,脑脊液压力正常,以淋巴细胞浸润为主,未见肿瘤细胞,病毒检测阴性,排除了病毒性脑炎、肿瘤脑膜转移。但脑脊液抗 Hu 抗体阳性,血清及脑脊液血清、脑脊液寡克隆区带阳性。国外曾报道一例抗 PD-1 治疗黏液样软骨肉瘤引起的抗 Hu 抗体阳性的免疫相关性脑炎,结合文献及该患者多次接受免疫检查点抑制剂治疗,考虑为免疫检查点抑制剂(ICPis)所致神经系统不良反应 - 免疫相关性脑炎。根据药物不良反应分级,该患者免疫相关性脑炎属 4 级,永久停止免疫检查点抑制剂治疗。根据国内外免疫检查点抑制剂不良反应管理指南关于无菌性脑炎的处理建议:无菌性脑膜炎:3~4 级毒性时,永久停止 ICIs,住院治疗。如诊断明确甲泼尼龙 1~2mg/(kg·d),如果症状严重或者出现寡克隆带,给予甲泼尼龙,1g/d,连续 3~5d。同时给予免疫球蛋白,0.4g/(kg·d),连续 5d。如果病情进展或出现自身免疫性脑病抗体,给予抗 CD20 单抗,如英夫利西单抗,或者血浆置换。本例患者发病初给以甲泼尼龙 2mg/(kg·d),治疗有效,激素减量后复发,病情加重,脑脊液检查示抗 Hu 抗体阳性,按照指南推荐,一线给予甲泼尼龙,1g/d,连续 3d,并联合免疫球蛋白,0.4g/(kg·d),连续 5d,症状再度改善。后患者出现吸入性肺炎,感染再次诱发疾病发生,于神经内科专科评估后采用二线英夫利西单抗治疗,每 2 周为一个疗程,每次 375mg/m² 静脉滴注。4 次英夫利西单抗治疗后,患者神经系统症状及影像学病变明显改善。

四、经验与体会

免疫检查点抑制剂的问世使得肿瘤治疗取得改革性的发展。广泛期 SCLC 的一线标准治疗为铂类(卡铂或顺铂)联合依托泊苷,尽管一线化疗的缓解率较高,但患者的预后较差。免疫治疗在小细胞肺癌的治疗从三线逐步走向一线。患者停用 ICPis 9 个月余,目前肿瘤未见明显复发,至今 PFS 已长达 22 个月,提示患者可能从一线免疫治疗中获益,停止治疗后,免疫治疗带来的生存获益仍持续。尽管免疫相关不良反应(irAEs)总体发生率比较低,但严重的 irAEs 致死率高,预后差,罕见 irAEs 的处理更为棘手。

本例患者抗肿瘤治疗效果极佳情况下,由于 irAEs 的出现极大影响了患者的生存质量及预后。本案例的诊治过程中应关注以下问题。

1. 本案例的病因是什么?

结合本病例抗肿瘤用药史、发病时间及发病后颅脑磁共振改变、脑脊液检查结果及免疫抑制剂治疗效果,诊断抗 Hu 抗体阳性的免疫相关性脑炎更合理。

2. 本案例的临床决策是否得当?

在诊治免疫相关性脑炎过程中,及时完善颅脑磁共振及脑脊液检查,根据指南建议选择合理的治疗方案,并根据临床症状动态监测颅脑磁共振及脑脊液改变,快速准确地判断疾病进展及评估治疗效果,及时调整治疗方案,最终取得较好疗效。

3. 从本案例能获得哪些经验及教训?

肿瘤患者可出现颅内转移、神经系统副肿瘤综合征,也可由于抗肿瘤治疗致免疫力低下而合并感染性脑膜炎。国外研究报道 ICPis 所致神经系统 irAEs 的发生率<0.1%,ICPis 所致自身免疫性脑炎更为罕见,尽管如此罕见,但致死率高。因此接受 ICPis 治疗的患者出现神经系统症状时,要高度警惕神经系统的 irAEs,但需首先除外以上疾病。在抗肿瘤治疗中,要定期对患者进行影像学检查评估病情,而颅

脑的影像学检查不可缺。对于小细胞肺癌患者,尤其是接受 ICPis 治疗的患者,建议 ICPis 治疗前完善血清神经系统副肿瘤综合征抗体筛查,如发现异常抗体,在治疗过程中应进行动态监测。该患者合并乙型肝炎病毒抗原阳性,乙型肝炎病毒 DNA 定量阴性。免疫检查点抑制剂及英夫利西单抗免疫治疗可致乙型肝炎病毒激活,在治疗前及治疗期间应监测乙型肝炎病毒 DNA 定量,须考虑联合抗病毒治疗。

五、专家点评

该病例的抗肿瘤治疗效果佳,对 irAEs 的诊断及治疗快速、及时,疗效较为满意。但患者发生严重 irAEs,提示需要注意以下问题:

1. 患者在出现严重神经系统症状前曾出现短暂的记忆减退及言语表达不清,且有影像学改变,如果这时能够进行脑脊液相关检查明确疾病诊断及治疗是否能够阻止后续严重 irAEs 的发生? 这提醒我们,对于接受 ICPis 治疗的患者,基线应完善头颅影像学检查,关注不良反应时不能忽视神经系统异常的症状和体征。

2. 与其他肿瘤相比,小细胞肺癌发生 PNS 的比例更高,国外研究报道抗 Hu 抗体阳性的 PNS 患者中约 78% 合并 SCLC,但不伴 PNS 的 SCLC 患者中有 20% 可出现低滴度的抗 Hu 抗体。血清抗 Hu 抗体或其他脑病抗体阳性的患者是否更容易发生自身免疫性脑炎呢? 这个问题仍没有答案。但对于接受 ICPis 的肿瘤患者,尤其是小细胞肺癌患者,基线进行血清抗 Hu 抗体检测及监测其变化可能有助于早期识别发现 PNS 或抗 Hu 抗体相关疾病。

3. IrAEs 可发生于全身各系统,多学科合作对 irAEs 的早期发现、诊断及治疗都极为重要。

六、述评

随着 ICPis 在肿瘤治疗疾病谱及治疗线数的不断扩展使用,irAEs 的发生数量增加迅速。irAEs 的发生可能与 T 细胞、自身抗体和炎症性细胞因子有关,总体发生率低,且大多程度较轻、易于管理,但严重 irAEs 致死率高,预后差。因此,肿瘤科医生在临床处方使用 ICPis 时,要做到以下几点:

第一,要重视 irAEs 的发生,尤其是严重 irAEs 虽罕见却致命,治疗前需全面评估,充分了解患者的个人史、疾病史、遗传背景及联合用药,识别高危人群,充分告知其风险。

第二,早期识别、准确诊断 irAEs。治疗过程中监测自身免疫性抗体、肝功能、甲状腺抗体等指标,关注相关临床症状,及早发现异常及动态监测,快速判断患者出现的症状是否属于 irAEs、严重程度,掌握好停药指征,必要时进行多学科会诊。

第三,规范治疗 irAEs。目前对于已知 irAEs 的诊断及处理,国内外指南进行了相应的规范和建议,根据 irAEs 的分级、严重程度规范处理,合理用药,为患者争取最大的临床获益。本例患者出现严重神经系统症状后且有影像学改变,这时能够进行脑脊液相关检查明确疾病诊断及治疗,成功地联合激素及英夫利西单抗的治疗,阻止后续严重 irAEs 的发生。

案例3 抗 PD-1 抗体治疗肺癌致免疫相关性脑炎

陈诗雪

中国人民解放军总医院

【摘要】1 例 66 岁女性患者,因确诊左肺腺癌 3 年,给予二线抗 PD-1 单抗联合白蛋白紫杉醇 + 贝伐珠单抗方案治疗 2 个周期,序贯抗 PD-1 单抗治疗 7 个周期;三线抗 PD-1 单抗联合白蛋白紫杉醇 + 顺铂方案治疗 2 个周期后,患者出现意识障碍、嗜睡、乏力、食欲减退、不能进食及大小便失禁,呈进行性加重。完善脑部 CT 及脑电图后,首先考虑免疫相关性脑炎,予静脉注射用人免疫球蛋白治疗后症状快速缓解、意识恢复、精神好转、体力改善、恢复进食并可自主控制大小便。2 周及 1 个月后症状反复,予静脉注射用人免疫球蛋白联合糖皮质激素治疗后患者症状再次缓解后,激素缓慢减量,患者再无类似症状发作。

一、病例简介

1. 主诉及现病史　患者,女性,66岁。因"发现肺癌3年余,再次进展1个月余"至我院就诊。患者2015年1月余前体检行胸部CT检查发现双肺多发结节,考虑肺癌可能性大,纵隔多发淋巴结、左侧胸膜及膈肌脚转移,患者未行任何治疗。2017-06疾病进展,CT引导下左肺穿刺活检示:中低分化腺癌。培美曲塞联合贝伐珠单抗维持治疗期间病灶稳定SD。患者1个月余前出现咳嗽、乏力,呈进行性加重。本院门诊行患者2018-01因复查新发左锁骨上淋巴结转移,疗效评价为PD,并行左锁骨上区域放疗40Gy/20次。患者为行进一步治疗,门诊以"肺腺癌"收治入院。

2. 既往史　高血压病史10余年,最高血压200/100mmHg,口服苯磺酸氨氯地平分散片5mg。2012-08诊断为"冠状动脉粥样硬化性心脏病,不稳定型心绞痛",并行冠状支架植入手术。

3. 体格检查　一般情况良好,ECOG评分为0分,未见明显消瘦,疼痛评分为0分,神志清楚,精神可,颈软、无抵抗,指鼻、双手轮替实验、闭目难立征阴性。全身未触及明显淋巴结肿大。胸廓未见畸形,心肺无特殊。腹平软,无明显异常。病理征阴性。

4. 诊断分期及分子病理特征

(1)左肺下叶中低分化腺癌(cT4N2M1a,ⅣA期),纵隔淋巴结、左侧胸膜及膈肌脚转移。

(2)基因检测未发现 EGFR、ALK 等驱动基因改变。

二、治疗过程

1. 抗肿瘤免疫治疗过程　于2018-03-10至2018-09-17行二线"抗PD-1单抗联合白蛋白结合型紫杉醇+贝伐珠单抗"治疗2个周期,因不能耐受乏力、心脏毒性及消化道反应,停止化疗及抗血管治疗,序贯7个周期抗PD-1单抗治疗,期间疗效评价均为SD。2018-09-28复查肺部病灶明显增大,新发双侧胸腔积液,疗效评价为PD,同时出现肺部感染。于2018-10-08、2018-11-02行三线"抗PD-1单抗联合白蛋白结合型紫杉醇+顺铂"治疗2个周期。治疗后出现意识障碍,呈嗜睡状态,未行疗效评价(图2-7-5)。

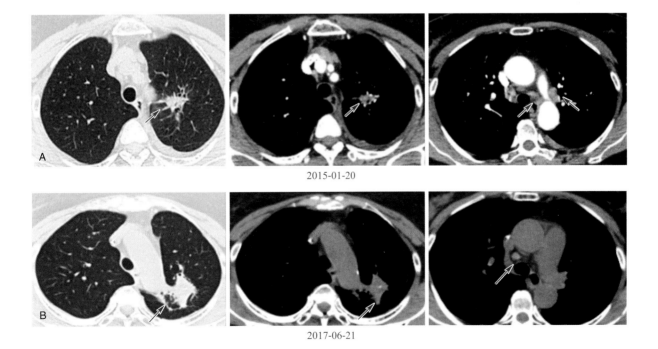

2015-01-20

2017-06-21

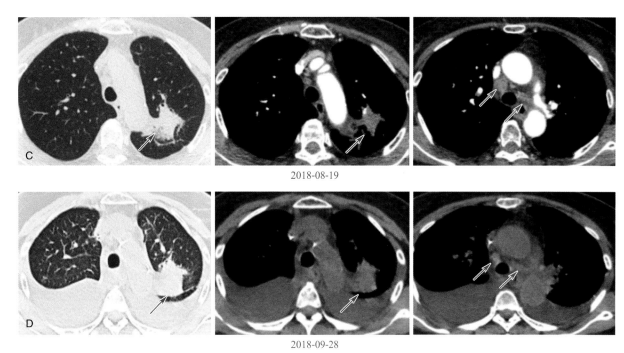

2018-08-19

2018-09-28

图 2-7-5　胸部 CT 复查结果提示肿瘤治疗有效

2. 相关体征变化　2018-01 左侧锁骨上新发肿大淋巴结,直径约 1cm,放疗后明显缩小,无法触及,余同前。

3. 相关辅助检查

(1)2015-01-20 基线胸部 CT 评估(图 2-7-5A):左肺上叶多发结节,纵隔多发淋巴结、左侧胸膜及膈肌脚转移。

(2)2017-06-21 胸部 CT 平扫评估(图 2-7-5B):①左肺上叶肺癌放疗术后改变,左肺上叶病变较前相仿;②双肺多发结节,较前相仿;③冠状动脉支架置入后改变。

(3)2018-08-19 肺 CT 平扫 + 增强评估(图 2-7-5C):同 2018-07-11 CT 比较,①左肺上叶肺癌放疗术后改变,较前稍进展;②双肺多发结节,较前略增大;③冠状动脉支架置入后改变。

(4)2018-09-28 肺 CT 平扫评估(图 2-7-5D):同 2018-08-19 CT 比较,①左肺上叶肺癌放疗术后改变,新发双侧胸腔积液,较前稍进展。②双肺感染性病变,较前新发;双肺多发结节,较前略增大。③纵隔淋巴结较前缩小。④冠状动脉支架置入后改变。

4. 免疫治疗不良反应诊治过程　患者在二线"免疫联合化疗 + 抗血管治疗"的第 8 个周期,即 2018-08-28 出现乏力、食欲减退,后逐渐加重,活动明显受限、基本卧床,精神欠佳。行三线免疫联合化疗的第 1 个周期治疗后 d10(2018-10-18)出现意识障碍、睡眠增多、神志不清,记忆力明显降低,清醒时不认识家人,生活不能自理,不能自主进食,出现大小便失禁,并出现幻觉,偶有谵妄。查体:生命体征平稳,嗜睡,双侧瞳孔等大等圆,对光反射可,压眶及疼痛刺激可有肢体躲避活动,四肢均可见自主活动。由于意识障碍无法配合颅脑 MRI 检查,遂完善头部 CT 提示右侧侧脑室旁低密度病灶,未见明显转移征象(图 2-7-6),与 2018-08-20 出现症状前的颅脑 MRI 比较未见明显改变(图 2-7-6)。血清激素测定示:血清促甲状腺激素(TSH)升高 12.61mU/L(参考值:成人 0.35~5.50mU/L),余甲状腺功能六项、性激素水平无明显异常。患者既往甲状腺素功能正常且无甲状腺相关疾病史,考虑为甲状腺功能异常为免疫相关不良反应(irAEs),给予左甲状腺素钠补充甲状腺素,1 周后复查甲状腺功能七项无明显异常,TSH 为 2.76mU/L(正常参考值:成人 0.35~5.50mU/L)。请神经内科会诊建议:①完善脑电图检查,必要时行头颅 MRI 平扫 + 增强、腰穿,明确是否存在脑转移或脑膜转移;②检测各项指标,排除代谢性脑病可能;③如无用药禁忌,可继续使用醒脑静,停用含镇静类药物。因患者无法配合腰穿,完善脑电图示中度异常脑电图:①基本节律减慢,枕区 α 节律慢至 6~8Hz,调幅调节差;②背景活动以 θ 节律为主;③监测过程中未记录到临床发作,未见明显癫痫波。患者使用近 2 周醒脑静,症状无明显改善,再次请神经内科会诊,考虑为免疫相关性脑炎,建议给予静脉注射用人免疫球蛋白治疗。于 2018-11-30 开始给予静脉注射用人免疫球蛋白 20g 1 次 /d 治疗,患者使用静脉注射用人免疫球蛋白 11h 后症状即明显缓解,其意识恢复,神志清楚,精神、体力明显好转,可以自行下地行走,恢复自主进食,可自主控制大小便。使用静脉注射用人免疫球蛋白 20g 1 次 /d 3d 后,患者意识恢复正常、症状明显好转遂出院休养。2 周后(2018-12-15)再次出现意识障碍、烦躁、嗜睡、神志不清,不能进食,症状基本同前,再次给予静脉注射用人免疫球蛋白 20g 1 次 /d,并加用注射用甲泼尼龙 40mg 1 次 /d 治疗。3d 后患者意识恢复正常,精神好转,进食少量清流食。激素减量为 20mg 1 次 /d 继续治疗 3d 后患者神经症状改善出院。3 周后(2019-01-11)患者再次出现精神状态欠佳、乏力、恶心、食欲减退,但此次程度不及前两次重,且未出现意识障碍,神志清楚。再次给予静脉注射用人免疫球蛋白 20g 1 次 /d,治疗 2d 后患者症状无明显改善,遂加用注射用甲泼尼龙 20mg 1 次 /d 治疗,2d 后乏力、恶心、食欲减退明显改善,神志清楚、精神可,遂出院。

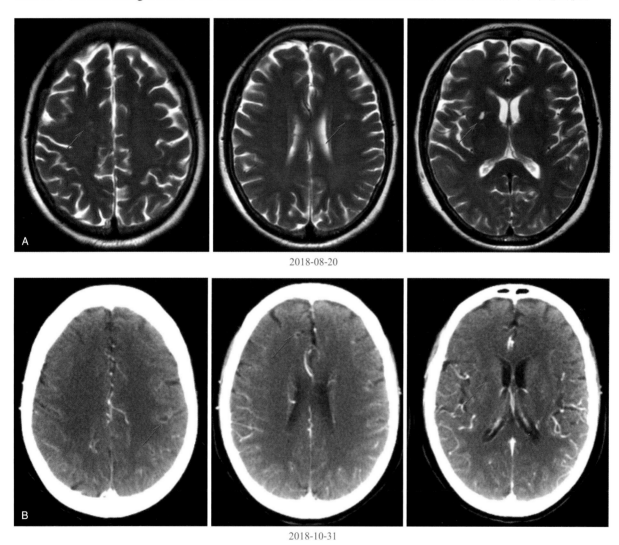

图 2-7-6　颅脑复查未见明显转移及器质性改变

A. 2018-08-20 颅脑 MRI 平扫 + 增强示:脑内散在缺血灶及小软化灶,未见明显转移征象。左侧颈内动脉流空信号稍减低,必要时脑血管检查;B. 2018-10-31 颅脑 CT 平扫 + 增强示:脑内多发缺血灶,软化灶。颅内未见明显转移征象。

三、临床思维与决策

　　肿瘤患者在治疗过程中出现神经系统症状,首先需判断是否由脑部肿瘤病灶引起。免疫治疗导致的中枢或外周神经功能障碍十分罕见,但其症状一般较重且具有非特异性,如果未进行及时的诊断及治疗,存在较大的潜在风险。目前全球关于免疫相关性脑炎的病例报道较少,尚无统一诊断和治疗标准,多为经验性排除诊断。

本例患者多线长期治疗后,体力状态欠佳,合并骨髓抑制及肺部感染,出现突发意识障碍、嗜睡、谵妄伴乏力、食欲减退。此时,临床诊断的难点是查找出现神经系统症状的原因。患者当时合并骨髓抑制及肺部感染,在治疗 irAEs 药物选择上除了激素、免疫抑制剂,是否还有别的选择?此时的病因查找及对症治疗都将对患者对症治疗产生影响。肿瘤患者出现神经系统症状最常见的是由脑部、脑膜肿瘤转移病灶引起,也可见于病毒性、细菌性脑炎等感染性疾病,有些代谢疾病如肾上腺皮质激素不足也可引发相似的神经症状。MDT 多学科团队诊疗过程中,在完善脑部 CT 及脑电图检查,排除患者脑部肿瘤、器质性脑实质改变、脑血管病变及感染性脑炎的情况下,临床考虑其为免疫相关性脑炎。

当时国内外还没有免疫相关性脑炎的诊断及治疗标准,也没有 irAEs 的特定分级标准,全世界有关的病例报道仅有几例。因此参考了自身免疫性脑炎的诊断及治疗,并根据美国国立癌症研究所常见不良反应事件评价标准(CTCAE)第 4 版将患者诊断为免疫相关性脑炎Ⅲ级。在治疗方案选择上,自身免疫性脑炎的治疗药物可选择糖皮质激素、静注免疫球蛋白和血浆置换。由于患者当时合并骨髓抑制及肺部感染,考虑到激素的免疫抑制作用可能会加重患者感染,选择了静脉注射用人免疫球蛋白治疗,并联合对精神症状的对症治疗和最佳支持治疗。患者在输注人免疫球蛋白(0.4g/kg 1 次 /d)的 11h 后,意识、精神状态恢复,体力明显改善可下地活动,症状取得了快速且明显的缓解。2 周后及 1 个月后症状反复,患者此时感染已控制,遂予静脉注射用人免疫球蛋白联合糖皮质激素治疗,患者症状再次缓解,后激素缓慢减量,患者再无类似症状发作。

四、经验与体会

本例患者在多线抗肿瘤治疗合并骨髓抑制及肺部感染的情况下,出现突发意识障碍、嗜睡、谵妄的神经精神改变伴乏力、食欲减退,予静脉注射用人免疫球蛋白治疗后症状快速缓解。2 周及 1 个月后虽有反复发作,但经静脉注射用人免疫球蛋白及糖皮质激素治疗后取得良好转归,患者随后 1 年余无类似发作(图 2-7-7)。

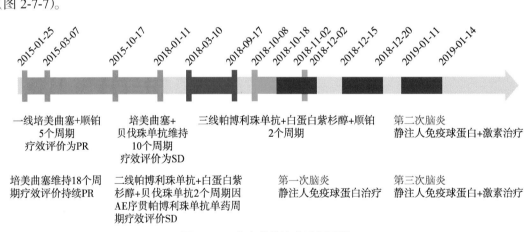

图 2-7-7　患者整体治疗过程回溯

需要关注以下问题:

1. 本案例的病因是什么?

本案例诊治过程中,从脑部 CT 中未见脑部转移病灶、器质性脑实质病变及脑血管疾病,脑电图也未见明显异常改变。由于患者意识障碍,无法配合腰穿,未行脑脊液检查。结合患者症状、体征和免疫药物治疗史进行排除性诊断后,临床考虑为免疫相关性脑炎。使用静注人免疫球蛋白 11h 后症状明显改善,也从另一方面印证了该诊断。

2. 本案例的临床决策是否得当?

由于当时有关免疫相关性脑炎的认识较少,仅有少数病例报道,尚无诊断及治疗标准,经查阅文献和多学科讨论后参考自身免疫性脑炎及患者具体情况提供治疗并获得了满意的治疗效果。回顾该病例,发现免疫相关性肾上腺皮质功能不全也可导致肾上腺皮质激素降低从而引发类似症状。由于认识的局限性,未行皮质醇及促肾上腺皮质醇激素测定,无法明确是否可能存在免疫相关性肾上腺皮质功能不全。但患者第一次使用静脉注射用人免疫球蛋白后症状即得到快速缓解,精神及体力恢复初始状态。如果病因是免疫相关性肾上腺皮质功能不全,仅使用静脉注射用人免疫球蛋白而不进行激素替代治疗不可能有如此明显的改善。因此,从治疗效果的反馈来看,仍支持免疫相关性脑炎的诊断。

3. 从本案例能获得哪些经验及教训?

应将免疫相关不良反应可能性考虑在内,并通过影像、实验室检测(激素、自身抗体)及病理查找病因,以及结合 MDT 多学科讨论,及时准确地对患者病情进行病因诊断。对于本来就合并感染的 irAEs 患者,应根据患者情况谨慎选择治疗药物及剂量,以免加重患者感染,需要临床医生充分重视。

五、专家点评

在免疫相关性脑炎十分罕见的情况下能考虑到其可能性,并在多学科团队诊疗中从影像学、检查等多方面进行病因查找,虽然仅为临床经验性诊断,但通过针对 irAEs 的治疗患者取得了良好的预后。应当从以下方面进一步思考:

1. 免疫相关性脑炎极具有非特异性,应注意与脑部感染、代谢性脑病、脑转移、脑血管疾病、脑部出血相鉴别。虽然脑实质组织活检病理是诊断的金标准,但由于有创性和潜在风险,目前对免疫相关性脑炎的病理学改变尚未有明确研究,因此通过脑活检进行诊断的患者非常少。

2. 本案例中患者出现意识改变前 2 个月即出现乏力、食欲减退、轻微恶心及精神欠佳,但由于患者多线治疗后合并骨髓抑制,并且肿瘤控制欠佳,未将以上症状与免疫治疗不良反应联系在一起。当时并未引起重视,没有进行相关血液激素测定、影像学检查等查找病因及相应的治疗。

3. 患者基线评估时否认自身免疫相关性疾病病史,基线时及发生症状时均未进行自身免疫性抗体和血清激素水平检测。因此,无法得知是与免疫治疗相关还是患者既往有较为隐匿的自身免疫性疾病?

这些问题都尚待解答,同时也警示我们应在使用免疫治疗患者的整个诊疗过程中充分重视 irAEs。在患者出现相关症状时,除了考虑与肿瘤或治疗相关,也应该考虑是否与 irAEs 相关。

六、述评

为了提高免疫相关性脑炎患者恢复的机会,早期诊断和适当的管理至关重要。从既往的文献报道可以看出,免疫相关性脑炎基本没有脑膜受累,不会出现脑膜综合征,而最常见的传染性脑炎通常有原发性或继发性的脑膜受累。

因此,对于接受 ICIs 治疗的患者,如果其出现以下情况应高度怀疑为免疫相关性脑炎:影像学表现为单纯脑炎,脑脊液分析为白细胞增多和高蛋白水平,排除感染病因,尤其是 MRI 显示边缘系统受累者。和其他 irAEs 的治疗一样(除重症肌无力之外),暂停免疫检查点抑制剂并使用类固醇皮质激素是治疗的基本策略。一旦诊断或高度怀疑为免疫相关性脑炎,应迅速开始类固醇皮质激素治疗,以争取患者的最佳预后。

案例 4 抗 PD-1 抗体治疗胰腺癌致免疫相关性脑炎并死亡

韩 啸

中国人民解放军总医院

【摘要】1 例 76 岁女性患者,临床诊断为胰腺癌伴肝转移。先后予抗 PD-1 单抗联合"注射用紫杉醇(白蛋白结合型)＋氟尿嘧啶／替吉奥"方案治疗 4 个周期后,患者出现神志淡漠合并肢体肌力下降。完善头颅 MRI 提示免疫相关性脑炎不排除,予糖皮质激素治疗,患者症状一过性部分改善,复查头颅 MRI 提示颅内异常信号较前减弱。后续患者神经精神症状再次加重,出现吞咽困难,并合并肺部感染。予生命支持＋广谱抗生素＋糖皮质激素治疗 1 周余,患者病情持续恶化,最终因呼吸衰竭死亡。

一、病例简介

1. 主诉及现病史　患者,女性,76 岁。因"发现胰腺占位、肝转移 3 个月"至我院就诊。2019-01-03 于我院行超声(腹部)检查提示:①胰腺体尾部低回声肿块,癌可能性大;②肝内多发低回声结节,转移可能性大,建议超声引导下穿刺活检;③腹膜后腹腔大血管周围多发低回声结节,异常淋巴结,转移可能性大。腹部 CT(2019-01-03,本院)示:胰体尾部少血供病变,考虑恶性,胰腺癌可能性大,邻近血管受侵;肝内多发少血供病灶,考虑恶性,转移瘤可能性最大"。遂收治入院。

2. 既往史　1964 年因盲肠炎行手术治疗。1999 年诊断高血压病,血压最高 150/90mmHg,规律口服氨氯地平,血压控制可。1999 年诊断甲亢,经药物治疗好转。2018-08 于外院行左耳后皮下结节切除术,自诉术后病理为良性,具体不详。其余无特殊。

3. 体格检查　一般情况良好,ECOG 评分为 0 分,未见明显消瘦,疼痛评分为 0 分,发育正常,营养中等,慢性面容,右下腹及左耳后见陈旧性手术瘢痕。毛发稀疏,皮下无水肿,无肝掌、蜘蛛痣。心肺无明显异常。腹平软,腹部无包块,肠鸣音正常,4 次/min。其余无明显异常。病理征阴性。

4. 辅助检查

(1)全腹部增强 CT(2019-01-03,本院):胰体尾部少血供病变,考虑恶性,胰腺癌可能性大,邻近血管受侵;肝内多发少血供病灶,考虑恶性,转移瘤可能性最大。

(2)肿瘤指标(2019-01-03,本院):癌胚抗原 126.10μg/L,CA125 394.20U/mL,CA199 278.90U/mL(↑)。

(3)其他:血常规、血生化、尿常规均在正常范围。

5. 诊断分期及分了病理特征

(1)临床诊断:胰腺癌弥漫肝转移。

(2)患者家属拒绝活检,无病理及分子诊断信息。

二、治疗过程

1. 抗肿瘤免疫治疗过程　患者排除禁忌,2019-01-19 行 1 个周期注射用紫杉醇(白蛋白结合型)200/100mg d1/d5＋替吉奥胶囊 40mg 2 次/d d1~d14＋抗 PD-1 单抗 200mg d6。第 1 个周期治疗后患者出现腹泻,CTCAE 2 级,首先考虑与化疗药物相关,予对症治疗后好转。排除禁忌,于 2019-02-13、2019-03-13 行第 2、3 个周期治疗,具体为注射用紫杉醇(白蛋白结合型)200/100mg d1/d5＋氟尿嘧啶 3 000mg d1 泵入＋抗 PD-1 单抗 200mg d6,第 3 个周期后患者自诉乏力明显。2019-04-10 行第 4 个周期减量化疗,具体为注射用紫杉醇(白蛋白结合型)200/100mg d1/d5＋抗 PD-1 单抗 200mg d6。治疗期间于 2019-03-12 对患者行疗效评估为 SD。

2. 相关体征变化　左侧锁骨上肿大淋巴结明显缩小,约直径 0.6cm,余同前。

3. 相关辅助检查

(1)2019-01-03 全腹部增强 CT 评估(图 2-7-8):胰体尾部少血供病变,考虑恶性,胰腺癌可能性大,邻近血管受侵;肝内多发少血供病灶,考虑恶性,转移瘤可能性最大。

(2)2019-03-10 全腹部增强 CT 评估(图 2-7-8):①胰体尾部少血供病变,考虑恶性,胰腺癌可能性大,邻近血管受侵,与 2019-01-15 片比较相仿,建议肿瘤科会诊;②肝内多发少血供病灶,考虑恶性,转移瘤可能性最大,同前;③肝门及所见腹膜后多发增大淋巴结。

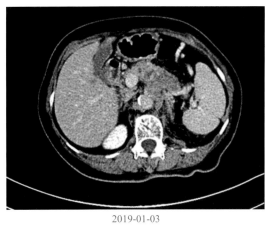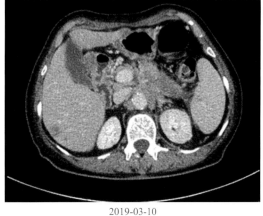

2019-01-03　　　　　　　　　　　　　　2019-03-10

图 2-7-8　腹部 CT 复查结果提示肿瘤稳定

4. 免疫治疗不良反应(免疫相关性脑炎)诊治过程　2019-04-17(第 4 个周期治疗 d7)出现神志淡漠加重、食欲减退、周身乏力、右侧肢体肌力下降,查体:神志淡漠,反应略显迟钝。右侧上肢肌力 4 级,下肢肌力 3 级,不排除免疫相关性脑炎可能。患者家属因患者一般状况欠佳,要求暂缓行脑MRI 检测,经 MDT 讨论后给予甲泼尼龙冲击治疗,80mg/d,经 7d 治疗后患者神志淡漠症状部分改善,2019-04-23 行颅脑 MRI 检查提示(图 2-7-9):①脑内多发异常信号,考虑多发亚急性脑梗死,建议短期随访复查;②颅内散在缺血灶、软化灶;③老年性脑改变。调整激素用量为甲泼尼龙冲击治疗,80mg 2 次/d,予甘露醇、贝伐珠单抗脱水降颅压治疗,结合神经内科意见给予改善微循环、营养神经治疗。患者神志淡漠、肢体肌力下降症状部分改善,2019-04-28 复查颅脑 MRI 示(图 2-7-9):①脑内多发异常信号,考虑多发亚急性脑梗死可能性大,右侧枕叶病灶范围增大,脑内病变强化程度有所减弱,建议定期复查;②脑内多发缺血灶及软化灶形成。继续予以患者激素治疗,调整剂量为甲泼尼龙 40mg 2 次/d,辅助降颅压、改善血液循环、营养神经药物治疗,患者神志淡漠症状缓慢改善,肢体肌力下降症状改善不满意。2019-05-05,患者复查血常规:白细胞计数 23.53 × 10^9/L(↑)、中性粒细胞 9.10 × 10^9/L(↑)、血小板计数 122 × 10^9/L,考虑为激素治疗后改变,同时送检痰液、尿液标本进行细菌培养以排除感染,甲泼尼龙减量为 40mg/d,其余对症治疗未调整。2019-05-07 患者神志淡漠症状加重,并出现吞咽困难,考虑激素疗效欠佳,予以联合人丙种球蛋白 20g/d 治疗。患者家属拒绝有创腰穿检查,继续目前激素、丙种球蛋白抗炎治疗及降颅压、改善循环、抗感染治疗。患者一般情况改善不满意,于 2019-05-17 一般情况恶化,神志淡漠,意识欠清。乏力明显,无法经口进食水,胸部听诊未闻及左下肺呼吸音,右上肺哮鸣音,考虑肺部感染可能,予以抗感染、营养支持、镇痛等对症治疗,患者呼吸功能进行性恶化,2019-05-20 起呈昏迷状态,家属拒绝药物及有创抢救措施,最终因呼吸衰竭于 2019-05-23 死亡。

三、临床思维与决策

2019 年 CSCO《免疫检查点抑制剂相关的毒性管理指南》中将神经毒性列为少见毒性之一,接受PD-1 抑制剂治疗的患者发生率为 6.1%,免疫相关性神经系统不良反应常见的有重症肌无力、吉兰 - 巴雷综合征、周围神经病变、脑膜炎、脑炎、脊髓炎。大多数为 1~2 级非特异性症状,2~3 级及以上发生率低于 1%,一般发生在治疗后 6 周,症状无特异性,所以诊断免疫检查点抑制剂引起的免疫相关性脑炎需要排除肿瘤进展、中枢神经系统转移、感染、糖尿病神经病变、维生素 B_{12} 缺乏等。

本例患者在第 4 个周期[抗 PD-1 单抗 + 注射用紫杉醇(白蛋白结合型)+ 氟尿嘧啶]治疗后再出现肢体肌力下降(右侧上肢肌力 4 级,下肢肌力 3 级)、意识淡漠等明显脑神经症状。临床决断的难点是神经症状出现的原因及对症处理方案。该患者起病急,症状复杂多样,抗 PD-1 抗体治疗史明确,既往无神经疾病病史,因此优先考虑为免疫相关性脑炎,判定为 CTCAE 3 级脑炎。根据 CSCO 指南的意见,3 级以上脑炎需永久停止免疫检查点抑制剂治疗,并给予甲泼尼龙 1~2mg/(kg·d)治疗,如症状严重,

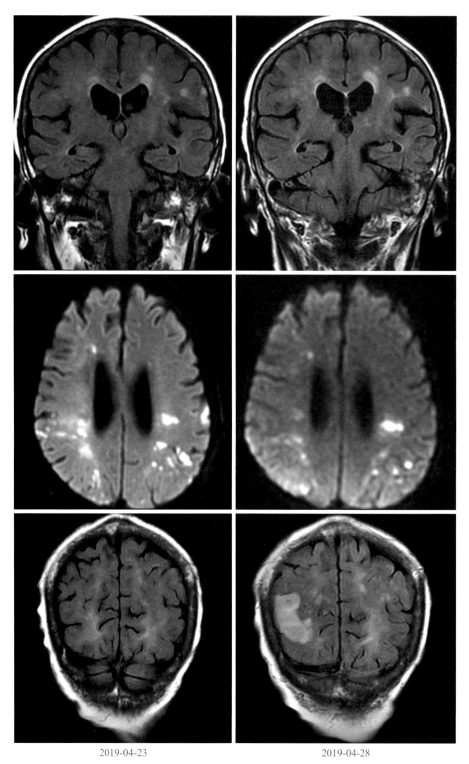

2019-04-23   2019-04-28

图 2-7-9 颅脑 MRI 检查结果前后比较

给予甲泼尼龙 1g/d,连续 3~5d,同时给予免疫球蛋白,0.4g/(kg·d),连续 5d。如果病情进展或出现自身免疫性脑炎,给予英夫利西单抗或者血浆置换。本例患者症状初期给予甲泼尼龙 80mg/d 治疗,同时辅助脱水、贝伐珠单抗治疗,神经症状部分改善,复查颅脑 MRI 示双侧额顶叶、枕叶、双侧小脑半球皮质、皮质下及白质多发斑片状及结节状稍长 T_1 稍长 T_2 信号影,及双侧额、顶叶白质、侧脑室旁白质可见散发点片状等、稍长 T_1、稍长 T_2 信号影,进一步使用激素治疗后复查 MRI 提示:右侧枕叶病灶范围增大,脑内病变强化程度有所减弱。脑内病变强化程度减弱提示局部炎症水肿程度减轻,提示治疗有效,但无法解释患者右侧枕叶病灶范围增大现象。结合患者凝血异常,为高凝状态,不能排除脑血管炎引发脑梗死可能,这也能够部分解释患者经糖皮质激素治疗后神经精神症状曾一过性好转,最终又进一步恶化的现象。患者最终未行尸体解剖,故是否继发脑梗死无法明确。

四、经验与体会

本例患者在抗肿瘤治疗有效的情况下,后续发生免疫相关性脑炎,并最终因感染导致呼吸衰竭死亡。需要关注以下问题:

1. 本案例的病因是什么?

本案例诊治过程中,从患者的症状、颅脑 MRI 检查及糖皮质激素治疗效果来看,免疫相关性脑炎的诊断可能性较大,患者颅内出现非典型多发梗死样病灶,经验性给予糖皮质激素治疗后影像学提示强化信号减弱。但患者未行脑脊液穿刺细胞学检测及脑脊液常规、生化检测,死亡后未行尸检,无法完全排除其他因素引起脑梗死的可能。

2. 本案例的临床决策是否得当?

在免疫相关性脑炎诊治过程中,对于 3 级以上脑炎症状,及时、足量的使用糖皮质激素尤为关键,同时,及时完善头颅 MRI 检查及脑脊液常规、生化、细胞学的检查是进一步明确诊断的重要步骤。但由于患者家属拒绝进一步的有创检查,仅能根据影像学检查和临床症状来评估病情及疗效,并在症状反复的过程中及时给予丙种球蛋白治疗,虽结局不佳,但决策及执行过程无明显过错。

3. 从本案例能获得哪些经验及教训?

对于行 ICIs 治疗的患者,基线充分的评估对于治疗中不良反应的评估至关重要,患者治疗前基线检查未行头颅 MRI 检查,在发现患者 D- 二聚体升高后未行超声心动图检查,为后续鉴别血栓性脑梗死和血管炎性脑梗死带来难度。同时 irAEs 患者治疗往往涉及激素甚至免疫抑制剂治疗,使机体处于免疫抑制状态,易并发感染,一旦并发感染,往往病情凶险,需要临床医生充分重视。

五、专家点评

纵观本案例,临床决策、抗肿瘤及并发症治疗均符合医疗规范。但患者临床结局不佳,应当从以下方面进一步思考:

1. 免疫相关性脑炎的首发症状不典型,可表现为疲劳、头痛、味觉异常、眩晕、感觉异常、焦虑或不适,以及周围神经病变。在本案例中,患者出现单侧躯体偏瘫及神志淡漠,MRI 为多发亚急性脑梗死样表现,而目前免疫治疗相关性脑炎诊断的主要依赖于排除性诊断,尚无统一标准。

2. 由于免疫治疗的特性,发生免疫相关性脑炎的同时可能伴随其他不良反应,出现不同性质的不良反应往往会增加治疗的难度。在本案例中,经糖皮质激素治疗后复查头颅 MRI 提示部分亚急性梗死样病灶增大,不排除免疫相关性脑血管炎继发脑梗死,可能是患者预后不佳的原因之一,临床上需要鉴别诊断。

3. CSCO 及 NCCN 指南均推荐患者出现免疫相关性脑炎症状后及时使用糖皮质激素,G3 级以上不良反应需要停用 ICIs 治疗,如症状严重可联合丙种球蛋白治疗,血浆置换也是激素治疗不满意时的有效手段。

六、述评

对于自身免疫相关性脑炎来说,其症状不典型,无明确临床定义,都增加了诊断的难度,但是任何使用 ICIs 治疗后出现精神状态改变及神经症状的患者都应该考虑免疫相关性脑炎的可能。本案例和文献回顾强调临床医生和研究人员认识到检查点抑制剂继发脑炎的早期表现,并开始早期类固醇治疗的重要性。但考虑到类固醇激素的副作用,我们需避免滥用。糖皮质激素及免疫抑制剂使用的时机、剂量和剂型的选择应在遵循指南的前提下灵活掌握,同时动态评估后续肿瘤治疗方案。

案例 5　抗 PD-1 单抗治疗肺癌致免疫相关性脑炎

同李平　刘红岗　闫小龙
空军军医大学唐都医院

【摘要】1 例 69 岁广泛期小细胞肺癌男性患者,行 EP 方案化疗 6 个周期后即 2 个月后出现病情进展。后给予抗 PD-1 单抗联合多西他赛单药治疗 6 个周期、抗 PD-1 单抗维持治疗 4 个周期后,患者出现舌尖麻木、步态不稳,并呈进行性加重,伴有流涎。胸部 CT 提示肺部病变稳定,完善头颅 MRI+ 磁共振血管成像(magnetic resonance angiography,MRA)、腰椎穿刺等检查排除脑梗死、头颅及脑膜转移,考虑诊断为免疫相关性脑炎,给予丙种球蛋白联合糖皮质激素冲击治疗,患者言语清晰、流涎、步态不稳较前好转。

一、病例简介

1. 主诉及现病史　患者,男性,69 岁。因“咳嗽、咳痰伴痰中带血半个月”至我院就诊。外院所查胸部 CT(2018-10-07)示:右肺门占位性病变伴阻塞性肺炎,考虑中央型肺癌;肿块邻近心包、右侧胸膜及斜裂增厚、右侧胸膜腔积液,考虑胸膜转移;右肺门及纵隔淋巴结肿大,考虑转移;右肺上叶及中叶小叶间隔增厚,考虑淋巴管转移。气管镜示:右主支气管外压狭窄、变形,镜下未见新生物。经皮肺穿刺活检病理诊断提示右肺小细胞癌。头颅 CT 示腔隙性脑梗死。全身骨扫描未见明显异常。患者自 2018-10-18 至 2019-01-26 行 EP 方案化疗 6 个周期,具体方案为:依托泊苷 180mg,d1~d3+ 奈达铂 130mg,d1。疗效评估 PR。2019-03 复查胸部 CT 及全身 PET-CT 见右侧胸膜多发结节,考虑转移瘤。疗效评价为 PD(图 2-7-10)。患者为求治疗,遂以“肺癌”收治入院。

2. 既往史　吸烟史 40 余年,平均 20~40 支 /d。慢性阻塞性肺病 10 年余,未正规治疗。高血压病史 5 年余,最高血压 150/90mmHg,平日口服硝苯地平缓释片 10mg 1 次 /d 控制。其余无特殊。

3. 体格检查　一般情况良好,身高 168cm,体重 70kg。ECOG 评分为 0 分,未见明显消瘦,疼痛评分为 0 分,神志清楚,精神可,全身未触及明显淋巴结肿大。胸廓未见畸形,心律齐,心脏各听诊区未闻及病理性杂音。右肺呼吸音低,左肺呼吸音粗,未闻及干湿啰音。腹平软,无明显异常。病理征阴性。

4. 辅助检查

(1)胸部 CT(2018-10-07,外院):右肺门占位性病变大小约 7.5cm × 5.5cm,伴阻塞性肺炎,考虑中央型肺癌;肿块邻近心包、右侧胸膜及斜裂增厚、右侧胸膜腔积液,考虑胸膜转移;右肺门及纵隔淋巴结肿大,考虑转移;右肺上叶及中叶小叶间隔增厚,考虑淋巴管转移。

(2)头颅 CT(2018-10-07,外院):双侧基底核区腔隙性脑梗死。

(3)经皮肺穿刺活检病理诊断(2018-10-10,外院):右肺小细胞癌。

(4)肺部肿瘤标志物(2018-10-18,本院):NSE 75.63ng/mL,CA125 144.3U/mL。

(5)其他:肝、胆、脾、胰、肾及肾上腺、颈部及锁骨上窝淋巴结超声未见异常,心电图、心脏彩超、肺功能、血常规、大小便常规、肝肾功能、电解质等检查均未见异常。

5. 诊断分期及分子病理特征

(1)右肺小细胞癌(广泛期),伴右肺门、纵隔淋巴结转移,右侧胸膜转移。

(2)分子病理特征:未检测。

二、治疗过程

1. 抗肿瘤免疫治疗过程　自 2019-03-22 给予二线治疗,具体方案为:多西他赛 110mg 静脉滴注 + 抗 PD-1 单抗 200mg,共 6 个周期(自 2019-03-22 至 2019-07-23)、抗 PD-1 单抗 200mg 单药维持治疗 4 个周期(2019-08-20 至 2019-11-20)。

2. 相关症状及体征变化　化疗 1 个周期后患者咳嗽、咳痰症状较前明显缓解,痰中带血消失;查体见双肺呼吸音粗,叩诊过清音。化疗 3 个周期后患者咳嗽、咳痰症状消失。2019-11-19 开始出现舌尖麻木、流涎、步态不稳,进行性加重。查体见:言语含糊不清,四肢肌力 5 级,右下肢轻瘫试验阳性,指指试验、指鼻试验欠稳准,昂伯试验阳性,腱反射亢进。

3. 相关辅助检查

(1) 2019-03-12 评估

1) 胸部 CT: 如图 2-7-10A 所示,与 2019-01-26 CT 片比较,右肺上叶占位性病变未见明显变化,大小约 1.4cm×1.1cm,新增双肺及双侧胸膜多发结节,考虑转移瘤,纵隔部分淋巴结较前增大。

2) 头颅 CT: 双侧基底核区及大脑脚腔隙性脑梗死,双侧侧脑室旁及半卵圆中心脱髓鞘改变。

3) 全身 PET-CT: 右肺上叶、中叶纤维灶,右肺上叶、中叶及胸膜下、叶间裂多发结节,葡萄糖代谢增高,考虑转移瘤,提示肿瘤活性存在。

(2) 2019-05-28 评估:胸部 CT 如图 2-7-10B 所示,与 2019-03-12 CT 片比较,右肺上叶占位性病变未见明显变化,大小约 1.4cm×1.1cm,双肺及双侧胸膜多发结节较前明显减少、部分较前明显缩小,纵隔部分淋巴结较前有所缩小。

(3) 2019-07-22 评估:胸部 CT 如图 2-7-10C 所示,与 2019-05-27 CT 片比较,右肺上叶占位性病变未见明显变化,大小约 1.4cm×1.1cm,双肺及双侧胸膜多发结节、纵隔淋巴结较前未见明显变化。

(4) 2019-09-23 评估:胸部 CT 如图 2-7-10D 所示,与 2019-07-22 CT 片比较,右肺上叶占位性病变较前缩小,大小约 1.0cm×0.1cm,双肺及双侧胸膜多发结节、纵隔淋巴结较前未见明显变化。

(5) 2019-11-21 评估:胸部 CT 如图 2-7-10E 所示,与 2019-09-23CT 片比较,右肺上叶占位性病变较前无明显变化,大小约 1.0cm×0.1cm,双肺及双侧胸膜多发结节较前无明显变化,纵隔部分淋巴结较前缩小。

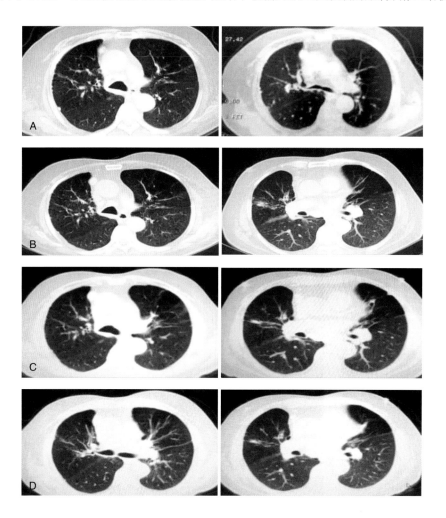

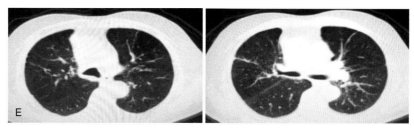

图 2-7-10　胸部 CT 复查结果提示肿瘤持续缓解

4. 免疫治疗不良反应（免疫相关性脑炎）诊治过程　2019-11-19（最后 1 个周期免疫单药治疗前 2d）出现舌头麻木、步态不稳，查头颅 MRI 平扫＋增强未见明显异常，请神经内科会诊后查：同型半胱氨酸、叶酸代谢能力均正常，结合既往病史考虑脑梗死可能性大。嘱患者口服阿司匹林肠溶片预防心脑血管栓塞，外院给予银丹心脑通及静脉滴注血塞通治疗，症状均未见好转。2019-12-10 再次就诊于我院，主诉舌头麻木、步态不稳进行性加重，表现为迈步困难、勉强行走、步幅缩小、步基增宽、摔倒 3 次，伴有舌头僵硬、言语不清、流涎。入院后查体：言语含混不清，四肢肌力 5 级，右下肢轻瘫试验阳性，指指试验、指鼻试验欠稳准，昂伯试验阳性，腱反射亢进；同时复查血常规、甲状腺功能八项、肺部肿瘤系列、风湿系列、自身抗体 ANA 谱、心肌酶谱、ACNA 均正常。再次复查头颅磁共振 DWI+MRA 未见明显异常（图 2-7-11）；神经电生理检查：正常。腰椎穿刺：脑脊液无色、微浑浊，球蛋白定性阳性，细胞总数 12×10^6/L，蛋白 477.7mg/L，细菌涂片、抗酸染色、墨汁染色、肿瘤细胞病理学诊断均阴性。考虑为免疫相关性脑炎。

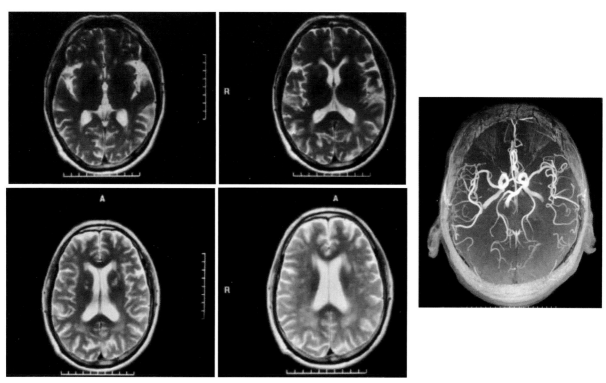

图 2-7-11　头颅磁共振 DWI+MRA 未见明显异常

针对免疫相关性脑炎，于 2019-12-11 给予注射用甲泼尼龙琥珀酸钠 500mg 1 次 /d，共 5d，后改为醋酸泼尼松 40mg 1 次 /d，5d 减 1 片；同时给予银杏叶提取物改善循环、奥美拉唑保护胃黏膜、碳酸钙 D_3 预防骨质疏松治疗。用药 5d 后患者言语含糊不清、流涎较前明显减轻，步态不稳较前无明显变化；考虑：激素用量不足。于 2019-12-17 给予注射用甲泼尼龙琥珀酸钠 1 000mg 1 次 /d，共 2d，静注丙种人免疫球蛋白 20g 静脉滴注 1 次 /d，共 5d，同时口服艾地苯醌、胞磷胆碱营养脑神经治疗。用药 5d 后患者言语清晰，步态不稳较前明显好转；出院服药：醋酸泼尼松片 40mg 1 次 /d 1 周减 1 片，胞磷胆碱钠胶囊

0.2g 3 次 /d,艾地苯醌 30mg 3 次 /d,奥美拉唑 20mg 1 次 /d,碳酸钙 d3 1 片 1 次 /d(图 2-7-12)。

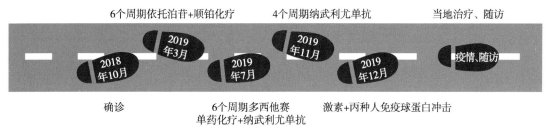

图 2-7-12　患者整体治疗过程

三、临床思维与决策

在肺癌治疗过程中出现神经系统症状需要诊断及鉴别诊断:脑梗死、脑转移、治疗相关不良反应。本例患者既往头颅 CT 提示存在腔隙性脑梗死,而且患者系老年男性、恶性肿瘤,同时合并有双下肢静脉曲张,故出现中枢神经系统症状后,首先考虑梗死可能,给予抗凝剂及营养脑神经治疗无效。脑转移在小细胞肺癌里面相对比较常见,脑转移如脑膜转移常症状明显,但不易确诊。免疫检查点抑制剂治疗引起的神经系统不良反应发生率相对较少,文献报道为 0.2%~3.8%。该患者有明显中枢神经系统症状,神经系统查体提示小脑共济失调,有明确的免疫治疗史,头颅磁共振 DWI+MRA 可基本排除脑梗死和脑转移,故最终诊断考虑免疫相关性脑炎。

目前国内还没有针对 irAEs 的特定分级标准。北京协和医院神经内科管宇宙团队对神经系统 irAEs 的发生率、临床表现、诊断和处理提出了自己的临床诊治建议。免疫介导的脑炎需与感染性疾病、代谢性疾病、脑转移、脑血管病如脑出血、脑梗死及肿瘤软脑膜转移鉴别,辅助检查方面,血清学检查推荐完善电解质、血糖、总蛋白、血清蛋白电泳及病毒学血清检查,完善头部 + 脊髓 MRI,完善腰穿脑脊液检查(包括白细胞计数、蛋白质、糖、氯化物水平、HSV 及其他病毒定性以及脑脊液细胞学)。疾病处理需根据严重程度分级进行评估,G3~4 级患者应永久停用 ICIs,除外感染后可采用糖皮质激素[0.5~1mg/(kg·d)]。本例患者给予初始剂量 500mg/d 糖皮质激素连用 5d 治疗,有效果但不明显。后给予 1 000mg/d 糖皮质激素连用 2d 联合人免疫球蛋白 20g 静脉滴注 5d 治疗后,神经系统症状明显好转,取得满意疗效。

四、经验与体会

本例肺癌患者在抗肿瘤治疗有效、肺部病变持续好转情况下,后续发生免疫相关性脑炎(见图 2-7-12)。需要关注以下问题:

1. 本案例的病因是什么?

本案例诊治过程中,从头颅磁共振、脑脊液检查及激素 + 丙种球蛋白的冲击治疗效果来看,免疫相关性脑炎的诊断较为明确。但脑转移暂时尚不能完全排除。

2. 本案例的临床决策是否得当?

在该患者出现神经系统症状的诊治过程中,起始症状较轻时仅考虑脑梗死可能,未能及时完善腰椎穿刺,对病情准确地进行判断。当给予抗凝、营养脑神经治疗效果不佳后,根据相关诊疗建议及患者具体情况,提供治疗并获得了满意的治疗效果。虽然诊断确立较晚,但是决策及执行过程无明显过错。

3. 从本案例能获得哪些经验及教训?

irAEs 患者治疗往往涉及激素甚至免疫抑制剂治疗,使机体处于免疫抑制状态,易并发感染,一旦并发感染,往往病情凶险,需要临床医生充分重视。而患者常是 irAEs 及感染的第一发现者,因此,在治疗开始时即需要对患者进行全面的 irAEs 及不良反应的风险教育,告知患者发现疑似不良反应后,及时就诊。

五、专家点评

纵观本案例,临床决策、抗肿瘤及并发症治疗均无可厚非。应当从以下方面进一步思考:

1. 发生 irAEs 肿瘤患者,多涉及激素甚至免疫抑制剂治疗,机体处于免疫抑制状态,易并发感染。这种情况下,肿瘤容易发生进展,如何权衡患者的风险及获益,何时重启抗肿瘤治疗,是个充满挑战、权衡利弊的问题。

2. 同时本案例中,患者基线评估时诊断有腔隙性脑梗死病史,后续治疗过程中发现神经系统症状,是与免疫治疗相关还是由患者既往脑梗死或者脑转移引起? 免疫相关性脑炎与脑膜转移如何鉴别?

3. 发生 irAEs 较轻的肿瘤患者,在适当治疗后相关不适症状可完全缓解,此时是否可考虑免疫治疗的再尝试应用?

这些问题都尚待解答。同时也警示在处理 irAEs 的过程中,任重而道远。

六、述评

若免疫治疗相关的严重不良反应发现不及时、处理不得当,患者有致死风险。作为肿瘤临床医生,以下方面需要注意。

第一,遵循指南,对 irAEs 做到早识别、早干预。患者常是 irAEs 的第一发现者,因此,在治疗开始时即需要对患者进行全面的 irAEs 教育,告知患者发现疑似不良反应后,应及时向医院汇报;重视 MDT 多学科联合诊治。

第二,对特殊人群进行筛查,由于合并自身免疫性疾病、肝炎病毒携带以及进行过移植手术的患者,存在潜在的 ICIs 类药物相关毒性或其他非预期的毒性风险。做好基线评估,充分沟通,告知潜在的毒性风险。

第三,在临床实践过程中,糖皮质激素及免疫抑制剂对 irAEs 的处理具有重要作用,但是不能滥用,应对 irAEs 进行分级管理,以对糖皮质激素及免疫抑制剂使用的时机、剂量和剂型进行判断,同时动态评估后续肿瘤治疗方案。使用激素对症治疗后,肿瘤容易发生进展,何时重启抗肿瘤治疗,是个极富挑战的问题。

案例 6　免疫检查点抑制剂治疗小细胞肺癌致免疫相关性脑炎并死亡

余　敏　白　俊

陕西省人民医院

【摘要】1 例 54 岁女性患者,确诊小细胞肺癌并多发脑转移入我科治疗。前期经过多程 EP 方案化疗及肺部放疗。因存在颅脑放疗禁忌证,给予抗 PD-L1 单抗联合化疗 2 个周期,脑转移病灶评价 PR;第 2 个周期输注抗 PD-L1 单抗时出现急性过敏反应。后调整治疗为抗 PD-1 单抗联合化疗 2 个周期,患者神经系统症状完全消失,ECOG 评分由 3 分降至 1 分。第 5 个周期治疗前,患者出现免疫相关性脑炎,给予甲泼尼龙治疗 3 周,症状一度明显好转后再度加重。再给予免疫球蛋白 5d,患者意识障碍加重,头颅 MRI 提示免疫脑炎表现加重,并不能排除脑膜及脑转移进展。尝试性给予全脑放疗 180cGy×3 次后,患者意识水平有明显恢复,因设备原因放疗未能继续。最终因重症肺炎导致呼吸衰竭死亡。从出现免疫相关性脑炎症状至死亡时间为 55d。

一、病例简介

1. 主诉及现病史　患者,女性,54 岁。以"左肺小细胞肺癌间断治疗 8 个月余"于 2019-04-22 收治我科。2018-08-07 CT 检查示:左肺门占位并左肺下叶阻塞性改变,考虑新生物;纵隔多发淋巴结肿大。气管镜示：左肺上下叶管口可见增生物阻塞，下叶气管见增生物完全阻塞；病理示：小细胞肺癌。临床诊断：左肺小细胞肺癌（cT3N2M0，ⅢB 期）。2018-08-11 至 2018-10-27 给予 EC 化疗方案（依托泊苷 170mg d1~d3+ 卡铂 510mg d1，1 次 /3 周）4 个周期。疗效评价为 PR，后患者停止治疗，并拒绝肺部放疗和颅脑预防性放疗（PCI）。2019-03，患者出现咳嗽、咳痰、气喘不适，复查胸部 CT（2019-03-08）：左肺肺门占位病变及纵隔淋巴结肿大较前明显增大，伴阻塞性肺不张。PET-CT："左侧肺门增大伴巨大软组织影，代谢增高，符合恶性肿瘤（小细胞肺癌）及周围阻塞性肺不张改变。纵隔、左侧肺门、右侧颈部及左侧腋窝淋巴结转移"。拟行肺部病灶及转移淋巴结放疗 30 次，第 22 次治疗前患者出现头晕伴恶心、呕吐，呕吐物为胃内容物。遂就诊于我科进一步治疗。

2. 既往史　既往体健，否认高血压、冠心病等慢性病史，否认肝炎、结核等传染病史，否认器官移植病史，否认既往抗肿瘤治疗史。

3. 体格检查　一般情况差，ECOG 评分为 3 分，疼痛评分为 3 分。神志清楚，精神差，车入病房。颈软、无抵抗。指鼻试验及双手轮替试验阳性。全身未触及明显淋巴结肿大。胸廓未见畸形，心律齐，心脏各听诊区未闻及病理性杂音。双肺呼吸音低，双肺可及散在湿啰音。腹平软，无明显异常。病理征阴性。

4. 辅助检查

（1）胸部 CT 检查（2018-08-07）：左肺门占位并左肺下叶阻塞性改变，考虑新生物；右肺下叶肺大疱；纵隔多发淋巴结肿大。

（2）气管镜（2018-08-07）：左肺上下叶管口可见增生物阻塞，下叶气管见增生物完全阻塞，并行局部活检。

（3）病理（2018-08-08）：左肺上下叶管口小细胞肺癌。

（4）肿瘤标志物（2018-08-07）：NSE 60.13ng/mL。血常规（2019-04-20，本院）：WBC 1.9×10^9/L，NEUT 69%，RBC 3.48×10^{12}/L，HGB 106g/L。电解质 Na 128mmol/L。

（5）其他：凝血功能、PCT 等未见明显异常。

5. 诊断分期及分子病理特征　左肺小细胞肺癌广泛期，伴纵隔、左侧肺门、右侧颈部及左侧腋窝淋巴结转移，脑转移待诊。

二、治疗过程

1. 抗肿瘤免疫治疗过程　2019-04-29 复查头颅 MRI 示颅内广泛多发转移灶。影像科及放疗科会诊，考虑为脑转移并存在脑卒中可能，放疗风险较高。遂给予脱水降颅压等对症处理。2019-05-06 给予抗 PD-L1 单抗联合 IP 方案化疗（伊立替康 200mg d1+ 顺铂 40mg d1~d3+ 抗 PD-L1 单抗 1 200mg d4）。因Ⅳ级骨髓抑制，于 2019-06-09 给予第 2 个周期减量方案，伊立替康 160mg d1+ 顺铂 30mg d1~d3+ 抗 PD-L1 单抗 1 200mg d4，但输注抗 PD-L1 单抗后出现严重过敏反应遂停用。患者 ECOG 评分由 3 分降低至 1 分。后于 2019-07-08 和 2019-08-02 给予 2 个周期化疗联合 PD-1 单抗治疗：伊立替康 160mg d1+ 顺铂 30mg d1~d3+ 抗 PD-1 单抗 200mg d4。

2. 相关体征变化　ECOG 评分为 1 分，疼痛 NRS 评分为 0 分。闭眼指鼻和双手轮替试验较前明显好转。

3. 相关辅助检查

（1）2019-04-29 基线评估（图 2-7-13A）：头颅 MRI 示左侧小脑半球、左侧顶叶、右侧侧脑室旁、左侧枕叶及左侧尾状核头区见多发结节状、团块状异常强化影，考虑多发转移灶。

（2）2019-06-05 评估（图 2-7-13B）：头颅 MRI 示脑实质多发结节状、团块状异常信号影，考虑多发转移瘤，较前片（2019-04-29）左侧小脑半球及左侧顶叶病灶范围缩小，余整体变化不显著。

（3）2019-07-03 评估（图 2-7-13C）：头颅 MRI 示脑实质多发结节状、团块状异常信号影，考虑多发转移瘤，较前片左侧小脑半球及左侧顶叶病灶范围缩小，余整体变化不显著。

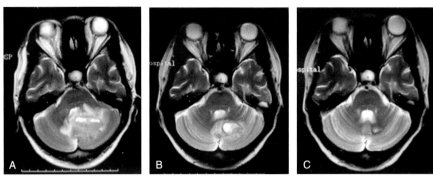

图 2-7-13　头颅 MRI 复查结果提示肿瘤部分缓解

4. 免疫治疗不良反应诊治过程

(1) 第一阶段:诊断免疫治疗相关性脑炎。2019-08-15,患者夜间以"间断癫痫发作半天"入我院急诊科就诊。家属代诉,患者 4h 内癫痫发作 3 次,为四肢持续痉挛及间断抽搐,持续数分钟至十余分钟不等,发作时意识丧失。急诊科行头颅 CT:双侧颞叶、大脑纵裂两侧额叶、左侧枕叶、左侧额顶叶交界区多发稍高密度影。血常规、凝血系列、PCT 等未见明显异常。患者体征:神志欠清,精神极差,用车推入病房。意识水平低下,空间、时间等定向障碍,言语混乱,无法交流,步态不稳。颈软,四肢肌力正常,肌张力高,病理反射未引出。血清病毒抗体系列均为阴性,自身免疫性抗体阴性。颅脑 MRI 提示:T_2WI双侧颞叶、额叶、岛叶、左侧顶叶皮质区、双侧尾状核头及右侧丘脑见斑片状稍长 T_1 稍长 T_2 信号影,边界模糊,FLAIR 序列呈高信号,邻近脑回肿胀,脑沟变窄,符合边缘性脑炎的影像学特征(图 2-7-14)。影像学未见出血、栓塞等情况,颅脑转移灶未见进展影像表现,无感染性脑炎的证据,且患者正在接受 ICIs 治疗,因此诊断考虑为免疫治疗相关性脑炎。

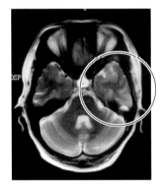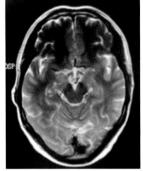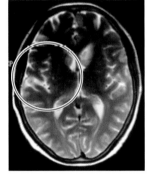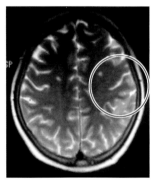

图 2-7-14　头颅 MRI 检查结果符合边缘性脑炎

(2) 第二阶段:免疫相关性脑炎的治疗。患者入院后给予丙戊酸钠注射液抗癫痫及甘露醇脱水降颅压治疗,未再有癫痫发作。症状表现为智力低下,言语含糊,精神异常,大小便失禁,步态不稳及定向力障碍。并出现血压升高,最高至 188/110mmHg,给硝普钠注射液持续泵入,血压维持在 130/80mmHg 左右。2019-08-25 给甲泼尼龙 200mg/d 激素冲击治疗。治疗 3d 后患者意识水平明显恢复,认知障碍改善,可简单交流沟通,但仍有言语卡顿。治疗 5d 时给予激素减量至甲泼尼龙 100mg/d,患者意识基本恢复,可正常交流,大小便失禁恢复,未再有癫痫发作,但仍步态不稳。治疗 2 周时甲泼尼龙减量至 80mg/d,患者神经系统症状未再继续好转。治疗 3 周时甲泼尼龙减量至 40mg/d 维持。但是患者意识障碍突然再次加重,嗜睡状态,唤醒后沟通困难。无发热、寒战,无恶心、呕吐。无神经系统定位体征,无脑膜刺激征及病理征。患者出现持续窦性心动过速,心电监护示心率 130~150 次/min,血压最高升至 190/110mmHg。查心肌酶及心肌损伤标志物均无明显异常。请心内科会诊给予调整降压治疗。患者意识障碍渐加重,大小便失禁,给留置尿管及鼻饲管。2019-09-22 开始给予免疫球蛋白 20g/d 5d 治疗,患者相关症状未有好转。给予复查头颅 MRI(图 2-7-15)。

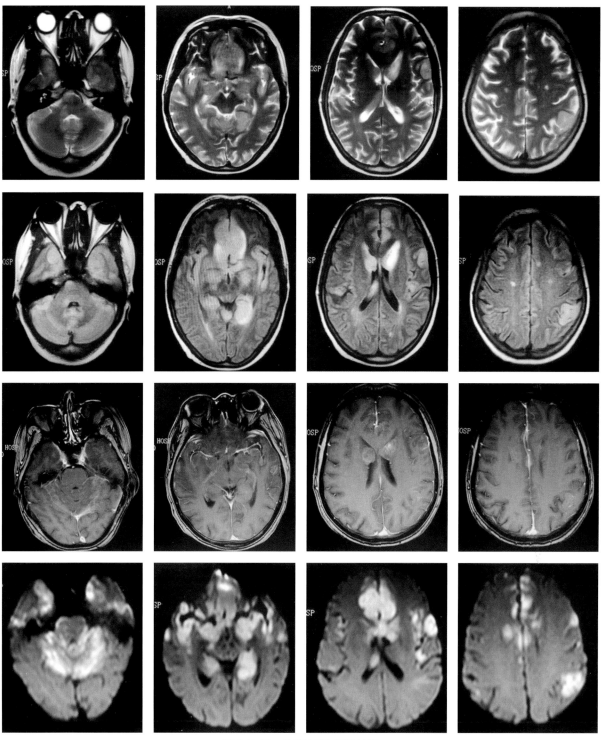

图 2-7-15 头颅 MRI 复查结果

2019-09-30 头颅 MRI 复查：T_2WI 双侧颞叶、额叶、岛叶、顶叶皮质区、小脑半球、双侧尾状核头及脑桥见斑片状稍高信号影，FLAIR 序列呈高信号，脑回明显肿胀，脑沟变窄，DWI 呈高信号。MRI 增强，双侧尾状核头病灶呈轻度不均匀强化，部分脑膜似有强化，余病灶未见明显强化。

头颅 MRI 检查结果存在争议，脑转移及脑膜转移进展？免疫性炎症加重？患者意识障碍进行性加重至浅昏迷状态。经与放疗科会诊讨论后，同患者家属充分沟通，给予患者全脑放疗。小细胞肺癌脑及脑膜转移：全脑放疗是推荐方案。基于免疫相关性脑炎的发病机制，认为放疗也可能是有效的治疗方法。经与家属及放疗科医生充分沟通，给予全脑放疗 180cGy 3 次后，患者意识状况好转，由浅昏迷转为嗜睡,有睁眼、四肢自主活动等动作,唤醒后仍不能言语交流。但因放疗设备故障问题,放疗未能继续进行。患者昏迷状况再度加重,出现发热、痰多、心跳快、双下肢水肿、电解质紊乱、低蛋白血症等。痰培养回报:产酸克雷伯菌,PCT 0.53ng/mL。后给予抗感染等姑息对症治疗,患者因呼吸衰竭于2019-10-16凌晨死亡(图2-7-16)。

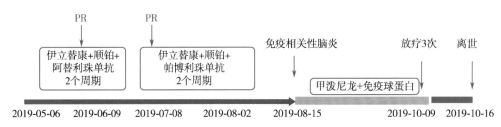

图2-7-16　患者接受免疫检查点抑制剂治疗后的治疗流程

三、临床思维与决策

(一) 第一阶段:诊断与鉴别诊断

对于小细胞肺癌伴有脑转移的患者,并接受ICIs治疗的患者,突然出现癫痫急性起病,并伴随言语及活动障碍,应考虑的鉴别诊断包括:瘤卒中、脑转移继发性癫痫、感染性脑炎、自身免疫性脑炎(autoimmune encephalitis,AE)等。鉴别的要素包括:神经系统症状和体征、颅脑MRI检查、脑脊液、脑电图及AE抗体等。

ICIs治疗引起的神经系统不良反应包括:无菌性脑膜炎、脑膜脑炎、坏死性脑炎、脑干脑炎、横贯性脊髓炎等中枢神经系统病变,也可引起脑神经周围神经病、多灶性神经根神经病、吉兰巴雷综合征、脊神经根神经病、重症肌无力、肌病等周围神经病变。他们可能发生在ICIs治疗的任何时候,甚至是结束以后,但是60%~80%都发生在治疗的前4个月内。免疫治疗相关的神经系统不良反应发生率为2%~4%,而AE的发病率大概为0.1%~0.2%。ICIs介导的AE临床表现多样且不典型,包括大脑边缘系统症状和脑炎综合征:精神异常、癫痫、近期记忆减退、定向力障碍,也有运动障碍、言语障碍、头痛、发热及不同程度的意识障碍等。脑脊液可见到淋巴细胞为主的白细胞升高和/或蛋白质升高,细胞数增高以淋巴细胞增多为主,亦可有中性粒细胞增多,中性粒细胞的出现多提示病灶内存在坏死过程。根据AE相关性抗体和不同的临床综合征可以将AE分为3型:抗NMDAR脑炎、边缘性脑炎和其他AE综合征,行血清或脑脊液AE抗体检查可有助于确诊和分型。但Lancet Neurology(2016年)自身免疫性脑炎诊断建议也提到了"抗体阴性的自身免疫性边缘性脑炎"的概念。并且由ICIs引起的AE的相关临床报道也显示超过半数的患者AE抗体为阴性。由ICIs引起的AE的具体临床机制及相关细胞表面及细胞内抗原抗体尚未明确,可能存在与已知引起AE的自身抗体不同的抗体类型,这可能是这部分患者AE抗体阴性的部分原因。颅脑MRI检查方面,AE常累及边缘系统,表现为一侧或双侧颞叶内侧异常信号或多发性病灶,可同时累及幕上幕下脑灰质、白质或者符合炎症脱髓鞘改变,T_2WI是显示病灶最敏感的序列,显示为高信号,DWI上多表现为扩散受限。国内有学者分析49例AE的颅脑MRI表现,显示AE常见的影像学表现通常包括单侧或双侧T_2WI/FLAIR高信号,特别是颞叶海马区病变可能高度提示AE,也可出现在双侧额顶叶、基底核区等不同部位。但也有50%概率出现颅脑MRI阴性表现。

本例患者具有边缘系统症状及脑炎综合征的临床表现,头颅MRI具有双侧边缘系统T_2及FLAIR高信号等典型影像学表现,依据我国自身免疫性脑炎的专家共识,可以诊断为"可能的AE"。结合患者正在使用ICIs治疗的病史,并依据NCCN分级标准,诊断为免疫治疗相关AE G3~4(重度)。

(二) 第二阶段:治疗自身免疫性脑炎

对于ICIs引起的脑炎(G3~4)的治疗,NCCN(2019 V1)指南建议永久停用免疫检查点抑制剂,如果是重度或症状加重或出现寡克隆带,考虑使用冲击量的甲泼尼龙1g静脉推注1次/d,3~5d,加免疫球蛋白,如果自身免疫性脑病抗体阳性,或在7~14d后改善有限,或无改善,考虑使用英夫利西单抗。

CSCO(2019)指南建议给予甲泼尼龙 1~2mg/(kg·d),如果症状加重或者出现寡克隆带,给予甲泼尼龙 1g 静脉滴注 1 次 /d 3~5d,同时给予免疫球蛋白,0.4g/(kg·d),连续 5d,如果病情进展或者出现自身免疫性脑病,给予英夫利西单抗或者血浆置换。根据 CSCO 指南给予患者甲泼尼龙 100mg/d,连用 5d,患者意识水平及智力水平、定向力、运动障碍等均较前有明显好转,未再有癫痫发作,考虑为治疗有效。5d 后给予甲泼尼龙逐渐减量。3 周后患者突然症状再次加重,考虑为激素减量过快所致疾病反弹,在继续甲泼尼龙维持的基础上,给予免疫球蛋白 200mg/d,连用 5d。但患者意识障碍进行性加重至昏迷,并且出现肺部感染加重、心功能不全加重。再次复查头颅 MRI 提示边缘性脑炎表现加重,同时不能排除脑膜转移及部分转移灶进展。这时患者神经系统症状进展,考虑为免疫相关性脑炎及肿瘤转移双重因素,且伴有重症肺炎、心功能不全等危重情况。

对于小细胞肺癌脑转移,放疗本身就是一种非常有效的治疗方式。而对于免疫相关性脑炎,尚未有使用放疗进行治疗的临床研究。病理研究也提示 ICIs 所导致的神经系统 AE 在病理上可表现为广泛的脱髓鞘改变、水肿及坏死改变或血管周围及脑实质中的大量淋巴细胞浸润。有文献报道,过度浸润的淋巴细胞是免疫治疗相关不良反应发生的原因之一;而另一方面来说,淋巴细胞是对放射线非常敏感的细胞类型。因此,对于该例脑转移与免疫相关性脑炎并存的患者,在尝试了激素及免疫球蛋白治疗均无效之后,尝试了用放疗治疗免疫相关性脑炎。仅给了 180cGy×3 的剂量后,患者的意识水平便有所好转,可惜因为设备问题,放疗未能继续进行。但是,放疗作为治疗免疫相关性脑炎的可能手段,应该得到继续的深入研究。

四、经验与体会

本例免疫相关性脑炎治疗过程中,需要关注以下问题:

1. 本案例的病因是什么?

患者在即将接受第 5 个周期免疫治疗时,突然出现癫痫及意识、精神异常,结合头颅 MRI 检查的特异性表现及血清病毒抗体等检测不支持病毒性脑炎的诊断。对于接受 ICIs 治疗过程中出现任何不典型神经系统症状者,结合影像学及病毒学检查,排除肿瘤进展及感染因素后,均需要考虑为免疫治疗引起的神经系统不良反应。

2. 本案例的临床决策是否得当?

患者出现癫痫症状后,即刻给予抗癫痫等处理,行血常规、自身免疫性抗体、血沉、CRP、病毒血清学检测、甲状腺全套、头颅 CT、头颅增强 MRI+DWI 等检测进行诊断和鉴别诊断。在排除肿瘤进展及颅内感染等因素后,立即给予甲泼尼龙治疗,并在病情好转后逐步减量。在治疗方面,免疫相关性脑炎进展迅速,病情变化快,给治疗带来较大困难。在初次治疗时加大激素用量,力求尽快减轻脑部免疫反应。

3. 从本案例能获得哪些经验及教训?

免疫治疗相关性脑炎的发生率较低,临床治疗经验尚欠缺,且免疫相关性脑炎进展快,死亡率高于免疫性肝炎、免疫性肠炎等,需要得到临床医生的足够重视。从相关的个案报道中可以看出 ICIs 引起的神经系统 AE 和其他 AE 的临床表现及辅助检查结果还是有特殊之处,尤其是相关 AE 抗体的检测。

五、专家点评

回顾该病案整体治疗过程,诊断及治疗方面无原则性及方向性错误,但仍有需要吸取教训和进一步提高的地方:

1. 该病案为 ICIs 相关性脑炎,并有脑转移同时存在,小细胞肺癌同时也存在副肿瘤性脑炎可能,因此在诊断和鉴别诊断上存在难点,并且免疫相关性脑炎患者的预后较其他免疫性炎症患者为差,因此借助 MDT 的参与,可以给患者带来更好的生存获益。

2. 基于 irAEs 发生的机制,对于自身免疫抗体阳性的一线免疫抑制治疗进展的脑炎患者,NCCN 指南和 CSCO 指南均推荐可以在激素治疗的基础上,联合英夫利西单抗 / 免疫球蛋白治疗。

3. 对于重症 AE 患者,指南中推荐的激素量较大,而很多晚期肿瘤的患者,常伴发感染、糖尿病等,且营养状况差。使用大量激素治疗,是否会加重感染,以及是否会影像抗肿瘤治疗的疗效,都是临床治疗会顾虑的问题。

六、述评

免疫疗法作为一种非常有应用前景的抗肿瘤治疗方法,在很多瘤种中都显示出了显著的抗肿瘤活性。与免疫相关的不良反应最常涉及胃肠道、内分泌系统、皮肤和肝脏。较少涉及中枢神经系统、心血管系统、肌肉骨骼和血液系统,不良反应导致的死亡也属罕见。本例患者发生 ICIs 相关的脑炎 AE 则属于发病率较低、有一定死亡率的免疫不良反应,且伴发脑转移癌。因此要求对于接受 ICIs 治疗的患者要密切观察随访,及早发现 irAEs,及时给予免疫抑制治疗。另外,对本例患者尝试使用放疗治疗 AE 的思路非常新颖,且具有一定的理论依据,值得进一步深入探讨。

案例 7　抗 PD-1 抗体治疗肺癌致免疫相关性重症肌无力

周涛琪　韩 英　陈 俊
宁波大学附属人民医院

【摘要】1 例 59 岁女性患者,因肺癌脑转移就诊。予抗 PD-1 单抗治疗 4 个周期后,患者出现上睑下垂伴视物模糊,进行性加重。完善检查后首先考虑为重症肌无力,予丙种球蛋白联合糖皮质激素及免疫抑制剂治疗,患者肌无力症状逐渐改善。

一、病例简介

1. 主诉及现病史　患者,女性,59 岁。因"左肺鳞癌术后 2 年余,要求治疗"至我院就诊。患者于 2016-12 就诊于宁波市某医院,全麻下行肺癌根治术,术后病理示:(左上肺)低 - 中分化鳞癌,大小 4.0cm×3.5cm×2.5cm,支气管切缘阴性,自检支气管旁淋巴结(0/5)未见癌转移;前纵隔(AB 型 +A 型)胸腺瘤。患者术后行"紫杉醇针 180mg d1+ 顺铂针 30mg d1~d3"方案化疗 2 个周期,末次化疗时间 2017-03-14。2018-05 发现右侧锁骨上肿大淋巴结,于 2018-05-14 在宁波市某医院行 PET-CT 检查示:左肺上叶切除术后,右侧锁骨上区及纵隔区 2R、4R、7 区多发淋巴结肿大并 FDG 代谢增高,考虑为淋巴结转移。患者遂于 2018-05-15 行右侧锁骨上淋巴结细针穿刺活检术,术后病理考虑为肺鳞癌转移,行基因检测常见驱动基因均阴性。患者未行治疗。2018-09-28 因"咳痰伴痰中带鲜血"再次入院。胸部 CT 示"左上肺术后改变,左侧胸腔少量包裹性积液;纵隔及左锁骨上多发淋巴结肿大"。患者自 2018-10-02 至 2019-01-26 行"白蛋白紫杉醇针 200mg d1、100mg d8+ 顺铂针 50mg d1、d8"化疗 6 个周期;化疗后于 2019-04-18 开始予双侧锁骨上区及纵隔淋巴结瘤床区放疗,设计剂量 DT:6 000cGy/30Fx。2019-09 在家中无明显诱因下出现右下肢乏力,不能独立行走,步态不稳,排除放疗禁忌,于 2019-09-12 起行全脑三维适行放疗,95%PTV 40Gy/2Gy/20f,95%P-GTV(左脑转移灶),加量至 50Gy/25f;并于 2019-10-09 行"白蛋白紫杉醇 200mg d1、100mg d8+ 顺铂 50mg d1、d8"化疗 2 个周期。

2. 既往史　患者 13 年前曾因宫颈癌行"子宫全切术",术后病理示:宫颈鳞癌。2 年前曾行"胸腺瘤切除术",术后病理示:前纵隔(AB 型 +A 型)胸腺瘤。2 个月前诊断"右侧颈内静脉血栓形成",目前口服"利伐沙班片 20mg 1 次 /d"抗凝治疗。

3. 体格检查　一般情况良好,ECOG 评分为 0 分,疼痛数字评分为 0 分;神志清,慢性病容,双侧上睑下垂,全身浅表淋巴结未及,左侧胸壁可见长约 15cm 手术瘢痕,愈合可,双肺呼吸音清晰,无干湿啰音,心率 89 次 /min,心律齐,腹软,腹部可见手术瘢痕,愈合可,无压痛,无反跳痛,腹部未及包块。肝脾肾未触及。

4. 辅助检查　头颅 MR 增强(2019-10-09,本院)示脑多发转移瘤,对照 2019-09-11 片双侧额叶水肿减轻,左额叶结节有增大。

5. 诊断分期及分子病理特征

(1)左肺鳞癌术后伴双侧锁骨上区、纵隔淋巴结转移,脑多发转移。

(2)分子病理特征,常见驱动基因均阴性。

二、治疗过程

1. 抗肿瘤免疫治疗过程 患者排除禁忌,2019-10-09至2019-11-21行抗PD-1单抗140mg 1次/2周免疫治疗4次。

2. 相关辅助检查

2019-10-09评估(图2-7-17A):头颅MR增强示脑多发转移瘤,对照2019-09-11片双侧额叶水肿减轻,左额叶结节有增大。

2019-11-28评估(图2-7-17B):头颅MR增强示脑多发转移瘤,对照2019-10-09片双侧额叶结节明显缩小,水肿明显减轻,小脑病变显示不清。

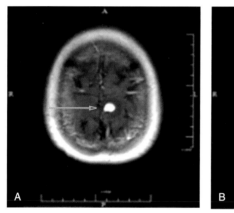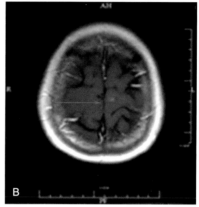

图2-7-17 头颅MR提示治疗前后额叶转移灶缓解情况

3. 免疫治疗不良反应诊治过程

免疫性重症肌无力诊治过程。患者2019-11-10开始在无明显诱因情况下出现视物模糊,于眼科就诊后使用"玻璃酸钠滴眼液"未见缓解,并逐渐出现双上睑下垂逐渐加重,伴睁眼困难,休息后稍有缓解,无复视,有时伴四肢乏力,偶有饮水呛咳,远距离行走后感胸闷存在。患者遂于2019-12-05入住我科,查脑脊液抗GQ1b抗体IgG(−),脑脊液抗GQ1b抗体IgM(−),血液乙酰胆碱受体抗体>20nmol/L,使用新斯的明后上睑下垂稍有缓解。肌电图示:左眼轮匝肌检肌高频20Hz及50Hz刺激可见递增现象。右三角肌检肌低频3Hz及高频50Hz刺激可见可疑递减现象。诊断考虑为"重症肌无力",予甲泼尼龙50mg 1次/d 1周,后改甲泼尼龙针30mg 1次/d 1周,后改口服泼尼松片40mg 1次/d,并予溴吡斯的明片60mg 3次/d治疗后好转不明显。患者出院后自行就诊于上海某医院,会诊后再次入院于2020-01-09起予丙种球蛋白0.4g/kg静脉滴注d1~d5治疗,并口服泼尼松片40mg 1次/d,溴吡斯的明片60mg 1次/d,钙尔奇D 1粒 1次/d,阿伦磷酸1粒 1次/周,使用他克莫司胶囊0.5mg 2次/d免疫抑制治疗。患者经治疗后双上睑下垂恢复,视力恢复(图2-7-18)。

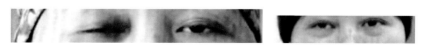

图2-7-18 治疗前后患者上睑下垂程度对比

三、临床思维与决策

在化疗＋免疫联合治疗过程中,出现治疗相关不良反应时首先需判断是由化疗引起还是由免疫治疗引起。该患者在使用抗 PD-1 单抗同时联合了白蛋白紫杉醇化疗,而紫杉醇的神经毒性主要表现为肢端麻木感,未见报道出现上睑下垂,且患者半年前曾使用该药化疗 6 个周期,未见神经毒性,因此首先临床考虑为抗 PD-1 单抗引起的神经毒性。

本例患者在第 3 次抗 PD-1 单抗治疗后出现视物模糊,之后症状加重,进行了相关检查,考虑为重症肌无力,最先使用甲泼尼龙 50mg(1mg/kg),并联合溴吡斯的明,但效果不理想。根据现有免疫毒性相关指南,对出现重症肌无力或吉兰 - 巴雷综合征的患者,可考虑使用丙种球蛋白治疗,该患者使用该药物并联合免疫抑制治疗后效果显著。

四、经验与体会

本例患者使用免疫治疗后效果显著,肿瘤控制理想,但出现重症肌无力,虽经治疗后控制了症状,但未再继续行免疫治疗,目前肿瘤仍稳定,但在治疗过程中,仍有以下问题需要进一步思考:

1. 本案例的病因是什么?

本案例诊治过程中,从脑脊液抗 GQ1b 抗体、脑脊液抗 GQ1b 抗体 IgM(−)、血液乙酰胆碱受体抗体>20nmol/L 及肌电图的结果来判断,重症肌无力的诊断还是比较明确。

2. 本案例的临床决策是否得当?

本案例在治疗中使用了足量的甲泼尼龙,并予以口服溴吡斯的明片治疗;并联合使用了丙种球蛋白及他克莫司,药物使用上还是比较准确、及时的。

3. 从本案例能获得哪些经验及教训?

本案例提示,免疫相关毒性发生往往较为隐匿,注意早期鉴别与诊断尤为重要。该患者在使用第 3 个周期抗 PD-1 单抗后出现视物模糊,当时以眼科疾病处理,并进行了下 1 个周期的免疫治疗,所幸第 4 个周期治疗后及时发现存在 irAEs 可能,并予以积极检查及处理,避免了不良反应的进一步恶化。

五、专家点评

纵观本案例,包括诊断、临床决策、抗肿瘤治疗及并发症的处理均无可厚非。但仍有几点经验可以总结:

1. 本例患者在使用第三次免疫治疗药物后已出现重症肌无力的表现,但表现较为隐匿;后期处理积极,并及时使用丙种球蛋白及免疫抑制剂联合治疗。虽是 "亡羊补牢",但为时未晚。

2. 本例患者之前患有 "前纵隔(AB 型 +A 型)胸腺瘤",胸腺瘤患者容易合并肌无力,但患者的分型为 AB 型 +A 型,该类型发生重症肌无力概率相对较低,且经过积极的影像学检查后未发现胸腺瘤复发征象。这也提示积极的鉴别诊断在任何疾病的诊治中都是十分重要的,需要引起高度的关注。

六、述评

相对而言免疫性神经毒性较罕见,尤其是重症肌无力的报道目前并不多。本案例提示,对于罕见的免疫药物所致毒性,及时发现并进行多学科会诊尤为重要。同时在免疫性神经系统疾病的治疗过程中,丙种球蛋白是一种重要的治疗药物,可发挥巨大作用。

案例 8　抗 PD-1 抗体治疗肺癌致吉兰 - 巴雷综合征

张　锐　梁　璇　姚　煜　锁爱莉
西安交通大学第一附属医院

【摘要】1 例 72 岁女性患者,因确诊右肺腺癌,予抗 PD-1 单抗联合白蛋白结合型紫杉醇方案治疗 1 个周期。2 周后患者出现双下肢无力。完善肌电图提示上下肢对称性周围神经损害,以运动受累为主,以轴索受损为著。首先考虑为吉兰-巴雷综合征,予丙种球蛋白联合甲泼尼龙冲击治疗后患者双下肢无力较前好转。

一、病例简介

1. 主诉及现病史 患者,女性,72岁。因"咳嗽、咳痰,痰中带血7个月余"至我院就诊。患者2019-05-13因无明显诱因出现咳嗽、咳痰,痰中带血半年,伴胸闷、气短,遂至西安某医院查胸部CT示:右肺上叶前段病变,多考虑为新生物,右肺多发结节状,转移可能,右侧大量胸腔积液。胸腔积液脱落细胞学检查提示(右侧胸腔积液)中-重度异质细胞;查电子胸腔镜(2019-05-11)示右侧胸膜转移瘤,胸膜活检病理回报(右侧壁层胸膜)低分化腺癌。免疫组化:CKpan(+++)、TTF-1(+++)、CK7(+++)、Napsin A(+++)、Ki-67(+40%)。基因检测示常见驱动基因阴性。于外院2019-05-21接受"胸腔灌注顺铂40mg+重组人血管内皮抑素(恩度)45mg"2个周期,2019-05-31开始PP方案(顺铂30mg d1~d3+培美曲塞800mg d1)化疗3个周期,外院复查胸部CT提示病情进展。2019-09-20收治我院。

2. 既往史 无特殊。

3. 体格检查 一般情况良好,ECOG评分为1分,未见明显消瘦,疼痛评分为0分,全身未触及明显淋巴结肿大。胸廓未见畸形,心律齐,心脏各听诊区未闻及病理性杂音。左肺呼吸音清,未闻及干湿啰音,右肺呼吸音低。腹平软,无显著异常,病理征均阴性。

4. 辅助检查

(1)肿瘤标志物(2019-09-20,本院):CEA 135.500ng/mL、CYFRA21-1 30.320ng/mL、NSE 90.990ng/mL。血气分析:PO_2 82mmHg,PCO_2 33mmHg。

(2)其他:血常规、血生化、尿常规、凝血功能、电解质、甲状腺功能均在正常范围。

5. 诊断分期及分子病理特征 右肺腺癌(cT3N1M1c,ⅣB期,驱动基因野生型)伴胸膜转移、右侧胸腔积液及右肺转移。分子病理特征:驱动基因均阴性。

二、治疗过程

1. 抗肿瘤治疗过程 患者排除禁忌,于2019-09-20行白蛋白结合型紫杉醇300mg d1+抗PD-1单抗200mg d1 1次/3周治疗,第1个周期治疗后出现免疫相关吉兰-巴雷综合征,经治疗后好转。

2. 相关体征变化 双肺呼吸音清,未闻及干湿啰音,余体征未见明显变化。

3. 相关辅助检查 2019-10-12胸部CT增强评估:①考虑为右肺改变:中心型肺癌伴阻塞性肺炎肺不张,右肺内、肺门、纵隔淋巴结及胸膜多发转移,右侧胸腔包裹积液;②左肺多发磨玻璃影,建议随访观察。

4. 免疫治疗不良反应(免疫相关吉兰-巴雷综合征)诊治过程 2019-10-06(第1个周期治疗2周后)出现双下肢无力,双下肢肌力3级,肌张力下降,四肢感觉正常;考虑与治疗药物可能相关。2019-10-16患者就诊于我院,完善肌电图:左侧正中神经和尺神经运动传导动作电位波幅减低,疲劳试验后未见明显波幅递增现象。所检双侧腓总神经和胫总神经运动传导动作电位波幅减低,右侧腓总神经运动传导动作电位F波波形未引出。结论:上述结果提示上下肢对称性周围神经损害,以运动受累为主,以轴索受损为著。脊椎MRI(图2-7-19)未见明显肿瘤转移。患者双下肢无力临床诊断考虑为免疫相关吉兰-巴雷综合征。根据MDT讨论结果,予以丙种球蛋白0.4mg/(kg·d)×6d并联合甲泼尼龙1mg/(kg·d)×3d冲击治疗。患者双下肢无力等症状显著减轻,双下肢肌力上升至4~5级。出院后继续口服泼尼松48mg,并逐渐减量,6周后停药。同时予以奥美拉唑口服预防急性糜烂性胃出血。

三、临床思维与决策

本例患者治疗过程中,应用了白蛋白结合型紫杉醇联合抗PD-1单抗治疗1个周期后出现了双下肢无力,双下肢肌力3级,肌张力下降。在免疫联合化疗治疗过程中,并发免疫相关性神经系统毒性,虽然相对罕见,但可能诱发致命的疾病,如吉兰-巴雷综合征,可累及呼吸肌导致呼吸困难、窒息,甚至

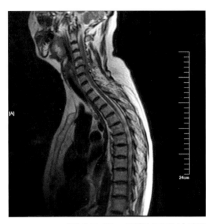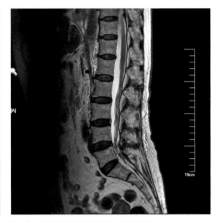

图 2-7-19　脊椎 MRI 检查结果,未见明确肿瘤转移或破坏

危及生命。本例患者完善肌电图证实上下肢对称性周围神经损害,以运动受累为主,以轴索受损为著。脊椎 MRI 示椎管内结构形态信号未见异常,椎管未见狭窄。经多学科会诊考虑为吉兰 - 巴雷综合征,建议行腰椎穿刺脑脊液检查(未做)。根据中国吉兰 - 巴雷综合征诊治指南,可考虑诊断为吉兰 - 巴雷综合征。根据美国国立癌症研究所常见不良反应事件评价标准(CTCAE)第 4 版,本例患者分级为 G3级。根据 NCCN 免疫治疗相关毒性管理指南意见,G2 级以上吉兰 - 巴雷综合征可予以冲击量甲泼尼龙 $2mg/(kg \cdot d) \times 5d$,同时开始 IVIG 或血浆置换,然后在 4 周内逐渐减少甲泼尼龙的剂量。本例患者予以丙种球蛋白 $0.4mg/(kg \cdot d) \times 6d$ 联合甲泼尼龙 $1mg/(kg \cdot d) \times 3d$ 冲击治疗后,患者双下肢无力等症状显著减轻,肌力上升至 4~5 级,取得了满意的疗效。

四、经验与体会

本例患者在抗肿瘤治疗过程中,出现双下肢无力,考虑为吉兰 - 巴雷综合征的过程中有以下问题需要讨论:

1. 本案例的诊断是否明确?

本案例诊治过程中,患者入院前无胃肠道或呼吸道感染症状以及疫苗接种史,入院时双下肢对称性无力,双下肢肌力 3 级,肌张力下降,四肢感觉正常,腓肠肌压痛阴性;脊椎 MRI 提示椎管内结构形态信号未见异常,椎管未见狭窄。根据病史及辅助相关的检查可排除甲状腺功能减退、低钾周期性瘫痪、急性脊髓炎、末梢神经炎、重症肌无力、脊髓灰质炎等疾病。完善肌电图提示上下肢对称性周围神经损害,以运动受累为主,以轴索受损为著。实验性予以丙种球蛋白 $0.4mg/(kg \cdot d) \times 6d$ 联合甲泼尼龙 $1mg/(kg \cdot d) \times 3d$ 冲击治疗后患者症状较前明显好转。从临床症状及后期的治疗效果来看,免疫相关性吉兰 - 巴雷综合征的诊断较为明确。

2. 从本案例能获得哪些经验及教训?

对于吉兰 - 巴雷综合征,需完善脑脊液及 GQ1b 抗体检查,明确有无蛋白细胞分离。在治疗过程中最重要的是如何识别免疫治疗相关不良反应,以及早期识别这些不良反应,这需要患者及医生相互协助。在治疗上,除了常规的停药或者延迟给药外,最常见的处理方式是使用免疫抑制剂,如糖皮质激素。当激素无效时,可以考虑使用其他免疫抑制剂,如抗 TNF-α 抗体英夫利西单抗。

五、专家点评

患者通过排他性诊断、实验性治疗后 irAEs 症状明显减轻,应当从以下方面进一步思考:

1. 发生 irAEs 肿瘤患者,多涉及激素甚至免疫抑制剂治疗,该患者出现神经系统相关不良反应后如何调整抗肿瘤治疗,如何权衡患者的风险及获益,何时重启抗肿瘤治疗?

2. 同时本案例中,患者免疫治疗过程中出现神经系统相关症状,经排他性诊断、实验性治疗后首先考虑为免疫相关性吉兰 - 巴雷综合征,是否可进一步完善脑脊液及相关抗体检查甚至活检明确诊断?

如果再次发生神经系统相关不良反应该考虑如何进行后续诊断及治疗?

六、述评

随着免疫治疗的蓬勃发展,免疫治疗相关不良反应也逐渐增多,神经免疫相关不良反应的病例正在增加,如吉兰-巴雷综合征。作为肿瘤临床医生,以下方面需要注意:第一根据患者病史及辅助检查,早期识别吉兰-巴雷综合征,完善脑脊液及肌电图、磁共振等检查以明确诊断;第二在免疫治疗过程中,若明确为免疫相关吉兰-巴雷综合征,应及时停药,根据指南,对吉兰-巴雷综合征进行分级,并应用激素及免疫抑制剂等治疗,必要时联合免疫球蛋白及血浆置换。第三是在临床实践过程中,应重视 MDT 多学科联合诊治,以便为患者带来更好的获益。

<h2 style="text-align:center">案例 9　抗 PD-1 抗体治疗胃癌致免疫性神经炎</h2>

张桂枫　刘振华
福建医科大学附属福建省立医院

【摘要】1 例 45 岁男性患者,因确诊为胃中-低分化腺癌行手术治疗,术后予"卡培他滨+奥沙利铂"化疗 8 个周期,后因疾病进展先后行"腹腔转移淋巴结碘-125 粒子植入术"及"腹腔淋巴结肿瘤纳米刀消融术",并序贯接受"5-Fu/替吉奥联合洛铂"化疗 4 个周期。后因再次进展,予以"抗 PD-1 单抗+白蛋白紫杉醇"化疗 3 个周期后,左手屈曲,不能背伸。查肌电图:所检上下肢周围神经感觉纤维损害。考虑为免疫性神经炎,予以羟苯磺酸钙营养神经,泼尼松抗炎等治疗后好转,继续予以"抗 PD-1 单抗"化疗 4 个周期。停用免疫治疗并改用其他治疗方案。

一、病例简介

1. 主诉及现病史　患者,男性,45 岁。2017-03-17 因"体检发现胃体肿物"就诊于中山大学肿瘤防治中心,行腹腔镜贲门癌根治+脾切除术,术后予卡培他滨+奥沙利铂化疗 8 个周期。2018-03-06 复查 PET-CT:胃癌术后,吻合口(-),腹主动脉左旁数个淋巴结。1.0cm×1.2cm,SUV 值 4.2,考虑为癌细胞转移。2018-04-01 基因检测免疫抑制剂敏感性检测结果示:肿瘤突变负荷(TMB)-H(16.47 个/Mb)和微卫星不稳定性(MSI)-H。2018-05 查 MR:左肾血管周围淋巴结,1.8cm×2.4cm,较前增大。2018-07-09 因左肾血管周围淋巴结及腹主动脉左旁见一淋巴结增大,在该院介入科行腹腔转移淋巴结碘-125 粒子植入术;2018-09-28 行腹腔淋巴结肿瘤纳米刀消融术,术后同时静脉滴注 5-Fu 1.0/洛铂 50mg 晚期姑息 4 个周期化疗。2019-01-02 复查腹部 CT:腹膜后多发大小不一淋巴结征(大者 2.5cm×2.3cm),遂收治入院。

2. 既往史　2011 年确诊弥漫大 B 细胞淋巴瘤,在我院行多次化疗,并在中山大学肿瘤防治中心行干细胞移植,目前已治愈。2011 年发现为乙型肝炎病毒携带者,目前行米夫定抗病毒治疗。

3. 体格检查　一般情况良好,ECOG 评分为 0 分,心肺无明显异常。腹平软,腹部正中可见一长约 5cm 纵行手术瘢痕,其余无异常。

4. 辅助检查

(1)腹部 CT(2019-01-02,本院):胃癌术后复查:①胃术后征,吻合口区未见明显肿块征;②脾术后缺如改变;肝、胆、胰未见明显占位性病变;③腹膜后多发大小不一淋巴结征(大者 2.5cm×2.3cm),请结合临床。

(2)其他:血常规、血生化、尿常规、凝血功能均在正常范围。

5. 诊断分期及分子病理特征

(1)胃腺癌术后腹腔淋巴结转移(cTxN2M1 Ⅳ期)(MSI-H、TMB-H)。

（2）分子病理特征：TMB-H（16.47 个 /Mb）；微卫星不稳定性（MSI）状态为 MSI-H。

二、治疗过程

抗肿瘤治疗过程

1. 治疗过程　患者于 2019-01-04 至 2019-02-15 予"抗 PD-1 单抗 200mg 静脉滴注 d1+ 白蛋白紫杉醇 500mg 静脉滴注 d1 1 次 /3 周"晚期姑息 3 个周期化疗；出现外周神经炎，予以羟苯磺酸钙营养神经、泼尼松抗炎等治疗后好转，继续于 2019-04-09 至 2019-07-09 予"抗 PD-1 单抗 200mg 静脉滴注 d1"行第 4~7 个周期免疫治疗。

2. 相关体征变化　2019-03-14 出现左手屈曲，不能背伸，经治疗后好转。

3. 相关辅助检查

（1）2019-03-06 评估：腹部 CT 结果显示，胃术后征，腹膜后多发大小不一淋巴结征，部分较前稍增大，大者位于腹主动脉左旁（左肾动脉水平）（3.2cm × 3.3cm），较前稍增大，包绕、压迫左肾动脉。

（2）2019-05-29 评估：腹部 CT 结果显示，胃术后征，腹膜后多发大小不一淋巴结征，部分较前稍增大，大者位于腹主动脉左旁（左肾动脉水平）（3.3cm × 3.8cm），较前稍增大，包绕、压迫左肾动脉，左肾部分灌注欠佳，请结合临床。对比基线稳定。

（3）2019-08-02 评估：腹部 CT 结果显示，胃术后征，腹膜后多发大小不一淋巴结征，部分较前稍增大，大者位于腹主动脉左旁（左肾动脉水平）（3.6cm × 4.1cm），较前稍增大，包绕、压迫左肾动脉。对比基线进展。

4. 免疫治疗不良反应（免疫性神经炎）诊治过程　2019-03-14（3 个周期免疫治疗后）出现左手屈曲，不能背伸，查肌电图：所查上下肢周围神经感觉纤维损害。请神经内科会诊后，考虑为外周神经炎，予以羟苯磺酸钙营养神经、泼尼松抗炎等治疗后好转。

三、临床思维与决策

本例患者接受"白蛋白结合型紫杉醇 + 抗 PD-1 单抗"使用 3 个周期后就出现外周神经功能损害，严重影响患者生活质量。大多数免疫相关性神经系统毒性为 1~2 级，非特异性症状，3~4 级及以上免疫相关性神经系统毒性发生率低于 1%，中位发生时间为 6 周。该病例引起神经毒性原因不明，严重影响患者生活质量，为避免症状进行性加重，予暂停抗肿瘤治疗，并予初始剂量 1mg/（kg·d）糖皮质激素治疗，及营养神经治疗。服药约 3d 后患者症状明显改善，予逐渐减量（前后激素使用 4 周），患者左手功能基本恢复正常。再次给予免疫治疗后，患者未再出现相关毒性反应，后因肿瘤进展，停用免疫治疗。

四、经验与体会

本例患者化疗联合免疫治疗过程中出现神经毒性，但并不是典型的免疫药物或者化疗药物所致神经毒性的表现，不能绝对鉴别是由化疗药物或靶向药物所致，为避免症状加重，尝试予激素治疗，治疗后患者明显改善，故考虑与免疫药物相关可能性大。在鉴别诊断有困难时，可考虑使用 1~2mg/kg 剂量激素治疗，根据治疗反应，鉴别病因。

五、专家点评

纵观本案例，其病理特征：肿瘤突变负荷 TMB-H（16.47 个 /Mb）；微卫星不稳定性（MSI）状态为MSI-H，但免疫治疗效果不佳。本案例中，患者既往因"淋巴瘤"接受过自体干细胞移植，针对这部分患者，接受 ICIs 免疫时需要密切监测，警惕少见或严重不良反应发生。除了头痛、头晕、共济失调、震颤、冷漠、麻痹、肌阵挛、认知障碍、言语障碍，甚至癫痫都有可能发生，并包括一系列的神经系统事件，如多神经病、面神经麻痹、脱髓鞘、重症肌无力、吉兰 - 巴雷综合征、可逆性后部白质脑病、横贯性脊髓炎、肠神经病、脑炎、无菌性脑膜炎。诊断免疫相关性神经系统毒性需要排除其他病因导致的中枢和周围神经系统症状。

六、述评

作为肿瘤临床医生处理免疫相关不良反应,以下方面需要注意。第一,遵循指南,对 irAEs 做到早识别、早干预。第二,对特殊人群进行筛查,由于自身免疫性疾病、肝炎病毒携带以及进行过移植手术的患者,存在潜在的 ICIs 类药物相关毒性或其他非预期的毒性风险。对这类人群,应谨慎使用免疫治疗,做好基线评估,在治疗前与患者及其家属进行充分沟通,告知其潜在的毒性风险。第三,是在临床实践过程中,糖皮质激素及免疫抑制剂对 irAEs 的处理具有重要的作用,应对 irAEs 进行分级管理,以便对糖皮质激素及免疫抑制剂使用的时机、剂量和剂型进行判断,同时动态评估后续肿瘤治疗方案。

案例 10　抗 PD-1 抗体和抗 CTLA-4 抗体联合化疗治疗肺癌致外周神经病变

张峰　孙静　闵婕
空军军医大学唐都医院

【摘要】1 例 72 岁男性患者,因确诊右肺鳞癌术后复发接受抗 PD-1 单抗和伊匹木单抗联合紫杉醇和卡铂临床研究方案。治疗 1 个周期后,患者出现进行性加重的乏力、双上肢肌力减退和四肢麻木症状。完善肌电图提示外周神经病,考虑与研究药物相关,可能为免疫治疗相关不良反应,予暂停研究药物治疗,口服泼尼松片治疗,并辅助以甲钴胺分散片、B 族维生素,1 个多月后患者乏力症状缓解,仍有双上肢肌力减退和四肢麻木症状。因患者不良反应在治疗 6 周后仍未缓解至 I 级,结束相关方案治疗。

一、病例简介

1. 主诉及现病史　患者,男性,72 岁。2016-05 因 "咳嗽、咳痰" 就诊某医院。行胸部 CT 临床评估为右肺鳞癌 cT2N3M0 ⅢB 期,接受 2 个周期紫杉醇 + 顺铂方案新辅助化疗后疗效评价为稳定。2016-07-11 在全麻下行右肺中叶、下叶切除术 + 纵隔淋巴结清扫,术后分期为 pT4N0M0 ⅢA 期;术后接受 4 周紫杉醇 + 顺铂方案术后辅助化疗。2018-10 复查全身 PET-CT 示:右肺术后改变,上叶后段软组织肿块(3.4cm × 2.6cm),双侧锁骨区及纵隔多发肿大淋巴结,葡萄糖代谢增高,考虑为肺癌复发伴多发淋巴结转移瘤。支气管镜活检病理示:(右肺中下叶残端)支气管黏膜组织少数细胞癌变。结合患者影像学及病理学检查结果,临床诊断肺癌术后复发,修正临床分期为 rT2N3M0 ⅢB 期。DFS 27 个月。

2. 既往史　平素体质良好。既往 2 型糖尿病病史 3 年,口服二甲双胍片、盐酸西格列汀;高血压病史 15 年,口服马来酸依那普利、硝苯地平控释片;其余无特殊。

3. 体格检查　一般情况良好,ECOG 评分为 0 分,疼痛评分为 0 分,BMI 为 29.85kg/m²,右侧胸廓塌陷,左侧胸廓饱满,右侧胸壁可见多个腔镜手术瘢痕,右侧呼吸动度减弱,左侧呼吸动度正常,右侧语颤减弱,左侧语颤正常,右上肺及左肺叩诊呈清音;肺肝界叩不清,右上肺及左肺呼吸音增粗,未闻及干湿啰音,无胸膜摩擦音。其余无异常,病理征阴性。

4. 辅助检查

(1) 全身 PET-CT 示(2018-10-28):右肺术后改变,上叶后段软组织肿块(3.4cm × 2.6cm),双侧锁骨区及纵隔多发肿大淋巴结,葡萄糖代谢增高,考虑肺癌复发伴多发淋巴结转移瘤。

(2) 支气管镜活检病理(2018-10-31):(右肺中下叶残端)支气管黏膜组织慢性炎伴黏膜上皮鳞化,少数细胞癌变。

(3) 胸腹部、盆腔 CT(2018-11-29):右残肺上叶近肺门占位性病变较前未见明显变化,阻塞性肺炎较前吸收;右肺门及纵隔多发肿大淋巴结较前未见明显变化。

(4) 头颅 MRI(2018-11-30):脑桥、左侧丘脑、豆状核腔隙性脑梗死,双侧侧脑室旁及半卵圆中心脱髓鞘改变。

(5)其他：血常规、血生化、尿常规、凝血功能、术前免疫、肺功能均正常。

5. 诊断分期及分子病理特征　右肺鳞癌术后广泛复发；分子病理未检测。

二、抗肿瘤免疫治疗过程

1. 治疗过程　经过筛查，患者符合"一项抗 PD-1 单抗和伊匹木单抗联合化疗对比单用化疗作为一线疗法治疗ⅢB/Ⅳ期非小细胞肺癌（NSCLC）的 3 期、随机研究"临床试验；2018-12-11 予以"抗 PD-1 单抗＋伊匹木单抗＋紫杉醇＋卡铂"方案化疗 1 个周期，药物输注过程顺利；患者出现步态不稳，伴四肢麻木、乏力加重，CTCAE 分级均为 3 级，考虑可能与研究药物相关，故于 2019-01-28 结束临床试验。

2. 相关体征变化　双上肢肌力 3 级；双下肢及膝关节位置觉减退，昂伯征阳性；其余同前。

3. 相关辅助检查　2019-01-28 评估，胸部 CT（图 2-7-20）示：右残肺上叶近肺门占位性病变，较前明显缩小，阻塞性肺炎较前略有吸收；右肺门及纵隔多发肿大淋巴结较前明显缩小。

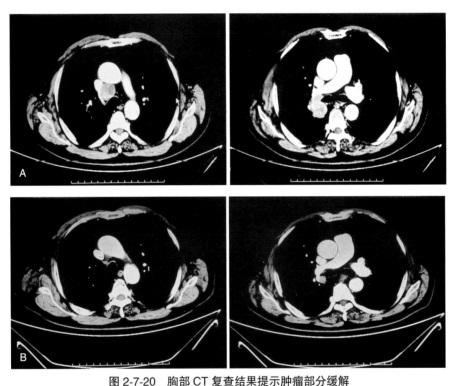

图 2-7-20　胸部 CT 复查结果提示肿瘤部分缓解

A. 2018-11-29 基线评估：右残肺近肺门肿瘤、纵隔淋巴结转移；B. 2019-01-28 评估：
右残肺近肺门肿瘤、纵隔淋巴结转移缩小。

4. 免疫治疗不良反应诊治过程　患者于 2019-01-14 出现四肢麻木、乏力，均为 CTCAE 分级：2 级，予以甲钴胺、维生素 B_1 营养神经治疗；2019-01-23 患者出现步态不稳，伴四肢麻木、乏力加重，CTCAE 分级均为 3 级，考虑可能与研究药物相关，可能为免疫相关不良反应，上报 SAE。查体见双上肢肌力 3 级；双下肢及膝关节位置觉减退，昂伯征阳性。颅脑 MRI 无明显异常。进一步行肌电图/诱发电位检测结果示：① RNS：所检双侧面神经、尺神经、副神经、腋神经重复频率电刺激反应未见异常；② NCV：所检双侧正中神经、尺神经感觉电位波幅降低，感觉传导速度减慢，双侧腓浅神经、腓肠神经感觉电位波形未引出；③ SEP：所检双上肢体感诱发电位各波潜伏时延长，双侧潜伏时差在正常范围，各波形分化尚可；双下肢体感诱发电位各波未见明确分化。综合患者症状、体征及各项化验检查诊断为外周神经病，可能与研究药物相关，可能为免疫相关不良反应。停用抗 PD-1 单抗＋伊匹木单抗＋紫杉醇＋卡铂，经神经内科会诊后建议继续予以甲钴胺、维生素 B_1 营养神经治疗，并给予口服泼尼松片 20mg/d 治疗。1 个月后随访患者,其乏力症状缓解,仍有双上肢肌力减退和四肢麻木症状。

至 2019-03-12 随访复查胸部 CT(图 2-7-21)提示:与 2019-01-28 片比较,右残肺病灶有所增大。患者周围神经病变症状缓解不显著,拒绝包含局部放疗在内的进一步抗肿瘤治疗,并终止口服甲钴胺、维生素 B、泼尼松治疗,患者选择接受最佳支持治疗。

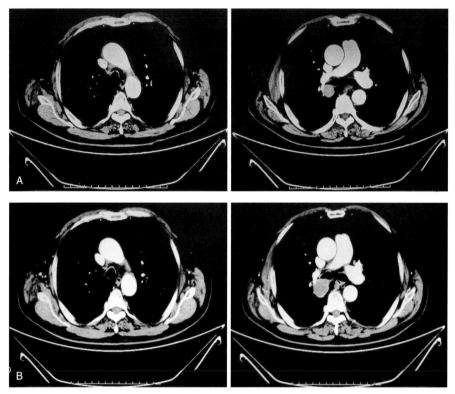

图 2-7-21　胸部 CT 复查结果提示肿瘤进展

A. 2019-03-12 评估:右残肺近肺门肿瘤较前增大,纵隔淋巴结较前未见明显变化;

B. 2019-05-20 评估:右残肺近肺门肿瘤较前增大,纵隔淋巴结较前未见明显变化。

三、临床思维与决策

本例患者在接受 1 个周期"化疗联合双免疫药物"治疗 1 个月后出现乏力、双上肢肌力减退、四肢麻木症状,首先考虑是紫杉醇类化疗药物所致的常见外周神经病变,给予甲钴胺和 B 族维生素营养神经治疗后上述症状未见缓解,并在 10d 后出现步态不稳、乏力加重。经完善颅脑 MR、肌电图 / 诱发电位检测、血常规、肝肾功能及随机血清皮质醇化验后,综合考虑上述不良反应诊断为外周神经病,并且也可能与免疫治疗相关。考虑患者高龄,不良反应已影响日常生活,判断患者为外周神经病 3 级,遂停止进一步研究药物治疗。根据 CSCO 的指南意见,2 级以上毒性即建议类固醇激素治疗,于是在既往神经营养药物治疗基础上加用泼尼松片治疗。患者经治疗后外周神经病相关症状未进一步加重,其中乏力症状在 1 个月后缓解,但双上肢肌力减退及四肢麻木症状改善不显著。患者退出临床研究后未能持续接受随访,2019-06 后失访。

四、经验与体会

本例患者在接受双药免疫 + 双药化疗的高强度抗肿瘤治疗下,肿瘤病灶有明显退缩,但也相应出现了外周神经病 3 级的不良反应。在管理该病例时,抗 PD-1 抗体和抗 CTLA-4 抗体双免疫治疗药物应用,尤其是联合紫杉醇类药物应用,出现周围神经系统病变时,如何进行鉴别与哪些药物相关? 在联合治疗后出现周围神经系统不良反应时,如不能排除免疫相关不良反应,激素治疗是否应该及时给予? 患者免疫治疗 1 周期肿瘤退缩明显，获益显著。如果非临床研究方案要求，患者若不良反应缓解后是否考虑使用免疫治疗再挑战？

五、专家点评

在此例患者诊疗中，应用了免疫检查点抑制剂联合化疗，出现神经毒性反应。

1. 哪种药物引起的神经毒性　虽然相关检查可以证实外周神经病变，但无法鉴别与哪种药物相关。抑或化疗联合免疫治疗药物治疗的综合结果？

2. 激素治疗是否开始　患者有 2 型糖尿病，所以对激素治疗的利弊问题存在疑惑。在无法确认 irAEs 的情况下是否开始激素治疗，并停止免疫抗肿瘤治疗（患者肿瘤退缩明显）。

3. 激素治疗无效后如何处理　在观察患者停药后症状继续加重的情况下，开始应用泼尼松治疗，但仅有部分缓解。激素治疗无效是剂量不足还是非 irAEs？这时候是需要加量还是停止使用激素？

神经毒性尤其是外周神经毒性并非免疫检查点抑制剂的特有不良反应，且在其他抗肿瘤药物治疗中属于常见不良反应，如今免疫联合化疗的方案日渐增多，因而出现神经毒性时鉴别诊断特别困难，激素尝试性治疗是否合理？治疗后无效加量还是停止激素治疗？这些都要根据患者的个体情况，与患者充分沟通获益与风险后进行诊疗，推荐多学科诊疗。

六、述评

免疫检查点抑制剂毒性包括中枢神经系统毒性如无菌性脑膜炎、脑炎及脊髓炎等问题，对于免疫不良反应中的周围神经病变来说，常表现为不对称或对称感觉 - 运动障碍，孤立的感觉障碍或感觉障碍伴下运动神经元障碍。感觉障碍可能表现为疼痛、无痛性感觉异常或可能危及生命的自主神经（如肠肌丛）功能障碍；查体可见反射减弱或消失。由于肌丛神经炎引起的胃肠道麻痹是 ICIs 治疗相关的罕见毒性，可能暴发出严重的肠梗阻，建议早期给予大剂量类固醇，并予多学科会诊。神经毒性尤其是早期的临床症状并无太多特征性表现，乏力、轻微肢端麻木等问题都会被忽视。

综上所述，患者常在 iADL 和 ADL 受限即出现 2 级或以上的反应时才可能会就诊或联系医生。临床实践中应加强患者教育，及时报告不良反应发生情况，早发现早诊断早治疗，避免发生严重神经毒性。

参考文献

［1］周立新, 关鸿志, 刘洪生, 等. 小细胞肺癌相关神经副肿瘤综合征的临床特点及治疗 [J]. 中华医学杂志, 2015, 95 (37): 3023-3026.

［2］PAPADOPOULOS KP, ROMERO RS, GONZALEZ G, et. al. Anti-Hu-associated autoimmune limbic encephalitis in a patient with PD-1 inhibitor-responsive myxoid chondrosarcoma [J]. Oncologist, 2018, 23 (1): 118-120.

［3］王汉萍, 宋鹏, 斯晓燕, 等. 危重及难治性免疫检查点抑制剂相关毒性反应诊治建议及探索 [J]. 中国肺癌杂志, 2019, 22 (10): 605-614.

［4］BRAHMER JR, LACCHETTI C, THOMPSON JA. Management of immune-related adverse events in patients treated with immune checkpoint inhibitor therapy: American Society of Clinical Oncology Clinical Practice Guideline Summary [J]. J Oncol Pract, 2018, 14 (4): 247-249.

［5］LARKIN J, CHMIELOWSKI B, LAO CD, et al. Neurologic serious adverse events associated with nivolumab plus ipilimumab or nivolumab alone in advanced melanoma, including a case series of encephalitis [J]. Oncologist, 2017, 22 (6): 709-718.

［6］GRAUS F, KEIME-GUIBERT F, REÑE R, et al. Anti-Hu-associated paraneoplastic encephalomyelitis: analysis of 200 patients [J]. Brain, 2001, 124 (Pt 6): 1138-1148.

［7］DALMAU J, GRAUS F, ROSENBLUM MK, et al. Anti-Hu--associated paraneoplastic encephalomyelitis/sensory neuronopathy. A clinical study of 71 patients [J]. Medicine (Baltimore), 1992, 71 (2): 59-72.

［8］ GRAUS F, TITULAER MJ, BALU R, et al. A clinical approach to diagnosis of autoimmune encephalitis [J]. Lancet Neurol, 2016, 15 (4): 391-404.

［9］ SANCHIS-BORJA M, RICORDEL C, CHIAPPA AM, et al. Encephalitis related to immunotherapy for lung cancer: Analysis of a multicenter cohort [J]. Lung Cancer, 2020, 143: 36-39.

［10］ ASTARAS C, DE MICHELI R, MOURA B, et al. Neurological adverse events associated with immune checkpoint inhibitors: Diagnosis and management [J]. Curr Neurol Neurosci Rep, 2018, 18 (1): 3.

［11］ ZAFAR Z, VOGLER C, HUDALI T, et al. Nivolumab-associated acute demyelinating encephalitis: a case report and literature review [J]. Clin Medi Res, 2019, 17 (1-2): 29-33.

［12］ BOSSART S, THURNEYSEN S, RUSHING E, et al. Case report: encephalitis, with brainstem involvement, following checkpoint inhibitor therapy in metastatic melanoma [J]. Oncologist, 2017, 22 (6): 749-753.

［13］ 史佳宇, 牛靖雯, 沈东超, 等. 免疫检查点抑制剂相关神经系统不良反应的临床诊治建议 [J]. 中国肺癌杂志, 2019, 22 (10): 633-638.

［14］ 王汉萍, 宋鹏, 斯晓燕, 等. 危重及难治性免疫检查点抑制剂相关毒性反应诊治建议及探索 [J]. 中国肺癌杂志, 2019, 22 (10): 605-614.

［15］ MARINOS C. DALAKAS. Neurological complications of immune checkpoint inhibitors: what happens when you 'take the brakes off' the immune system [J]. Ther Adv Neurol Disord, 2018, 11: 1-9.

［16］ POSTOW MA, SIDLOW R AND HELLMANN MD. Immune-related adverse events associated with immune checkpoint blockade [J]. N Engl J Med, 2018, 378 (2): 158-168.

［17］ 中华医学会神经病学分会. 中国自身免疫性脑炎诊治专家共识 [J]. 中华神经科杂志, 2017, 50 (2): 91-98.

［18］ GRAUS F, TITULAER MJ, BALU R, et al. A clinical approach to diagnosis of autoimmune encephalitis [J]. Lancet Neurol, 2016, 15 (4): 391-404.

［19］ MAIKO NIKI, AYA NAKAYA, TAKAYASU KURATA. Pembrolizumab-induced autoimmune encephalitis in a patient with advanced non-small cell lung cancer: A case report [J]. Mol Clin Oncol, 2019, 10 (2): 267-269.

［20］ 向雅芸, 曾春, 李咏梅. 自身免疫性脑炎的影像诊断与鉴别诊断 [J]. 中华放射学杂志, 2020, 54 (3): 256-260.

［21］ 边仁杰, 徐永强, 胡文钟, 等. 自身免疫性脑炎的临床及多模态磁共振影像特征分析 [J]. 临床医学研究与实践, 2020, 5 (12): 14-17.

［22］ THOMPSON JA, SCHNEIDER BJ, BRAHMER J, et al. Management of immunotherapy-related toxicities, version 1. 2019 [J]. J Natl Compr Canc Netw, 2019, 17 (3): 255-289.

［23］ BYRNE EH, FISHER DE. Immune and molecular correlates in melanoma treated with immune checkpoint blockade [J]. Cancer, 2017, 123 (S11): 2143-2153.

［24］ MARKUS L, VAROSANEC MV, SLAVEN P, et al. Fatal necrotizing encephalopathy after treatment with nivolumab for squamous non-small cell lung cancer: case report and review of the literature [J]. Front Immunol, 2018, 9: 108.

［25］ HAANEN J, CARBONNEL F, ROBERT C, et al. Management of toxicities from immunotherapy: ESMO Clinical Practice Guidelines for diagnosis, treatment and follow-up [J]. Ann Oncol, 2017, 28 (suppl 4): iv119-iv142.

［26］ PUZANOV I, DIAB A, ABDALLAH K, et al. Managing toxicities associated with immune checkpoint inhibitors: consensus recommendations from the society for immunotherapy of cancer (SITC) toxicity management working group [J]. J Immunother Cancer, 2017, 5 (1): 95.

［27］ BRAHMER JR, LACCHETTI C, SCHNEIDER BJ, et al. Management of immune-related adverse events in patients treated with immune checkpoint inhibitor therapy: American society of clinical Oncology clinical practice guideline [J]. J Clin Oncol, 2018, 36 (17): 1714-1768.

［28］ China Society of Clinical Oncology Guidelines Working Committee Editor-in-Chief. Guidelines for toxicity management related to immune checkpoint inhibitors [M]. Beijing: People's Medical Publishing House, 2019.

［29］ LEONHARD S E, MANDARAKAS M R, GONDIM F A A, et al. Diagnosis and management of Guillain-Barr6 syndrome in ten steps [J]. Nat Rev Neurol, 2019, 15 (11): 671-683.

［30］ 王悦, WANG Yue. 急性格林巴利综合征的诊疗进展 [J]. 实用临床医药杂志, 2020, 24 (3): 124-128.

［31］ MAZZASCHI G, BORDI P, FIORETZAKI R, et al. Nivolumab-induced Guillain-Barré syndrome coupled with remarkable disease response in a case of heavily pretreated lung adenocarcinoma [J]. Clin Lung Cancer, 2020, 21 (2): e65-e73.

[32] 史佳宇, 牛婧雯, 沈东超, 等. 免疫检查点抑制剂相关神经系统不良反应的临床诊治建议 [J]. 中国肺癌杂志, 2019, 22 (10): 633-638.

第八节　泌尿系统案例分析

案例1　抗PD-1抗体治疗胃癌致免疫相关性膀胱炎

缪 倩　郑勤红　吴锡林
浙江大学衢州医院

【摘要】1例55岁女性患者,因确诊胃低分化腺癌伴多发淋巴结转移,给予SOX方案联合抗PD-1单抗200mg治疗1个周期后,患者出现肉眼血尿,伴尿频、尿痛、尿不尽感。膀胱镜检查提示免疫相关性膀胱炎,首先考虑给予膀胱冲洗、糖皮质激素治疗,患者血尿、尿痛及尿频症状好转。随后患者又接受SOX方案联合另一种抗PD-1单抗治疗1个周期后出现血肌酐明显升高,临床诊断为免疫相关性肾炎,予糖皮质激素治疗后好转。

一、病例简介

1. 主诉及现病史　患者,女性,55岁。因"胃癌术后15年,确诊颈部淋巴结转移2d"至我院就诊。患者2004-06在我院行胃癌根治术,术后病理提示:低分化腺癌,侵犯至浅肌层,淋巴结4+/14转移。术后行"替加氟＋喜树碱"方案化疗4个周期。2019-08因"无痛性右侧颈部1枚肿大淋巴结2个月"行PET-CT检查示:胃大部分切除术后改变,局部吻合口复发伴全身弥漫淋巴结转移。2019-08-19行右颈部淋巴结穿刺活检,病理提示(右颈部)淋巴结:浸润或转移性低分化癌,胃癌来源。诊断为胃癌术后伴广泛多发淋巴结转移,为进一步治疗,拟诊"胃癌"收住入院。

2. 既往史　否认肿瘤家族史,否认器官移植病史。

3. 体格检查　ECOG评分为0分,神志清楚,精神可,右侧锁骨上可触及1枚肿大淋巴结,大小约1.5cm×0.5cm,质硬,活动度尚可,无触痛,余浅表淋巴结未及肿大,心肺无特殊,腹软无压痛及反跳痛,肝脾肋下未及,双下肢无水肿。病理征阴性。

4. 辅助检查

(1)胃癌根治术后病理(2004-06,本院):低分化腺癌,侵犯至浅肌层,淋巴结转移(4+/14)。

(2)胃镜(2019-07-18,本院):胃大部分切除术后(毕1式吻合);吻合口炎;残胃内食糜潴留。病理提示:胃(吻合口)黏膜慢性炎。

(3)胸部CT(2019-08-12,本院):右肺上叶增殖钙化灶,右肺中叶、两肺下叶纤维灶;纵隔内肿大淋巴结。

(4)全腹部CT(2019-08-12,本院):胃部分切除术后改变;肝右叶钙化灶。

(5)PET-CT(2019-08-15,外院):胃大部切除术后改变,局部高致密线影,吻合口略增厚,FDG代谢略增高,考虑伴肿瘤转移不能除外,建议内镜检查。右侧下颌角、右侧颌下、右侧锁骨区、膈肌脚周围及后腹膜多发淋巴结肿大,FDG代谢增高,结合临床及病理,考虑为多发转移灶。纵隔内腔静脉后方、主动脉窗、气管分叉处淋巴结及双侧肺门淋巴结增大,FDG代谢增高,建议随访。

(6)颈部淋巴结穿刺病理(2019-08-19,本院):(右颈部)淋巴结浸润或转移性低分化癌,结合病史及免疫组化考虑胃癌来源。

(7)颈部淋巴结 B 超(2019-08-21,我院):双侧锁骨上扫查可见数枚淋巴结回声,皮髓质分界不清,左侧较大的约 1.4cm×0.7cm,右侧较大的约 2.0cm×0.8cm。

(8)其他:血常规、血生化、大便常规、尿常规、凝血功能、肿瘤标志物在正常范围。

5. 诊断分期及分子病理特征

(1)胃低分化腺癌术后(AJCC 第 8 版分期 c Ⅳ期),伴右颈部、锁骨上、后腹膜多发淋巴结转移。

(2)分子病理特征:Her-2(0)、CK7(+)、CK20(−)、CDX-2(+)、Ki-67+(30%)、CEA(+);CK(+)。右颈部淋巴结病理:转移性低分化腺癌。免疫组化:hMSH1(−)、hMSH2(+)、hMSH6(+)、PMS2(−)、EBER(散在 +)、Her2(0)、TTF-1(−)、PAX8(−)、PD-L1(22C3)(+,50%)。

二、治疗过程

1. 抗肿瘤免疫治疗过程 2019-08-22 因疾病复发,患者接受 SOX 方案(奥沙利铂 170mg d1+ 替吉奥 40mg 口服 2 次 /d d1~d14)联合抗 PD-1 单抗 200mg d1 治疗 1 个周期。治疗结束后 17d(2019-09-07)患者出现尿频、尿急、尿痛、尿不尽感,排尿困难伴肉眼血尿,尿液呈肉血样,行膀胱镜检查病理提示:(膀胱组织)小片黏膜慢性炎及炎性肉芽组织,考虑是由 PD-1 引起的免疫相关性膀胱炎。经治疗后好转。随后于 2019-10-22、2019-11-14 行 SOX 方案化疗 2 个周期。期间症状好转。因胃癌免疫组化提示 MSI-H,患者家属要求再次尝试另一种 PD-1 单抗治疗,充分沟通后于 2019-12-05 行 SOX 方案(奥沙利铂 150mg+ 替吉奥胶囊 50mg 2 次 /d d1~d14 1 次 /3 周)+ PD-1 单抗 200mg 联合治疗 1 个周期。2019-12-21 患者再次出现尿频、尿急、尿痛症状,血肌酐进行性升高,膀胱镜检查见膀胱内弥漫性炎症改变,行双侧输尿管 D-J 管留置以改善肾积水,但患者血肌酐仍进行性升高,考虑免疫相关性肾炎。予甲泼尼龙 40mg 静脉滴注 1 次 /d 治疗,肌酐逐渐恢复正常。随后予替吉奥单药口服化疗。治疗期间,于 2019-11-22 疗效评估为部分缓解。

2. 相关体征变化 右侧锁骨上肿大淋巴结较前明显缩小,直径约 0.4cm。

3. 相关辅助检查

(1)2019-11-22 评估:浅表淋巴结 B 超结果显示,双侧锁骨上扫查可见数枚淋巴结回声,边界清,皮髓质分界清,左侧较大的约 0.7cm×0.5cm,右侧较大的约 1.1cm×0.4cm(基线为 2.0cm×0.8cm)。

(2)2019-12-04 评估:全腹部增强 CT 结果显示,胃术后,肝内小钙化灶,双输卵管结扎后,膀胱壁肿胀(膀胱炎,请结合临床)。

(3)2019-12-05 评估:胸部 CT 结果显示,左肺上叶及两肺下叶少许炎性纤维灶。右肺上叶数个小结节,考虑良性。

4. 免疫治疗不良反应诊治过程

(1)第一阶段:免疫相关性膀胱炎诊治过程。2019-09-07 患者出现尿频、尿急、尿痛、尿不尽感,排尿困难伴肉眼血尿,尿液呈肉血样,无畏寒发热。尿常规提示:隐血(++),蛋白质(++),白细胞(+++),白细胞 759.30/μL,红细胞 566.00/μL。尿细菌培养(阴性)。尿找抗酸杆菌:(阴性)。结核感染 T 细胞检测阴性。结核抗体测定:(阴性)。白细胞、中性粒细胞绝对值偏低,CRP 在正常范围内,尿培养(阴性)。泌尿系 B 超提示:膀胱壁不均匀增厚,请结合临床。腹部 CT 示(对比 2019-08-11 CT 片):胃部分切除术后改变;肝右叶钙化灶;膀胱壁较厚,请结合临床。先后予头孢西丁、头孢地嗪经验性抗感染治疗,但症状无改善,2019-10-04 行膀胱镜检查提示:膀胱黏膜明显充血水肿,肌小梁明显增生(图 2-8-1)。予留置导尿,甲泼尼龙 1mg/(kg·d)抗炎,期间反复尿培养未培养到细菌。后患者肉眼血尿、尿频、尿急、尿痛等症状显著减轻。

(2)第二阶段:免疫相关性肾炎诊治过程。2019-12-21 患者再次出现尿频、尿急、尿痛症状,如图 2-8-2 所示,血肌酐进行性升高,行腹部 CT 检查示:胃癌术后,双侧肾盂稍扩张、积水,伴双侧输尿管扩张、积水。行双侧输尿管 D-J 管留置改善肾积水,但患者血肌酐仍呈进行性升高趋势。考虑为免疫相关性肾炎,予甲泼尼龙 1mg/(kg·d)抗炎治疗,肌酐逐渐下降恢复至正常。

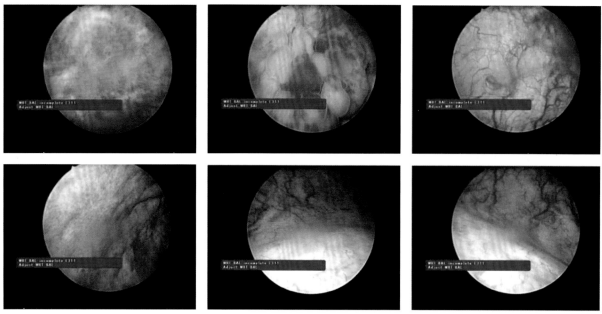

图 2-8-1　膀胱黏膜明显充血水肿

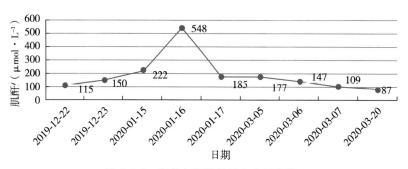

图 2-8-2　患者血肌酐的动态水平变化

三、临床思维与决策

(一)第一阶段:免疫相关性膀胱炎

在化疗 + 免疫联合治疗过程中,出现治疗相关不良反应时首先需判断是化疗还是免疫治疗引起。免疫相关性膀胱炎目前国内未见报道,且 PD-1 治疗不良反应中也未明确提出。国外报道也比较少,故在诊疗过程中比较容易忽视或者误诊。该患者免疫相关性膀胱炎在第 1 个周期治疗后即出现血尿、尿路刺激症状,多次尿培养未检得细菌,经抗生素治疗后症状无改善且血尿逐渐加重。此时,临床决断的难点是难治性血尿的原因。经膀胱镜检查可见膀胱弥漫性炎症支持了 PD-1 引起的免疫相关性膀胱炎。目前还没有针对免疫相关性膀胱炎 irAEs 的特定分级标准。经激素治疗症状缓解后是否可再挑战使用 PD-1 治疗也是目前临床医生决策的难点,特别是对于 MSI-H 的胃癌患者,免疫治疗效果相对较好。而对于免疫相关性膀胱炎的治疗除了参考 irAEs 的通用治疗原则(如糖皮质激素治疗等),未见该病相关细节性指导。本案例经过留置导尿、膀胱持续冲洗、甲泼尼龙 40mg 静脉滴注 1 次 /d 抗炎治疗后血尿消失,尿频明显缓解,无尿痛、尿不尽感。

(二)第二阶段:免疫相关性肾炎

患者免疫性膀胱炎经治疗后症状缓解,疗效满意,激素缓慢减量后停用。但由于患者胃癌分子分型MSI-H,再挑战另一种抗 PD-1 单抗联合 SOX 方案治疗 1 个周期后,患者再次出现尿频、尿急、尿痛症状,血肌酐进行性升高。行腹部 CT 提示:胃术后,双侧肾盂稍扩张、积水,伴双侧输尿管扩张、积水。遂行双侧输尿管 D-J 管留置以改善肾积水,但患者肌酐仍进行性升高。此时首要面对的临床问题是判断肌酐快速升高的病因。原因：其一，可能再次出现免疫相关性膀胱炎，导致输尿管梗阻，出现肾后性的肾衰竭；其二，考虑出现免疫相关性肾炎，据国外病案报道出现免疫相关性膀胱炎再次使用激素后出现免疫相关性肾炎概率高；其三，考虑患者在使用激素＋免疫抑制剂＋化学治疗后，抵抗力低下，是细菌、真菌、病毒感染的高危人群。行输尿管支架植入术解除尿路梗阻后患者血肌酐仍呈进行性升高，尿细菌培养阴性。故临床首先考虑为免疫相关性肾炎，给予甲泼尼龙 1mg/(kg·d) 治疗后，肌酐逐渐恢复正常。

四、经验与体会

免疫相关性膀胱炎在国内鲜有报道，在治疗过程中经验相对不足，特别是治疗好转后是否能够再次挑战免疫治疗尚未知。

本例患者在抗肿瘤治疗有效、免疫相关性膀胱炎治疗好转情况下，再次使用 PD-1 单抗治疗后出现免疫相关性肾炎，经过积极处理后恢复正常。需要关注以下问题：

1. 本案例的病因是什么？

本案例诊治过程中，从膀胱镜及治疗效果来看，免疫相关性膀胱炎的诊断明确。

2. 本案例的临床决策是否得当？

在免疫相关性膀胱炎诊治过程中，及时完善膀胱镜检查，对病情快速准确地进行判断，根据相关指南及患者具体情况给予治疗并获得了满意的治疗效果。而对于免疫相关性肾炎的诊断，尽管目前尚无金标准，但尽早行肾脏穿刺活检，明确肾病病理分型，将有助于临床医生诊断与治疗决策。本例患者虽然肾炎的治疗取得了比较满意的结果，但未行肾脏穿刺活检，难免有点遗憾。

3. 从本案例能获得哪些经验及教训？

免疫相关性膀胱炎目前还没有明确的毒副作用分级，临床报道较少，后续是否继续使用免疫治疗也是临床医生抉择的难点。该患者 MSI-H，再挑战免疫治疗后，出现免疫相关性肾炎，血肌酐水平显著上升。另外联合治疗（化疗＋免疫治疗）是否会加重免疫相关性膀胱炎或肾炎的发生？或者后续是否使用抗 PD-1 抗体单药治疗，此种药物是否可以降低免疫相关性膀胱炎的不良反应等级？

五、专家点评

纵观本案例，临床决策、抗肿瘤及并发症治疗均无可厚非，但患者临床结局不佳，笔者认为应当从以下方面进一步思考：

1. irAEs 发生的确切病理生理机制不清楚，故对于选择免疫治疗的患者，治疗之前是否充分评估是自身免疫性疾病否存在，完善自身免疫相关抗体检测？

2. irAEs 与化疗比较，出现不良反应的时间与化疗相比更迟些出现，持续时间长。但本案例中，患者第 1 个周期免疫治疗后出现免疫相关性膀胱炎，是否联合化疗会导致 irAEs 出现提早，且毒性是否会出现叠加？

3. 不良反应与疗效的关系　如何权衡患者的风险及获益，何时再次启动抗肿瘤免疫治疗，是充满挑战的课题。

4. 免疫检查抑制剂再挑战　因免疫相关性膀胱炎目前还没有明确的毒副作用等级，后续是否继续使用也是临床医生选择的难点。

六、述评

免疫相关不良反应(irAEs)可发生于全身各个组织和器官，irAEs 管理五大支柱：预防、评估、检测、治疗和监测。

1. 预防　作为临床肿瘤科医生，在对患者进行免疫治疗前，要充分评估患者的基础疾病背景，做相关的免疫治疗风险评估。了解患者的基础疾病，告知风险，这是预防。

2. 评估　先做一个基线的检测，治疗后还需密切随访。在治疗过程中患者出现任何相关的症状，如皮疹、咳嗽、呼吸急促、咳嗽等，都需要评估。

3. 检查　对于考虑 irAEs 患者出现的不同症状,需要做相应的检查以进一步明确诊断,若考虑患者有免疫相关性肺炎,需要行肺部 CT 扫描;考虑为心肌炎,需要行心肌酶谱、心脏超声、心电图动态检查等。

4. 监测　就是在整个治疗过程中,包括各种症状的监测、疗效的监测,以及对各种并发症的严重程度进行监测。监测是动态过程,从治疗前、治疗中及治疗后,需要医患双方重视与配合。早期干预非常重要。

5. 治疗　根据指南 irAEs 诊断分级合理使用糖皮质激素治疗,对糖皮质激素及免疫抑制剂使用的时机、剂量和剂型进行判断,同时动态评估后续肿瘤治疗方案。

案例 2　抗 PD-1 抗体治疗肺癌致免疫相关性肾炎

王晓斐　项轶　高蓓莉

上海交通大学医学院附属瑞金医院

【摘要】1 例 70 岁男性患者,因确诊支气管肺鳞癌,接受白蛋白结合型紫杉醇及卡铂化疗,并联合抗 PD-1 抗体免疫治疗。1 个月后患者入院拟行第 2 个周期治疗,血液检查发现肾功能异常,血肌酐 381μmol/L。完善肾穿刺组织病理检查提示"急性肾小管间质病变",排除其他原因后考虑为免疫治疗相关性肾间质性肾炎,予以糖皮质激素治疗。初始剂量为 120mg/d,冲击 3d 后患者血肌酐下降至 121μmol/L,后激素逐渐减量,患者肾功能恢复正常。

一、病例简介

1. 主诉及现病史　患者,男性,70 岁。2020-04 体检,胸部 CT 检查发现肺部占位性病变,2020-05-07 进一步行 PET-CT 检查提示:左肺上舌段肿块伴 FDG 代谢增高,两侧肺气肿,纵隔内多发淋巴结 FDG 代谢增高,遂收治入院。2020-05-11 行超声气管镜检查:支气管腔内未见明显新生物,左肺上舌段支气管黏膜肿胀。病理活检阴性,局部支气管肺泡灌洗液中可见少量异型细胞。2020-05-12 行 CT 引导下肺结节穿刺活检术,病理示鳞状细胞癌。患者无发热、咳嗽、咳痰、咯血、胸闷、胸痛等不适,食欲略减退,尿量正常,体重减轻约 5kg。

2. 既往史　6 年前诊断为冠心病,心脏置入 1 枚支架,术后予阿司匹林抗凝治疗。6 年前曾行直肠癌造瘘术,术后予放疗 5 次,化疗 5 次,末次化疗时间:2014-05(具体方案不详)。后定期复查肠镜。父亲有"贲门肿瘤"史。患者育有 1 子 2 女,吸烟 30 年,20 支/d,已戒烟 6 年,饮酒 30 年,白酒 150~250mL/d,已戒酒 6 年。其余无特殊。

3. 体格检查　一般情况良好,ECOG 评分为 1 分,未见明显消瘦,疼痛评分为 0 分,神志清楚,精神可,全身浅表淋巴结未及肿大。胸廓未见畸形,心律齐,心脏各听诊区未闻及病理性杂音。双肺呼吸音低,左肺锁骨中线第 3~5 肋间叩诊呈浊音,两肺听诊未闻及干湿啰音。腹软,左下腹部直肠造瘘处皮肤黏膜稍红。其余无特殊。

4. 辅助检查

(1)PET-CT(2020-05-07 外院):直肠癌术后,盆底骶前软组织增厚伴 FDG 代谢稍增高,考虑为术后改变。左下腹造瘘,瘘口区少许炎性改变。左肺上舌段肿块伴 FDG 代谢增高,考虑为恶性肿瘤,建议穿刺明确诊断。

(2)胸部 CT 增强(2020-05-09):左肺门见团块状软组织密度影,形态欠规则,最大截面大小约 5.2cm×6.1cm,内见点状钙化灶,增强后病灶呈不均匀强化(图 2-8-3)。周围可见少许斑片、条索影。右侧肺门区未见异常密度影。

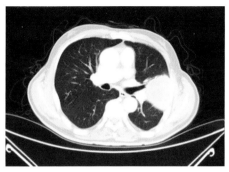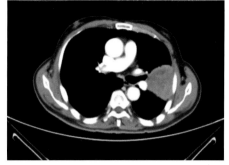

图 2-8-3 胸部增强 CT 左肺门团块影

5. 诊断分期及分子病理特征

(1)左肺原发性支气管肺鳞癌(T3N1M0,ⅢA 期,ECOG 评分为 1 分);左肺穿刺活检标本示恶性肿瘤,结合免疫组化标记结果,符合鳞状细胞癌。肿瘤组织免疫组化:P40(+),CK5/6(部分 +),Ki67(60%+),TTF-1(−),Napsin A(−),CK7(−),CgA(−),Syn(−),CD56(−),CK20(−),CDX-2(−),SATB 2(−)。

(2)直肠癌造瘘术后。

(3)肺气肿。

二、治疗过程

1. 抗肿瘤免疫治疗过程 患者于 2020-05-23 接受第 1 个周期化疗联合免疫治疗,方案为白蛋白结合型紫杉醇 400mg+ 卡铂 450mg+PD-1 200mg,用药后患者无明显恶心、呕吐等不适。2020-06-15 患者为第二次治疗入院,血检提示血肌酐 381μmol/L。

(1)相关体征变化:尿量正常,1 600~2 100mL/d,双侧肾区无叩痛。

(2)相关辅助检查:2020-06-15 入院后评估如下。

1)血常规:白细胞计数 4.59×10⁹/L,中性粒细胞百分比 73.5%,红细胞计数 3.66×10¹²/L,血红蛋白 92g/L,血小板计数 88×10⁹/L。

2)尿常规:白细胞阳性(++),酸碱度 5.5,亚硝酸盐阴性(−),蛋白质阴性(−),酮体阴性(−),葡萄糖阴性(−),尿胆原阴性(−)。

3)中段尿培养(−)。

4)肾功能:尿素 22.4mmol/L,肌酐 381μmol/L,估算肾小球滤过率 13.0mL/min。

5)尿微量蛋白:尿微量白蛋白 4.41mg/dL,尿转铁蛋白 0.29mg/dL,尿免疫球蛋白 G 2.32mg/dL,尿 β_1 微球蛋白 1.90mg/dL,NAG 活性 2.28U/L,尿视黄醇结合蛋白 0.45mg/L。尿微量白蛋白 92.61mg/24h,尿转铁蛋白 6.09mg/24h,尿免疫球蛋白 G 48.72mg/24h,24h 尿 α_1 微球蛋白 39.90mg/24h。

6)24h 尿液检测:尿量 2.10L/24h,尿肌酐 2.36mmol/L,肌酐 18.69mmol/24h,尿素 183.8mmol/24h,尿 酸(uric acid,UA)2.15mmol/24h, 钠 165.9mmol/24h, 钾 19.53mmol/24h, 氯 111.3mmol/24h, 磷 7.46mmol/24h。

7)免疫相关抗体:阴性(−),抗肾小球基底膜抗体:阴性(−)。

8)血生化:钠 138mmol/L,钾 4.41mmol/L,氯 104mmol/L,二氧化碳 21.3mmol/L,钙 2.26mmol/L,磷 1.67mmol/L,葡萄糖 5.33mmol/L,前白蛋白 153mg/L,谷丙转氨酶(GPT)32IU/L,谷草转氨酶(GOT)24IU/L,总胆红素 9.1μmol/L,白蛋白 31g/L,C 反应蛋白 107mg/L,尿酸 440μmol/L。

9)血气分析:酸碱度 7.44,氧分压 12.44kPa,二氧化碳分压 5.80kPa,氧饱和度 97.6%,氢离子浓度 36.6nmol/L,标准碳酸氢根 27.6mmol/L,实际碳酸氢根 28.6mmol/L,标准剩余碱 4.0mmol/L,细胞外液剩余碱 4.4mmol/L,缓冲碱 48.9mmol/L,血浆二氧化碳总量 30.0mmol/L,肺泡动脉氧分压差 0.820kPa。

10)心肌酶谱:乳酸脱氢酶 175IU/L,肌酸激酶 35IU/L,肌钙蛋白 I 0.01ng/mL。

11）肿瘤指标：癌胚抗原 0.95ng/mL，神经元特异性烯醇化酶 10.48ng/mL，细胞角蛋白 19 3.58ng/mL，鳞状细胞癌相关抗原 1.50ng/mL，糖类抗原 125 12.2U/m，糖类抗原 199 8.6U/mL。

12）双肾超声：双肾大小在正常范围，轮廓清晰，形态正常，肾盂未见分离，皮髓质分界清，CDFI 示血流灌注良好。

2. 免疫治疗不良反应（免疫相关性肾炎）诊治过程 2020-06-15 患者为第二次治疗入院，发现血肌酐异常升高 381μmol/L，监测患者尿量正常，无恶心、呕吐、乏力，无尿频、尿痛等尿路刺激症状。尿常规提示患者尿白细胞 ++，予以头孢曲松（罗氏芬）2g 静脉滴注 1 次 /d，持续 3d 抗感染治疗，并予碳酸氢钠碱化尿液。肾脏科会诊考虑急性肾损伤与药物相关性大，建议完善肾脏病理检查。遂患者于 2020-06-22 接受超声引导下肾脏穿刺术，术后病理提示急性肾小管 - 间质性病变，表现为间质水肿和弥漫炎性细胞浸润、肾小管损伤（图 2-8-4）。

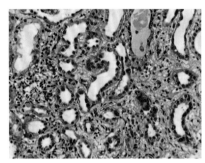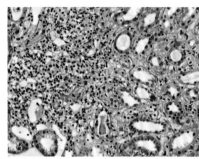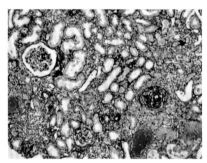

图 2-8-4 肾穿刺病理，示肾小管间质水肿及弥漫炎性细胞浸润

（1）免疫相关性肾炎治疗过程：考虑患者的肾炎与免疫治疗相关，于 2020-06-25 立即予静脉糖皮质激素冲击治疗，方案为甲泼尼龙 120mg/d × 3d，80mg/d × 3d，40mg/d × 3d。

（2）免疫相关肾炎治疗转归：患者静脉使用甲泼尼龙 5d 后于 2020-06-29 复查肾功能，提示尿素 14.6mmol/L、肌酐 112μmol/L、尿酸 217μmol/L，估算肾小球滤过率 57.0mL/min。患者 24h 尿量始终在 1.5L 以上，血压 120/80mmHg 左右。空腹血糖 9.3mmol/L，糖化血红蛋白 6.7%，根据血糖水平予以餐前短效胰岛素皮下注射。2020-07-04 再次复查患者尿常规正常，肾功能：尿素 15.6mmol/L，肌酐 106μmol/L，尿酸 208μmol/L，估算肾小球滤过率 61mL/min，空腹血糖 5.64mmol/L。患者在静脉使用甲泼尼龙 9d 后，于 2020-07-04 改为口服泼尼松 25mg/ 次 1 次 /d 后出院，并嘱患者每 5d 减 5mg 泼尼松并复查肾功能。

三、经验与体会

免疫治疗的相关药物（包括 PD-1/PD-L1 抑制剂和 CTLA-4 抑制剂等）所引起的肾功能不全，其常见病理改变涉及自身免疫性肾小球疾病或特异性较低的急性肾小管间质性肾炎，少见的改变包括血栓性微血管病、免疫复合物肾小球肾炎和药物性狼疮。与抗 PD-1 单抗治疗相关的急性肾损伤最常见表现是以肾小管间质损伤为主的间质性肾炎，而由微小病变引起肾病综合征的急性肾衰竭是极罕见的。抗 CTLA-4 单抗引起的毒副作用除急性间质性肾炎外，还可见足细胞病和低钠血症。与抗 CTLA-4 单抗相关的肾损伤发生较早（2~3 个月），而抗 PD-1 单抗引起的肾损伤通常较晚（3~10 个月）。国外的相关案例报道，如处理及时肾功能可以恢复。

本例患者既往肾脏功能良好，确诊肺鳞癌后接受化疗联合 PD-1 免疫治疗，在治疗后 23d 常规复查中，发现血肌酐明显升高，发生了急性肾损伤，排除了自身免疫性疾病等相关因素后，考虑与免疫药物应用有关。肾脏穿刺病理也明确了肾损伤主要定位在肾小管，以间质水肿和弥漫炎性细胞浸润为主要表现。需要关注以下问题：

1. 本案例的临床决策是否得当？

在免疫相关性肾炎诊治过程中，对病情快速准确地进行判断，相关科室共同会诊及时处理，及时开始静脉糖皮质激素冲击治疗，为肾功能恢复争取到了宝贵时间。

2. 从本案例能获得哪些经验及教训?

本例患者出现了明显的肾功能损害,但没有明显的临床症状、体征,尿量始终在正常范围,因此对免疫治疗的定期随访管理非常重要。本案例患者只接受了一次治疗,即出现了明显的肾损伤,且没有发现其他相关免疫治疗的 irAEs,提示免疫治疗相关肾炎可单独早期出现。确诊后及时停用相关肾毒性药物并尽早给予糖皮质激素治疗是逆转病情的关键。

四、专家点评

纵观本案例,最终患者肾功能基本恢复,有赖于临床医生的及时发现、综合决策、早期治疗。但本患者使用一次免疫治疗后即出现了 3 级免疫相关性肾炎,在现实中对于这样的老龄患者是否能够再挑战免疫治疗,以及再挑战的时机还需仔细斟酌并权衡利弊。

五、述评

免疫治疗的不良反应涉及范围广,发生时间点各异,作为一线临床医生,对免疫治疗相关各类 irAEs 要有充分的认识,提高警惕,才能早识别、早干预。在诊治过程中还要重视多学科联合诊治。探索免疫相关不良反应的预测因子,是早期诊断、早期治疗 irAEs 的研究热点。

案例 3 抗 PD-L1 抗体治疗非小细胞肺癌致免疫相关肾病综合征

唐 敏 李 琳
北京医院

【摘要】1 例 54 岁男性患者,因确诊转移性非小细胞肺癌给予抗 PD-L1 单抗治疗。第 1 个周期治疗后出现发热,最高体温 39.0℃,除外感染、输液反应等其他原因后考虑为免疫治疗相关性发热,经对症治疗后体温降至正常。第 2 个周期治疗后患者出现尿蛋白增多,诊断"肾病综合征",完善肾穿刺病理活检,类型为"微小病变型",临床首先考虑免疫治疗相关性肾病综合征。停用 PD-L1 单抗并给予甲泼尼龙治疗,患者尿蛋白逐渐减少。患者最终因原发疾病进展致大咯血死亡。

一、病例简介

1. 主诉及现病史 患者,男性,54 岁。因"间断气短、咳痰带鲜血 1 个月"于 2017-10-10 首次于我科就诊。PET-CT 示:左肺上叶代谢异常增高结节(最大径 4.8cm),左肺下叶代谢异常增高结节(最大径 2.8cm),考虑为肺癌;左肺门淋巴结转移(最大者短径 3.2cm);双肺弥漫粟粒样结节,考虑肺内转移。支气管镜:左肺上叶、下叶开口处肿物;病理诊断:肺鳞癌。2017-10-23/2017-11-13 行吉西他滨联合顺铂化疗 2 个周期,疗效评估为疾病进展(实体肿瘤反应评价标准 1.1,Response E-valuation Criteria in Solid Tumors 1.1,RECIST 1.1)。2017-12-08 至 2018-02-09 行多西他赛化疗,2 个周期后疗效评估为疾病稳定。4 个周期后疗效评估为部分缓解。患者咯血、气短逐渐缓解。2018-09-06 复查 CT:左肺下叶肺癌伴肺门淋巴结明显增大,致新发左肺下叶肺不张;新出现脑转移、肝转移、肾上腺转移、脾转移、骨转移。患者自觉气短,咳痰带血丝。为进一步治疗收住入院。

2. 既往史 患者既往无自身免疫性疾病史,吸烟 30 年,20 支/d,未戒烟。其余无特殊。

3. 体格检查 一般情况可,ECOG 评分为 1 分,疼痛评分为 0 分,神志清楚,桶状胸,左下肺触觉语颤较右肺减弱,左下肺叩诊浊音,右肺叩诊清音,左下肺呼吸音减低,右肺呼吸音清晰,双肺未闻及干湿啰音。心律齐,心脏各听诊区未闻及病理性杂音。其余无异常,病理征阴性。

4. 辅助检查

(1)胸腹部、盆腔及颅脑增强 CT(2018-09-06):左肺下叶肺癌伴左肺门淋巴结转移较前增大,最大径

7.9cm,左肺下叶阻塞、肺不张,左肺下叶新出现多个异常强化结节;左肺门支气管腔内新出现软组织密度影;左侧少量胸腔积液;肝内新出现多发异常强化灶,最大者最大径1.8cm,考虑转移;脾脏新出现异常强化灶,最大径1.6cm,考虑转移;双侧肾上腺新出现结节,最大者最大径1.7cm,考虑转移;L_3椎体新出现骨质破坏,考虑转移;左侧额叶新出现异常强化结节最大径约0.6cm,考虑转移。

（2）全身骨扫描（2018-09-20）：右侧第9后肋、右侧第6前肋、L_3椎体右部、左侧股骨干新出现放射性增高灶,考虑转移。

（3）肿瘤指标（2018-09-23）：鳞状上皮细胞癌相关抗原2.5ng/mL。

（4）血生化检查（2018-09-23）：肌酐79μmol/L,尿素氮6.81mmol/L,白蛋白33g/L,血糖4.8mmol/L,甘油三酯1.62mmol/L,总胆固醇5.09mmol/L。

（5）血常规：白细胞$7.48×10^9$/L,中性粒细胞$5.51×10^9$/L,血红蛋白121g/L,血小板$236×10^9$/L,C反应蛋白2.1mg/dL。

（6）尿常规（2018-09-23）：尿蛋白、白细胞、红细胞均阴性。

（7）其他：大便常规、凝血功能、甲状腺功能均在正常范围。

5. 诊断分期

（1）左肺鳞癌（cT4N1M1a → rT2N1M1c,c ⅣA 期 → r ⅣB 期）。

（2）左肺门、纵隔淋巴结转移,双肺转移,脑、肝、脾、骨、肾上腺转移。

二、治疗过程

1. 抗肿瘤免疫治疗过程　2018-09-25患者接受第1个周期"PD-L1单抗1 200mg静脉滴注"治疗,无其他合并用药。用药后约11h,患者出现发热,排除感染、输液反应等因素后,考虑免疫治疗相关性发热,给予吲哚美辛(消炎痛)栓0.1g塞肛2次/d共3d,患者体温逐渐降至正常范围。第1个周期治疗后患者自觉气短明显缓解,未再咯血。2018-10-16患者接受第2个周期PD-L1单抗1 200mg治疗。2个周期治疗后疗效评估为部分缓解（RECIST 1.1）（图2-8-5）。患者气短症状完全缓解,自觉尿中泡沫逐渐增多。检验提示肾病综合征,肾穿刺活检提示微小病变型肾病,考虑为免疫相关不良反应（irAEs）。遂暂停PD-L1单抗并给予甲泼尼龙治疗,尿蛋白逐渐减少。2019-02-26患者在当地医院因"人咯血"死亡。

2. 相关辅助检查

（1）2018-09-06胸腹部增强CT基线评估（图2-8-5A~C）：左肺下叶肺癌伴左肺门淋巴结转移,最大直径7.9cm,左肺下叶阻塞、肺不张;肝内多发转移,最大者直径1.8cm。

（2）胸部CT评估（2018-11-06,本院）（图2-8-5D~E）：左肺下叶肺癌,最大直径3.8cm,较前明显缩小;左肺下叶多个异常强化结节;左肺门淋巴结转移。

（3）腹部MRI评估（2018-11-06,本院）（图2-8-5F）：肝多发异常信号结节,考虑肝多发转移,对比2018-09-06腹部增强CT缩小,最大者最大直径0.8cm;脾脏未见异常信号;双肾上腺结节,考虑转移,较大者最大直径1.3cm。

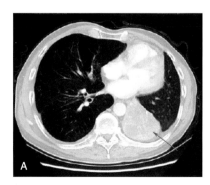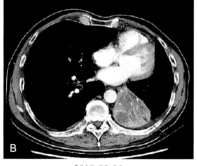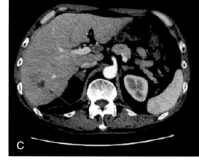

2018-09-06

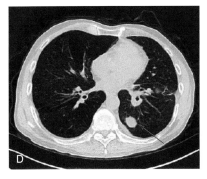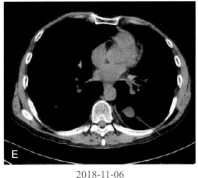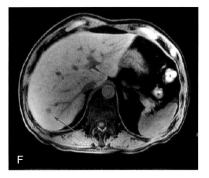

2018-11-06

图 2-8-5　影像复查结果提示肿瘤部分缓解

3. 免疫治疗不良反应诊治过程

（1）第一阶段：免疫相关性发热的处理。患者 2018-09-25 10 :30am 应用第 1 个周期 PD-L1 单抗治疗，当晚 21 :00pm 开始出现间歇性发热，最高体温 39.0℃，无其他异常。复查血常规：白细胞 7.91×10⁹/L，中性粒细胞 5.79×10⁹/L，血红蛋白 115g/L，血小板 205×10⁹/L。C 反应蛋白 2.5mg/dL。降钙素原 0.07ng/mL。尿常规、大便常规、血生化均未见异常。甲、乙型流感咽拭子抗原检测均阴性。血培养阴性。查体除发热外无特殊。考虑患者为 CTCAE 1 级免疫相关性发热，给予患者吲哚美辛（消炎痛）栓 0.1g 塞肛 2 次 /d，患者体温波动在 36.3~38.2℃，体温高峰逐渐下降。2018-09-28 停用吲哚美辛栓，患者未再发热，无自觉不适。不影响 PD-L1 单抗第 2 个周期用药。

（2）第二阶段：免疫相关性肾病综合征治疗。患者治疗 2 个周期后自觉尿中泡沫逐渐增多。2018-11-05 患者返院复查。查体：血压 110/70mmHg，全身皮肤未见皮疹，结膜无苍白。双肺呼吸音清，未闻及干湿啰音。心律齐，未闻及病理性杂音。腹平软，肾区无叩痛，双下肢无水肿。化验检查：尿常规提示尿蛋白阳性、白细胞 1.6 个 / 高倍视野、红细胞 0.8 个 / 高倍视野；24h 尿蛋白定量 8.92g；血生化：血白蛋白 28g/L，肌酐 59mmol/L（Cockcroft-Gault 公式估算内生肌酐清除率 109mL/min），尿素氮 4.81mmol/L，尿酸 306μmol/L。尿白蛋白 / 肌酐比值 255mg/mmol（正常值范围 10~25mg/mmol），尿 N- 乙酰 -β-D 氨基葡萄糖苷酶 / 肌酐比值 34U/gCRE（正常值范围 0~16U/gCRE）。尿渗透压 511mOsm/（kg·H₂O），血渗透压 284mOsm/（kg·H₂O）。补体 C3 108mg/dL，补体 C4 36mg/dL，CH50 57.80U/mL，均在正常范围。血 ANA（1 :100）阴性，PR3-ANCA 阴性，MPO-ANCA 阴性；甲状腺功能正常；抗基底膜抗体阴性，抗 PLA2R 抗体阴性。双肾 B 超：双肾皮髓质界限不清楚，弥漫性病变可能。临床诊断为"肾病综合征"。经肾内科专科会诊，2018-11-13 行肾脏穿刺活检，病理：14 个肾小球，系膜细胞和基质有局灶节段性轻度增生，基底膜不厚，毛细血管襻开放好。肾小管上皮细胞颗粒变性，小灶性刷状缘脱落，管腔扩张，小灶性萎缩伴有间质纤维化和慢性炎细胞浸润。小血管壁有增厚，内膜增厚为主。免疫组化染色：IgA（−）、IgG（−）、IgM（−）、C3（−）、C4（−）、C1q（−）、Kappa（−）、Lambda（−）。特殊染色：PAS（−）、六胺银（−）、Masson 三色（−）、刚果红（−）（图 2-8-6）。电镜：符合微小病变型肾病。考虑患者患了"免疫相关性肾病综合征"（CTCAE 5.0，3 级），暂停 PD-L1 单抗治疗。2018-11-20 复查 2h 尿蛋白定量 6.56g，血白蛋白 25g/L。2019-12-11 开始给予患者甲泼尼龙 80mg 1 次 /d×3d 继以 60mg 1 次 /d×4d，静脉治疗共 7d 后复查 24h 尿蛋白降至 4.6g，继续甲泼尼龙片 48mg 口服 1 次 /d 6 周后糖皮质激素逐渐减量。期间多次复查 24h 尿蛋白波动于 2.86~3.03g。经与患者本人及家属商议后，患者未再接受 PD-L1 单抗治疗。

三、临床思维与决策

（一）第一阶段：发热的诊治

患者在首次免疫治疗结束后 11h 出现发热，持续约 3d，给予非甾体消炎药治疗后可缓解。发热是免疫治疗的常见不良反应，但诊断免疫相关不良反应前需要与其他原因如感染、输液反应等可能导致发热的病因相鉴别。患者用药后当晚即出现发热，查血常规示白细胞及中性粒细胞无升高，炎症指标如血

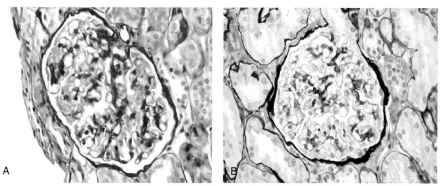

图 2-8-6　肾穿刺活检病理,系膜细胞和基质有局灶节段性轻度增生,基底膜不厚,
毛细血管袢开放好,符合"微小病变型肾病"

A. 六胺银染色(−);B. 过碘酸雪夫(periodic acid-Schiff,PAS)染色(−)。

C 反应蛋白、降钙素原未见升高,流感咽拭子阴性,血培养阴性,尿常规、大便常规各项指标均正常,无伴随症状,可基本除外感染可能。输液反应是指由于药物中含有致热原、过敏原或杂质所致发热,一般在治疗开始后数分钟至 2h 内发生,可以伴有寒战、血压下降、胸闷、皮疹等不适。本患者输液结束 11h 后出现发热,且治疗结束后仍持续 3d,发热时无其他自觉不适症状,不支持输液反应。综合以上因素,考虑患者发热为免疫相关性发热(CTCAE 5.0 1 级)。免疫相关性发热若无其他不适伴随症状,可在发热明显时给予非甾体消炎药对症退热处理即可。

（二）第二阶段：肾病综合征的诊治

患者治疗 2 个周期后出现大量蛋白尿(＞3.0g/24h)、低白蛋白血症、高脂血症,符合"肾病综合征"的诊断。因不伴有血尿、肾功能损害、高血压,临床诊断为"单纯性肾病综合征"。肾穿刺活检的苏木精 - 伊红染色、免疫荧光染色、电镜检查均支持肾小球微小病变型,肾小管炎症损伤轻微。患者在抗肿瘤免疫治疗过程中新出现肾病综合征,首先考虑继发性,需要鉴别的原因包括其他合并疾病所致、肿瘤相关以及抗肿瘤治疗相关等。患者筛查乙型肝炎、HCV、HIV 均阴性,无糖尿病病史,无其他自身免疫性指标阳性,可首先除外其他共存疾病所致肾病综合征。恶性肿瘤相关的肾病综合征中,微小病变型肾病常见于血液系统恶性肿瘤尤其是霍奇金淋巴瘤;而实体瘤中肿瘤相关性肾病综合征病理类型以膜性肾病多见,微小病变型罕见。且肿瘤相关性肾病综合征通常出现在肿瘤负荷较大时,随着抗肿瘤治疗好转而尿蛋白减少。本患者 PD-L1 单抗治疗前肿瘤负荷最大时尿蛋白阴性,PD-L1 单抗治疗 2 个周期后肿瘤明显缓解时出现肾病综合征;后期患者再次出现肿瘤进展时,蛋白尿并未再加重,不支持肿瘤相关肾病综合征的诊断。

患者病程中无不明原因中药可疑用药史。化疗药物所导致的肾损伤类型多样。结合本患者曾使用过的吉西他滨、卡铂、多西他赛药物分析,吉西他滨有导致血栓性微血管病型肾病综合征合并肾功能损害的个案报道,但未见微小病变型肾病报道;而卡铂、多西他赛未见有导致肾病综合征的文献报道。患者停用化疗后 6 个月才出现肾病综合征,亦不支持患者肾病综合征与既往化疗药物有关。

患者曾因第 1 个周期 PD-L1 单抗治疗后发热而使用非甾体消炎药治疗。非甾体消炎药导致肾损害主要以肾小管间质炎症为主,可以伴有尿白细胞增多、皮疹、关节肿痛等表现。本患者病理未见明显肾小管间质损伤,尿中白细胞阴性,无皮疹、关节肿痛症状,且消炎痛栓用量较小、时间较短,不支持非甾体消炎药所致肾病综合征。文献报道中免疫检查点抑制剂单药治疗导致免疫相关性肾毒性发生率为 1%~2%,包括急性间质性肾炎、狼疮样肾炎,伴或不伴急性肾损伤等类型。经回顾文献,既往仅有 3 例 PD-1 单抗治疗后出现肾病综合征报道,其中 1 例为难治性霍奇金淋巴瘤患者使用帕博利珠单抗治疗后出现肾病综合征伴急性肾损伤,活检病理微小病变型伴肾小管损伤;1 例患者为难治性霍奇金淋巴瘤患者使用 Camrelizumab(SHR-1210)治疗后出现肾病综合征;另 1 例为恶性黑色素瘤患者接受帕博利珠单抗治疗后出现急性肾衰竭伴肾病综合征。本文为首例 PD-L1 抑制剂治疗恶性肿瘤导致肾病综合征的报道。本患者病理与既往报道的免疫相关性肾病综合征病理类型一致。

四、经验与体会

本患者在 PD-L1 单抗治疗有效过程中先后出现免疫相关性发热、肾病综合征,在治疗过程中以下问题值得思考:

1. 本案例的病因是什么?

本案例诊治过程中,从血化验、尿化验、肾穿刺活检病理及其他相关病史分析,免疫相关性肾病综合征的诊断较为明确。

2. 本案例诊断有无金标准?

免疫相关性肾损害目前尚无诊断金标准,肾穿刺活检及结合相关病史、化验综合分析是诊治的关键。

3. 本案例的临床决策是否得当?

在免疫相关性肾病综合征诊治过程中,及时完善肾穿刺活检,明确病理有助于鉴别诊断。患者 3 级肾病综合征(CTCAE 5.0),根据指南暂停免疫检查点抑制剂并加用糖皮质激素治疗。患者尿蛋白经糖皮质激素治疗后好转。

4. 从本案例能获得哪些经验及教训?

原发性微小病变型肾病综合征的治疗可以考虑观察,部分患者会出现自发缓解,大部分患者对激素治疗敏感,但激素减量后容易复发。继发性微小病变型肾病综合征的治疗主要是在去除诱因的基础上参照原发性进行治疗。本患者观察 1 周后复查未出现自发缓解倾向,对于免疫相关性肾病综合征目前无明确推荐治疗,主要是结合原发性肾病综合征和免疫相关性肾损害情况进行治疗。原发性微小病变型肾病综合征建议给予甲泼尼龙 0.5~1.0mg/(kg·d),免疫相关性肾损害根据血肌酐升高程度给予 0.5~2.0mg/(kg·d),本患者根据 1mg/(kg·d)给予甲泼尼龙治疗。患者尿蛋白虽有减少但始终无法转阴,提示免疫相关性肾病综合征较原发性肾病综合征治疗更为困难。对于出现 irAEs 的患者是否继续用药应该权衡治疗的利弊。本患者已经过二线化疗,又有咯血并无法耐受安罗替尼治疗,免疫检查点抑制剂治疗获益明显;而肾病综合征无明显肾功能损害,曾与患者本人及其家属商议是否在密切监测尿蛋白和肾功能情况下再次使用 PD-L1 单抗或其他 PD-1/PD-L1 抑制剂治疗,但患者本人及其家属终未同意,放弃继续抗肿瘤治疗返回当地。

五、专家点评

患者在 PD-L1 单抗治疗后先后出现免疫相关性发热及肾病综合征。发热是免疫治疗的常见不良反应,但诊断 irAEs 前需要与其他原因如感染、输液反应等可能导致发热的病因相鉴别。输液反应常在治疗开始后数分钟至 2h 内发生,可以伴有寒战、血压下降、胸闷、皮疹等不适,较容易鉴别。需要着重鉴别的是感染相关性发热,常见需要警惕的可能发热部位包括呼吸道、消化系统、尿路、皮肤等,可能的病原体包括细菌、病毒、结核、真菌等,查体和完善相关化验检查可以帮助鉴别。免疫相关性发热若无其他不适伴随症状,可在发热明显时给予非甾体消炎药对症退热处理即可。

这个患者在治疗中出现了免疫治疗相关的 3 级肾病综合征,不伴有肾功能恶化。目前免疫相关性肾病综合征没有明确管理指南,主要参照免疫相关肾毒性管理指南和原发性肾病综合征的治疗进行,暂停免疫检查点抑制剂,使用糖皮质激素和免疫抑制剂为基础的治疗。本患者在糖皮质激素治疗基础上还可以考虑加用免疫抑制剂如英夫利西单抗治疗。有回顾性研究表明对于出现 irAEs 的患者加用免疫抑制剂的治疗并不影响总生存期。

六、述评

随着近几年免疫检查点抑制剂用于非小细胞肺癌治疗的研究不断进展,越来越多的晚期非小细胞肺癌患者从免疫检查点抑制剂治疗中获益,并取得长期生存,但随之而来的 irAEs 管理也受到了越来越多的关注。irAEs 的早期识别与诊断在接受免疫检查点抑制剂治疗的患者的诊疗过程中尤为重要。免疫检查点抑制剂治疗所致肾脏相关不良反应在既往研究中报道的发生比例为1%~2%，且多以肾小管损伤为主。本案例报道了PD-L1单抗治疗后出现的肾小球微小病变型肾病综合征，临床表现以大量蛋白尿为主。该类型的irAEs在既往少有报道。相关治疗以停用免疫检查点抑制剂及给予糖皮质激素治疗为主。提示在免疫检查点抑制剂的临床应用中，虽然肾脏的相关不良反应发生比例较低，但是仍然要注意尿常规及肾功能的基线检查与随后的监测，若出现异常，需要进行相关鉴别诊断，必要时进行肾脏穿刺活检，有助于明确病因，以及早发现irAEs，并给以相应处理。

参考文献

［1］BRAHMER J, RECKAMP KL, BAAS P, et al. Nivolumab versusdocetaxel in advanced squamous-cell non-small-cell lung cancer [J]. N Engl J Med, 2015, 373 (2): 123-135.

［2］TOPALIAN SL, HODI FS, BRAHMER JR, et al. Safety, activity, and immune correlates of anti-PD-1 antibody in cancer [J]. N Engl J Med, 2012, 366 (26): 2443-2454.

［3］BrAHMER JR, DRAKE CG, WOLLNER I, et al. Phase I study ofsingle-agent anti-programmed death-1 (MDX-1106) in refractorysolid tumors: safety, clinical activity, pharmacodynamics, andimmunologic correlates [J]. J Clin Oncol, 2010, 28 (19): 3167-3175.

［4］CORTAZAR FB, MARRONE KA, TROXELL ML, et al. Clinicopathological features of acute kidney injury associated with immune checkpoint inhibitors [J]. Kidney Int, 2016, 90 (3): 638-647.

［5］BELLIERE J, MEYER N, MAZIERES J, et al. Acute interstitial nephritis related to immune checkpoint inhibitors [J]. Br J Cancer, 2016, 115 (12): 1457-1461.

［6］MURAKAMI N, BORGES TJ, YAMASHITA M, et al. Severe acute interstitial nephritis after combination immune-checkpoint inhibitor therapy for metastatic melanoma [J]. Clin Kidney J, 2016, 9 (3): 411-417.

［7］WANG PENG-FEI, CHEN Y, SONG SI-YING, et al. Immune-related adverse events associated with anti-PD-1/PD-L1 treatment for malignancies: a meta analysis [J]. Front Pharmacol, 2017, 8: 730.

［8］GAO B, LIN N, WANG S, et al. Minimal change disease associated with anti-PD1 immunotherapy: a case report [J]. BMC Nephrol, 2018, 19 (1): 156.

［9］KITCHLU A, FINGRUT W, AVILA-CASADO C, et al. Nephrotic syndrome with cancer immunotherapies: a report of 2 cases [J]. Am J Kidney Dis, 2017, 70 (4): 581-585.

［10］KATAGIRI D, HINOSHITA F. Gemcitabine-induced thrombotic microangiopathy with nephrotic syndrome [J]. CEN Case Rep, 2018, 7 (2): 217-220.

［11］HAANEN J, CARBONNEL F, ROBERT C, et al. Management of toxicities from immunotherapy: ESMO clinical practice guidelines for diagnosis, treatment and follow-up [J]. Ann Oncol, 2017, 28 (suppl 4): iv119-iv142.

［12］PUZANOV I, DIAB A, ABDALLAHK, et al. Managing toxicities associated with immune checkpoint inhibitors: consensus recommendations from the society for immunotherapy of cancer (SITC) toxicity management working group [J]. J Immunother Cancer, 2017, 5 (1): 95.

［13］中国临床肿瘤学会指南工作委员会. 免疫检查点抑制剂相关的毒性管理指南 [M]. 北京: 人民卫生出版社, 2019.

［14］GLUTSCH V, GRAN F, WEBER J, et al. Response to combined ipilimumab and nivolumab after development of a nephrotic syndrome related to PD-1 monotherapy [J]. J Immunother Cancer, 2019, 7 (1): 181.

［15］HORVAT TZ, ADEL NG, DANT TO, et al. Immune-related adverse events, need for systemic immunosuppression, and effects on survival and time to treatment failure in patients with melanoma treated with ipilimumab at Memorial Sloan Kettering Cancer Center [J]. J Clin Oncol, 2015, 33 (28): 3193-3198.

第九节　结缔组织案例分析

案例1　抗PD-1抗体治疗晚期肺癌所致免疫相关性肌炎

葛 俊

四川省肿瘤医院

【摘要】1例84岁男性患者,诊断为右肺下叶鳞癌伴右肺门及纵隔淋巴结、双肺、胸膜转移(T1N2M1,Ⅳ期)减瘤术后。患者接受抗PD-1抗体单药治疗4个周期后,出现食欲减退、吞咽和咀嚼困难、四肢肌力下降伴全身散在皮疹。完善相关检查后考虑患者为免疫相关性肌炎伴皮疹,予以甲泼尼龙及对症支持治疗。1个多月后患者症状好转。排除禁忌,患者继续给予抗PD-1抗体治疗。

一、病例简介

1. 主诉及现病史　患者,男性,84岁。因"咳嗽、咳痰1个月"于2019-02-12首次入院,入院后完善相关检查,胸部增强CT提示:右肺下叶后基底段软组织结节(2.6cm×2.1cm),考虑肺癌可能,相邻胸膜增厚;余双肺散在斑点、小结节,部分转移;纵隔及右肺门数个增大淋巴结,部分转移。排除手术禁忌,于2019-02-18在全麻单孔胸腔镜下行右肺下叶楔形切除术,手术顺利。2019-02-25术后病理示:(右肺下叶包块)鳞状细胞癌,肿瘤累犯脏层胸膜。患者术后诊断:右肺下叶鳞癌伴右肺门、纵隔淋巴结、双肺、胸膜转移(T1N2M1,Ⅳ期)。术后患者定期于肿瘤内科门诊治疗。

2. 既往史　吸烟50包年×50年,戒烟10年。否认嗜酒史,否认高血压、糖尿病、心血管疾病史。

3. 体格检查(术前入院时)　一般情况可,ECOG评分为1分。发育正常,营养不良,BMI 16.5kg/m²,自主体位,体型正力型。肺部呼吸音清,心脏无明显异常。腹平软,无明显异常。病理征阴性。

4. 辅助检查　胸部CT增强(2019-02-13,术前):①右肺下叶后基底段不规则软组织类结节占位;②双肺散在斑点、小结节影,部分考虑转移;③纵隔及右肺门数个增大淋巴结,部分考虑转移(图2-9-1A)。

5. 诊断分期及分子病理特征　右肺下叶鳞癌伴右肺门及纵隔淋巴结、双肺、胸膜转移(T1N2M1,Ⅳ期)减瘤术后。分子病理特征:(右肺下叶包块)结合HE形态及肿瘤细胞免疫表型:CK5/6(+),P63(+),TTF-1(−),NaspinA(−),Ki67(70%),CgA(−),Syn(−),CK(+),ROS1(−),ALK-V(−),PD-L1 TPS 80%。

二、治疗过程

1. 抗肿瘤免疫治疗过程　排除禁忌,患者姑息性右肺下叶楔形切除术后,术后患者于2019-04-16开始接受免疫检查点抑制剂治疗(抗PD-1抗体200mg,1次/3周),共4个周期。2019-06-20复查胸部CT,疗效评价为部分缓解(图2-9-1B)。

2. 相关症状及体征变化　4个周期抗PD-1抗体治疗后,2019-07-07患者出现食欲减退、吞咽和咀嚼困难、四肢肌力下降伴全身散在皮疹。2019-07-10入院时查体:平车推入,头面部散在红色皮疹伴瘙痒,口腔黏膜充血,不伴溃疡。肺部查体无明显异常体征。四肢肌力4级。

3. 相关辅助检查

(1)2019-07-10血液分析(静脉血):超敏CRP值16.83mg/L。凝血检测:纤维蛋白原5.44g/L。血生化(含血脂):铁7.83μmol/L,总铁结合力31.83μmol/L,总蛋白58.2g/L,白蛋白34.7g/L,前白蛋白122.1mg/L,尿酸441μmol/L,钠136.6mmol/L,肌酸激酶339U/L,载脂蛋白A1 0.86g/L。2019-07-10心肌

标志物：肌红蛋白 159ng/mL，肌钙蛋白 I 0.261ng/mL，B 型钠尿肽（脑钠肽）542pg/mL。2019-07-10 降钙素原 0.21（ng/mL）。2019-07-10 输血前检查，甲状腺功能无异常。

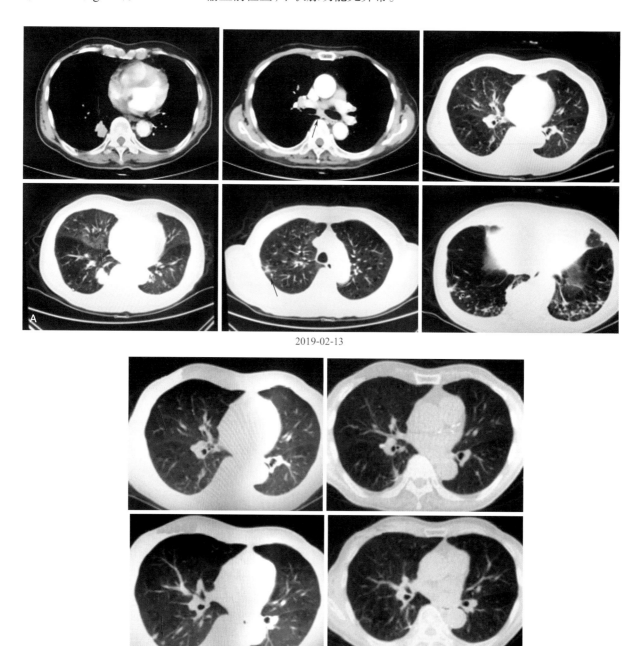

2019-02-13

2019-04-16　　　　　　　　2019-06-20

图 2-9-1　胸部 CT 扫描随访复查结果，提示肿瘤病灶部分缓解（PR）

（2）2019-07-11 心电图：窦性心律，顺钟向转位，心电轴右偏 110°，可见晚发成对室性期前收缩（60s 见 1 对）；2019-07-11 心脏彩超：主动脉瓣钙化伴轻度反流，左室舒张功能降低。

（3）2019-07-15 颅脑增强 MRI：轻度脑萎缩、脑白质脱髓鞘改变，双侧伴卵圆中心少许缺血灶。左侧上颌窦炎。

4. 免疫治疗不良反应诊治过程　患者第 4 个周期抗 PD-1 抗体治疗后出现食欲减退、吞咽和咀嚼困难、全身散在斑丘疹，遂于 2019-07-10 入院，完善相关检查（见上述）后考虑患者为免疫治疗相关毒副作用。结合患者临床表现及相关检查，临床评估为：免疫相关性肌炎 CTCAE 2 级，皮疹 CTCAE 2 级。

在院期间予以甲泼尼龙治疗(40mg 2 次/d×4d,30mg 2 次/d×3d),同时予以抑酸保胃、止咳化痰、护心、营养支持等对症处理。监测心肌标志物示肌钙蛋白、肌红蛋白逐渐恢复正常(表 2-9-1)。复查心电图:窦性心动过速,顺钟向转位,心电轴右偏112°。经对症支持治疗后患者一般情况好转出院。于 2019-07-18 开始改为口服泼尼松(50mg,1 次/d),嘱其逐步减量,但患者口服不足 1 周后自行停药。2019-08 上旬患者反复诉口干、食欲减退,未诉明显吞咽困难、吞咽疼痛不适,再次予以口服泼尼松(50mg 1 次/d),并逐步减量,患者上述症状逐渐好转,2019-08 下旬停止服用泼尼松。患者于 2019-09-04 减量行第 5 个周期的免疫检查点抑制剂治疗,具体为抗 PD-1 抗体 100mg,此后每月输注 1 次,未再发生免疫相关性肌炎。

表 2-9-1 患者治疗过程中的实验室指标变化情况

指标	D1	D2	D5	D8
肌红蛋白/(ng·mL^{-1})(UNL<120)	159	110	33	40
肌钙蛋白/(ng·mL^{-1})(UNL<0.15)	0.261	0.031	<0.001	<0.001
肌红蛋白/(ng·mL^{-1})(UNL 0~120)	159	110	33	40
肌钙蛋白/(ng·mL^{-1})(UNL<0.15)	0.261	0.031	<0.001	<0.001

三、临床思维与决策

在免疫检查点抑制剂单药治疗过程中,出现治疗相关不良反应时首先需要去排除是否由肿瘤免疫药物引起。本例患者在第 4 个周期抗 PD-1 抗体治疗后再出现吞咽和咀嚼困难、四肢肌力下降及全身散在皮疹。结合肌红蛋白、肌钙蛋白升高的实验室指标异常表现,并在停止免疫检查点抑制剂并采用肾上腺糖皮质激素对症治疗后,患者肌红蛋白和肌钙蛋白明显下降,同时一般情况好转,症状改善。因此,临床诊断为:免疫相关性肌炎、皮疹。该不良反应出现时间在首次用药后 70d。根据患者症状表现,考虑肌炎累及患者吞咽肌、咀嚼肌及四肢骨骼肌,不排除心肌受累及可能。

四、经验与体会

本例患者在抗肿瘤治疗有效情况下,发生免疫相关性肌炎。结合本例患者的诊疗经过,还需要关注以下问题:①老年患者免疫相关不良反应(irAEs)的发病率是否增加;②目前还缺乏免疫相关性肌炎的诊疗指南,仅有少数的文献报道;③免疫检查点抑制剂的疗效与不良反应是否存在相关性。免疫相关性肌炎患者容易出现全身多个部位肌肉受累,病情严重者可能危及生命,因此早诊断、早治疗非常重要。

五、专家点评

本案例为 1 例临床并不常见的免疫相关性肌炎伴皮疹的病例。该患者诊断及时,治疗得当,预后较好,需要关注以下方面:

1. 接受免疫检查点抑制剂治疗的患者,其不良反应发生谱和化疗不太一样,可能涉及全身多个器官或部位,某些症状起病可能相对较隐匿。目前肿瘤科医生对于不良反应的掌握依然有限。由于有多重部位及器官受累可能,在处理主要不良反应的同时,还需要兼顾营养支持、控制血糖和预防感染及血栓等合并症处理的问题。

2. 发生 irAEs 的肿瘤患者,使用激素治疗时间长,且不能随意停药或过快减量,否则容易出现症状反弹。在 irAEs 缓解后再次使用免疫检查点抑制剂需要权衡患者的风险及获益。

六、述评

抗 PD-1 抗体所产生的某些 irAEs 能够通过查体或者影像学检查发现。但是,部分 irAEs 则需要综合症状、体征及实验室检查来做出诊断。本例患者主要是通过结合症状、体征及实验室检查综合判断来做出临床诊断。免疫相关性肌炎的报道不多,临床发生率比较低。在诊疗过程中,需要结合患者的症状、体征及辅助检查,必要时需要联合多学科讨论后进行确诊,并进行针对性治疗。对接受免疫检查点抑制剂治疗的患者而言,用药前的告知,用药后的健康教育,出现毒副作用后的早诊断、早治疗、早干预都显得十分重要。

案例 2　抗 PD-1 抗体治疗肺癌所致类风湿关节炎并死亡

李艳莹　王永生
四川大学华西医院

【摘要】1 例 49 岁女性患者,因确诊非小细胞肺癌。先后给予化疗和同步放化疗均无缓解,给予抗 PD-1 抗体治疗 1 个周期后,患者出现双手、双腕、双踝关节疼痛伴肿胀,经查血液自身免疫性指标及腕关节彩超和腕关节 MRI 后诊断为类风湿关节炎,给予激素、羟基氯喹和来氟米特治疗后症状明显缓解。泼尼松逐渐减量至完全停药约 1 个月时间。停用激素后复查提示肿瘤缩小,再次给予抗 PD-1 抗体治疗 1 个周期,之后出现肿瘤快速进展伴发肺部感染,患者最终因呼吸衰竭死亡。

一、病例简介

1. 主诉及现病史　患者,女性,49 岁。因“咳嗽 2 个月余,确诊肺癌 10 余天”收入院。患者 2 个月余前出现咳嗽,无发热、咳嗽、咯血、胸痛等不适。患者在当地医院行胸部 CT 检查发现左肺占位性病变。随后到医院行胸部增强 CT(2016-05-25):左肺上叶包块伴左肺门及纵隔淋巴结肿大。头颅增强 MRI:左侧额叶结节,考虑脑转移癌可能。颈部淋巴结彩超:双侧颈部、双侧锁骨上区未见明显肿大淋巴结。2016-06-01 行经皮肺穿刺活检,(左肺上叶)查见恶性肿瘤,考虑为低分化非小细胞癌(部分区具肉瘤样癌形态)。患者 2016-06-20 行 2 个周期 TP 方案(紫杉醇 210mg d1+ 顺铂 30mg d1~d3,1 次 /3 周)化疗。2 个周期后复查(2016-07-28)疗效评价为 PD。因为患者血红蛋白小于 80g/L,暂无法继续行化疗。2016-08-02 肺穿刺活检病理:肉瘤样癌。于 2016-08-12 至 2016-09-23 行胸部肿瘤放疗,DT=5 000cGy/25 次 /42d,于 2016-08-28 行同步化疗:培美曲塞 800mg d1。现疾病再次进展,遂收治入院。

2. 既往史　10 余年前诊断为慢性浅表性胃炎,间断服用药物治疗,否认肝炎、结核或其他传染病史。

3. 体格检查　一般情况良好,ECOG 评分为 0 分,疼痛 NRS 评分为 0 分,未见消瘦,神志清楚,精神可,颈软、无抵抗,浅表淋巴结未扪及肿大。胸廓未见异常,心界正常,心律齐,各瓣膜区未闻及杂音。双肺叩诊呈清音,双肺呼吸音清,未闻及干湿啰音。腹部无异常,病理征阴性。

4. 辅助检查

(1)胸腹部增强 CT(2016-05-25):左肺上叶包块伴左肺门及纵隔淋巴结肿大。腹部无明显异常。

(2)头颅增强 MRI(2016-05-27):左侧额叶结节,考虑脑转移癌可能。

(3)颈部淋巴结彩超:双侧颈部、双侧锁骨上区未见明显肿大的淋巴结。

(4)病理报告:(左肺上叶)查见恶性肿瘤,其免疫表型为 CK 部分(+),CK7 部分(+),P63 部分(+),CK5/6(部分 +),EMA(−),SMA(−),Des(−),S-100(−),TTF-1(−),CD34(−),STAT6(−),Caldesmon(−),结合组织学形态及免疫表型考虑为低分化非小细胞癌(部分区具肉瘤样癌形态)。

肺穿刺病理报告:肿瘤细胞 CK 散在(+),NapsinA 散在(+),TTF-1(−),ROS-1(−),ALK-V 个别(+),PD-1(−)。PD-L1(+,大于 50%)。

(5)骨扫描(2016-05-31):未见异常。

（6）肿瘤标志物检测（2016-06-13）：癌胚抗原 5.48ng/mL，非小细胞抗原 1.58ng/mL，烯醇化酶 16.76ng/mL。血红蛋白 88g/L，血生化、尿常规、凝血功能、大便常规均在正常范围。

5. 诊断分期及分子病理特征 左肺上叶低分化非小细胞肺癌（部分区具肉瘤样癌形态）伴肺门纵隔淋巴结转移，脑转移？（T2N2Mx）。

分子病理特征：ROS-1（−）、ALK-V 个别（+）、PD-L1（−）；行 NGS 基因检测分析（2016-08-15）：PIK3CA 丰度 21.6%，DDR2 49.5%，TP53 21.5%，MAP2K1 14.9%。

二、治疗过程

1. 抗肿瘤免疫治疗过程 2016-09-23 同步放化疗后疗效评价为 PD（图 2-9-2）。于 2016-10-08 行抗 PD-1 抗体 90mg（2mg/kg）免疫治疗。2016-10-18 患者出现双侧肘、腕、掌指关节、指间关节、膝、踝关节及掌趾关节疼痛，活动受限。根据实验室检测和关节彩超和 MRI 诊断为类风湿关节炎。给予激素、羟基氯喹和来氟米特治疗后症状明显缓解。泼尼松逐渐减量至停药，共使用 1 个月。2016-11-16 复查 CT 见左上肺包块较 2016-09-23 片有所缩小，但因为在使用激素，暂未行免疫治疗。2016-12-07 停用激素，复查 CT：左肺上叶肺癌伴左肺门及纵隔淋巴结肿大，较 2016-9-23 片有所缩小。疗效评价为 PR（图 2-9-2）。2016-12-15 予第二次抗 PD-1 抗体治疗。

患者于 2017-01 出现左髋部疼痛，进行性加重，2017-01-12 复查 CT 见左髋骨出现新增病灶，考虑为肿瘤快速进展（图 2-9-3）。患者回当地医院继续治疗，因肺部感染，一般情况迅速恶化未再接受抗肿瘤治疗，于 2017-02-28 死于肺部感染引起的呼吸衰竭。

2. 相关体征变化 第 1 个周期免疫治疗 10d 后（2016-10-18）患者掌指关节、指间关节、腕关节、踝关节肿胀及压痛明显。

3. 相关辅助检查

（1）2016-05-25 基线评估（图 2-9-2A）：左肺上叶包块伴左肺门及纵隔淋巴结肿大。

（2）2016-07-28 一线 TP 方案化疗后评估（图 2-9-2B）：左肺上叶肿块较 2016-05-25 片明显增大。疗效评价为 PD。

（3）2016-09-23 放化疗后评价（图 2-9-2C）：胸腹部增强 CT 示左肺上叶肺癌伴左肺门及纵隔淋巴结肿大，较 2016-07-28 片有所增大。疗效评价为 PD。

（4）2016-12-07 免疫治疗 1 个周期及泼尼松治疗后评价（图 2-9-2D，图 2-9-3A）：左肺上叶肺癌伴左肺门及纵隔淋巴结肿大，较 2016-09-23 片有所缩小。疗效评价为 PR。

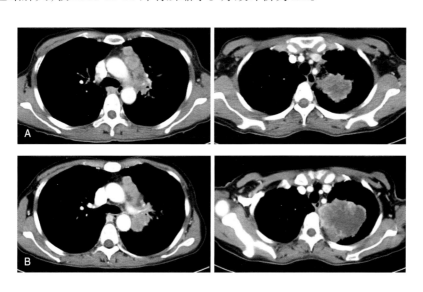

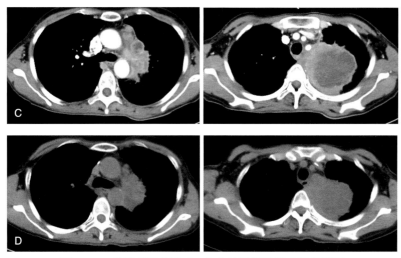

图 2-9-2 胸腹部及盆腔 CT 复查结果提示肿瘤部分缓解

(5) 2017-01-12 免疫治疗 2 个周期后评价(图 2-9-3B):胸腹部 CT 见肺部包块增大,左侧髂骨体骨质破坏,周围软组织肿胀并明显不均匀强化,病灶累及左髋臼及左骶髂关节,多系恶性肿瘤。左髂骨病灶快速进展。

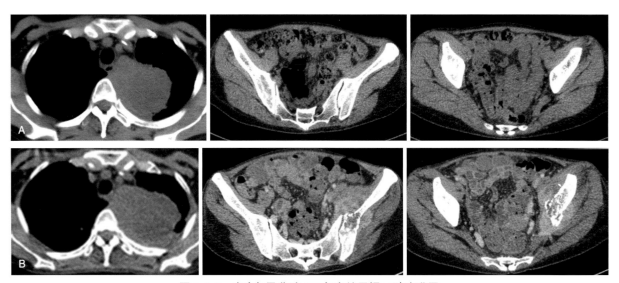

图 2-9-3 胸腹部及盆腔 CT 复查结果提示肿瘤进展

4. 免疫治疗不良反应诊治过程 2016-10-18 患者出现双侧肘、腕、掌指关节、指间关节、膝、踝关节及掌趾关节疼痛,活动受限。2016-10-24 开始口服依托考昔止痛,疼痛无缓解,且缓慢加重。2016-10-31入院查体:疼痛 NRS 评分 6 分,腕关节、掌指关节、指间关节、踝关节肿胀、压痛明显(CTCAE 2 级),加用曲马多缓释片,止痛效果差。追问患者,既往无及关节炎病史,2016-08 培美曲塞化疗前一天出现双膝痛,服用地塞米松后好转。

2016-11-03 查血:类风湿因子(RF)82.20IU/mL(↑),抗环瓜氨酸肽(CCP)抗体 51.71U/mL(↑),C 反应蛋白(CRP)91.70mg/L(↑),血沉(ESR)120.0mm/h(↑)。2016-11-06 查左手 MRI:左腕关节软组织肿胀,左侧远端尺桡关节及腕关节间隙内可见长 T_1 长 T_2 信号影。左手部分屈肌肌腱腱鞘增厚强化。左腕关节面未见异常。上述左腕表现,炎性病变?或其他(图 2-9-4)。2016-11-03 查双手关节彩超:双手 1~5 指屈肌肌腱、尺侧腕屈肌肌腱及右手拇长展肌和拇短伸肌肌腱腱鞘炎,炎症较活跃;双侧腕关节滑膜炎,炎症较活跃;双手掌指及指间关节滑膜炎,部分较活跃。风湿科会诊后诊断为类风湿关节炎(RA)。2016-11-10 开始予甲泼尼龙 40mg 静脉滴注 1 次 /d,硫酸羟氯喹 200mg 2 次 /d,来氟米特

20mg 1 次 /d 治疗。2016-11-16 患者关节肿胀、疼痛明显减轻(图 2-9-4)。2016-11-18 将激素用量减为泼尼松 15mg 口服 2 次 /d,之后缓慢减量,2016-12-07 停药,仍继续口服硫酸羟氯喹和来氟米特。2016-12-06 复查血自身免疫性指标:类风湿因子 33.00IU/mL(↑),抗 CCP 抗体 18.54U/mL(↑),C 反应蛋白 135.00mg/L(↑),血沉 120.0mm/h(↑)。患者仍有双侧肘、腕、掌指关节、指间关节、膝和踝关节及掌趾关节疼痛,但关节肿胀已完全好转,CTCAE 1 级,仍继续口服曲马多缓释片和依托考昔,疼痛 NRS 评分 1~2 分。

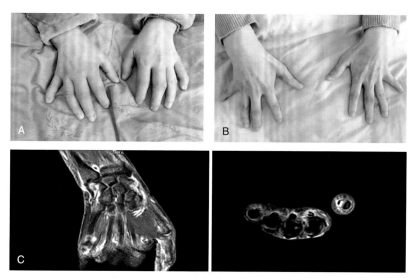

图 2-9-4　双手关节肿胀及治疗后变化

A. 2016-11-01:双手腕关节、掌指关节、指间关节肿胀明显;B. 2016-11-17:双手腕关节、掌指关节、指间关节肿胀明显缓解;C. 2016-11-04 左手 MRI:左腕关节软组织肿胀,左侧远端尺桡关节及腕关间隙内可见长 T_1 长 T_2 信号影。左手部分屈肌肌腱腱鞘增厚强化。

三、临床思维与决策

关节痛和免疫性关节炎是免疫治疗的常见不良反应,不同研究报道免疫治疗导致关节痛的发生率波动在 4%~22%,免疫治疗导致关节炎的发生率为 1%~7%,虽然发生率并不低,但一般多为轻度不良反应。然而本例患者在免疫治疗后早期(10d)即出现全身多个关节疼痛明显,伴有明显关节肿痛,似乎超出了常见免疫治疗导致关节炎的严重程度,促使我们寻找并确诊关节炎的原因。最后经实验室检查和影像学检查证实为类风湿关节炎。

本例患者在针对类风湿关节炎治疗后是否继续使用免疫治疗药物?考虑患者的关节炎为免疫诱发,CTCAE 分级已降至 1 级,且肿瘤在免疫治疗后有所缩小,如不继续免疫治疗可出现肿瘤进展,且患者既往两线化疗均无效,其他可选择的化疗方案预期有效率极低,患者经 NGS 检测并没有合适的靶向药物可以选择,与家属充分沟通的情况下再次选择继续免疫治疗。

四、经验与体会

严重的免疫相关不良反应如没有得到及时的正确处理可导致致死性的后果。本例患者在初始免疫治疗、免疫诱发类风湿关节炎好转情况下,后续发生肿瘤快速进展并发肺部感染,并最终因呼吸衰竭死亡。需要关注以下问题:

1. 本案例的病因是什么?

本案例诊治过程中,从免疫检测和彩超、MRI 检查结果来看,类风湿关节炎的诊断较为明确。患者既往没有关节炎,在免疫治疗后 10d 出现突发且快速加重的关节炎,可以判断是免疫治疗诱发了相关的类风湿关节炎。

2. 本案例的临床决策是否得当?

在类风湿关节炎的诊治过程中,及时完善免疫检测和相关影像学检查,快速确诊为类风湿关节,而非普通关节炎,并给予了有针对性的治疗,患者的关节炎迅速得到了缓解。

3. 从本案例能获得哪些经验及教训?

本例患者在免疫治疗之前并未进行自身免疫全套检测,患者基础是否已经存在类风湿因子、C反应蛋白等自身免疫性指标的升高无法追溯。有文献报道,在接受免疫治疗的患者中有3.5%的患者会出现自身免疫性疾病的临床表现,其中最常见的就是炎性关节炎。在免疫治疗开始前除了要评估患者的心肺功能、甲状腺功能及肝肾功能,还应该完善免疫全套检查,排查是否有隐匿性的自身免疫性疾病,并及时给予处理。

五、专家点评

纵观本案例,抗肿瘤治疗及不良反应处理均无可厚非。但患者最终的临床结局不佳,应当从以下方面进一步思考:

患者第1个周期免疫治疗有效,但因为类风湿关节炎导致第2个周期免疫治疗推迟长达6周,且在第2个周期后出现了肿瘤快速进展。患者对免疫治疗的耐药不排除与使用激素和来氟米特(影响活化淋巴细胞的嘧啶合成)有关。患者免疫治疗前曾有一过性双膝痛,免疫治疗后短期内出现较严重的类风湿关节炎,不能排除患者基础疾病存在着免疫系统功能紊乱的可能。在文献报道中也指出免疫治疗所导致的炎性关节炎患者中有1/3既往有个人或家族的自身免疫性疾病病史或有自身免疫性指标的异常。如果本例患者在免疫治疗前检测并发现了自身免疫性指标的异常,并提前给予干预,该患者的转归也许有可能改写。

六、述评

在免疫治疗开始前必须进行全面的评估,患者能否耐受免疫治疗。要做到这一条必须进行详细的病史和家族史询问,并完善血常规、肝肾功能、肺功能、甲状腺功能、垂体功能、自身免疫全套的检查,搜索患者隐匿性的基础疾病或功能异常,并给予早期干预。在处理irAEs时一定要重视多学科讨论,充分评估各项治疗手段可能给患者带来的益处以及未来可能对患者造成的潜在风险。

案例3　晚期肺癌患者使用抗PD-L1抗体诱发银屑病的个案报道

吴磊　毛棉　史敏　李涛　王奇峰
四川省肿瘤医院研究所

【摘要】1例53岁的男性非小细胞肺癌患者(NSCLC),在使用抗PD-L1抗体2周后出现严重银屑病。进一步行皮肤穿刺活检,病理示"皮肤组织过度角化,IL-17A表达阳性",临床确诊为银屑病。患者停止使用抗PD-L1抗体。采用糠酸莫米松软膏1次/12h和地氯雷他定5mg 1次/d治疗银屑病,为期2周,患者银屑病在接下来的2个月完全改善。患者接受4个周期化疗和放疗,直至2019-12随访期,患者病情稳定。尤其是那些既往有自身免疫性疾病或银屑病等相关病史的患者,使用抗PD-1/PD-L1抗体时,应注意潜在的银屑病恶化。

一、病例简介

1. 主诉及现病史　患者,男性,53岁。有20年吸烟史,因"咳嗽、咯血"就诊。胸部增强CT检查发现右肺上叶肿块,经支气管镜活检标本检查确定为腺癌。正电子发射断层显像-X线计算机体层成像仪(PET-CT)提示未见远处转移。2016-09诊断为ⅠB期(T2aN0M0)肺腺癌。胸腔镜手术发现胸膜表面多发小结节,行右上肺叶切除+肺门纵隔淋巴结清扫+胸膜结节消融术。术后诊断为Ⅳ期(T1cN1M1c)肺腺癌。基因检测提示常见驱动基因突变均为阴性。患者术后完成培美曲塞/顺铂4个周期化疗。患者2019-03复查PET-CT示"右肺上叶广泛高代谢性肿块,右肺门广泛高代谢性淋巴结,右胸膜表面多发小结节,第10肋骨破坏"。病情进展,胸膜活检病理提示腺癌,PD-L1表达阴性。入院接受进一步治疗。

2. 既往史 该患者有银屑病病史21年,近5年来未接受系统治疗,有磺胺类药物过敏史,表现为皮肤红疹、瘙痒和发绀。2008年,患者接受了胆囊结石切除手术。其余无特殊。

3. 体格检查 一般情况良好,ECOG评分为0分,未见明显消瘦,疼痛评分为0分,神志清楚,精神可。胸廓未见畸形,心律齐,心脏各听诊区未闻及病理性杂音。双肺呼吸音清,未闻及干湿啰音。心肺无明显异常。腹平软,无明显异常。病理征阴性。

4. 辅助检查

(1)全身PET-CT(2019-03-13,外院):右肺上叶广泛高代谢性肿块,右肺门广泛高代谢性淋巴结,右胸膜表面多发小结节,第10肋骨破坏。

(2)胸膜穿刺活检术(2019-03-18,外院)病理:腺癌,PDL1阴性。

(3)胸部增强CT(2019-04-29,外院):右肺上叶术后,支气管断端及右上肺门区片状实变,不均匀强化,肿瘤复发待排,请结合临床。右侧胸膜不均匀增厚强化,右侧胸腔少量积液,考虑胸膜转移可能,请随访。右肺门区及纵隔内数个小淋巴结。右侧约第10后肋及胸10椎体斑片强化影,考虑骨转移可能。

(4)其他:血常规、血生化、尿常规、凝血功能、肺功能均在正常范围。

5. 诊断分期及分子病理特征

(1)右肺上叶腺癌胸膜转移术后复发,伴骨转移。

(2)分子病理特征:PD-L1(+,10%),EGFR、ALK、MET、HER2、ROS1、BRAF、KRAS均阴性。

二、抗肿瘤免疫治疗过程

1. 免疫治疗过程 2019-03因肿瘤进展,接受1个周期化疗+免疫治疗,方案为白蛋白结合型紫杉醇235mg+抗PD-L1抗体1 200mg。在第1个周期化疗结束14d后,患者头部和四肢出现鳞状斑块样皮肤病变,躯干出现斑点状病变(图2-9-5),伴严重瘙痒。对皮肤进行活检,活检病理提示皮肤过度角化,CD4和CD8表达阴性(图2-9-6、图2-9-7)。此外,免疫组化染色提示IL-17A表达阳性(图2-9-8)。针对银屑病治疗,采用糠酸莫米松软膏1次/12h和地氯雷他定5mg 1次/d,为期2周。抗PD-L1抗体因银屑病发作而停用。考虑到抗PD-L1抗体的皮肤毒性,患者接受4个周期的化疗(贝伐珠单抗500mg d1+白蛋白结合型紫杉醇200mg d1,100mg d8+卡铂500mg d1)和放疗。经过2个周期的化疗,PET-CT显示肺转移、淋巴结、结节性胸膜疾病和骨转移完全缓解。2个月后银屑病整体好转,直至2019-12随访期,患者病情稳定。

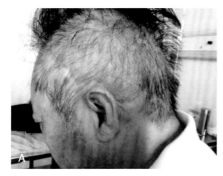
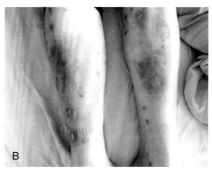

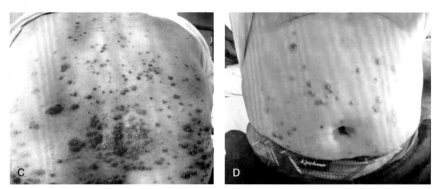

图 2-9-5　第 1 个周期 PD-L1 抑制剂（抗 PD-L1 抗体）治疗后出现严重的银屑病。
头部（A）和四肢（B）有严重的银屑病斑块，躯干有斑点状病变（C,D）

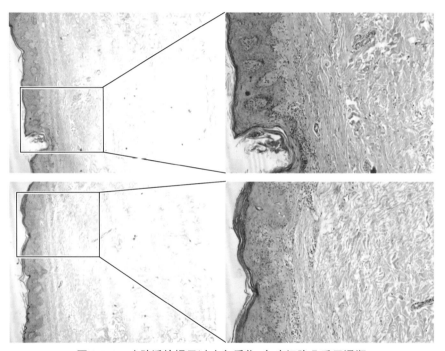

图 2-9-6　皮肤活检提示过度角质化，免疫细胞几乎无浸润
左图：HE 染色，×40；右图：HE 染色，×100。

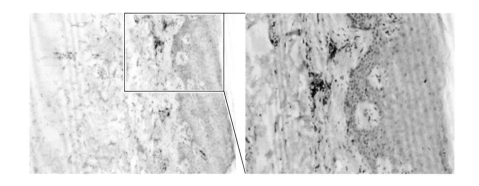

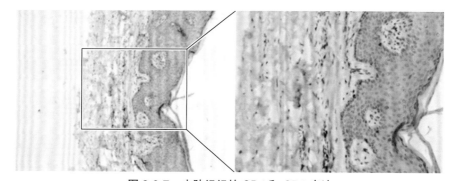

图 2-9-7　皮肤组织的 CD4 和 CD8 表达

左上:CD4 免疫组化,×100；右上:CD4 免疫组化,×200；左下:CD8 免疫组化,×100；右下:CD8 免疫组化,×200。

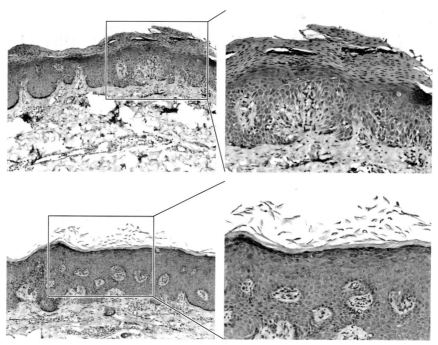

图 2-9-8　患者活检处皮肤组织的免疫组化提示 IL-17A 表达增高

2. 相关体征变化　患者头部和四肢鳞状斑块样皮肤病变、躯干斑点状病变较治疗前明显好转,未再诉瘙痒等不适,余同前。

三、临床思维与决策

该患者术后病理分期为Ⅳ期,进一步完善基因检测等提示无明确敏感的驱动基因突变,PDL1 表达阴性。对于该类晚期 NSCLC 的治疗,化疗仍是一线治疗的基石。在术后进行了标准的一线培美曲塞联合铂类的 4 个周期化疗,2 年后出现肺部肿瘤复发以及胸膜、骨广泛转移,二线治疗采用化疗联合免疫治疗。第 1 个周期免疫治疗后即出现严重皮肤毒性反应。

在化疗 + 免疫联合治疗过程中,出现治疗相关不良反应时,首先需要判断是由化疗还是免疫治疗引起。患者化疗药物的单药白蛋白紫杉醇注射液,该药物最为常见的不良反应为脱发、中性粒细胞减少、感觉神经毒性、心电图异常、疲劳或乏力、肌肉痛或关节痛、GOT 水平升高等,极少出现皮肤不良反应,诱发银屑病更未见报道。患者有银屑病病史 21 年余,近 5 年未做系统治疗,病情较为稳定。此次免疫治疗后银屑病复发,如排除白蛋白紫杉醇化疗药物的影响,最大可能的药物就是抗 PD-L1 抗体注射液。此时,临床决断的首要任务是判断患者银屑病是否与免疫药物相关的。在接受过抗 PD-1 或 PD-L1 抗体治疗的患者中,约 66% 的患者出现过至少一项不良反应,而约有 14% 的患者出现过严重不良反应。目前国内还没有针对 irAEs 的特定分级标准。参考美国国立癌症研究所常见不良反应事件评价标准(CTCAE)第 4 版,患者可判定为 3 级皮肤毒性反应。根据《CSCO 免疫检查点抑制剂相关的毒性管理指南》的意见,3 级的皮肤毒性反应 1 级推荐考虑暂停免疫检查点抑制剂治疗,使用强效的糖皮质激素治疗。2 级推荐考虑请皮肤科急会诊,必要时可行皮肤组织活检。本例患者请我院皮肤科会诊,银屑病治疗采用糠酸莫米松软膏 1 次 /12h 和地氯雷他定 5mg 1 次 /d,为期 2 周。抗 PD-L1 抗体因银屑病发作而停用。根据 ECOG4599 和 BEYOND 研究的结果,贝伐珠单抗联合化疗被推荐为驱动基因阴性晚期非鳞 NSCLC 的一线治疗方案,因此后续患者的治疗仍然采用联合治疗方案,患者接受 4 个周期的化疗(贝伐珠单抗 500mg d1+ 白蛋白结合型紫杉醇 200mg d1,100mg d8+ 卡铂 500mg d1)和放疗。经过 2 个周期的化疗,PET-CT 显示肺转移、淋巴结、结节性胸膜疾病和骨转移完全缓解。2 个月后银屑病整体好转,直至 2019-12 随访期,患者病情稳定。

四、经验与体会

抗 PD-L1 抗体是一种针对程序性死亡配体 1 的人源化工程免疫球蛋白 G1 单克隆抗体,在抑制疾病引发的免疫反应中发挥重要作用。抗 PD-L1 抗体不仅阻断 PD-L1 和 PD-1 的结合,而且阻断 PD-L1 和 CD80 的相互作用,因此不同于其他抗 PD-1 抗体。抗 PD-L1 抗体对 PD-L2 和 PD-1 没有影响,并且可以降低自身免疫反应发生率。

抗 PD-1 抗体比抗 PD-L1 抗体皮肤毒性的发生率更高。皮肤毒性的表现非常相似:皮疹、瘙痒、白癜风、自身免疫性皮肤疾病等。本例患者在第 1 个周期化疗联合免疫治疗后出现严重皮肤毒性反应,需要关注以下问题:

1. 本案例的病因是什么?

免疫检查点抑制剂去除 T 细胞激活的抑制信号,活化抗肿瘤免疫的同时,可诱导或加重自身免疫。角质形成细胞已被确定为银屑病的关键成分之一。银屑病的表皮层 PD-L1 mRNA 表达及蛋白水平明显降低。在抗 PD-L1 抗体的作用下,角质形成细胞上的 PD-L1 降低,这可能是导致其不受控制的慢性炎症特征的原因,这也是使用抗 PD-L1 抗体后发生银屑病的潜在机制之一。此外,有证据表明,$CD4^+T$ 细胞(Th17)相关的白细胞介素 IL-17、IL-21 和 IL-22 在银屑病的发病过程中发挥重要作用。免疫检查点抑制剂不仅激活 Th1 和 Th17 细胞的扩增,而且刺激这些细胞产生白细胞介素(IL),导致银屑病恶化。有文献表明,IL-17 介导的炎症在银屑病的发病机制中起重要作用。在此个案中,抗 PD-L1 抗体治疗导致 IL-17A 表达上调,诱发了银屑病,提示抗 PD-L1 破坏了非癌组织的免疫平衡。也有文献表明,重组 PD-L1-Fc 通过抑制 IL-17A 减轻咪喹莫德治疗小鼠银屑病炎症,支持了使用抗 PD-L1 抗体后病变中 IL-17A 表达上调的关联。

2. 本案例的临床决策是否得当?

本例患者出现银屑病后,考虑到患者的既往皮肤病史,同时分析此次所接受到的抗肿瘤治疗与银屑病之间有无因果关系。患者既往所接受的化疗药物目前并无诱导银屑病发生的报道,因此抗 PD-L1 抗体极有可能在银屑病的发病机制中起重要作用。及时停用了免疫治疗,继续进行抗血管生成药物加化疗的联合治疗,通过给予抗过敏药物 + 激素治疗,患者病情明显缓解,临床决策及时,未出现更为严重的后果。

3. 从本案例能获得哪些经验及教训?

一些文献报道了使用抗 PD-1 抗体和抗 PD-L1 抗体后诱发了银屑病。其中大多数接受抗 PD-1 抗体治疗,有 4 例接受抗 PD-L1 抗体治疗。所有使用抗 PD-L1 抗体的患者,包括本例患者,都有银屑病的病史,提示既往银屑病相关病史似乎是重要的危险因素之一。光疗法治疗银屑病是有效的,但是在本案例中局部使用皮质类固醇后病情就得到了改善。这是亚洲地区第一例抗 PD-L1 抗体诱导银屑病的报道,表明抗 PD-L1 抗体诱导银屑病在种族之间没有差异。另外,本例的抗 PD-L1 抗体诱发的银屑病经皮肤活检证实,免疫组化提示 IL-17A 表达阳性,表明 IL-17 抑制剂可能是治疗的选择。

然而,该病例仍然有局限性:首先,无法获得 IL-17 抑制剂,使得抗 PD-L1 治疗难以继续。也有个案联合使用了 IL-17 抑制剂和抗 PD-1 抗体,不仅没有并发症的发生,也没有出现 NSCLC 的复发。其次,由于随访时间过短,无法评估治疗效果。

五、专家点评

本患者仍出现了较为严重的毒副作用,应当从以下方面进一步思考:

1. 该患者既往有明确的银屑病史,病史中有可能长期或间断服用激素等免疫抑制药物,潜在地可能影响免疫治疗的疗效。同时,这部分有基础免疫疾病的患者能否积极地进行抗肿瘤免疫治疗? 至少在国内外临床试验中这类患者是在排除标准之外的,在真实世界的治疗中如何对这部分患者进行治疗抉择,这是一个值得探索的课题。

2. 除了在患者基线评估时询问自身免疫相关疾病病史,在免疫治疗基线评估时是否需完善自身免疫相关抗体检测? 是否能找到更好的指标来预测皮肤免疫毒副作用的发生?

3. 本例患者免疫治疗药物选择了抗 PD-L1 抗体,理论上抗 PD-L1 抗体有更低的免疫毒副作用发生概率,但是如果本例患者使用更为常见的抗 PD-1 抗体,是否会有不一样的结局?

这些问题都尚待解答。同时也警示在免疫治疗中,既往的基础病史以及患者的筛选,甚至不同免疫药物的选择都极为重要。

六、述评

皮肤毒性是免疫检查点抑制剂最常见的毒性。免疫检查点抑制剂诱发银屑病的病例报道甚少。到目前为止,全球仅有 4 例使用抗 PD-L1 诱导银屑病的个案报道。所有患者均来自亚洲以外地区。本案例在使用抗 PD-L1 抗体后出现银屑病。并经过皮肤活检证实,提示抗 PD-L1 抗体抑制角质形成细胞 PD-L1 表达,IL-17A 表达上调。当患者使用抗 PD-L1 抗体时,肿瘤科医生注意到潜在的银屑病恶化,尤其是那些有银屑病相关病史的患者。

参考文献

［1］ PUZANOV I, DIAB A, ABDALLAH K, et al. Managing toxicities associated with immune checkpoint inhibitors: consensus recommendations from the Society for Immunotherapy of Cancer (SITC) Toxicity Management Working Group [J]. J Immunother Cancer, 2017, 5 (1): 95.

［2］ KAO JC, BRICKSHAWANA A, LIEWLUCK T. Neuromuscular complications of programmed cell death-1 (PD-1) inhibitors [J]. Current Neurology and Neuroscience Reports, 2018, 18 (10): 63.

［3］ LIEWLUCK T, KAO JC, MAUERMANN ML. PD-1 Inhibitor-associated myopathies: emerging immune-mediated myopathies [J]. J Immunother, 2018, 41 (4): 208-211.

［4］ MOHN N, SUHS KW, GINGELE S, et al. Acute progressive neuropathy-myositis-myasthenia-like syndrome associated with immune-checkpoint inhibitor therapy in patients with metastatic melanoma [J]. Melanoma Res, 2019, 29 (4): 435-440.

［5］ DELYON J, BRUNET-POSSENTI F, LEONARD-LOUIS S, et al. Immune checkpoint inhibitor rechallenge in patients with immune-related myositis [J]. Ann Rheum Dis, 2019, 78 (11): e129.

［6］ NAIDOO J, CAPPELLI LC, FORDE PM, et al. Inflammatory arthritis: a newly recognized adverse event of immune checkpoint blockade [J]. Oncologist, 2017, 22 (6): 627-630.

［7］ LIDAR M, GIAT E, GARELICK D, et al. Rheumatic manifestations among cancer patients treated with immune checkpoint inhibitors [J]. Autoimmunity Reviews, 2018, 17 (3): 284-289.

［8］ MARKHAM A. Atezolizumab: first global approval [J]. Drugs, 2016, 76 (12): 1227-1232.

［9］ RITTMEYER A, BARLESI F, WATERKAMP D, et al. Atezolizumab versus docetaxel in patients with previously treated non-small-cell lung cancer (OAK): a phase 3, open-label, multicentre randomised controlled trial [J]. Lancet, 2017, 389 (10066): 255-265.

[10] CURRY JL, TETZLAFF MT, NAGARAJAN P, et al. Diverse types of dermatologic toxicities from immune checkpoint blockade therapy [J]. J Cutan Pathol, 2017, 44 (2): 158-176.

[11] NESTLE FO, KAPLAN DH, BARKER J. Psoriasis [J]. N Engl J Med, 2009, 361: 496-509.

[12] KIM DS, JE JH, KIM SH, et al. Programmed death-ligand 1, 2 expressions are decreased in the psoriatic epidermis [J]. Arch Dermatol Res, 2015, 307 (6): 531-538.

[13] SHI Y, CHEN Z, ZHAO Z, et al. IL-21 Induces an imbalance of Th17/Treg cells in moderate-to-severe plaque psoriasis patients [J]. Front Immunol, 2019, 10: 1865.

[14] LYNDE CW, POULIN Y, VENDER R, et al. Interleukin 17A: toward a new understanding of psoriasis pathogenesis [J]. J Am Acad Dermatol, 2014, 71 (1): 141-150.

[15] DULOS J, CARVEN GJ, VAN BOXTEL SJ, et al. PD-1 blockade augments Th1 and Th17 and suppresses Th2 responses in peripheral blood from patients with prostate and advanced melanoma cancer [J]. J Immunother, 2012, 35 (2): 169-178.

[16] LOWES MA, SUAREZ-FARINAS M, KRUEGER JG. Immunology of psoriasis [J]. Annu Rev Immunol, 2014, 32: 227-255.

[17] KIM JH, CHOI YJ, LEE BH, et al. Programmed cell death ligand 1 alleviates psoriatic inflammation by suppressing IL-17A production from programmed cell death 1-high T cells [J]. J Allergy Clin Immunol, 2016, 137 (5): 1466-1476. e3.

[18] CHIA PL, JOHN T. Severe psoriasis flare after anti-programmed death ligand 1 (PD-L1) therapy for metastatic non-small cell lung cancer (NSCLC)[J]. J Immunother, 2016, 39 (5): 202-204.

[19] MONSOUR EP, POTHEN J, BALARAMAN R. A novel approach to the treatment of pembrolizumab-induced psoriasis exacerbation: a case report [J]. Cureus, 2019, 11 (10): e5824.

第十节　免疫急性排斥反应案例分析

案例1　抗PD-1抗体用于原发性肝癌移植术后肺转移患者病例——器官移植：免疫检查点抑制剂的禁地

赵　磊　林振宇　张　涛
华中科技大学同济医学院附属协和医院

【摘要】1例55岁男性患者，于2017-01因确诊肝癌并肝内转移、多发大血管血栓形成和肝硬化，行肝移植术＋右心房和下腔静脉取血栓＋腔静脉滤器置入术，术后进行了以他克莫司和吗替麦考酚酯为基础的免疫抑制治疗。4个月后发生肺转移，一线索拉非尼治疗1个月后进展，于2017-07-05予以改行抗PD-1抗体治疗1个周期，10d后，患者出现转氨酶和胆红素升高。予以CT引导下肝穿刺活检，病理示迟发型急性排斥反应（轻度～中度，RAI：5～6分）。予以糖皮质激素、他克莫司、吗替麦考酚酯、广谱抗生素和护肝治疗，1个月余后转氨酶和胆红素显著下降。患者于2017-09复查发现脾脏转移，予以行脾脏切除术。后患者病情持续恶化，行姑息对症支持治疗，最终于2018-06-18因消化道穿孔、出血、弥散性血管内凝血和多器官功能衰竭死亡。

一、病例简介

1. 主诉及现病史　患者，男性，55岁。因"肝癌移植术后6个月，发现双肺结节3个月余"至我院就诊。患者于2017-01无明显诱因出现进食后腹胀，行肝脏超声：肝右叶实质性占位，造影特征符合肝癌,肝脏增强 MRI 考虑肝右叶恶性肿瘤性病变并肝内转移,肝右静脉 - 下腔静脉 - 右心房、门静脉主干及右支癌栓形成,门静脉海绵样变性,门静脉高压,食管 - 胃底静脉曲张,脾门区侧支血管形成、脾肾分流。后于 2017-01-24 行右心房加下腔静脉取栓 + 肝移植术 + 腔静脉滤器置入术,术中见肝右叶巨大占位,切面呈鱼肉样,肝硬化改变,肝上下腔静脉至右心房可见癌栓形成。术后病理:肝左叶肝内低分化腺癌,伴多发卫星灶形成,累及肝脏被膜,可见多发脉管癌栓。于 2017-04-27 复查肺部 CT 示双肺转移,于 2017-05 行索拉菲尼治疗 1 个月后复查 AFP 进行性升高,肺部病灶进展。

2. 既往史　发现血压升高、左侧颈动脉粥样硬化斑形成 1 年(未监测血压,未行控制血压治疗);乙型肝炎病史 15 年,已行抗病毒治疗;酗酒史 30 年;发现空腹血糖升高 1 年半(未监测血糖,未行降糖治疗)。

3. 体格检查　一般情况良好,ECOG 评分为 0 分,未见明显消瘦,疼痛评分为 0 分,神志清楚,精神可,皮肤巩膜轻度黄染。心律齐,心脏各听诊区未闻及病理性杂音。双肺呼吸音清,未闻及干湿啰音。腹软,未及明显压痛及反跳痛,右上腹可见手术瘢痕,肝、脾肋下未及,肠鸣音 2~3 次 /min,双下肢无水肿。

4. 辅助检查

(1)胃镜(2017-01-06,本院):十二指肠炎症、十二指肠球部霜斑样溃疡、胃窦溃疡(活检定性)、糜烂性胃炎 3 级。

(2)肝脾平扫 + 增强 MRI(2017-01-22,本院):考虑为肝右叶恶性肿瘤性病变并肝内转移,肝右静脉 - 下腔静脉 - 右心房、门静脉主干及右支癌栓形成,门静脉海绵样变性,门静脉高压:食管 - 胃底静脉曲张,脾门区侧支血管形成、脾肾分流。

(3)肺部 CT 平扫(2017-04-27,本院):双肺散在小结节,较大者直径约 0.5cm。

(4)患者乙型肝炎 5 项示:HBeAb、HBcAb(+),血清乙型肝炎病毒 DNA 定量<100IU/mL,肝病相关抗体均为阴性。

5. 诊断分期及分子病理特征

(1)肝左叶肝内低分化腺癌(Ⅳ期),肝内转移、双肺转移。

(2)术后病理:肝左叶肝内低分化腺癌,伴多发卫星灶形成,累及肝脏被膜;可见多发脉管癌栓;肝脏右叶切片上未见癌累及;(肝静脉下腔静脉)可见脉管内癌栓;胆囊切片上未见癌累及。IHC 示:CK7(+),CK20(-),Villin(部分弱 +),CDX-2(-),CK19(中度 +),MOC-31(-),AFP(-),Gly-3(部分 +),Hepa(-),CD56(-),CK5/6(-),Ki67(LI:20%),P40(-)。pCEA(部分胞浆弱 +),CD34(-),CD10(-),CK8/18(+),特殊染色黏液卡红(±)。

二、治疗过程

1. 免疫治疗过程　对患者完善检查后,考虑为病情进展。向患者及其家属交代病情,患者及其家属要求使用抗 PD-1 抗体治疗。告知肝移植术后患者使用抗 PD-1 抗体可能出现移植物排斥反应,严重者存在生命危险,患者及其家属表示了解风险,坚决要求使用。遂于 2017-07-05 行抗 PD-1 抗体(200mg)治疗 1 个周期。

2. 相关体征变化　患者皮肤、巩膜轻度黄染,余同前。

3. 相关辅助检查

(1)诊断时的肝组织病理(图 2-10-1A):结合免疫组织化学诊断为肝右叶低分化肝内胆管癌。

(2)2017-08-04 CT 引导下肝穿刺活检病理示(图 2-10-1B):(肝移植术后)(肝脏穿刺组织)共两条肝组织,镜下见肝小叶内散在点灶状坏死,部分肝细胞内可见淤胆,部分肝细胞水肿变性,中央静脉内皮下淋巴细胞浸润;多个汇管区以淋巴细胞为主的炎性细胞浸润,部分小胆管有炎性细胞浸润,局灶见胆管损伤,部分汇管区静脉内皮下淋巴细胞浸润;综上所述,考虑:①迟发型急性排斥反应(轻度~中度,RAI 5~6 分);②药物性肝损伤待排。须结合临床诊断。

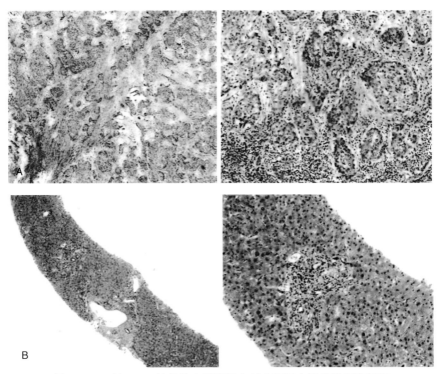

图 2-10-1　抗 PD-1 抗体治疗后肝脏穿刺病理示大量炎性细胞浸润

三、临床思维与决策

患者为肝癌肝移植术后患者,既往乙型肝炎病毒病史 15 年,在进行免疫治疗前,血清转氨酶和胆红素水平正常,血清乙型肝炎病毒 DNA 定量<100IU/mL。病情进展后患者及其家属要求使用抗 PD-1 抗体,告知其肝移植术后患者使用抗 PD-1 抗体可能出现移植物排斥反应,严重者可危及生命,患者及其家属表示了解风险,要求使用。行抗 PD-1 抗体治疗后,患者出现血清转氨酶和胆红素水平进行性上升,转氨酶(GPT 283U/L,GOT 188U/L)和胆红素升高(TBIL 63.8μmol/L,DBIL 31.8μmol/L)(图 2-10-2)。此时,临床决断的难点是肝功能异常的原因。为了与严重的肝炎反应、药物性肝损伤和免疫性肝炎进行鉴别,予以肝穿刺活检,病理示迟发型急性排斥反应(轻度~中度,RAI 5~6 分),肝病相关抗体均为阴性,考虑为移植物排斥反应。予以甲泼尼龙(2mg/kg,静脉滴注 1 次 /d)、他克莫司(0.1mg/kg,口服 2 次 /d)、吗替麦考酚酯(0.5g,口服 1 次 /12h)和护肝降酶治疗,1 个月余后转氨酶(GPT 79U/L,GOT 28U/L)和胆红素(TBIL 27.4μmol/L,DBIL 8.5μmol/L)显著下降。3 个月后发生脾脏转移,予以行脾脏切除术。后患者病情持续恶化,予以行姑息对症支持治疗,最终于 2018-06-18 因消化道穿孔、出血、弥散性血管内凝血和多器官功能衰竭死亡。

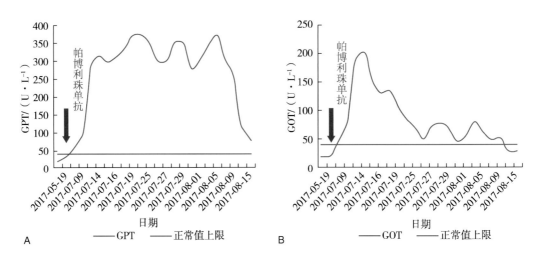

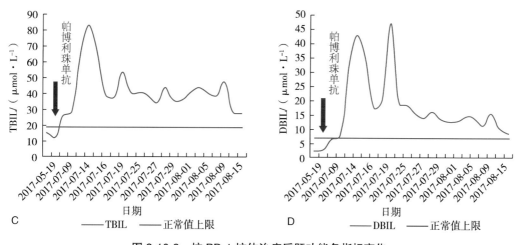

图 2-10-2 抗 PD-1 抗体治疗后肝功能各指标变化

A. 谷丙转氨酶（GPT），正常值范围 5~40U/L；B. 谷草转氨酶（GOT），正常值范围 5~40U/L；
C. 总胆红素（TBIL），正常值范围 5.1~19.0μmol/L；D. 直接胆红素（DBIL），正常值范围 1.7~6.8μmol/L。

患者经糖皮质激素、他克莫司、吗替麦考酚酯、广谱抗生素和护肝降酶治疗 1 个月余后肝功能恢复正常，也提示此前治疗决策是正确的。在开始治疗前，必须对患者进行抗 PD-1 抗体所特有的不良反应，即免疫相关不良反应（irAEs）的高危因素进行评估，包括：病史（和家族史）、一般状况、自身免疫性疾病病史、基线实验室检查和影像学检查。对于抗 PD-1 抗体治疗有潜在获益的可能，但是有移植器官的患者在治疗开始时应做好基线评估，与患者及其家属进行充分沟通，进行全面的 irAEs 风险教育，同时临床医生要充分重视患者病情变化，快速准确地做出临床决策。

四、经验与体会

抗 PD-1/PD-L1 抗体等免疫检查点抑制剂已经成为越来越多肿瘤的治疗选择，越来越多的肿瘤患者开始应用免疫治疗，其中部分患者出现治疗相关的毒性。免疫相关不良反应总体发生率较低，但致死率较高。

1. 本案例的病因是什么？

本例患者为肝移植术后，既往乙型肝炎病毒病史 15 年，长期行免疫抑制剂治疗，机体处于免疫抑制状态，存在潜在的免疫检查点抑制剂类药物相关毒性风险。根据患者肿瘤免疫治疗及肝脏活检结果，移植物排斥反应可能性大。

2. 本案例的临床决策是否得当？

在使用抗 PD-1 抗体治疗之前，告知患者及其家属肝移植术后患者使用该类药物可能出现移植物排斥反应，严重者可危及生命；在肝功能异常的诊治过程中，及时完善肝脏穿刺活检，对病情快速准确地进行判断与治疗。

3. 从本案例能获得哪些经验及教训？

进行过移植手术的患者及病毒性肝炎患者，长期行免疫抑制剂治疗，机体处于免疫抑制状态，存在潜在的免疫检查点抑制剂类药物相关毒性或其他非预期的毒性风险。对这类人群，应谨慎使用免疫治疗，做好基线评估，在治疗前与患者及其家属进行充分沟通，告知其潜在的毒性风险。

五、专家点评

研究报道，有自身免疫性疾病病史者或正在因自身免疫性疾病而接受治疗的患者有可能在接受免疫检查点阻断疗法后出现自身免疫性疾病的恶化。实体器官移植（solid organ transplantation，SOT）受者需要密切监测移植物功能，使用免疫抑制剂防止移植物产生排斥反应造成移植物功能衰竭；抗 PD-1 抗体与免疫抑制剂的作用相反，主要用于增强 T 细胞的免疫应答；在使用抗 PD-1 抗体治疗时，免疫抑制剂在抑制 T 细胞免疫应答功能的同时,可降低抗 PD-1 抗体的疗效。目前,关于抗 PD-1 抗体是否适用于 SOT 受者仍有争议。

病例报道显示,在使用抗 PD-1 抗体治疗后有发生急性同种异体移植物排斥反应的风险。故实体器官移植后的免疫抑制患者,常被排除在临床研究之外。也有研究者报道,使用抗 PD-1 抗体治疗肾脏移植术后的转移性黑色素瘤,患者耐受良好,肾功能状态稳定,无相关不良反应。另有研究者证实,在小鼠中,抗 PD-1 抗体和 TLR9 激动剂的肿瘤免疫疗法可诱导系统性抗肿瘤免疫,而不会加速心脏异体移植的排斥反应。一项最近的荟萃分析显示,抗 PD-1 抗体治疗实体器官移植(SOT)受者术后恶性肿瘤的总体缓解率为 32%,疾病进展率为 44%,病死率为 36%,排斥反应发生率为 39%。表明抗 PD-1 抗体能有效治疗 SOT 受者术后恶性肿瘤,治疗过程中仍可能引发排斥反应,但排斥反应并不是导致受者死亡的最常见原因。因此,目前 NCCN 指南建议对于实体器官(如肾脏)移植患者,如果存在移植排斥反应,且可以选择替代疗法,则可能适于免疫治疗,特别是既往没有移植排斥反应证据并且患者正在维持免疫抑制的情况下。

尽管 CTLA-4 与 PD-1 均抑制 T 细胞的功能,但目前认为 CTLA-4 主要在免疫耐受形成的诱导期起作用,而 PD-1 在免疫耐受形成的维持期起作用。文献报道,抗 CTLA-4 抗体较抗 PD-1 抗体的移植物排斥风险更低。在需要使用 CPI 的情况下,建议兼顾疗效的同时可以优先选择抗 CTLA-4 抗体。此外,还有研究者发现,患者外周血中可检测到供体来源的无细胞 DNA(dd-cfDNA),是诊断 SOT 受者发生急性排斥反应的敏感生物标志物,可能应用于临床以早期发现移植排斥反应。

综上所述,SOT 受者在决定进行 CPI 免疫治疗时,一定要权衡急性排斥所致的器官移植物功能丧失、致死性器官功能衰竭与可能的肿瘤反应率,审慎选择。进一步深入探索排斥反应的发生机制及寻找潜在的预测因子,对于 SOT 受者接受 CPI 治疗具有重要的临床意义。

六、述评

近年来,抗 PD-1/PD-L1 抗体因其良好的临床应用疗效,已经成为肿瘤免疫治疗领域的一大热点。近日,抗 PD-1 抗体在晚期肝癌的二线治疗中取得了突破性的进展。免疫治疗相关不良反应总体发生率较低,但临床缺乏足够的认识,可导致严重甚至致命性的后果,在临床工作中需充分重视。有以下方面值得引起高度关注:

第一,对接受器官移植手术患者,存在潜在的 CPI 类药物相关毒性或其他非预期的毒性风险。对这类人群,应谨慎使用免疫治疗,做好基线评估,在治疗前和患者及其家属进行充分沟通,告知其潜在的毒性风险。

第二,在临床实践过程中,所有接受 CPI 治疗的患者在每个治疗周期前,都需要检测血清转氨酶和胆红素水平以评估是否有肝炎症状或体征。如果出现肝炎,尤其是病毒性肝炎需排除疾病相关因素、辅助药物(包括酒精)和感染因素。如果没有明显的致病因素,必需的保肝治疗不需要等到血清学结果即可开始。

第三,为了与严重的肝炎反应相鉴别,可考虑行肝组织活检,进一步明确病因并指导下一步的精准治疗。

案例2　1例抗 PD-1 抗体致移植肾急性排斥反应

陈笛迪　谢聪颖
温州医科大学附属第一医院

【摘要】1 例 54 岁肾移植术后女性患者,膀胱癌术后 7 年发现转移,接受放化疗后病情仍进展,予抗 PD-1 抗体治疗 2 个周期后出现肌酐进行性升高,首先考虑移植肾急性排斥反应,予糖皮质激素冲击治疗后肌酐未见明显降低。充分告知患者及其家属治疗风险后,再次予抗 PD-1 抗体治疗 1 个周期。治疗 2 周后患者出现左下腹痛,查体可触及左肾,复查 CT 提示移植肾肿胀。暂停免疫治疗,予长期血透。治疗终止后 2 个月患者复查 CT 提示肿瘤完全缓解。治疗终止后 1 年患者复查 CT 未见肿瘤复发征象,移植肾体积较前减小。

一、病例简介

1. 主诉及现病史　患者,女性,54 岁。因"膀胱癌术后 7 年,发现转移 10 余天"至我院就诊。患者 7 年前(2011-04-26)因膀胱多发肿瘤行经尿道膀胱肿瘤电切术。术后病理:膀胱尿路上皮乳头状癌。术后予表柔比星膀胱灌注化疗多次。2018-05 外院查 CT:肾移植术后改变,左侧下极可疑团片强化影,行左肾盂癌根治术。术后病理:(左肾盂)高级别浸润性尿路上皮癌伴钙化。2018-09 在我院复查 CT:膀胱癌伴腹膜后淋巴结转移可能。患者无血尿,无腹痛、腹胀等症状。进一步查 PET-CT 示膀胱左侧壁高代谢肿块,首先考虑肿瘤术后复发;左侧盆壁、左侧髂总动脉旁、腹膜后腹主动脉左旁多发高代谢肿大淋巴结,考虑转移,遂收治入院。

2. 既往史　因慢性肾脏病 V 期行同种异体肾移植术后 13 年(2005 年),术后予麦考酚 + 他克莫司抗排斥治疗,肾功能恢复良好。

3. 体格检查　一般情况良好,ECOG 评分为 0 分,未见明显消瘦,疼痛评分为 0 分,神志清楚,精神可,颈软、无抵抗。双侧瞳孔等大等圆,对光反射灵敏,咽未见红肿,未见扁桃体肿大。心肺无明显异常。腹平软,慢性病肾移植术后瘢痕愈合可,未及明显压痛及反跳痛,肝脾肋下未及。双下肢无水肿,四肢肌力 5 级,双侧巴宾斯基征阴性。

4. 辅助检查

(1)病理(2011-04-27):"膀胱左后壁"尿路上皮乳头状癌(约 0.2cm,未见浸润);"膀胱后壁"尿路上皮乳头状癌 2 级(约 0.5cm,未见浸润)。

(2)病理(2018-06-07,外院):送检左肾 + 输尿管全长 + 部分膀胱切除标本:肾与输尿管连接处见一肿块,大小约 2.5cm × 2cm,浸润至外膜,累及输尿管壁外膜,脉管内见瘤栓。"左肾盂"高级别浸润性尿路上皮癌伴钙化。

(3)全腹部增强 CT(2018-09-20,本院):膀胱内占位性病变,膀胱癌伴腹膜后淋巴结转移可能,请结合临床;肾移植术后状态,局部肾实质低灌注,请结合临床;肝脏多发囊肿。

(4)PET-CT(2018-09-27,本院):①膀胱恶性肿瘤术后改变,膀胱左侧壁高代谢肿块,首先考虑肿瘤术后复发;左侧盆壁、左侧髂总动脉旁、腹膜后腹主动脉左侧周边多发高代谢肿大淋巴结,考虑转移。②右髂窝移植肾显影,其周边多发微小结节,代谢未见增高,首先考虑非特异性淋巴结显示;右肾萎缩伴积水,左肾缺如。③两肺下叶微小结节,代谢未见增高,首先考虑炎性硬结灶。④肝脏多发小囊肿及小钙化灶;子宫小肌瘤。

(5)尿常规(2018-10-05,本院):隐血(±),红细胞 66/μL。

(6)其他:血常规、血生化、凝血功能、术前免疫均在正常范围。

5. 诊断分期及分子病理特征

(1)膀胱恶性肿瘤术后,伴远处广泛转移。

(2)肾移植术后,免疫抑制剂维持中。

二、治疗过程

1. 抗肿瘤免疫治疗过程　2019-02-20 复查 CT:膀胱癌伴肝脏、腹膜后、盆腔、两侧腹股沟淋巴结转移,腹膜后淋巴结、膀胱放疗区肿瘤减小,余淋巴结及肝脏病灶较前进展。充分告知患者及其家属肿瘤病情晚期,进展快,预后差,患者 TMB 高,可能从免疫治疗中获益,但出现移植肾排斥反应的可能性大。患者及其家属商议后同意行抗 PD-1 抗体治疗。于 2019-02-22 行抗 PD-1 抗体 126mg d1(3mg/kg)治疗。

2. 体征变化

(1) 2018-11-12 评估：左下肢水肿，右下肢无水肿，余同前。

(2) 2019-02-20 评估：双下肢无水肿，余同前。

3. 相关辅助检查

(1) 2018-11-12 评估：全腹部增强 CT 结果显示，膀胱癌伴腹膜后、盆腔淋巴结转移，腹膜后及盆腔转移较前进展；肾移植术后状态，局部肾实质低灌注，请结合临床；肝脏多发囊肿；右肾萎缩及肾积水，尿常规：隐血（+），红细胞 665/µL。2018-11-19 病理："后腹膜淋巴结"低分化癌转移，符合尿路上皮癌转移。2018-12 基因检测：检测出 97 个体细胞突变，包括 TP53 等。

(2) 2019-02-20 评估：全腹部 CT 结果显示，膀胱癌伴肝脏、腹膜后、盆腔、两侧腹股沟淋巴结转移，较前有所进展（图 2-10-3）；肾移植术后状态，请结合临床；肝脏多发囊肿；右肾萎缩及肾积水。尿常规：隐血（+），红细胞 115/µL。

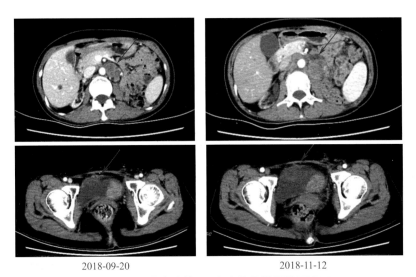

2018-09-20　　　　　　　　　　　　　2018-11-12

图 2-10-3　患者腹盆 CT 复查结果提示肿瘤进展

(3) 2018-09-20、2018-11-12 评估：膀胱癌伴腹膜后、盆腔淋巴结转移，腹膜后及盆腔灶较前进展。

4. 免疫治疗不良反应（移植肾急性排斥）诊治过程　患者 2019-02-22 行抗 PD-1 抗体 126mg d1（3mg/kg）治疗。2019-03-06 患者查血肌酐 89µmol/L（正常值 35~80µmol/L）。2019-03-07 复查 CT：膀胱癌伴肝脏、腹腔、腹膜后、盆腔、两侧腹股沟淋巴结转移，较前缩小。2019-03-08 行第 2 个周期抗 PD-1 抗体 126mg d1 免疫治疗。治疗后 6d 患者复查血肌酐明显升高，经过多学科讨论，首先考虑为移植肾急性排斥反应，予糖皮质激素冲击治疗（甲泼尼龙针 300mg d1、200mg d2、125mg d3）后肌酐较前下降，予口服甲泼尼龙片逐渐减量治疗。治疗结束后复查肌酐明显升高（图 2-10-4）。2019-03-18 复查 CT：膀胱癌伴肝脏、腹腔、腹膜后、盆腔、两侧腹股沟淋巴结转移，较前相仿。与患者及其家属商议后，患者留置血透长期管后行免疫治疗。于 2019-04-02 行第 3 个周期抗 PD-1 抗体免疫治疗。治疗后患者定期血透。治疗后 2 周患者出现左下腹痛，查体可触及左肾。2019-04-18 复查 CT：膀胱癌伴肝脏、腹腔、腹膜后、盆腔、两侧腹股沟淋巴结转移，部分肝内病灶、淋巴结缩小；左肾切除状态；肾移植术后状态：移植肾体积增大伴密度减低。患者移植肾肿胀，考虑为移植肾急性排斥反应，暂停免疫治疗。疗效评价为：肿瘤部分缓解（图 2-10-5A）。2019-06-03 复查 CT：结合病史，肾移植术后，移植肾肿胀；右肾萎缩，右肾盂、输尿管积水，左肾未显示；慢性肝炎样改变，肝多发囊肿；盆腔积液。疗效评价为：肿瘤完全缓解（图 2-10-5A）。2019-06-24 患者继续他克莫司抗排斥治疗，定期门诊复查。2020-04-30 复查 CT：左肾见肾移植术后改变，移植肾肿胀，对照前片略小。肝局部凹陷伴低密度影，较前相仿；肝多发囊肿（图 2-10-5B）。

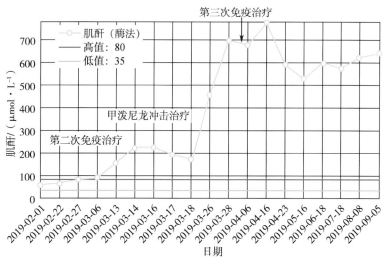

图 2-10-4 患者肌酐变化示意图

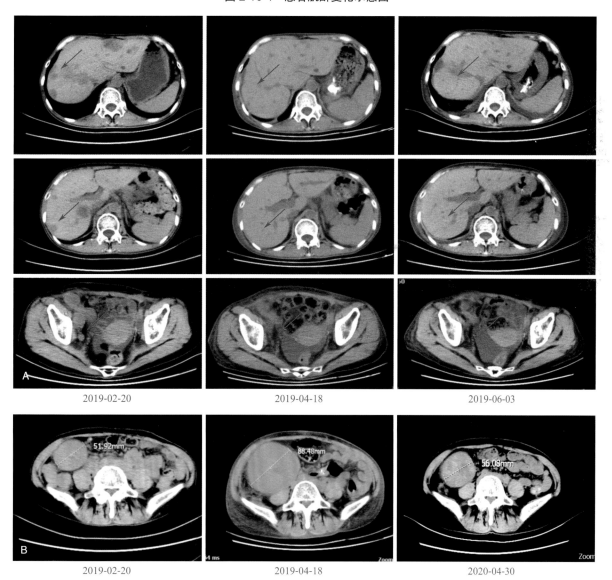

图 2-10-5 患者腹盆腔 CT 复查结果提示肿瘤缓解

A. 2019-02-20、2019-04-18 评估：膀胱癌伴肝脏、腹腔、腹膜后、盆腔、两侧腹股沟淋巴结转移，部分肝内病灶、淋巴结缩小。2019-04-18、2019-06-03 评估：肾移植术后，移植肾肿胀；右肾萎缩，右肾盂、输尿管积水，左肾未显示；慢性肝炎样改变，肝多发囊肿。
B. 2019-02-20、2019-04-18 CT 片对比：移植肾体积增大伴密度减低。2019-04-18、2020-04-30 CT 片对比：移植肾体积较前缩小。

三、临床思维与决策

本例膀胱癌术后复发,伴转移患者,在接受放化疗后病情仍明显进展,评估患者预计生存期短。患者基因检测提示 TMB 高,可能从免疫治疗中获益;但患者肾移植术后,出现移植肾排斥反应可能性大。与患者及其家属充分沟通后,患者及其家属接受相关风险,同意行免疫治疗。在第 2 个周期抗 PD-1 抗体治疗前患者出现血肌酐升高。目前国内还没有针对免疫治疗不良反应的特定分级标准。参考美国国立癌症研究所常见不良反应评价标准 CTCAE 4.0 版,判定为肾毒性 1 级。予复查 CT,疗效评价为肿瘤稳定。再次行抗 PD-1 抗体治疗。治疗后 6d 患者复查血肌酐明显升高,经过多学科讨论,首先考虑移植肾急性排斥反应,建议患者行肾组织活检明确诊断,患者拒绝。根据中国移植肾排斥反应临床诊疗指南(2016 版),糖皮质激素冲击疗法为一线治疗方案。本例患者予糖皮质激素冲击治疗,复查肌酐降而复升,判定为肾毒性 3 级。复查 CT,疗效评价为肿瘤稳定。此时,临床决断的难点集中在是否继续免疫治疗? 免疫治疗势必加剧患者移植肾急性排斥反应,但血透可以作为替代治疗维持内环境稳定。中断免疫治疗,肿瘤进展也将威胁患者生命。再次与患者及其家属充分沟通后,患者留置血透长期管后行第 3 个周期免疫治疗。治疗后 2 周患者出现左下腹痛,查体可触及左肾。复查 CT 示移植肾肿胀,考虑移植肾急性排斥反应,暂停免疫治疗。尽管患者肾功能未能逆转,但抗肿瘤治疗取得满意的疗效。

四、经验与体会

免疫治疗是当前肿瘤治疗领域的焦点,为肿瘤患者带来新的希望。以抗 PD-1/PD-L1 抗体为代表的免疫检查点抑制剂在肿瘤治疗中不断取得突破性进展。目前,关于免疫治疗是否适用于器官移植受者尚存争议。因为器官移植受者需要密切监测移植物功能,使用免疫抑制剂防止移植物产生排斥反应继而造成移植物功能衰竭。抗 PD-1 抗体与免疫抑制剂的作用相反,其主要用于增强 T 细胞的免疫应答。

现有的有关免疫治疗临床研究都没有将移植患者纳入研究,关于移植患者免疫治疗的报道也较少。文献汇总显示,在 64 例接受免疫治疗的移植患者中,疾病控制率(完全缓解 + 部分缓解 + 疾病稳定)是 45%。其中 26 例(41%)患者在接受中位 2 个周期(1~11 个周期)抗 PD-1 抗体或中位 1 个周期抗 CTLA-4 抗体(1~2 个周期)出现移植物排斥反应。出现排斥反应的病例中,8 例移植物(29%)可以挽救,其余则出现永久移植失败。出现排斥反应和移植失败的风险相当高。因此在移植患者的治疗中,需要仔细权衡治疗有效率与可能出现的移植排斥反应风险之间的利弊。本例患者尿路上皮癌复发后接受放化疗后,评估病情进展。既往研究表明一线铂类化疗失败之后的尿路上皮癌患者,二线接受紫杉醇类化疗的中位总生存期仅为 7 个月。免疫检查点抑制剂提高了晚期二线尿路上皮癌客观反应率(ORR)和总生存期。患者检测肿瘤突变负荷高,适用于免疫治疗。充分告知患者及其家属免疫治疗的利弊及存在移植物排斥等相关不良反应,建议行肿瘤免疫治疗。在接受 2 个周期抗 PD-1 抗体治疗后患者出现肌酐升高,考虑为急性移植排斥反应。因患者拒绝,未能行移植肾病理活检。尽管本例患者在接受免疫治疗后出现急性排斥反应,导致肾衰竭,需要长期血透维持,但患者抗肿瘤治疗有效,生存获益明显,截至目前,肿瘤完全缓解达 12 个月。

因此在移植患者的肿瘤治疗中,如何权衡患者的风险及获益,是个充满挑战的课题。在移植排斥或失败不能接受的情况下(如心脏、肺、肝移植),需优先考虑其他治疗。而对于肾移植患者,有血透作为肾功能替代治疗,是否可以更积极地采用免疫治疗作为抗肿瘤治疗仍值得探讨。

本例患者免疫治疗生存获益。需要关注以下问题:

1. 本案例的临床决策是否得当?

免疫治疗用于抗肿瘤治疗获得完全缓解的疗效,挽救了患者的生命。在出现移植肾急性排斥反应治疗过程中,严密监测病情变化,组织多学科讨论,及时予激素治疗,当然,糖皮质激素冲击剂量仍值得探讨。尽管患者肾功能未能逆转,但血透可作为替代治疗维持内环境稳定。后续再行 3 个周期免疫治疗,达到令人满意的疗效。决策及执行过程无明显过错。

2. 从本案例能获得哪些经验及教训?

移植患者免疫治疗过程中发生排斥反应可能性大,往往病情凶险,需要临床医生充分重视。本例患者肾移植术后,因此,在治疗开始前即需要与患者充分沟通,告知排斥反应发生的风险,并进行全面的免疫相关不良反应教育,严密监测肾功能,及时就诊。

五、专家点评

纵观本案例,临床决策、抗肿瘤及并发症治疗均无可厚非。但仍有以下问题需要进一步思考:移植患者,多涉及免疫抑制剂治疗,免疫治疗激活机体免疫,易并发排斥反应。这种情况下,需要反复权衡患者的风险及获益,是否选择抗肿瘤免疫治疗,这将是个充满挑战的课题。本例患者抗肿瘤治疗效果令人满意,为今后移植患者应用免疫治疗增强了信心。对于肾移植患者,有血透作为替代治疗,是否可以更积极地采用免疫治疗作为抗肿瘤治疗仍值得探讨。对于其他器官移植如肝移植,是否可以采取免疫治疗,需要更全面的评估和权衡。当然本例患者最后拒绝肾组织活检,不能明确诊断是一个遗憾。

六、述评

免疫治疗是肿瘤治疗的新手段,与传统治疗手段放化疗相比,免疫治疗的副作用较小。但对于器官移植受者的肿瘤患者,免疫治疗后发生移植排斥反应的可能性大,在临床工作中这类患者是否可接受免疫治疗尚存巨大的争议。这类特殊人群存在潜在的免疫检查点类药物相关毒性或其他非预期的毒性风险,应谨慎使用免疫治疗,权衡患者的风险及获益,在治疗前和患者及其家属进行充分沟通,告知其潜在的毒性风险。在治疗过程中严密监测患者各项指标,对发生的免疫治疗相关不良反应,应早识别、早干预。在诊治过程中更需要重视多学科联合诊治。在免疫治疗相关不良反应的处理中,糖皮质激素具有重要的作用,应对免疫不良反应进行分级管理,遵循指南,以对糖皮质激素使用的时机、剂量和剂型进行判断,同时动态评估后续肿瘤治疗方案。

参考文献

[1] MENZIES AM, JOHNSON DB, RAMANUJAM S, et al. Anti-PD-1 therapy in patients with advanced melanoma and preexisting autoimmune disorders or major toxicity with ipilimumab [J]. Ann Oncol, 2017, 28 (2): 368-376.

[2] 汪国营, 唐晖, 张英才, 等. 程序性死亡受体 (PD)-1 单克隆抗体治疗肝癌肝移植术后复发诱发急性免疫性肝炎: 附 1 例报告 [J]. 器官移植, 2016, 7 (1): 44-47.

[3] WANG GY, TANG H, ZHANG Yc, et al. Programmeddeath receptor (PD)-1 monoclonal antibody-induced acute immune hepatitis in the treatment of recurrent hepatocellular carcinoma after liver transplantation: a case report [J]. Organ Transplant, 2016, 7 (1): 44-47.

[4] VARKARIS A, LEWIS DW, NUGENT FW. Preserved liver transplant after PD-1 athway inhibitor for hepatocellular carcinoma [J]. Am J Gastroenterol, 2017, 112 (12): 1895-1896.

[5] RAMMOHAN A, REDDY MS, FAROUK M, et al. Pembrolizumab for metastatic hepatocellular carcinoma following live donor liver transplantation: the silver bullet？ [J] Hepatology, 2018, 67 (3): 1166-1168.

[6] 肖永胜, 周俭. 肝移植术后肝癌复发转移与 PD-1/PD-L1 抑制剂免疫治疗 [J]. 临床外科杂志, 2019, 8 (27): 642-645.

[7] LIPSON EJ, BAGNASCO SM, MOORE J JR, et al. Tumor regression and allograft rejection after administration of anti-PD-1 [J]. N Engl J Med, 2016, 374 (9): 896-898.

[8] ABDEL-WAHAB N, SAFA H, ABUDAYYEH A, et al. Checkpoint inhibitor therapy for cancer in solid organ transplantation recipients: an institutional experience and a systematic review of the literature [J]. J Immunother Cancer, 2019, 7 (1): 106.

[9] VENKATACHALAM K, MALONE AF, HEADY B, et al. Poor outcomes with the use of checkpoint inhibitors in kidney

transplant recipients [J]. Transplantation, 2020, 104 (5): 1041-1047.

［10］BIONDANI P, DE MARTIN E, SAMUEL D, et al. Safety of an anti-PD-1 immune checkpoint inhibitor in a liver transplant recipient [J]. Ann Oncol, 2018, 29 (1): 286-287.

［11］WINKLER JK, GUTZMER R, BENDER C, et al. Safe administration of an anti-PD-1 antibody to kidney-transplant patients: 2 clinical cases and review of the literature [J]. J Immunother, 2017, 40 (9): 341-344.

［12］DANG N, WAER M, SPRANGERS B, et al. Intratumoral immunotherapy with anti-PD-1 and TLR9 agonist induces systemic antitumor immunity without accelerating rejection of cardiac allografts [J]. Am J Transplant, 2021, 21 (1): 60-72.

［13］宾阳阳, 李杰群, 李强, 等. PD-1 单克隆抗体治疗实体器官移植术后恶性肿瘤的系统评价.[J]. 器官移植, 2019, 3 (11): 384-390.

［14］AGUIRRE LE, GUZMAN ME, LOPES G, et al. Immune checkpoint inhibitors and the risk of allograft rejection: a comprehensive analysis on an emerging issue [J]. Oncologist, 2019, 4 (3): 394-401.

［15］HURKMANS DP, VERHOEVEN JGHP, DE LEUR K, et al. Donor-derived cell-free DNA detects kidney transplant rejection during nivolumab treatment [J]. J Immunother Cancer, 2019, 7 (1): 182.

［16］EL-KHOUEIRY AB, SANGRO B, YAU T, et al. Nivolumab in patients with advanced hepatocellular carcinoma (CheckMate 040): an open-label, non-comparative, phase 1/2 dose escalation and expansion trial [J]. Lancet, 2017, 389 (10088): 2492-2502.

［17］宾阳阳, 李杰群, 李强, 等. PD-1 单克隆抗体治疗实体器官移植术后恶性肿瘤的系统评价 [J]. 器官移植, 2020, 11 (2): 385-390.

［18］KUMAR B, SHINAGARE AB, RENNKE HG, et al. The Safety and efificacy of checkpoint inhibitors in transplant recipients: a case series and systematic review of literature [J]. Oncologist, 2020, 25 (6): 505-514.

［19］RAGGI D, MICELI R, SONPAVDE G, et al. Second-line single agent versus doublet chemotherapy as salvage therapy for metastatic urothelial cancer: A systematic review and meta-analysis [J]. Ann Oncol, 2016, 27 (1): 49-61.

［20］SHARMA P, RERZ M, SIEFKER-RADTKE A, et al. Nivolumab in metastatic urothelial carcinoma after platinum therapy (CheckMate 275): a multicentre, single-arm, phase 2 trial [J]. Lancet Oncol, 2017, 18 (3): 312-322.

［21］POWLES T, O'DONNELL PH, MASSARD C, et al. Efficacy and safety of durvalumab in locally advanced or metastatic urothelial carcinoma: updated results from a phase 1/2open-label study [J]. JAMA Oncol, 2017, 3 (9): e172411.

第三章　累及多器官免疫治疗严重不良反应案例分析

案例1　抗CTLA-4抗体联合抗PD-1抗体治疗晚期肾癌致多器官功能损伤并死亡

薛俊丽　葛潇潇　郭晔　李进
同济大学附属东方医院

【摘要】免疫检查点抑制剂（ICIs）广泛应用于各种恶性肿瘤。然而，免疫相关不良反应在ICIs治疗过程中也经常发生。我们报告1例舒尼替尼治疗进展后肾癌患者，联合使用抗CTLA-4抗体和抗PD-1抗体治疗后出现多器官功能损伤，包括葡萄膜炎、肺炎、肝肾功能障碍、凝血功能障碍、甲状腺功能减退、心肌炎等。免疫相关不良反应治疗主要为糖皮质激素；严重的免疫相关不良反应需要考虑糖皮质激素联合其他免疫抑制剂的治疗。此外，对于曾出现过免疫相关不良反应的患者重新使用ICIs的风险和获益需要进行充分评估。

一、病例简介

（一）主诉及现病史

患者，女性，64岁。2017-05因"肾癌术后半年，肝肺转移2个月"于我院就诊。患者2016-11-23因"左肾肿物半年"于外院全麻下行左肾癌根治术，术后病理：①肉眼所见：左肾13cm×8.0cm×7.5cm，切面见一肿块9.5cm×8.0cm×6.5cm，累及包膜，未突破，肾盂结构欠清，累及肾盂黏膜；②镜下诊断：左肾透明细胞癌Ⅲ级伴大片坏死，肿瘤细胞胞质嗜酸性，累及肾包膜周围脂肪组织。输尿管残端、肾周脂肪均阴性。术后分期pT2aN0M0，Ⅱ期，未行辅助治疗。2017-03复查发现肝肺占位，2017-03-13行肝脏及肺占位病灶穿刺，病理结果示肝脏、肺占位符合"肾癌转移"。2017-04-01起口服苹果酸舒尼替尼胶囊（4粒1次/d）靶向治疗，2017-05-22复查发现肝肺病灶较前增多，病情进展。遂收住入院。

（二）既往史

患者既往右肺腺癌病史，2009-03-26行"右下肺叶切除术"，术后病理：右肺下叶腺癌，累及脏层胸膜，第7组淋巴结阳性，术后分期pT2aN2M0 Ⅲ期。术后行吉西他滨+卡铂化疗4个周期，因不能耐受停止后续治疗。

（三）体格检查

一般情况良好，ECOG评分为1分，疼痛评分为0分。神志清楚，精神可，全身未触及明显淋巴结肿大。胸廓未见畸形，心律齐，心脏各听诊区未闻及病理性杂音。双肺呼吸音清，未闻及干湿啰音。腹平软，无特殊。病理征阴性。

(四) 辅助检查

2017-05-26 相关检查：①血常规：Hb 89g/L，余正常；②粪常规、尿常规正常；③肝功能：GPT 15U/L，GOT 39U/L（↑），总胆红素 5.7μmol/L，直接胆红素 2.6μmol/L；④肾功能：肌酐 124μmol/L（↑），尿素 5.26mmol/L，尿酸 261μmol/L。

(五) 临床诊断及分子病理分型

肾恶性肿瘤（左肾，透明细胞癌 Ⅲ 级），rT4NxM1（M：肝、肺）Ⅳ 期；肺恶性肿瘤（右肺下叶，腺癌），pT2N2M0 ⅢA 期。ECOG 评分为 1 分。

免疫组化："左肾"肿瘤细胞 CK7（-），CK8（部分 +），Vimentin（+），CD10（部分 +），CAIX（部分 +），EMA（+），GATA3（-），Ki-67（50%），P53（++），inhibin（-），Syn（-），CgA（-），CD117（-），AmAcR（+），MelanA（-），S-100（-），TFE-3（-），SDH（+），符合透明细胞癌表型。

二、治疗过程

(一) 抗肿瘤免疫治疗过程

患者自 2017-05-27 起患者接受抗 PD-1 抗体（3mg/kg，1 次 /2 周）免疫治疗，共治疗 20 个周期。经免疫治疗后，患者肝脏、肺转移灶明显缩小，病情缓解（图 3-0-1A~C）。然而，随着治疗进行，患者逐步出现免疫相关性毒副作用。

2017-12 患者出现"双眼视物模糊"，且进行性加重，于外院就诊，行双眼 B 超提示"双眼后极视网膜水肿，玻璃体混浊，视网膜脱离"（图 3-0-2），诊断为"葡萄膜炎"。考虑为使用抗 PD-1 抗体后所致的免疫相关性葡萄膜炎，予停用抗 PD-1 抗体，并局部注射糖皮质激素，患者视物模糊症状好转。

2018-02-02 复查发现肝脏、肺部病灶增大，且肝脏出现新发病灶（图 3-0-1D），病情进展。因患者停用免疫检查点抑制剂 2 个月，为控制肿瘤病情，与其家属充分沟通后继续使用抗 PD-1 抗体（3mg/kg，1 次 /2 周）免疫治疗。2018-04-16 再次复查，肝脏、肺部病灶进一步增大，病情进展（图 3-0-1E）。因患者

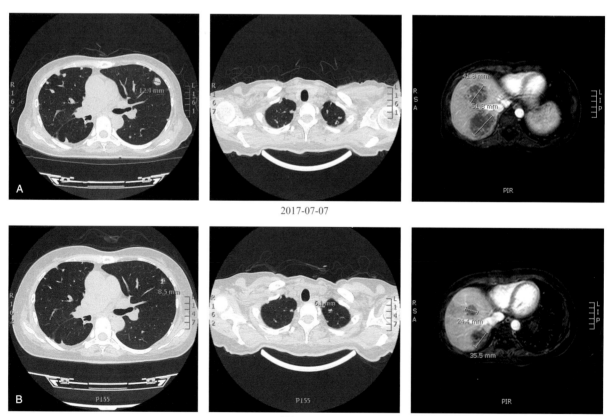

2017-07-07

2017-10-11

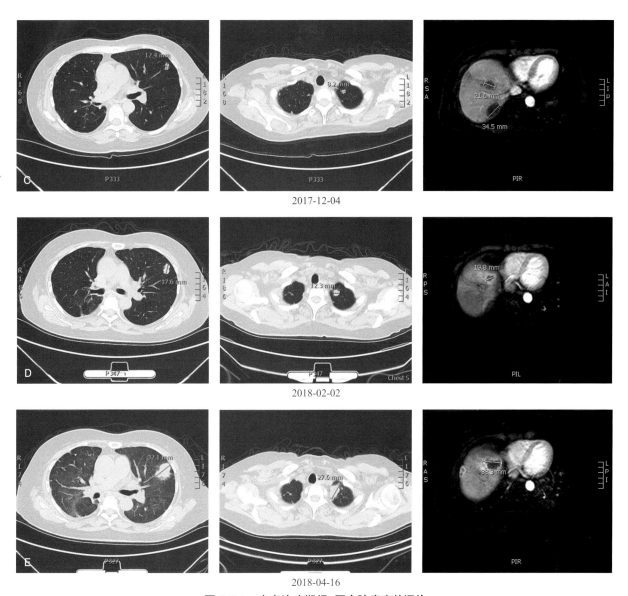

2017-12-04

2018-02-02

2018-04-16

图 3-0-1　患者治疗期间，历次肿瘤疗效评价

A~C. 患者 2017-05 起使用抗 PD-1 抗体，至 2017-12-04 评价，病情持续缓解；D. 2017-12 因出现免疫相关性葡萄膜炎停用抗 PD-1 抗体；2018-02-02 评价病情进展，重新使用抗 PD-1 抗体治疗；E. 2018-04-16 再次复查肺部病灶增大，病情进展。

家属自行购买 CTLA-4 抑制剂抗 CTLA-4 抗体，要求联合免疫治疗。与患者及其家属充分沟通，告知可能存在免疫治疗风险并取得患者及其家属充分知情后，2018-04-27 行抗 CTLA-4 抗体（1mg/kg）及抗 PD-1 抗体（3mg/kg）联合免疫治疗 1 个周期。

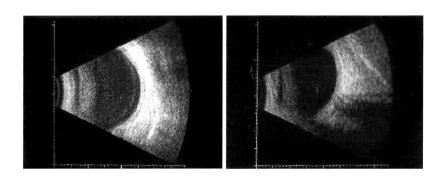

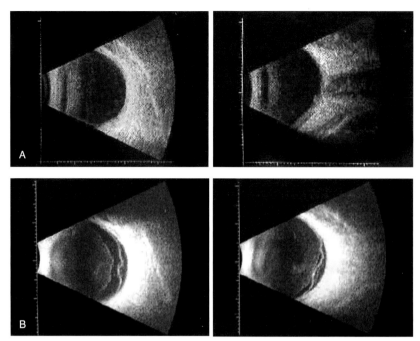

图 3-0-2　患者眼部 B 超提示双眼玻璃体混浊,视网膜水肿、脱离,诊断为免疫相关性葡萄膜炎

A. 双眼后极视网膜水肿,玻璃体混浊;B. 玻璃体混浊,视网膜脱离。

(二) 疗效评价

2017-05 以来,数次肿瘤治疗效果评价结果见图 3-0-1。

(三) 免疫相关不良反应及诊

1. **免疫相关性葡萄膜炎**　2017-12 患者出现"双眼视物模糊",且进行性加重,于外院就诊,行双眼 B 超提示"双眼后极视网膜水肿,玻璃体混浊,视网膜脱离"(图 3-0-2),诊断为"葡萄膜炎"。考虑为使用抗 PD-1 抗体后所致的免疫相关性葡萄膜炎,予停用抗 PD-1 抗体,并局部注射糖皮质激素,患者视物模糊症状好转。

2. **免疫相关性肺炎**　2018-05-02,患者出现反复胸闷、气促,伴轻度呼吸困难,肺部 CT 显示双肺间质弥漫性渗出,呈磨玻璃样改变,诊断为"间质性肺炎"(图 3-0-3A),考虑与免疫治疗相关。结合患者临床症状、影像学检查,CTCAE 3 级免疫相关性肺炎。予甲泼尼龙(40mg 2 次 /d)静脉推注,抑制免疫反应,联合舒普深(3g 2 次 /d)静脉滴注,抗感染治疗。1 周后,患者症状缓解,复查肺部 CT 显示双肺渗出减少,逐步减少甲泼尼龙剂量,调整为口服泼尼松维持治疗并逐步减量(图 3-0-3B)。

3. **免疫相关性肝、肾功能异常**　2018-05-16,患者因"无明显诱因下发热"再次入院治疗。入院经明确诊断,并经验性予头孢曲松(2g 1 次 /d)静脉滴注抗感染治疗。2018-05-23 复查发现肝功能异常,谷丙转氨酶(GPT)及谷草转氨酶(GOT)升高>5 倍正常上限,且总胆红素及结合胆红素升高>5 倍正常上限。复查患者肝炎病毒指标均阴性,排除病毒性肝炎可能。结合病史,考虑为免疫相关性肝损伤,依据 NCCN 指南,诊断为 3 级免疫相关性肝损伤伴胆红素升高。同时,依据指南建议,在积极保肝降酶、退黄的基础上,重新予甲泼尼龙(40mg 2 次 /d)静脉推注抑制异常免疫反应。经激素治疗 2d 后患者胆红素无明显改善,加用丙种球蛋白(10g 1 次 /d×5d),患者肝功能指标逐步好转。

与此同时,肾功能检测显示患者血肌酐水平高于正常 6 倍,患者基线肌酐轻度升高,尿常规显示轻度蛋白尿,而使用联合免疫治疗后 3 周出现血肌酐明显升高,诊断为免疫相关性肾功能异常,CTCAE 4 级。在使用糖皮质激素及丙种球蛋白治疗 1 周后,患者血肌酐水平逐渐下降。患者肝肾功能指标变化及治疗过程见图 3-0-4、图 3-0-5。

4. **免疫相关性凝血功能异常**　患者入院后 1 周监测凝血功能,D- 二聚体呈进行性升高,2018-05-25 患者 D- 二聚体由 0.89mg/L 升高至 13.3mg/L,且患者凝血酶时间(thrombin time,TT)及活化部分凝血酶时间(activated partial thromboplastin time,APTT)进行性升高,至 2018-05-27,超过正常上限 6 倍(图

3-0-6A)。同时,因患者凝血功能障碍,局部皮下注射部位出现大片瘀斑(图3-0-6B),致患者血红蛋白明显下降。患者为晚期肾癌,肿瘤转移较广泛,存在慢性DIC可能,而使用抗PD-1抗体后,患者出现明显凝血功能异常。予输注新鲜冰冻血浆补充凝血因子、补充人纤维蛋白原,以及输注红细胞悬液后,凝血功能恢复正常。

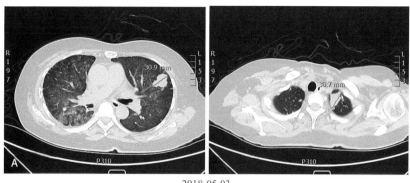

2018-05-03

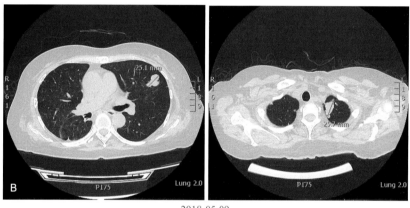

2018-05-09

图3-0-3　免疫相关性肺炎治疗前后CT图

A. 2018-05-02,在使用抗PD-1抗体联合抗CTLA-4抗体后1周后,患者出现胸闷、气促症状,肺部CT显示双肺间质弥漫性渗出,呈磨玻璃样改变,诊断为间质性肺炎;B.经激素治疗1周,患者症状好转,肺部渗出吸收。

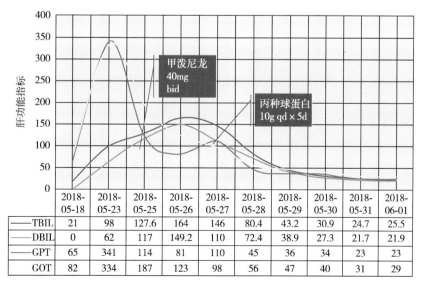

	2018-05-18	2018-05-23	2018-05-25	2018-05-26	2018-05-27	2018-05-28	2018-05-29	2018-05-30	2018-05-31	2018-06-01
TBIL	21	98	127.6	164	146	80.4	43.2	30.9	24.7	25.5
DBIL	0	62	117	149.2	110	72.4	38.9	27.3	21.7	21.9
GPT	65	341	114	81	110	45	36	34	23	23
GOT	82	334	187	123	98	56	47	40	31	29

图3-0-4　免疫相关性肝功能损伤治疗前后指标变化

TBIL:总胆红素(参考值范围 ≤26μmol/L);DBIL:结合胆红素(参考值范围 ≤8μmol/L);
GPT:谷丙转氨酶(参考值范围 7~40U/L);GOT:谷草转氨酶(参考值范围 13~35U/L)。

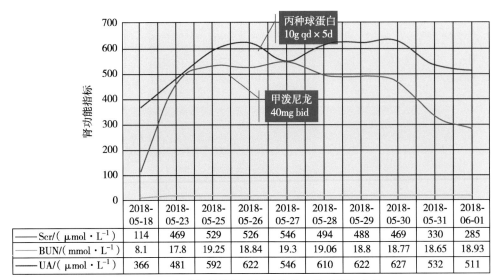

图 3-0-5 免疫相关性肾功能损伤治疗前后指标变化

	2018-05-18	2018-05-23	2018-05-25	2018-05-26	2018-05-27	2018-05-28	2018-05-29	2018-05-30	2018-05-31	2018-06-01
Scr/(μmol·L⁻¹)	114	469	529	526	546	494	488	469	330	285
BUN/(mmol·L⁻¹)	8.1	17.8	19.25	18.84	19.3	19.06	18.8	18.77	18.65	18.93
UA/(μmol·L⁻¹)	366	481	592	622	546	610	622	627	532	511

Scr:血清肌酐(serum creatinine)(参考值范围 57~97μmol/L);BUN:血尿素氮(blood urea nitrogen)(参考值范围 3.1~8.0mmol/L);UA:尿酸(参考值范围 203~417μmol/L)。

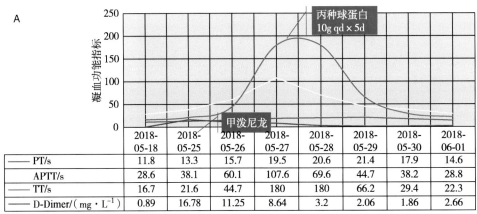

	2018-05-18	2018-05-25	2018-05-26	2018-05-27	2018-05-28	2018-05-29	2018-05-30	2018-06-01
PT/s	11.8	13.3	15.7	19.5	20.6	21.4	17.9	14.6
APTT/s	28.6	38.1	60.1	107.6	69.6	44.7	38.2	28.8
TT/s	16.7	21.6	44.7	180	180	66.2	29.4	22.3
D-Dimer/(mg·L⁻¹)	0.89	16.78	11.25	8.64	3.2	2.06	1.86	2.66

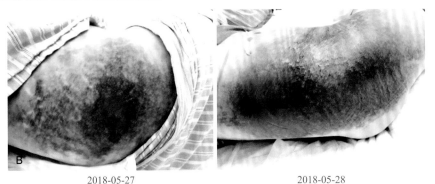

2018-05-27 　　　　　　　　　2018-05-28

图 3-0-6 患者凝血功能指标变化及皮下瘀斑

A. 患者使用抗 PD-1 抗体后凝血功能指标变化,PT:凝血酶原时间(参考值范围 9.4~12.5s);APTT:活化部分凝血酶时间(参考值范围 25.4~38.4s);TT:凝血酶时间(参考值范围 10.3~16.6s);D-Dimer:D-二聚体(参考值范围 0~0.5mg/L)。B. 患者凝血指标异常后出现皮下大面积瘀斑。

5. **免疫相关性甲状腺功能异常** 患者入院后多次监测甲状腺功能显示总三碘甲状腺原氨酸(TT₃)、游离三碘甲状腺原氨酸(FT₃)均低于正常,总甲状腺素(TT₄)、游离甲状腺素(FT₄)大致接近正常;而甲状腺自身免疫性相关抗体甲状腺过氧化物酶抗体(TPOAb)、甲状腺球蛋白抗体(TGAb)均高于正常。促甲状腺激素(TSH)起初高于正常,随着病情加重,后逐渐低于正常下限。患者既往无原发性甲状腺功能异常疾病史,使用抗 PD-1 抗体后出现甲状腺功能减退及相关抗体异常,故诊断为免疫相关性甲状腺功能减退(图 3-0-7)。因患者无明显甲状腺功能减退症状,最初 TSH<10,临床予监测甲状腺功能,未行甲状腺激素替代治疗;后期 TSH 低于正常,依据 NCCN 指南(Version1,2018),不能除外免疫相关性垂体炎可能,但因患者病情加重,未有机会行进一步检查明确。

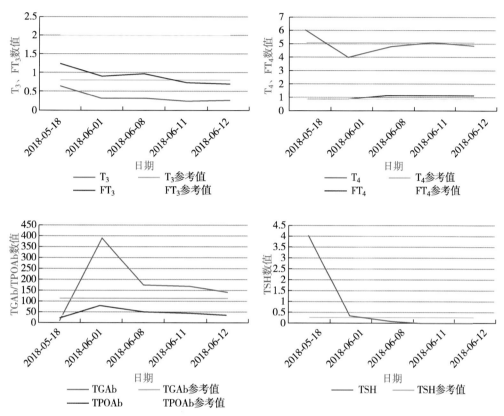

图 3-0-7　免疫相关性甲状腺功能减退,甲状腺功能指标变化

T_3:3,5,3′- 三碘甲腺原氨酸(参考值范围 0.8~2ng/mL);FT_3:游离三碘甲腺原氨酸(参考值范围 2~4.4pg/mL);T_4:甲状腺素(参考值范围 5.1~14.1μg/dL);FT_4:游离甲状腺素(参考值范围 0.93~1.7ng/dL);TGAb:甲状腺球蛋白抗体(参考值范围 0~115IU/mL);TPOAb:甲状腺过氧化物酶抗体(参考值范围 0~34IU/mL);TSH:促甲状腺激素(参考值范围 0.27~4.2μIU/mL)。

6. 免疫相关性心肌炎　2018-06-01 患者再次出现胸闷、气促症状,进行性加重,肺部 CT 排除间质性肺炎可能,心功能监测显示脑钠肽(pro-BNP)、肌红蛋白、肌钙蛋白 T(troponin T,TnT)进行性升高(图 3-0-8),提示存在心肌细胞损伤。多次心电图检查均正常,心脏电生理功能正常;而超声心动图检查显示心脏结构正常,心脏收缩功能正常,EF 60%,提示患者心脏代偿功能正常。临床治疗过程中,适当控制入量,并减轻心脏后负荷,避免加重心脏负担。

然而,2018-06-14,患者突发胸闷、气促加重,呼吸困难明显,咳大量粉红色泡沫样痰,临床诊断患者出现心脏功能失代偿,伴发肺水肿,经有创呼吸机辅助通气、改善心功能等积极治疗后,最终因心肺衰竭,于 2018-06-16 抢救无效死亡。

三、临床思维与决策

本例患者为应用 ICIs 后,尤其是联合免疫治疗之后出现多器官功能损伤,包括葡萄膜炎、肺炎、肝肾功能异常、凝血功能障碍、甲状腺功能减退、心肌炎等。现结合文献,对患者出现的相关毒副作用进行分析讨论。

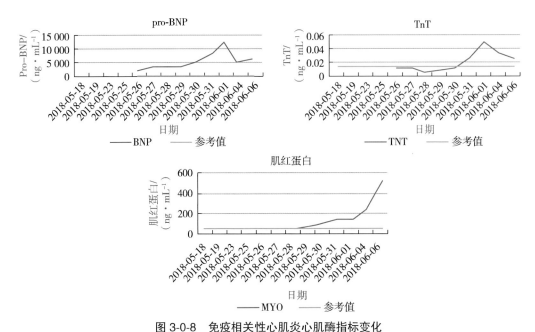

图 3-0-8　免疫相关性心肌炎心肌酶指标变化

BNP：脑钠肽（参考值范围 0~125ng/L）；TnT：肌钙蛋白（参考值范围 0~0.014ng/mL）；

MYO：肌红蛋白（参考值范围 25~58ng/mL）。

　　免疫相关性葡萄膜炎为该患者最早出现的不良反应。应用 ICIs 患者葡萄膜炎发生率约为 1%，多数患者为前葡萄膜炎，少数为后葡萄膜炎或全葡萄膜炎。在使用抗 PD-1 抗体患者中，葡萄膜炎发生率较高，约 6%。临床症状多有眼干、畏光、视物模糊等，治疗主要依赖糖皮质激素，包括局部应用、球旁注射、全身应用等。结合患者眼部 B 超结果，诊断为后葡萄膜炎，行局部注射糖皮质激素后好转。

　　免疫相关性肺炎为 irAEs 常见毒副作用，更多见于使用抗 PD-1 抗体患者及非小细胞肺癌患者。meta 分析显示使用抗 PD-1 抗体患者中，肺炎总体发生率约为 2.7%；而使用 CTLA-4 抑制剂（抗 CTLA-4 抗体）患者，肺炎发生率相对较低（<1%），联合免疫治疗中，肺炎发生率增加（升高至 10%）。肺炎发生时间为应用 ICIs 后 2~24 个月不等，以 3 个月最为多见，联合免疫治疗发生更早。临床症状包括呼吸困难、咳嗽、发热、胸痛等，出现低氧症状患者多进展较快，容易发生呼吸衰竭。影像学检查多见毛玻璃样改变及结节样浸润，以下叶多见。Naidoo 等依据肺炎影像学改变，将其分为 5 种类型：隐源性机化性肺炎样型、磨玻璃样型、间质型、高度敏感型及其他未归类型。依据 NCCN 指南（Version1，2018）3/4 级肺炎治疗主要为全身应用糖皮质激素（1~2mg/kg），待症状恢复到 1 级以下逐渐减量并维持 6 周；若使用糖皮质激素 48h 症状无改善，则考虑加用英夫利西单抗或吗替麦考酚酯，或加用丙种球蛋白。该患者发生免疫相关性肺炎以胸闷、气促、呼吸困难为主要症状，胸部 CT 平扫间质渗出明显，符合磨玻璃样改变，经糖皮质激素治疗 1 周后症状好转，诊疗过程与相关文献报道一致。

　　ICIs 单药治疗时，免疫相关性肝炎发生率为 2%~10%，联合免疫治疗发生率增加至 25%~30%，而 3 级以上肝毒性发生率约为 15%。肝炎发生时间多为开始治疗后 6~12 周。免疫相关性肝炎诊断需要排除其他病因，如病毒性肝炎、脂肪性肝炎、酒精性肝炎等可能，3/4 级免疫相关性肝炎需积极治疗，在停用 ICIs 前提下应用糖皮质激素（1~2mg/kg）。该患者病毒学检查排除病毒性肝炎，诊断为伴胆红素升高的 3 级免疫相关性肝炎，经甲泼尼龙 2mg/kg 治疗 3d 后胆红素改善不明显，加用丙种球蛋白治疗后逐步好转。

　　免疫相关性急性肾功能不全并不常见，ICIs 单药治疗发生率为 1%~2%，联合免疫治疗发生率为 4.5%；3~4 级毒性发生率在单药治疗后<1%，联合治疗约为 1.6%。3/4 级免疫相关性肾炎治疗仍以全身应用糖皮质激素为主，若治疗 1 周症状无改善，需考虑加用其他免疫制剂，如吗替麦考酚酯、英夫利西单抗等。该患者为肾细胞癌，既往肌酐正常，应用抗 PD-1 抗体联合 CTLA-4 抑制剂后出现肌酐升高，与

ICIs 免疫治疗相关,经糖皮质激素及丙种球蛋白治疗后逐步好转。

ICIs 引起凝血功能障碍目前相关文献报道较少。Kunimasa 等曾个案报道应用帕博利珠单抗(pembrolizumab)后出现肺动脉栓塞病例,但 ICIs 致 PT、APTT、TT 等指标异常尚无相关文献。Nagai 等建议在使用 ICIs 基线检查对凝血功能进行筛查,但未阐述其原因。该患者虽为晚期肿瘤患者,但既往凝血功能正常。再次入院后凝血功能异常与肝肾功能异常同时出现,出现大面积皮下瘀斑,行糖皮质激素治疗及积极对症支持治疗后逐步好转。凝血功能异常为本例患者特殊症状,与既往报道 irAEs 不同,故需要引起临床医生尤其是肿瘤科医生重视,为今后临床诊疗工作积累一定经验。

免疫相关性甲状腺功能减退为 ICIs 致内分泌功能异常,以 FT_4 减低较为典型,ICIs 单药治疗 1~2 级甲状腺功能减退发生率为 4%~8%,而多数患者在使用 ICIs 后 4~6 周可逐渐调整至正常。针对 FT_4 减低而 TSH>10mIU/L 患者需考虑使用左旋甲状腺激素替代治疗。本例患者最初 TSH 升高,随着病情进展逐步降低至正常下限,可能存在中枢性甲状腺功能减退,或免疫相关性垂体炎,因后期患者病情进展,未有机会进一步确证。

免疫相关性心脏毒副作用包括心肌炎、心包炎、心律失常、心室功能减退、心力衰竭或血管炎等。该患者病情进展至后期出现心肌酶指标升高,尤其以肌红蛋白升高明显,而多次心电图、动态心电图、超声心动图等检查提示心脏电生理功能、心室功能尚正常;患者既往无慢性心功能不全基础疾病,不能除外 ICIs 所致心肌炎。自身免疫性心肌炎发生率低,病理活检为 $CD8^+$ T 细胞浸润,$FOXP3^+$ 调节 T 细胞减少。该患者无条件行心肌活检以明确诊断,在应用糖皮质激素同时,减轻心脏前后负荷。但最终因患者多器官功能障碍、心脏功能失代偿并发肺水肿而死亡。

四、经验与体会

随着免疫检查点抑制剂在恶性肿瘤治疗中应用越来越多,免疫相关性毒副作用也逐渐引起临床医生重视。荟萃分析显示,在抗 PD-1 抗体联合 CTLA-4 抑制剂治疗患者中,94.9% 患者发生至少 1 次 irAEs,其中 55.4% 患者至少发生 1 次 3/4 级 irAEs。而在单药治疗患者中,CTLA-4 抑制剂发生 irAEs 比例高于 PD-1 抗体,约为 72%,3 级以上 irAEs 发生率为 24%。因此,临床使用 ICIs 过程中,须密切监测其毒副作用。

irAEs 发生频率、时间及严重程度与不同 ICIs 及其剂量、不同肿瘤类型有关,且具有器官特异性。一项汇总了 48 项临床研究(6 938 例患者)汇总分析结果显示,CTLA-4 抑制剂比抗 PD-1 抗体更容易发生 3/4 级 irAEs(31%vs10%);CTLA-4 抑制剂常发生结肠炎、下垂体炎、皮疹,而抗 PD-1 抗体则多见免疫相关性肺炎、甲减、关节痛、白癜风。就不同肿瘤类型而言,在所分析的 3 种不同肿瘤中,黑色素瘤胃肠道和皮肤不良反应发生率较高,而肺炎发生率较非小细胞肺癌低;与肾细胞癌相比,黑色素瘤更易发生关节炎和肌痛,而肾细胞癌则肺炎和呼吸困难发生率高。irAEs 的发生与 ICIs 剂量相关,呈剂量依赖性。irAEs 发生时间也因不同药物、在不同器官中表现出明显差异。依据 irAEs 中位发生时间,使用 ICIs 后 2 个月内发生的 irAEs 为早发性免疫反应(包括皮肤、胃肠、肝毒副作用);而 2 个月以上发生的毒副作用为迟发性免疫反应(常见为肺、内分泌器官、肾脏)。使用抗 PD-1 抗体后,皮肤、胃肠道、肺等毒副作用发生时间较 CTLA-4 抑制剂早;而内分泌系统毒副作用发生较 CTLA-4 抑制剂晚。此外,使用不同 ICIs 后发生 irAEs 恢复至正常时间也不同。Weber 等分析应用 CTLA-4 抑制剂的毒副作用发现,皮疹、结肠炎出现较早,而肝脏毒性与内分泌系统损伤发生较晚,毒副作用谱与应用抗 PD-1 抗体不同。

本案例为晚期肾癌,使用免疫检查点抑制剂后出现多器官功能损伤。尽管依据相关指南积极救治,但终因病情较重,未能逆转。纵观本案例,仍存在治疗矛盾之处,需深入思考和讨论。

本案例在治疗中矛盾之一为联合免疫抑制剂使用。依据 NCCN 指南及 JCO 免疫相关毒副作用管理指南,针对激素治疗效果欠佳患者,考虑加用其他免疫抑制剂,包括英夫利西单抗、吗替麦考酚酯。然而,指南中建议均针对单一脏器损伤治疗,不同器官系统加用联合免疫抑制剂治疗推荐时间亦不尽相同。该患者在使用联合免疫治疗后同时出现多个器官功能损伤,而免疫抑制剂诸如英夫利西单抗、吗替麦考酚酯等亦存在一定肝肾副作用。因此,针对出现免疫相关性肝肾功能异常的情况,如何权衡免疫抑制剂使用,以及使用时机是本案例需总结经验教训之处。

治疗矛盾之二为出现 irAEs 后 ICIs 再次使用以及联合使用,这也是目前学术争议较大之处。有文献认为,对于曾出现 irAEs 患者,在 irAEs 好转后,若再次接受免疫治疗可引起病情反复或新出现 irAEs,且发生时间亦随之提前。而另一项汇总分析结果显示,在恶性黑色素瘤患者中,接受抗 CTLA-4 抗体治疗患者,停药 6 周后给予抗 PD-1 抗体治疗并未增加 irAEs 风险,而且序贯使用抗 PD-1 抗体发生 irAEs 较先前抗 CTLA-4 抗体单药治疗低。CheckMate-037 Ⅲ期临床研究结果也认为抗 CTLA-4 抗体单药治疗失败的恶性黑色素瘤,二线给予抗 PD-1 抗体治疗安全性可控。本例患者在初次出现葡萄膜炎停用抗 PD-1 抗体后,再次使用抗 PD-1 抗体 2 个月出现免疫相关性肺炎,而联合免疫治疗仅 1 周后出现免疫相关性多器官功能损伤。因此,今后工作中对于既往使用 ICIs 患者再次使用免疫治疗,仍需仔细评估,并密切加强监测,以及时处理。

irAEs 治疗主要依赖糖皮质激素及其他免疫抑制剂,但免疫抑制剂对 ICIs 疗效影响目前数据较少。一项多因素分析结果显示,在校正抗 PD-1 抗体剂量、LDH 水平、PD-L1 表达后,发生 irAEs 患者客观反应率(ORR)高于未发生 irAEs 患者。而对发生 irAEs 患者应用糖皮质激素治疗,与未使用糖皮质激素患者相比,ORR 无明显差异。

总之,本例患者为应用 ICIs 治疗发生的较典型的 irAEs,且累及全身多个器官系统,虽根据 NCCN 指南及 JCO 免疫相关毒副作用管理指南予积极治疗,但最终抢救无效死亡。通过本例患者,为 ICIs 临床应用及其毒副作用管理积累经验教训,以指导临床用药更安全、有效、合理。

五、专家点评

纵观本案例,患者为晚期肾癌,并有第二原发肺腺癌。一线抗血管生成治疗失败后,行免疫治疗。从治疗方案、临床随访、免疫相关不良反应的处理,均按照临床指南进行诊断和治疗。但抗肿瘤治疗效果较为理想的同时,出现免疫相关不良反应,并最终抢救无效死亡。本案例中,有以下几点值得思考:

1. 晚期肿瘤开始进行免疫治疗后,需积极监测免疫相关不良反应,及时发现并进行干预,以减少免疫相关不良反应所致的严重后果。此外,在出现免疫相关不良反应后,如何重启免疫治疗,是本案例带来的需要深入思考的问题。尽管 CheckMate-037 结果显示重启免疫治疗安全性可控,但在本案例中重启免疫治疗后出现严重免疫不良反应。因此,仍需反思,免疫治疗重启的时机、方案、剂量等问题,以尽可能做到安全用药。

2. 免疫治疗不良反应具有的器官特异性、肿瘤相关性、药物相关性等,但本案例也需考虑免疫治疗不良反应是否具有人种特异性? 东西方人种的差异,在免疫治疗的疗效及毒副作用中是否有差别? 尽管目前缺乏大型临床研究数据支撑,但在临床实践过程中,需充分结合患者具体情况进行具体分析,进行充分评估后制订综合治疗策略。

3. 对于 ICIs 所致的多器官功能损伤,在治疗过程中,需充分权衡利弊,评估各脏器储备功能,进行多学科讨论,制订有效的策略。

六、述评

免疫检查点抑制剂自上市以来,成为了肿瘤治疗的"明星药物"。随着免疫检查点抑制剂的广泛应用,其毒副作用也逐渐引起临床医生重视。在临床应用过程中,需密切随访,关注患者的免疫相关不良反应,并进行预判和及早干预,减少严重不良反应的发生。此外,由于国内多种免疫检查点抑制剂相继上市,临床医生在"非适应证用药"的情况,需充分与患者及家属沟通,并做好患者教育工作,取得患者与家属理解,以减少医患矛盾发生。治疗免疫相关不良反应,需进行多学科讨论,综合免疫科、呼吸科、心内科、内分泌科、皮肤科、眼科等相关科室医生的意见,综合考虑后制订治疗策略,以最大程度控制免疫相关不良反应。

案例 2　免疫检查点抑制剂致罹患银屑病的肝癌患者严重多器官免疫不良反应

薛俊丽　葛潇潇　郭晔　李进
同济大学附属东方医院

【摘要】本案例为 1 例银屑病(牛皮癣)患者使用 1 次程序性死亡蛋白 -1(programmed death-1, PD-1)抗体治疗后发生肝肾功能损伤、免疫相关性心肌炎和免疫相关性凝血功能异常。糖皮质激素在减轻免疫相关不良反应中有主要作用。在临床使用 ICIs 过程中,尤其是对伴有基础免疫疾病患者,需充分权衡利弊,分析患者风险与获益,并取得患者充分知情后慎重使用。

一、病例简介

(一)主诉及现病史

患者,男性,59 岁。2017-11-21 因"肝脏占位"行特殊肝段切除 + 膈肌修补术,术后病理证实为肝左叶内肝癌,肿块直径为 2.1cm,组织分级 Ⅱ~Ⅲ 级,癌组织侵犯肝被膜,切缘未见癌累及,脉管内见癌栓,神经束见癌侵犯,周围组织未见癌结节性肝硬化。术后未行进一步治疗。2018-03-26 复查发现肝胃间隙和肝门淋巴结转移,后口服仑伐替尼 8mg 1 次 /d 治疗。2018-04-11 至 2018-05-04 对腹膜后淋巴结行碳离子 62.9 GyE/17 Fx 治疗,淋巴结引流区碳离子 51 GyE/17 Fx。后复查发现肝内多发转移灶,腹膜后多发肿大淋巴结,至我院就诊,收住入院。

(二)既往史

患者既往有乙型肝炎"小三阳"病史,长期口服恩替卡韦抗病毒治疗,乙型肝炎病毒 DNA 控制在正常范围。有银屑病病史多年,口服药物治疗,病情控制稳定。

(三)体格检查

ECOG 评分为 1 分,神志清楚,精神好,颈软、无抵抗,指鼻、双手轮替试验、闭目难立征阴性。浅表淋巴结未及。胸廓未见畸形,心律齐,心脏各听诊区未闻及病理性杂音。双肺呼吸音清,未闻及干湿啰音。腹软,未及明显压痛及反跳痛,肝脾肋下未及,肠鸣音 2~3 次 /min,双下肢无水肿,四肢肌力 5 级,肌张力正常,双侧巴宾斯基征阴性。

(四)辅助检查

患者入院后血常规、肝肾功能大致正常。

(五)诊断

原发性肝细胞肝癌,cTxNxM1(M:肝内,腹膜后淋巴结)Ⅳ期,ECOG 评分为 1 分;慢性乙型肝炎("小三阳")。

基因检测:*PIK3CA*、*ALK*、*EGFR*、*KRAS*、*NRAS*、*BRAF*、*HER-2* 未见突变,微卫星低度不稳定(MSI-L)。

二、抗肿瘤免疫治疗过程

(一)免疫治疗过程

患者前期于中国香港就诊,因患者既往有银屑病病史,使用抗 PD-1 抗体可能致严重 irAEs 发生。经与患者反复沟通,充分告知目前使用抗 PD-1 抗体会导致 irAEs,在患者充分知情前提下,于 2018-05-16 使用帕博利珠单抗 200mg 静脉滴注。

(二)相关辅助检查

2018-05-12 患者入院后影像学检查示双肺内多发结节;肝内多发转移。

2018-06-05 患者因病情加重,复查肺部 CT 及上下腹部 CT 结果提示肝脏、肺部转移灶明显增大,胸腔积液增多,考虑为疾病进展。

353

（三）肿瘤免疫相关不良反应及诊治

1. 免疫相关性肝功能异常　2018-05-21复查患者血常规和血生化指标,结果显示肝功能、肾功能进行性升高。谷丙转氨酶和谷草转氨酶水平升高>3倍正常值上限,且总胆红素和直接胆红素水平升高。患者既往有乙型肝炎"小三阳"病史,长期口服恩替卡韦抗病毒治疗,乙型肝炎病毒DNA检测在正常范围,排除病毒性肝炎可能。结合病史,考虑为2级免疫相关性肝损伤伴胆红素升高。同时,依据指南建议,在积极保肝降酶、退黄的基础上,予甲泼尼龙(40mg 2次/d)静脉推注抑制异常免疫反应。经抑制免疫治疗10d后,患者肝功能逐步恢复至接近正常范围(图3-0-9)。

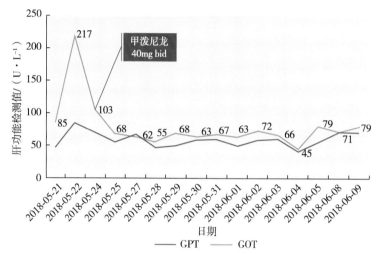

图3-0-9　免疫相关性肝损伤,肝功能指标治疗前后动态变化

GPT:谷丙转氨酶(参考值范围7~40U/L);GOT:谷草转氨酶(参考值范围13~35U/L)。

2. 免疫相关性肾功能异常　2018-05-21,血生化检查结果提示肌酐进行性升高,高于正常值2倍,患者既往无肾功能损伤病史,尿常规显示轻度蛋白尿,而使用联合免疫治疗后出现血肌酐水平升高,诊断为免疫相关性肾功能异常,CTCAE 2级(NCCN指南)。在使用糖皮质激素治疗1周后,患者血肌酐水平逐渐下降(图3-0-10)。

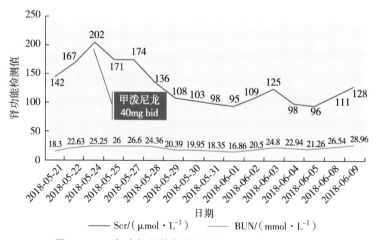

图3-0-10　免疫相关性肾功能损伤治疗前后指标变化

Scr:血清肌酐(参考值范围41~73μmol/L);BUN:血尿素氮(参考值范围2.6~7.5mmol/L)。

3. 免疫相关性凝血功能异常　患者治疗后出现显著异常的凝血功能异常。病程中监测凝血功能,D-二聚体呈进行性升高,2018-05-21患者D-二聚体水平由正常升高至20.71mg/L(正常值上限为0.55mg/L)(图3-0-11),且患者凝血酶时间和活化部分凝血活酶时间进行性延长,至2018-05-27,超过正常值上限 2 倍(图 3-0-12)。考虑患者为晚期肝癌,肿瘤转移较广泛,而使用抗 PD-1 抗体后,患者出现明显凝血功能异常及血小板进行性消耗(图 3-0-13),存在慢性弥散性血管内凝血(disseminated inravascular coagulation,DIC)可能。予输注新鲜冰冻血浆补充凝血因子、补充人纤维蛋白原,以及甲泼尼龙抑制免疫反应后,患者凝血功能曾接近正常。但 1 周后患者再次出现活化部分凝血活酶时间明显升高,伴血小板继续下降,最终因并发消化道出血,于 2018-06-11 抢救无效死亡。

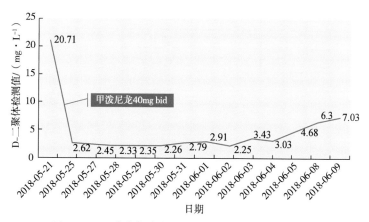

图 3-0-11　肿瘤免疫治疗后患者 D- 二聚体水平变化

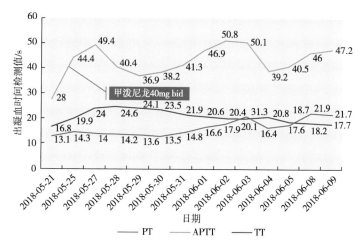

图 3-0-12　肿瘤免疫相关性凝血功能异常治疗前后指标变化

PT:凝血酶原时间(参考值范围 9.4~12.5s);APTT:活化部分凝血活酶时间(参考值范围 25.4~38.4s);TT:凝血酶时间(参考值范围 10.3~16.6s);D-Dimer:D- 二聚体(参考值范围 0~0.5mg/L)。

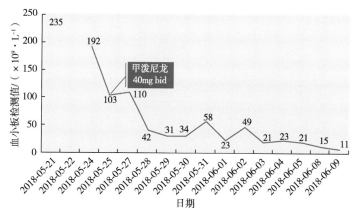

图 3-0-13　患者使用抗 PD-1 单抗后血小板进行性下降

4. 免疫相关性心肌损伤　患者病程中心肌酶谱明显升高。心功能监测显示脑钠肽、肌红蛋白、肌钙蛋白 T 进行性升高,提示存在心肌细胞损伤(图 3-0-14)。多次心电图检查均正常,心脏电生理功能正常;而超声心动图检查显示心脏结构正常,心脏收缩功能正常,射血分数为 60%,提示患者心脏代偿功能正常。临床治疗过程中,适当控制入量,并减轻心脏后负荷,避免加重心脏负担。

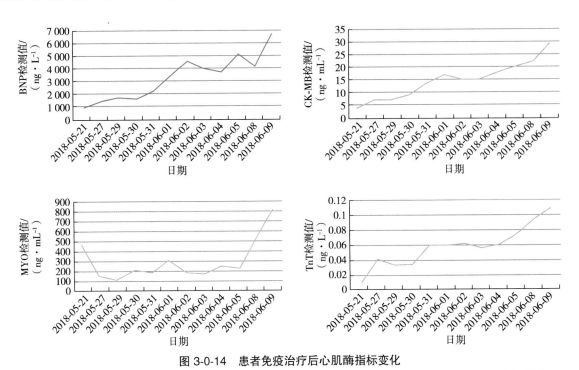

图 3-0-14　患者免疫治疗后心肌酶指标变化

BNP:脑钠肽(参考值范围 0~125ng/L);CK-MB:肌酸激酶(参考值范围 0.3~4.88ng/mL);MYO:肌红蛋白
(参考值范围 25~58ng/mL);TnT:肌钙蛋白(参考值范围 0~0.014ng/mL)。

三、临床思维与决策

本例患者有银屑病病史,应用 ICIs 后出现自身免疫性多器官功能损伤,尤其是较为少见的凝血功能异常。现结合有关指南和文献数据进行分析,为今后临床诊疗工作提供一定经验。在临床使用 ICIs 过程中,须密切监测其不良反应。irAEs 几乎累及全身各个器官。本例患者为应用 ICIs 后,出现肝肾功能异常、凝血功能障碍、心肌炎等。

ICIs 单药治疗时,免疫相关性肝炎发生率为 2%~10%,联合免疫治疗发生率增加至 25%~30%,而 3 级以上肝毒性发生率约为 15%。肝炎发生时间多为开始治疗后 6~12 周。免疫相关性肝炎诊断需排除其他病因,如病毒性肝炎、脂肪性肝炎、酒精性肝炎等可能,3~4 级免疫相关性肝炎需积极治疗,在停用 ICIs 前提下应用糖皮质激素(1~2mg/kg)。该患者病毒学检查排除病毒性肝炎,诊断为伴胆红素升高的 2 级免疫相关性肝炎,经甲泼尼龙 2mg/kg 治疗后逐步好转。

免疫相关性急性肾功能不全并不常见,ICIs 单药治疗发生率为 1%~2%,联合免疫治疗发生率为 4.5%;3~4 级毒性发生率:单药治疗<1%,联合治疗约为 1.6%。3~4 级免疫相关性肾炎治疗仍以全身应用糖皮质激素为主,若治疗 1 周症状无改善,需考虑加用其他免疫制剂,如吗替麦考酚酯、英夫利西单抗等。该患者为晚期肝癌,既往肌酐正常,应用抗 PD-1 抗体后出现肌酐升高,考虑与免疫相关,经糖皮质激素治疗后好转。

需要注意的是,ICIs 引起凝血功能障碍目前相关文献报道较少。Kunimasa 等人曾个案报道应用帕博利珠单抗后出现肺动脉栓塞病例,但 ICIs 致凝血酶原时间、活化部分凝血活酶时间、凝血酶时间等指标异常尚无相关文献。该病例虽为晚期肿瘤患者,但既往凝血功能正常。再次入院后凝血功能异常与肝肾功能异常同时出现,行糖皮质激素治疗和积极对症支持治疗后逐步好转。但后续病情出现反复,最终因凝血功能异常、继发慢性 DIC、血小板减少和消化道出血,抢救无效死亡。凝血功能异常为本例患者特殊症状,与既往报道 irAEs 不同,故需引起临床医生尤其是肿瘤科医生重视,为今后临床诊疗工作积累一定经验。而 ICIs 引起凝血功能异常的机制,目前尚无相关研究,也需在今后工作中深入探讨。

免疫相关性心脏毒副作用包括心肌炎、心包炎、心律失常、心室功能减退、心力衰竭或血管炎等。该患者病情进展至后期出现心肌酶指标升高,尤其以肌红蛋白升高明显,而多次心电图、动态心电图、超声心动图等检查提示心脏电生理功能、心室功能尚正常;患者既往无慢性心功能不全基础疾病,考虑为 ICIs 所致心肌炎。自身免疫性心肌炎发生率低,病理活检为 $CD8^+T$ 细胞浸润,$FOXP3^+$ 调节 T 细胞减少。该患者无条件行心肌活检以明确诊断,临床诊断考虑为心肌炎可能。

四、经验与体会

irAEs 治疗主要依赖糖皮质激素和其他免疫抑制剂,但目前针对免疫抑制剂对 ICIs 疗效的影响数据较少。一项多因素分析结果显示,在校正纳武利尤单抗(nivolumab)剂量、乳酸脱氢酶水平、PD-L1 表达后,发生 irAEs 患者的客观反应率(ORR)高于未发生 irAEs 患者。而对发生 irAEs 患者应用糖皮质激素治疗,与未使用糖皮质激素患者相比,ORR 无明显差异。

综上所述,本例患者为应用 ICIs 治疗发生的较典型的 irAEs,且累及多个器官和系统,虽根据 NCCN 指南和《临床肿瘤学杂志》(JCO)发表的《ASCO 免疫检查点抑制剂治疗患者免疫相关不良事件管理》予积极治疗,但最终抢救无效死亡。通过本例患者,为 ICIs 临床应用和 irAEs 管理积累了经验教训,尤其针对有自身免疫性基础疾病的患者,需慎重考虑,以指导临床用药更安全、有效、合理。

五、专家点评

本病例为晚期肝癌,一线抗血管生成治疗失败后,联合免疫检查点抑制剂治疗。从治疗方案、临床随访、免疫相关不良反应的处理,均按照临床指南进行诊断和治疗。但仅使用一次帕博利珠单抗,即出现免疫相关不良反应,并最终抢救无效死亡。本案例中,有以下几点值得思考:

1. 本例患者于 2018-05-06 使用帕博利珠单抗,此时国内抗 PD-1 抗体尚无上市。尽管 KEYNOTE-524 结果使仑伐替尼联合抗 PD-1 抗体获得突破性资格,用于晚期肝癌一线治疗。但对国内尚无上市药物的使用,需遵循国内的医疗政策,并让患者及家属充分知情,减少医患矛盾的潜在风险。

2. 本案例带来的最大经验和思考,即是对于既往有自身免疫性疾病的患者,在使用免疫检查点抑制剂时,需充分进行获益和风险评估,密切监测免疫相关不良反应,对可能出现的或已经发生的免疫相关不良反应及早诊治,减少免疫相关毒副作用带来的不良后果。

六、述评

免疫检查点抑制剂的毒副作用逐步被临床医生重视。从本案例可以看出,严重免疫相关不良反应仍会危及生命。而对于既往有自身免疫性疾病的患者,使用免疫检查点抑制剂需慎之又慎,充分评估潜在风险,谨慎使用。对于出现的免疫相关不良反应,需积极进行多学科会诊,讨论分析,以多学科模式治疗,减少多器官功能损伤可能。此外,在临床诊疗过程中,需与患者及家属充分沟通,取得患者及家属的知情同意,以及对病情的充分知晓和理解。

案例 3　抗 PD-1 抗体诱发暴发性心肌炎合并横纹肌溶解综合征并死亡 1 例

杜 楠　李东惠
中国人民解放军总医院

【摘要】报道了 1 例恶性胸腺瘤 B3 型术后复发后,输注抗 PD-1 抗体 1 次后,2 周后出现暴发性心肌炎合并横纹肌溶解,经 10mg 地塞米松治疗未缓解,入院 12h 后急性呼吸和心力衰竭,暴发性心肌炎合并横纹肌溶解,随后给予大剂量糖皮质激素和按照重症监护等抢救无效 40d 后死亡。心肌和肌肉活检的结果表明,广泛的心肌细胞损伤,T 淋巴细胞浸润和 PD-L1 的强烈表达,证实了抗 PD-1 抗体相关的免疫相关不良反应(irAEs)。血液测试显示血清 AchR 结合抗体和炎性细胞因子水平升高,此外还注意到异常的淋巴细胞亚群。我们的报告表明,在 B3 型胸腺瘤中使用抗 PD-1 抗体可能会引起罕见但致命的心肌炎和横纹肌溶解,过表达的 AchR 结合抗体和炎性细胞因子可能是 irAEs 的潜在生物标志物。

一、病例简介

患者,男性,43 岁。2006-04 因纵隔占位行手术治疗,病理为恶性胸腺瘤 B3 型。术后 1 个月行放疗,2011 年肿瘤复发,并伴有腹腔膈肌下肿块,多发性肝、肺和脊椎转移。曾用 CAP 方案等化疗多次,疾病进展缓慢。2017-04 来医院就诊,影像学检查发现上述转移灶明显增多并增大。

二、抗肿瘤免疫治疗过程

2017-04-12 患者接受了单剂量的抗 PD-1 抗体(3mg/kg),没有任何不适,并且当时的血常规、肝肾功能等生化全套和甲状腺功能均正常。2 周后,无明显诱因出现胸闷、疲劳和下肢肌痛,症状迅速加重,收入心内科。患者主诉中度胸痛,呼吸困难,全身性肌痛及左眼上睑下垂,无发热、皮疹、复视或吞咽困难。否认其他医疗或用药记录。即时查血生化及心肌梗死全套,肌酸激酶(CK)水平显著升高至 43 130U/L(参考值范围 74~195U/L),CK-MB 水平升高至 1 270ng/μL(参考值范围 24~195ng/μL),B 型利钠肽前体 1 738pg/mL(参考值范围 0~450pg/mL),血肌钙蛋白 T 水平显著升高至 16.9ng/mL(参考值范围 <0.02ng/mL),肌红蛋白水平超过 1 000ng/mL(参考值范围 <44ng/mL);心电图(EKG)显示:窦性心律,频繁房性期前收缩,右束支传导阻滞,PR 间隔和右束支传导阻滞延长(图 3-0-15)。

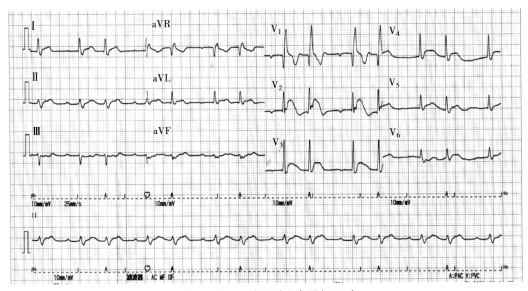

图 3-0-15　入院即时心电图(EKG)

超声心动图显示室间隔增厚(13mm),心室壁不规则运动,射血分数为 47%。胸部 CT 扫描显示多发性肺转移伴左侧胸腔积液。曾给予地塞米松 10mg 静脉推注,抗栓、补液、营养心肌治疗;入院后 12h 出现呼吸困难、心搏骤停,患者深度昏迷,给予机械通气插管,然后,进行主动脉内球囊泵和血液透析,诊断为急性心肌炎和横纹肌溶解症,考虑为抗 PD-1 抗体相关的 irAEs,静脉注射免疫球蛋白 300mg/kg 持续 4d 和甲泼尼龙 1 000mg/d,共 3d,然后 500mg/d,共 4d;以后给药 60mg/d。临床情况不断恶化,入院 24h 心电图显示:心搏节律失调,二度房室传导阻滞,QRS 波宽大畸形,肢体导线电压低,I 导联的 ST 段抬高幅度大,I、AVL、V$_1$~ V$_4$ 病理 Q 波(图 3-0-16)。10d 后,出现三度房室传导阻滞,随即置入了一个临时起搏器。超声心动图显示室间隔明显增厚运动减弱(12.5~13.5mm),左心室逐渐运动减弱和射血分数降至 40%,心肌酶无明显动态变化。患者反复发作低血压,多器官功能衰竭并在 40d 后死亡。

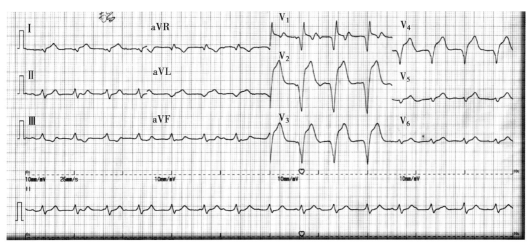

图 3-0-16 入院 24h 心电图

血清炎症标志物显示炎症过度活化:入院时外周血白细胞 17.5×10⁹/L(参考值范围 4~10×10⁹/L),淋巴细胞亚群分析显示,T 细胞的总比例提高到 88%(参考值范围 55%~84%),$CD8^+$T 细胞的比例提高到 70%(参考值范围 15%~44%),但 $CD4^+$T 细胞的比例降低到 13%(参考值范围 27%~41%)。IL-6 水平升高至 30.24pg/mL(参考值范围 <7pg/mL),降钙素原升高至 15.82ng/mL(参考值范围 <0.05ng/mL)血清 CRP 升高至 19.7mg/L(参考值范围 0~3mg/L)。进行了一系列自身免疫抗体检查示:神经肌肉自身抗体阴性,但 AchR 结合抗体的水平轻微升高至 1.04nmol/L(参考值范围 <0.4nmol/L)。肌炎相关自身抗体均为阴性(表 3-0-1)。由于病情严重无法进行肌电图检测及心脏磁共振检查。

表 3-0-1 自身免疫抗体检查

类别	名称	结果
神经肌肉自身抗体	抗 myocardium	阴性
	抗 striated muscle	阴性
	抗 MuSk	阴性
	抗 Titin	阴性
	抗 SOX1	阴性
	AchR 结合抗体	1.04nmol/L(参考值范围 <0.4nmol/L)
肌炎相关自身抗体	抗 Mi-2a	阴性
	抗 Mi-2b	阴性
	抗 TIFI-r	阴性
	抗 MDA5	阴性
	抗 NXP2	阴性
	抗 SEA1	阴性
	抗 Ku	阴性
	抗 PM Scl100	阴性
	抗 PM Scl75	阴性
	抗 Jo-1	阴性
	抗 SRP	阴性
	抗 PL-7	阴性
	抗 PK-12	阴性
	抗 EJ	阴性
	抗 OJ	阴性

经家属签署知情同意书和医院伦理委员会同意，患者死后 12h 活检病理，左大腿骨骼肌和心肌细胞表现出与心肌细胞坏死相似的特征和间质性水肿伴淋巴细胞浸润。CD3、CD4 和 CD8 的免疫组织化学染色表达为阳性，CD20 为阴性，同时暗示主要是 T 淋巴细胞浸润，同时观察到 PD-L1 的强烈表达（图 3-0-17 和图 3-0-18）。该发现结合自身抗体阴性和心脏病毒检测阴性结果提示为抗 PD-1 抗体相关的 irAEs 心肌炎和横纹肌溶解症。

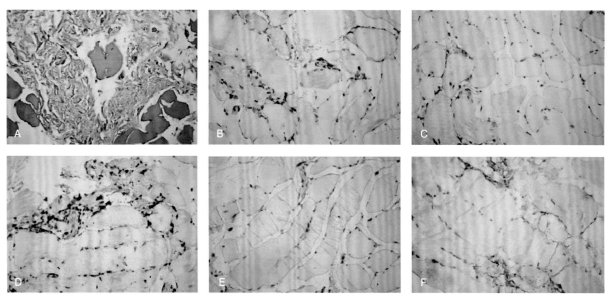

图 3-0-17　左大腿骨骼肌的活检（原始放大倍数 400）

A. 骨骼肌细胞坏死伴有淋巴细胞浸润，H&E 染色；B. CD3-T 淋巴细胞阳性，免疫组化染色；C. CD4-T 淋巴细胞阳性，免疫组织化学染色；D. CD8-T 淋巴细胞强阳性，免疫组织化学染色；E. CD20 阴性，免疫组织化学染色；F. PD-L1 表达阳性，免疫组织化学染色。

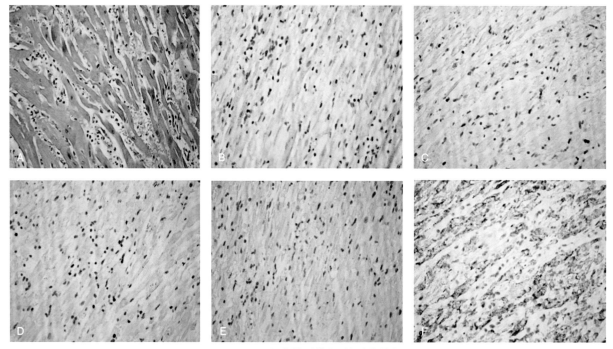

图 3-0-18　心肌细胞的活检（原始放大倍数 400）

A. 心肌细胞坏死和间质性水肿伴有淋巴细胞浸润，H&E 染色；B. CD3-T 淋巴细胞阳性，免疫组织化学染色；C. CD4-T 淋巴细胞阳性，免疫组织化学染色；D. CD8-T 淋巴细胞阳性，免疫组化染色；E. CD20 阴性，免疫组织化学染色；F. PD-L1 阳性，免疫组织化学染色。

三、临床思维与体会

程序性死亡蛋白-1（PD-1）在 T 淋巴细胞膜上表达并通过与肿瘤细胞高表达的程序性死亡分子配体 1（PD-L1）结合，激活 PD-1 信号通路，使得 T 细胞功能受损。帕博利珠单抗和纳武利尤单抗阻断 PD-1 信号通路，度伐利尤单抗（durvalumab）和阿替利珠单抗（atezolizumab）针对阻断 PD-L1 信号通路，阻断负向调控信号通路，恢复 T 细胞的功能活性，从而增强机体对肿瘤的免疫杀伤作用。抗 PD-1 抗体作为经典的 PD-1 抑制剂被 FDA 批准用于治疗黑色素瘤、肺癌等恶性肿瘤，目前也用于其他胸部癌症或泌尿系统恶性肿瘤等。

免疫检查点抑制剂（ICIs）对于不可切除或转移性恶性胸腺瘤是有希望的药物。通常耐受性良好，比传统的化疗药物更安全和更有效，除了一些不可预测的免疫相关不良反应（irAEs）外，包括胃肠道、肝和内分泌不良反应可能发生，心肌炎是 ICIs 比较少见的心脏不良反应之一，发生率为 0.06%~3.8%。但是具有高致死性的特点，其中心肌炎的致死率可高达 50%。

很多研究表明恶性胸腺瘤病理分型中，尤其在 B2/B3 型胸腺瘤以及胸腺癌中 PD-L1 为高表达，说明 PD-L1 表达与胸腺癌预后有关，并且在临床中取得了较好疗效。但 PD-1 单抗能否成为胸腺癌的标准治疗药物还需要更多的临床研究。

迄今为止，irAEs 的机制仍未明确，接受过度激活的自身免疫细胞浸润入正常器官会导致不连续自我攻击。目前尚无用于预测 irAEs 的新型生物标志物。但是，在本案例中，炎症细胞因子（例如 IL-6）和降钙素原水平明显升高，淋巴细胞亚群分析也异常，这些可能暗示过度激活的炎症和随后的 irAEs。

有报道黑色素瘤患者在抗 PD-1 抗体给药后 AchR 结合抗体与横纹肌溶解症和重症肌无力有关。关系到结合抗体水平与 irAEs 之间的关系，将来值得仔细讨论。

从本例心肌和肌肉活检结果来看，除了广泛的心肌细胞损伤和 T 淋巴细胞浸润，PD-L1 在组织损伤区域的细胞内高表达。许多动物实验证明心肌中 PD-1/PD-L1 途径的信号异常，过度的 T 淋巴细胞诱发的炎症可以诱发心肌损伤，认为心肌、骨骼肌和肿瘤中存在能被相同 T 细胞识别的共享抗原。irAEs 诱发心肌炎的临床诊断很难确诊，心肌活检应该是"金标准"，Johnson 教授利用心肌活检，采用 T 细胞受体测序技术（TCR Seq）发现两名患者心肌组织中浸润的 T 细胞克隆竟与肿瘤组织保持高度一致。

本研究的患者原无明确心血管疾病史，应用"抗 PD-1 抗体"（纳武利尤单抗）治疗 2 周后突发疾病，暴发性进展，全身肌肉及心肌同时受累，炎症反应剧烈，除外病毒学、免疫学感染，免疫类肌炎，经活检骨骼肌及心肌病理结果一致，表现为细胞坏死伴 T 淋巴细胞浸润。由此本病例提示纳武利尤单抗刺激 T 淋巴细胞过度激活，自身免疫攻击导致心肌及横纹肌炎性坏死。经验教训，ICIs 所致的毒副作用，一旦出现可疑心脏损伤的表现和指标，应早识别，快速诊断，以便早期治疗，改善预后。

案例 4　PD-L1 抗体治疗小细胞肺癌致免疫相关性肠梗阻、肺炎并死亡

谢展鸿　李凤　黎才琛　梁文华

广州医科大学附属第一医院

【摘要】1 例 58 岁男性，因确诊小细胞肺癌广泛期参加临床研究。先后予抗 PD-L1 抗体联合依托泊苷及卡铂治疗 2 个周期。第 1 个周期治疗后患者出现恶心、呕吐、便秘，首先考虑与化疗药物相关，予盐酸托烷司琼、地塞米松磷酸钠、甲氧氯普胺及乳果糖治疗后，症状好转。第 2 个周期治疗出院后患者再次出现恶心、呕吐、腹胀、腹痛、便秘，并逐渐加重，床边腹部 X 线片提示不完全性肠梗阻，X 线胸片提示两肺新增多发肺炎。诊断上考虑免疫相关性肠梗阻、肺炎。予激素、丙种球蛋白 + 广谱抗生素 + 生命支持治疗，患者病情持续恶化，最终因呼吸衰竭死亡。

一、病例简介

(一)主诉及现病史

患者,男性,58 岁。因"咳嗽、咳痰 1 个月余"至我院就诊。患者 2017-11-27 因受凉后出现咳嗽、咳痰 1 个月,以夜间入睡前及晨起时明显,复查 CT 示:纵隔、肺门、锁骨上窝多发肿大淋巴结,病灶较大层面大小约 5.2cm × 4.5cm,考虑恶性可能性大(淋巴瘤? 转移瘤?),建议活检。①左下肺外基底段一结节较前略增大,较大者大小约 1.4cm × 1.2cm;②右上肺、左下肺结节多发结节,性质待定,考虑与增大淋巴结同源;③两下肺少量炎症;④肝内低密度影,考虑发生转移。气管镜检查示小细胞肺癌。患者自起病以来,体重下降 3kg。门诊拟诊"肺占位性病变查因",遂收治入院。

(二)既往史

既往体健,无特殊。

(三)体格检查

一般情况良好,ECOG 评分为 1 分,疼痛评分为 0 分,神志清楚,精神可。右锁骨上窝可触及肿大淋巴结,大小约 1cm × 1cm,质韧,边界清楚,活动度可。头颅五官无畸形,双侧瞳孔等圆等大,对光反射正常。双侧胸廓对称,双肺呼吸音清,未闻及干湿啰音。心界正常,心律齐,心脏各听诊区未闻及病理性杂音。腹平软,无特殊。生理反射存在,病理反射未引出。

(四)辅助检查

1. 肿瘤标志物(2017-11-24)　神经元特异性烯醇化酶:73.16ng/mL。

2. 胸部 CT 平扫 + 增强(2017-11-27)　①纵隔、肺门、锁骨上窝多发肿大淋巴结,病灶较大层面大小约 5.2cm × 4.5cm,考虑恶性可能性大(淋巴瘤? 转移瘤?),建议活检;②左下肺外基底段一结节较前略增大,较大者大小约 1.4cm × 1.2cm,余右上肺、左下肺结节大致同前,性质待定,考虑与淋巴结同源;③两下肺少量炎症;④肝 S8 段肝内肝胆管结石与钙化灶相鉴别;⑤肝内低密度影,较大者范围约 1.8cm × 1.2cm,性质待定,建议上腹部增强 MRI 检查。

3. 气管镜检查(2017-11-27)　左上叶、下叶支气管狭窄。超声光纤电子镜检查,于 #7L、11L 淋巴结区可探及超声实质低回声区,在超声实时下行针吸活检术。

4. 头颅 MRI 平扫 + 增强(2017-11-29)　①双侧额顶叶、放射冠散在缺血灶;②头颅未见明确异常强化灶。

(五)诊断分期及分子病理特征

小细胞肺癌广泛期(cT4N3M1b、ⅣA 期),并双肺、纵隔、锁骨上窝淋巴结、肝脏多发转移。

病理活检提示:小圆形细胞恶性肿瘤,倾向于小细胞癌,免疫组化:CK(+)、TTF-1(+)、Ki-67(90%)、CgA(−)、Syn(+)、CD56(+)。

二、抗肿瘤免疫治疗过程

(一)免疫治疗过程

患者排除禁忌,于 2017-12-11 开始入组抗 PD-L1 抗体或安慰剂联合依托泊苷及卡铂一线治疗广泛期 SCLC 的有效性和安全性的随机、双盲Ⅲ期研究(GO30081),患者于 2017-12-11 及 2018-01 至 2018-03 行 2 个周期抗 PD-L1 抗体 / 安慰剂 1 200mg/20mL d1+ 卡铂 539mg d1+ 依托泊苷 163mg d1~d3 治疗。2018-01-22 对患者行疗效评价,为肿瘤部分缓解。

(二)相关体征变化

右侧锁骨上窝未触及肿大淋巴结,余同前。

(三)相关辅助检查

2018-01-22 评估:

1. 胸部、上腹部、肾脏 CT(平扫 + 增强)　①纵隔、两肺门、锁骨上窝多发转移性淋巴结较前明显缩小,病灶较大者大小约 4.7cm × 2.3cm;②左下肺多发小结节均较前缩小,较大者大小约 1.2cm × 0.9cm,

右上肺结节大致同前,直径约 1.0cm;③两下肺少量炎症基本消失;④肝 S6 可见 2 个结节,较大者大小约 1.8cm×1.2cm,考虑为转移瘤;⑤腹腔及腹膜后多发小淋巴结大致同前,较大者短径约 0.6cm。

2. 肿瘤标志物 神经元特异性烯醇化酶 21.65ng/mL。

(四)免疫性肠梗阻、肺炎诊治过程

2018-01-04(第 2 个周期治疗 d2)患者出现食欲减退,2018-01-12 起出现胃部疼痛,伴腹胀,2018-01-20 起未排大便,有肛门排气,小便正常,无畏寒、发热、恶心、呕吐等,未做特殊处理。

2018-01-22 患者应约返院,查体:神志清楚,精神可,呼吸 20 次 /min,指氧饱和度 98%,腹部稍膨隆,未触及包块,无压痛及反跳痛,肝脾肋下未及,移动性浊音阴性。复查胸部 CT 示纵隔、两肺门、锁骨上窝多发转移性淋巴结及左下肺多发结节较前明显缩小。血常规示白细胞 3.23×10⁹/L,中性粒细胞 1.67×10⁹/L,血小板 167×10⁹/L;血生化八项示钾 3.33mmol/L,钠 120.5mmol/L,氯 84.4mmol/L,考虑与进食减少有关,予补钾、补钠、营养支持等对症治疗。2018-01-24 患者呕吐胃内容物 4 次(CTCAE 2 级),无血块或咖啡样物,腹胀、腹痛同前(CTCAE 2 级),4d 未排便。复查血生化八项示钾 3.58mmol/L,钠 132.0mmol/L,氯 102.0mmol/L,床边腹部 X 线片提示小肠部分积气,考虑为不完全性肠梗阻(图 3-0-19A)。患者因入组 GO30081 临床双盲试验,无法明确有无试验药物影响,暂以胃肠自身病变处理并预约胃肠镜检查,予禁食、插胃管胃内减压、加强补液、纠正电解质平衡等对症支持治疗,同时向申办方申请紧急揭盲。

2018-01-25 10:45 患者出现呼吸急促,腹胀、腹痛逐渐加重。查体:神志清楚,呼吸 35 次 /min,指氧饱和度 90%(鼻导管吸氧 5/L 下),血压 110/85mmHg,心率 135 次 /min。腹部膨隆,剑突下、脐周轻压痛,肠鸣音减弱,双肺听诊可闻及明显湿啰音。结合患者病史,肺部啰音考虑存在吸入性肺炎,但仍不能排除感染性病变或与试验药物相关,ECOG 评分为 4 分。治疗上暂予改面罩吸氧,异丙托溴铵、布地奈德雾化,加快补液速度,负压引流出淡黄色胃内容物 1 200mL(粪臭味),完善床边胸部 X 线片、血常规、血生化等检查。经治疗后患者气促、腹胀较前好转,呼吸 25 次 /min,指氧饱和度 95%(面罩吸氧 5L/min 下),血压 110/85mmHg,心率 120 次 /min。15:41 胸部 X 线片结果回报示两肺新增多发肺炎(图 3-0-19B)。19:00 经消化科会诊后转入消化科进一步治疗。转入后患者仍有腹胀,伴咳嗽、气促、发热,体温 38.4℃,血氧波动在 86%~90%,血压波动在 75~105/45~55mmHg,患者血压偏低考虑由血容量不足引起,但不排除感染性休克的可能,加用美罗培南经验性抗感染,继续胃肠减压、加强补液、纠正电解质紊乱等对症治疗。22:30 左右患者气促加重,伴发热,双肺可闻及明显痰鸣音及散在湿啰音,血氧波动在 80%~85%(9L 吸氧下),血压波动在 80~70/40~30mmHg,血常规示白细胞及中性粒细胞下降,动脉血气分析示 pH 7.313,二氧化碳分压 31.3mmHg,氧分压 62.9mmHg,实际碱剩余 –9.4mmol/L。试验揭盲结果显示患者入组的是抗 PD-L1 抗体组(抗 PD-L1 抗体 + 卡铂 + 依托泊苷),诊断上考虑可能为 PD-L1 抗体所致免疫相关性肺炎(irAEs 4 级)、肠梗阻(irAEs 4 级),予甲泼尼龙琥珀酸钠 40mg、丙种球蛋白 0.25~0.5mg/kg、多巴胺 200mg 及重组人粒细胞刺激因子 400μg 等对症治疗。23:10 患者血压、心率持续下降,立即予胸外按压及肾上腺素 2mg、阿托品 0.5mg 等药物抢救,家属签字表示仅予药物积极抢救治疗,不行胸外按压、气管插管、转 ICU 等有创抢救措施。患者血压、心率持续下降,23:45 宣布临床死亡。

三、临床思维与决策

1. 免疫性肠梗阻 如图 3-0-20 所示,当患者出现治疗相关的胃肠道毒性时,首先要考虑是由化疗药物还是免疫药物所引起。恶心、呕吐、腹胀、腹痛、便秘是化疗药物常见胃肠道不良反应,抗 PD-L1 抗体单药治疗常见的消化道病变为腹泻 / 结肠炎、恶心、呕吐。抗 PD-L1 抗体联合治疗中便秘十分常见。化疗药物所致胃肠道毒性常为自限性,在停药或对症处理后可好转。免疫治疗药物引起的胃肠道毒性可发生在治疗中的任意时间,甚至可于免疫治疗结束后的数月发生,药物联合使用可提高胃肠道毒性发生风险,并使发生时间提前,但大部分因免疫抑制剂治疗引起的胃肠道毒性均能得到很好的控制。

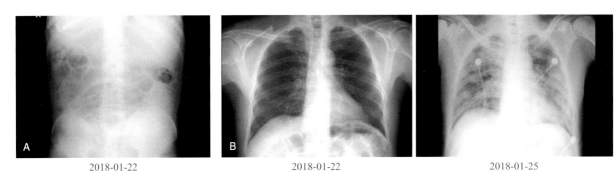

| 2018-01-22 | 2018-01-22 | 2018-01-25 |

图 3-0-19 肠梗阻、双肺新增肺炎

A. 2018-01-22 腹部 X 线片提示小肠部分积气扩张,小肠中下段不完全性梗阻;B. 与 2018-01-22 相比,
2018-01-25 胸部 X 线片示两肺新增多发炎症。

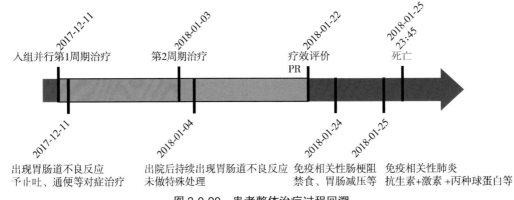

图 3-0-20 患者整体治疗过程回溯

本例患者在第 2 个周期(抗 PD-L1 抗体 / 安慰剂 + 卡铂 + 依托泊苷)治疗后出现恶心、呕吐、腹胀、腹痛、便秘等消化系统症状,后续治疗予药物减量 / 暂停及对症治疗后仍无缓解,上述症状加重,腹部 X 线片提示不完全性肠梗阻。患者入组了一项随机、双盲的临床研究,尚未完善胃肠镜检查,胃肠自身病变、化疗药物相关性或免疫药物相关性肠梗阻无法鉴别。患者诊断为小细胞肺癌广泛期,行 2 个周期治疗后病灶较前缩小,由于出现上述症状,后续治疗是否需暂停免疫药物、化疗药物? 考虑患者生命体征不稳定,以胃肠道病变对症处理的同时申请紧急揭盲,揭盲结果显示患者入组的是抗 PD-L1 抗体组(抗 PD-L1 抗体 + 卡铂 + 依托泊苷),首先考虑本次 SAE 为免疫相关性肠梗阻,CTCAE 4 级,危及生命,与试验药物抗 PD-L1 抗体(抗 PD-L1 抗体)的关系是:可能有关。根据 ESMO、ASCO/NCCN、CSCO 等免疫治疗毒性管理指南,对免疫相关性胃肠道毒性治疗中暂无肠梗阻的标准管理流程,本例患者首先予禁食、插胃管胃内减压、加强补液、纠正电解质紊乱等对症支持治疗,试验分组揭盲后予甲泼尼龙琥珀酸钠 40mg、丙种球蛋白 0.25~0.5mg/kg 治疗,患者病情进展迅速,治疗未取得满意效果,临床总体处理尚可,但存在待商榷之处:①患者住院时未完善胃肠镜检查,可能会影响患者的诊断和治疗。②患者入组临床试验,本例患者发生不良反应时虽及时申请揭盲,但结果反馈不及时,延误患者治疗。③临床工作中对入组双盲实验患者,应时刻警惕免疫药物相关的不良反应,在试验揭盲前应结合临床经验及患者症状体征、辅助检查,及早识别免疫相关不良反应,及早使用激素或免疫抑制剂治疗。

2. 免疫性肺炎 患者已暂停第 3 个周期临床试验,在肠梗阻症状尚未缓解情况下,入院第 3 天(第 2 个周期治疗 d22)突然出现发热、气促、咳嗽,双肺可闻及明显湿啰音,胸部 X 线片示两肺新增多发肺炎。患者存在新发肺炎,首先要判断肺炎的病因。患者经 2 个周期临床试验药物治疗后,胃肠道不良反应持续存在,白细胞、中性粒细胞减少,抵抗力低下,是细菌、真菌、病毒感染的高危人群,同时 PD-1/PD-L1 抑制剂致免疫相关性肺炎是常见的不良反应,临床表现和影像学检查缺乏特异性。患者病情凶险并快速进展,给予抗 PD-L1 抗体联合卡铂及依托泊苷治疗期间并未使用其他免疫调节药,且患者的症状表现与肺癌的进展表现有明显差异,诊断上首先考虑可能与抗 PD-L1 抗体致免疫性肺炎相关,不能完全排除肺部感染。根据 CSCO 指南意见,免疫相关性肺炎 CTCAE 2 级即建议静脉滴注甲泼尼龙 2mg/(kg·d),如不能完全排除感染,需考虑加用经验性抗感染治疗,3~4 级肺炎静脉滴注甲泼尼龙 2mg/(kg·d),酌情行肺通气治疗,如 48h 后症状无改善,可考虑接受英夫利西昔单抗(5mg/kg)静脉滴注,或吗替麦考酚酯 1g/ 次、2 次 /d,或静脉注射免疫球蛋白。考虑患者病情凶险,不能完全排除肺部感染,预后可能不佳,予广谱抗生素 + 激素 + 丙种球蛋白等对症治疗,临床治疗决策是正确的。

四、经验与体会

本例患者在抗肿瘤治疗有效的情况下,发生免疫性肠梗阻并逐渐加重,后续并发免疫性肺炎,最终因呼吸衰竭死亡。以下问题值得关注:

1. 本案例的病因是什么?

本案例诊治中,患者先后出现恶心、呕吐、腹胀、腹痛、便秘,症状持续未能缓解,最终发展为肠梗阻。化疗相关的胃肠道不良反应常为自限性,停药及对症治疗后可好转,患者予对症治疗后症状逐步加重,结合患者抗 PD-L1 抗体免疫治疗病史,虽尚未完善胃肠镜检查,诊断上首先考虑可能是免疫相关性肠梗阻,不能完全排除化疗药物的影响。患者突发气促、发热、咳嗽,双肺新增肺炎,结合患者肿瘤免疫治疗病史,诊断为免疫相关性肺炎,肺部感染不能排除,需病原学检查进一步明确。综上所述,患者诊断可能为免疫相关性肠梗阻、肺炎。

2. 本案例的临床决策是否得当?

在免疫相关性胃肠道毒性诊治过程中,及时予胃肠道病变对症支持治疗、预约胃肠镜并及时揭盲。患者出现气促时及时完善 X 线胸片、血常规、血气等检查,试验揭盲后及时予广谱抗生素 + 激素 + 丙种球蛋白 + 生命支持治疗。患者疗效未取得满意结果,临床治疗决策有待完善之处。

3. 从本案例能获得哪些经验及教训?

早期识别免疫相关性毒性、及时治疗是患者预后的关键。出现毒性时,临床医生应重视,并在门诊或住院后对患者行评估、检查、诊断,根据患者个人情况和指南建议采取措施防止毒性的进一步恶化。对于曾发生过不良反应患者,后续应密切监测,防止不良反应再次出现。

五、专家点评

ICIs 导致的不良反应,如导致免疫相关性胃肠道毒性、免疫相关性肺炎的病例时有报道,而该类不良反应有潜在致死性、增加患者的死亡率。本例患者临床结果不佳,以下方面需进一步思考:

1. 对于免疫联合化疗药物治疗的肿瘤患者,出现不良反应时,应快速鉴别免疫相关性或化疗药物相关性。免疫治疗相关毒性的发病机制、诊断标准、病理特点、预测免疫相关毒性的生物学标志物等尚待进一步研究。临床医生应重视并警惕免疫相关的不良反应,早期识别并及时采取有效措施。

2. 免疫治疗为新兴治疗,目前对免疫致不同器官的毒性及用药经验尚欠缺。免疫治疗相关的胃肠道毒性报道最多的是腹泻、结肠炎,如何及早准确地诊断 ICIs 导致的种类繁多的胃肠道毒性反应并优化其管理及治疗方案,仍是当前研究的重中之重。

3. 本例患者死亡时仍未完善胃肠镜检查,随着免疫治疗在临床上日益广泛的使用,对发生免疫相关不良反应患者,各学科应联合诊治,为患者开通绿色通道,及时完善相关检查。

六、述评

ICIs 在发挥其卓越治疗作用的同时,也可能会给患者带来许多不良反应。作为临床医生,以下方面需要注意:

1. 在开始治疗前,医生需对患者进行评估毒性的易感性,并进行 irAEs 的全面教育,在治疗过程中对曾发生过 irAEs 的患者应加强随访,有必要时可采取预防性措施。

2.对于免疫联合化疗药物治疗的患者,发生不良反应时要注意鉴别化疗相关性毒性和免疫相关性毒性,完善相关辅助检查,做到早发现、早治疗,注意多学科联合诊治。

3.毒性管理在很大程度上依赖使用糖皮质激素。糖皮质激素是常用的免疫抑制剂,临床上应根据 irAEs 对患者进行分级管理,根据指南合理使用激素,暂停或者永久停止免疫治疗,同时动态评估患者病情,及时调整用药方案。

案例 5　PD-1 抗体治疗肿瘤合并类风湿关节炎致多系统免疫相关不良反应

卫　鑫　白　俊

陕西省人民医院

【摘要】1 例 60 岁女性肝内胆管癌并类风湿关节炎患者,术后分期(pT1aN1M0 ⅢB 期),术后放疗期间同步给予 1 次抗 PD-1 抗体 100mg,给药后患者相继出现免疫相关性肠炎、肝炎、肺炎,予糖皮质激素及对症治疗,3 个月后上述病症好转。排除禁忌,在仑伐替尼基础上予低剂量抗 PD-1 抗体 40mg 每 2 周 1 次,共 5 次,无明显不良反应;第 6 次抗 PD-1 抗体增量为 80mg,出现免疫相关性肺炎,激素治疗 3 个月后好转。再次尝试抗 PD-1 抗体 40mg 联合安罗替尼 12mg,出现免疫相关性心肌炎,未治疗。待心肌酶及心肌损伤标志物基本恢复正常后,再次使用抗 PD-1 抗体 20mg,并出现免疫相关性肝炎,后续病情持续恶化,最终因肝衰竭死亡。

一、病例简介

(一) 主诉及现病史

患者,女性,60 岁。因“肝内胆管癌术后 11 个月余,胸闷、气短 1 周”至我院就诊。患者 2018-03-28 因“肝左叶占位”行“肝肿瘤切除术 + 肝门淋巴结活检术”,术后病理提示:(部分肝)腺癌,中分化,大小 3cm×2.6cm×2cm,切缘未见癌浸润,(肝门)淋巴结见癌转移(1⁺/1),诊断为:肝内胆管细胞癌(pT1aN1M0 ⅢB 期)。2018-05-11 开始给予“肝门部、腹主动脉旁、下腔静脉旁”放疗。

(二) 既往史

类风湿关节炎病史 12 年余,发病初期曾使用阿达木单抗、布洛芬、甲氨蝶呤,后长期口服来氟米特、艾拉莫得。高血压病史半年余,高血压最高达 190/110mmHg,平日口服苯磺酸氨氯地平 5mg 1 次 /d、氯沙坦钾氢氯噻嗪 50mg/12.5mg 1 次 /d,血压控制尚可。对链霉素过敏。否认糖尿病、心脏病等慢性病史,否认肝炎、结核等急慢性传染病病史,无外伤、输血史,无食物过敏史,预防接种史不详。

(三) 体格检查

一般情况良好,ECOG 评分为 1 分,未见明显消瘦,疼痛 NRS 评分为 0 分,意识清楚,精神可,颈软、无抵抗,指鼻、双手轮替试验及闭目难立征阴性。双侧瞳孔等大等圆,对光反射灵敏,外耳郭及鼻部未见明显畸形,听力及嗅觉可,咽部未见红肿,未见扁桃体肿大。皮肤巩膜无黄染,皮肤结膜无苍白,甲状腺触诊软,全身未触及明显淋巴结肿大。胸廓未见畸形,心律齐,心脏各听诊区未闻及病理性杂音。双肺呼吸音低,未闻及干湿啰音。腹部正中可见长约 10cm “L”形陈旧手术瘢痕,愈合良好,腹软,未及明显压痛及反跳痛,肝脾肋下未及,肠鸣音 2~3 次 /min,双下肢无水肿,四肢活动自如,生理反射存在,病理反射未引出。

(四) 辅助检查

1. 上腹部超声(本院,2018-03-14)　肝左叶低回声区,建议造影。

2. 肝脏超声造影(本院,2018-03-14)　肝癌。

3. 肿瘤标志物(本院,2018-03-14)　CA199>1 000IU/mL。

4. 上腹部 MRI 增强(本院,2018-10-13)　系肝内肿瘤切除术后改变,肝左叶部分胆管扩张,残留肝左叶斑片状异常信号,考虑系术后改变(图 3-0-21)。

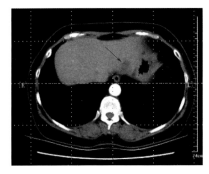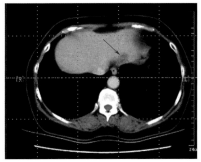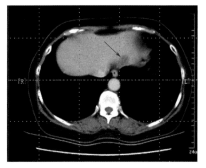

图 3-0-21　上腹部 CT 增强

5. 胸部 CT（本院，2019-03-07）：双肺多发渗出性病变，双肺多发小结节，心包膜局限性增厚，双侧胸膜局部轻度增厚。

6. 上腹部 MRI（本院，2019-03-07）：系"肝内肿瘤切除术"后改变，肝左叶部分胆管扩张并异常信号影，较前片（2018-10-13）变化不显著。

7. 肿瘤指标（本院，2019-03-07）：CA199 105IU/mL。甲状腺功能五项：TG-Ab>1 000IU/mL Tpo-Ab>1 000IU/mL。血常规、大小便常规、肝肾功能、离子、自身免疫性抗体、皮质醇节律、心电图均在正常范围。

（五）诊断分期及分子病理特征

肝内胆管细胞癌（pT1aN1M0 ⅢB 期），术后病理提示：（部分肝）腺癌，中分化，大小 3cm×2.6cm×2cm，切缘未见癌浸润，（肝门）淋巴结见癌转移（1⁺/1）。免疫组化：AFP（−）、CD10（+）、CD34（小血管 +）、CD68（局部 −）、CEA（−）、CK19（局部 +）、GPC 3（−）、HBcAg（−）、HBsAg（−）、Hep（−）、Ki-67（+10%）、Villin（+）。

二、抗肿瘤免疫治疗过程

（一）抗肿瘤免疫治疗

1. 免疫治疗过程

第一阶段：患者 2018-05-11 开始给予肝门部、腹主动脉旁、下腔静脉旁放疗，同步于 2018-06-12 给予 PD-1 抑制剂（抗 PD-1 抗体）100mg 单药治疗 1 次。

第二阶段：2018-12-07 开始仑伐替尼 12mg 1 次 /d 联合 PD-1 抑制剂（抗 PD-1 抗体）40mg 1 次 /2 周，共 5 次，无明显不良反应；2019-02-22 将抗 PD-1 抗体剂量增至 80mg，出现Ⅲ级免疫性肺炎，到我院给予激素治疗后好转。2019-10-01 于外院再次给予抗 PD-1 抗体 40mg+ 安罗替尼 8mg 口服 1 次 /d。

2. 相关体征变化　消瘦体型，皮肤巩膜黄染，右上腹轻压痛，余同前。

3. 相关辅助检查

（1）PET-CT（本院，2019-06-15）：①肝左叶术后，局部密度欠均匀，代谢轻度增高，结合多次影像学检查随诊，暂考虑为术后改变，定期复查；②腹壁欠连续伴絮状稍高密度影，代谢轻度增高，考虑为术后改变。胰头复合体周围渗出，十二指肠降部及水平部壁水肿，请结合血生化指标协助诊断。

（2）PET-CT（本院，2019-09-28）：病变较前进展。①肝左叶术区局部密度欠均匀并稍低密度影，代谢较前明显增高，相应肝内胆管轻度扩张，考虑为肿瘤复发；②左锁骨区及腹膜后淋巴结较前增多、增大，代谢增高，考虑发生淋巴结转移；③左肺及右肺下叶新发多个结节影，见高代谢，考虑发生两肺转移。

4. 肿瘤标志物　患者 CA199 动态变化曲线见图 3-0-22。

（二）免疫治疗不良反应诊治过程

第一阶段：免疫性肠炎、肝炎、肺炎诊治过程

2018-06-12 首次使用 PD-1 抑制剂 100mg 治疗，用药后第 5 天，患者出现了腹泻，约 4 次 /d，为黄色稀软便，伴发热，体温最高 37.6℃。排除掉细菌感染等可能原因后，临床诊断为：Ⅰ级免疫性肠炎。经

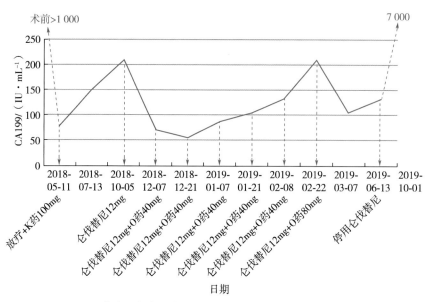

图 3-0-22　肿瘤患者全程治疗过程中的肿瘤标志物 CA199 动态变化

过蒙脱石散等对症治疗,患者的腹泻得到控制。用药后第 7 天,患者肝功能提示转氨酶升至 900IU/mL,临床诊断为:Ⅳ级免疫性肝损伤。2018-06-21 开始给予甲泼尼龙抗炎治疗[2mg/(kg·d)],120mg 起始并逐渐减量。经过近 1 个月的系统治疗,患者腹泻好转,肝功能恢复正常。2018-07-24 患者激素减量为甲泼尼龙 4mg 口服 1 次/d,但再次出现发热,体温最高 38.4℃,并伴有活动后胸闷、气短。2018-07-30(用药第 48 天)查胸部 CT 可见双肺多发渗出性改变。出现了Ⅲ级免疫性肺炎,遂给予近 2 个月的针对免疫性肺炎的治疗(甲泼尼龙 160mg 起始并逐渐减量),复查胸部 CT 提示双肺渗出较前明显减少。

第二阶段:免疫性肺炎诊治过程

2018-10-05 外院给予患者口服仑伐替尼 12mg 1 次/d,CA199 较前下降明显,为追求更佳疗效,自 2018-12-07 开始在仑伐替尼 12mg 1 次/d 的基础上联合纳武利尤单抗 40mg 1 次/2 周,共 5 次,无明显不良反应;2019-02-22 将抗 PD-1 抗体剂量增至 80mg,1 周后出现胸闷、气短,无发热、寒战,无咳嗽、咳痰。复查胸部 CT(2019-03-07)提示双肺多发渗出,诊断:"免疫相关性肺炎Ⅲ级"。开始给予甲泼尼龙抗炎治疗[2mg/(kg·d)],120mg 起始并逐渐减量,经过近 2 个月的系统治疗,患者胸闷、气短明显好转,复查胸部 CT(2019-03-18)可见双肺渗出逐渐吸收。激素停药 1 周后,患者再次出现发热,体温最高 38℃,复查胸部 CT(2019-05-06)可见双肺渗出较前增多,再次给予口服甲泼尼龙 40mg 1 次/d。用药当天,患者体温降至正常,甲泼尼龙逐渐减量,期间复查胸部 CT(2019-05-13、2019-05-27)可见肺部渗出逐渐吸收,治疗维持 1 个月,胸部 CT(2019-06-09)可见双肺渗出吸收,遂停药,未再出现发热、胸闷、气短(图 3-0-23)。

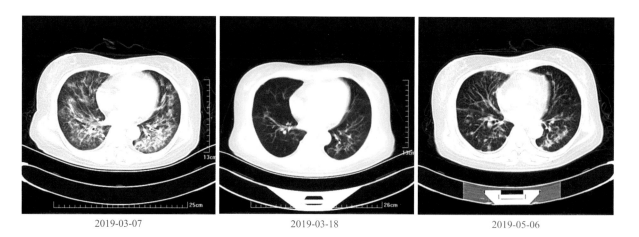

| 2019-03-07 | 2019-03-18 | 2019-05-06 |

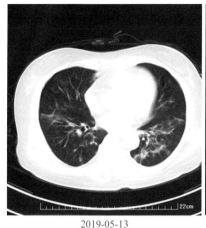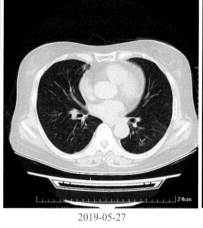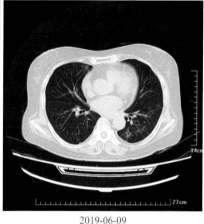

| 2019-05-13 | 2019-05-27 | 2019-06-09 |

图 3-0-23　胸部 CT 影像结果前后比较

第三阶段：免疫性心肌炎诊治过程

2019-10-01 外院再次给予抗 PD-1 抗体 40mg+ 安罗替尼 8mg 口服 1 次/d，用药后 45d（2019-11-16），在我科入院复查时发现，心肌酶谱：CK 1 166U/L、CK-MB 57U/L、LD 431U/L、α-羟基丁酸脱氢酶（α-hydroxybutyrate dehydrogenase，HBDH）307U/L、H-FABP 58ng/mL、LD-1 89.7ng/mL。心肌损伤标志物：CK-MB 43.9ng/mL、MB 586ng/mL。诊断：免疫相关性心肌炎，建议激素治疗，患者拒绝。2020-03-19 复查心肌酶及心肌损伤标志物基本恢复正常。

第四阶段：免疫性肝炎诊治过程

2020-03-23 外院再次给患者使用抗 PD-1 抗体 20mg，用药后第 4 天（2020-03-27）出现免疫相关肝毒性，肝功能提示：GPT 461U/L、GOT 364U/L，开始服用甲泼尼龙 40mg 1 次/d，联合保肝药物。1 周后，GPT、GOT 正常，但 TBIL 升高为 62μmol/L。继续用甲泼尼龙 1 周后 TBIL 升为 166μmol/L，加服他克莫司 0.5mg。2020-04-15 TBIL 205μmol/L。后继续激素治疗并给予保肝、降胆红素、营养支持等姑息对症治疗，但转氨酶及胆红素进行性增高，2020-05-04 患者因肝衰竭死亡。

三、临床思维与决策

患者整体治疗过程如图 3-0-24 所示。

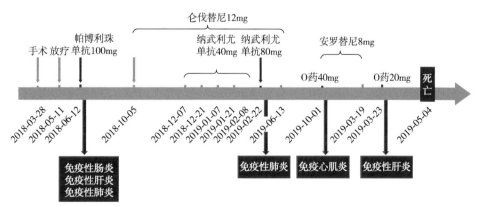

图 3-0-24　患者整体治疗过程回溯

第一，首次使用 PD-1 抑制剂后出现 3~4 级 irAEs，反复再尝试的原因。

肿瘤免疫治疗是通过激活自身的免疫系统，达到抑制和杀伤肿瘤细胞的目的，而放疗不仅能直接损伤或杀伤照射野内的肿瘤细胞，还能激活机体免疫系统。多项研究已证实放疗与免疫治疗联合可发挥协同抗肿瘤效应。但该患者整个治疗过程中的 PD-1 单抗均在外院使用，出现 irAEs 后返回我院治疗。我中心曾多次劝阻患者不要再尝试免疫治疗，建议患者应用传统抗肿瘤治疗（全身化疗或根据基因检测行靶向治疗），但患者认为肿瘤免疫治疗的出现给人类"攻克"肿瘤带来了新的希望,一直对免疫治疗持近乎"迷信"的态度。

许多研究发现抗血管生成药物与免疫治疗相联合,可能会进一步提高抗肿瘤治疗效果。在 2020 年的 ASCO 大会上也公布了以上纳武利尤单抗联合仑伐替尼一线治疗晚期肝癌的结果:CR 为 10%,ORR 为 76.7%,DCR 达 96.7%。该患者在初次使用 PD-1 抑制剂后出现严重毒副作用,经治疗好转后,开始使用仑伐替尼 12mg 治疗。虽然,该患者属于肝内胆管细胞癌,但是使用仑伐替尼后 CA199 下降明显,为了追求更好的疗效,在仑伐替尼基础上,患者决定再次尝试免疫治疗。但第二次使用 PD-1 抑制剂时更加慎重,给予患者最低的药物剂量;延长 PD-1 抑制剂的使用间隔;每次使用 PD-1 抑制剂之前及之后的一段时间内,增加实验室检查频率,以便及时发现患者的不良反应。最终选择抗 PD-1 抗体 40mg,1 次 /2 周。经 5 次治疗后,患者未出现 irAEs,遂在第 6 次治疗时将抗 PD-1 抗体剂量增加至 80mg,治疗 1 周后再次出现Ⅲ级免疫性肺炎。在 2019-06 时,患者因腹痛明显且 CA199 进行性增高,遂停用仑伐替尼。2019-09 复查 PET-CT 提示肿瘤复发转移。患者冒险再次使用抗 PD-1 抗体 40mg,并联用我国自主研发的小分子多靶点 TKIs(安罗替尼)。用药第 4 天复查 CA199,该指标从 7 000IU/mL 降至 4 000IU/mL,1 个月后复查 CA199 517IU/mL。但此次出现免疫相关性心肌炎,患者无明显不适,我中心建议患者使用激素治疗,患者拒绝。拒绝的原因是:害怕激素的使用会延误免疫治疗时间并影响免疫治疗效果。2020-03-23 再次使用抗 PD-1 抗体 20mg,用药后第 4 天出现免疫相关肝毒性,并最终因肝衰竭死亡。

回顾该患者整个肿瘤治疗经过,2019-09-28 前的影像均提示疾病稳定,只能通过 CA199 判断治疗效果。整个治疗过程中出现过 3 次 CA199 明显下降的节点:第 1 次,术后;第 2 次,使用单药仑伐替尼后;第 3 次,使用安罗替尼联合抗 PD-1 抗体后。小分子抗血管生成药物在患者治疗中起到非常重要的作用,但患者及其家属一直将这些治疗效果完全归功于免疫治疗。所以才会不顾劝阻,冒着严重不良反应的风险,反复尝试免疫治疗,最终因相关不良反应及疾病最终进展而死亡。

第二,合并类风湿关节炎的肿瘤患者使用 PD-1 抑制剂。

患者 12 年前高龄产下次子,1 个月后出现关节晨僵、肿痛、畸形,诊断为:类风湿关节炎。上述症状于发病初期均非常严重,使用"阿达木单抗、布洛芬、甲氨蝶呤"后症状缓解,后期长期口服来氟米特、艾拉莫得,但仍有关节晨僵,偶有疼痛。患者在初次使用 PD-1 抑制剂前以及后续使用过程中,监测自身免疫抗体及体液免疫八项均未见异常。但患者诉使用 PD-1 抑制剂后,关节晨僵及疼痛均完全缓解,遂停用治疗类风湿关节炎的相关药物。

对于大部分风湿性疾病而言,其主要的发病机制为免疫系统的异常激活导致自身抗体的产生或机体炎症反应的增强。从目前各方面的研究结果来看,风湿方面的 irAEs 主要可分为两大类,第一类为患者使用 ICIs 之后出现新发的骨关节肌肉症状或者结缔组织病;第二类则为已有风湿性疾病或结缔组织病的患者在使用 ICIs 之后出现原有疾病的再发或加重。但鉴于在很多 ICIs 的临床研究中常不纳入既往有风湿病的患者,因此对于既往已有风湿病的患者,在使用 ICIs 之后出现疾病复发或加重的相关数据并不多。在一项澳大利亚的研究中,有 12 例患者既往有风湿病,其中有 10 例患者在使用 ICIs 之后出现了疾病的复发,包括 4 例炎性关节炎和 6 例风湿性多肌痛患者。不过,风湿病患者在使用 ICIs 之后也有可能出现其他新发的 irAEs,在一项来自梅奥的研究中,共纳入了 700 例接受 ICIs 治疗的患者,其中 16 例既往有风湿病病史。这 16 例患者在使用 ICIs 之后有 6 例出现了 irAEs,但仅有 1 例巨细胞动脉炎患者表现为病情复发,其他 5 例患者均出现了其他新发的 irAEs,例如结肠炎、垂体炎等。因此,对于既往有风湿性疾病的患者,在使用 ICIs 之后,需密切监测基础风湿病的活动情况,以警惕病情复发或加重的可能。此外,在患者出现免疫相关不良反应之后,需进行鉴别诊断,以确定是风湿病的复发,还是出现了新发的 irAEs。

四、经验与体会

1. 患有风湿免疫性疾病的肿瘤患者使用 ICIs 时需更加慎重。

有研究发现,尽管在类风湿关节炎患者滑膜组织浸润的 T 细胞中 PD-1 的表达增加,但是整个 PD-1 通路在类风湿关节炎患者中是下调的,提示 PD-1 通路在类风湿关节炎的发病过程中占有一定的地位。其中机制相当复杂,还需要更多高质量的基础及临床研究去探索发现,以期未来 ICIs 能在这类患者中更安全有效的应用。

2. 针对 irAEs 的处理,不同指南中有不一致的地方,如何选择?

ESMO、NCCN、ASCO 等指南都对 irAEs 的判定及治疗有详细描述,但其中在一些 irAEs 的处理上有些差异。以肝毒性为例,ESMO 指南认为出现Ⅲ~Ⅳ级不良反应者应永久停止 ICIs 治疗,且推荐泼尼松用量为:1~2mg/(kg·d);而 ASCO、NCCN 指南中对于出现Ⅲ级肝毒性的患者则建议暂停治疗,并口服泼尼松 1mg/(kg·d)。再以肺毒性为例,不良反应分级 ESMO 主要根据临床症状;ASCO、NCCN 指南根据临床症状、影像学表现及耗氧量综合评估疾病的严重程度;不良反应处理Ⅲ级以上激素使用量不同,ESMO 推荐泼尼松 2~4mg/(kg·d),而 ASCO、NCCN 推荐 1~2mg/(kg·d)。针对该患者,第一阶段出现免疫性肠炎、肝炎后开始给予甲泼尼龙抗炎治疗[2mg/(kg·d)],120mg 起始并逐渐减量。经过近 1 个月的系统治疗,激素逐渐减量至甲泼尼龙片 4mg 时,患者腹泻好转,肝功能恢复正常。就在大家紧绷的神经刚刚放松一些的时候,患者出现了Ⅲ级免疫性肺炎,遂追加给予近 2 个月的针对免疫性肺炎的治疗(甲泼尼龙 160mg 起始并逐渐减量)。而在第 2 阶段抗 PD-1 抗体治疗后再次出现Ⅲ级免疫性肺炎后,开始给予甲泼尼龙抗炎治疗[2mg/(kg·d)],120mg 起始并逐渐减量。吸取上一次不良反应处理的经验教训,此次激素减量更缓慢,监测更严密。历经近 2 个月的系统治疗,复查胸部 CT 可见双肺渗出逐渐吸收,但激素停药 1 周后,仍出现疾病反复,遂再次给予口服甲泼尼龙 40mg 1 次 /d,并逐渐减量。整个不良反应治疗时长同首次,共 3 个月。所以,虽然指南中有不一致的地方,具体治疗应根据患者具体情况,制订个体化方案。

3. 有效处理毒性反应后,重启免疫治疗的疗效和安全性。

有研究发现,在 NSCLC 患者中使用 PD-L1 抑制剂后出现 irAEs,经有效处理毒性反应后再次使用免疫治疗者,48% 病例未再出现 irAEs,26% 病例出现新的 irAEs,26% 病例复发 irAEs。且大部分复发 / 新发 irAEs 均为轻度的,60% 为 1~2 级不良反应,40% 为 3~4 级不良反应,大部分可管理且可逆,85% 患者经治疗后恢复到 1 级不良反应。停药前未达 PR 的患者,再次使用 ICIs 后,OS 较未能再次使用患者有显著改善。但该患者整个治疗过程中总共出现 4 次 irAEs,且均为Ⅲ级及以上。故无论疗效如何,该患者均不应该反复尝试使用免疫治疗。

五、专家点评

本案例有以下 3 点需要重视:

1. 具有自身免疫性疾病的患者在使用免疫检查点抑制剂时需要慎重。

2. 使用免疫检查点抑制剂后出现多器官不良反应的患者,免疫治疗的继续应用要慎重。

3. 出现 3 级以上免疫不良反应,尤其是 4 级的肝炎、3 级以上免疫性肺炎的患者,免疫治疗应该永久停用。

但是这位患有风湿免疫性疾病的患者在首次使用小剂量(100mg)PD-1 单抗后,就出现了 1 级免疫性肠炎、4 级免疫性肝损伤、3 级免疫性肺炎。在幸运地挽救回来后,在现有仑伐替尼治疗有效的情况下,仅是为了追求更好的疗效再次挑战了小剂量(40mg)PD-1 单抗的治疗,然后不出所料地再次发生了 3 级的免疫性肺炎。这次的不良反应经过艰苦的 2 个月的治疗缓解后,疾病出现进展,但是患者在明明有可选的传统化疗等手段的情况下,第二次挑战前期出现致命不良反应的小剂量(40mg)PD-1 单抗治疗,再次出现致死率最高的免疫相关性心肌炎。最终患者第三次挑战使用极小剂量(20mg)PD-1 单抗后,死于免疫性肝炎所致肝衰竭。该患者的治疗过程一再违反诊疗规范,自以为减小剂量就能避免 PD-1 单抗的不良反应,反映出主诊医生对免疫检查点抑制剂的认识不足。免疫检查点抑制剂是进入人体后活化免疫效应细胞来产生杀伤和治疗效果,其活化效应跟剂量之间没有正比效应,其活化的效应细胞也不受 PD-1 单抗本身的半衰期影响,可以在体内长期存活,持续发挥杀伤效应,在已经反复多次发生致命的不良反应后,且在免疫治疗已经进展的情况下还多次挑战 PD-1 单抗,最终致死,教训惨痛。

六、述评

免疫检查点抑制剂的药代动力学和药效学之间的关系与传统的药物有很大的不同:传统药物经过

5 个半衰期,药物在体内代谢后就不具有药物效应了,但是 PD-1 单抗本身不具有抗肿瘤的"药效",其抗肿瘤和"免疫杀伤药效"是其"活化"的免疫细胞,即使 PD-1 完全代谢干净,其激活的"免疫效应细胞"却可以在体内长期存活并持续发挥"效应",这也体现在免疫疗效的"超长待机"现象,也是免疫检查点抑制剂"量效关系"不明显的原因,所以不能用"传统"的思维和方式来运用这类药物。

案例 6 双免疫治疗肺大细胞神经内分泌癌致多种免疫相关不良反应

田 甜 余 敏 黄媚娟

四川大学华西医院

【摘要】1 例 49 岁男性患者,确诊肺大细胞神经内分泌癌一线 EP 化疗后进展。二线给予 CTLA-4 抑制剂联合 PD-1 抑制剂治疗 1d 后出现发热、咳嗽、胸闷、气短,CTCAE 1 级。给予退热、解痉、平喘治疗后好转。于第 3 次免疫治疗后发生原发性甲状腺功能减退(简称甲减)CTCAE 2 级,予左甲状腺素钠片治疗。于第 4 次免疫治疗后(2018-07-25)发生 1 型糖尿病、酮症酸中毒,CTCAE 3 级,给予补液、补钾、胰岛素降糖治疗后病情好转,之后规律胰岛素治疗。于第 11 次免疫治疗后出现肩关节疼痛 CTCAE 2 级,曲马多镇痛效果欠佳,并于 2019-02-10 出现咳嗽、呼吸困难 CTCAE 2 级,夜间明显,胸部 CT 提示肺部炎症,予以 5 周泼尼松治疗后咳嗽及肩部疼痛症状好转。但停药后肩关节疼痛再次出现 CTCAE 1 级伴皮肤瘙痒 CTCAE 2 级,予以醋酸地塞米松软膏处理后皮肤恢复正常。同时咳嗽、呼吸困难再次加重 CTCAE 2 级,予以泼尼松继续治疗 4 周后,症状明显好转。

一、病例简介

(一) 主诉及现病史

患者,男性,49 岁。患者 2018-05-27 因"无明显诱因咳嗽伴右侧胸痛 2 个月,伴痰中带鲜红色血丝 1 周",胸部增强 CT 示:右肺上叶见软组织密度影肿块,不均匀强化,大小约 3.6cm×2.7cm,边缘多发毛刺,邻近胸膜粘连。双肺多发大小不等结节影,最大者位于中叶,长径约 2cm。双肺门、纵隔、右颈根部多发肿大淋巴结,部分融合,较大者约 5cm×3.7cm,淋巴结包绕右肺动脉及其分支、右主支气管及其分支,压迫上腔静脉、气管及食管。右肺肿块及右颈部淋巴结穿刺示肺大细胞神经内分泌癌。因分期晚且伴上腔静脉轻度压迫,于 2018-01-20 至 2018-04-10 行 4 个周期 EP 方案化疗(依托泊苷 110mg d1~d5+顺铂 40mg d1~d3,1 次 /3 周);同时接受纵隔和右肺门的姑息性放疗(20Gy/10f)。治疗最佳疗效疾病稳定(SD)。2018-05-27 复查示疾病进展(PD)。患者为进一步治疗收治入院。

(二) 既往史及个人史

一般情况良好,无特殊病史。有吸烟史:约 25 年,平均 20 支 /d,戒烟约 2 年。无饮酒史。

(三) 体格检查

一般情况良好,ECOG 评分为 1 分,疼痛评分为 0 分。神志清楚,头部、颈部轻度水肿,在低头、弯腰或躺下时更明显。右侧颈部可扪及多枚肿大淋巴结,最大者约 6cm×5cm,质硬,活动度一般,部分融合。余全身未触及明显淋巴结肿大。胸廓未见畸形,心律齐,心脏各听诊区未闻及病理性杂音。双肺呼吸音清,未闻及干湿啰音,双肺呼吸运动均匀对称。腹平软,未及明显压痛及反跳痛。其余无特殊。病理征阴性。

(四) 辅助检查

1. 胸部及颈部增强 CT(2018-05-27,本院) 右肺上叶软组织肿块,不均匀强化,约 4.3cm×3.7cm。双肺多个大小不等结节,最大者长径约 1.8cm。双肺门、纵隔、右颈根部多发肿大淋巴结,大小约 3.0cm×2.0cm,增强后强化,部分融合,压迫上腔静脉稍变窄。气管未见狭窄及扩张。

2. 头颅 MRI、骨扫描(2018-05-27,本院) 未见肿瘤转移征象。

3. 肿瘤指标　CEA 4.09ng/mL，CYFRA21-1 3.19ng/mL，NSE 14.78ng/mL。

4. 肺功能　阻塞性通气功能障碍，肺功能轻度受损。

5. 其他　血常规、血生化、大小便常规、凝血功能均在正常范围。

（五）诊断分期及分子病理特征

右肺上叶神经内分泌癌伴双肺门、双纵隔、颈部淋巴结和双肺转移（cT4N3M1a ⅣA 期）。

分子病理特征:（右肺肿块及右颈部淋巴结穿刺）PCK（+）、CgA（+）及 Syn（+）、Ki-67（+，50%），CK5/6（-）、P63（-）、TTF-1（-）和 PD-L1（-）。靶向检测：ALK-V（-）、ROS-1（-）。NGS 56 基因检测示：TP53 突变，STK11 错义突变（NM 000455.4 :c.923G > T［p.Trp308Leu］），POLD1 和 NTRK3 以及 B2M 移码突变。微卫星稳定 MSS，TMB：11.9 个突变 /Mb。

二、治疗过程

（一）抗肿瘤免疫治疗过程

1. 治疗过程　患者选择双免疫治疗，自 2018-05-29 至 2019-01-17 共完成 13 次免疫治疗（抗 PD-1 抗体 3mg/kg 1 次 /2 周 + 抗 CTLA-4 抗体 1mg/kg 1 次 /6 周）。因不良反应停用双免疫治疗。后因疾病再次进展，并考虑到 PD-L1 单抗免疫相关毒副作用发生率低于 PD-1 单抗，故 2019-07-15 给予抗 PD-L1 抗体 1 200mg 静脉滴注免疫治疗。

2. 相关体征变化　右颈根部多枚淋巴结明显缩小，余同前。

3. 相关辅助检查　2018-07-28 评估及 2019-10-16 评估，详见图 3-0-25。

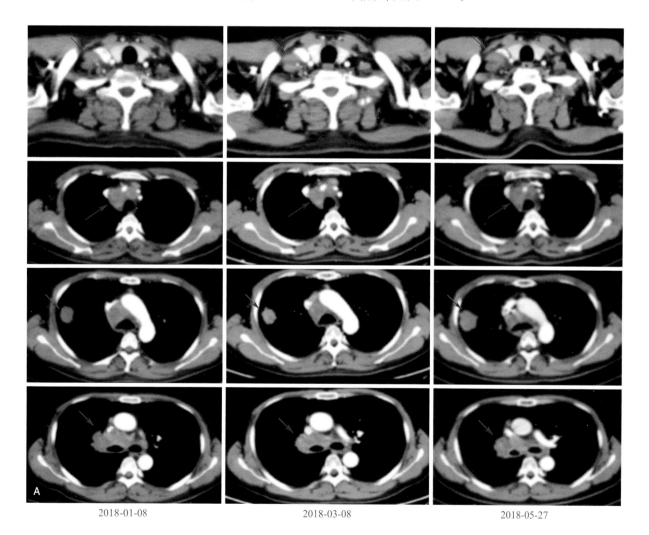

| 2018-01-08 | 2018-03-08 | 2018-05-27 |

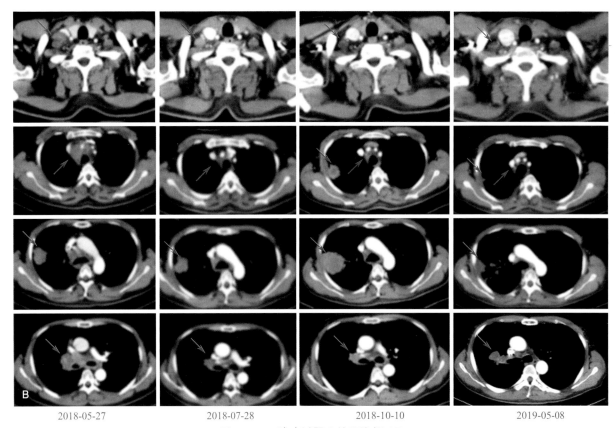

| 2018-05-27 | 2018-07-28 | 2018-10-10 | 2019-05-08 |

图 3-0-25 治疗过程中的颈胸部 CT

第一阶段（EP 化疗 + 胸部姑息放疗）

2018-01-08：右肺上叶软组织密度影肿块，约 3.6cm×2.7cm。双肺门、纵隔、右颈根部多发肿大淋巴结，部分融合。淋巴结包绕右肺动脉及其分支、右主支气管及其分支，压迫上腔静脉、气管及食管。

2018-03-08：右肺上叶软组织肿块，约 3.3cm×2.4cm，双肺门、纵隔、右颈根部多发肿大淋巴结，部分融合，压迫上腔静脉稍变窄。气管未见狭窄及扩张。

2018-05-27：右肺上叶软组织肿块，约 4.3cm×3.7cm，双肺门、纵隔、右颈根部多发肿大淋巴结，部分融合，压迫上腔静脉稍变窄。气管未见狭窄及扩张。左侧颈根部新增淋巴结。

第二阶段（免疫治疗 +SBRT）

2018-05-27：右肺上叶软组织肿块，约 4.3cm×3.7cm，双肺门、纵隔、右颈根部多发肿大淋巴结，部分融合，压迫上腔静脉稍变窄。气管未见狭窄及扩张。左侧颈根部新增淋巴结。

2018-07-28：右肺上叶肿块、双肺门及纵隔淋巴结缩小。右颈根部淋巴结明显缩小。左侧根部淋巴结未见明显变化。

2018-10-16：右肺上叶软肿块较前增大，左肺下叶基底段约 0.8cm 软组织结节，紧贴胸膜；右肺上叶见一约 0.6cm 长径结节。双肺门、纵隔及右颈根部淋巴结进一步缩小。

2019-05-08：右肺上叶见大小约 2.9cm×2.5cm 肿块，右肺门淋巴结增大，气管前及左肺门淋巴结增大。

（二）免疫治疗不良反应诊治过程

第一阶段：免疫治疗相关的迟发性输液反应

患者于 2018-05-29 首次输注抗 PD-1 抗体及抗 CTLA-4 抗体，输注结束后 1d 患者出现发热伴咳嗽，体温最高 38.3℃，予以退热对症处理，并抽取血培养、血常规、血生化、细胞因子相关检查，结果提示：白细胞介素 -2 受体 1 133.0U/mL（参考值范围 223~710U/mL）、肿瘤坏死因子 α21.90pg/mL（参考值范围 <8.1pg/mL）、C 反应蛋白 9.74mg/L（参考值范围 <5mg/mL）、白细胞介素 6 36.71pg/mL（参考值范围 0~7pg/mL）、降

钙素原 22.59ng/mL(参考值范围<0.046ng/mL)。血常规:中性分叶核粒细胞百分率 78.6%(参考值范围 40%~75%)、中性分叶核粒细胞绝对值 7.23×10⁹/L(参考值范围 1.8~6.3×10⁹/L)。血培养阴性。予以退热对症处理后体温降至正常,但咳嗽较前明显加重,考虑与免疫治疗后气道高反应有关,且患者肺功能提示存在阻塞性通气功能障碍,肺功能轻度受损。鉴于患者慢性阻塞性肺炎基础,使用布地奈德及特布他林雾化吸入,并予以孟鲁司特缓解气道高反应。而后患者咳嗽、气短症状明显缓解,未出现发热。

第二阶段:免疫治疗相关性甲减

于 2018-05-29 首次免疫治疗后规律行抗 PD-1 抗体 / 抗 PD-1 抗体 + 抗 CTLA-4 抗体治疗共 3 次,患者自觉颈部包块有所缩小,偶咳嗽,咳少量白色泡沫痰,无咯血、畏寒、发热,无多食、易饥,无心悸、多汗,无颈部疼痛,伴体重减轻约 4kg。于 2018-06-28 在当地社区医院检查:促甲状腺激素(TSH)<0.005mIU/L(参考值范围 0.27~4.20mIU/L)、游离三碘甲状腺原氨酸(FT₃)10.35pmol/L(参考值范围 3.1~6.8pmol/L)、游离甲状腺素(FT₄)36.86pmol/L(参考值范围 12~22pmol/L)。于 2018-07-05 另一医院复查:TSH 0.01mU/L(参考值范围 0.27~4.2)、FT₄ 17.38pmol/L(参考值范围 12~22pmol/L)、甲状腺球蛋白抗体(TGAb)511.20IU/mL(参考值范围<115IU/mL)、甲状腺过氧化物酶抗体(TPOAb)38.58IU/mL(参考值范围<34IU/mL),结合既往甲状腺功能检查结果及临床表现,考虑为一过性甲状腺毒症表现,未行特殊治疗,建议定期随访。2018-07-10 就诊于我院内分泌科,再次复查提示 TSH 36.860mU/L(参考值范围 0.27~4.2mU/L),FT₃ 1.05pmol/L(参考值范围 3.6~7.5pmol/L),FT₄ 2.66pmol/L(参考值范围 12.0~22.0pmol/L),反三碘甲状腺原氨酸(rT₃)0.21nmol/L(参考值范围 0.31~0.98nmol/L),甲状腺球蛋白(HTG)1.07μg/L(参考值范围 1.4~78μg/L),TGAb 409.60IU/mL(参考值范围<115IU/mL),TPOAb 17.24IU/mL(参考值范围<34IU/mL),促甲状腺素受体抗体(TRAb)0.70IU/L(参考值范围<3IU/L);促肾上腺皮质激素(ACTH)25.07ng/L(参考值范围 5.0~78ng/L),血浆总皮质醇(PTC)(8~10 时)539.20nmol/L(参考值范围 147.3~609.3nmol/L),皮质醇(24 点)313.10nmol/L;黄体生成素(LH)7.1mIU/mL(参考值范围 1.7~8.6mIU/mL),卵泡刺激素(FSH)21.3mIU/mL(参考值范围 1.5~12.4mU/L),性激素结合球蛋白(SHBG)77.94nmol/L(参考值范围 18.3~54.1nmol/L),脱氢表雄酮硫酸酯(DHEA-S)3.160μmol/L(参考值范围 1.20~8.98μmol/L)。甲状腺彩超:甲状腺不均匀改变:桥本甲状腺炎?排除中枢性甲减,考虑为免疫相关性甲减,给予左甲状腺素钠片 25μg 1 次 /d 激素替代治疗。随后患者规律于内分泌科固定医生处随访,于 2018-09-19 复查甲状腺功能:TSH 78.86mU/L(参考值范围 0.27~4.2mU/L),三碘甲状腺原氨酸(T₃)0.88nmol/L(参考值范围 1.3~3.1nmmol/L),甲状腺素(T₄)22.62nmol/L(参考值范围 62~164nmol/L),FT₃ 1.00pmol/L(参考值范围 3.6~7.5pmol/L),FT₄ 4.27pmol/L(参考值范围 12.0~22.0pmmol/L),rT₃ 0.21nmol/L(参考值范围 0.31~0.98nmol/L),提示甲减治疗效果不佳,调整左甲状腺素钠片 100μg 1 次 /d 激素替代治疗。后续患者定期监测甲状腺功能,甲减治疗效果可,一直左甲状腺素钠片 100μg 1 次 /d 维持治疗。

第三阶段:免疫治疗相关性 1 型糖尿病(伴酮症酸中毒)

患者因"口渴、多饮、多尿伴体重减轻 1 周"于 2018-07-25 在我院急诊科就诊。患者 1 周前无明显诱因出现口渴、多饮、多尿,伴视物模糊、食欲减退、乏力,体重减轻约 6kg。入院前自测指尖血糖升高明显,未治疗。急诊查:尿葡萄糖>56mmol/L(++++),酮体定性(++++)。血葡萄糖 32.29mmol/L,糖化血红蛋白 A1c 8.9%(参考值范围 9%~14%),血气:酸碱度(pH)7.265,二氧化碳分压(PCO₂)27.3mmHg,氧分压(PO₂)104mmHg,碱剩余(BE)−13.33mmol/L(参考值范围 −2~+3mmol/L),碳酸氢根离子 12.1mmol/L(参考值范围 22~27mmol/L),全血乳酸 1.7mmol/L(参考值范围 0.70~2.10mmol/L)。考虑为糖尿病伴酮症酸中毒,经补液、胰岛素治疗后收入内分泌科。完善空腹 C 肽 0.009nmol/L(参考值范围 0.48~0.78nmol/L),空腹葡萄糖 10.82mmol/L,糖化白蛋白 34.18%(参考值范围 9%~14%),胰岛素自身抗体阳性,胰岛细胞抗体、谷氨酸脱羧酶抗体阴性。予以补液、门冬胰岛素、地特胰岛素等治疗,患者口渴、多饮、多尿好转,复查内环境稳定,开始规律使用胰岛素控制血糖,日常监测血糖:空腹血糖 5.0~5.9mmol/L,餐后血糖 7.6~9.7mmol/L。

第四阶段:免疫治疗相关性肺炎(放射性肺炎不排除)及皮肤瘙痒、关节疼痛

　　患者于第 11 次免疫治疗后(2019-01-07)出现肩关节疼痛(CTCAE 2 级),类风湿指标阴性,排除骨转移及外伤,服曲马多止痛效果不理想。后患者于 2019-02-10 出现咳嗽、呼吸困难(CTCAE 2 级),夜间明显,完善血常规、降钙素原(procalcitonin,PCT)、痰培养、病毒筛查等检查排除感染,完善颈部、胸部、腹部CT:右肺上叶软组织肿块,约 4.5cm×2.5cm,周围斑片影。气管前淋巴结稍增大。双肺上叶多个肺大疱。左肺及胸膜多个结节,最大约 0.7cm。余未见明显异常。提示肺部炎症。考虑免疫相关性肺炎和放射性肺炎均有可能,于 2019-02-20 开始甲泼尼龙琥珀酸钠 80mg 静脉滴注 1 次/d 治疗,于 2019-02-22 患者呼吸困难明显缓解,甲泼尼龙琥珀酸钠以每 3d 减 20mg 开始减量,2019-02-28 患者病情稳定,且甲泼尼龙琥珀酸钠以 40mg 静脉滴注 1 次/d 维持治疗,遂于次日开始口服醋酸泼尼松 50mg 1 次/d,逐渐减量治疗。用药期间患者肩关节疼痛明显缓解,咳嗽、呼吸困难稍缓解。停药后患者肩关节疼痛于 2019-04-01 再次出现(CTCAE 1 级),伴皮肤瘙痒(CTCAE 2 级),予以醋酸地塞米松软膏处理后皮肤恢复正常。于 2019-04-05 咳嗽、呼吸困难再次加重(CTCAE 2 级),2019-04-10 复查胸腹部 CT:右肺上叶原发病灶略有增大,周围斑片及条索影。患者于 2019-04-23 开始使用泼尼松 40mg 1 次/d 口服治疗,每周减量 10mg,而后咳嗽、肩关节疼痛较前稍好转。并于 2020-05-08 复查肺部炎症较前吸收(图 3-0-26、图 3-0-27)。

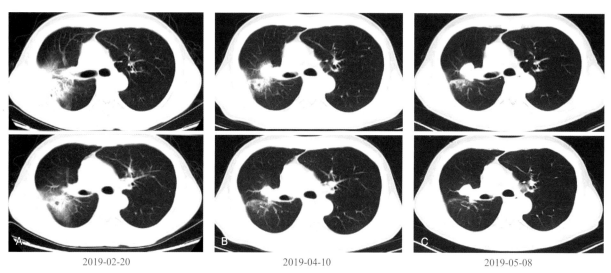

| 2019-02-20 | 2019-04-10 | 2019-05-08 |

图 3-0-26　免疫性肺炎诊治过程中的胸部 CT

A. 右肺上叶软组织肿块,约 4.5cm×2.5cm,周围斑片影。双肺上叶多个肺大疱。B. 右肺上叶软组织肿块,约 2.7cm×2.4cm,周围斑片及条索影。双肺上叶多个肺大疱。C. 右肺上叶软组织肿块,约 2.9cm×2.5cm,周围斑片及条索影,炎症较前吸收。双肺上叶多个肺大疱。

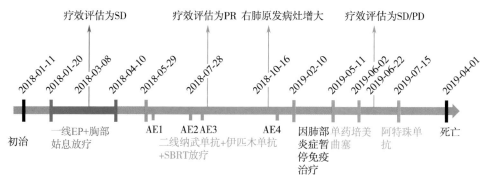

图 3-0-27　患者整体治疗过程回溯

　　AE1:免疫治疗相关输液反应:退热、解痉、平喘等对症处理。

　　AE2:免疫相关甲状腺功能减退:左甲状腺素。

　　AE3:免疫相关糖尿病:对症补液、补钾、胰岛素降糖。

　　AE4:肺部炎症、关节痛、皮肤瘙痒:泼尼松。

三、临床思维与决策

(一) 第一阶段：免疫治疗相关的迟发性输液反应

本例患者于治疗 1d 后出现不适症状，首先需判断是与免疫治疗药物相关，还是与感染或肿瘤进展相关，患者基础有慢性阻塞性肺病病史，上述症状不排除与慢性阻塞性肺病急性加重有关，进行了血常规、PCT、痰培养、病毒筛查等检查排除，从时间上考虑，输液反应可能性大。本病例在给予退热、解痉、平喘治疗后症状好转。

(二) 第二阶段：免疫治疗相关性甲减

患者于 3 次免疫治疗后先是出现一过性甲状腺毒症，而后出现甲状腺功能减退。免疫治疗相关甲状腺疾病常见于 PD-1/PD-L1 抑制剂治疗，其发病率为 5%~10%。CTLA-4 抑制剂抗 CTLA-4 抗体（伊匹木单抗）常发生垂体炎，发病率为 10%~17%，其发病中位时间为治疗开始后 8~9 周。抗 CTLA-4 抗体联合 PD-1 抑制剂双免疫治疗，甲状腺功能异常的发生率增加至 20%，垂体炎的发生率增加至 6.4%。因此，当患者出现甲状腺功能减退时，除需考虑免疫治疗直接攻击甲状腺导致甲减外，还需考虑是否为垂体炎导致的中枢性甲减。在本案例的诊断过程中，积极完善检查，排除了中枢性甲减，考虑为免疫治疗直接引起的甲状腺功能减退，并按照指南推荐使用替代性激素治疗。

(三) 第三阶段：免疫治疗相关性糖尿病

患者于第 4 次免疫治疗后出现糖尿病症状合并酮症酸中毒。1 型糖尿病是 PD-1 抑制剂相对罕见的免疫治疗相关不良反应（irAEs），抗 PD-1 抗体单药治疗的发生率约为 0.9%。PD-1 是 T 细胞上表达的受体，PD-1 不仅表达于 T 细胞，也表达于胰岛细胞。当 PD-1/PD-L1 抑制通路被阻断时，不仅靶向癌症的 T 细胞激活，自身反应性 T 细胞如靶向胰岛细胞的 T 细胞也存活下来，引发 1 型糖尿病。本例患者在出现多饮、多尿、体重下降伴视力模糊等症状后及时到医院就诊，完善血气、血糖、小便、C 肽等常规检查后明确诊断，及时给予补液、补钾、胰岛素降血糖治疗后血糖得到很好的控制，内环境也达到稳态。

(四) 第四阶段：免疫治疗相关性肺炎、皮肤反应及关节疼痛

患者于第 11 次免疫治疗后出现右肩部关节疼痛，需考虑是否由药物引起，是否为外伤导致，或者为肿瘤骨转移所致，详细询问病史排除外伤，并完善骨扫描排除骨转移后考虑为免疫治疗导致的不良反应，给予止痛治疗，但症状控制欠佳。患者在完成双免疫联合治疗 13 次加肺部病灶 SBRT，2 个月后出现咳嗽，并出现肺部炎症 CT 表现，此时需考虑肺炎是否由免疫治疗引起？还是放疗导致的放射性肺炎？还是两者共同结果？是否有合并感染？急性放射性肺炎通常发生在放疗后 1~3 个月，免疫相关性肺炎可能在任何时间，其中位发生时间约为 3 个月，与其他 irAEs 相比，肺炎发生的时间相对较晚，而联合治疗的患者肺炎发病时间较早。本例患者完善相关检查排除感染，但由于免疫治疗及放射治疗的时间上临近，倾向于放疗和免疫共同引起的肺部炎性病变。在治疗上，遵指南推荐给予激素治疗，减少渗出、促纤维化因子产生，期间肩部关键疼痛较前缓解。但停药后再次出现肩关节疼痛，并伴有皮肤瘙痒（CTCAE 2 级），予以醋酸地塞米松软膏处理后皮肤瘙痒恢复正常。于 2019-04-05 咳嗽、呼吸困难再次加重（CTCAE 2 级），复查胸部 CT 提示仍有肺部炎症。再次予以激素治疗，而后咳嗽、肩关节疼痛较前稍好转，并于 2020-05-08 复查肺部炎症较前吸收。

四、经验与体会

本例患者抗肿瘤治疗有效，但在免疫治疗期间出现了多种免疫治疗相关不良反应，需要关注以下问题：

1. 本案例的病因是什么？

本案例诊治过程中，结合患者临床症状及实验室相关指标，免疫相关性内分泌毒性、免疫治疗相关性关节疼痛及皮肤瘙痒的诊断较为明确。肺部炎性病变由于免疫治疗及肺部放射治疗的临近，倾向于放疗和免疫共同引起。但免疫相关的迟发性输液反应的完整病因尚不确切。指南中尚未明确指出免疫

治疗导致的发热等输液反应的发生时间。本案例虽药物诱因明确,治疗导致肿瘤细胞坏死裂解释放致热原等原因不能排除。且根据患者肿瘤病情及既往慢性支气管炎的基础病史,疾病本身引起的咳嗽、胸闷、气短不能排除。

2. 本案例的临床决策是否得当?

患者在免疫治疗后出现了迟发性输液反应,结合患者既往的肺部功能状态,迅速地评估病情、完善血培养、痰涂片、炎症指标等检查排除感染并及时地给予退热、解痉、平喘治疗缓解了症状。在出现内分泌系统症状后,及时完善相关检查明确诊断,并尽早开始激素替代治疗。免疫治疗过程中出现肩关节疼痛,在排除骨转移、外伤后考虑为免疫相关性关节疼痛给予曲马多止痛治疗。患者出现咳嗽、呼吸困难症状,CT 影像学检查提示肺部炎性改变,及时完善血常规、PCT、痰培养、病毒筛查等检查排除感染,考虑由免疫治疗及放疗共同作用导致肺部炎性病变,行激素抗炎治疗后症状缓解,复查 CT 提示炎症较前吸收。

3. 从本案例能获得哪些经验及教训?

PD-1 抑制剂联合 CTLA-4 抑制剂用药期间,除了警惕各自独特类型的不良反应事件外,也需充分重视 irAEs 的叠加效应,合并用药时需警惕内分泌毒性的显著提前。

五、专家点评

对于免疫治疗尤其是双免疫治疗的肿瘤患者,免疫治疗相关不良反应可能会不可避免地发生,在此过程中,有些不良反应发生较早,有些发生较晚,全程都不能松懈,要密切监控不良反应的发生。本例患者的免疫治疗不良反应都被及时诊断并得到了相应的治疗,获得了缓解但仍有以下方面需要思考:

1. 免疫联合治疗不良反应的发生率较免疫单药高且时间通常较早发生,在双免疫治疗的患者群体中,要更加提高对 irAEs 的认识。

2. 在免疫治疗同时进行放化疗等联合治疗手段时,出现的不良反应有时候很难鉴别与哪种治疗相关,例如本例患者免疫治疗与放疗后出现肺炎,无法确定是放射性肺炎还是免疫相关性肺炎。明确鉴别诊断后进行针对性治疗有时是非常困难的。这不仅涉及是否按照免疫相关不良反应处理,也涉及是否后续能重启免疫治疗,目前对临床来说是一个难题。

3. 临床医生更多关注的是可能会有严重后果的不良反应,例如肺炎、心肌炎等,有时候往往会忽略一些基础的实验室检查,例如血糖。本例患者在前期治疗过程中未规律进行血糖等指标监测,导致糖尿病酮症酸中毒。因此,在治疗过程中,还是应遵循指南、共识对患者定期监测各项指标,密切随访,及早发现并处理不良反应,避免严重不良反应发生。

六、述评

虽免疫检查点抑制剂引起的 irAEs 总体发生率较传统放化疗低,但可累及多个器官。以下方面需要注意:第一,不同的免疫检查点抑制剂的毒性谱有差异;免疫联合治疗可能导致 irAEs 发生率增加和发生时间提前出现。第二,治疗上遵循指南,并在免疫治疗开始前需对患者进行充分的宣教,如出现可疑的免疫治疗相关不良反应,及时到医院就诊,及时干预。第三,免疫治疗过程中,糖皮质激素使用的首要原则是:对治疗需要的患者积极使用,不必需的患者尽量避免使用。在出现免疫治疗相关内分泌毒性反应的患者中,不需要糖皮质激素治疗,但可用替代性激素治疗。糖皮质激素使用会导致机体免疫功能下降,成为感染性疾病高风险人群。与免疫治疗及放疗同时使用会显著增加肺炎的发生率。第四,免疫治疗相关不良反应治疗过程中,注重多学科联合诊治(MDT),注重免疫治疗开始前的基线筛查(免疫全套、甲状腺功能、心肌酶学等)。

案例 7 抗 PD-1 抗体治疗鼻咽癌致免疫相关性多脏器损伤

蔡修宇 钟 然 黎才琛

广州医科大学附属第一医院

【摘要】1 例 25 岁男性患者,确诊鼻咽未分化型非角化性癌,排除禁忌后,先予吉西他滨 $1g/m^2$+ 顺铂 $80mg/m^2$+ 抗 PD-1 抗体 200mg 方案治疗 6 个疗程,随后抗 PD-1 抗体 200mg 单药维持治疗 2 个疗程,第 2 个疗程免疫治疗单药维持完成后第 5 天开始出现腹胀,在半个月内逐渐出现腹胀、腹痛、胸闷,自服盐酸羟考酮后症状无缓解。患者应约回院行 C9 治疗当天,有胸闷、心悸、劳力性气促及腹胀,立即完善相关检查,胸部及上腹部 CT 提示腹腔积液、胸腔积液、心包积液,诊断上考虑为免疫相关不良反应,予对症支持治疗。当天患者病情持续恶化,抢救无效,因多脏器功能衰竭死亡。

一、病例简介

(一)主诉及现病史

患者 25 岁男性,因"右颈部无痛性肿物进行性增大 2 个月,伴右下肢痛、骶骨痛",2019-06-06 于外院行 PET-CT 检查示:鼻咽顶后壁、右侧壁增厚,右侧咽旁间隙、右侧颈部 Ⅱ、Ⅲ、Ⅳ、Ⅴ 区、右侧锁骨上区、肝门区、下腔静脉旁多发淋巴结转移,肝脏多个转移瘤,右侧第 7 后肋、第 1 骶椎、右侧髂骨、左侧坐骨骨转移;右肺上叶后段及左肺下叶外基底段小结节,代谢不高,不除外转移。骨 ECT 示骶骨局部骨质破坏。行穿刺病理示:符合未分化型非角化性癌。现为进一步治疗拟"鼻咽癌伴多发转移"收入我院。

(二)既往史

乙型肝炎多年,2019-06-10 开始恩替卡韦抗病毒治疗。其余无特殊。

(三)体格检查

一般情况良好,ECOG 评分为 0 分,未见明显消瘦,疼痛评分为 0 分,右颈部 2 个淋巴结肿大最大 4.5cm×4.5cm,质韧,无压痛,活动度差,局部皮肤无红肿、破溃。心律齐,心脏各瓣膜听诊区未闻及杂音。双肺呼吸音清,未闻及干湿啰音。腹平软。其余无特殊。生理反射存在,病理反射未引出。

(四)辅助检查

1. 病理检查(2019-06,本院) 左侧鼻咽部、右侧鼻咽部、右颈部淋巴结肿物,考虑为未分化型非角化性癌。

2. 血生化常规检测(2019-07-11,本院) 谷丙转氨酶 147.9U/L(↑),谷草转氨酶 80.9U/L(↑)。

(五)诊断分期及分子病理特征

鼻咽未分化型非角化性癌伴淋巴结、肝、骨多发转移(cT2N3M1 ⅣB 期)。

分子病理特征:未分化型非角化性癌,CK(+),EBER(+)。

二、抗肿瘤免疫治疗过程

(一)抗肿瘤免疫治疗过程

1. 免疫治疗过程 患者于 2019-06-10 起恩替卡韦抗病毒治疗,2019-07-26 起,行"吉西他滨 + 顺铂 + 抗 PD-1 抗体"方案,每 3 周为一个治疗周期,联合用药 6 个周期;临床疗效评估为 PR。2019-12-06、2019-12-26 予抗 PD-1 抗体 200mg 单药治疗 2 个疗程,疗效评价为 PR。

2. 相关体征变化

2019-07-15,扪及右颈部 2 个淋巴结肿大,最大为 4.5cm×4.5cm,质韧,无压痛,活动度差,局部皮肤无红肿、破溃。

2019-09-06,右颈部扪及 2 个淋巴结肿大,最大为 4cm×4cm,质韧,无压痛,活动度差,局部皮肤无红肿、破溃。

2019-10-24,右颈部扪及 2 个淋巴结肿大,最大为 15mm×20mm,质韧,无压痛,活动度差,局部皮肤无红肿、破溃。

3. 相关辅助检查　EBV-DNA 的动态变化如表 3-0-2 所示。

表 3-0-2　EBV-DNA 的动态变化

	2019-07-11	2019-07-22	2019-09-26	2019-12-05	2019-01-15
EBV-DNA 定量 /(IU·mL^{-1})	1.61×10^4	1.92×10^3	4.87×10^2	9.65×10	0

(二)免疫治疗不良反应诊治过程

2019-07-26 开始,行吉西他滨 + 顺铂 + 抗 PD-1 抗体 / 安慰剂方案,每 3 周为 1 个治疗周期,联合用药 6 个周期,联合治疗期间,化疗前每次 ECOG 评分为 0 分或 1 分,患者曾出现以下不良反应:全身乏力、食欲减退、头晕、恶心、白细胞减少、血小板减少、中性粒细胞减少、谷草转氨酶高、谷丙转氨酶高,考虑与吉西他滨和顺铂相关的可能性大。谷草转氨酶高、谷丙转氨酶高可能也与免疫治疗相关,或与患者的基线水平相关。

2019-12-06、2019-12-26 患者行抗 PD-1 抗体 2 个疗程,疗效评价为 PR,治疗过程顺利,未出现不良反应。C8 治疗后,2020-01-06,患者出现腹胀(CTCAE2 级),2020-01-09 患者家属诉患者服用盐酸羟考酮后腹胀稍有缓解,但患者之后消失。2020-01-15 患者应约回院行 C9 治疗,患者于当天的检验结果、后续的诊治过程及用药具体见表 3-0-3。

表 3-0-3　患者免疫治疗后不良反应的治疗处理过程

时间	检验结果、诊治过程
2020-01-15 7:28	血常规示白细胞计数 13.61×10^9/L,中性粒细胞绝对值 10.83×10^9/L,血红蛋白浓度 137.0g/L,血小板总数 116.0×10^9/L。血生化示:钾 5.26mmol/L,钠 130.0mmol/L,氯 90.7mmol/L,谷丙转氨酶 469.2U/L,谷草转氨酶 712.2U/L,总胆红素 41.2μmol/L,白蛋白 43.8g/L;肌酐 219.9μmol/L,血糖 7.09mmol/L。甲状腺功能五项示:游离 T_3 4.09pmol/L,游离 T_4 25.06pmol/L,促甲状腺素 0.222μIU/mL
10:08	血气分析 + 血氧分析 + 电解质 + 乳酸示:二氧化碳分压 24.0mmHg;氧分压 77.5mmHg;钠 127.8mmol/L,钾 5.27mmol/L,氯 102mmol/L 促肾上腺皮质激素 52.02pmol/L。血浆皮质醇 > 1 750.0nmol/L 心肌损伤和心力衰竭三项示超敏肌钙蛋白 I 0.178ng/mL,B 型尿钠肽(BNP)872.18pg/mL,肌红蛋白 501.49ng/mL 止血凝血试验 CB4 示:活化部分凝血活酶时间 43.4s,国际标准化比值 2.34 隐球菌抗原 +PCT+ 深部感染血清学五项检测示隐球菌抗原阴性;降钙素原 1.01ng/mL
10:41	床边心电图检查提示房性心动过速(房室比例呈 2:1 下传),顺钟向转位,全导联低电压,V_2~V_4 导联 r 波递增不良,ST-T 改变。治疗上予多烯磷脂、异甘草酸镁、腺苷蛋氨酸,予甲泼尼龙琥珀酸钠抗炎平喘,肌酸磷酸钠保护心肌,奥美拉唑钠护胃,浓氯化钠纠正电解质紊乱
10:43	行腹腔积液置管引流及右侧胸腔积液穿刺置管引流。胸腔积液、腹水常规检查提示透明度为浑浊,蛋白试验即李凡他试验阳性
14:37	心内科教授会诊建议转至综合医院多学科联合处理或联系 ICU 支持,ICU 当日无转入床位。16:30 转院至外院,结合本院检查结果,外院诊断为多脏器衰竭(心力衰竭、肝衰竭、肾衰竭、肺衰竭、循环衰竭)

续表

时间	检验结果、诊治过程
2020-01-15 入外院情况	患者心率加快 220 次 /min,血氧饱和度 90%,呼吸 24 次 /min,呈端坐呼吸,不能平卧,考虑有急性心力衰竭,予盐酸胺碘酮注射液降心率,去乙酰毛花苷注射液泵入强心。患者恶心、呕吐,予甲磺酸托烷司琼止呕。治疗上予静脉滴注甘露聚糖注射液提高机体免疫力,复方氨基酸注射液 + 注射用门冬氨酸鸟氨酸 +10% 氯化钾注射液、多烯磷脂胆碱注射液静脉滴注,注射用托拉塞米静脉推注利尿减轻心脏负荷,注射用甲泼尼龙琥珀酸钠静脉推注抗炎平喘,注射用泮托拉唑钠静脉推注护胃,盐酸氨溴索静脉推注化痰平喘,注射用头孢曲松钠他唑巴坦钠静脉滴注抗感染,地高辛片口服强心,孟鲁司特钠片、复方甲氧那明胶囊口服止咳平喘
18:05	18:05 心电监护示心率 221 次 /min,血氧饱和度 92%,血压 91/72mmHg。双侧瞳孔直径 3mm,对光反应迟钝。喉头可闻及痰鸣音,双肺可闻及干湿啰音。患者血压偏低、心跳快,考虑有急性心力衰竭,予去乙酰毛花苷注射液强心,并予多巴胺 160mg 泵入升压
18:23	患者小便后出现晕厥,心率呈下降趋势,降至 60 次 /min,呼吸出现暂停,血压测不到
18:25	予肾上腺素静脉推注强心
18:26	予尼可刹米 + 洛贝林静脉推注兴奋呼吸
18:30 18:34	分别予肾上腺素静脉推注强心。经处理后,患者心率、血氧饱和度、呼吸频率、血压呈下降趋势
18:35	仍无自主心率及呼吸,行气管插管术及心肺复苏术
18:38 18:45	分别予肾上腺素静脉推注强心
18:50	患者仍无自主心率及呼吸,予参附针益气固脱、回阳救逆
18:51	予尼可刹米 + 洛贝林泵入兴奋呼吸,同时予吸痰护理清理呼吸道,保持呼吸道通畅
18:55	予肾上腺素静脉推注强心再次予参附针益气固脱、回阳救逆。多次抢救无效
19:34	宣告临床死亡

患者免疫治疗期间不良反应的分析见表 3-0-4。

三、临床思维与决策

对于危重及难治性 irAEs 给予的指导意见较少且笼统。并且指南并没有将"难治性 irAEs"这一临床确实存在的情况作为一种特殊的 irAEs 进行阐述和推荐。本例患者在 6 个疗程抗 PD-1 抗体联合吉西他滨 + 顺铂,2 个疗程抗 PD-1 抗体治疗后的第 5 天,开始出现腹胀,半个月内逐渐出现胸闷、气促、腹胀、腹痛症状。入我院时,已经出现多脏器损伤,首要面对的临床问题是积极抢救。患者病情凶险,多次抢救无效,最终因多器官衰竭死亡,CTCAE 5 级不良反应。根据指南,轻度 irAEs(1~2 级)和大部分 3~4 级的 irAEs 经过早期类固醇激素的治疗后可控制良好,部分患者可再次接受 ICIs 治疗,但仍有一小部分 irAEs 临床表现严重或不能通过类固醇有效控制,属于危重或难治类型,患者后续可能因 irAEs 未控制、类固醇使用继发的不良反应或原发肿瘤进展等原因危及生命。

四、经验与体会

本例患者在抗肿瘤治疗有效情况下,后续发生免疫相关的腹腔积液、胸腔积液、心包积液等,并最终因多器官衰竭死亡。需要关注以下问题:

表 3-0-4 患者免疫治疗期间不良反应的分析

事件名称	开始时间	结束时间	分级	与卡瑞利珠单抗/安慰剂的相关性	与吉西他滨的相关性	与顺铂的相关性	对研究药物采取的措施	是否给予对症治疗	是否SAE/SIE/irAEs
高钾血症	2020-01-15	持续	1	可能相关	可能无关	可能无关	无	无	irAEs
恶心	2020-01-15	持续	1	可能相关	可能无关	可能无关	无	用药	irAEs
呕吐	2020-01-15	持续	1	可能相关	可能无关	可能无关	无	用药	irAEs
谷丙转氨酶升高	2020-01-15	持续	3				无	用药	irAEs/SIE
谷草转氨酶升高	2020-01-15	持续	3				无	用药	irAEs/SIE
低钠血症	2020-01-15	持续	3				无	用药	irAEs/SIE
促肾上腺皮质激素升高	2020-01-15	持续	3				无	否	irAEs/SIE
血浆皮质醇升高	2020-01-15	持续	3				无	否	irAEs/SIE
超敏肌钙蛋白I升高	2020-01-15	持续	3	可能相关			无	否	irAEs/SIE
B型尿钠肽升高	2020-01-15	持续	3				无	否	irAEs/SIE
肌红蛋白升高	2020-01-15	持续	3		可能无关		无	否	irAEs/SIE
房性心动过速	2020-01-15	存续	3				无	用药	irAEs/SIE
胸腔积液	2020-01-15	持续	3				无	穿刺引流	irAEs/SIE
腹腔积液	2020-01-15	持续	3				无	穿刺引流	irAEs/SIE
心包积液	2020-01-15	持续	3				无	无	irAEs/SIE
多脏器功能损伤	2020-01-10	2020-01-15	3	肯定相关			停用药物	用药	SAE/irAEs/SIE
多脏器功能损伤	2020-01-15	2020-01-15	4				停用药物	用药	SAE/irAEs/SIE
多脏器功能损伤	2020-01-15	2020-01-15	5				停用药物	用药	SAE/irAEs/SIE
白细胞减少、血小板减少、中性粒细胞减少、全身乏力、食欲减退、头晕、恶心	2020-01-15前		-	可能无关	可能相关		无	用药	SAE//SIE

1. 本案例的病因是什么？

本例患者在诊治过程中，免疫相关性多脏器损伤的诊断较为明确，但完整病因尚不确切。可能的解释是：患者存在潜在的 ICIs 类药物相关毒性或其他非预期的毒性风险。第一，患者年龄 25 岁，较为年轻，免疫功能相对较好，在予 PD-1 治疗后大大上调了全身的免疫功能，而在先前的联合治疗，顺铂和吉西他滨对免疫功能有下调作用，类似"刹车"，可能使得患者在联合治疗中未表现出免疫相关不良反应，而在仅使用 PD-1 单药时，处于"松开刹车"状态，带来一系列的全身性毒副作用。患者的免疫上调状态，表现为多脏器出现炎症反应，如腹腔积液、胸腔积液、心包积液等。2020-01-15 EBV-DNA 定量检测下降为 0copy/mL。2020-01-16 细胞因子 Th1/Th2：IL-6 97.44pg/mL（↑）。不排除炎症因子风暴引起快速多脏器衰竭。

2. 本案例的临床决策是否得当？

患者多次抗肿瘤的疗效评价为 PR，免疫治疗的抗肿瘤效果好，但患者因免疫相关不良反应而死亡，由此可见免疫治疗存在致死风险。故在面对患者使用 ICIs 后报告的任何不良反应，应给予足够重视。若能够在患者接受免疫治疗，出现腹胀症状之后，及时报告医院，结合影像学检查，可及早发现腹水，并及时进行相应的诊治。本案例患者在行第 8 个周期免疫治疗时才出现 irAEs，可能使得患者和医生双方都对 irAEs 降低了警惕，以至于患者入院当天最终因多器官衰竭死亡。

患者入院当天，心动过速，接诊医生及时请心内科专家急会诊。心内科专家考虑为 PD-1 相关性心肌炎，予告知病重，建议收入 ICU 立即行抢救措施。根据推荐，对于 ICIs 相关的重症心肌炎患者可在激素基础上使用抗 IL-1 受体抑制剂和抗 IL-6 受体单抗。抗 IL-6 单抗在大动脉炎的治疗中有推荐，在继发于成人 Still 病的暴发性心肌炎中也有成功的报道，而其安全性也已经得到证实。另外，文献也有报道用抗 CD52 单抗 - 阿仑单抗清除外周血 T 细胞而成功治愈难治性心肌炎的病例，以及用 CTLA-4 激动剂阿巴他西普（每 2 周 500mg，共 5 剂），竞争性结合 CD80/CD86 抑制 T 细胞的辅刺激信号通路治疗难治性心肌炎，以及用抗胸腺细胞球蛋白 ATG（500mg/d，5d）治疗成功的个案。需指出，这些药物，其安全性是限制使用的主要因素，尤其是继发感染的风险，毕竟，免疫抑制后继发感染也是重症心肌炎的常见死亡原因。患者当天病情迅速恶化，入院不久后已出现多脏器损伤，根据病情进行常规的抢救措施，但是抢救无效，患者最终因多脏器衰竭而死亡。

3. 从本案例能获得哪些经验及教训？

本案例患者的 irAEs 出现在第 8 个周期的免疫治疗之后，说明 irAEs 可发生于治疗期间的任何时候，患者和医生都需高度警惕。危重的 irAEs 一旦发生，往往病情凶险，需要临床医生充分重视，在诊治过程中可进行多学科联合诊治，为患者开绿色通道，这有助于及早诊断。

五、专家点评

纵观本案例，患者临床结局不佳，应该总结经验教训，可从以下方面进一步思考：

1. 不同患者使用 ICIs 类药物的不良反应不一。有无指标提示患者为发生危重 irAEs 的高风险人群？在使用 ICIs 时该如何评估与监测患者状态，以预防潜在的 ICIs 类药物相关毒性或其他非预期的毒性风险？

2. 在出现免疫相关性多脏器损伤时，这类癌症患者的抢救措施与普通患者有何不同？如何快速抑制免疫？

3. 本案例患者免疫治疗的抗肿瘤效果好，但是不良反应危重，是否提示不良反应的严重程度与抗肿瘤的疗效有相关性？

4. 化疗具有较高的缓解率，且很可能改善患者的生存情况，但具有较大的毒性，在联合使用免疫治疗时，对 ICIs 的疗效影响如何？若在免疫治疗取得良好疗效的情况下，联合化疗是否还有必要？

六、述评

若严重的免疫治疗相关不良反应发现不及时、处理不得当，患者有致死风险。作为肿瘤临床医生，以下方面需要注意：

1. 遵循指南，对 irAEs 做到早识别、早干预，告知患者发现疑似不良反应后，应及时向医院汇报。

2. 对特殊人群进行筛查，尤其是可能会出现危重或难治 irAEs 人群。对这类人群，应谨慎使用免疫治疗，做好基线评估，在治疗前和患者及其家属进行充分沟通。

3. 在临床实践过程中，对于危重及难治性 irAEs，在诊治过程中要重视多学科联合诊治。

案例 8　抗 PD-1 抗体治疗肺淋巴上皮瘤样癌致多脏器不良反应

余　敏　王永生

四川大学华西医院

【摘要】1 例 55 岁女性患者，因确诊不可根治ⅢB 期非小细胞肺癌伴 PD-L1 高表达，一线应用紫杉醇＋卡铂联合抗 PD-1 抗体治疗 2 个周期后，出现活动后心累、乏力、右上睑下垂，肌钙蛋白、肝酶、肌酸激酶明显升高，TSH 明显降低，考虑为免疫治疗导致肌炎、心脏损害、肝炎、甲状腺功能减退，给予糖皮质激素治疗，激素缓慢减量，长达 8 个月。激素减量 3 个月时因气短诊断为重症肺炎（真菌＋细菌＋病毒），给予美罗培南抗感染、复方磺胺甲噁唑预防治疗肺孢子菌、氟康唑抗真菌、更昔洛韦抗病毒等对症支持治疗后好转。目前患者仍存活，接受二线吉西他滨联合卡铂方案化疗，耐受性可，暂未对疗效评价。

一、病例简介

（一）主诉及现病史

患者，女性，55 岁。因"咳嗽 4 个月"至我院就诊。患者因"咳嗽 4 个月余"于 2019-06-03 查胸部增强 CT 示："右肺中叶、肺门部肿块，右肺下叶结节，伴纵隔及右侧肺门淋巴结肿大，考虑为肺癌伴淋巴结转移？其他？"。头部 MRI 及全身骨显像未见肿瘤转移征象。行 EBUS 检查，病理结果（2019-06-20）示：(4R 组) 低分化淋巴上皮瘤样癌。右肺下叶：送检极少纤维及淋巴组织。遂收治入院。

（二）既往史

高血压病史 10⁺ 年，最高血压 150/100mmHg，口服苯磺酸氨氯地平 5mg 1 次 /d、厄贝沙坦氢氯噻嗪 150mg/12.5mg 1 次 /d 控制血压，血压控制可。27⁺ 年前行剖宫产手术。10⁺ 年前行胆囊切除术。7 年前因子宫肌瘤行子宫全切术。

（三）体格检查

一般情况良好，ECOG 评分为 1 分，未见明显消瘦，疼痛评分为 2 分，神志清楚，精神可，浅表淋巴结未扪及肿大。胸廓未见畸形，心律齐，心脏各听诊区未闻及病理性杂音。双肺呼吸音清，未闻及干湿啰音。腹平软，未及明显压痛及反跳痛，无明显异常。病理征阴性。

（四）辅助检查

胸部增强 CT（2019-05-28）示：右肺中叶近肺门部见约 3.1cm×2.9cm 肿块，边界清楚，邻近支气管略受压变窄。右肺下叶后基底段见分叶状结节影，大小约 1.6cm×1.5cm，其内可见空泡征，增强扫描轻度不均匀强化，其旁可见一直径约 0.6cm 的小结节影。纵隔及右侧肺门见多个增大淋巴结。考虑为肺癌伴淋巴结转移？其他？

全身骨显像及头部增强 MRI（2019-05-29）均未见明确肿瘤转移征象。

2019-07-02 行肿瘤标志物检查：CEA 8.75ng/mL，非小细胞肺癌抗原 4.07ng/mL。

血 TSH 5.070MU/L，其余无异常。

（五）诊断分期及分子病理特征

右肺中叶淋巴上皮瘤样癌伴右肺下叶、右肺门、纵隔淋巴结转移（cT4N2M0 ⅢB 期）。

分子病理特征：淋巴上皮瘤样癌，PCK（+）、P63（+）、CK5/6（−）、TTF-1（−）、CK7（−）、Ki-67 阳性率 60%。EBER-ISH（+），PD-L1 90%。

二、抗肿瘤免疫治疗过程

1. 肿瘤免疫治疗过程　2019-07-05、2019-07-26 分别行 2 个周期 TC 方案＋抗 PD-1 抗体治疗，具体为白蛋白紫杉醇 460mg d1＋卡铂 650mg d1＋抗 PD-1 抗体 200mg d1，1 次 /3 周。2 个周期疗效评价 SD（稍缩小）。

2. 相关辅助检查　2019-08-25 胸部 CT：右肺中叶肺门部肿块，右肺下叶结节，伴纵隔及右肺门淋巴结肿大，考虑肺癌伴淋巴结转移？其他？对比 2019-05-28 CT 图像，右肺中叶病变缩小，淋巴结有所缩小，右肺下叶结节稍增大。

2019-08-25 上腹部增强 CT：肝脏数个低密度小结节，对比 2019-05-28 片未见明显变化，考虑囊肿，其他待排。脂肪肝变性。

3. 免疫治疗不良反应诊治过程

第一阶段：多器官免疫相关不良反应

2019-08 患者感右侧上睑下垂、心累、心悸、乏力，2019-08-26 血液检查结果示：甲状腺功能：促甲状腺刺激激素 9.430mU/L，游离三碘甲状腺原氨酸 3.52pmol/L，FT_4 正常；心肌标志物：肌酸激酶同工酶 67.74ng/mL，肌红蛋白 1 001.00ng/mL，肌钙蛋白 -T 153.6ng/L；血生化：谷丙转氨酶 136IU/L，门冬氨酸氨基转移酶 143IU/L，肌酸激酶 3 293IU/L，谷氨酰转肽酶 62IU/L，乳酸脱氢酶 693IU/L，羟丁酸脱氢酶 611IU/L。心电图为窦性心律，正常心电图。上述检查结果提示多器官功能损害，考虑免疫治疗相关器官功能损害（心脏、甲状腺、肌、肝），停止免疫治疗，请心内科、内分泌科、消化内科等相关科室会诊，2019-08-26 开始予甲泼尼龙 40mg 静脉滴注 1 次 /d 治疗，2019-08-27 将甲泼尼龙剂量调整为 40mg 静脉滴注 1 次 /12h。2019-08-28 开始感觉右侧上睑下垂、心慌、乏力好转，无心悸。2019-08-28 心脏彩超示：左房稍增大，升主动脉及肺动脉增宽，左室收缩功能测值正常。EF 72%。2019-09-18 心脏 MRI 示：左心室略大，室间隔轻度增厚，左心室射血分数为 67.5%。心肌首过灌注未见确切灌注缺损，延迟未见异常强化。二尖瓣及主动脉瓣口未见异常血流信号。2019-08-29 全科讨论将甲泼尼龙剂量调整至 80mg 静脉滴注 1 次 /12h，甲泼尼龙每周减量 25%~35% 剂量，到 2019-09-24 甲泼尼龙减量至 20mg 1 次 /12h。2019-10-01 常规复查肌钙蛋白时发现患者肌钙蛋白再次回升（138.30pg/mL），患者心慌、乏力并未加重，无心悸等不适。2019-10-04 再次将甲泼尼龙剂量调至 40mg 1 次 /12h，2019-10-14 复查肌钙蛋白 47.70pg/mL。2020-10-14 减量至甲泼尼龙 30mg 1 次 /12h，2020-10-20 减量至甲泼尼龙 20mg 1 次 /12h，2019-10-27 减量至甲泼尼龙 30mg 1 次 /d，2019-11-05 复查肌钙蛋白 70.47pg/mL，2019-11-07 从外院出院，当天患者感轻微乏力、偶有咳嗽、呼吸困难。2019-11-07 开始口服泼尼松，从 40mg 1 次 /d 起始，7~10d 减量 2.5mg，我院门诊定期随访，一直维持到 2020-04-24 停止激素治疗。输注激素期间应用埃索美拉唑或奥美拉唑预防胃黏膜损害。输注激素后患者血糖明显升高，空腹及三餐后血糖均明显升高，最高餐后血糖 20mmol/L，考虑与激素可能有关，先给予注射胰岛素治疗，后内分泌科门诊调整为口服瑞格列奈和米格列醇降糖治疗，血糖控制可。2019-08-26 谷丙转氨酶及门冬氨酸氨基转移酶升高，CTCAE 2 级，2019-08-26 开始加用异甘草酸镁 100mg 静脉滴注 1 次 /d 及还原性谷胱甘肽 2.4g 静脉滴注 1 次 /d 保肝治疗，后口服复方甘草酸苷及多烯磷脂酰胆碱保肝治疗到 2020-01，期间反复监测肝功能指标，肝功能恢复至 1 级。2019-08-29 开始加用左甲状腺素钠片 75µg 口服 1 次 /d 治疗甲减，期间复查甲状腺功能改善不明显，于 2019-12 根据甲状腺功能水平将左甲状腺素钠片加量至 100µg 口服 1 次 /d 治疗，后甲状腺功能明显改善，一直维持治疗中。患者 2019-08-26 肌酸激酶 3 293IU/L，合并右上睑下垂及乏力症状，给予激素治疗后 2019-09-02 开始肌酸激酶降至正常。

第二阶段：重症肺炎［肺部感染（细菌＋真菌＋病毒），免疫相关肺炎不能排除］

患者因"呼吸困难 2d"于 2019-11-09 入住我院急诊科并转入呼吸内科住院治疗。入院前 1 周将激素剂量减为泼尼松 40mg 口服 1 次 /d，入院前 2d 开始出现呼吸困难，伴心悸、咳嗽、咳白色痰、乏力。查体：满月脸，双肺呼吸音低，可闻及散在湿啰音，心界正常，心律齐，各瓣膜区未闻及杂音。双下肢中度凹陷性水肿。辅助检查：①血气分析示：pH 7.496、PO_2 56.0mmHg、PCO_2 31.9mmHg（面罩吸氧，氧浓度33%）。②血常规：白细胞 9.83×10^9/L，中性分叶核粒细胞百分率58.6%，血红蛋白 74g/L，降钙素原<0.02ng/mL。③血生化：白蛋白 26.9g/L，葡萄糖 12.00mmol/L，GOT 48IU/L，钙 1.76mmol/L，肌酸激酶 50IU/L，谷丙转氨酶 99IU/L，门冬氨酸氨基转移酶 90IU/L。④心肌标志物：CK-MB 2.73ng/mL，肌红蛋白 28.57ng/mL，肌钙蛋白 T 30.3ng/L，BNP 610ng/L。⑤病原体检测：CMV-DNA 7.51E+01copies/mL；EB病毒DNA实时荧光检测 2.29E+03copies/mL；TORCH：单纯疱疹病毒抗体Ⅰ/Ⅱ型IgM（CLIA）>3.5Index（参考值<1.1Index），巨细胞病毒抗体IgM（化学发光法）45.97AU/mL（参考值<22AU/mL）；真菌GM试验：阴性，真菌G试验 225.88pg/mL（>95阳性）；隐球菌抗原检测原阴性；大便隐血阳性；痰查肺孢子菌核酸定性阴性。⑥胸部CT示：双肺散在斑片条索影、片结影，小叶间隔增厚，考虑为双肺炎症，累及间质可能。急诊科考虑为肺部感染（细菌＋真菌＋病毒），先后给予莫西沙星、美罗培南抗感染，更昔洛韦抗病毒，氟康唑抗真菌治疗，予氨溴索祛痰，异甘草酸镁保肝治疗，并予无创呼吸机辅助呼吸。收入呼吸内科后加用复方磺胺甲噁唑片预防治疗肺孢子菌。整个治疗过程中继续激素维持治疗。抗感染治疗后患者自觉呼吸困难、胸闷减轻，无咳嗽、咳痰。2019-11-20将美罗培南改为头孢哌酮舒巴坦抗感染治疗，并停止无创呼吸机辅助呼吸。复查血常规示白细胞及中性粒细胞正常；肌钙蛋白T、肝功转氨酶较前好转，如图3-0-28所示，复查胸部CT可见双肺炎症较前吸收，2019-11-26好转出院。

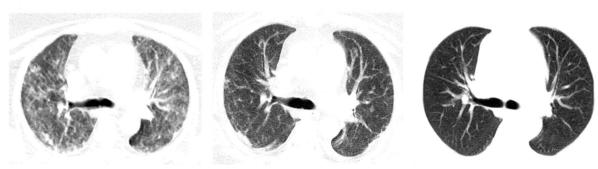

图 3-0-28　胸部 CT 影像结果前后比较

左图：2019-11-09复查胸部平扫CT：右肺门处不规则软组织肿块影，邻近支气管受压稍狭窄，肺门及纵隔淋巴结肿大，考虑为肿瘤性病变。双肺散在斑片条索影、片结影，小叶间隔增厚，考虑为双肺炎症，累及间质可能。中图：2019-11-15复查胸部平扫CT：双肺散在炎症，较前明显吸收。右图：2020-12-10复查胸部平扫CT：双肺未见明显炎症。

患者整体治疗过程回溯如图3-0-29所示。

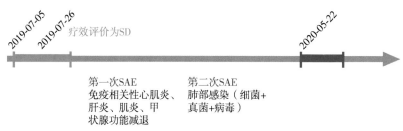

图 3-0-29　患者整体肿瘤免疫治疗过程

三、临床思维与决策

（一）第一阶段

患者初诊时诊断为右肺中叶淋巴上皮瘤样癌伴右肺下叶、右肺门、纵隔淋巴结转移（cT4N2M0 ⅢB

期),胸外科评估无手术指征,且患者并无根治性放疗可能,故患者治疗原则为姑息治疗,应以全身治疗为主。因患者 PD-L1 为 90%,根据 Keynote024 研究和 Keynote407 等研究结果,PD-L1 高表达患者一线可选择免疫单药或免疫联合化疗方案治疗,故选择化疗联合免疫治疗。

在化疗联合免疫治疗过程中,出现不良反应首先需要判断不良反应是和哪种治疗更具有相关性。紫杉醇化疗可能会引起心脏毒性,但更多以心电图异常、低血压、心动过缓为主,心肌梗死偶有报道。卡铂也可能引起心血管不良反应,包括心力衰竭、梗死、脑血管意外、低血压等。免疫相关心肌炎,单用抗PD-1 或 PD-L1 单抗发生概率为 0.41%,双免疫治疗发生率为 1.33%,在免疫治疗后 17~34d 可出现,早期多以进行性肌钙蛋白升高开始,可能合并非特异性症状,如胸痛、气促、肺水肿、双下肢水肿、心悸、心律不齐、急性心力衰竭、心电图异常等。本例患者有活动后心慌、心悸症状,且肌钙蛋白进行性升高,心电图正常,糖皮质激素治疗后患者症状减轻,肌钙蛋白水平下降,在激素减量过程中肌钙蛋白水平反复,故考虑为免疫相关性心肌炎。紫杉醇也可能引起肌痛 / 关节痛,但这种症状通常是一过性的,数天后可自行恢复。卡铂也有少部分患者可能有骨骼肌肉毒副作用,但概率较小。这例患者出现上睑下垂、乏力、肌酸激酶明显升高,并无明显肌痛,持续时间较长,给予激素治疗后好转,故考虑为免疫相关性肌炎。紫杉醇及卡铂这两种化疗药物均可能引起肝酶指标异常。化疗所致的肝酶异常通常持续时间较短,第1 个周期治疗后就会出现,停止化疗后大部分患者通过保肝治疗肝酶指标会好转或完全恢复正常。本例患者第 1 个周期化疗联合免疫治疗后并未出现明显肝酶异常,而在第 2 个周期治疗后,与其他免疫治疗毒副作用一同出现,而且持续时间长达 8 个月,从出现的时机和持续时间上来考虑,肝酶异常更可能是与免疫相关。紫杉醇及卡铂并未有引起甲状腺功能减退的报道,而甲状腺功能紊乱又是免疫治疗常见毒副作用,单用免疫检查点抑制剂患者有 5%~10% 可能会出现,故考虑本例患者患免疫相关性甲减。

对于免疫相关性心肌炎患者,激素应该以何种速度减量、总体激素治疗疗程多长等问题目前尚无定论。SITC 指南建议:如果诊断为 4 级心肌炎,考虑使用高剂量糖皮质激素直至下降至 ≤1 级,之后,考虑至少在 4~5 周内逐渐减量。本例患者因为激素减量过程中反复出现肌钙蛋白升高,提示可能减量过程过快导致这种情况,故后续激素减量很缓慢,激素总共持续时间长,获得了理想的效果,心慌、乏力等症状明显减轻,复查肌钙蛋白、肌酸激酶等水平完全正常,肝酶指标明显下降,有条件接受后续抗肿瘤治疗,至今存活。因此,关于免疫治疗不良反应处理也需要个体化治疗原则。

(二) 第二阶段

关于患者激素减量过程中出现肺炎问题,鉴别确实比较困难,可能原因如下:①长期应用糖皮质激素,免疫力下降,肺部感染(细菌、真菌、病毒、肺孢子菌、结核等)可能;②免疫相关性肺炎;③肺部肿瘤进展。该患者肺部病灶以弥漫性炎性改变为主,并非典型肿瘤转移征象,故肿瘤进展可以排除。我们给患者进行了广泛的病原菌筛查,发现病毒感染和真菌感染的证据,故经验性抗细菌治疗同时加用了抗病毒及抗真菌治疗,上述治疗对该患者起效后,患者心慌、气短症状明显减轻,故考虑为感染所致。如为免疫相关性肺炎,单纯抗感染治疗无法改善肺炎,需要激素加量或加用其他免疫抑制药物协同治疗才可能治愈患者。故该患者肺炎考虑为肺部感染。

四、经验与体会

本例患者在化疗联合免疫治疗后,出现了免疫相关性心肌炎、肌炎、肝炎、甲状腺功能减退等不良反应,经过足量、长疗程激素联合其他对症药物治疗后,使患者得以从多器官免疫相关不良反应中恢复,虽然患者激素治疗后有出现肺炎,考虑为肺部感染,但经过积极抗感染治疗后好转,经过一系列治疗后为患者赢得了后续治疗的机会。需要关注以下问题:

1. 本案例的病因是什么?

从本案例的诊治过程来看,免疫相关性心肌炎、肌炎、肝炎、甲状腺功能减退诊断较为明确。通过病原学筛查及抗感染治疗效果来看,激素治疗后肺部感染也诊断明确。

2. 本案例的临床决策是否得当?

在免疫治疗过程中定期监测患者血常规、血生化、心肌标志物、甲状腺功能、心电图等重要检查指标,结合患者症状、体征,对患者的病情进行快速而准确的判断,将全科讨论及多学科会诊结合,在国际国内指南的指导下,给予患者足量、长疗程激素治疗,在激素治疗过程中肌钙蛋白再次升高时,及时调整激素用量,后放慢减量速度,让患者从多脏器免疫治疗不良反应中恢复过来。

3. 从本案例能获得哪些经验及教训?

多脏器不良反应合并存在时,可能危及生命,此时需要临床医生结合指南、共识以及文献,及时诊断,正确治疗。长期使用糖皮质激素及其他免疫抑制剂可能造成患者免疫力低下,用药过程中需警惕合并感染的发生,很多时候往往很凶险,多学科讨论、细心进行鉴别诊断、广泛搜索病原菌、针对性抗感染治疗等措施可能让患者幸免于难。肿瘤患者抗肿瘤治疗提倡个体化,处理免疫相关不良反应时也需要个体化,为患者个体化抗肿瘤治疗保驾护航。

五、专家点评

纵观本案例,患者出现严重的免疫毒副作用,通过积极处理后患者临床症状缓解。应当从以下方面进一步思考:

1. 免疫检查点抑制剂治疗相关毒副作用,与很多已知和未知的原因相关,包括免疫检查点抑制剂类别及疗程、肿瘤部位、患者个体化差异等。如胸腺肿瘤患者进行免疫治疗可能诱发免疫治疗相关性心肌炎。肺淋巴上皮瘤样癌是少见的肺部肿瘤病理类型,从分类上属于非小细胞肺癌,但是肺淋巴上皮瘤样癌从起源或病理特征与其他肿瘤有较大差异,免疫治疗的经验相对不足,需要更多临床研究数据支持。

2. 由于免疫治疗相关多发脏器的不良反应症状多、不典型并且相互掩盖,因此相关的实验室及影像学检查至关重要。此外免疫治疗相关多发脏器的不良反应与风湿免疫疾病的临床特点非常相似,需要注意鉴别。

3. 本案例中,患者激素治疗疗程长,使机体处于免疫抑制状态,并发了肺部感染。这种情况下,如何权衡患者的风险及获益,何时重启抗肿瘤治疗,是个充满挑战的课题。

六、述评

免疫检查点抑制剂是近年来肿瘤治疗中取得的重大成果,它改变了包括非小细胞肺癌在内的多瘤种患者的治疗格局,相比放化疗等传统治疗手段,免疫治疗的不良反应谱和发生时间完全不同。若严重的不良反应(心肌炎等)处理不得当,患者有生命危险。免疫检查点抑制剂治疗相关毒副作用涉及全身多个器官及系统,诊治过程中要重视多学科联合诊治。对自身免疫性疾病、进行过移植手术、特殊部位、既往免疫治疗发生不良反应的特殊患者,存在潜在的 ICIs 类药物相关毒性风险。对这类人群,做好基线评估,在治疗全程和患者及家属进行充分沟通。同时,糖皮质激素是处理 irAEs 的基石药物,减量需慎重,同时参照指南和患者个体化特征,并动态评估后续肿瘤治疗方案。

案例 9　抗 PD-1 抗体治疗肺癌致免疫相关性肺炎及肝炎

缪肖波　饶创宙

中国科学院大学宁波华美医院

【摘要】1 例 66 岁男性患者,因"肺癌术后 3 年余,发现脑转移 1 个月"至我院就诊,当时外院颅脑增强 MRI 提示右侧额叶颅板下占位,考虑转移性肿瘤可能性大。2020-02-18 开始行脑转移灶姑息性放疗。2020-03-05 予抗 PD-1 抗体 200mg 免疫治疗 1 次,并口服阿帕替尼 250mg 1 次 /d 靶向治疗。2020-03-13 复查血生化提示肝酶升高,予口服护肝药治疗。2020-03-14 患者出现发热,同时存在咳嗽、咳痰、胸闷、气短,予哌拉西林他唑巴坦 4.5g 静脉滴注 1 次 /8h 抗感染等对症治疗。2020-03-16 胸部 CT

提示新见两肺弥漫性磨玻璃影,考虑为渗出性改变,VP-RADS2 类,开始予加用甲泼尼龙 1mg/(kg·d)治疗。2020-03-19 复查肝酶较前明显升高,遂停服阿帕替尼,并加强护肝降酶治疗。2020-03-24 复测 GPT 1 047IU/L、GOT 257IU/L;胸部 CT 示两肺弥漫性磨玻璃影,考虑为渗出性改变,VP-RADS2 类,较前相仿;肺部渗出稳定,转至肝病科继续治疗。2020-04-12 肝酶恢复正常。2020-04-15 复查胸部 CT 示两肺弥漫性磨玻璃影,考虑为渗出性改变,VP-RADS2 类,较前略进展,但患者已无发热、胸闷、气短、明显咳嗽和咳痰。

一、病例简介

(一)主诉及现病史

患者,男性,66 岁。因"肺癌术后 3 年余,发现脑转移 1 个月"至我院就诊。患者 3 年前在外院行肺癌根治术,术后病理提示浸润性腺癌。1 个多月前因"头痛头晕伴肢体抽搐 12d"至当地医院就诊,行颅脑增强 MRI 示:①右额叶颅板下占位,考虑转移性肿瘤可能性大,请结合临床及对比前片,建议行 MRS 进一步检查,以排除脑膜瘤;②两侧大脑皮质下缺血灶,考虑为脑转移致继发性癫痫。予甘露醇、地塞米松针降低脑水肿,并予丙戊酸钠片预防癫痫症状。2020-02-18 开始行脑转移灶姑息性放疗,剂量为:全脑 PTV DT36Gy/18fx,右侧额叶病灶局部加量 PTV DT50Gy/25fx,放疗期间予甘露醇针脱水减轻脑水肿。再次收入院。

(二)既往史

既往"高血压病"病史,最高血压详述不清,口服非洛地平缓释片 5mg qm,氯沙坦片 50mg qm 控制血压,自述血压控制可。曾有左侧锁骨及右侧桡骨远侧骨折史。

(三)体格检查

一般情况良好,ECOG 评分为 1 分,营养风险无,疼痛评分为 0 分,神志清楚,精神可,颈软、无抵抗,双侧瞳孔等大等圆,全身未触及明显淋巴结肿大。心律齐,心脏各听诊区未闻及病理性杂音。双肺呼吸音粗,未闻及干湿啰音。腹平软,未及明显压痛及反跳痛。四肢肌力 5 级,双侧巴宾斯基征未引出。

(四)辅助检查

1. 2017-03 外院术后病理(来源于出院小结)　浸润性腺癌。

2. 2020-02-03 外院颅脑增强 MRI　①右侧额叶颅板下占位,考虑转移性肿瘤可能性大,请结合临床及对比前片,建议行 MRS 进一步检查,以排除脑膜瘤;②两侧大脑皮质下缺血灶。

3. 2020-02 外院基因检测结果　*EGFR*、*ALK*、*ROS1* 等驱动基因阴性,PD-L1 TPS>50%。

4. 其他　血常规、血生化、尿常规、大便常规 + 隐血、凝血功能 +DD 均在正常范围。

(五)诊断分期及分子病理特征

肺浸润性腺癌(cTxNxM1b,ⅣA 期),脑转移。

分子病理特征:*EGFR*、*ALK*、*ROS1* 等驱动基因阴性,PD-L1 TPS>50%。

二、抗肿瘤免疫治疗过程

(一)抗肿瘤免疫治疗

1. 肿瘤免疫治疗过程　因患者驱动基因阴性且 PD-L1 TPS>50%,2020-03-05 予抗 PD-1 抗体200mg 免疫治疗 1 次,并开始口服阿帕替尼 250mg 1 次 /d 靶向治疗。

2. 相关症状变化　患者入院时存在头痛、头晕,放疗第 10 次时患者头痛、头晕开始缓解,第 15 次左右头痛、头晕基本不明显,且治疗过程中未出现肢体抽搐。

3. 相关辅助检查　因考虑放疗后水肿存在,暂未行颅脑增强 MRI 评估脑转移灶变化。

(二)免疫治疗不良反应诊治过程

1. 免疫相关性肺炎诊治过程

第一次抗 PD-1 抗体治疗后 1 周左右,患者开始出现发热,同时存在咳嗽、咳痰、胸闷、气短,考虑为感染性发热,完善血培养等病原学检测后,予哌拉西林他唑巴坦 4.5g 静脉滴注 1 次 /8h 抗感染、止咳化痰、"特布他林＋异丙托溴铵＋布地奈德雾化"解痉平喘等对症治疗,2020-03-16 胸部 CT 提示新见两肺弥漫性磨玻璃影,考虑为渗出性改变,VP-RADS2 类(图 3-0-30),因未行胸部放疗、全身化疗等治疗,因此考虑免疫相关性肺炎可能,结合临床症状,CTCAE 2 级,予加用甲泼尼龙 1mg/(kg·d)静脉滴注 1 次/d 抗炎治疗,2020-03-18 开始患者已无发热,且咳嗽、咳痰、胸闷、气短症状较前缓解;2020-03-24 复查胸部 CT 示两肺弥漫性磨玻璃影,考虑为渗出性改变,VP-RADS2 类,较前相仿(图 3-0-31),肺部渗出稳定,2020-04-15 复查胸部 CT 示两肺弥漫性磨玻璃影,考虑为渗出性改变,VP-RADS2 类,较前略进展(图 3-0-32),但患者已无发热、胸闷、气短及明显咳嗽咳痰。

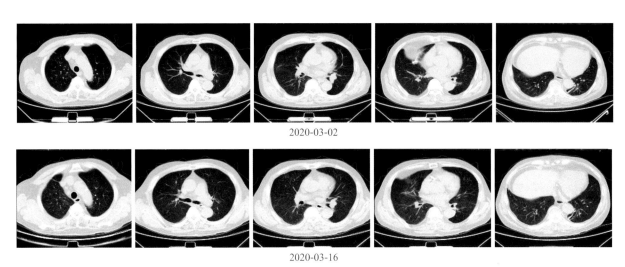

2020-03-02

2020-03-16

图 3-0-30 2020-03-02 和 2020-03-16 胸部 CT 变化

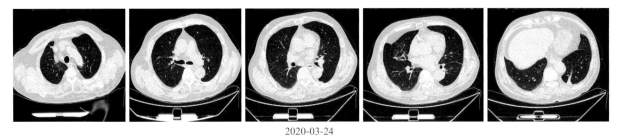

2020-03-24

图 3-0-31 2020-03-24 胸部 CT 变化

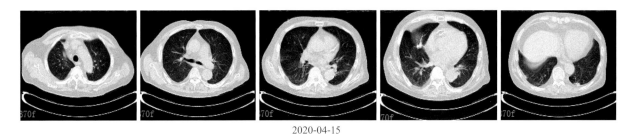

2020-04-15

图 3-0-32 2020-04-15 胸部 CT 变化

2. 免疫相关性肝炎诊治过程

2020-03-13 复查患者血生化提示 GPT 73IU/L、GOT 35IU/L(图 3-0-33),结合 CSCO 免疫检查点抑制剂肝毒性管理指南,当时分级 1 级,予口服甘草酸二铵肠溶胶囊护肝治疗,未使用激素治疗,2020-03-19 复查血生化提示 GPT 和 GOT 较前明显升高,达到 GPT 467IU/L、GOT 151IU/L,肝毒性分级达到 3 级,遂停服阿帕替尼,并改为复方甘草酸苷、还原型谷胱甘肽加强护肝降酶治疗,且当时因考虑肺部渗出病变为免疫相关性肺炎,已予甲泼尼龙治疗,2020-03-24 复测 GPT 1047IU/L、GOT 257IU/L(肝毒性 CTCAE 4 级),

胸部 CT 示两肺弥漫性磨玻璃影,考虑为渗出性改变,VP-RADS2 类,较前相仿。肺部渗出稳定,后将该患者转至肝病科继续护肝治疗,排除了病毒性肝炎等其他常见肝损原因,上腹部增强 CT 提示胆囊壁水肿,汇管区渗出,符合肝损,改为复方甘草酸苷等 4 种护肝药治疗,并继续糖皮质激素治疗,并逐渐减量。2020-03-26 复查 GPT 1 201IU/L、GOT 293IU/L 后两个肝酶指标逐渐下降,至 2020-04-12 已恢复正常(图 3-0-34),在整个肝酶变化过程中,患者总胆红素仅轻度升高(图 3-0-35)。

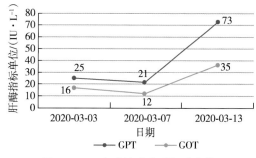

图 3-0-33 免疫治疗前后肝酶变化

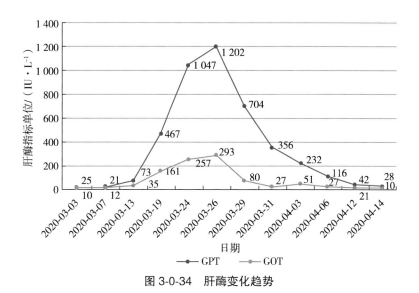

图 3-0-34 肝酶变化趋势

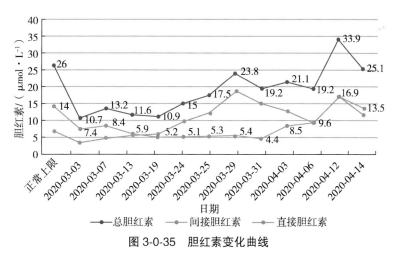

图 3-0-35 胆红素变化曲线

三、临床思维与决策

1. 免疫相关性肺炎　　免疫相关性肺炎发展前的治疗持续时间具有可变性,中位数为 12.8 个月(范围为 9~19 个月),联合治疗组较单药治疗组的中位治疗时间早(2.7 个月 vs 4.6 个月)。

本例患者既往组织 PD-L1 检测的结果提示大于 50%,且常见驱动基因阴性,不论是 NCCN 指南还是 CSCO 肺癌指南,均推荐 PD-1/PD-L1 单药治疗;该患者出现发热等临床症状及影像学改变是在治疗后 1 周多,远早于中位持续治疗时间;对于免疫相关性肺炎的诊断,在中华医学会呼吸病学分会制定的《免疫检查点抑制剂相关肺炎诊治专家共识》中规定如下:①免疫检查点抑制剂(ICIs)用药史;②新出现的肺部阴影（如磨玻璃影、斑片实变影、小叶间隔增厚、网格影、牵拉性支气管扩张及纤维条索影等）；③除外肺部感染、肺部肿瘤进展、其他原因引起的肺间质性疾病、肺血管炎、肺栓塞及肺水肿等。如果要诊断免疫相关性肺炎，需同时符合上述 3 个条件，对于存在新发或加重的呼吸困难、咳嗽、胸痛、发热及乏力等、动脉血气分析提示低氧血症、肺功能检查提示 DLCO 降低、限制性通气功能障碍等任何一条的患者，更支持该诊断。该患者在复查胸部 CT 之前，已出现发热，且合并咳嗽、咳痰、胸闷、气短、指氧饱和度下降，无胸部放疗、化疗史等其他治疗，未有明显肺部感染证据，因此符合免疫相关性肺炎诊断。

本患者 CTCAE 2 级，暂停免疫治疗直至下降至 1 级，在药物治疗方面，可以静脉滴注甲泼尼龙，1~2mg（kg·d），治疗 48~72h 后，若症状改善，激素在 4~6 周内按照每周 5~10mg 逐步减量；若症状无改善，按 G1~G4 反应治疗；如不能完全排除感染，需考虑加用经验性抗感染治疗。根据患者的病情变化，在出现发热当天不能完全排除肺部感染的情况下，即开始予哌拉西林 / 他唑巴坦抗感染治疗，并在复查胸部 CT 提示双肺多发渗出时考虑到了免疫相关性肺炎的诊断后，予甲泼尼龙 1mg/（kg·d）治疗，在激素治疗第 3 天患者已无发热，且咳嗽、咳痰、胸闷及气短症状较前缓解，治疗第 1 周及第 4 周复查过胸部 CT，提示双肺渗出病变较前相仿，未见明显进展，虽然第 4 周的胸部 CT 提示略进展，但总体治疗是有效的，且防止了肺炎的进一步恶化。

2. 免疫相关性肝炎 对于免疫相关性肝炎这一概念存在两层意思，一层是指药物本身可以导致的肝功能损害，如同其他普通药物所致的药物性肝损害；另一层是指在通过 PD-1/PD-L1 或 CTLA-4 等抑制剂治疗激活免疫细胞后所致的自身免疫性肝炎。而对于这两种类型肝炎的鉴别需要进一步的肝脏活检。

对于接受过免疫检查点抑制剂治疗的患者可见肝酶血清水平，谷草转氨酶（GOT）和谷丙转氨酶（GPT）升高，出现肝脏相关毒性的患者最常见的发作时间为开始治疗后 8~12 周，大多数情况下是无症状的指标异常，总胆红素水平升高比较少见，通常与延长期 GOT 和 GPT 升高相关。在既往的报道中，单药抑制剂治疗的肝脏毒性发病率低于两药联合治疗的患者，特别是与化疗、其他抑制剂联合时，3/4 级不良反应发生率可能增加。比如说 3mg/kg 伊匹木单抗单剂治疗的晚期黑色素瘤患者关键Ⅲ期研究中，GOT/GPT 升高率仅为 1%~2%，未发现 3/4 级事件。而在纳武利尤单抗 + 伊匹木单抗联合用药患者中更常见肝脏毒性，其中约 20% 的患者（3mg/kg 伊匹木单抗 +1mg/kg 纳武利尤单抗组合）出现 3 级 GOT 和 GPT 升高，1mg/kg 伊匹木单抗 +3mg/kg 纳武利尤单抗组合用药，3 级不良反应发生率<5%。

本例患者在免疫治疗第 8 天复查血生化时发现 GPT 和 GOT 升高，根据《CSCO 免疫检查点抑制剂相关的毒性管理指南》对于肝脏毒性的分级，当时分级为 1 级，在治疗上该指南推荐是继续免疫治疗并每周监测肝功能，因考虑到肝酶可能继续升高，因此就予口服 "复方甘草酸胶囊" 护肝治疗，在第 14 天复测肝功能时发现 GPT 明显升高，达到正常上限的 11 倍，GOT 达到正常上限的 4.5 倍，按照毒性分级为 3 级，指南推荐暂停 ICIs 治疗，并予 0.5~1mg/kg 泼尼松口服，如肝功能好转，缓慢减量，总疗程至少 4 周，泼尼松剂量减至 ≤ 10mg/d，且肝脏毒性 ≤ 1 级，可重新 ICIs 治疗。因当时患者出现免疫相关性肺炎，已在使用甲泼尼龙针治疗，因此在使用糖皮质激素的同时，改为复方甘草酸苷、还原型谷胱甘肽加强护肝治疗，并停止口服阿帕替尼治疗。在第 19 天复测肝功能，提示肝酶升高已达 4 级，因此考虑是否存在其他肝损原因，转至肝病科继续治疗，转至肝病科后予排除了乙型肝炎、丙型肝炎、戊型肝炎等病毒性肝炎，以及巨细胞病毒等其他病原所致肝炎，上腹部增强 CT 未见肝转移，且汇管区水肿符合肝损表现，继续加强护肝治疗，并糖皮质激素治疗，所幸患者经过积极治疗后肝酶逐渐下降，直至恢复到正常范围。

四、经验与体会

本例患者经过积极治疗后肝酶逐渐下降至正常范围，且肺部渗出稳定未进展，治疗效果较好。在整个治疗过程中，其实还有许多疑问：

1. 本例患者的免疫相关性肺炎及肝炎是否出现得过早？

按照既往的临床研究，免疫检查点抑制剂起效的中位时间大约为 2.2 个月，该患者仅使用 1 次免疫治疗,且发现肺毒性和肝毒性是在免疫治疗后 1 周左右,远短于临床研究中所出现肺毒性和肝毒性的中位时间。这是否与患者 PD-L1 高表达有关?

2. 本例患者免疫相关性肝炎诊断是否准确?

本例患者虽然进行了一次免疫治疗,但同时口服阿帕替尼靶向治疗,在停止口服阿帕替尼片后肝酶仍明显升高,结合患者个人长期饮酒史,因此该项诊断是否足够准确,是否需行肝脏活检明确肝损原因。

3. 当使用糖皮质激素治疗肺毒性及肝毒性效果不佳时,应该如何调整激素剂量?

本例患者在使用甲泼尼龙 1mg(kg·d)联合护肝药物治疗下,肝酶仍持续升高,此次是否需要增加甲泼尼龙针的剂量,如果需要,应该怎么调整。

4. 该患者后续是否可以继续使用免疫检查点抑制剂治疗?

根据 CSCO 指南,本例患者肺毒性分级最高为 2 级,按照推荐经治疗降至 1 级后可以继续使用免疫检查点抑制剂;本例患者肝毒性分级最高为 4 级,指南建议永久性停用免疫检查点抑制剂。

五、述评

对特殊人群进行筛查,由于自身免疫性疾病、肝炎病毒携带以及进行过移植手术的患者,存在潜在的 ICIs 类药物相关毒性或其他非预期的毒性风险。对这类人群,应谨慎使用免疫治疗,做好基线评估,在治疗前和患者及其家属进行充分沟通,告知其潜在的毒性风险。在临床实践过程中,糖皮质激素及免疫抑制剂对 irAEs 的处理具有重要的作用,但是不能滥用,应对 irAEs 进行分级管理,以对糖皮质激素及免疫抑制剂使用的时机、剂量和剂型进行判断,同时动态评估后续肿瘤治疗方案。

案例 10　抗 PD-1 抗体治疗黑色素瘤致免疫相关性肺炎及糖尿病

李索妮　李春燕　赵 征
陕西省肿瘤医院

【摘要】1 例 64 岁肛管恶性黑色素瘤合并 2 型糖尿病基础疾病患者(口服二甲双胍、阿卡波糖降糖治疗),多程放化疗后进展,2019-04-18 开始使用抗 PD-1 抗体单药(240mg 每 3 周 1 次)治疗,用药 12d 后监测血糖空腹最高 22.8mmol/L,餐后最高 33.8mmol/L,伴轻微乏力。尿常规结果正常,无酮症酸中毒及高血糖高渗昏迷征象。更换为预混胰岛素降糖治疗,并根据血糖情况调整胰岛素用量,1 周后空腹及餐前血糖均控制在正常水平。持续用药 4 个月后放射性肺炎合并免疫性肺炎,给予糖皮质激素治疗好转。后继续给予抗 PD-1 抗体治疗,再次出现免疫性肺炎,积极给予生命支持 + 广谱抗生素 + 糖皮质激素治疗,复查胸部 CT 片炎症较前明显好转,气短症状基本消失,但乏力症状改善不明显,ECOG 评分经治疗后下降至 2 分。经治疗后观察病灶明显缩小好转,部分病灶消失,疗效评价为 PR。

一、病历简介

(一)主诉及现病史

张某,女性,64 岁,职员。以"肛管恶性黑色素瘤术后 2 年"主诉入院。患者 2017-03 因便血,肠镜病理提示恶性黑色素瘤;CT 结果提示:直肠远端至肛门肠管不均匀增厚,并可见不规则肿块影响腔内生长,盆腔多发肿大淋巴结,直肠肛管右侧壁软组织肿块,考虑恶性病变可能,骶前间隙多发肿大淋巴结。于 2017-03 全麻下行腹腔镜辅助肛管恶性黑色素瘤根治术(Miles 术)。术后病理回报:肛管息肉状多形性恶性肿瘤,侵及黏膜下层,结合免疫组化符合恶性黑色素瘤;肠周淋巴结(3/17 个)见肿瘤转移;手术上下切缘及环周切缘未见肿瘤组织;肿瘤浸润深度为 13mm。术后接受辅助化疗:顺铂 40mg d1~d3 静脉滴注 + 白细胞介素 2 共 6 个周期,疾病进展。后续分别接受替莫唑胺 + 奈达铂 + 重组人血管内皮抑素(恩度)治疗 2 个周期,白蛋白结合型紫杉醇 + 奈达铂方案治疗 2 个周期,并行腹股沟区淋巴结及右肺转移病灶放疗。2019-04-12返院复查CT示：左肺结节较前增大,原术区肛周新发结节,伴右髂内淋巴结及右腹股沟区淋巴结同前比较增大。为进一步诊治就诊于我院。

（二）既往史

10年前确诊高血压病,口服硝苯地平缓释片10mg 2次/d降压治疗,血压控制良好。10年前确诊2型糖尿病,口服二甲双胍、阿卡波糖等控制血糖,血糖控制良好。其余无特殊。

（三）体格检查

ECOG评分为0分,疼痛NRS评分为0分。腹部平坦,左下腹见造瘘口,黏膜红润,无异常分泌物;腹壁见5处长约2cm腔镜手术瘢痕,愈合良好。未见肠型及蠕动波,未见腹壁静脉曲张。右上腹无压痛、反跳痛,无肌紧张,Murphy征阴性。全腹部未扪及包块,肝、脾肋下未及。肝、脾、双肾区无叩击痛,腹部移动性浊音阴性。听诊肠鸣音正常。

（四）辅助检查

2019-04-12返院复查CT,右肺病灶经放疗后持续缩小（图3-0-36A）,疗效评价为PR;但左肺结节较前增大（图3-0-36B,C）,同时发现原术区肛周新发结节,大小约2.8cm×2.8cm（图3-0-36F）;右髂内淋巴结及右腹股沟区淋巴结同前比较似有增大趋势（图3-0-36D,E）。

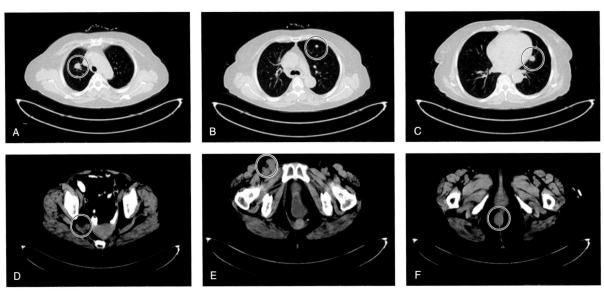

图3-0-36 2019-04-12返院复查CT

（五）入院初步诊断

肛管恶性黑色素瘤术后,伴广泛转移;高血压病1级;2型糖尿病。

二、抗肿瘤免疫治疗过程

（一）肿瘤免疫治疗

患者术后病理标本PD-L1表达检测,提示:PD-L1（sp263）（+70%）,PD-L1（sp22C3）（+40%）。2019-04-18至2020-02接受抗PD-1抗体单药240mg静脉滴注共13个周期,每3周1次治疗。治疗期间定期复查所有观察病灶均较前缩小好转,疗效评价为PR（图3-0-37）。

（二）免疫不良反应诊治过程

第一阶段:免疫性内分泌疾病诊治过程

患者于2019-04-18使用抗PD-1抗体治疗1次,2019-04-30发现血糖明显升高,空腹最高为22.8mmol/L,餐后最高为33.8mmol/L,伴乏力,无明显多饮、多食、多尿、体重减轻等症状。急查尿常规酮体阴性,血气无明显代谢性酸中毒征象。迅速停止口服降糖药物,更换为预混胰岛素降糖治疗,并根据检测血糖变化情况动态调整胰岛素用量,约1周后,空腹及餐后血糖均下降至正常水平。继续使用抗

PD-1 抗体治疗。

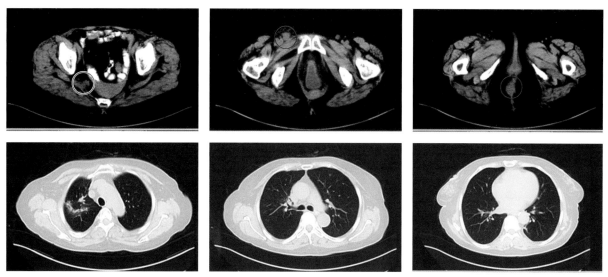

图 3-0-37　治疗 4 个周期后复查,所有观察病灶均较前缩小好转,疗效评价为 PR

第二阶段:轻症肺炎(免疫性肺炎及放射性肺炎均存在可能)

用药 4 个月后,患者出现乏力及活动后气短症状,无发热、咳嗽、咳痰等症状。2019-08-21 复查胸部 CT 提示:右肺上叶片絮影(图 3-0-38A),左肺及右肺其余部位未见明显炎症改变。查血常规、降钙素原未见明显异常,结合病史及既往治疗情况,右肺上叶片絮影围绕右肺病灶既往放疗部位,考虑放射性肺炎及免疫性肺炎均存在可能。免疫性肺炎及放射性肺炎的治疗方案均为糖皮质激素治疗。积极给予甲泼尼龙[1mg/(kg·d)]治疗,连用 3d 后逐渐减量至停药。因使用糖皮质激素,再次引起血糖波动,继续根据血糖变化情况调整胰岛素用量,经治疗后活动后气短症状较前明显缓解,2019-08-28 复查 CT 右肺片絮影范围较前明显缩小(图 3-0-38B)。根据 CSCO 免疫检查点抑制剂相关毒性反应管理指南慎重评估,患者可继续使用抗 PD-1 抗体治疗。

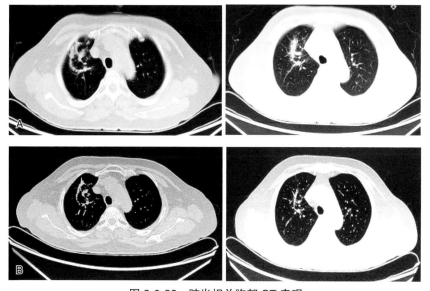

图 3-0-38　肺炎相关胸部 CT 表现

A. 2019-08-21 复查 CT 提示,右肺上叶片絮影;B. 2019-08-28 复查 CT 提示,
右肺片絮影范围较前明显缩小好转。

第三阶段：重症肺炎阶段（免疫性肺炎可能性大）

继续用药 5 个月后再次出现明显乏力、气短症状，伴咳嗽、咳痰，无发热、胸闷、胸痛等不适，每天一半以上时间需卧床休息，ECOG 评分上升至 3 分。复查 CT 提示：双肺多发片状、结节状高密度影，范围较前明显增大，右侧胸腔出现少量积液（图 3-0-39）。肺部炎症范围占据几乎 50% 肺叶，炎症范围明显超过既往放射野，结合用药史考虑为免疫性肺炎。患者咳嗽、咳痰症状存在，合并细菌感染不能除外，积极给予生命支持 + 广谱抗生素 + 糖皮质激素治疗。后患者咳嗽、咳痰及气短症状基本消失，但乏力症状依然存在，到目前为止体力状态评分为 2~3 分，恢复不理想。因患者已属 3 级不良反应，终止免疫治疗。

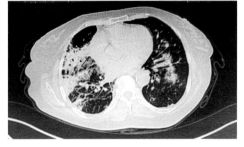

图 3-0-39 双肺多发片状、结节状高密度影，范围较前明显增大，右侧胸腔出现少量积液

三、临床思维与决策

（一）第一阶段：免疫性糖尿病

本例患者既往存在 2 型糖尿病，使用免疫检查点抑制剂治疗后短时间内出现血糖快速升高，空腹血糖最高达到 22.8mmol/L，随机血糖最高达 33.8mmol/L，但尿酮体阴性，血气分析无代谢性酸中毒表现，CTCAE 3 级，积极给予胰岛素调整血糖后血糖迅速恢复正常，按照指南推荐不需要停止免疫检查点抑制剂治疗。本例患者出现明显血糖升高，首先考虑糖尿病类型，患者既往合并 2 型糖尿病基础疾病，加之从目前临床研究结果看，1 型糖尿病的发生并不常见，故考虑本例患者仍为 2 型糖尿病。虽认定为 2 型糖尿病，但患者血糖升高明显，不及时降糖可能进一步诱发糖尿病酮症酸中毒及糖尿病高渗昏迷等危及生命情况，故积极给予胰岛素对症处理并调整胰岛素用量，血糖快速下降至正常水平，取得满意疗效。

（二）第二阶段：轻症肺炎

患者用药 4 个月后出现活动后气短伴乏力症状，无明显咳嗽、咳痰、胸痛、发热等症状，肺部炎性渗出范围<25%，未影响日常生活，按照指南推荐影像学炎性渗出累及范围可按 1 级不良反应处理，但患者存在活动后气短症状。同时，结合患者炎性渗出范围、发生时间，考虑放射性肺炎可能性大，至少为放射性肺炎合并免疫性肺炎，故给予糖皮质激素处理，后患者症状活动后气短症状较前减轻，复查胸部 CT 病变渗出范围较前明显缩小。经评估后继续给予免疫治疗。

（三）第三阶段：重症肺炎

继续给予免疫检查点抑制剂治疗 5 个月后，患者活动后气短症状再次出现且较前明显加重，并出现咳嗽、咳痰症状，伴明显乏力，无发热、胸痛等症状，ECOG 评分上升至 3 分。复查胸部 CT 提示免疫性肺炎，CTCAE 3 级。但肿瘤患者体质状况较差，多程治疗后，不能排除细菌、真菌等感染可能，完善血常规、肝肾功能、电解质、血沉、降钙素原、斑点试验、G 试验、GM 试验、痰培养等检查，结果未见明显异常。积极给予生命支持 + 糖皮质激素 + 抗生素联合治疗，糖皮质激素起始剂量为 2mg/(kg·d)，48h 后开始逐渐减量，4 周后停药。因患者不良反应已达到 3 级，继续用药再次诱发免疫性肺炎、重症肺炎，可能危及生命，后续再未使用免疫检查点抑制剂治疗，未行肿瘤相关治疗，定期复查病情稳定。

四、经验与体会

本案例中有以下问题值得注意：

1. 各种免疫检查点抑制剂相关内分泌毒性时间跨度较大，通常出现较慢。PD-1 抑制剂单药相关内分泌毒性出现的时间通常发生在第 10~24 周。但本例患者用药 12d 后空腹血糖及餐后血糖迅速显著升高，明显早于中位发生时间，并且血糖升高幅度显著，考虑与患者合并 2 型糖尿病基础疾病相关，以上病情快速变化提醒我们对于合并基础疾病的患者用药过程中应该常规检测血糖，避免血糖迅速升高导致糖尿病酮症酸中毒或糖尿病高渗性昏迷的发生。

2. 对于既往接受放疗,并且放射线照射范围较大患者应提前预测患者出现免疫性肺炎的概率以及可能的严重情况,或在使用免疫检查点抑制剂治疗中严密观察相关临床症状及影像学变化情况,防止出现重症肺炎危及患者生命。同时,在本例患者轻症肺炎时,因发生部位位于既往放疗部位,且为肺部放疗后约半年,属于放射性肺炎常见部位及发生时间,故本例患者放射性肺炎不能除外,患者临床症状不重,且炎症范围局限。按照指南推荐可考虑定期复查观察,但本例患者因放射性肺炎及免疫性肺炎均存在可能,且后续拟行免疫检查点抑制剂继续治疗,故积极给予糖皮质激素对症处理。

3. 使用免疫检查点抑制剂治疗 9 个月后,患者出现双肺斑片影,累及肺实质几乎达 50%,个人生活能力轻度受限,需要吸氧及住院治疗。此时肺部炎性范围已超出放射线照射范围,考虑为免疫性肺炎所致,但患者病史长,多程多周期放化疗后,免疫功能较差,合并细菌、真菌感染等不能除外。上述情况提醒我们,在区分放射性肺炎及免疫性肺炎时,首先放射治疗史及免疫检查点抑制剂治疗史是前提条件,而放射性肺炎出现于放射线照射野内,但免疫性肺炎可能发生在肺部任何部位,可作为影像学区分依据,但当放射野内出现炎性改变时,放射性肺炎与免疫性肺炎难以区分,但两者处理措施基本相同,在排除细菌、真菌等感染后,均需给予糖皮质激素处理。另外,对于分级 3 级的重症肺炎患者,应永久停用免疫治疗,避免再挑战后出现危及生命的严重肺炎。

五、专家点评

本例患者属经过多线治疗后使用免疫检查点抑制剂治疗病例,用药至今仍存活,体现了免疫检查点抑制剂一旦获益可能长期生存的特点。本例患者诊治过程中,有几点需要思考:

1. 发生 irAEs 肿瘤患者,多涉及激素甚至免疫抑制剂治疗,使机体处于免疫抑制状态,易并发感染。同时,本例患者合并 2 型糖尿病基础疾病,使用免疫检查点抑制剂后已出现血糖迅速升高,使用激素处理不良反应后再次引起血糖波动,故对于合并基础疾病患者,在使用免疫检查点抑制剂时一定要关注基础疾病变化情况。

2. 对于既往接受过肺部放疗的患者,使用免疫检查点抑制剂时一定要全面预估可能出现的风险,并充分做好对患者的宣教工作,严密监视可能发生的不良反应,做到全程管理,早期发现,早期治疗。

六、述评

结合本案例,有以下方面需要注意:①全面了解患者病情及既往史,一般可以预测可能出现的不良反应;②对 irAEs 做到早识别、早干预;而早识别的前提条件是全面地对患者进行宣教,让患者在出现任何不良反应时能够及时上报主管医生;③熟练掌握免疫检查点抑制剂相关不良反应处理原则,以便在出现不良反应时做到全面处理,同时注重多学科讨论及共同参与;④熟知免疫检查点抑制剂使用禁忌人群,以便准确筛选合适患者。

案例 11　肺癌 PD-1 治疗导致免疫性肺炎、心肌炎并死亡

李德育　刘振华
福建医科大学附属福建省立医院

【摘要】该病例为晚期肺鳞癌男性患者,PD-L1 表达阳性,经一线"紫杉醇 + 奈达铂"治疗后病情进展,二线予抗 PD-1 抗体免疫治疗联合多西他赛化疗。患者抗肿瘤疗效为 PR,但是同时也出现了免疫性肺炎 2 级,经积极治疗肺炎缓解。再次免疫治疗挑战后患者再次出现免疫相关性肺炎、心肌炎,予积极免疫抑制、大剂量激素冲击、免疫球蛋白等治疗,患者免疫性肺炎、心肌炎恢复,但是出现重症肺炎,肺部烟曲霉菌感染。最终呼吸衰竭死亡。

一、病例简介

(一)主诉及现病史

苏某某,男性,63 岁。主诉"右肺癌一线治疗后进展"入院。入院前 10d 因咳嗽于外院查胸部 CT 示:右肺占位,肺癌可能,伴纵隔多发淋巴结肿大。2019-01 至 2019-02 予一线"紫杉醇 240mg d1+ 奈达铂 160mg d1 q21d"×2 个周期,疗效为 SD,因治疗后出现Ⅳ度骨髓抑制拒绝继续化疗。2019-04 复查胸部 CT 示"右肺肿瘤较前明显增大,同时新出现左肺多发病灶"。全身骨显像及腰椎 CT 示新增腰椎病灶并异常浓聚,考虑为骨转移。肿瘤标志物:CEA 21.95ng/mL,SCC 51.79ng/mL, CYFRA21-1 85.92ng/mL。患者要求进一步治疗。

(二)既往史

患者既往高血压病史 20 余年,目前规律口服降压药治疗,血压控制良好;无风湿病等自身免疫疾病史。

(三)体格检查

一般情况良好,ECOG 评分为 0 分,疼痛评分为 0 分。右锁骨上触及肿大淋巴结,大小约 2.5cm×2.5cm,质硬,移动度差,无触痛,余全身未触及明显淋巴结肿大。胸廓未见畸形,心律齐,心脏各听诊区未闻及病理性杂音。右肺呼吸音清,左肺呼吸音消失,双肺未闻及干湿啰音。腹平软,无特殊。病理征阴性。

(四)辅助检查

1. 胸部 CT 增强(2019-05-04) 肺癌复查,右肺病灶、纵隔淋巴结较前明显增大,新增双肺多发病灶,转移(图 3-0-40)。

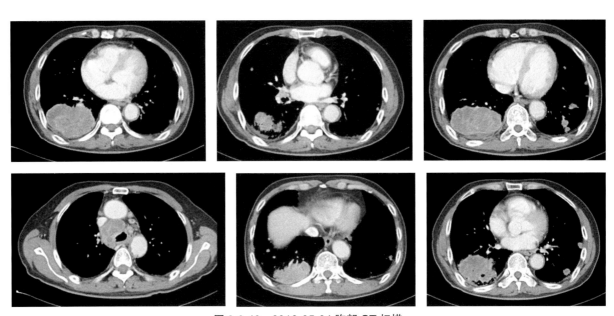

图 3-0-40 2019-05-04 胸部 CT 扫描

2. 右侧锁骨上淋巴结手术活检 转移性中分化鳞癌伴坏死形成。PCR 结果示驱动基因阴性;免疫组化示 PD-L1 阳性。

3. 肿瘤指标(2019-01-04,本院) CEA 5.88ng/mL,SCC 15.83ng/mL,CYFRA21-1 40.97ng/mL。

4. 其他 血常规、血生化、尿常规、大便常规、凝血功能、术前免疫、肺功能均正常。

(五)诊断分期及分子病理特征

右肺鳞癌 cT4N3M0 ⅢC 期(驱动基因阴性,PD-L1 阳性),高血压病。

二、抗肿瘤免疫治疗过程

（一）肿瘤免疫治疗过程

患者 2019-05-06 接受"抗 PD-1 抗体 + 多西他赛"免疫联合化疗 1 个周期，患者 2019-05-24 出现咳嗽、活动后气促，并逐渐加重。复查 CT 后，考虑为免疫相关性肺炎，经治疗后很快明显缓解。2019-06-03 再次予"抗 PD-1 抗体 + 多西他赛"免疫联合化疗 1 个周期。

（二）相关辅助检查

胸部增强 CT（2019-05-28）如图 3-0-41 所示，肺癌复查，右肺病灶、纵隔淋巴结较前明显增大，新增双肺多发病灶，考虑发生转移。

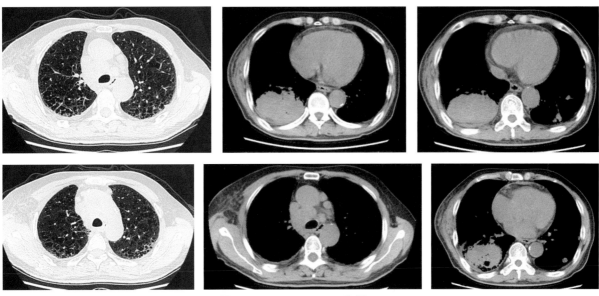

图 3-0-41　2019-05-28 胸部 CT

全身骨显像 + 腰椎 CT 示：L_3 椎体左侧部片状显像剂分布异常浓聚伴骨质改变，较 2019-01-02 片新增，考虑为骨恶性肿瘤。

胸部 CT 平扫（2019-07-02）：双肺背外侧间质网格状改变，较前明显，考虑为间质性肺炎。原双肺多发结节病灶较前有所缩小（图 3-0-42）。

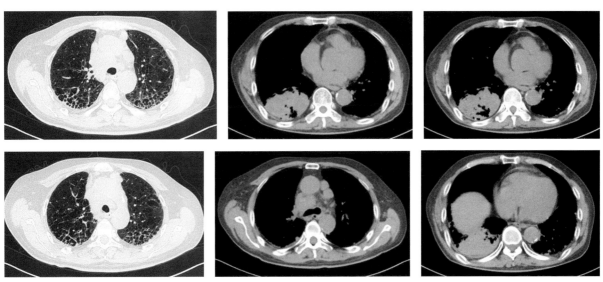

图 3-0-42　2019-07-02 胸部 CT

（三）免疫治疗不良反应诊治过程

2019-05-24，首次免疫治疗 18d 后患者出现咳嗽、活动后气促，逐渐加重，2019-05-27 患者返院拟行二线第 2 个周期治疗，查体双肺闻及帛裂音，背外侧明显。予复查胸部 CT 平扫示：双肺背外侧间质性改变，肿瘤较前大致相仿；考虑免疫相关性肺炎，予暂停免疫治疗，甲泼尼龙 1.5mg/kg 1 次/d 激素治疗，并请呼吸内科会诊。患者激素治疗后很快咳嗽、气促明显缓解，双肺听诊帛裂音较前明显好转，呼吸内科会诊同意我科诊疗方案。甲泼尼龙按每周递减 12mg 逐渐减量。2019-06-03 激素治疗 1 周后，患者无明显咳嗽、气促，再予帕博利珠 200mg 免疫治疗联合多西他赛 120mg 全身化疗，同时继续甲泼尼龙治疗。2019-06-24 开始再次出现咳嗽、活动后稍气促，当地医院予甲泼尼龙 80mg 1 次/d 治疗无明显好转，并出现轻度胸闷。2019-07-01 再次返院治疗，查体双肺背外侧闻及明显帛裂音，血常规 WBC $10.3 \times 10^9/L$，N 87%；肌钙蛋白 4.56ng/mL，BNP 1 239pg/mL；血生化：CK 58U/L，CK-MB 35U/L。胸部 CT 平扫：右肺癌多发转移较前缩小，间质性改变较前稍增多；考虑出现免疫相关性心肌炎 2 级，免疫相关性肺炎 2 级。予停用帕博利珠治疗，甲泼尼龙 500mg 2 次/d、英夫利西单抗 5mg/kg、静脉人免疫球蛋白 0.4g/kg 1 次/d×5d 治疗，并控制血压、心率、利尿、营养心肌等治疗，请心内科、呼吸科、风湿科会诊。患者肌钙蛋白监测最高升至 26.31ng/mL，咳嗽、气促、胸闷明显好转，甲泼尼龙按每 500mg 2 次/d×3d、120mg 1 次/d×3d、80mg 1 次/d×7d、70mg 1 次/d×7d、60mg 1 次/d×7d 逐渐减量，病毒学筛查均为阴性，心脏彩超：左室舒张功能减退，左室 EF 62%。心电图：窦性心动过速，其余无明显异常。冠状动脉 CTA：未见明显斑块及狭窄性改变。心脏 MRI 平扫+增强：室间隔及左室前壁、下壁不均匀稍增厚并轻度延迟异常强化，左右心室心内膜异常斑片状强化，考虑为心肌损伤并炎症改变。经治疗，患者咳嗽、气促、胸闷一度明显好转。但激素治疗后 2 周咳嗽、气促再次加重，咳白色黏稠痰，痰培养出大量烟曲霉菌。予转呼吸科抗真菌并呼吸支持治疗，患者病情无缓解，最终因呼吸衰竭死亡。

三、临床思维与决策

患者抗 PD-1 抗体免疫治疗后 18d 出现咳嗽、气促，逐渐加重，无明显咳痰、发热，查体在双肺背外侧闻及明显帛裂音，CT 示双肺背外侧间质性肺炎。经激素积极治疗后明显缓解。因此考虑免疫相关性肺炎可能性大。患者再次免疫治疗后同样 3 周后再次出现咳嗽、活动后气促，双肺背外侧帛裂音增多，CT 示双肺背外侧间质性肺炎较前明显。同时出现胸闷，肌钙蛋白明显升高，考虑免疫相关性心肌炎。予甲泼尼龙 500mg 2 次/d 激素冲击治疗，并英夫利西单抗 5mg/kg 免疫抑制、静脉人免疫球蛋白 0.4g/kg 1 次/d×5d 封闭抗体治疗，同时控制血压、心率、利尿、营养心肌等支持治疗。患者免疫相关性肺炎、心肌炎经治疗后明显缓解，但出现肺部机会性真菌感染、重症肺炎，最终因呼吸衰竭死亡。

四、经验与体会

本例患者免疫治疗联合化疗抗肿瘤有效，但是出现免疫相关性肺炎、心肌炎，经积极治疗虽然一度缓解，但出现肺部机会性真菌感染、重症肺炎，最终因呼吸衰竭死亡。需要关注以下问题：

1. 本案例的病因是什么？

本案例诊治过程中，从症状发生的时间因果关系，以及肺部体征、肺部 CT，支持免疫相关性肺炎诊断。肌钙蛋白明显升高，心脏磁共振提示心肌损伤，冠状动脉 CTA 无异常，免疫抑制治疗后肌钙蛋白下降，病情缓解，支持免疫性心肌炎的诊断。

2. 本案例的临床决策是否得当？

本病例免疫相关不良反应（irAEs）包括肺炎和心肌炎，发现比较及时，激素使用及免疫抑制治疗合理，免疫相关性肺炎及心肌炎经治疗明显缓解。但是首次免疫相关性肺炎后再次挑战免疫治疗，是否合适值得商榷。

3. 从本案例能获得哪些经验及教训？

本例患者免疫相关性肺炎、心肌炎，经激素冲击、免疫抑制等治疗后缓解，但是出现肺部机会性真菌感染，最终呼吸衰竭死亡。因此，大剂量激素冲击及免疫抑制治疗联合时应预防性抗细菌治疗及抗真菌治疗。另外免疫相关性肺炎后再次挑战免疫治疗是否合适应慎重决定。

五、专家点评

在所有不良反应中,最值得注意的是心血管不良反应,虽然其发生率低于其他不良反应,但其具有高度致死性特点,其中严重致死性心肌炎的识别和处理将成为肿瘤科医生和心血管科医生的共同挑战。随着多个免疫检查点抑制剂在我国获批上市,将有大量患者接受此类药物治疗,因而有必要对这类药物的心血管毒性加以介绍,引起临床重视。心血管不良反应的早期症状可能是非特异性的,如疲劳、乏力,也可能出现胸痛、气短、下肢水肿、肺水肿等相对特异的心血管疾病症状或体征,心电图可以发现各种形式的心律失常,如束支阻滞、房室传导阻滞、室性心动过速、心房颤动等,超声心动图表现为左室射血分数(LVEF)下降,临床诊断为心肌炎、心包炎、心包积液、心律失常和心力衰竭、肺动脉压力升高、心衰综合征、心肌梗死甚至心源性休克,有时以肌炎(肌球蛋白异常、横纹肌溶解)、重症肌无力等为首发表现。一项研究统计了不同种类心血管不良反应的比例:①按照心脏毒性类型分类,左心室收缩功能障碍、心碎综合征样表现、房颤、室性心律失常、心脏传导异常和心包积液比例分别为79%、14%、30%、27%、17%和7%;②按照临床症状分类,呼吸困难、心悸、胸痛、心力衰竭和心搏骤停比例分别为76%、14%、14%、83%和7%;③心电图ST段、T波改变比例为39%。另一项观察性研究显示,心肌炎患者出现肌钙蛋白升高、心电图异常和LVEF异常的比例分别为94%、89%和49%。关于免疫检查点抑制剂诱发的心肌炎发生率,各研究报道也有很大差异。有研究显示,接受伊匹木单抗和/或纳武利尤单抗治疗时,严重心肌炎的发生率为0.09%,其中单药治疗患者心肌炎发生率为0.06%,联合治疗时上升至0.27%。目前,免疫检查点抑制剂相关心肌炎的发生机制尚不清楚。可能涉及以下机制:T细胞可以靶向识别肿瘤、骨骼肌和心脏共有的抗原,或者相同的T细胞受体可以与相应肿瘤抗原以及同源的肌肉抗原结合。换言之,在肿瘤和肌肉组织中,克隆的、高频的T细胞受体序列可能具有误导性,特异性T细胞受体能靶向非同源的抗原,进而诱发心血管不良反应。此外,有研究发现心肌和肿瘤中的淋巴细胞显示出T细胞受体(T-cell receptor,TCR)的克隆性,表明心脏和肿瘤可以共享由相同T细胞克隆识别的抗原,从而导致自身免疫性淋巴细胞性心肌炎。因此,临床对于心肌炎的确切发生机制尚需进一步的研究。

案例12　抗PD-1抗体治疗胃癌致免疫相关性肝炎及肺炎

舒诚荣　周　剑　刘　磊
咸宁市中心医院

【摘要】1例47岁男性患者,因胃癌综合治疗后进展,"抗PD-1抗体 + 白蛋白结合型紫杉醇"方案治疗2个周期后出现肝功能异常,给予甲泼尼龙、护肝治疗后好转,治疗4个周期后,患者出现胸闷及活动后气促,逐步加重,胸部CT示两肺多发结节状、斑片状模糊影,考虑免疫性肺炎可能。排除细菌性、病毒性肺炎后,予糖皮质激素治疗后症状明显缓解,1周后复查胸部CT提示肺部炎症明显吸收,目前继续治疗中。

一、病例简介

(一)主诉及现病史

患者,男性,47岁。因"胃癌术后6年余,复发综合治疗后半年余"入院。患者2013-11-22因"胃部占位"行胃癌根治术。术后病理示:胃腺癌(高 - 中分化)侵及胃壁全层及浆膜外,病理分期pT4aN2M0。术后行6个周期辅助化疗[XELOX(奥沙利铂 + 卡培他滨)]。2017-03-27在我院外科因"腹壁肿块"行腹壁肿瘤切除术。术中见腹壁肿块大小约2cm×1.5cm,与腹膜相融合,切开腹膜见肝脏及腹壁大量散在芝麻粒样转移灶,术后诊断为胃癌腹壁、腹膜多发转移。其后患者间断口服替吉奥化疗并行盆腔肿块调强放疗 GTV-P=53Gy/25F、CTVP=45Gy/25F,并缩野加量 GTV-P=10Gy/5F,期间同步替吉奥增敏化疗。2018-08-17 给予甲磺酸阿帕替尼 + 多西他赛治疗 6 个周期,疗效评价为 PR。2019-04-16 行 PET-CT 检查:①肝包膜及肝镰状韧带处高代谢灶,考虑为种植性转移;②直肠旁软组织结节,考虑为疾病进展。2019-04-24 至 2019-08-01 行紫杉醇(白蛋白结合型)化疗 5 个周期,并行肝包膜及肝镰状韧带病灶放疗,PTV=45Gy/25F。2020-01-06 血 CA199 升高,再次入院治疗。

(二)既往史

否认有糖尿病、冠心病等病史,否认有肝炎、结核等传染病病史。否认有食物、药物过敏史。

(三)体格检查

一般情况可,疼痛评分为 0 分,KPS 评分为 70 分,全身浅表淋巴结未触及肿大。颈软,气管居中,甲状腺无肿大。两肺呼吸音清,未闻及明显干湿啰音。心律齐,各瓣膜区未闻及杂音。腹平软,上腹可见一长约 8cm 陈旧性手术瘢痕,无压痛,无明显反跳痛及肌紧张,Murphy 征(−),肝脾肋下未及,肠鸣音正常,移动性浊音阴性。病理反射未引出。

(四)辅助检查

2013-11-22 术后病理示:胃腺癌(高 - 中分化)侵及胃壁全层及浆膜外,伴溃疡底部淋巴结(1/3 枚)、胃大弯淋巴结(3/6 枚)及第 11 组淋巴结(1/1 枚)癌转移。胃残端及其他 5 枚淋巴结未见转移。

(五)诊断分期及分子病理特征

胃(高 - 中分化)腺癌Ⅳ期 Her-2(−),腹壁、肝脏、盆腔多发转移。

二、肿瘤免疫治疗过程

1. **免疫治疗过程**　完善检查无明显禁忌,于 2020-03-10、2020-03-31 行抗 PD-1 抗体 + 白蛋白结合型紫杉醇治疗 2 个周期。疗效评价为 SD。考虑为免疫性肝炎 2 级,给予患者甲泼尼龙(40mg/d)以及护肝治疗后肝功能恢复正常。2020-04-29、2020-05-21 开始行第 3~4 个周期抗 PD-1 抗体 + 白蛋白结合型紫杉醇化疗。

2. **相关辅助检查**

2020-03-07 肝功能:谷丙转氨酶 20U/L,谷草转氨酶 29U/L。

2020-03-06 胸部 CT:①右肺上叶纤维灶;②左肺下叶内前底段肺大疱;③右肺中叶体积减小,支气管扩张;④双侧胸膜肥厚粘连;⑤左肾积水。

2020-03-07 糖类抗原 CA199 120.56U/mL。

2019-04-16 外院 PET-CT:①肝包膜及肝镰状韧带处高代谢灶,考虑为种植性转移;②直肠旁软组织结节,代谢不高,考虑为恶性转移灶经治疗后活性受抑。

2020-04-20 肝功能:谷丙转氨酶 258U/L,谷草转氨酶 213U/L。

2020-04-21 糖类抗原 CA199 150.64U/mL。

2020-04-24 全腹部(增强 + 体层)检查诊断:①肝右叶后下段占位性病变,结合病史考虑为转移瘤;②胃癌术后,吻合口未见明显增厚,增强扫描未见明显异常;③左侧肾盂、双输尿管畸形。

2020-04-26 肝功能:谷丙转氨酶 89U/L,谷草转氨酶 37U/L。

2020-06-08 外院 PET-CT:胃癌伴多发转移综合治疗后,双肺多发糖代谢异常增高结节,右肺下叶片状模糊糖代谢增高灶,转移性病变可能,感染性病变待除外,建议抗炎治疗后复查肺部 CT。纵隔及双侧肺门多发糖代谢异常增高淋巴结,转移性病变可能,阳性淋巴结待除外,建议追踪复查;腹膜后及盆腔多发糖代谢异常增高灶,考虑为多发转移性病变,直肠左侧壁及左侧输尿管下段受侵。

3. **免疫治疗不良反应诊治过程**

第一阶段:免疫相关性皮疹及肝炎诊治过程

患者免疫治疗 2 个周期开始在胸前区、枕部出现反应性皮肤毛细血管增生症(RCCEP),如图 3-0-43 所示,CTCAE 1 级,无特殊处理。

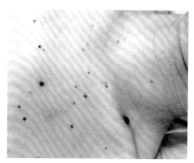
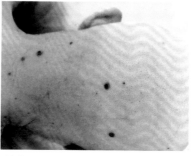

图 3-0-43 患者免疫治疗 2 个周期开始在胸前区、枕部出现反应性皮肤毛
细血管增生症(RCCEP)

患者治疗前肝功能检查基本正常,乙型肝炎检测提示为乙型肝炎"小三阳",病毒 DNA 滴度在正常范围。免疫治疗第 40 天复查肝功能:谷丙转氨酶 258U/L,谷草转氨酶 213U/L。消化系统肿瘤标志物:CA199 150.64U/mL。复查肝、胆、脾、门静脉彩色多普勒检查诊断:肝内混合回声灶,请结合临床肝内低回声灶。考虑为免疫相关性肝炎 CTCAE 2 级,给予甲泼尼龙(40mg/d)以及护肝治疗。如图 3-0-44 所示,6d 后复查肝功能基本恢复正常。

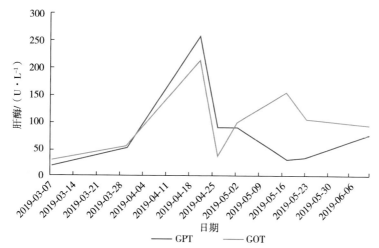

图 3-0-44 肝功能在肿瘤免疫治疗期间的动态变化(2019-03-07 至 2019-06-06)

第二阶段:免疫相关性肺炎

患者免疫治疗第 78 天出现活动后胸闷、气促,逐步加重,于 2020-06-09 返院。复查胸部 CT:两肺多发结节状、斑片状模糊影,需鉴别炎性病变或转移瘤;建议抗炎治疗后复查。立即给予暂停免疫治疗,并给予查痰细菌培养、真菌培养、复查血常规、CRP、降钙素原等检查。考虑免疫性肺炎可能。予甲泼尼龙 40mg(0.8mg/kg)静脉滴注 1 次/d,激素治疗 2d 后患者胸闷症状有所缓解,1 周后复查胸部 CT 肺部炎症明显吸收(图 3-0-45)。

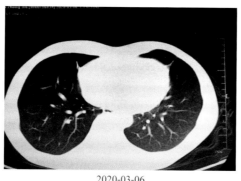

2020-03-06

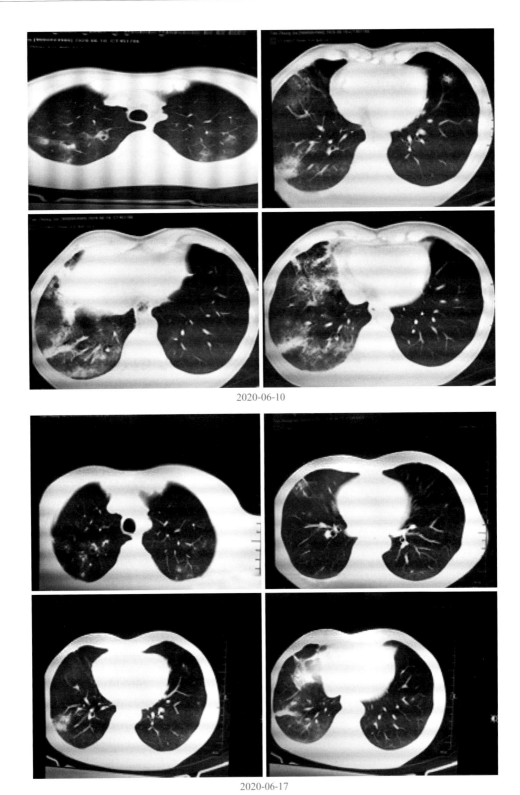

2020-06-10

2020-06-17

图 3-0-45 对比 2020-03-06 胸部 CT,2020-06-10 示两肺多发结节状、斑片状模糊影,鉴别于炎性病变或转移瘤。
激素治疗 1 周后 2020-06-17 复查胸部 CT 肺部炎症明显吸收

三、临床思维与决策

（一）第一阶段：免疫相关性肝功能损害

在化疗加免疫联合治疗过程中,出现治疗相关不良反应时首先需判断是由化疗还是免疫治疗引起。
肝功能损害是化疗过程中常见的不良反应,同时也是肿瘤免疫治疗过程中常见的不良反应。患者查乙型肝炎检测时提示为慢性乙型肝炎患者,为"小三阳",虽然乙型肝炎病毒 DNA 定量滴度不高,但患者自身乙型肝炎、化疗加免疫治疗,到底是哪一种因素起主要作用,导致患者肝功能损害,我们推论应该是免疫性损伤占主导地位,因为患者既往使用白蛋白结合型紫杉醇多个周期,且肝功能一直正常,激素治疗后 5d 即显效。

(二)第二阶段:免疫相关性肺炎

患者免疫相关性肝功能损害治疗好转后,逐渐出现胸闷症状,活动后伴呼吸困难,胸部 CT 提示为:两肺多发结节状、斑片状模糊影,鉴别于炎性病变或转移瘤。患者症状出现的时间、影像学表现都与免疫性肺炎相吻合。且患者无咳嗽、咳痰、发热等一般细菌、病毒感染性肺炎症状。

四、经验与体会

本例患者在复发进展后经有效的全身治疗后,局部转移灶的姑息性放疗仍能获得较长的生存获益。后期患者再次出现肿瘤标志物升高,给予白蛋白紫杉醇联合抗 PD-1 抗体治疗后,肿瘤标志物持续升高,并出现肝功能异常以及免疫相关性肺炎表现。本例患者多线治疗后出现进展,给予白蛋白紫杉醇联合抗 PD-1 抗体治疗后,肿瘤标志物持续升高,结合影像考虑为病情进展。治疗前行 PD-L1、MSI、TMB 等生物学标志物检查可能会更好的预测免疫的疗效。患者免疫治疗过程中出现肝功能异常以及免疫相关性肺炎表现,在早期给予糖皮质激素治疗后能迅速地逆转不良反应,激素的早期干预对 irAEs 能取得更好的疗效并缩短激素治疗的时程。

五、专家点评

纵观本案例,在免疫治疗中,出现了肝功能损害及免疫相关性肺炎,经及时处理,肝功能及免疫相关性肺炎迅速好转。在以下方面还需有新的认识:

1. 如何鉴别免疫相关性肺炎与细菌性、病毒性肺炎、真菌感染或者肺部转移,如何总结分析影像学特征?

2. 在免疫相关性器官功能损伤出现时,何时需要药物干预,以及使用糖皮质激素的时间、剂量如何把握?

3. 免疫治疗出现毒副作用处理好转后,何时能再次使用免疫治疗,以及如何预测后期的毒副作用?这些问题都尚待解答。同时也警示在处理 irAEs 的过程中,多学科联合诊治的重要性。

六、述评

特别是与放化疗相配合时,免疫治疗可引起全身的与皮肤、甲状腺、肺等多器官功能的损害,有时难以判断毒副作用是由哪一种治疗引起;免疫治疗引起的毒副作用,往往千差万别。所以在临床治疗中,一定要做好基线评估,如心功能、心肌酶谱、甲状腺功能、肝肾功能、胸部 CT 等,如有患者在治疗过程中出现疑似由免疫治疗引起的反应,要及时处理,加以识别,可试用糖皮质激素治疗,观察治疗的反应。如果治疗后局部炎症迅速好转,则考虑为免疫治疗的不良反应。但激素治疗所用时间、剂量,以及对免疫治疗效果影响,还需进一步临床观察。

案例 13　PD-L1 抗体治疗肺癌致免疫相关肝炎、肾炎及脑炎

李婧姣　温居一

中国人民解放军总医院

【摘要】1 例 48 岁女性患者,因确诊肺腺癌 N2 淋巴结阳性 ⅢA 期,术后辅助 PC 方案化疗 2 个周期,同步放疗、化疗期间,病情全面进展,全身多发转移。二线 A+ 免疫 + 靶向 + 化疗 4 药联合方案间断

治疗 3 个周期,肿瘤标志物均见明显下降,症状缓解。半个月后突然出现嗜睡,肢体不自主抖动,间断发热,化验提示肝功能及血肌酐升高,临床首先考虑免疫相关性肝炎、免疫相关性肾炎、免疫相关性脑炎。予对症支持 + 糖皮质激素 + 免疫增强治疗 3 周,患者症状及化验指标明显好转,因患者拒绝进一步抗肿瘤综合治疗病情持续恶化,最终因呼吸衰竭死亡。

一、病例简介

(一)主诉及现病史

患者,女性,48 岁。2018-12-13 发现"杵状指 1d",胸部 CT 提示:左肺上叶团片影,周围有毛刺、索条影,直径约 4.5cm,考虑为肺癌的可能性大;纵隔及左肺门区见肿大的淋巴结影。2018-12-14 于我院胸外科在全麻下行单孔胸腔镜左肺上叶切除术、系统淋巴结清扫术。术后病理提示肺腺癌(T2aN2M0-ⅢA 期)。2019-01-16、2019-02-12 行 2 个周期"培美曲塞 800mg 1 次 /d d1+ 卡铂 400mg 1 次 /d d1"方案术后辅助化疗;2019-02-18 行术后辅助放疗,完成:6MV-X,DT 5 000cGy/25f,并于 2019-03-05 同步完成第 3 个周期 PC 方案化疗(具体剂量同前)。2019-03 中旬出现左侧髋部疼痛,症状进行性加重,伴行走困难,2019-04-10 行疗效评价为 PD,为进一步治疗收治入院。

(二)既往史

2017-07 超声发现甲状腺结节 BI-RADS 3 类,未予进一步诊治。其他无特殊。

(三)体格检查

一般情况良好,ECOG 评分为 0 分,未见明显消瘦,疼痛评分为 0 分,神志清楚,精神可,全身未触及明显淋巴结肿大。呼吸动度左右正常,左侧语颤降低,右侧语颤正常,双肺叩诊清音,左上肺呼吸音弱,右肺呼吸音清,双肺未闻及干湿啰音及胸膜摩擦音。其余无异常。病理征阴性。

(四)辅助检查

胸部 CT(2018-12-12):左肺上叶团片影,周围有毛刺、索条影,直径约 4.5cm,考虑为肺癌的可能性大。纵隔及左肺门区见肿大的淋巴结影。

(五)诊断分期及分子病理特征

左肺上叶腺癌术后远处多发骨转移及淋巴结转移。

分子病理特征:Ki67 标记指数约 70%;BRCA1(+++),RRM1(+++),TS(+++),ERCC1(++),β-Tubulin Ⅲ(+),VEGF(−),VEGFR(−),EGFR(19del)(−),EGFR(L858R)(−)。PD-L1(−),C-Met(80%,弱中等阳性),癌细胞 ALK(−)。基因检测:EGFR、ALK、ROS1、KRAS 未见突变。

二、抗肿瘤免疫治疗过程

1. 肿瘤免疫治疗过程　2019-04-22、2019-05-28 和 2019-06-18 二线接受 3 个周期含免疫治疗的方案,A+ 免疫 + 靶向 + 化疗,具体为:抗 PD-L1 抗体 200mg 静脉推注 d0+ 贝伐珠单抗 300mg 静脉推注 d1+ 奥拉帕利 150mg 口服 1 次 /d + 白蛋白结合型紫杉醇 200mg 静脉推注 d1。

2. 相关体征变化　T_{11} 及 $L_3 \sim L_4$ 椎体压痛。

3. 相关辅助检查

2019-04-10 PET-CT 评估为左上肺癌术后、放化疗后。与 2018-12-13 比较:左上肺术后,左肺纵隔旁多发斑片影,葡萄糖代谢增高,考虑为放射性炎症;右侧锁骨上及纵隔多发淋巴结转移;左侧胸腔少量积液,左侧胸膜转移;肝右叶两处葡萄糖代谢增高灶,考虑发生转移,全身多发骨转移(T_{11}、$L_3 \sim L_4$ 及左侧股骨小转子),较前上述病变均为新发(图 3-0-46)。

4. 免疫治疗不良反应诊治过程

免疫相关性肝炎、肾炎、脑炎诊治过程:2019-07-02 患者突然出现嗜睡,肢体不自主抖动,间断发热体温达 38.7℃,无寒战,无少尿,无意识障碍,无头痛,无恶心、呕吐等症状。当日查头颅 CT 未见明显异常。化验提示肝功能及血肌酐升高,白细胞计数、中性粒细胞百分比正常:血沉(ESR)106.0mm/h、急查 C 反应蛋白 138.0mg/L、急查降钙素原 2~10ng/mL、血肌酐 306.8μmol/L(3.2 倍正常值上限)、谷丙转氨酶

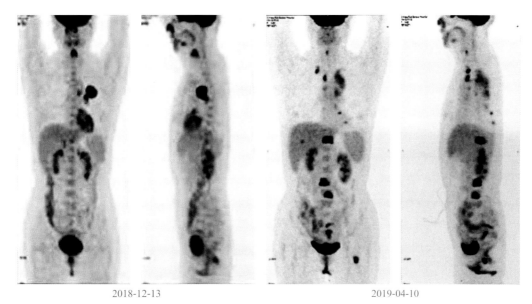

2018-12-13 2019-04-10

图 3-0-46 2018-12-13 与 2019-04-10 PET-CT

196.2U/L（4.9 倍正常值上限）、谷草转氨酶 374.7U/L（9.4 倍正常值上限）。结合患者 2020-06-26 PET-CT 检查及化验结果，排除肝转移瘤进展、中枢神经系统转移、肾转移、感染因素，同时患者既往无肝炎、肾炎等基础疾病，且 1 周前化验肝肾功能正常，因此首先考虑为免疫相关性肝炎、肾炎、脑炎。患者家属拒绝完善腰穿，立即予甲泼尼龙 80mg 静脉滴注 1 次 /d 抗炎治疗，次日患者意识清醒，肢体不自主抖动症状明显好转。2020-07-04 予人免疫球蛋白 20g 免疫增强治疗 1 次。2020-07-05 患者症状明显好转，化验谷丙转氨酶升高、血肌酐下降：白细胞计数 23.14×10⁹/L，谷丙转氨酶 282.6U/L（图 3-0-47）、血谷氨酰转肽酶 834.4U/L（↑）、血肌酐 223.7μmol/L。2020-07-08 改甲泼尼龙 40mg 静脉滴注 1 次 /d 抗炎治疗，同时多烯磷脂酰胆碱保肝治疗。此后患者血肌酐降至正常，未再出现嗜睡、发热、肢体不自主抖动，谷丙转氨酶下降。患者一般状况逐渐稳定，ECOG 评分为 1 分，对症止疼治疗腰部疼痛评分为 3 分，化验提示中度贫血、低蛋白血症，予促造血、补蛋白纠正低蛋白血症治疗。结合 2019-06-28 患者右锁骨上肿大淋巴结及基因检测回报：HER2 exon20 突变。建议患者口服吡咯替尼治疗，患者及其家属拒绝继续抗肿瘤综合治疗，2019-07-24 化验谷丙转氨酶 149.5U/L，血肌酐正常。2019-07-25 出院。予甲泼尼龙片 6 片口服 1 次 /d 减量治疗。2019-08-04 患者于家中因呼吸衰竭死亡。患者整体免疫治疗过程见图 3-0-48。

三、临床思维与决策

患者化疗 + 靶向治疗联合免疫治疗第 1 个周期后效果显著，腰部疼痛症状明显缓解，ECOG 评分为 1 分，治疗过程顺利。第 3 次治疗后突发急性肝损伤、急性肾损伤及神经系统症状，CTCAE 分级：肝脏毒性 G3 级、肾脏毒性 G3 级、脑炎 G4 级。

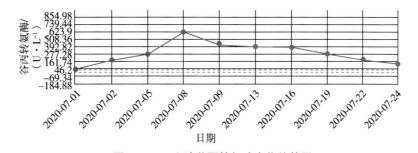

图 3-0-47 血清谷丙转氨酶变化趋势图

2019-07-08 谷丙转氨酶升高至正常值的 15 倍，经对症治疗后，
2019-07-24 谷丙转氨酶降至正常值的 3.7 倍。

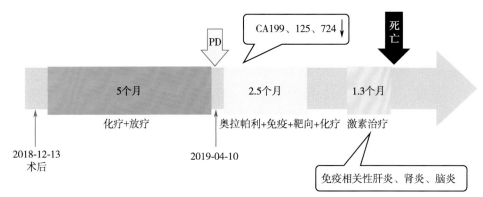

图 3-0-48 患者整体免疫治疗过程回溯

患者中年女性,起病急,且病情危重,既往无基础疾病,临床排除肿瘤进展及其他疾病因素,首先考虑为免疫治疗不良反应,因病情恶化可危及生命,故未进一步完善全身相关检查排查。立即经验性给予甲泼尼龙冲击治疗,次日患者意识逐渐恢复,维持激素治疗并逐渐减量后肝肾功能好转。因此临床诊断及治疗决策正确,且免疫相关不良反应(irAEs)早期激素治疗是可逆的。但该患者肿瘤晚期,虽积极治疗后病情仍进展迅速,后期情绪消极,不愿配合治疗,整体预后不佳。

四、经验与体会

ICIs 改善了晚期肿瘤患者的预后。但因其阻断免疫抑制通路的同时,可累及绝大多数正常组织,引起免疫相关不良反应多且复杂,对于临床医生而言应该高度警惕,予以重视。通过早诊断早治疗,将不良反应控制在低级别,可改善患者预后,提高患者治疗积极性同时减低额外住院治疗费用。

案例 14 PD-L1 治疗晚期宫颈癌致免疫相关性肌炎、心肌炎和肝炎 1 例

刘 昭 赵迎超

华中科技大学同济医学院附属协和医院

【摘要】1 例 45 岁女性患者,因确诊晚期宫颈癌参加临床研究。给予 PD-L1 单抗治疗 2 周期后出现右侧上睑下垂、乏力不适。完善眼眶 CT、心脏 MRI、心肌酶、血生化等检查提示免疫相关性肌炎、心肌炎和肝炎,给予糖皮质激素治疗后上睑下垂恢复,各项指标好转。

一、病例简介

(一)主诉及现病史

患者,女性,45 岁。因"不规则阴道出血 3 个月余"于 2015-05 在当地医院宫颈活检示:子宫颈鳞状细胞癌,分期为 ⅡA 期。2015-09 行伊立替康 + 奈达铂化疗 2 个周期,随后行根治性同步放化疗 + 腔内放疗,疗效评价达 CR。2018-01 复查肺部 CT 示双肺散在结节,较大者位于左肺上叶舌段长径约 11mm,考虑发生转移,且 SCC 48.5ng/mL,行 GP+ 贝伐珠单抗 4 个周期,SCC 下降至 23.2ng/mL,疗效评价为 SD。于 2018-07 改行 TP 化疗 4 个周期,疗效评价为 PR。2018-10 左侧盆腔淋巴结及腹膜后淋巴结姑息性放疗 PTV 60.2Gy/28F。SCC 降至 19.8ng/mL。2019-07 复查示肺部病灶较前增多增大,肺部病灶穿刺活检:(右肺占位穿刺组织)低分化癌。病情进展,遂收治入院。

(二)既往史

2011-05 因右乳浸润性导管癌行右乳癌改良根治术,术后行 6 个周期 TAC 方案化疗。孕 2 产 1。

（三）体格检查

一般情况良好，ECOG 评分为 0 分，神志清楚，颈软、无抵抗，双侧瞳孔等大等圆，对光反射灵敏。皮肤巩膜无黄染，浅表淋巴结未及明显肿大。胸廓未见畸形，右乳缺如，左乳正常，心律齐，心脏各听诊区未闻及病理性杂音。双肺呼吸音清，未闻及干湿啰音。腹平软，未及明显压痛及反跳痛，肝脾肋下未及，肠鸣音 2~3 次 /min，双下肢无水肿，四肢肌力 5 级，病理反射未引出。

（四）辅助检查

2019-07 CT 示双肺多发结节影，考虑为转移性病灶，肺部病灶较前增多增大。

2019-07-17 心电图示窦性心律，正常心电图。

肿瘤指标：SCC 9.2ng/mL。

血常规、血生化、大便常规、尿常规、凝血功能均在正常范围。

（五）诊断分期

宫颈鳞癌ⅡA 期放化疗后进展（腹膜后、盆腔、肺转移）。

二、抗肿瘤免疫治疗过程

患者排除禁忌，于 2019-07-17 入组抗 PD-L1 单克隆抗体在复发或转移性宫颈癌患者中进行的每 2 周给药 1 次的临床试验。患者分别于 2019-07-17 和 2019-08-02 行抗 PD-L1 单克隆抗体治疗 2 次。

2019-09-02 肺部 CT 示双肺多发结节影，结合病史考虑为多发转移瘤，较前明显缩小（图 3-0-49）。

2019-09-18 SCC 1.8ng/mL（0~1.5）。

疗效评价：2 个周期治疗后疗效评价为 PR，iRECIST 疗效评价为免疫部分缓解（immune partial response，iPR）。

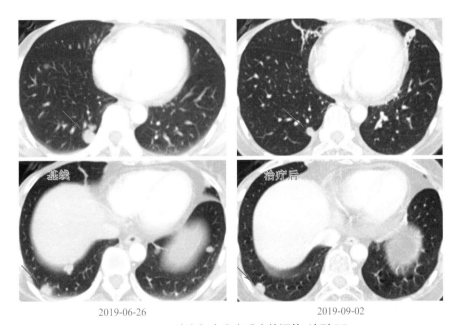

2019-06-26　　　　　　　　　　　　　　　2019-09-02

图 3-0-49　肿瘤免疫治疗后疗效评估，达到 PR

免疫治疗不良反应诊治过程

1. 免疫不良反应临床表现及实验室检查

2019-08-12：患者无明显诱因出现右侧上睑下垂；查血示 GPT 133U/L（正常参考值 5~35U/L），GOT 198U/L（正常参考值 8~40U/L），肌酸激酶：3 383U/L（正常参考值 26~140U/L），诊断为免疫相关性肌炎 2 级；免疫相关性肝炎 2 级。

2019-08-14：患者诉全身乏力，行走困难；查血示心肌酶 hs-cTnI 100.0ng/L（0~26.2ng/L），CK-MB 55.4ng/mL（正常参考值 0~6.6ng/mL），诊断为免疫相关性心肌炎 3 级。

2. 辅助检查

2019-08-13：心脏彩超示左室舒张功能减退，余心脏形态结构及瓣膜活动未见明显异常。

2019-08-13：眼眶平扫 CT 示双侧眼球对称，大小形态正常，双侧眼环完整，厚度均一，球内未见异常密度影；双侧视神经及眼外肌形态、轮廓未见明显异常。新斯的明试验阴性。

2019-08-14：泌尿系统 B 超示左肾积水，右肾、膀胱未见明显异常，双侧输尿管不扩张。

2019-08-15：心脏 MRI 及心肌灌注、心肌活性成像示心脏各房室及瓣膜活动未见明显异常。左室功能测值在正常范围。心肌首过静息灌注及延迟增强未见明显异常。

3. 免疫不良反应治疗经过　联系神经内科、心内科等相关科室会诊后，予激素治疗，辅以护肝、降酶、护心治疗。

2019-08-13 至 2019-08-19：甲泼尼龙 80mg 静脉滴注，还原型谷胱甘肽 1.8g/d、异甘草酸镁 200mg、舒肝宁 10mL 静脉滴注，双环醇片 50mg 3 次 /d 或水飞蓟宾胶囊 105mg 3 次 /d 口服，盐酸曲美他嗪片 20mg 3 次 /d 或辅酶 Q10 片 10mg 3 次 /d 口服。治疗后心肌酶明显下降（图 3-0-50），转氨酶（图 3-0-51）改善。

2019-08-20 至 2019-08-23：甲泼尼龙 60mg 静脉滴注，余治疗不变，GPT 103U/L → 73U/L，但是心肌酶指标 CK-MB 出现上升：22.8ng/mL → 41ng/mL，考虑患者心肌酶恢复不佳，请心内科会诊后转心内科治疗。

2019-08-24 至 2019-08-26：甲泼尼龙 120mg 静脉滴注，还原型谷胱甘肽 1.8g 静脉滴注，盐酸曲美他嗪片 20mg 3 次 /d 或辅酶 Q10 片 10mg 3 次 /d 口服，美托洛尔 47.5mg 口服，维 D 钙咀嚼片 600mg 1 次 /d 口服，治疗后 CK-MB 下降：41ng/mL → 37ng/mL → 20.7ng/mL（见图 3-0-50）。

2019-08-27 至 2019-08-29：甲泼尼龙 80mg 静脉滴注，余治疗同前。治疗后，CK-MB 20.7ng/mL → 10.9ng/mL（见图 3-0-50）。

2019-08-30 至 2019-09-02：甲泼尼龙 40mg 静脉滴注，维生素 C 片 100mg 1 次 /d 口服，余治疗同前。CK-MB 恢复正常。

2019-09-02：甲泼尼龙减量口服，起始剂量：32mg。后每周减量 4mg，过程顺利。右侧上睑下垂恢复（图 3-0-52），心肌酶肝功能指标均正常（见图 3-0-50）。

4. 指标变化

（1）心肌酶 CK-MB 与超敏肌钙蛋白 I：见图 3-0-50。

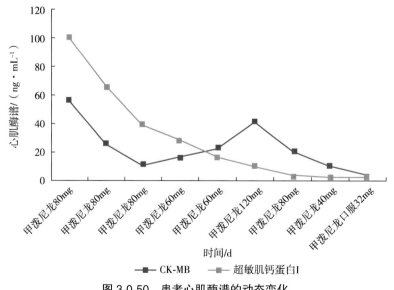

图 3-0-50　患者心肌酶谱的动态变化

（2）GPT 与 GOT：见图 3-0-51。

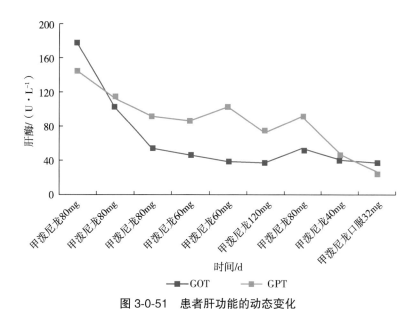

图 3-0-51　患者肝功能的动态变化

（3）体征改变：见图 3-0-52。

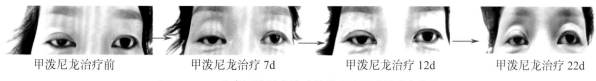

图 3-0-52　患者甲泼尼龙治疗前后上睑下垂的动态变化

三、临床思维与决策

本例患者在免疫治疗第 2 个周期第 11 天（总疗程第 25 天）出现了单侧上睑下垂，患者无外伤史或重症肌无力病史。文献表明神经系统免疫相关不良反应均是急性或亚急性发作，与肿瘤应答反应相关，中位发生时间为 6 周（1~74 周），与该患者的临床表现相符。患者入院仅主诉上睑下垂并无心功能不全表现，但是入院第 2 天（总疗程第 26 天）即出现了全身乏力、行走困难，同时血生化结果提示 CK-MB，hs-cTnI 显著性升高，与免疫相关性心肌炎呈急性或暴发性发作并在数天内迅速加重的特征相符，发作时间也与免疫相关性心肌炎发生在首次用药后 15~30d 符合。检验结果同时提示转氨酶升高，表明患者同时发生了神经系统、心肌、消化系统多个脏器功能的免疫不良反应。

在不同类型免疫相关不良反应的死亡率中，心肌炎的死亡风险最高，文献报道死亡率达 40%~50%。肝炎、肺炎、肾炎和神经事件患者的死亡率为 10%~7%，而垂体炎、肾上腺功能不全和结肠炎患者的致死率<5%。该病例同时多系统多部位受累，致死率高，需要医生、护士、患者及陪护者的全面积极应对，及早发现病情变化，重点监测并及时调整治疗，多学科参与讨论，多维度进行管理。

四、经验与体会

免疫相关不良反应发生部位以胃肠道、肝脏、内分泌系统、肺、皮肤较为常见，神经系统、心脏、肾脏等较罕见，总体发生率：CTLA-4 抑制剂 +PD-1 抑制剂>CTLA-4 抑制剂>PD-1/PD-L1 抑制剂。免疫相关不良反应多为 1/2 级，3/4 级发生率低。针对不同免疫治疗药物，需要了解其常见和罕见的不良反应发生部位，不同不良反应发生的时间，在患者接受免疫治疗期间能够提供及时的医学咨询和处理。尤其要注意随访早期症状，及时完善实验室检查以及时干预。

1. 本案例的病因是什么?

从起病时间、临床表现、实验室检查、影像学表现、激素治疗效果来看,均支持诊断为免疫相关性肌炎、肝炎和心肌炎。

2. 本案例的临床决策是否得当?

本案例在免疫治疗第 2 个周期第 11 天(总疗程第 25 天)即出现单侧上睑下垂,尚未出现心肺功能改变。立即将患者收治入院并及时完善相关检查,进一步发现心肌酶的明显异常。在治疗决策方面,及时联系相关科室会诊,在多方指导下完善相关检查,考虑为神经系统、消化系统、心肌等多系统受累的免疫不良反应。在治疗上立即予激素治疗,辅以护肝、降酶、护心治疗,患者的上睑下垂、转氨酶、心肌酶指标均有明显好转。在激素减量过程中患者出现了 CK-MB 的反弹升高,其余指标均稳定好转中。考虑到免疫相关性心肌炎致死率高,为了保证患者的治疗效果及时联系心内科转科治疗。后续患者恢复良好,所有指标均降至正常,并顺利口服激素减量。总体患者的临床决策得当。

3. 从本案例能获得哪些经验及教训?

在接受免疫治疗药物患者的随访中,提高患者的治疗配合性,以便及时反映不适症状,尤其是早期症状,及时指导患者完善实验室检查以发现异常并及时干预。充分发挥综合医院的会诊制度优势,在多学科专科指导下综合制订治疗策略,在多个系统受累的情况下抓住主要问题重点突破。

在激素治疗剂量方面尚缺乏经验,2019 年 2 版 NCCN 指南免疫疗法相关毒性管理推荐的 3 级免疫相关性心肌炎的甲泼尼龙治疗剂量是 1g/d 连续使用 3~5d,2 级免疫相关性肌炎和肝炎均推荐 0.5~1mg/(kg·d) 剂量治疗,综合患者一般情况及心内科意见选择给予甲泼尼龙 80mg 治疗剂量(体重 60kg,1.33mg/kg),患者心肌酶、转氨酶指标均在下降,就没有再增大激素剂量。但是使用甲泼尼龙 1 周后减量即出现了 CK-MB 的反弹,及时联系转心内科,心内科调整甲泼尼龙剂量为 2mg/(kg·d),后患者症状、体征及血液指标均好转。考虑这次反弹的原因可能是初始治疗时激素剂量不足,应该在全面评估后严格按照指南要求使用激素治疗。

在决策上重视患者主诉,及时完善相关检查;在治疗过程中关注患者病情变化,抓住主要问题调整治疗方案;在心理上关心患者,引导患者积极面对不良反应,树立信心,有效完成各项检查配合治疗,以达到更好疗效。

五、专家点评

本案例是一个双重癌患者,在既往接受乳腺癌手术治疗后曾经接受 TAC 方案化疗 6 个周期,在宫颈癌既往治疗中也接受了手术、多线化疗、多部位放疗等治疗,反复多疗程的抗肿瘤治疗对机体免疫系统可能有一定程度的抑制作用。在这种状态下接受免疫治疗的患者可能更容易发生免疫系统的调节失衡。需要给予患者更多的关注,需要做好患者的宣教工作,告知患者发现疑似不良反应后应及时向医生反映病情,以争取最佳治疗时机。

本案例涉及免疫治疗死亡率最高的 3 个并发症——免疫相关性心肌炎、肌炎、肝炎。治疗难度相对较大。在多学科会诊指导下迅速判断病情并及时予以激素治疗,积极关注病情变化,在激素减量指标反弹后及时转入心内科继续治疗,总体治疗效果尚可。在治疗中注意长时间激素治疗不良反应的预防和处理,比如维生素 D 和钙补充剂以预防发生骨质疏松症。

六、述评

结合本案例,以下方面需要注意:

1. 积极更新临床研究结果,认真研读各项指南,掌握不同类型免疫药物特点,不同基础疾病患者的风险,对免疫相关不良反应做到早识别、早干预。

2. 在诊治过程中要重视多学科联合诊治。在患者出现症状时需要及时联系相关学科会诊,以积极完善相关检查,进行鉴别诊断,明确病变原因。

3. 严格按照指南进行诊断治疗。免疫相关不良反应导致停药后再次使用免疫治疗患者仍可能再次出现相同或新的免疫相关不良反应,再次使用前评估患者肿瘤状态,如对首次免疫治疗有完全或部分缓解,考虑毒性复发的风险,不建议恢复免疫治疗。对于严重程度的心脏受累,反对重新使用相同的免疫治疗药物。针对本例患者,免疫治疗 2 周期后疗效评价达到部分缓解,出现 3 级免疫相关性心肌炎并且多系统受累,后续抗肿瘤治疗不再选择 PD-L1 类免疫治疗药物。

案例 15　抗 PD-1 单抗治疗晚期肺癌致免疫相关性甲状腺功能减退和免疫相关性肝炎

樊再雯　毛志远

中国人民解放军空军特色医学中心

【摘要】1 例 42 岁女性患者,确诊肺腺癌伴脑、肝、骨、淋巴结转移,给予抗 PD-1 抗体联合卡铂＋培美曲塞治疗,第 4 个周期化疗后复查甲状腺功能,提示出现甲减,给予左甲状腺素钠片 50μg,口服,1 次 /d,复查甲状腺功能逐渐恢复。第 8 个周期治疗后复查肝功,GPT、GOT 显著升高,胆红素正常,考虑出现自身免疫性肝炎(G4),停用抗 PD-1 抗体、并给予甲泼尼龙 1~2mg/(kg·d)治疗后。患者肝功恢复正常,甲状腺功能亦恢复正常。在治疗过程中复查脑 MRI、胸腹部 CT 等疗效评价,患者持续获益。

一、病历简介

(一)主诉及现病史

患者,女性,42 岁。因"确诊肺癌伴脑转移 14 个月余,头晕伴头痛 3d"入院。既往因"头晕、头痛,伴恶心和呕吐",2018-01-08 医院胸部 CT,考虑为肺恶性肿瘤;2018-01-17 于北京某三甲医院因"脑 MRI 示:左侧大脑多发肿瘤性病变:转移瘤可能性大"行颅内部分转移瘤切除手术。术后头晕、头痛、恶心、呕吐逐渐缓解,术后病理:腺癌,考虑为肺来源,*EGFR*、*ALK* 基因检测为野生型、PD-L1 阴性。2018-03-21 在北京另一三甲医院行颅内转移瘤伽马刀治疗。2018-03-26 行 PET-CT 检查示:多发纵隔淋巴结转移,右肩胛骨转移。患者拒绝治疗。此后不规律复查,2018-06 自服安罗替尼靶向治疗,并于 2018-08-17、2018-12-21 在天津市某医院行脑转移瘤伽马刀治疗。2019-04-17 再次出现头晕、头痛、恶心、呕吐,于当地医院给予脱水降颅压治疗,并收住入院。

(二)既往史

无特殊。

(三)体格检查

一般情况好,ECOG 评分为 2 分,疼痛评分为 2 分。血压 110/60mmHg,神志清楚,精神差,皮肤无苍白,巩膜无黄染,双侧颈根部可触及多发肿大淋巴结,质硬,活动度差,无明显压痛,最大直径约 1.5cm,余全身未触及明显浅表淋巴结肿大。双侧瞳孔等大等圆,对光反射灵敏,外耳郭及鼻部未见明显畸形,听力及嗅觉正常。颈软、无抵抗,甲状腺不大,咽部无充血,双侧扁桃体无肿大。胸廓对称无畸形,双肺叩诊呈清音,右肺呼吸音减低,双肺未闻及干湿啰音及哮鸣音。心率 106 次 /min,心律齐,各瓣膜听诊区未闻及杂音,腹软,肝脾未触及,肠鸣音 2~3 次 /min。双下肢无明显凹陷性水肿。四肢肌力 5 级,四肢浅感觉正常,深感觉正常,双侧巴宾斯基征阴性。

(四)辅助检查

1. 胸腹部增强 CT(2019-04-25)　右肺中叶中心型肺癌(肺门肿块与不张肺组织分界不清,最大截面约 5.1cm×4.3cm);双肺癌性淋巴管炎;纵隔、双侧颈根部、双侧腋窝多发淋巴结;右侧肩胛骨转移瘤;右肺下叶肺动脉部分分支栓塞,左侧少量胸腔积液;肝内多发结节(直径为 3~9mm),转移瘤可能性大;胰头低密度,考虑为脂肪沉积;腹腔及腹膜后多发肿大淋巴结;门静脉栓子;下腔静脉栓子;腹腔及腹膜后多发肿大淋巴结。

2. 头颅增强 MRI(2019-04-22)　双侧脑内多发转移瘤(大者位于左侧顶叶近中线处,大小约 2.6cm×1.4cm),多发脑膜转移。

3. 颈部淋巴结彩超(2019-04-21)　双侧锁骨下窝多发异常肿大淋巴结(左侧较大的为 1.0cm×1.6cm,右侧较大的为 1.0cm×1.8cm)。

4. 实验室检查(2019-04-21)　肿瘤全套:CA125 309.00U/mL(↑)、CYFRA21-1 10.15ng/mL(↑)。血常规:白细胞 15.97G/L,中性粒细胞百分比 87.1%。D- 二聚体 1 840ng/mL,血生化、甲状腺功能七项、凝血四项、尿常规、大便常规正常范围。血气分析:氧分压 68.1mmHg(↓),二氧化碳分压 32.2mmHg,肺泡动脉氧分压差 45.4mmHg(↑)。

(五)诊断分期及病理特征

右肺腺癌(驱动基因阴性,T3N3M1c,ⅣB 期),脑、脑膜、骨、肝、淋巴结转移;肺动脉栓塞(右下肺);门静脉栓塞;下腔静脉栓塞;脑继发恶性肿瘤术后、放疗后。

二、抗肿瘤免疫治疗过程

患者入院后肺增强 CT 示肺动脉栓塞,血气分析示低氧血症,经吸氧、依诺肝素抗凝治疗 2 周:复查肺 CT 示右下肺动脉栓塞消失,给予利伐沙班维持治疗。分别于 2019-05-09、2019-06-03、2019-07-17、2019-08-07 起给予 "PC+ 抗 PD-1 抗体" 方案治疗(卡铂 500mg 静脉滴注,d1+ 培美曲塞 0.8g 静脉滴注,d1;抗 PD-1 抗体 200mg 静脉滴注 d2,1 次 /3 周),共 4 个周期,同期给予唑来膦酸治疗,疗效评估为 PR。

患者于 2019-09-03 至 2019-11-15 行培美曲塞 + 帕博利珠单抗方案维持治疗 4 个周期:培美曲塞 0.8g 静脉滴注 d1+ 抗 PD-1 抗体 200mg 静脉滴注 d2,1 次 /3 周。期间复查头颅 MRI:脑膜转移瘤消失,脑转移灶部分消失。疗效评估为 PR。

免疫相关不良反应诊治过程

1. **免疫相关甲状腺功能减退诊治过程**　患者第 1、2、3 个周期治疗前后复查甲状腺功能七项均在正常范围。第 4 个周期治疗结束后复查甲状腺功能(2019-08-29):T_3 0.30nmol/L(↓)、T_4 4.40nmol/L(↓)、FT_3 0.78pmol/L(↓)、FT_4 2.52pmol/L(↓)、TSH>150.000mlU/L(↑)、TGAb 231.8IU/mL(↑)、TPOAb 35.0IU/mL;患者肿瘤负荷较重,无额外的甲状腺功能减退的临床表现,请内分泌科会诊后考虑患者出现甲减,给予左甲状腺素钠片 50μg,口服,1 次 /d。

患者第 5、6、7 个周期治疗前后复查甲状腺功能七项,仍显示甲减,但 T_3、T_4、FT_3、FT_4 均呈逐渐升高趋势,故未调整左甲状腺素钠片的剂量,第 8 个周期治疗后因出现自身免疫性肝炎,故停用抗 PD-1 抗体。之后在单药培美曲塞化疗前复查甲状腺功能基本恢复正常(2020-01-14):T_3 1.83nmol/L、T_4 98.80nmol/L、FT_3 4.25pmol/L、FT_4 15.14pmol/L(↓)、TSH 45.89mlU/L、TGAb 32.8IU/mL、TPOAb 28.0IU/mL。

2. **免疫相关肝炎诊治过程**　如图 3-15-1 所示,患者治疗前基线评估肝功能正常,第 1、2、3、4 个周期治疗前、后复查血生化,GPT 56~169U/L,GOT 20~61U/L,其他肝功能各值均正常。由于患者有肝转移及化疗史,考虑为化疗药物相关性肝损伤,给予还原型谷胱甘肽静脉滴注、双环醇口服保肝治疗,第 4 个周期化疗结束后复查肝功能完全正常。

患者在第 5、6、7 个周期治疗期间继续使用还原型谷胱甘肽、双环醇保肝治疗,第 5、6、7 个周期治疗前后复查肝功能均正常,第 8 个周期治疗前(2019-11-20)复查血生化,GPT 223U/L,GOT 194U/L,其他肝功能各值均正常。暂停抗 PD-1 抗体及化疗,给予还原型谷胱甘肽 1.8g,静脉滴注,1 次 /d,联合异甘草酸镁 200mg,静脉滴注,1 次 /d,3d 后复查 GPT 454U/L,GOT 379U/L,考虑为抗 PD-1 抗体相关的自身免疫性肝炎(G4),立即给予甲泼尼龙 40mg,2 次 /d 静脉推注,3d 后 GPT 512U/L,GOT 277U/L,肝酶呈上升趋势,调整甲泼尼龙 80mg,1 次 / 早,40mg,1 次 / 晚,同时给予异甘草酸美联合多烯磷脂酰胆碱,静脉滴注,3d 后复查肝功能 GPT 140U/L,GOT 90U/L,此后甲泼尼龙逐渐减量至 30mg 时,复查肝功能(2019-12-20)完全正常,改为泼尼松片口服,并逐渐减量至停用,激素治疗时程共 6 周。

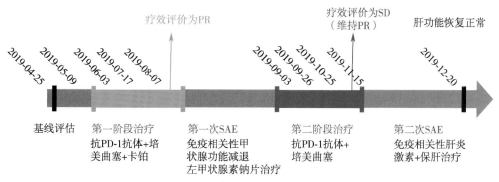

图 3-0-53 肿瘤免疫治疗全程化管理

三、临床思维与决策

1. **免疫相关性甲状腺功能减退** 免疫治疗相关的甲状腺功能异常,通常在治疗后的4~7周。ICIs诱发的甲状腺功能异常更常见于抗PD-1单抗,平均发生时间是在首次治疗后6周,其发生率约为7%。由于常规检测甲状腺功能,ICIs诱发的甲状腺功能异常通常在早期即被诊断,患者一般没有症状或症状轻微,甲状腺功能减退的临床表现包括疲劳、乏力、便秘、畏寒、皮肤干燥和体重增加。这些症状容易和晚期肿瘤患者的临床表现相互叠加,仅从临床表现较难判断,其诊断依赖于治疗过程中对甲状腺功能的密切监测。该患者在第4个周期治疗结束后复查甲状腺功能:T_3 0.30nmol/L(↓)、T_4 4.40nmol/L(↓)、FT_3 0.78pmol/L(↓)、FT_4 2.52pmol/L(↓)、TSH>150.000mlU/L(↑),明确诊断为甲状腺功能减退,因患者初始治疗前甲状腺功能正常,第1、2、3个周期定期复查甲状腺功能均正常,之后出现的甲减不难判断出与免疫治疗高度相关。参照CSCO指南,出现免疫相关性甲状腺功能减退不需停用ICIs,一般不予激素治疗,给予补充左甲状腺素钠片即可。本患者给予左甲状腺素治疗后甲状腺功能缓慢恢复,因患者出现免疫相关性肝炎并停用ICIs治疗后,甲状腺功能迅速恢复正常,再次验证了本例患者治疗过程中出现的甲状腺功能减退与抗PD-1抗体的显著相关性。

2. **免疫相关性肝炎** 化疗联合免疫治疗过程中,出现肝功能的损害首先需要判断是由化疗药物还是免疫治疗引起,特别是在本身合并有肝转移的患者,更需认真鉴别。肝转移的患者常伴有不同程度的肝损伤,肝损伤也是化疗药物常见的不良反应,PD-1抑制剂的免疫相关自身免疫性肝炎发病率为5%~10%,3级为1%~2%。irAEs肝毒性的发生通常隐匿,可不伴随明显的临床表现,用药后定期监测肝功能有助于早期发现。本例患者在治疗的第一阶段即出现肝功能异常,CTCAE 1级肝功能损伤。治疗前充分评估患者无病毒性肝炎、自身免疫性肝炎等病史,尽管不能除外irAEs肝毒性的发生,但考虑到患者肝功能轻度受损,化疗药物亦有此不良反应,在密切监测中继续给予原方案治疗,同时给予保肝治疗后肝功能恢复正常。在第5、6、7、8个周期治疗过程中肝功能一直保持正常,第8个周期治疗后患者肝功能出现急剧变化,主要表现是GPT、GOT显著升高为正常值10倍以上,胆红素及蛋白均正常,CTCAE 4级免疫治疗相关性肝炎,立即停用抗PD-1抗体,暂缓化疗,并给予静脉激素治疗。初始剂量1~2mg/(kg·d),在肝功能好转后缓慢减量并改为口服激素,总疗程为6周。

四、经验与体会

1. 本案例的临床决策是否得当?

该患者在化疗+免疫治疗的过程中相继出现甲状腺功能减退和肝功能损伤(G4),出现的时间符合文献报道。但均无相应的临床症状,或晚期肿瘤患者即使出现相关症状,亦比较隐匿,不易发现,因此治疗前的基线筛查、治疗中的密切监测就显得尤为重要。本例患者均是在治疗中密切监测发现的,且发现及时,治疗得当,疗效显著,因此决策和执行无不妥之处。

2. 从本案例能获得哪些经验及教训?

ICIs引起甲状腺功能异常特别是甲状腺功能减退的发生率明显高于免疫相关性肝炎的发生

率,但同时引起甲状腺功能减退和 G4 免疫相关性肝炎的报道较少,本例患者同时出现上述表现,且得到了及时准确的治疗,得益于初始治疗的基线筛查和治疗过程中密切监测。需要注意的是,内分泌功能的恢复往往需要较长的时间,及时调整药物剂量、不断深入学习内科知识和多学科会诊是正确诊断、治疗的有力保证。此外,在免疫相关性肝炎的治疗过程中,正确的肝功能损伤分级有利于做出治疗决策,同时激素减量亦需要相对缓慢,减量过快容易引起肝功能异常反跳,整个治疗周期一般在 4~6 周。

五、专家点评

纵观本案例,临床决策、抗肿瘤治疗及并发症处理均取得较好的效果,且患者目前一般情况好,总结本案例,应当从以下方面进一步思考:

1. 该患者以中枢神经系统转移症状为首发症状,由于患者对化疗的惧怕,后续阶段仅把头部伽马刀治疗作为唯一的治疗手段,导致患者在术后一年多的时间病情持续进展。面对这样的患者,如何做好患者教育,让患者更多地了解肿瘤治疗的科学性,是医患都需要共同学习的课题,只有这样才能制订合理的、精准的、个体化的治疗方案,真正改善患者的生活质量,延长患者的生存。

2. 该患者在治疗过程中相继出现免疫相关性甲状腺功能减退和免疫相关性肝炎,且都得到正确的治疗,这与基线的充分评估和治疗过程中的密切监测是分不开的。在给患者进行免疫治疗时,不仅要了解免疫治疗的有效性,另一方面要充分认识免疫治疗也是一把“双刃剑”,在治疗过程中不放过任何蛛丝马迹,是制敌取胜的法宝。

案例 16 肺癌 PD-1 治疗导致甲状腺炎、肾炎 1 例

李德育 刘振华

福建医科大学附属福建省立医院

【摘要】该病例为晚期肺腺癌女性患者,EGFR19 外显子缺失突变,PD-L1 表达情况不明,经多线化疗及第一、三代 EGFR-TKI 靶向治疗后病情进展,在美国某医院予免疫治疗抗 PD-1 抗体 180mg 每 2 周 1 次,共 3 次,首次 PD-1 治疗后约 1.5 个月出现心悸、腹痛、腹泻,查甲状腺功能提示甲状腺功能亢进,美国医院予控制心律、止泻等对症处理后症状缓解。监测甲状腺功能情况提示逐渐转为甲状腺功能减退症,予左甲状腺素钠片补充治疗,甲状腺功能维持在满意水平。患者首次 PD-1 治疗后约 5 个月血生化检查提示肌酐 180μmol/L,经激素治疗后很快缓解至正常水平。激素停药约 4 周后肌酐再次升至 316μmol/L,再次予激素治疗效果欠佳,肌酐维持在 220μmol/L 左右。

一、病例简介

(一)主诉及现病史

杨某某,女性。主诉左肺癌术后 6 年,咳嗽 1 个月于 2016-06 入院。2010 年因左肺腺癌ⅢA 期入住我院胸外科,2010-04 行根治性左全肺切除术 + 纵隔淋巴结清扫,术后病理分期 pT4N2M0 ⅢB 期。患者术后 1 年出现右肺多发、脑单发转移,2011-05 行一线培美曲塞 + 顺铂姑息化疗 4 个周期,疗效 PR。2012-03,患者病情进展,右肺病灶较前明显增大,新增右侧肾上腺病灶,颅脑 MRI 未见明显病灶,予二线多西他赛化疗 1 个周期,患者无法耐受,暂停治疗。组织基因检测示 EGFR19 外显子缺失突变。2012-09 至 2015-05 予三线吉非替尼靶向治疗,最大疗效 PR,PFS 为 32 个月;病情进展,右肺、右侧肾上腺病灶较前增大,予四线白蛋白紫杉醇化疗 2 个周期,疗效 SD。2016-04 CT 复查示病灶明显增大,再次组织活检并基因检测提示 EGFR19 外显子缺失并 T790M 突变,予五线方案奥希替尼靶向治疗,复查 CT 提示病灶均明显缩小,PFS 长达 29 个月。

（二）既往史

患者既往无基础心血管、呼吸系统疾病史,无风湿病等自身免疫疾病史。

（三）体格检查

一般情况良好,ECOG 评分为 1 分,未见明显消瘦,疼痛评分为 0 分,全身未触及明显淋巴结肿大。胸廓未见畸形,心律齐,心脏各听诊区未闻及病理性杂音。右肺呼吸音清,左肺呼吸音消失,双肺未闻及干湿啰音。腹平软,未及明显压痛及反跳痛,病理征阴性。

（四）辅助检查

1. 胸部、全腹部 CT（2016-06-23,本院）　右肺多发恶性肿瘤,较前明显增大。右侧肾上腺、右下腹部、右侧盆壁多发结节病灶伴不均匀强化,考虑为恶性肿瘤转移。

2. 颅脑 MRI、全身骨显像　未见肿瘤转移。

3. 肿瘤指标（2016-06-21,本院）　癌胚抗原 309.6ng/mL。

4. 其他　血常规、血生化、尿常规、大便常规、凝血功能、术前免疫、肺功能均在正常范围。

（五）诊断分期及分子病理特征

左肺腺癌术后右肺、右侧肾上腺、腹腔多发转移 rT4N2M1c ⅣB 期,EGFR 19E Del 并 *T790M* 突变。

二、治疗过程

（一）抗肿瘤免疫治疗过程

1. 治疗过程　2018-11 美国复查 CT 提示病情进展（不详）,在美国医院予单药免疫治疗抗 PD-1 抗体（纳武利尤单抗）180mg,每 2 周 1 次,共 3 次。整体疗效评估为 SD。

2. 相关辅助检查

2017-03-14 评估:胸部、全腹部增强 CT 示肺癌复查,右肺多发恶性肿瘤,较前明显缩小。右侧肾上腺、右下腹部、右侧盆壁病灶均较前明显缩小。

2019-04-24 评估:胸部、全腹部增强 CT 示肺癌复发,右肺多发恶性肿瘤,较前明显增大。右侧肾上腺、右下腹部、右侧盆壁病灶较前缩小,病灶不明显。

（二）免疫治疗不良反应诊治过程

2018-12,首次免疫治疗约一个半月后出现心悸、腹痛、腹泻,查甲状腺功能提示甲状腺功能亢进,予对症处理后症状改善。监测甲状腺功能逐渐转为甲状腺功能减退,予口服左甲状腺素钠片补充甲状腺素治疗（具体不详）。

患者于 2019-04 回国后再次就诊我科,复查 CT 提示:右肺多发病灶较前明显增大,右侧肾上腺、右下腹部、右侧盆壁病灶几乎消失。CEA 60.91ng/mL。甲状腺功能检查:高敏促甲状腺素（S-TSH）72.55mIU/L,FT₃ 2.46pmol/L,FT₄ 9.05pmol/L。血生化检查:BUN 13.1mmol/L,肌酐 180μmol/L。考虑免疫治疗相关性 CTCAE 甲状腺炎 2 级、CTCAE 免疫治疗相关性肾炎 1 级,请肾内科会诊,建议肾脏穿刺活检,患者及其家属拒绝。予甲泼尼龙 80mg/d,3d 后逐渐减量。患者肾功能监测很快恢复正常。外周血 NGS 测序示:EGFR19 外显子缺失,同时 20 外显子 T790M 突变、C797S 突变（顺式）。诊疗团队予"西妥昔单抗 500mg/m² 1 次 /2 周联合埃克替尼 125mg 1 次 /d、安罗替尼 8mg 1 次 /d×2 个周期"靶向治疗。甲泼尼龙的使用情况见用量递减图（图 3-0-54）、甲状腺功能监测图（图 3-0-55）、肌酐监测图（图 3-0-56）。

患者经过 2 个周期的七线方案靶向联合治疗后,未再按时入院接受西妥昔单抗靶向治疗,仅口服埃克替尼联合安罗替尼,并且未按医嘱维持激素治疗。

患者停用激素约 4 周后,于 2019-07-04 因恶心、呕吐再次来我科住院,查血生化:BUN 15.8mmol/L,肌酐 316μmol/L。考虑免疫治疗相关性肾炎 2 级,停用抗肿瘤治疗,再次建议肾脏穿刺活检,并予甲泼尼龙 80mg/d 逐渐减量抗炎治疗（方案同前）。患者肌酐下降速度较缓慢,降至 220μmol/L 左右后无继续好转。患者最终同意肾穿刺活检,病理报告提示:（右肾）送检肾穿刺组织,镜下示个别肾小球轻度退变,肾间质见极少量淋巴细胞浸润（图 3-0-57）。

结合病理仍首先考虑为免疫性肾炎,继续使用激素治疗。患者出院后门诊维持口服甲泼尼龙20mg/d,肌酐监测维持在230μmol/L左右,末次检测时间2019-08-27。随后,患者再次旅居美国,目前仍存活。

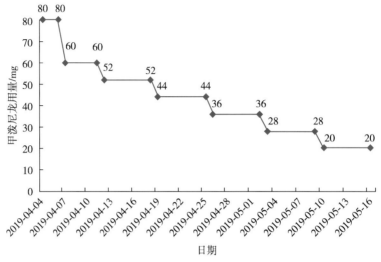

图 3-0-54　甲泼尼龙用量递减图

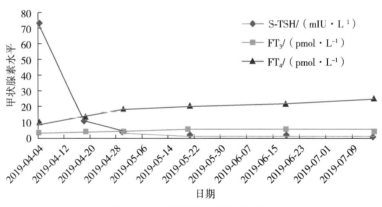

图 3-0-55　甲状腺功能动态变化

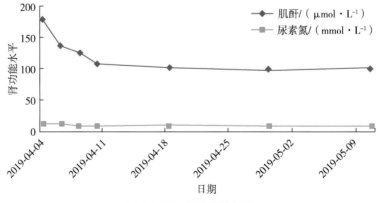

图 3-0-56　肾功能转归图

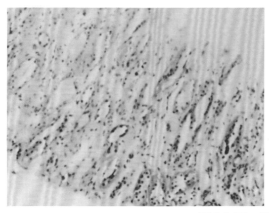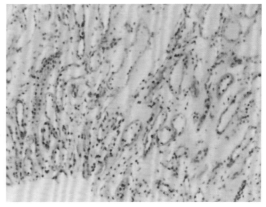

图 3-0-57　肾穿刺活检病理

三、临床思维与决策

1. 免疫性甲状腺炎　患者纳武利尤单抗免疫治疗后 1.5 个月出现心悸、腹痛、腹泻，症状不具典型性，考虑甲状腺炎是免疫治疗相对常见的不良反应，甲亢亦可引起类似症状，因此临床有新症状出现怀疑甲状腺功能异常者，应积极及时排查。免疫治疗相关甲状腺炎发生率相对较高，发生率为 0~19%。其治疗主要为对症治疗，如果没有明显症状且无法控制，并不需要中止免疫治疗。大部分免疫相关性甲状腺炎最终都会发展为甲状腺功能减退，需要积极进行激素替代治疗。

2. 免疫性肾炎　患者免疫治疗后常规血生化检查发现肌酐明显升高，无明显少尿、腰背酸痛等，首选考虑为免疫相关性肾炎，最终肾脏穿刺活检亦支持该诊断。免疫治疗相关急性肾损伤治疗方案主要是糖皮质激素以及肾脏专科的支持治疗。该患者经积极甲泼尼龙治疗后肌酐一度明显缓解，亦支持了免疫相关性肾炎的诊断。但是研究显示，40% 的免疫治疗相关性急性肾损伤能够完全恢复，45% 只能部分恢复，而 15% 无法恢复。同时合并肾外免疫相关不良反应的患者其肾损伤相对更严重，也更不容易完全恢复。而越早发现并充分静脉类固醇治疗的患者越容易得到完全康复。本例患者同时出现免疫相关性甲状腺炎和急性肾损伤。虽然发现得比较及时，而且激素治疗相对合理，但是患者的肾功能在一度恢复后再次恶化，最终只能部分恢复。这一方面可能与患者同时合并肾外的免疫损伤相关，另一方面可能与患者未遵从持续用药有关。

四、经验与体会

本例患者 EGFR 敏感突变，EGFR-TKI 靶向治疗及全身化疗均有治疗效果，但是免疫治疗无疗效，且发生了免疫相关性甲状腺炎、免疫相关性肾炎，最终影响后续的抗肿瘤治疗。需要关注以下问题：

1. 本案例的病因是什么？

本案例诊治过程中，从症状发生的时间因果关系，以及肾穿刺病理、糖皮质激素治疗效果来看，支持免疫相关性甲状腺炎、免疫相关性肾炎的诊断。

2. 本案例的临床决策是否得当？

本例免疫相关不良反应（irAEs）包括甲状腺炎和肾炎，发现比较及时，激素使用比较合理，并且最终进行了肾穿刺病理诊断符合免疫治疗相关性肾炎。

3. 从本案例能获得哪些经验及教训？

本例患者抗 PD-1 抗体免疫治疗前未能检测 PD-L1、TMB 以及 TIL 等指标，以筛选免疫治疗敏感人群。

五、专家点评

本例患者为一名中年女性，患肺腺癌（驱动基因阳性），经多线治疗。报道提示，ICIs 引起的甲状腺功能异常很少超过 2 级,通过及时检查以及对症或替代治疗,极少引起致死性甲状腺危象。PD-1/PD-L1 抑制剂单药治疗时,甲状腺功能紊乱发生率为 5%~10%(与肿瘤类型无关)。治疗期间,如患者出现无法解释的心悸、出汗、进食和便次增多、体重减少等,需要考虑甲状腺功能亢进可能,如血清发现游离 T_4 或总 T_3 升高,合并 TSH 正常或降低则可确诊。治疗期间,如患者出现无法解释的乏力、体重增加、毛发脱落、畏寒、便秘、抑郁或其他症状,需考虑甲状腺功能减退可能,如血清诊断发现 TSH 增高,游离 T_4 降低则可确诊。如怀疑中枢性甲状腺功能减退,进一步查 FSH、晨起皮质醇、黄体生成素(LH)和肾上腺硫酸脱氢表雄酮等,女性加查雌二醇。如确诊为中枢性甲状腺功能减退还需加查垂体 MRI。该病例诊疗过程中较好地体现了经治大夫对于内分泌毒性的警觉意识。合理的检查及内分泌学科会诊,也可以增加诊断精准性,改善患者转归。

ICIs 引起的肾损伤一般在开始 PD-1 抑制剂治疗后的 3~10 个月出现。在中国启动的 PD-1 抑制剂临床研究中,肾功能不全发生率为 5%,且均为 1~2 级肾脏毒性。每次使用 ICIs 之前,都应该检测血清电解质和血尿素氮、肌酐。发生肾功能不全时,需停用肾脏毒性药物,排除感染和尿路梗阻以及纠正低血容量来达到早期控制肾功能不全的目的。当发生严重的肾功能不全时,应停用 ICIs 并考虑给予系统性糖皮质激素治疗。鉴别诊断困难时,肾活检也可以辅助诊断。本例患者属于 G2 级肾损害,肾内科会诊及活检符合免疫相关性肾炎。通过暂停 ICIs,给予 0.5~1mg/(kg·d)泼尼松口服,肾损害降至 G1 级。

总之,本案例体现了 irAEs 需早诊早治,需要合理全程剂量调整的糖皮质激素应用,以及多学科参与的临床价值。不足之处在于对于驱动基因阳性的肺腺癌,TKI 失败后应鼓励加入临床研究。后线选择 ICIs 时,更加重视疗效预测标志物及免疫微环境的认识。条件许可时,免疫联合传统化疗或者抗血管生成治疗,也是有前景的治疗模式。

六、述评

免疫检查点抑制剂已成为非小细胞肺癌治疗很重要的一个手段,总体提高了非小细胞肺癌的疗效,但治疗相关的不良反应也引起了很大关注。

免疫相关性甲状腺炎发生率相对较高,发生率 0~19%。其治疗主要为对症治疗,如果没有明显症状且无法控制,并不需要中止免疫治疗。大部分免疫相关性甲状腺炎最终都会发展为甲状腺功能减退,需要积极进行激素替代治疗。

免疫相关性急性肾损伤发生率为 1.4%~4.9%,中位发生时间为免疫治疗后 14 周,病理表现多为急性肾小管间质性肾炎,也可见到一部分病理表现为急性肾小球肾炎。其发生的高危因素包括比较低的基础肾小球滤过率、使用质子泵抑制剂和使用双免疫联合治疗。治疗方案主要是糖皮质激素以及肾脏专科的支持治疗。

研究显示,40% 的免疫相关性急性肾损伤能够完全恢复,45% 只能部分恢复,而 15% 无法恢复。同时合并肾外免疫相关不良反应的患者其肾损伤相对更严重,也更不容易完全恢复。而越早发现并充分静脉类固醇治疗的患者越容易得到完全康复。另外,大部分 irAEs 恢复后再次挑战新生抗原与 ICIs 治疗的患者并没有再次发生免疫相关性肾炎。

本例患者同时出现免疫相关性甲状腺炎和急性肾损伤。虽然发现得比较及时,而且激素治疗相对合理,但是患者的肾功能在一度恢复后再次恶化,最终只能部分恢复。这一方面可能与患者同时合并肾外的免疫损伤相关,另一方面可能与患者未遵从持续用药有关。

综上所述,及早发现免疫治疗相关不良反应并进行规范处理是 irAEs 能否完全恢复的重要因素。另外 irAEs 的治疗并不总是一帆风顺的,需要密切地随访、监测及反复评估。一部分 irAEs 在恢复后可能会再次复发,再次治疗的疗效相对较差,相关科室的会诊及支持治疗非常重要。

案例 17 抗 PD-1 抗体治疗胃癌致免疫相关性重症肌无力及自身免疫性脑炎

苏丽玉 赵 坤 林榕波

福建医科大学附属肿瘤医院

【摘要】1 例 44 岁男性患者,诊断为胃体低分化腺癌部分印戒细胞癌根治术后(pT4aN3M0 ⅢC 期 Lauren 分型:弥漫型 EBER 阳性,ERBB2 拷贝数增加),术后予"多西他赛 + 替吉奥 + 阿帕替尼"一线治疗 2 个周期;一线治疗中出现全身多发淋巴结、骨及双侧肾上腺转移,二线治疗予"紫杉醇 + 奥沙利铂 +5-FU/ 亚叶酸(POF)+ 阿帕替尼 500mg/d,1 次 /2 周"治疗 12 个周期。疗效:部分缓解。之后予"曲妥珠单抗 + 阿帕替尼 +PD-1 抗体,1 次 /3 周"维持治疗 7 个周期。6 个月余后出现背部疼痛,考虑为肿瘤进展,再引入"POF"全身化疗,联合"曲妥珠单抗 + 阿帕替尼 +PD-1 抗体"治疗 3 个周期。患者疼痛缓解,体重增加,疗效评价:稳定。在二线治疗期间出现双上肢、颈部无力、翻身困难、复视。颅脑 MRI 示双侧额顶叶及右侧颞叶、双侧小脑半球脑血管炎性病变,考虑免疫相关性重症肌无力、自身免疫性脑炎可能,予甲泼尼龙 2mg/(kg·d)治疗,双上肢肌力明显改善,3d 后肌力恢复明显,右上肢肌力 4 级,左上肢肌力 3 级,复视和颈部无力感消失。10d 后肌力大致恢复,右上肢肌力 4$^+$ 级,左上肢肌力 4 级。1 个月后患者四肢肌力恢复,四肢肌力 5 级,复视和颈部无力感消失,脑 MRI 提示:脑血管炎性病变较前好转。

一、病例简介

(一) 主诉及现病史

患者,男性,44 岁。因"确诊胃癌术后复发 1 年"至我院接受免疫治疗。2018-12 因胃镜病理示:低分化腺癌,大部分为印戒细胞癌。予行根治性远端胃癌切除术,手术顺利,术后病理:(远侧胃)胃体后壁溃疡低分化癌 T4bN3M0,EBER 阳性。术后予"多西他赛 100mg d1+ 替吉奥口服 2 次 /d d1~d14 1 次 /3 周"化疗 2 周期,联合"阿帕替尼 250mg/d"治疗。2019-02-25 查 PET-CT 示:全身多发淋巴结转移;多发骨转移。并给予"紫杉醇 + 奥沙利铂 +5-FU/ 亚叶酸(POF)+ 阿帕替尼 500mg/d,1 次 /2 周"治疗 12 个周期。拟诊断为胃癌术后化疗后进展,遂收治入院。

(二) 既往史

20 年乙型肝炎病毒表面抗原携带史,间断口服恩替卡韦抗乙型肝炎病毒治疗;2017-08 因结肠息肉于外院行结肠息肉切除术。

(三) 体格检查

一般情况良好,美国东部肿瘤协作组(Eastern Cooperative Oncology Group,ECOG)评分为 2 分,疼痛数字评分(NRS)为 5 分,全身未触及明显淋巴结肿大。心律齐,心脏各听诊区未闻及病理性杂音。双肺呼吸音清,未闻及干湿啰音。腹平软,术后瘢痕愈合可,未及明显压痛及反跳痛,肝脾肋下未及,其余无异常。神经病理征阴性。

(四) 辅助检查

1. 全腹部增强 CT(2019-08) 胃癌复查,肝脏、双肾上腺、腹膜后淋巴结、胸腰椎、骨盆、双股骨多发转移(腹膜后淋巴结转移,腹膜后淋巴结直径小于 1cm);双肾上腺略增厚,增强后左侧见明显强化。

2. 肿瘤指标(2020-03-10) 癌胚抗原 2.8ng/mL,糖类抗原 7~24 173.1U/mL;肌酸激酶 60U/L;肌酸激酶 MB 亚型 49U/L;EB 病毒抗体均阴性;EBDNA 1.24E2;血常规、尿常规、大便常规、甲状腺功能、心肌酶谱、凝血功能均在正常范围。

（五）诊断分期及分子病理特征

胃体低分化腺癌部分印戒细胞癌根治术后（Lauren 分型：弥漫型 EBER 阳性），伴双肾上腺、全身多发淋巴结、骨转移化疗靶向免疫治疗后。

分子病理特征：MSS，PD-L1 阴性，TMB-low，EBER 阳性，ERBB2 拷贝数增加。

二、抗肿瘤免疫治疗过程

1. 肿瘤免疫治疗过程　2019-08 至 2020-02 予 "曲妥珠单抗（6mg/kg 静脉滴注 1 次/3 周）＋阿帕替尼（500mg 口服 1 次/d）＋PD-1 抗体（240mg 静脉滴注 1 次/3 周）" 维持治疗 7 个周期。

2. 相关影像学变化　左锁骨上、腹膜后淋巴结缩小。

3. 免疫相关不良反应诊治过程

免疫相关性脑炎诊治过程：2020-03-13 患者出现双上肢、颈部无力，翻身困难，复视，无头晕、头痛，无口角歪斜等其他不适，就诊外院，如图 3-0-58 所示，查颅脑 MRI：双侧额顶部及右侧颞叶、双侧小脑半球多发急性脑梗死。考虑为急性脑梗死，予营养神经、补液等处理，症状未见缓解。2020-03-15 转诊我院，查体：双侧眼睑无闭合障碍，眼球活动自如，无眼球震颤。左上肢肌力 0 级，右上肢肌力 2 级，双上肢感觉正常。结合病史，考虑 "免疫相关性重症肌无力、自身免疫性脑炎可能"，2020-03-15 开始予甲泼尼龙 2mg/（kg·d）治疗及支持治疗，双上肢肌力明显改善，2020-03-18 肌力恢复明显，右上肢肌力 4 级，左上肢肌力 3 级，未再出现复视，颈部无力感消失。2020-03-20 肌力大致恢复，右上肢肌力 4$^+$ 级，左上肢肌力 4 级。出院后前往康复医院康复科行康复治疗，并继续配合甲泼尼龙抗炎治疗（减量基于症状改善的情况，维持 4~6 周）。2020-04-18，患者双上肢肌力恢复正常，并停用甲泼尼龙抗炎治疗。综上，临床考虑患者诊断为免疫相关性重症肌无力、自身免疫性脑炎可能性大。

三、临床思维与决策

继发于抗 PD-1 抗体治疗的重症肌无力（MG）极其罕见，Suzuki 等报道，在接受抗 PD-1 抗体纳武利尤单抗治疗的 9 869 名日本癌症患者中，MG 病例占 0.12%。在较大规模的研究中，免疫检查点抑制剂治疗导致神经不良反应的发生率约为 1%。尤其是神经肌肉表现出明显临床特征。此外，少数患者出现重叠综合征，提示肌炎、重症肌无力和神经病变可以同时出现在同一个患者身上。因此，免疫检查点抑制剂治疗的神经系统不良反应，特别是神经肌肉不良反应可能构成一种新的综合征。MG 是一种由乙酰胆碱受体（AchR）或肌肉特异性激酶（Musk）抗体引起的神经肌肉接头自身免疫性疾病，导致骨骼肌无力和疲劳。大多数 MG 患者需要长期使用皮质类固醇、溴吡斯的明和静脉注射免疫球蛋白等药物治疗。据报道，MG 发病于抗 PD-1 治疗后的早期，进展迅速。其发病和进展机制尚不清楚，多考虑为内源性免疫耐受机制的受损导致过度免疫反应和自身免疫的发展。因此使用 PD-1 抑制剂的临床医生应该记住 MG，以便尽快给予包括类固醇在内的适当治疗，以降低远期发病率和死亡率及经济负担。

本例患者二线治疗接受了多周期化疗及靶向治疗，予曲妥珠单抗联合 PD-1 抗体、阿帕替尼靶向及免疫治疗作为维持治疗。此次化疗后突发双上肢、颈部无力，外院收治后行颅脑 MRI 检查，考虑为急性脑梗死，予调脂、抗血小板、营养神经等处理后，症状未见好转。临床决断的难点是患者突发双上肢、颈部无力及复视的原因。本例患者外院颅脑 MRI 报告：考虑 "急性脑梗死"，按急性脑梗死积极治疗后，症状未见缓解。转诊后，经与影像科多位医生共同多次详细阅片及讨论后，结合患者肿瘤治疗史，且近端或四肢无力、上睑下垂或复视以及肌痛是 ICIs 所致肌肉疾病患者最常见的症状，因此考虑免疫相关性重症肌无力、自身免疫性脑炎可能。判定为 CTCAE 3 级重症肌无力、3 级免疫相关性脑炎。根据 CSCO 的意见，3 级重症肌无力 I 级推荐类固醇激素治疗，II 级推荐免疫球蛋白或者血浆置换；3 级免疫相关性脑炎 I 级推荐类固醇激素治疗，连续 3~5d，同时给予免疫球蛋白，连续 5d，如果病情进展或出现自身免疫性脑病，给予利妥昔单抗或者血浆置换。NCCN 指南推荐甲泼尼龙 1~2mg/（kg·d），如果症状严重或出现寡克隆带，予脉冲类固醇甲泼尼龙 1g/d，3~5d，本例患者予初始剂量 2mg/（kg·d）。3d 后肌力恢复明显,右上肢肌力4级,左上肢肌力3级,未再出现复视,颈部无力感消失。10d后肌力大致恢复,右上肢肌力4⁺级,左上肢肌力4级。同时给予免疫球蛋白或血浆置换。如果自身免疫性脑病抗体阳性或7~14d后无效,可考虑给予利妥昔单抗治疗。

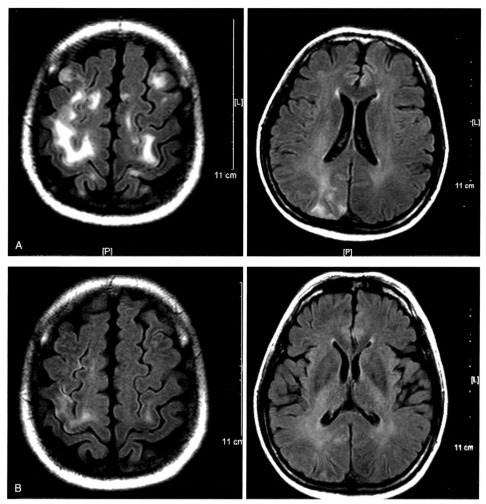

图 3-0-58　颅脑 MRI 治疗前后比对

A. 2020-03-18 评估:颅脑 MRI 显示双侧额顶叶、右侧颞叶及双侧皮质脊髓束见结节状、片状、索条状异常信号影,以右侧中央前回为明显,髓质较皮质明显,T_2WI 呈略高信号,T_1WI 呈略低及等信号,DWI 呈高信号,增强后右侧中央前回见少于强化。双侧,考虑脑血管炎性病变可能。

B. 2020-03-26 评估:颅脑 MRI 显示双侧额顶叶、右侧颞叶及双侧皮质脊髓束见结节状、片状、索条状异常信号影,以右侧中央前回为明显,髓质较皮质明显,T_2WI 呈略高信号,T_1WI 呈略低及等信号,DWI 呈高信号,以右侧中央前回明显。现髓质水肿信号较前减轻,增强后脑回皮质强化较前增多,考虑为脑血管炎性病变较前好转。

四、经验与体会

来自德国和瑞士10个皮肤癌中心的 irAEs 报告,第一次 ICIs 输注到症状出现之间的中位潜伏期为19周,范围为1~115周。其中38例接受免疫检查点抑制剂治疗的患者,19例发生了肌炎,并有或没有心肌受累。其中仅有1例患者被诊断为重症肌无力。尽管使用类固醇或静脉注射免疫球蛋白进行免疫抑制治疗,但只有一半的病例完全治愈。

本例患者经过多线抗肿瘤治疗,包括强效的化疗方案,并同时配合阿帕替尼、曲妥珠单抗靶向治疗及联合免疫治疗。在多种药物治疗期间出现双上肢无力,颅脑 MRI 提示急性脑梗死可能,按急性脑梗死对症治疗后症状未见好转,此后诊断为免疫相关性重症肌无力、自身免疫性脑炎可能,使用类固醇激素治疗,症状好转。需要关注以下问题:

1. 本案例诊断过程中,免疫相关性重症肌无力、自身免疫性脑炎还需完善哪些检查?

本案例考虑免疫相关性重症肌无力、自身免疫性脑炎可能,但未能行血清自身抗体谱(血清 AchR-Ab 测定)、肌纤蛋白、抗胆碱酯酶药腾喜龙试验和新斯的明试验、肌电图检查、病理检查、脑脊液(CSF)检查、自身免疫性脑炎抗体(NMDAR、AMPA1、AMPA2、LGI1、CASPR2、GABAB R、DPPX、IgLON5 抗体)、副肿瘤抗体(抗 Hu、Yo、Ri、CV2、Ma2、Amphiphysin、Ma1、Tr、Zic4、GAD65、PKCγ、Recoverin、Titin、SOX1 抗体)检查、神经电生理和胆碱酯酶抑制剂试验给药等检查,因此本案例诊断为免疫相关性重症肌无力、自身免疫性脑炎可能,基于以下依据:患者在给予抗 PD-1 抗体治疗后出现急性进行性加重的多灶脑病症状;影像学提示多发髓质及皮质的病变,且予类固醇激素治疗后,症状明显缓解。

2. 本案例的治疗方案是否得当?

虽未完善血清、脑脊液抗体检测及肌电图等检查,但根据患者免疫治疗病史,结合患者神经症状及颅脑 MRI 提示,对病情快速准确地进行判断,根据相关指南及患者具体情况提供治疗并获得了满意的治疗效果。目前患者四肢肌力正常,未留下免疫相关不良反应后遗症。

3. 从本案例能获得哪些经验及教训?

ICIs 相关免疫介导脑炎临床症状无特异性。ICIs 治疗后出现边缘系统症状如认知功能异常、记忆力障碍、精神行为异常、痫性发作、头痛、发热、颈项强直、注意力和定向力障碍、弥漫性及多灶性脑病症状,均应考虑为 ICIs 相关自身免疫性脑炎可能。目前尚无有效方法可以预测患者接受 PD-1 抑制剂治疗后是否会产生神经毒性。因此,临床应密切监测患者的神经系统表现,并且在 ICIs 治疗前及治疗期间应系统性评估相关自身抗体。

五、专家点评

纵观本案例,应当从以下方面进一步思考:

1. ICIs 治疗相关的免疫相关性脑炎是一种罕见疾病,临床上,应结合患者的诊疗史、症状体征的变化及相关血液、体液及影像学检查等进行多学科联合诊治,以期快速、准确地诊断并及时有效的治疗,将患者不良反应的损害降至最低。

2. 本案例在诊断过程中,未能及时完善相关抗体、肌电图等检查,未能进一步明确免疫相关性脑炎的类型,因此本病例仅根据相关治疗史、影像学检查以及诊断性治疗以明确诊断。此外,本病例还需与神经系统副肿瘤综合征(paraneoplastic syndromes,PNS)、吉兰 - 巴雷综合征、中枢神经系统(central nervous system,CNS)脱髓鞘及进行性多灶性白质性脑病(progressive multifocal leukoencephalopathy,PML)等相鉴别,并需进一步鉴别重症肌无力的病因。

这些问题都可进一步完善。同时也警示在处理 irAEs 的过程中,相关检查及多学科联合诊治的重要性。

六、述评

免疫治疗在治疗肿瘤的同时,也会产生严重的、罕见的免疫相关不良反应。本例患者既往多线治疗后,接受过不同方案化疗、多种靶向治疗及免疫治疗,且在治疗时间上有交叉,因此准确识别免疫相关不良反应显得尤其困难。本例患者初始考虑为脑梗死,但积极治疗后症状未好转。此时,根据患者的免疫治疗病史,考虑为免疫相关不良反应,并及时经验性给予甲泼尼龙抑制免疫治疗,患者好转。若本例患者甲泼尼龙抑制免疫治疗后,症状未好转或恶化,需考虑给予免疫球蛋白或血浆置换,以及利妥昔单抗治疗。早发现、早诊治,尽可能将不良反应的损害降至最低。

案例 18　抗 PD-1 抗体治疗肝肉瘤样癌致多系统免疫相关不良反应

钱夏婧　陆　意

宁波市医疗中心李惠利医院

【摘要】1 例 55 岁女性患者,因确诊"肝肉瘤样癌"来我院就诊,既往存在多种药物过敏史。予以"抗 PD-1 抗体 240mg d1 1 次 /3 周"免疫治疗联合"安罗替尼 10mg 口服 1 次 /d d1~d14 1 次 /3 周"靶向治疗 1 个周期,患者先后出现免疫性皮肤黏膜、肝脏、眼、肌肉、内分泌等多系统免疫相关不良反应,给予糖皮质激素合并对症支持治疗 2.5 个月后好转,期间因长期使用激素导致真菌合并细菌性肺部感染。目前患者永久停用免疫治疗,现使用"安罗替尼 10mg 口服 1 次 /d d1~d14 1 次 /3 周"单药靶向治疗,患者病情控制稳定。

一、病例简介

(一)主诉及现病史

患者,女性,55 岁。因确诊"肝肉瘤样癌伴骨转移近 2 个月"至我院就诊。患者 10 余天前因"腹部钝痛 3 个月余"至我院肝胆外科就诊,排除禁忌证后于 2019-04-10 行肝穿刺活检术,术后病理回报:(肝肿块穿刺活检)恶性肿瘤,结合免疫组化结果,符合肉瘤样癌。后查 PET-CT,考虑为肝内肿瘤,寰椎转移可能。颈椎增强磁共振检查:寰椎右侧侧块异常信号,结合病史考虑为转移的可能性大。2019-04-16 行 TACE 治疗 1 次。2019-05-06 起针对寰椎转移区病灶,行调强放射治疗,95%PTV 共给 DT 4 000cGy/20f,每周 5 次;给予唑来膦酸 4mg 抗骨转移治疗。

(二)既往史

患者有慢性乙型肝炎病史 10 余年,长期服用恩替卡韦片联合富马酸替诺福韦二吡呋酯片抗乙型肝炎病毒治疗。

(三)体格检查

一般情况良好,ECOG 评分为 1 分,未见明显消瘦,疼痛评分为 1 分,未见皮疹,全身未触及明显淋巴结肿大。心律齐,心脏各听诊区未闻及病理性杂音。双肺呼吸音清,未闻及干湿啰音。腹平软,右上腹及剑突下轻压痛,肝脾肋下未及,肠鸣音 2~3 次 /min,双下肢无水肿,四肢肌力 5 级,双侧巴宾斯基征阴性。

(四)辅助检查

1. 上腹部增强磁共振检查(2019-03-31,本院)　弥漫性肝占位,首先考虑恶性肿瘤,提示肝硬化,微量腹水,右肾多发小囊肿。肝门部、后腹膜多发肿大淋巴结。

2. 颈椎增强磁共振检查(2019-04-21,本院)　寰椎右侧侧块异常信号,结合病史考虑为转移的可能性大。颈 4/5~ 颈 6/7 椎间盘轻度突出。

3. 癌症基因检测报告(2019-05-08,外送)　TMB 10.2mutation/mb。

4. 血生化检查(2019-05-07,本院)　白蛋白 34.8g/L,GOT 41U/L。

5. 其他　血常规、尿常规、凝血功能、免疫前基线检查均未见明显异常。

(五)诊断分期及分子病理特征

肝肉瘤样癌伴骨转移(cT3aN1M1 ⅣB 期),乙型病肝炎并肝硬化。

分子病理特征:CD34(−)、CD117(−)、Desmin(−)、Dog-1(−)、S-100(−)、Ki-67(+)60%、Vimentin(部分 +)、SMA(弱 +)、CK(pan)(++)、Syn(−)、MyoD1(−)、Melanoma(HMB45)(−)。

二、抗肿瘤免疫治疗过程

1. 肿瘤免疫治疗过程　患者于 2019-05-10 行 "抗 PD-1 抗体 240mg d1 1 次 /3 周" 免疫治疗联合 "安罗替尼 10mg 口服 1 次 /d d1~d14 1 次 /3 周" 靶向治疗。

2. 相关体征变化　右上腹及剑突下压痛较前缓解。

3. 相关辅助检查

2019-03-31 基线评估(图 3-0-59A):弥漫性肝占位,首先考虑恶性肿瘤,提示肝硬化,微量腹水,右肾多发小囊肿。肝门部、后腹膜多发肿大淋巴结。

2019-06-11 评估(图 3-0-59B):肝内瘤样癌伴肝内转移,对照 2019-03-31 病灶变小、变少,建议复查。提示肝硬化;微量腹水。右肾多发小囊肿。肝门部、腹膜后多枚肿大淋巴结。

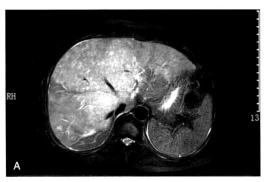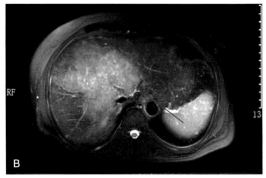

图 3-0-59　上腹部增强 MRI 复查结果提示肿瘤部分缓解

三、免疫治疗不良反应诊治过程

第一阶段:多系统免疫相关不良反应

1. 免疫相关性皮肤黏膜不良反应

2019-05-29(免疫治疗第 19 天,安罗替尼停药第 6 天)出现颈部躯干多发红斑、丘疹,无破溃,考虑为重度免疫性皮肤不良反应(G3),请皮肤科会诊后予以泼尼松 0.5mg/(kg·d)(2019-05-30),联合糠酸莫米松外用,效果欠佳,皮疹未见明显减少,后予以加量激素,改用泼尼松 1mg/(kg·d)(2019-05-31),治疗后皮疹较前明显减退,改用泼尼松 0.5mg/(kg·d)(2019-06-04),皮疹基本全部减退,改用甲泼尼龙片 20mg d1~d5,再减量至甲泼尼龙片 15mg d1~d4 后停激素治疗,激素减量过程中躯干部皮疹消退后,双手掌及足底出现红斑、丘疹、水疱,再次予以泼尼松 0.5mg/(kg·d)(2019-06-13)。2019-06-17 出现口腔黏膜多处溃疡及破溃,有少量出血,进食较困难,食欲较差,疼痛较明显,双侧手足掌面红疹程度基本同前,瘙痒感较前缓解,予以加大激素剂量,改为泼尼松 1mg/(kg·d)(2019-06-17),辅以制霉菌素溶液涂口腔防止霉菌感染,去甲肾上腺素口腔止血,甲硝唑 100mL 静脉滴注 1 次 /d 抗感染治疗,多卡因凝胶外涂患处止痛,并予三升袋肠外营养,鼻饲管留置肠内营养,后上述症状好转,开始激素减量,改为泼尼松 0.5mg/(kg·d)(2019-06-25)。

2. 免疫相关性肝脏不良反应　2019-06-09 出现肝功能受损,血生化提示:GPT 280U/L,GOT 157U/L,考虑为重度免疫相关性肝脏不良反应(G3),请消化科会诊后,予以积极护肝治疗,并配合激素治疗(剂量使用疗程与上述一致),期间肝酶指标好转。2019-07-09 复查血生化提示:GPT 272U/L(↑),GOT 887U/L(↑),ALP 957U/L(↑),在积极护肝治疗的基础上,加大激素剂量,改为泼尼松 3mg/(kg·d)(2019-07-09),后肝功能好转,激素减量,改为泼尼松 1.5mg/(kg·d)(2019-07-12)。

3. 免疫相关性眼不良反应　2019-06-13 患者出现急性结膜炎,予以左氧氟沙星滴眼液滴眼对症处理后稍好转,2019-07-02 双眼睑缘红肿较前稍好转,仍有较多脓性分泌物附着,结膜充血 +++,眼睑缘破溃红肿,请眼科会诊,考虑为:①溃疡性睑缘炎;②睑缘炎相关性角膜炎;③急性结膜炎,予以妥布霉素地塞米松眼膏及左氧氟沙星滴眼液治疗,并每天进行双眼结膜囊冲洗。

4. 免疫相关性肌肉不良反应 2019-07-13 患者出现小腿肌肉酸痛,查血生化提示:LDH 4 203U/L,CK 128U/L,CK-MB 153.6U/L。予以积极水化、碱化治疗,适当利尿等对症处理,激素继续按泼尼松 1.5mg/(kg·d)剂量治疗。

5. 免疫相关性内分泌不良反应 2019-07-20 患者突发尿量增多,24h 尿量达 7 000mL 以上,请内分泌科会诊后考虑存在肾上腺皮质功能不全、垂体功能减退,免疫治疗相关性垂体炎不能排除,进一步完善皮质醇(8:00am、4:00pm)、ACTH(8:00am、4:00pm)、生殖激素、24h 尿游离皮质醇等检查。2019-07-22 开始使用氢化可的松早 20mg qm,10mg 口服 1 次 /d,后尿量明显减少,改为氢化可的松 10mg 口服 2 次 /d(2019-07-30),后尿量基本正常,改为氢化可的松 10mg 口服 1 次 /d(2019-08-02)。

2019-07-26 查甲状腺功能提示 TSH 22.462mIU/L,考虑存在甲状腺功能减退,予以"左甲状腺素钠片 50μg 口服 1 次 /d"治疗,2019-08-03 复查 TSH 14.217mIU/L,继续按原剂量口服治疗,2019-08-15 复查 TSH 4.072mIU/L,后停药。

第二阶段:真菌合并细菌性肺部感染

2019-07-10 患者出现发热,最高体温为 38.9℃,予以胸部 CT 检查,未见明显肺部间质性病变,请感染科及呼吸科会诊,考虑目前需要排除免疫相关性肺炎,建议完善相关培养,后查 G 试验 250.7pg/mL,GM 试验 1.394,PCT 0.184ng/mL,痰培养提示产超广谱 β- 内酰胺酶(ESBLs)肺炎克雷伯菌,考虑患者长期应用激素导致真菌合并细菌感染可能,2019-07-14 暂停使用激素[泼尼松 1.5mg/(kg·d)],并使用卡泊芬净 50mg 静脉滴注 1 次 /d,抗真菌感染治疗,并联合使用亚胺培南 1.0g 1 次 /8h 静脉滴注抗感染治疗,治疗 14d 后,G 试验及 GM 试验恢复正常,予以暂停抗真菌治疗,体温恢复正常 3d 后降级为莫西沙星 0.4g 静脉滴注 1 次 /d 抗感染治疗。

四、临床思维与决策

(一)第一阶段:免疫相关不良反应

该患者在整个治疗过程中发生多系统免疫相关不良反应。回顾病史,患者存在青霉素、甘露醇药物过敏病史,可能导致免疫过激状态,虽免疫治疗前相关基线水平正常,且否认自身免疫性疾病存在,此类患者使用免疫治疗还需万分谨慎,目前暂无文献报道针对此类患者治疗前是否有特殊干预。此患者在免疫相关不良反应治疗的激素使用过程中治疗欠佳,根据 CSCO 指南,若针对免疫相关不良反应,在糖皮质激素治疗无效的情况下可使用其他免疫抑制剂,如免疫相关性肝脏不良反应,若激素治疗无效,可使用吗替麦考酚酯,如果仍不佳,可加用他克莫司治疗。在该患者的诊治过程中,激素只对正在发生的某一系统免疫性不良反应有效,但无法阻止后续其他免疫性不良反应的发生,是否意味着即为糖皮质激素治疗无效的状况,应该及时加用其他免疫抑制剂。虽然最后本例患者在后续激素及对症治疗后,全身多系统免疫性不良反应均得到完全缓解,但也需要深刻反思临床决策上的不足之处。

(二)第二阶段:真菌合并细菌肺部感染

在患者长期使用激素治疗免疫不良反应的过程中,出现真菌合并细菌性肺部感染。CSCO 指南指出:长期使用糖皮质激素可能会增加机会性感染的风险。建议对长期使用糖皮质激素(泼尼松>20mg/d,持续 4 周以上)的患者,针对性予以预防卡氏肺孢子菌肺炎的措施。对更长时间使用糖皮质激素(泼尼松>20mg/d,持续 6~8 周或以上)的患者,还要考虑使用抗真菌药物来预防真菌性肺炎(如氟康唑)。故该患者在治疗过程中,若提早介入使用抗真菌类药物的话可能会避免真菌性肺部感染发生,但细菌性肺部感染[痰培养提示产超广谱 β- 内酰胺酶(ESBLs)肺炎克雷伯菌]仍无法避免。

五、经验与体会

本例患者在治疗过程中出现多系统免疫相关不良反应,虽然在长达 2.5 个月的激素及对症支持治疗后完全缓解,但需要特别关注该患者发生 irAEs 的原因及整个治疗过程中应对 irAEs 的措施。

1. 本例患者是否属于特殊人群？

在目前现有的指南及共识中，免疫治疗的特殊人群包括自身免疫性疾病患者、HBV或HCV携带者、接受造血干细胞及器官移植的患者、妊娠期患者、更换免疫检查点抑制剂的患者、一般情况较差的患者、老年患者、艾滋病病毒携带者、免疫接种的患者。该患者的特殊之处在于在免疫治疗前期发现存在多种药物过敏反应，如甘露醇、青霉素等过敏史，是否此类患者也应在临床中纳入特殊人群，并针对这部分人群，临床医生需要在治疗前与患者及其家属充分沟通，权衡利弊，告知潜在的毒性风险，谨慎选择免疫治疗。

2. 本案例中的临床决策是否妥当？

在整个治疗免疫性相关不良反应过程中，因长期使用激素治疗导致真菌性感染，故以下临床决策是否妥当：第一，是否应尽早换用其他免疫抑制剂；第二，是否在激素治疗持续4周以上时，尽早使用抗真菌药物预防真菌感染。虽然后期经过激素及对症支持治疗后多系统免疫性不良反应均好转，但如果采取措施得当，还可能会减少免疫性不良反应的持续时间，提高患者的生存质量，并尽早行其他抗肿瘤治疗，为总生存期带来获益。

六、专家点评

回顾本案例，该患者最终的多系统免疫相关不良反应均得到完全缓解，但针对此类特殊患者，治疗过程中的临床决策需要更加谨慎，笔者认为应当从以下方面进一步思考：

1. 对于本案例的患者，免疫治疗前基线评估均无异常，也否认存在自身免疫性疾病，但在整个治疗过程中出现多系统的irAEs，可以肯定该患者全身多系统免疫反应被过度激发，此类有多种药物过敏史的患者也需在临床中纳入特殊人群，并对其免疫治疗带来的风险和获益进行告知，谨慎选择免疫治疗。

2. 该患者在糖皮质激素治疗初发irAEs有效的情况下，仍无法避免其他系统的irAEs发生，需尽早使用其他免疫抑制剂，若糖皮质激素治疗使用时间过长，需行预防性抗真菌治疗。

3. 针对出现免疫相关不良反应的患者，应该做到早期发现、识别和预测，并建议行多学科诊疗，尽早快速处理好irAEs，对保护患者有重要意义。

七、述评

选用免疫治疗时需更加谨慎，以下方面应得到充分重视：第一，免疫治疗前的特殊人群筛选，除了指南及共识中举例的特殊人群，临床上也需进行鉴别其他特殊情况，严格把控免疫治疗的指征，权衡利弊，谨慎选择免疫治疗；第二，免疫治疗过程中，需早期发现、识别和预测irAEs，并进行多学科的诊疗；第三，进行irAEs治疗过程中，糖皮质激素的用量、用药时长需合理，如无效，尽早使用其他免疫抑制剂治疗，减少给患者带来除肿瘤以外的打击。

案例 19 抗 PD-1 抗体治疗乳腺癌致免疫相关性皮炎及外周神经炎

刘翠微 赵艳霞

华中科技大学同济医学院附属协和医院

【摘要】1例49岁女性患者，患者左乳癌术后行辅助放化疗期间出现左侧胸壁进展，多线治疗后进展，并行抗PD-1抗体+FOLFOX4方案化疗。2个周期抗PD-1抗体治疗后，患者出现发热，并伴有头晕、呕吐、坐骨神经疼痛及左下肢麻木，下肢逐渐出现大范围皮疹，患者立即返院治疗，行脑MRI及骨ECT检查，排除脑炎、脑膜炎、垂体炎、脑转移及骨转移，考虑患者症状为免疫治疗相关毒副作用，即免疫相关性皮炎及免疫相关性外周神经炎。给予激素治疗后体温控制、下肢皮疹变浅变小、头痛及头晕缓解、坐骨神经疼痛缓解，但左下肢麻木改善并不明显，推迟1周后继续行FOLFOX4化疗，胸壁病灶快速进展。后更改化疗方案并联合帕博利珠单抗治疗,患者未出现严重免疫相关不良反应,但肿瘤仍继续进展。

一、病例简介

（一）主诉及现病史

患者,女性,49 岁。因"左乳癌术后近 1 年,胸壁红肿 4 个月余"至我院就诊。患者于 2017-05 因"左乳肿块"行左乳癌改良根治术,术后病理提示:左乳非特殊类型浸润性癌 cT4N1M0,ⅢB 期,ER（-）,PR（-）,HER2（0）,Ki67 : LI 约 80%。术后行 4 周期环磷酰胺联合表柔比星,再行 3 周期紫杉醇化疗。化疗第 7 个周期患者左侧胸壁出现红肿,切口下方新发 2 个绿豆大小结节,穿刺细胞学提示:可见散在癌细胞团。后更换为 FEC 方案化疗 1 个周期,化疗后行辅助放疗 50Gy/25F+ 病灶加量:8Gy/4F。2018-03 左胸壁下方新发结节,行结节活检术,病理提示:左侧胸壁恶性肿瘤,累及表皮伴溃疡形成,考虑来自乳腺（非特殊型浸润癌）,局部脉管内似见癌栓,切缘可见癌组织。于 2018-04-14 至 2018-05-26 行 GP（吉西他滨 + 顺铂）方案化疗 3 个周期,疗效评价为 SD;但患者胸壁结节较入院时增多、增大,考虑为疾病进展,于 2018-05-30 行贝伐珠单抗治疗,患者耐受可。之后于 2018-06-16 至 2018-08-21 行 4 个周期白蛋白紫杉醇 + 贝伐珠单抗治疗,患者耐受可,于 2018-09 复查提示胸壁病情进展。2018-09-13 行贝伐珠单抗 + 卡培他滨化疗,治疗中左胸壁出现新发包块（图 3-0-60）,考虑为疾病进展。2018-09-30、2018-10-22 行 NX（长春瑞滨 + 卡培他滨）+ 贝伐珠单抗治疗 2 个周期,病情进展。于 2018-11-15、2018-12-13、2019-01-19 行伊立替康（160mg d1,d8）+ 阿帕替尼治疗 3 个周期,患者耐受可,但胸壁肿块进展,2019-02 复查 PET-CT 示:右乳新发高代谢结节,右侧腋窝多发高代谢结节,考虑为转移瘤,左侧胸壁多发结节,病情进展。故于 2019-02-16 改行 FOLFOX4+ 阿帕替尼治疗,过程顺利。

（二）既往史

否认高血压、心脏病病史,否认肝炎、结核等传染病病史,否认药物过敏史,否认器官移植病史,否认既往抗肿瘤治疗史。

（三）体格检查

一般情况良好,ECOG 评分为 0 分,未见明显消瘦,疼痛评分为 0 分,左乳缺如,左侧胸壁皮肤红肿,表面可见散在多发小结节,破溃处大片结痂。心肺无明显异常,腹软,未及明显压痛及反跳痛,肝脾肋下未及,肠鸣音 2~3 次 /min,双下肢无水肿。

（四）辅助检查

1. 2018-04 肺部、上下腹部及盆腔 CT 未见明显肿瘤内脏转移。

2. 肿瘤指标（2019-04-12,本院）　CA199 122.5U/mL（正常范围 <37.0U/mL）,CA125 87.1U/mL（正常范围 <35.0U/mL）,癌胚抗原正常。

余血常规、血生化、尿常规、凝血功能、心电图及肺功能正常范围。

（五）诊断分期及分子病理特征

左乳浸润性癌伴胸壁转移。

分子病理特征:三阴型,ER（-）,PR（-）,HER2（0）,Ki67 : LI 约 80%。NGS 检测提示 MSI-H。

二、抗肿瘤免疫治疗过程

1. 肿瘤免疫治疗过程　NGS 检测提示 MSI-H,患者 2019-03-05 行 FOLFOX4+ 阿帕替尼 + 抗PD-1 抗体治疗,治疗后出现不良反应。疗效评估为 PD。不良反应好转后于 2019-05-06 改行帕博利珠单抗治疗,治疗后患者血小板偏低。

2. 相关体征变化　左乳缺如,左侧胸壁皮肤红肿,表面可见散在多发小结节,破溃处大片结痂,逐渐加重;右侧腋窝淋巴结肿大。

3. 相关辅助检查

2019-02-13 PET-CT 评估:右乳腺外上象限新发结节,代谢局灶性异常增高,右腋窝多发肿大淋巴结,代谢异常增高,考虑乳腺恶性肿瘤性病变伴右腋窝淋巴结转移可能性大;左侧胸、腹壁皮下多发结节,代谢异常增高,考虑为转移;病情评估为进展。

2019-04-25 PET-CT 评估:右乳腺外上象限结节影,代谢增高;右侧腋窝多发淋巴结,代谢增高;左前胸壁及左腋/背部皮肤增厚及多发代谢增高;以上较前片形态/范围增大,代谢程度增高,考虑符合恶性肿瘤病变(右侧乳腺恶性肿瘤病变伴多发转移),右侧乳腺区皮肤增厚,病情进展。

纵隔及左肺门区淋巴结,代谢不高,不除外转移可能,右侧锁骨上区小淋巴结,代谢轻度增高,建议观察;左上肺前段结片影,代谢轻度增高,考虑炎症性病变可能;病情评估为进展。

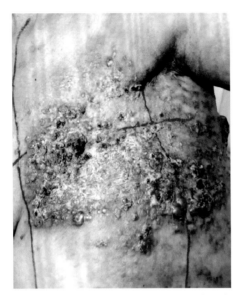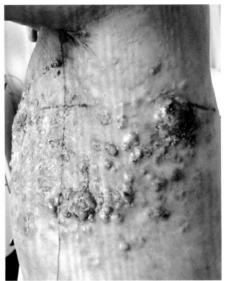

图 3-0-60　患者左侧胸壁皮肤红肿,多发结节,破溃处大片结痂

4. 免疫治疗不良反应诊治过程

免疫相关性皮炎及外周神经炎诊治过程:患者于 2019-03-05 行 FOLFOX4+ 阿帕替尼 + 抗 PD-1 抗体治疗,2019-03-20 行第 3 个周期 FOLFOX4+ 阿帕替尼治疗,2019-03-25 行抗 PD-1 抗体治疗。第 2 个周期抗 PD-1 抗体治疗后 3d 患者出现发热,并伴有头晕、呕吐、坐骨神经疼痛及左下肢麻木,下肢逐渐出现大范围皮疹,患者立即返院治疗,行脑 MRI 及骨 ECT 检查,排除脑炎、脑膜炎、垂体炎、脑转移及骨转移,考虑为免疫治疗相关毒副作用,即免疫相关性皮炎及免疫相关性外周神经炎。并给予地塞米松 5mg 治疗 5d 减量至 2.5mg 治疗 5d,之后口服泼尼松片,逐渐减量,患者体温于给药第 2 天被控制住、下肢皮疹变浅变小(图 3-0-61)、头痛及头晕缓解、坐骨神经疼痛缓解,但左下肢麻木改善并不明显,故推迟 1 周后继续行 FOLFOX4+ 阿帕替尼治疗,胸壁病灶快速进展。后于 2019-04-29 改行培美曲塞 + 贝伐珠单抗治疗,患者耐受可。患者整体治疗过程见图 3-0-62。

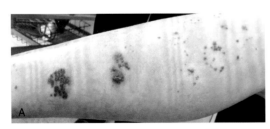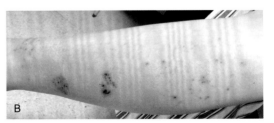

图 3-0-61　患者下肢皮疹

A. 2 个周期 PD-1 治疗后患者下肢皮肤出现皮疹;B. 给予激素等对症处理后患者下肢皮肤皮疹变淡、变小。

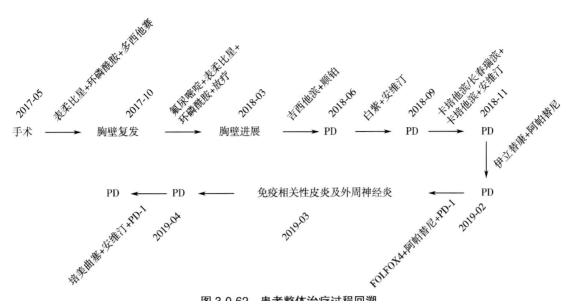

图 3-0-62　患者整体治疗过程回溯

2019-06 复查提示病情进展,右侧腋窝淋巴结穿刺活检病理结果提示:腺癌伴坏死,结合病史及免疫表型,符合乳腺癌来源。免疫组化染色示:GFR(+),SOX10(+),ER(−),PR(−),Ki67(LI:70%),HER2(0)。患者胸腔积液增多,予胸腔积液引流,并于 2019-06-05 行 VP-16+ 卡铂化疗,患者胸腔积液继续增多,胸闷加重,完善 CT 检查提示胸腔积液及肺部感染,查血 D-Dimer 升高,加强消炎及抗凝治疗后,患者胸闷较前缓解,出院后于当地医院行后续治疗。

三、临床思维与决策

患者在 3 个周期 FOLFOX4 化疗 + 阿帕替尼治疗及两周期抗 PD-1 抗体治疗后 3d 出现发热,并伴有头晕、呕吐、坐骨神经疼痛及左下肢麻木,下肢逐渐出现大范围皮疹。患者出现头晕、呕吐、坐骨神经疼痛及左下肢麻木症状时,应警惕脑转移及骨转移可能,因为三阴型乳腺癌易出现脑、骨转移,尤其该患者病情进展迅速,多线治疗后患者病情持续进展,故存在脑转移及骨转移可能,从而出现头晕、呕吐、坐骨神经疼痛及左下肢麻木症状。行脑 MRI 及骨 ECT 检查,排除脑炎、脑膜炎、垂体炎、脑转移及骨转移、垂体炎可能后,患者头晕、呕吐有可能为化疗相关不良反应,而发热、下肢皮肤皮疹、坐骨神经疼痛及左下肢麻木症状可能为免疫治疗后相关毒副作用,即免疫相关性皮炎及免疫相关性外周神经炎。给予地塞米松 5mg 治疗 5d 减量至 2.5mg 治疗 5d,之后口服泼尼松片,逐渐减量,患者体温于给药第 2 天被控制住、头痛及头晕逐渐缓解、坐骨神经疼痛缓解,下肢皮疹变浅变小,症状改善明显,但左下肢麻木改善并不明显。患者为何其他症状都得到明显改善,而下肢麻木却没有明显改善呢? 考虑患者经历多程化疗,化疗药物包括紫杉醇、卡培他滨、奥沙利铂等,这些化疗药物亦可导致外周神经损伤,从而引起下肢麻木。所以,患者下肢麻木有可能为多次化疗导致的不良反应,在给予激素治疗后缓解并不明显,后续可给予患者营养神经药物,以期缓解其下肢麻木症状。

四、经验与体会

患者 2 个周期抗 PD-1 抗体治疗后出现发热,并伴有头晕、呕吐、坐骨神经疼痛及左下肢麻木,下肢逐渐出现大范围皮疹,不良反应出现迅速且多样,需要关注以下问题:

1. 本案例的病因是什么?

本案例诊治过程中,患者在 2 周期抗 PD-1 抗体治疗后即出现了大量临床不良反应,症状出现迅速且多样,诊断为免疫相关性皮炎及外周神经炎。值得注意的是患者在行免疫治疗的同时,还接受了FOLFOX4 化疗及阿帕替尼抗血管生成治疗。化疗方案中的奥沙利铂最突出的临床不良反应即为外周神经损伤,且患者经历多程化疗,包括紫杉醇及卡培他滨等化疗药物,均可导致外周神经损伤,而阿帕替尼最突出的临床不良反应则是皮疹。目前尚不明确是否因为化疗及阿帕替尼的联合使用,导致患者出现或加重了免疫相关性皮炎及外周神经炎。

2. 本案例的临床决策是否得当?

在患者出现相关症状后,立即行脑 MRI 及骨 ECT 检查,排除脑炎、脑膜炎、垂体炎、脑转移及骨转移,诊断患者症状为免疫相关性皮炎及免疫相关性外周神经炎。给予激素治疗后患者体温被控制、头痛及头晕逐渐缓解、坐骨神经疼痛缓解,下肢皮疹变浅变小,症状改善明显,但左下肢麻木改善并不明显。在免疫相关性皮炎及外周神经炎的诊治过程中,决策及执行过程无明显过错。

3. 从本案例能获得哪些经验及教训?

该患者病情进展迅速,故在免疫治疗的基础上增加了化疗和抗血管生成治疗,但联合用药是否导致患者出现或加重了免疫相关性皮炎及外周神经炎,目前还不得而知。虽然该患者在经过激素治疗后,症状得到了很大程度的控制,但下肢麻木一直未能得到很好的缓解,可能与患者接受了奥沙利铂及前期多程化疗有关。

五、专家点评

纵观本案例,应当从以下方面进一步思考:

1. 该患者病情严重、发展迅速,多种化疗方案均效果欠佳,故行 NGS 检测,以期寻找有效治疗方案,无疑是正确的,结果提示患者 MSI-H。由于 MSI、TMB 和 PD-1/PD-L1 表达是与提高免疫治疗反应率相关的生物标志物,在这种情况下,可以考虑联合免疫治疗,但同时需要注意的是,患者 NGS 检测仅提示 MSI-H,TMB 及 PD-L1 检测均未有阳性结果,且患者经过多线化疗,效果均不佳,患者身体长期处于免疫抑制状态,那么在患者自身免疫状况不佳时,抗 PD-1 抗体免疫治疗能否发挥相应的作用,达到预期的效果,仍然值得进一步思考和探索。

2. 在本案例中,患者进行免疫治疗的同时,还联合了 FOLFOX4 化疗及阿帕替尼抗血管生成治疗,前期还经历了多程化疗,包括紫杉醇及卡培他滨等化疗药物,亦可能会导致外周神经损伤及皮损,那么化疗相关性神经毒性是否会诱导免疫性神经毒性? 这依然需要以后进一步研究和探索。

六、述评

尽管相比放化疗等传统治疗手段,免疫治疗的不良反应相对较小,患者依从性高,但在临床工作中仍需高度重视。因为免疫相关不良反应若发现不及时、处理不得当,患者有致死风险。第一,严格把握适应证,评估患者的免疫治疗反应率,患者是否存在进行免疫治疗或者联合免疫治疗的适应证。第二,评估患者免疫治疗风险,对于存在自身免疫性疾病、肝炎病毒携带以及进行过移植手术的患者,或者之前出现过免疫相关不良反应的患者。应谨慎使用免疫治疗,做好评估,在治疗前和患者及其家属进行充分沟通,告知其潜在的毒性风险。第三,重视患者教育。第四,妥善处理免疫相关不良反应,在诊治过程中要重视多学科联合诊治,以对糖皮质激素及免疫抑制剂使用的时机、剂量和剂型进行判断,同时动态评估后续肿瘤治疗方案。

案例20　抗 PD-1 抗体治疗肝癌致免疫相关性肺炎及心肌病

刘　棣　刘梦洁　张　颖
西安交通大学第二附属医院

【摘要】1 例 58 岁女性患者,因确诊肝内及肝外胆管恶性肿瘤伴肝内转移及肺转移参加临床研究。先后予抗 PD-1 抗体治疗 2 个周期后,患者出现咳嗽、气短、喘息,进行性加重。完善胸部 CT、心脏彩超、心电图、肺动脉 CTA、冠状动脉 CTA、BNP、肌钙蛋白、心肌酶系列等检查,首先考虑免疫相关性间质性肺炎及免疫相关性心肌病,予糖皮质激素、抗感染、强心、利尿、抗凝、支持对症治疗 10d,患者临床症状明显减轻,各项指标较前好转。

一、病例简介

(一) 主诉及现病史

患者,女性,58 岁。因"肝癌术后 2 年余"至我院就诊。2 年余前因"肝癌"于西安某医院在全麻下行左半肝 + 全肝尾状叶切除术 + 胆囊切除术,术后病理回报:"肝左叶"纤维组织内浸润性腺癌;"尾状叶"肝组织内浸润性中分化腺癌(胆管细胞癌),术后于我院接受 GEMOX(吉西他滨 + 奥沙利铂)方案化疗 6 个周期,过程顺利,后定期复查。19 个月前,复查发现肝、肺转移,患者因耐受性问题,遂行多西他赛单药化疗,2 个周期后疗效评价为 PD。遂于西安某医院参加临床研究,威利替尼(varlitinib)+ 卡培他滨,第 9 天出现严重带状疱疹,停药 21d 后出组。随后,于我院行多西他赛化疗,后行多西他赛 + 卡培他滨治疗,复查疗效评价为 PD。患者不接受化疗,要求自动出院。15 个月前,于广州某医院行肝脏冷冻消融,13 个月前,行左肺转移灶冷冻消融,因转移灶数量多,仅行部分较大病灶的治疗,出院后口服替吉奥(共 28d)。9 个月前,于我院行胸部 CT 及上腹部 CT 检查提示:肺部结节,肝多发结节。考虑为病情进展,予安罗替尼 12mg 口服 d1~d14。2 个周期后,疗效评估为 SD。为进一步治疗收治入院。

(二) 既往史

平素身体状况可,无特殊。

(三) 体格检查

一般情况良好,ECOG 评分为 3 分,未见明显消瘦,疼痛评分为 0 分,神志清楚,精神可,皮肤巩膜无黄染,全身未触及明显淋巴结肿大。心肺无特殊。腹软,腹部可见一长约 14cm 手术瘢痕,愈合情况良好。未及明显压痛及反跳痛,肝脾肋下未及,肠鸣音 4 次 /min,双下肢无水肿,四肢肌力 5 级,四肢浅感觉正常,深感觉正常,双侧巴宾斯基征阴性。

(四) 辅助检查

1. 术后病理回报　"肝左叶"纤维组织内浸润性腺癌;"尾状叶"肝组织内浸润性中分化腺癌(胆管细胞癌)。

2. 胸部 CT 平扫(2020-03-26 本院)　两肺多发结节,考虑转移;两肺慢性炎症;右肺上叶及左肺新增磨玻璃结节,建议随诊;双侧胸膜局限性增厚;左侧胸腔积液。

3. 诊断分期及分子病理特征　"肝左叶"纤维组织内浸润性腺癌、"尾状叶"肝组织内浸润性中分化腺癌(胆管细胞癌):(T2NxM1, IV 期),右半肝、肺、骨转移。

二、抗肿瘤免疫治疗过程

1. 肿瘤免疫治疗过程　排除治疗禁忌,于 2020-01-10、2020-02-28 行 2 个周期抗 PD-1 抗体 100mg d1 1 次 /3 周治疗。第 2 个周期治疗后 1 个月余患者出现咳嗽、咳痰、气短不适,复查胸部 CT(2020-03-27)提示肺部磨玻璃影,不排除免疫相关性肺炎可能,故停用 PD-1 抑制剂治疗。

2. 相关辅助检查

2020-02-28 评估:胸部 CT+ 上腹部 CT 示两肺多发结节,考虑发生转移,与原片(2019-12-17),部分结节径线减小;肝内多发异常强化灶,结合病史考虑发生转移,较前径线略缩小。2019-12-17 肺部结节较大者直径约 38mm,2020-02-28 肺部结节较大者直径约 28mm。

2020-03-26 评估:胸部 CT 示两肺多发结节,考虑发生转移,与前片(2020-02-28)对照,部分结节径线减小;两肺慢性炎症,右肺上叶及左肺新增磨玻璃结节。2020-02-28 肺部结节较大者直径约 28mm,2020-03-26 肺部结节较大者直径约 23mm。

2020-04-20 评估:胸部 CT 示两肺多发结节,与前片(2020-03-26)对照,结节大小未见明显变化;两肺感染性病变,较前片范围增大;双侧胸腔积液。

心脏彩超:见表 3-0-5。

表 3-0-5　心脏超声左室射血分数变化

	2020-04-23	2020-04-26	2020-04-27	2020-05-28	2020-06-17
射血分数	0.30	0.46	0.47	0.56	0.56

3. 免疫治疗不良反应诊治过程

2020-04-21：因咳嗽、气短、活动耐力差入院，根据临床症状，胸部 CT 病变范围 <25% 肺实质，判断为 CIP Ⅱ级，按照指南 1mg/(kg·d)，予泼尼松 25mg 口服，2 次 /d，症状无明显变化。

2020-04-23：突发胸闷、气短，无法平卧休息，急查心肌酶系列：谷草转氨酶 477IU/L，乳酸脱氢酶 817IU/L。BNP 1 455pg/mL，肌钙蛋白 0.03ng/mL，D- 二聚体 3 510.00μg/mL。血常规：白细胞 10.18×10⁹/L，中性粒细胞百分比 91.70%。血气分析示：PO$_2$ 79.5mmHg，PCO$_2$ 20.5mmHg，轻度低氧血症。急查床旁心电图示：房性期前收缩、室性期前收缩、电轴右偏（图 3-0-63）。冠状动脉 CTA 未见异常。患者无法平卧行胸部 CT 检查。呼吸科、心内科、重症医学科多学科讨论，考虑为：免疫相关性肺炎及心肌病；心功能不全；肺栓塞；肺部感染。予甲泼尼龙 40mg 1 次 /12h，盐酸莫西沙星 400mg 1 次 /d，低分子量肝素钠注射液 2 500IU 皮下注射 1 次 /12h，呋塞米 10mg 静脉注射 1 次 /d 及对症支持等治疗。

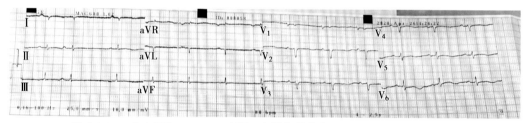

图 3-0-63　心电图（2020-04-23）提示房性期前收缩、室性期前收缩、电轴右偏

2020-04-24：患者平卧后再次出现胸闷、气短明显，双下肢可触及凹陷性水肿。急查双下肢静脉彩超未见双下肢静脉血栓。心脏彩超提示：右房增大，左心功能偏低 EF 0.54，心包积液（中量）。请相关科室会诊后调整甲泼尼龙为 40mg 1 次 /8h，同时加强利尿，后患者症状逐渐减轻。

2020-04-30：患者胸闷、气短明显缓解，复查胸部 CT：两肺炎性改变较前吸收。患者胸闷、气短等症状均较入院时明显减轻，多次复查各项指标较前好转，静脉用甲泼尼龙治疗 1 周后改为泼尼松口服，并逐渐减量，于 2020-04-30 出院，出院后继续口服泼尼松。

治疗期间患者 BNP 指标的变化见表 3-0-6。

表 3-0-6　BNP 指标变化

	2020-04-23	2020-04-24	2020-04-25	2020-04-26	2020-04-28	2020-04-29
BNP/(pg·mL⁻¹)	1 445.0	1 164.8	2 440.3	2 161.0	1 369.7	397.9

三、临床思维与决策

本例患者在第 2 个周期（抗 PD-1 抗体 100mg d1 1 次 /3 周）治疗后在出现呼吸困难及咳嗽。此时，临床决断的难点是出现呼吸困难的原因。心源性或是肺源性？判定为 2 级肺炎及心肌炎。根据 CSCO 的意见，Ⅱ级治疗原则为：①停用 ICIs；②吸氧，必要时使用高流量或无创通气；③止咳、平喘等对症治疗；④糖皮质激素治疗：先静脉给药，症状改善后改为口服，如甲泼尼龙 1~2mg/(kg·d) 或等效药物，激素治疗至症状及影像学改善后逐渐减量，疗程大于 6 周；⑤定期复查血常规、血生化全套、感染指标 / 凝血及血气分析；⑥不能排除合并感染者，加用抗感染药物。本例患者初始予糖皮质激素口服，症状未缓解并加重后，予甲泼尼龙 2mg/(kg·d) 静脉滴注，同时予抗感染、利尿、抗凝等对症支持治疗后症状逐渐缓解,各项指标逐渐好转。

四、经验与体会

本例患者在抗肿瘤治疗有效、且无自身免疫性疾病的情况下,发生免疫相关性肺炎及心肌病。需要关注以下问题:

1. 本案例的病因是什么?

本案例诊治过程中,从胸部 CT、心电图、心肌酶、BNP、心脏彩超及治疗效果来看,免疫相关性肺炎及心肌病的诊断较为明确。患者诊断为肝内胆管细胞癌多线治疗后进展,全身状态较差,这也符合了免疫治疗在早期免疫状态良好的患者中效果更好。

2. 本案例的临床决策是否得当?

在免疫相关性肺炎及心肌病诊治过程中,及时进行各项检查,并对病情进行快速准确的判断,根据相关指南及患者具体情况,及时予激素＋抗生素＋利尿＋生命支持治疗,决策及执行过程得当,后患者症状缓解,各项指标好转。

3. 从本案例能获得哪些经验及教训?

(1)重视免疫相关不良反应的患者教育:irAEs 患者的治疗往往涉及激素甚至免疫抑制剂使用,使机体处于免疫抑制状态,易并发感染。一旦并发感染,往往病情凶险,需要临床医生充分重视。而患者常是 irAEs 及感染的第一发现者,因此,在治疗开始时即需要对患者进行全面的 irAEs 及感染风险教育,告知患者发现疑似不良反应后,及时就诊。

(2)免疫相关心脏损害早期表现不明显,容易被忽视:免疫相关心脏损害的表现,在初期容易和免疫相关性肺炎混淆,不容易被发现。因此,在免疫治疗过程中,即便没有出现症状,也应对心功能、甲状腺功能、血糖、肺部情况进行监测,以便早发现免疫不良反应。

(3)注意鉴别、预防肺栓塞等疾病:在本例中,还不容忽视的为是否存在肺栓塞的可能。CTPA,D-二聚体的监测十分必要。在疾病发展的初期,诊断还不能完全明确时,同时预防性地使用抗凝治疗也十分重要。

(4)注意免疫治疗的拖尾效应:免疫治疗的拖尾效应明显,本例患者使用减量的抗 PD-1 抗体治疗 2 个周期后,早期观察到肺部新增片状云絮状阴影(范围<10%),停药 1 个月后,肺部炎症继续增大至 25%,观察评价肺部转移病灶持续缩小。因此,得到的启示是尽早发现免疫不良反应,及时停药并给予对症治疗。

五、专家点评

纵观本案例,应当从以下方面进一步思考:

1. 发生 irAEs 的肿瘤患者,多涉及激素甚至免疫抑制剂治疗,使机体处于免疫抑制状态,易并发感染。在这种情况下,待细菌培养结果证实感染前,抗生素预防应用的指征及具体剂量如何判断?

2. 同时本案例中,患者同时发生了免疫相关性肺炎及免疫相关性心肌病,为较严重的 irAEs。对于此类患者,追踪其心肺功能恢复正常后如何权衡下一步抗肿瘤治疗?何时可重启抗肿瘤治疗?是否可继续使用 PD-1 抑制剂?

六、述评

尽管相比放化疗等传统治疗手段,免疫治疗的不良反应较小,患者依从性高,但在临床工作中仍需重视。若严重的不良反应发现不及时、处理不得当,患者有致死风险。作为肿瘤临床医生,以下方面需要注意:第一,遵循指南,对 irAEs 做到早识别、早干预。第二,对特殊人群进行筛查,应谨慎使用免疫治疗,做好基线评估,在治疗前和患者及其家属进行充分沟通,告知其潜在的毒性风险。第三,糖皮质激素对 irAEs 的处理具有重要的作用,但是不能滥用,应对 irAEs 进行分级管理,以对糖皮质激素及免疫抑制剂使用的时机、剂量和剂型进行判断,同时动态评估后续肿瘤治疗方案。

案例 21　抗 PD-1 抗体治疗晚期肝癌致免疫相关性心肌炎及肝炎

周潇殊　薛　军

华中科技大学同济医学院附属协和医院

【摘要】1 例 56 岁男性患者,因确诊肝癌予以抗 PD-1 抗体联合仑伐替尼治疗 1 个周期后,患者出现心动过速。完善心电图、心肌酶、血生化等检查提示免疫相关性心肌炎、肝炎,予胺碘酮联合糖皮质激素治疗以及护肝降酶治疗,1 周后患者心率及心肌酶水平基本恢复正常,肝转氨酶显著下降。

一、病例简介

(一)主诉及现病史

患者,男性,56 岁。因"发现肝恶性肿瘤伴远处肺转移,介入栓塞术后 1 个月"至我院就诊。患者诉 2020-03 因"腹胀、嗳气不适,有胀痛",行 CT 检查提示肝内肿瘤伴多发肺转移,给予护肝、降黄、护胃等对症支持治疗,腹部胀痛有所好转。于 2020-04 入住我院肝胆外科,腹部 CT 示:肝右叶巨大团块,考虑为恶性肿瘤性病变。肺部 CT 提示双肺多发结节影,转移瘤可能。瘤标示:AFP>2 000μg/L。诊断为:肝癌Ⅳ期(肺 M)。于 2020-04-23 行肝癌栓塞术。现要求进一步免疫治疗入院。

(二)既往史

乙型肝炎病史十余年,未规范治疗。

(三)体格检查

一般情况良好,ECOG 评分为 0 分,神志清楚,精神可,颈软、无抵抗。双侧瞳孔等大等圆,对光反射灵敏。皮肤巩膜轻度黄染,全身未触及明显浅表淋巴结肿大。胸廓未见畸形,心律齐,心脏各听诊区未闻及病理性杂音。双肺呼吸音清,未闻及干湿啰音。腹膨隆,肝区轻度压痛,全腹无反跳痛,肝脾肋下未及,肠鸣音 2~3 次/min,双下肢无水肿,四肢肌力 5 级,病理反射未引出。

(四)辅助检查

1. 腹部增强 CT(2020-04-21,本院)　肝右叶巨大团块,最大截面 8.8cm×8.5cm×10.7cm,考虑为恶性肿瘤性病变,局部累及膈肌、胸/腹壁可能,门静脉、下腔静脉及肝右静脉内瘤栓形成。肝硬化、门静脉高压,脾大,食管-胃底静脉曲张。

2. 胸部平扫(2020-04-19,本院)　双肺多发结节影,转移瘤可能,较大者直径约 2.1cm。

3. 肿瘤指标(2020-04-21,本院)　AF>2 000μg/L(0.89~8.78μg/L)。

4. 血常规(2020-04-27)　白细胞 $3.04×10^9$/L($3.5~9.5×10^9$/L),红细胞 $3.97×10^{12}$/L($4.3~5.810^{12}$/L),血红蛋白 122g/L(130~175g/L),血小板 $41×10^9$/L($125~350×10^9$/L)。

5. 血生化(2020-04-27)　总胆红素 65.7μmol/L(5.1~19.0μmol/L),直接胆红素 34.5μmol/L(1.7~6.8μmol/L),GPT 121U/L(5~40U/L),GOT 143U/L(8~40U/L),总蛋白 53.4g/L(64~83g/L),白蛋白 29.0g/L(35~55g/L)。

余大便常规、尿常规、凝血功能、甲状腺功能在正常范围,心电图、心脏彩超基本正常。

(五)诊断分期

肝癌伴肺内广泛转移Ⅳ期。

二、抗肿瘤免疫治疗过程

患者入院后给予护肝降酶退黄治疗,转氨酶及胆红素显著降低,2020-05-04 行第 1 个周期抗 PD-1 抗体 200mg 治疗。并于 2020-05-05 开始口服仑伐替尼(12mg,1 次/d)。

疗效评价:因仅行 1 个周期治疗,根据血 AFP 结果(61 220.6μg/L,较前降低)及第 2 次入院前肺部 CT 平扫筛查结果,与前次比较示肿瘤部分消退:肝右叶病灶较前缩小(图 3-0-64),双肺转移灶较前大部减小(图 3-0-65),临床疗效为 PR。

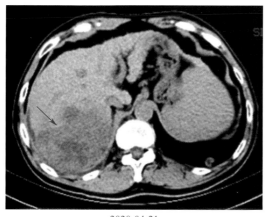
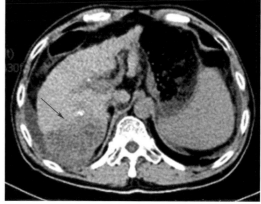

2020-04-21 　　　　　　　　　　　　　　　　2020-05-25

图 3-0-64 肝脏病灶缩小

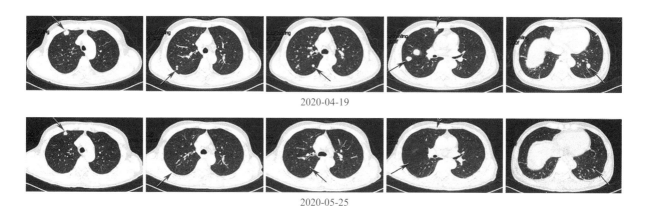

2020-04-19

2020-05-25

图 3-0-65 多个肺部病灶缩小

三、免疫治疗不良反应诊治过程

1. 免疫不良反应临床表现及实验室检查 2020-06-02 患者无明显诱因出现心动过速(约 200 次/min),自诉胸闷、心悸。急查血未见心肌酶异常。2020-06-03 复查示肌钙蛋白 I 295.3ng/L(<26.2ng/L),GOT >700U/L(8~40U/L),LDH 1 151U/L(109~245U/L),诊断为免疫相关性心肌炎 3 级。2020-06-07 查 GOT 188U/L(8~40U/L),结合 GOT 结果,考虑免疫相关性肝炎 3 级。

2. 辅助检查 2020-06-02 EKG 检查见图 3-0-66。

3. 治疗经过 出现心动过速后立刻联系心内科急会诊,给予胺碘酮 0.15g 静脉推注,后使用 0.3g+50mL 5% 葡萄糖持续慢滴,1h 后心率降至 160~170 次/min,后逐渐降低并维持在 110~120 次/min。17h 后,心率突降至 67 次/min,遂停用胺碘酮。20min 后心率降至 30~40 次/min。

2020-06-03 再次查 EKG,见图 3-0-67。

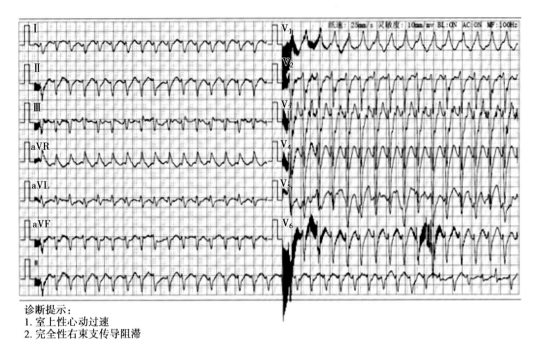

诊断提示：
1. 室上性心动过速
2. 完全性右束支传导阻滞

图 3-0-66　心电图检查

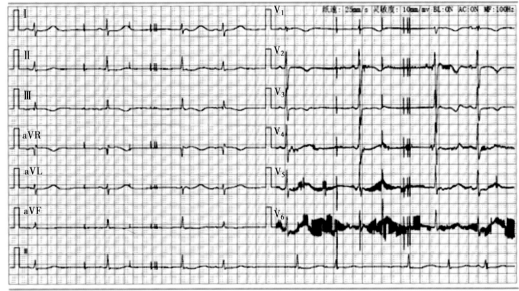

诊断提示：
1. 窦性心动过缓
2. 频发房性期前收缩

图 3-0-67　心电图 -2

　　再次联系心内科会诊后，考虑为心动过缓为胺碘酮反应。2020-06-03 至 2020-06-04 给予甲泼尼龙 260mg（4mg/kg）静脉治疗（2020-06-03 甲泼尼龙治疗后 4h 心率即恢复正常）；2020-06-05 至 2020-06-07 给予甲泼尼龙 130mg（2mg/kg）静脉治疗；2020-06-08 至 2020-06-10 给予甲泼尼龙 65mg（1mg/kg）静脉治疗；2020-06-11 开始口服泼尼松 40mg 并出院，嘱其每周减量 10mg 至停药。2020-06-09 复查 EKG，见图 3-0-68。

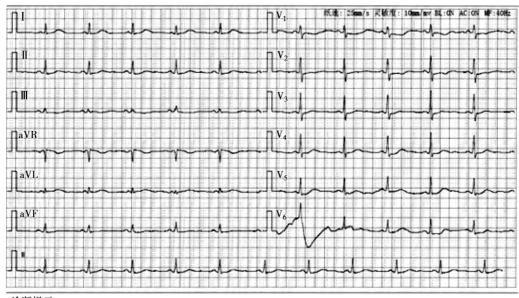

诊断提示:
1. 窦性心律
2. 正常范围心电图

图 3-0-68 心电图 -3

指标变化见图 3-0-69~ 图 3-0-71。

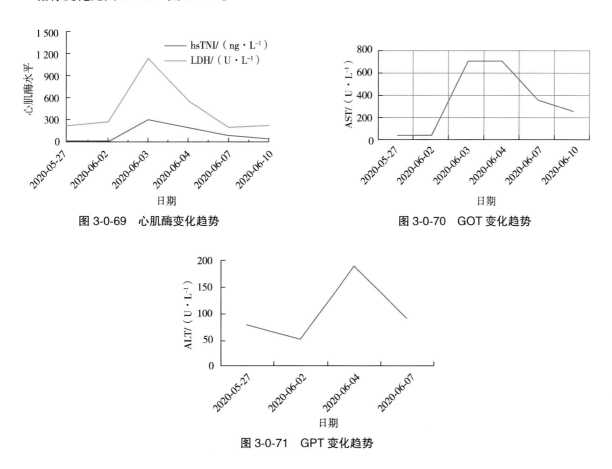

图 3-0-69 心肌酶变化趋势

图 3-0-70 GOT 变化趋势

图 3-0-71 GPT 变化趋势

四、临床思维与决策

文献报道免疫相关性心律失常中,以房性心律失常为主,如窦性心动过速、房性心动过速、房扑甚至房颤；且房性心律失常更多与心脏外情况有关，如高龄、感染、肺部病变等。室性心律失常相对发生率较低，大多伴发心肌病变，尤其是心肌炎，预后较差。心肌炎是免疫治疗比较少见的心脏不良反应，发生率在0.06%~3.8%，发生时间在首次用药后15~30d。本例患者与文献报道相符，为室上性心动过速伴发心肌炎，并在免疫治疗后第29天发生。免疫治疗相关心脏不良反应具有高致死性风险，其中心肌炎的致死率高达39.7%~50%。本例患者心肌炎急性发作，迅速加重；此外，本例患者还伴发转氨酶升高，提示免疫相关性肝炎的发生；病情危重，若未及时干预治疗将危及生命。

五、经验与体会

在发生严重不良反应后应中止免疫治疗方案，并使用免疫抑制剂或免疫调节剂控制反应，主要用药为大剂量糖皮质激素，必要时使用TNFα拮抗剂等。

1. 本案例的病因是什么？

本案例诊治过程中，从临床表现、实验室检查、心电图检查，免疫相关性心肌炎、免疫相关性肝炎的诊断较为明确。

2. 本案例的临床决策是否得当？

在本例患者出现心律失常后及时请心内科会诊，因当日查血未出现心肌酶升高，仅给予抗心律失常治疗。次日心肌酶升高，肝酶升高，诊断明确为免疫相关性心肌炎合并心律失常；免疫相关性肝炎；遂给予大剂量激素冲击治疗。在及时治疗后心肌酶及肝酶逐步下降，激素逐渐减量，患者情况好转。总体治疗决策得当。

3. 从本案例能获得哪些经验及教训？

当免疫治疗患者出现非房性心律失常时，要立刻警惕伴发心肌炎的可能，动态监测相关指标，尽早开始大剂量激素治疗。

六、专家点评

本例患者本身为肝癌晚期，转氨酶及胆红素基线水平高，容易忽视免疫相关性肝炎的发生，动态监测血生化的改变对免疫相关性肝炎的诊断与甄别极为重要。患者同时发生心脏毒性与肝毒性，致死率高，及时的诊断与适量的激素治疗带来了较好的治疗效果。

临床前研究显示人心肌细胞损伤后出现PD-1和PD-L1的表达。PD-1和CTLA-4缺陷小鼠可发生致死性心肌炎。心肌炎患者的心肌活检显示大量淋巴细胞浸润，多累及房室结和窦房结，有或无心肌纤维化。进一步分析可以发现其中T细胞标志物CD3及巨噬细胞标志物CD68表达阳性。

常用的治疗免疫相关性心脏毒性的药物包括糖皮质激素和免疫抑制剂，如英夫利西单抗、抗胸腺细胞球蛋白（ATG）等。糖皮质激素是首选药物。大多使用高剂量的糖皮质激素，如甲泼尼龙。首次使用剂量常为1~2mg/kg，随后逐渐减少。然而，一些研究表明，仅使用皮质类固醇可能不足以解决免疫治疗相关不良反应，甚至在类固醇治疗之后，许多患者仍然有恶性心律失常和心力衰竭症状恶化。因此，出现心脏毒性应该及时请心脏病专家协诊，有时需要联合使用其他治疗药物包括利尿剂、阻断剂、ACEI抑制剂和抗心律失常药物等。

七、述评

相比放化疗等传统治疗手段，免疫治疗不良反应的临床表现相对隐蔽，需要医患紧密联系，及时干预。作为肿瘤临床医生，以下方面需要注意：

1. 积极学习指南，了解各种不良反应的发生率、发生时间及症状，并做好医患沟通，有助于患者出现反应时能及时报告给医生。

2. 一旦发生免疫相关不良反应，及时请相关科室会诊，制订最优治疗方案。

3. 糖皮质激素及免疫抑制剂的使用严格遵循指南，用药期间动态监测各项指标。

案例 22　免疫检查点抑制剂(PD-1)联合化疗致免疫相关性血小板减少合并皮肤色素脱失

李　涛

中国人民解放军总医院

【摘要】1 例 52 岁男性患者,确诊晚期肝内胆管癌,给予 SOX 方案联合抗 PD-1 抗体治疗 1 个周期后,出现免疫相关性血小板减少合并部分皮肤色素脱失,给予 TPO 对症治疗后血小板回升。再次给予1 个周期 SOX+ 抗 PD-1 抗体治疗后,血小板减少症状再次出现并呈进行性加重,且皮肤色素脱失范围增大、增多。患者入院复查虽然抗肿瘤治疗有效,但出现了难以纠正的免疫相关性血小板减少。嘱患者院外休息后入院,减量行 2 个周期 SOX+ 抗 PD-1 抗体治疗,期间再次出现上述症状。随后给予停药处理的同时输注血小板、皮下注射 TPO 和口服艾曲波帕治疗。患者好转后给予抗 PD-1 抗体单药联合艾曲波帕维持治疗至今,定期随访病情稳定,未见相关不良反应的再次发生。

一、病历简介

(一) 主诉及现病史

患者,男性,52 岁。2018-07 因 "无意间发现双侧颈部淋巴结肿大" 行 PET-CT 检查示:①肝右叶高代谢稍低密度影,考虑为肝癌或混合癌可能性大,伴双侧颈部、纵隔、腹腔及腹膜后多发淋巴结转移;②肝硬化,脾大;③双侧下颌下、颏下、右侧肺门及左侧腋窝多发无代谢或轻度高代谢淋巴结,考虑为反应性增生。患者 2018-07-12 在当地医院行肝内病灶放疗,DT=54Gy/6F。同时予以超声引导下左颈上淋巴结穿刺活检术。

(二) 既往史

患者 2 型糖尿病病史 4 年余,平日规律口服降糖药物治疗,血糖控制尚可。慢性乙型肝炎病史多年,规律口服恩替卡韦控制,否认过敏史和既往抗肿瘤治疗病史。

(三) 体格检查

患者一般情况良好,ECOG 评分为 0 分,未见明显消瘦,疼痛评分为 0 分,双侧锁骨上可及肿大淋巴结,约鹌鹑蛋大小,质硬,活动度可,无压痛,余全身未触及明显淋巴结肿大。胸廓未见畸形,心律齐,心脏各听诊区未闻及病理性杂音。双肺呼吸音清,未闻及干湿啰音。腹软,未及明显压痛及反跳痛,肝脾肋下未及,肠鸣音 2~3 次 /min,双下肢无水肿,四肢肌力 5 级,四肢浅感觉正常,双侧巴宾斯基征阴性。

(四) 辅助检查

2018-08 磁共振(腹部)增强示:肝内多血供结节,考虑为恶性肿瘤可能,腹膜后多发淋巴结肿大,考虑发生转移,肝囊肿。

2018-08 胸部 CT 平扫示:右肺中叶及下叶多发小结节,纵隔多发肿大淋巴结,转移不除外。

2018-08 超声示:双侧颈部及锁骨上窝多发低回声结节,大者约 1.5cm×1.2cm,结合病史考虑为转移性淋巴结。

2018-08 实验室检查:HBsAg 阳性,HBeAb 阳性,HBcAb 阳性,HBV DNA 测定结果为 1.29E+2IU/mL。血常规、血肿瘤标志物变化详见表 3-0-7 和表 3-0-8。大小便常规、血生化、凝血功能、心电图等检查未见明显异常。

表 3-0-7　患者住院期间血常规变化趋势统计

项目	第 1 周期		第 2 周期			第 3 次入院	第 4 次入院（第 3 周期）		第 5 次入院（第 4 周期）		第 6 次入院		第 7 次入院	参考值范围
	2018-08-26治疗前	2018-09-02治疗后	2018-09-20	2018-09-27治疗前	2018-10-02治疗后	2018-10-19	2018-11-04治疗前	2018-11-07治疗后	2018-12-03治疗前	2018-12-08治疗后	2019-01-14	2019-01-19	2019-08-29	
白细胞计数	4.75	4.53	3.37（↓）	6.95	3.48（↓）	3.56	4.0	4.28	4.21	6.09	3.02（↓）	3.03（↓）	5.16	$(3.5{\sim}10)\times10^{9}$/L
中性粒细胞计数	0.594	0.559	0.386（↓）	0.705	0.529	0.490（↓）	0.499（↓）	0.524	0.555	0.717	0.444（↓）	0.511	0.558	0.50~0.70
红细胞计数	5.06	4.98	4.59	4.84	4.8	4.66	4.62	4.71	4.52	4.22	3.94（↓）	4.01	4.28	$(4.3{\sim}5.9)\times10^{12}$/L
血红蛋白	149	149	144	145	153	146	145	150	149	137	134（↓）	135	138	(137~179) g/L
血小板	117	114	64（↓）	82（↓）	126	58（↓）	135	120	86（↓）	82（↓）	22（↓）	5（↓）	77（↓）	$(100{\sim}300)\times10^{9}$/L

表 3-0-8　患者血肿瘤标志物动态变化统计

项目	第1周期治疗	第2周期治疗	第3次入院	第3周期治疗	第4周期治疗	第6次入院	第7次入院	参考值范围
	2018-08-26	2018-09-20	2018-10-20	2018-11-04	2018-12-04	2019-01-15	2019-08-29	
CEA	4.10	5.69（↑）	4.88	4.69	4.00	8.93（↑）	5.14（↑）	（0~5.0）μg/L
AFP	9.47	6.02	4.90	4.17	3.76	4.21	3.03	（0~20）μg/L
CA125	89.89（↑）	28.90	19.32	18.09	16.39	16.83	82.89（↑）	（0.1~35）U/mL
CA199	97.96（↑）	79.54（↑）	70.04（↑）	49.88（↑）	56.58（↑）	76.39（↑）	61.70（↑）	（0.1~37）U/mL
CA153	24.19	21.01	13.22	11.77	10.50	10.29	16.09	（0.1~30）U/mL
CA724	8.58	11.83（↑）	20.98（↑）	11.82	79.04（↑）	7.24	36.67（↑）	（0.1~10）U/mL
CYFRA21-1	7.22	3.25	2.96	2.91	2.17	2.44	3.62	（0.1~4.0）ng/mL
NSE	9.83	7.50	7.90	7.92	8.95	6.65	10.13	（0~24）ng/mL
SCC	8.30（↑）	0.60	1.10	0.90	0.80	0.70	3.40（↑）	<1.8ng/mL

（五）诊断分期及分子病理特征

肝内胆管腺癌伴肝内、腹膜后、颈部多发淋巴结转移（cT2N1M1 Ⅳ期）；慢性乙型肝炎；2 型糖尿病。

超声引导下穿刺病理提示：淋巴结纤维组织中见分化差的癌，结合免疫表型首先考虑为胆管源性低分化腺癌转移。免疫组化示：Arg-1（－）、CA199（－）、CK18（+++）、CK19（+++）、CK20（－）、CDX-2（－）、STAB2（－）、PSA（－）、Hepatocyte（－）、Ki-67（+35%）。

二、治疗过程

1. 第一阶段治疗　经与患者及其家属反复沟通，2018-08-29 接受一线行化疗联合免疫治疗，方案为"SOX+ 抗 PD-1 抗体"，具体用法为：注射用奥沙利铂 250mg 静脉滴注第 1 天，替吉奥 60mg 口服 2 次 /d 第 1~14 天；抗 PD-1 抗体 200mg 第 4 天静脉滴注，治疗期间辅以抑酸、保肝、止吐等对症支持治疗，控制血糖药物和抗病毒药物恩替卡韦正常服用，过程顺利后出院。

2019-09-28、2019-11-04 给予第 2、3 个周期治疗，化疗剂量较前减量，具体用法为：注射用奥沙利铂 200mg 静脉滴注第 1 天，替吉奥 60mg/40mg 口服 2 次 /d 第 1~14 天；抗 PD-1 抗体 200mg 于第 4 天静脉滴注。

2. 第一次不良反应（AE）出现及治疗　患者于 2018-09-19 入院后血常规提示血小板计数明显偏低（图 3-0-72），同时出现双手、双臂片状色素脱失（图 3-0-73）。超声除外脾脏病变后，给予重组人促血小板生成素（TPO）治疗后，患者血常规恢复正常。

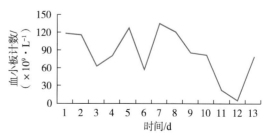

图 3-0-72　患者治疗期间血小板动态变化

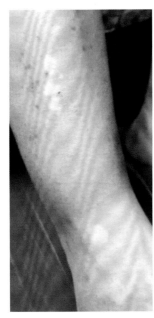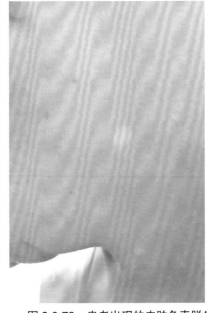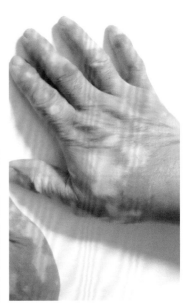

图 3-0-73　患者出现的皮肤色素脱失

左:患者右下肢;中:左脸颊;右:右手背。

患者 2018-10-19 入院后完成前 2 个周期治疗的疗效评估。患者自诉颈部淋巴结结节较前明显减小,但院外复查血常规中血小板数量一直波动在(50~80)×10⁹/L。影像检查示:①胸部 CT 平扫:与 2018-09 对比右肺中叶及下叶小结节较前相仿,纵隔多发肿大淋巴结较前缩小;②磁共振(腹部)增强:肝内多血供结节,恶性肿瘤较前好转,腹膜后多发淋巴结肿大,考虑为转移较前好转,肝囊肿。结合患者体征及相关实验室和影像学检查,综合疗效评价为 SD(但病灶有所缩小)。因患者血小板明显偏低,给予 TPO 对症处理后未见明显上升。

3. 第二阶段治疗　患者 2018-11-04 入院后复查血常规和血生化未见明显异常后,给予原方案第 3 个周期治疗,过程顺利。2018-12-03 入院后复查血常规示血小板较前下降明显,经与患者及其家属反复沟通后,将第 4 个周期化疗药物剂量再次核减,具体用法为:注射用奥沙利铂 150mg 静脉滴注第 1 天,替吉奥 60mg/40mg 口服 2 次/d 第 1~14 天;抗 PD-1 抗体 200mg 于第 4 天静脉滴注,治疗结束后患者出院。

4. 第二次不良反应(AE)出现及治疗　患者 2019-01-14 入院复查评估,患者诉自觉治疗后体力状态较前好转,双上肢皮肤色素脱失较前范围增大,且新发双下肢、颈部、颜面部点片状色素脱失(见图 3-0-72)。查体患者双侧颈部淋巴结肿大消失,结合患者体征及相关实验室和影像检查,综合疗效评价为 SD。因考虑患者血小板持续进行性下降,且出院后当地医院给予 TPO 治疗近 20d,且行血小板输注未见明显好转,请血液科会诊。随后会诊医生考虑为化疗和免疫治疗后造成的血小板减少可能性大,建议延长化疗间隔,继续予以 TPO 治疗,完善相关自身抗体谱、血小板相关抗体、甲状腺功能、幽门螺杆菌等检查,必要时完善骨穿。因患者血小板数量过低,经与患者及其家属商议后患者拒绝骨穿,给予血小板输入和 TPO 等对症治疗,实验室检查血小板相关抗体、自身抗体谱、甲状腺功能结果回报未见异常,后患者家属自行要求出院休养,同时建议出院后口服艾曲波帕 75mg 1 次/d。

5. 定期随访　患者于 2019-09 再次入院复查,磁共振(腹部)增强:肝内多血供结节,考虑恶性肿瘤可能较前相仿,腹膜后多发淋巴结肿大较前相仿,肝囊肿;胸部 CT 平扫:与 2018-10 片对比右肺中叶及下叶小结节较前相仿,纵隔多发肿大淋巴结较前相仿;结合患者情况综合疗效评价为 SD,建议免疫治疗维持,更换抗 PD-1 抗体为帕博利珠单抗 200mg 维持治疗。同时考虑患者血小板减少病史,建议继续服用艾曲波帕治疗,同时积极院外监测血常规及皮肤变化。

如图 3-0-74 所示,末次随访 2020-06,患者病情平稳,未见明显复发转移征象。治疗期间一直采用帕博利珠单抗 200mg 联合艾曲波帕 75mg 维持治疗至今,血小板多次复查波动在 $(70\sim130)\times10^9/L$ 之间,未见明显不适。

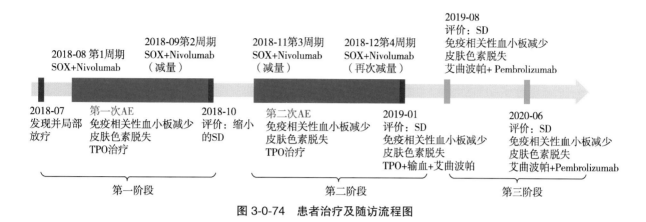

图 3-0-74　患者治疗及随访流程图

三、讨论

1. 原发肿瘤的治疗　目前,对于胆道系统肿瘤免疫治疗联合化疗的数据非常有限,在日本进行的 Ⅰ 期临床研究显示抗 PD-1 抗体联合吉西他滨和铂类,联合组和单药抗 PD-1 抗体的中位 OS 和 PFS 分别为 15.4 个月 vs 5.2 个月,4.2 个月 vs 1.4 个月,3~4 级的不良反应主要是斑片状丘疹和淀粉酶的升高。另一项 Ⅱ 期临床研究显示,抗 PD-1 抗体单药对于经一线化疗后的胆道系统肿瘤患者而言,其 OS 和 PFS 分别为 14.24 个月和 3.68 个月,3~4 级的不良反应主要是低钠血症和碱性磷酸酶的持续升高。相关临床试验说明免疫检查点抑制剂对于胆道系统肿瘤的化疗有良好的应用前景和一定的协同效应。结合患者本人而言,其治疗意愿积极,身体状况良好,且没有相关治疗的明显禁忌,故一线选用化疗联合免疫治疗。

2. 免疫相关性血小板减少症　对于该患者而言,其在治疗过程中予以 SOX 联合抗 PD-1 抗体的 4 个周期方案治疗中分别取得了缩小的 SD 和 SD 治疗效果,充分展示了化疗联合免疫治疗强强联合的优势。但患者出现的难以逆转的血小板减低这一不良反应,也应充分引起重视。在化疗 + 免疫联合治疗过程中,出现治疗相关不良反应时,首先需判断是由化疗还是免疫治疗引起。然而在临床工作中这一判断看似简单实际却非常困难,因为二者在不良反应方面往往有交叉,程度有覆盖。

结合患者而言,其出现难以逆转的免疫相关性血小板减少症之后,及时给予暂停免疫相关治疗,给予 TPO 皮下注射和输注血小板等对症支持治疗取得了一定的疗效,同时在治疗后期建议患者持续口服艾曲波帕使得患者的血小板能够维持在正常值低水平波动是合适的。艾曲波帕是新一代血小板受体激动剂,它的作用主要是促进血小板的生长,其适合用于既往对糖皮质激素类药物、丙种球蛋白等治疗反应不佳的成人和慢性特发性血小板减少性紫癜(ITP)患者,使血小板计数升高,并减少或防止出血。其仅用于因血小板减少和临床条件导致出血风险增加的 ITP 患者。艾曲波帕是首个获准治疗慢性 ITP 成人患者的口服肽类血小板生成素受体激动剂。

总而言之,在治疗方面既要考虑免疫治疗带来的持久获益,又要避免再次出现免疫相关性血小板减少症等难以纠正的不良反应出现。权衡利弊之后,在后期的抗肿瘤治疗中及时调整策略,更换抗纳武利尤单抗为帕博利珠单抗治疗,同时联合血小板生成药艾曲波帕口服,至今获得了长久的临床收益。

3. 皮肤(色素脱失)不良反应　结合患者而言,其 SOX 联合抗 PD-1 抗体治疗方案中,化疗药物所导致的色素脱失未见相关报道。而关于 PD-1 导致的皮肤毒性反应有相关类似报道。结合常见不良反应事件评价标准(CTCAE)5.0 版本和 CSCO《免疫检查点抑制剂相关的毒性管理指南(2019 版)》认为患者皮肤色素脱失小于体表面积的 10%,为 G1 级,可局部采用润肤剂和口服抗组胺类药物,或外用中等强度的糖皮质激素。患者在治疗期间已外用相关糖皮质激素,但效果不明显。因考虑患者出现色素脱失的部位不是日常外露明显的部位,且范围较小,故后期未予以进一步治疗。

立足长远,方得始终。肿瘤的治疗是患者、医护与肿瘤三方博弈的过程,是积极寻找药物、机体与肿瘤动态平衡的位点。既要在现阶段通过可用的手段将肿瘤可防可控,又要将不良反应限制在可接受的范围内,此外还要为下一步的治疗和肿瘤的进展做好准备。在临床工作中,要深入临床一线,对于免疫治疗还有很多的未知盲区需要探索和发现。

参考文献

[1] DALVIN LA, SHIELDS CL, ORLOFF M, et al. Checkpoint inhibitor immune therapy: systemic indications and ophthalmic side effects [J]. Retina, 2018, 38 (6): 1063-1078.

[2] NAGAI H, MUTO M. Optimal management of immune-related adverse events resulting from treatment with immune checkpoint inhibitors: a review and update [J]. Int J Clin Oncol, 2018, 3 (3): 410-420.

[3] KANNO H, ISHIDA K, YAMADA W, et al. Uveitis induced by programmed cell death protein 1 inhibitor therapy with nivolumab in metastatic melanoma patient [J]. J Infect Chemother, 2017, 23 (11): 774-777.

[4] NISHINO M, GIOBBIE-HURDER A, HATABU H, et al. Incidence of programmed cell death 1 inhibitor-related pneumonitis in patients with advanced cancer: a systematic review and meta-analysis [J]. JAMA Oncol, 2016, 2 (12): 1607-1616.

[5] CHUZI S, TAVORA F, CRUZ M, et al. Clinical features, diagnostic challenges, and management strategies in checkpoint inhibitor-related pneumonitis [J]. Cancer Manag Res, 2017, 9: 207-213.

[6] NAIDOO J, WANG X, WOO KM, et al. Pneumonitis in patients treated with anti-programmed death-1/programmed death ligand 1 therapy [J]. J Clin Oncol, 2017, 35 (7): 709-717.

[7] SPAIN L, DIEM S, LARKIN J. Management of toxicities of immune checkpoint inhibitors [J]. Cancer treatment reviews, 2016, 44: 51-60.

[8] SOSA A, CADENA EL, OLIVE CS, et al. Clinical assessment of immune-related adverse events [J]. Ther Adv Imed Oncol, 2018, 10: 1758835918764628.

[9] WEBER JS, KAHLER KC, HAUSCHILD A. Management of immune-related adverse events and kinetics of response with ipilimumab [J]. J Clin Oncol, 2012, 30 (21): 2691-2697.

[10] IMAFUKU K, YOSHINO K, YAMAGUCHI K, et al. Successful treatment of sudden hepatitis induced by long-term nivolumab administration [J]. Case Repo Oncol, 2017, 10 (1): 368-371.

[11] SZNOL M, FERRUCCI PF, HOGG D, et al. Pooled analysis safety profile of nivolumab and ipilimumab combination therapy in patients with advanced melanoma [J]. J Clin Oncol, 2017, 35 (34): 3815-3822.

[12] WANCHOO R, KARAM S, UPPAL NN, et al. Adverse renal effects of immune checkpoint inhibitors: a narrative review [J]. American Journal of Nephrology, 2017, 45 (2): 160-169.

[13] KUNIMASA K, NISHINO K, KIMURA M, et al. Pembrolizumab-induced acute thrombosis: a case report [J]. Medicine, 2018, 97 (20): e10772.

[14] LAUBLI H, BALMELLI C, BOSSARD M, et al. Acute heart failure due to autoimmune myocarditis under pembrolizumab treatment for metastatic melanoma [J]. Journal for Immunotherapy of Cancer, 2015, 3: 11.

[15] KOTTSCHADE LA. Incidence and management of immune-related adverse events in patients undergoing treatment with immune checkpoint inhibitors [J]. Current Oncology Reports, 2018, 20 (3): 24.

[16] BERTRAND A, KOSTINE M, BARNETCHE T, et al. Immune related adverse events associated with anti-CTLA-4 antibodies: systematic review and meta-analysis [J]. BMC Medicine, 2015, 13: 211.

[17] KHOJA L, DAY D, WEI-WU CHEN T, et al. Tumour-and class-specific patterns of immune-related adverse events of immune checkpoint inhibitors: a systematic review [J]. Annals of Oncology, 2017, 28 (10): 2377-2385.

[18] PALLIN DJ, BAUGH CW, POSTOW MA, et al. Immune-related adverse events in cancer patients [J]. Academic Emergency Medicine, 2018, 25 (7): 819-827.

[19] EIGENTLER TK, HASSEL JC, BERKING C, et al. Diagnosis, monitoring and management of immune-related adverse

drug reactions of anti-PD-1 antibody therapy [J]. Cancer Treatment Reviews, 2016, 45: 7-18.

［20］ WEBER JS, HODI FS, WOLCHOK JD, et al. Safety profile of nivolumab monotherapy: a pooled analysis of patients with advanced melanoma [J]. Journal of Clinical Oncology, 2017, 35 (7): 785-792.

［21］ SANTINI FC, RIZVI H, PLODKOWSKI AJ, et al. Safety and efficacy of re-treating with immunotherapy after immune-related adverse events in patients with NSCLC [J]. Cancer Immunology Research, 2018, 6 (9): 1093-1099.

［22］ WEBER JS, D'ANGELO SP, MINOR D, et al. Nivolumab versus chemotherapy in patients with advanced mela-noma who progressed after anti-CTLA-4 treatment (CheckMate 037): a randomised, controlled, open-label, phase 3 trial [J]. The Lancet Oncology, 2015, 16 (4): 375-384.

［23］ KOTTSCHADE LA. Incidence and management of immune-related adverse events in patients undergoing treatment with immune checkpoint inhibitors [J]. Curr Oncol Rep, 2018, 20 (3): 24.

［24］ WaNCHOO R, KARAM S, UPPAL NN, et al. Adverse renal effects of immune checkpoint inhibitors: a narrative review [J]. Am J Nephrol, 2017, 45 (2): 160-169.

［25］ KUNIMASA K, NISHINO K, KIMURA M, et al. Pembrolizumab-induced acute thrombosis: a case report [J]. Medi-cine (Baltimore), 2018, 97 (20): e10772.

［26］ NAGAI H, MUTO M. Optimal management of immune-related adverse events resulting from treatment with immune checkpoint inhibitors: a review and update [J]. Int J Clin Oncol, 2018, 23 (3): 410-420.

［27］ WEBER JS, HODI FS, WOLCHOK JD, et al. Safety profile of nivolumab monotherapy: a pooled analysis of patients with advanced melanoma [J]. J Clin Oncol, 2017, 35 (7): 785-792.

［28］ JOHNSON DB, BECKERMANN KE, WANG DY. Immune checkpoint inhibitor therapy in patients with autoimmune disease [J]. Oncology (Williston Park), 2018, 32 (4): 190-194.

［29］ RIBAS A. Tumor immunotherapy directed at PD-1 [J]. N Engl J Med, 2012, 366 (26): 2517-2519.

［30］ GIACCONE G, KIM C, THOMPSON J, et al. Pembrolizumab in patients with thymic carcinoma: a single-arm, single-centre, phase 2 study [J]. Lancet Oncol, 2018, 19 (3): 347-355.

［31］ RAJAN A, HEERY CR, THOMAS A, et al. Efficacy and tolerability of anti-programmed death-ligand 1 (PD-L1) anti-body (avelumab) treatment in advanced thymoma [J]. J Immunother Cancer, 2019, 7 (1): 269.

［32］ JOHNSON DB, BALKO JM, COMPTON ML, et al. Fulminant myocarditis with combination immune checkpoint blockade [J]. N Engl J Med, 2016, 375: 1749-1755.

［33］ WEISSFERDT A, FUJIMOTO J, KALHOR N, et al. Expression of PD-1 and PD-L1 in thymic epithelial neoplasms [J]. Mod Pathol, 2017, 30 (6): 826-833.

［34］ MICHOT JM, BIGENWALD C, CHAMPIAT S, et al. Immune-related adverse events with immune checkpoint blockade: a comprehensive review [J]. Eur J Cancer, 2016, 54: 139-148.

［35］ SHIRAI T, SANO T, KAMIJO F, et al. Acetylcholine receptor binding antibody-associated myasthenia gravis and rhab-domyolysis induced by nivolumab in a patient with melanoma [J]. Jpn J Clin Oncol, 2016, 46 (1): 86-88.

［36］ TARRIO ML, GRABIE N, BU DX, et al. PD-1 protects against inflammation and myocyte damage in T cell-mediated myocarditis [J]. J Immunol, 2012, 188: 4876-4884.

［37］ 王汉萍, 宋鹏, 斯晓燕, 等. 危重及难治性免疫检查点抑制剂相关毒性反应诊治建议及探索 [J]. 中国肺癌杂志, 2019, 22 (10): 605-614.

［38］ SURESH K, PSOTER KJ, VOONG KR, et al. Impact of checkpoint inhibitor pneumonitis on survival in NSCLC patients receiving immune checkpoint immunotherapy [J]. J Thorac Oncol, 2019, 14 (3): 494-502.

［39］ HORN L, MANSFIELD AS, SZCZESNA A, et al. First-line atezolizumab plus chemotherapy in extensive-stage small-cell lung cancer [J]. N Engl J Med, 2018, 379 (23): 2220-2229.

［40］ MITCHELL EL, LAU PKH, KHOO C, et al. Rheumatic immune-related adverse events secondary to anti-programmed death-1 antibodies and preliminary analysis on the impact of corticosteroids on anti-tumour response: a case series [J]. Eur J Cancer, 2018, 105: 88-102.

［41］ RICHTER MD, PINKSTON O, KOTTSCHADE LA, et al. Brief report: cancer immunotherapy in patients with preex-isting rheumatic disease: the Mayo Clinic experience [J]. Arthritis Rheumatol, 2018, 70 (3): 356-360.

［42］ GUO Y, WALSH AM, CANAVAN M, et al. Immune checkpoint inhibitor PD-1 pathway is down-regulated in synovium at various stages of rheumatoid arthritis disease progression [J]. PLoS One, 2018, 13 (2): e0192704.

［43］ SANTINI1 FC, RIZVI H, PLODKOWSKI AJ, et al. Safety and efficacy of retreating with immunotherapy after immune-related adverse events in patients with NSCLC [J]. Cancer Immunol Res, 2018, 6 (9): 1093-1099.

［44］ REYNOLDS K, THOMAS M, DOUGAN M. Diagnosis and management of hepatitis in patients on checkpoint blockade [J]. Oncologist, 2018, 23 (9): 991-997.

［45］ BARROSO-SOUSA R, BARRY WT, GARRIDO-CASTRO AC, et al. Incidence of endocrine dysfunction ffollowing the use of different immune checkpoint inhibitor regimens: a systematic review and meta-analysis [J]. JAMA Oncol, 2018, 4 (2): 173-182.

［46］ HIGHAM CE, OLSSON-BROWN A, CARROLL P, et al. Society for endocrinology endocrine emergency guidance Acute management of the endocrine complications of checkpoint inhibitor therapy [J]. Endocr Connect, 2018, 7 (7): G1-G7.

［47］ IYER PC, CABANILLAS ME, WAGUESPACK SG, et al. Immune-related thyroiditis with immune checkpoint inhibitors [J]. Thyroid, 2018, 28 (10): 1243-1251.

［48］ FULCHIERO E, JIMENO A. Nivolumab. Drugs Today (Barc). 2014, 50 (12): 791-802.

［49］ ARAKI K, YOUNGBLOOD B, AHMED R. Programmed cell death 1-directed immunotherapy for enhancing T-cell function [J]. Cold Spring Harb Symp Quant Biol, 2013, 78: 239-247.

［50］ KOCHUPURAKKAL NM, KRUGER AJ, TRIPATHI S, et al. Blockade of the programmed death-1 (PD1) pathway undermines potent genetic protection from type 1 diabetes [J]. PLoS One, 2014, 9: e89561.

［51］ NAIDOO J, WANG X, WOO KM, et al. Pneumonitis in patients treated with anti-programmed death-1/programmed death ligand 1 therapy [J]. J Clin Oncol, 2017, 35 (7): 709-717.

［52］ DELAUNAY M, CADRANEL J, LUSQUE A, et al. Immune-checkpoint inhibitors associated with interstitial lung disease in cancer patients [J]. Eur Respir J, 2017, 50 (2): 1700050.

［53］ BRAHMER JR, LACCHETTI C, SCHNEIDER BJ, et al. Management of immune-related adverse events in patients treated with immune checkpoint inhibitor therapy: American Society of Clinical Oncology Clinical Practice Guideline [J]. J Clin Oncol, 2018, 36 (17): 1714-1768.

［54］ 王汉萍, 宋鹏, 斯晓燕, 等. 危重及难治性免疫检查点抑制剂相关毒性反应诊治建议及探索 [J]. 中国肺癌杂志, 2019, 22 (10): 605-614.

［55］ RECK M, RODRÍGUEZ-ABREU D, ROBINSON AG, et al. Pembrolizumab versus chemotherapy for PD-L1-positive non-small-cell lung cancer [J]. N Engl J Med, 2016, 375 (19): 1823-1833.

［56］ PAZ-ARES L, LUFT A, VICENTE D, et al. Pembrolizumab plus chemotherapy for squamous non-small-cell lung cancer [J]. N Engl J Med, 2018, 379 (21): 2040-2051.

［57］ SALEM JOE-ELIE, MANOUCHEHRI A, MOEY M, et al. Cardiovascular toxicities associated with immune checkpoint inhibitors: an observational, retrospective, pharmacovigilance study [J]. Lancet Oncol, 2018, 19 (12): 1579-1589.

［58］ MAHMOOD SS, FRADLEY MG, COHEN JV, et al. Myocarditis in patients treated with immune checkpoin t inhibitors [J]. J Am Coll Cardiol, 2018, 71 (16): 1755-1764.

［59］ ROBERT C, LONG GV, BRADY B, et al. Nivolumab in previously untreated melanoma without BRAF mutation [J]. N Engl Med, 2015, 26: 2375-2391.

［60］ MOTZER RJ, ESCUDIER B, MCDERMOTT DF, et al. Nivoluamb versus everolimus in advanced renal-cell carcinoma [J]. N Engl Med, 2015, 373: 1803-1813.

［61］ ROBERT C, SCHACHTER J, LONG GV et al. Pembrolizumab versus ipilimumab in advanced melanoma [J]. N Engl Med, 2015, 372: 2521-2532.

［62］ PUZANOV I, DIAB A, ABDALLAHK, et al. Managing toxicities associated with immune checkpoint inhibitors: consensus recommendations from the society for immunotherapy of cancer (SITC) toxicity management working group [J]. J Immunother Cancer, 2017, 5 (1): 95.

［63］ 王汉萍, 宋鹏, 斯晓燕, 等. 危重及难治性免疫检查点抑制剂相关毒性反应诊治建议及探索 [J]. 中国肺癌杂志, 2019, 22 (10): 605-614.

［64］ GALLUZZI L, VACCHELLI E, BRAVO-SAN PEDRO JM, et al. Classification of current anticancer immunotherapies [J]. Oncotarget, 2014, 5 (24): 12472-12508.

［65］ ROBERT C, THOMAS L, BONDARENKO I, et al. Ipilimumab plus dacarbazine for previously untreated metastatic melanoma [J]. N Engl J Med, 2011, 364 (26): 2517-2526.

[66] MOSLEHI JJ, SALEM JE, SOSMAN JA, et al. Increased reporting of fatal immune checkpoint inhibitor-associated myocarditis [J]. Lancet, 2018, 391 (10124): 933.

[67] ITO A, KONDO S, TADA K, et al. Clinical development of immune checkpoint inhibitors [J]. Biomed Res Int, 2015, 2015: 605478.

[68] POSTOW MA, SIDLOW R, HELLMANN MD. Immune-related adverse events associated with immune checkpoint blockade [J]. N Engl J Med, 2018, 378 (2): 158-168.

[69] 方元, 俞悦, 吴大维, 等. 肿瘤免疫治疗中不可忽视的免疫相关不良反应 [J]. 中华肿瘤杂志, 2020, 4 (1): 17-21.

[70] CUZZUBBOS, JAVERI F, TISSIER M, et al. Neurological adverse events associated with immune checkpoint inhibitors: Review of the literature [J]. Eur J Cancer, 2017, 73: 1-8.

[71] WANG DY, SALEM JE, COHEN JV, et al. Neurological adverse events associated with immune checkpoint inhibitors [J]. AMA Oncol, 2018, 18 (1): 3-11.

[72] PERAZELLA MA, SHIRALI AC. Immune checkpoint inhibitor nephrotoxicity: what do we know and what should we do？ [J]. Kidney Int, 2020, 97 (1): 62-74.

[73] SEETHAPATHY H, ZHAO S, CHUTE DF, et al. The incidence, causes, and risk factors of acute kidney injury in patients receiving immune checkpoint inhibitors [J]. Clin J Am Soc Nephrol, 2019, 14 (12): 1692-1700.

[74] PERSON F, CHAHOUD-SCHRIEFER T, FEHRLE W, et al. Severe acute kidney injury due to nivolumab/ipilimumab-induced granulomatosis and fibrinoid vascular necrosis [J]. J Immunother, 2020, 43 (1): 29-31.

[75] MOREIRA A, LOQUAI C, PFÖHLER C, et al. Myositis and neuromuscular side-effects induced by immune checkpoint inhibitors [J]. Eur J Cancer, 2019, 106: 12-23.

[76] MÖHN N, BEUTEL G, GUTZMER R, et al. Neurological immune related adverse events associated with nivolumab, ipilimumab, and pembrolizumab therapy-review of the literature and future outlook [J]. J Clin Med, 2019, 8 (11): 1777.

[77] HAANEN JBAG, CARBONNEL F, ROBERT C, et al. Management of toxicities from immunotherapy: ESMO Clinical Practice Guidelines for diagnosis, treatment and follow-up [J]. Annals of Oncology, 2018, 29 (suppl 4): iv264-iv266.

[78] POSTOW MA, SIDLOW R, HELLMANN MD. Immune-related adverse events associated with immune checkpoint blockade [J]. N Engl J Med, 2018, 378 (2): 158-168.

[79] LUCHINI C, BIBEAU F, LIGTENBERG MJL, et al. ESMO recommendations on microsatellite instability testing for immunotherapy in cancer, and its relationship with PD-1/PD-L1 expression and tumour mutational burden: a systematic review-based approach [J]. Ann Oncol, 2019, 30 (8): 1232-1243.

[80] SALEM JE, ALLENBACH Y, VOZY A, et al. Abatacept for severe immune checkpoint inhibitor-associated myocarditis [J]. N Engl J Med, 2019, 380 (24): 2377-2379.

[81] SALEM JE, MANOUCHEHRI A, MOEY M, et al. Cardiovascular toxicities associated with immune checkpoint inhibitors: an observational, retrospective, pharmacovigilance study [J]. Lancet Oncol, 2018, 19 (12): 1579-1589.

[82] WANG DY, SALEM JE, COHEN JV, et al. Fetal toxic effects associated with immune checkpoint inhibitors: a systematic review and meta-analysis [J]. JAMA Oncol, 2018, 4 (12): 1721-1728.

[83] WANG J, OKAZAKI IM, YOSHIDA T, et al. PD-1 deficiency results in the development of fatal myocarditis in MRL mice [J]. Int Immunol, 2010, 22: 443-452.

[84] JOHNSON DB, BALKO JM, COMPTON ML, et al. Fulminant myocarditis with combination immune checkpoint blockade [J]. N Engl J Med, 2016, 375: 1749-1755.

[85] HAANEN JBAG, CARBONNEL F, ROBERT C, et al. Management of toxicities from immunotherapy: ESMO Clinical Practice Guidelines for diagnosis, treatment and follow-up [J]. Ann Oncol, 2017, 28 (suppl 4): iv119-iv142.

[86] UENO M, IKEDA M, MORIZANE C, et al. Nivolumab alone or in combination with cisplatin plus gemcitabine in Japanese patients with unresectable or recurrent biliary tract cancer: a non-randomised, multicentre, open-label, phase 1 study [J]. Lancet Gastroenterol Hepatol, 2019, 4 (8): 611-621.

[87] KIM RD, CHUNG V, ALESE OB, et al. A phase 2 multi-institutional study of nivolumab for patients with advanced refractory biliary tract cancer [J]. JAMA Oncol, 2020, 6 (6): 1-8.

[88] 庄俊玲, 赵静婷, 郭潇潇, 等. 免疫检查点抑制剂相关血液毒性处理的临床诊疗建议 [J]. 中国肺癌杂志, 2019, 22 (10): 676-680.

第四章　免疫治疗后超进展概述及案例分析

第一节　免疫治疗后超进展概述

丁振宇　李青

四川大学华西医院

免疫检查点抑制剂(ICIs)已经在多种肿瘤治疗中取得突破性进展,其在肿瘤治疗领域中的地位日益重要。随着 ICIs 在临床中的广泛应用,人们发现部分患者在 ICIs 治疗后会出现疾病快速进展,称为超进展(HPD)。尽管 HPD 并非 ICIs 治疗所特有,但 HPD 在免疫治疗后更容易发生,为免疫治疗的临床决策带来困扰。

一、超进展的定义

目前,关于超进展(HPD)的定义尚无统一标准(表 4-1-1)。为了将 HPD 与普通的疾病进展区分开来,通常采用肿瘤生长率(tumor growth rate, TGR),肿瘤生长动力学(tumor growth kinetics, TGK)来定义 HPD。使用 TGR 或 TGK 定义 HPD 需要 3 个时间点的影像学检查结果(即基线治疗前、基线和免疫治疗后),且仅针对可测量的靶病灶,不包括新发病灶。因此,并不适用于既往未进行影像学检查,或以出现新发的肿瘤病灶为主要临床表现的患者。为了克服这些问题,一些研究中引入了治疗失败时间(time to treatment failure, TTF)、肿瘤负荷增加等概念。最近,Kas 等对比了不同的 HPD 定义标准,发现这些定义标准所代表的肿瘤学行为并不一致。迫切需要统一的标准来定义 HPD,以识别 ICIs 治疗后发生 HPD 的患者。在 2019 年美国癌症研究协会年会(American Association for Cancer Research, AACR)上被广泛认可的 HPD 定义标准是:与基线相比,ICIs 治疗后 TTF 小于 2 个月,TGK 和 TGR 至少增加 2 倍。

表 4-1-1　HPD 在不同研究中的定义标准及发生情况

研究作者	HPD 定义标准	肿瘤类型	治疗药物	HPD 发生情况
Champiat (2017 年)	RECIST 定义为 PD TGRexp/TGRref ≥ 2 倍	恶性黑色素瘤(34%) 肺癌(10%) 肾癌(7%) 结直肠癌(6%) 尿路上皮癌(6%) 其他(37%)	PD-1/PD-L1 抑制剂单药	9%(12/131)

研究作者	HPD 定义标准	肿瘤类型	治疗药物	HPD 发生情况
Kato (2017 年)	TGRexp/TGRref ≥ 2 倍 肿瘤负荷增长 > 50% TTF < 2 个月	非小细胞肺癌(37%) 头颈部鳞癌(9%) 皮肤鳞癌(9%) 恶性黑色素瘤(6%) 肾细胞癌(5%) 其他(34%)	PD-1/PD-L1 抑制剂单药	6%(6/102)
Saada-Bouzid (2017 年)	TGRexp/TGRref ≥ 2 倍	头颈部鳞癌	PD-1/PD-L1 抑制剂	29%(10/34)
Singavi (2017 年)	RECIST 定义为 PD TGRexp/TGRref ≥ 2 倍 肿瘤负荷增长 > 50%	肺癌(2 例) 食管癌(2 例) 肾细胞癌(1 例)	PD-1 抑制剂单药	5 例患者
Ferrara (2018 年)	RECIST 定义为 PD TGRexp/TGRref > 50%	非小细胞肺癌	PD-1/PD-L1 抑制剂	14%(56/406)
Lo Russo (2019 年)	至少满足下列条件中的 3 个： TTF < 2 个月 靶病灶最大径之和增长 > 50% 已受累器官至少出现 2 个新病 灶疾病进展到新的器官	非小细胞肺癌	PD-1/PD-L1 抑制剂	26%(39/152)
Tunali (2019 年)	RECIST 定义为 PD TGRexp/TGRref ≥ 2 倍 TTF < 2 个月	非小细胞肺癌	PD-1/PD-L1 抑制剂	8%(15/187)
Kim (2019 年)	RECIST 定义为 PD TGRexp/TGRref ≥ 2 倍	非小细胞肺癌	PD-1/PD-L1 抑制剂	21%(54/263)
Kanjanapan (2019 年)	RECIST 定义为 PD TGRexp/TGRref ≥ 2 倍	头颈部肿瘤(18%) 妇科肿瘤(16%) 肺癌(15%) 胃肠道肿瘤(15%) 泌尿生殖道肿瘤(12%) 其他(24%)	PD-1/PD-L1 抑制剂(89%) 其他检查点抑制 剂(3%) 共刺激分子(8%)	7%(12/182)
Sasaki (2019 年)	TGRexp/TGRref ≥ 2 倍 肿瘤负荷增长 > 50%	胃癌	纳武利尤单抗	21%(13/62)
Kamada (2019 年)	TTF < 2 个月 肿瘤负荷增长 > 50% 肿瘤进展速度 > 2 倍	胃癌	PD-1 抑制剂	11%(4/36)

二、超进展的发生情况

HPD 的发生并不局限于某一类型的肿瘤,在多种肿瘤类型中均有报道(见表 4-1-1)。但是 HPD 发生率在不同的肿瘤类型和不同的研究中差异较大。在黑色素瘤中 ICIs 治疗后 HPD 的发生率为 9%,在头颈部鳞状细胞癌中 HPD 的发生率为 29%。在非小细胞肺癌患者中,ICIs 治疗引起的 HPD 发生率为 8%~26%。这些差异除了因为纳入的人群及肿瘤类型不同外,也可能与研究中所采用的 HPD 定义标准不同有关。在接受 PD-1 抑制剂和 PD-L1 抑制剂治疗的患者之间,未发现 HPD 的发生情况有显著差异。有趣的是,CTLA-4 抑制剂似乎不是 HPD 发生的主要原因,因为在 CTLA-4 抑制剂单药治疗的情况下,很少有发生 HPD 的报道。Lo Russo 等人也发现,HPD 发生率在 PD-1/PD-L1 抑制剂单药或联合 CTLA-4 抑制剂治疗患者中相似。

三、超进展的发生机制

ICIs 治疗后 HPD 的发生机制仍在探索之中,其机制可能涉及肿瘤微环境、肿瘤细胞本身以及致癌途径激活等多方面。

阻断 PD-1/PD-L1 有可能在肿瘤局部造成免疫抑制的微环境,从而引起 HPD 的发生:①免疫检查点如 CTLA-4 和 PD-1 在肿瘤微环境中的 Treg 细胞表面表达,因此阻断 PD-1/PD-L1 信号可导致肿瘤特异性 Treg 细胞的活化和增殖。②在 PD-1/PD-L1 阻断的情况下,其他检查点的代偿性上调可能导致 T 细胞耗竭。T 细胞处于耗竭状态时会使细胞因子释放减少,杀伤能力减弱,增殖能力受限,从而造成免疫抑制的微环境促进肿瘤免疫逃逸。③ PD-1/PD-L1 阻断有可能导致免疫抑制细胞极化。这些免疫抑制细胞会产生大量免疫抑制的细胞因子,促进肿瘤免疫逃逸。④ ICIs 治疗后,M2 样巨噬细胞 FcγR 与 ICIs 的 Fc 相结合可能触发 M2 样巨噬细胞的聚集,并导致 M2 样巨噬细胞的功能重编程,向更具侵袭性的表型转变,从而引起 HPD 的发生。⑤ PD-1/PD-L1 阻断有可能激活由 Th1 和 Th17 介导的异常炎症反应,使 IFN-γ、IL-6 和 IL-17 的分泌增加,为肿瘤加速生长和免疫逃逸创造条件。

研究发现 ICIs 治疗后 HPD 在具有 *MDM2*、*MDM4* 扩增和 *EGFR* 突变的肿瘤患者中更加常见。*MDM2*、*MDM4* 扩增与 ICIs 治疗后 HPD 发生的机制可能为:阻断 PD-1 通路会引起 MDM2、MDM4 的过表达,而 MDM2、MDM4 过表达在多种肿瘤的发生、发展以及转移过程中具有重要作用,因此,具有 *MDM2*、*MDM4* 扩增的患者可能在 ICIs 治疗后出现肿瘤加速生长而发生 HPD。EGFR 通过多种信号通路调控细胞的生长、增殖和分化。研究显示,*EGFR* 突变会使细胞表面抑制性受体表达上调,导致抑制性的细胞因子和免疫抑制细胞增多,从而驱动对 ICIs 治疗的抵抗。

有研究显示,在小鼠 T 细胞非霍奇金淋巴瘤的模型中,PD-1/PD-L1 阻断可导致 HPD 的发生。在成人 T 细胞白血病或淋巴瘤中,也观察到使用纳武利尤单抗治疗后出现疾病快速进展的现象。他们认为可能的机制为:阻断 PD-1/PD-L1 信号传导通路,可能导致某些致癌途径被激活,使 T 细胞加速生长,从而导致高度侵袭性淋巴瘤的形成。

四、发生超进展的预后

HPD 通常与更差的生存预后相关。来自法国的 Ferrara 研究团队,回顾分析了 406 例接受 ICIs 治疗的非小细胞肺癌患者,他们发现接受 ICIs 治疗后发生 HPD 的患者生存预后更差(中位 OS 为:HPD 患者 3.4 个月,非 HPD 患者 6.2 个月,$P=0.003$)。来自韩国的一项研究对比了发生疾病进展(PD)患者和发生 HPD 患者的生存差异:PD 患者(除去 HPD)中位 OS 为 205d,而 HPD 患者中位 OS 仅为 50d($P<0.001$)。此外,他们还发现发生 HPD 患者很少有后续治疗的机会。

五、超进展预测因素

如果能够在临床中找出哪些患者更可能在 ICIs 治疗后发生 HPD,将具有重大的临床意义。目前,有很多研究致力于寻找发生 HPD 的高危因素(图 4-1-1)。我们将这些因素总结为患者的临床特征、实验室检查、肿瘤组织学检测以及基因检测 4 个方面。

Champiat 研究团队认为年龄 ≥65 岁患者更容易发生 HPD,他们观察到年龄大于 65 岁的患者中有 19%(7/36)发生 HPD,而年龄小于 64 岁的患者中有 5%(5/95)出现 HPD($P=0.018$)。Saada-Bouzid 等人报道在 10 例发生 HPD 的头颈部鳞癌患者中,有 9 例患者为局部复发,只有 1 例患者为远处转移,因此他认为局部复发是 HPD 的一个临床预测因素。Ferrara 研究团队认为接受 PD-1/PD-L1 治疗前具有 2 个以上转移灶的患者更容易发生 HPD。其他如 MDA 评分、RMH 评分、肝脏转移、性别、ECOG 评分、肿瘤大小等也被报道与 HPD 发生具有相关性。

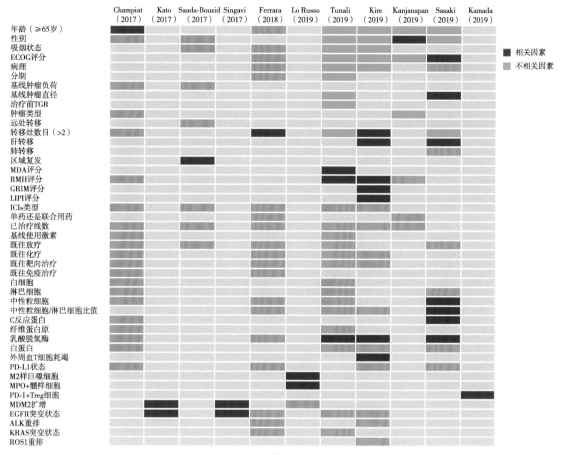

图 4-1-1 不同研究中疾病超进展（HPD）发生的预测因素

研究显示基线时乳酸脱氢酶较高与 PD-1/PD-L1 抑制剂治疗期间 HPD 发生风险较高相关。Sasaki 等人报道中性粒细胞绝对值、中性粒细胞与淋巴细胞的比值、C 反应蛋白在未发生 HPD 的患者中低于发生 HPD 患者。Kim 研究团队分析了 263 例接受 ICIs 治疗的非小细胞肺癌患者，与非 HPD 患者相比，HPD 患者的外周血中效应 / 记忆 T 细胞比例更少，而耗竭 CD8$^+$T 细胞比例更高。提示这些指标可能可以作为 HPD 发生的预测因素。

Lo Russo 等人回顾分析了 187 例接受免疫治疗的非小细胞肺癌患者，发现 HPD 患者与非 HPD 患者相比，肿瘤浸润淋巴细胞无差别，而 HPD 患者大都具有 M2 样巨噬细胞浸润。Kamada 等人报道抗 PD-1 治疗后，HPD 患者中 Treg 细胞显著增加，而非 HPD 患者的 Treg 细胞则显著减少。因此，可以通过检测肿瘤组织中 Treg 细胞、M2 样巨噬细胞浸润的情况预测 HPD 的发生。

Kato 等人报道 *MDM2*、*MDM4* 扩增患者 HPD 发生率远高于 *MDM2*、*MDM4* 未扩增患者。他们还发现 *EGFR* 突变患者更容易发生 HPD。与此不同的是，在 2017 年 ESMO 上，法国学者 Singavi 等人报道 *EGFR* 扩增而非突变是引起 HPD 的可能原因，同时他通过探索患者体细胞突变的发生情况，发现 *MDM2*、*MDM4* 扩增和位于 11q13 位点的一些基因如 *FGF19*、*CCND1*、*FGF3*、*FGF4* 等扩增也与 HPD 发生具有相关性。随着二代测序技术的广泛开展，越来越多的患者能够进行基因检测，使通过了解基因突变状态预测 HPD 发生成为可能。

六、HPD 的管理

1.充分告知　在 ICIs 治疗前应充分告知患者 HPD 的发生是接受免疫治疗可能出现的副作用之一。

2.肿瘤生长动力学评估　目前的免疫治疗评估方法缺乏对治疗前后肿瘤生长动力学的评估，使部分患者没有及时发现 HPD 发生。对于免疫治疗,除了评估用药后的疗效、不良反应,其用药前后的肿瘤生长动力学评估也同样重要。

3.密切关注　在免疫治疗过程中,尤其是在免疫治疗初期,应该密切关注患者的一般情况、症状、体征、实验室检查指标,结合患者的情况及时进行影像学检查,必要时进行病理检查。

4.及时处理　一旦确诊为 HPD,应立即停止免疫治疗,给予对症处理。若患者一般情况较好,可根据情况考虑更换其他抗肿瘤方案。

七、总结

在过去的几年里,ICIs 已改变了部分肿瘤的治疗模式。但值得注意的是,HPD 在肿瘤免疫治疗中并不少见。如前所述,HPD 尚无统一的定义标准,HPD 的发生机制以及 HPD 预测因素尚不明确。需要进一步努力统一 HPD 的定义标准,阐明 HPD 的发生机制,明确 HPD 预测因素,以使免疫治疗更好地服务于患者。

参考文献

[1] CHAMPIAT S, DERCLE L, AMMARI S, et al. Hyperprogressive disease is a new pattern of progression in cancer patients treated by anti-pd-1/pd-l1 [J]. Clin Cancer Res, 2017, 23 (8): 1920-1928.

[2] KATO S, GOODMAN A, WALAVALKAR V, et al. Hyperprogressors after immunotherapy: analysis of genomic altera- tions associated with accelerated growth rate [J]. Clin Cancer Res, 2017, 23 (15): 4242-4250.

[3] SAADA-BOUZID E, DEFAUCHEUX C, KARABAJAKIAN A, et al. Hyperprogression during anti-pd-1/pd-l1 therapy in patients with recurrent and/or metastatic head and neck squamous cell carcinoma [J]. Ann Oncol, 2017, 28 (7): 1605-1611.

[4] SINGAVI AK, MENON S, KILARI D, et al. 1140 PD predictive biomarkers for hyper-progression (HP) in response to immune checkpoint inhibitors (ICIs): Analysis of somatic alterations (SAs)[J]. Ann Oncol, 2017, 28 (suppl 5): v405.

[5] FERRARA R, MEZQUITA L, TEXIER M, et al. Hyperprogressive disease in patients with advanced non-small cell lung cancer treated with pd-1/pd-l1 inhibitors or with single-agent chemotherapy [J]. JAMA Oncol, 2018, 4 (11): 1543-1552.

[6] LO RUSSO G, MORO M, SOMMARIVA M, et al. Antibody-fc/fcr interaction on macrophages as a mechanism for hyperprogressive disease in non-small cell lung cancer subsequent to pd-1/pd-l1 blockade [J]. Clin Cancer Res, 2019, 25 (3): 989-999.

[7] TUNALI I, GRAY JE, QI J, et al. Novel clinical and radiomic predictors of rapid disease progression phenotypes among lung cancer patients treated with immunotherapy: an early report [J]. Lung Cancer, 2019, 129: 75-79.

[8] KIM CG, KIM KH, PYO KH, et al. Hyperprogressive disease during pd-1/pd-l1 blockade in patients with non-small-cell lung cancer [J]. Ann Oncol, 2019, 30 (7): 1104-1113.

[9] KANJANAPAN Y, DAY D, WANG L, et al. Hyperprogressive disease in early-phase immunotherapy trials: clinical predictors and association with immune-related toxicities [J]. Cancer, 2019, 125 (8): 1341-1349.

[10] SASAKI A, NAKAMURA Y, MISHIMA S, et al. Predictive factors for hyperprogressive disease during nivolumab as anti-pd1 treatment in patients with advanced gastric cancer [J]. Gastric Cancer, 2019, 22 (4): 793-802.

[11] KAMADA T, TOGASHI Y, TAY C, et al. PD-1[+] regulatory t cells amplified by PD-1 blockade promote hyperprogression of cancer [J]. Proc Natl Acad Sci U S A, 2019, 116 (20): 9999-10008.

[12] KAS B, TALBOT H, FERRARA R, et al. Clarification of definitions of hyperprogressive disease during immunotherapy for non-small cell lung cancer [J]. JAMA Oncology, 2020, 6 (7): 1039-1046.

[13] CHAMPIAT S, FERRARA R, MASSARD C, et al. Hyperprogressive disease: recognizing a novel pattern to improve patient management. Nature reviews [J]. Nat Rev Clin Oncol, 2018, 15 (12): 748-762.

第二节 免疫治疗后超进展案例分析

案例1 抗PD-1抗体治疗肝癌致超进展

付 强 袁响林

华中科技大学同济医学院附属同济医院

【摘要】1例44岁男性患者,因确诊原发性肝癌,先期行微波消融和TACE局部治疗,序贯"奥沙利铂+左亚叶酸钙+氟尿嘧啶方案"全身化疗2个周期。PD后一直使用索拉非尼维持治疗,因再次PD,2019-03给予索拉非尼联合抗PD-1抗体治疗,患者出现腹痛等症状进行性加重。2019-04自觉肝区疼痛、乏力、食欲减退,不伴发热、咳嗽、胸痛等,复查血清肿瘤标志物AFP进行性下降,但复查肝脏MRI提示肝脏病灶较前持续进展,且伴肝功能不良、血小板下降以及凝血功能紊乱。诊断上首先考虑使用抗PD-1抗体后出现疾病超进展。后期仑伐替尼+生命支持+护肝对症治疗半年余,患者病情持续恶化,最终因肝衰竭、下消化道出血死亡。

一、病例简介

(一)主诉及现病史

患者,男性,44岁。因"确诊原发性肝癌3年,右上腹隐痛10d"至我院就诊。患者于3年前(2016-07)体检CT和磁共振发现肝脏占位和血清AFP升高(1 000ng/mL)确诊为原发性肝癌,2016-08-01在我院肝脏外科行腹腔镜肝Ⅵ段肿瘤微波固化术,2017-01复查发现肝脏新病灶再次行微波治疗,2017-03-31于我院行经皮肝动脉栓塞化疗(TACE)术,2017-04第三次行微波治疗。随后于2017-05至2017-09分别行3次肝脏TACE术,复查肝脏病灶稳定,AFP水平有反复升高趋势。2017-09至2017-10于外院行FOLFOX4(奥沙利铂+左亚叶酸钙+氟尿嘧啶)方案全身化疗2个周期,并于2017-11行TACE术(局部肝动脉灌注脂质体多柔比星)。2018-05、2018-06和2018-10于我院行TACE术3次。2018-09患者复查CT示肿瘤进展,2018-11开始口服索拉非尼治疗至今,期间复查血AFP明显下降,2019-03自觉肝区疼痛、乏力、食欲减退,不伴发热、咳嗽、胸痛等,复查肝脏MRI提示肝脏病灶较前明显进展,现患者为求进一步诊疗入院。

(二)既往史

乙型肝炎病史10余年,自服恩替卡韦等抗病毒药物控制良好。饮酒史20年,平均250g/d,已戒酒2年。

(三)体格检查

一般情况良好,ECOG评分为1分,未见明显消瘦,疼痛评分为0分,神志清楚,精神可,颈软、无抵抗,心肺无明显异常。腹软,无明显压痛及反跳痛,肝脾肋下未及,肠鸣音2~3次/min,双下肢无水肿,四肢肌力5级,四肢浅感觉稍下降,深感觉正常,双侧巴宾斯基征阴性。

(四)辅助检查

1. 肝脏MRI(2019-03-18,本院)(图4-2-1) 临床提示腹腔镜肝Ⅵ段肿瘤微波固化术后。肝脏形态不规则变小,左右叶比例失调,肝包膜不光整,肝裂增宽,肝右后叶团片状混杂信号影,其内可见短T_1短T_2信号,DWI上显稍高信号,增强扫描可见边缘强化。肝内见多个结节状稍长T_2信号,DWI呈高信号,增强可见强化,最大者约44mm×36mm。肝叶见不规则短T_1短T_2信号,DWI未见明显受限。肝门及腹膜后淋巴结增多。间位结肠。诊断意见:肝脏肿瘤治疗后复查,肝内多发异常强化灶,考虑为肿瘤复发并肝内转移,较前(2018-09-29)相比病灶增多,部分病灶较前增大;肝硬化;间位结肠;肝门及腹膜后淋巴结增多。

2. 胸部平扫（2019-05-06，本院）（图 4-2-1）　右肺上叶（薄层 63、100、102）、左肺上叶（薄层 78、90）、左肺下叶（薄层 130）微结节，直径 2~3mm；右肺上叶胸膜下薄壁透亮影，双侧腋窝及纵隔淋巴结未见明显增大，双侧胸膜未见增厚、粘连。主动脉壁少许钙化斑块。检查结论 / 诊断：右肺上叶、左肺微结节，建议定期复查；右肺上叶间隔旁型肺气肿；主动脉壁少许钙化斑块。

3. 肿瘤指标（2019-04-27，本院）　AFP 36.12ng/mL（0~5ng/mL），CEA、CA199、肝特异性凝血酶原均在正常范围内。

4. 其他　血常规、血生化、尿常规、凝血功能、术前免疫、肺功能在正常范围。

（五）诊断分期及分子病理特征

原发性肝癌 cT2N1M1，巴塞罗那分期（BCLC）C 期。

二、治疗过程

抗肿瘤免疫治疗过程

1. 免疫治疗过程　患者排除禁忌，2019-03 加用抗 PD-1 单抗联合索拉非尼治疗，患者分别于 2019-03-20、2019-04-10 行 2 个周期治疗，抗 PD-1 单抗 240mg d1+ 索拉非尼 400mg 2 次 /d，治疗经过顺利。2019-04-29 MR 评估肝脏病灶较前增多，增大（图 4-2-1），患者出现腹痛加重，伴乏力，首先考虑与肝脏病灶进展相关，但假性进展不能排除，予奥施康定等止痛对症治疗后好转。复查血清肿瘤标志物 AFP 一直呈下降趋势（图 4-2-2），2019-05-30 再次 MR 评估肝脏病灶，判断为疾病进展（见图 4-2-1）。改行仑伐替尼联合抗 PD-1 单抗治疗，2019-07-18、2019-09-24 对患者行肝脏 MR 来评价疗效，均为疾病进展（见图 4-2-1）。

2. 相关体征变化　腹部膨隆，右上腹肝区轻压痛，叩击痛（+）。腹水征阴性。

3. 相关辅助检查

2019-03-18 特瑞普利治疗前评估（图 4-2-1A）：肝内见多个结节状稍长 T_2 信号，DWI 呈高信号，增强可见强化，最大者约 44mm × 36mm。肝叶见不规则短 T_1 短 T_2 信号。

2019-04-29 特瑞普利治疗 2 个周期后评估（图 4-2-1B）：肝内多发异常信号，考虑肿瘤性病变，较前（2019-03-18）相比病灶增多，多数病灶较前增大。

2019-05-30 疗效评价为 PD 后间隔 1 个月再次评估（图 4-2-1C）：肝内多发异常信号，考虑为肿瘤性病变，较前（2019-04-29）多数病灶明显增大，再次疗效评价仍为 PD，考虑使用特瑞普利治疗后肿瘤超进展（HPD）。

2019-07-18 随访（图 4-2-1D）：肝内多发异常信号，考虑肿瘤性病变，较前（2019-05-30）增大。进一步证实治疗后肿瘤进展。

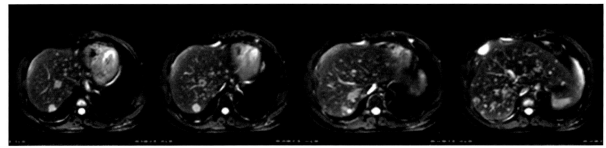

2019-03-18 T_2WI

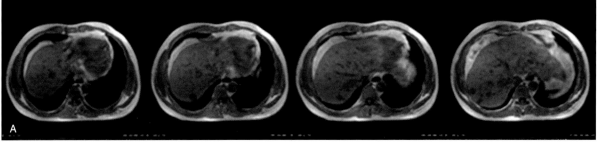

2019-03-18 T_1WI

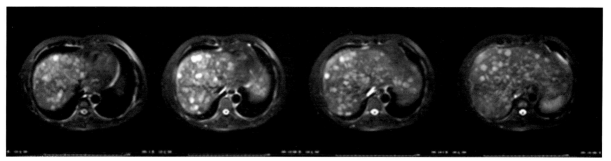

2019-04-29 T$_2$WI

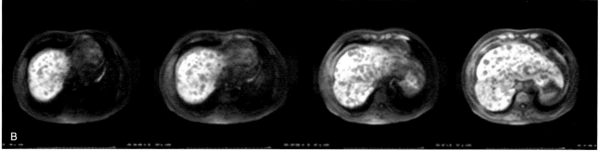

2019-04-29 T$_1$WI

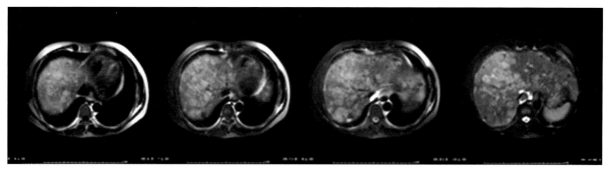

2019-05-30 T$_2$WI

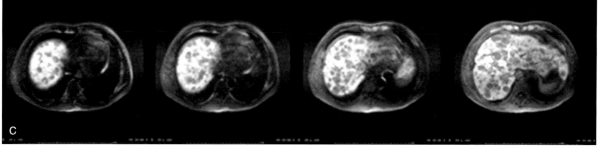

2019-05-30 T$_1$WI

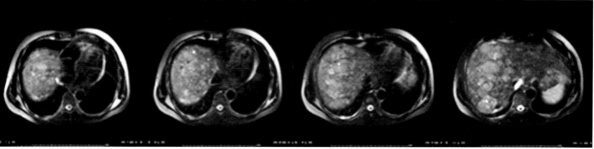

2019-07-18 T$_2$WI

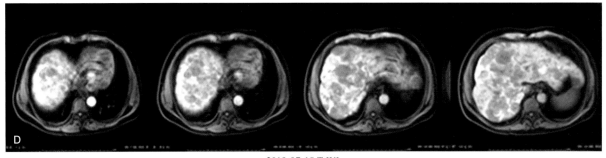

2019-07-18 T_1WI

图 4-2-1 腹部 MRI 检查结果提示治疗后肿瘤超进展

上图为 T_2 加权 T_2WI, 下图为 T_1 加权 T_1WI。

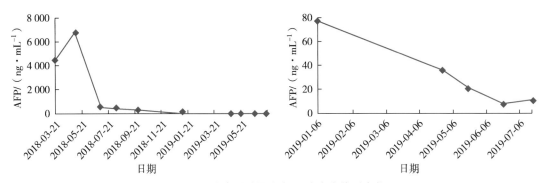

图 4-2-2 患者甲胎蛋白(AFP)治疗前后变化

三、临床思维与决策

(一)第一阶段:免疫超进展与免疫假性进展的判断

在原发性肝癌免疫检查点抑制剂联合分子靶向治疗过程中,出现肝脏病灶增大时首先需要判断是由超进展还是假性进展引起。本例患者在抗 PD-1 抗体联合索拉非尼治疗 2 个周期后,肝脏病灶迅速增多、增大,同时出现腹痛症状加重等临床表现,而血清肿瘤标志物呈持续下降状态,所以当时对于肝脏肿瘤病灶增大究竟是属于超进展还是假性进展无法做出准确评判。借鉴 iRECIST,按照 RECIST1.1 在判断疾病进展后,并未急于停药,继续给患者上述治疗,1 个月后复查评估肝脏,MR 仍然提示肝脏病灶增多、增大,且伴腹痛等临床症状加重。

疾病超进展(HPD)的分类标准如下:①治疗失败时间 TTF<2 个月(TTF 定义 ICIs 治疗前至因任何原因停止的时间,包括进展、患者因素、毒性或死亡);②目标总和增加 50%(基线和首次影像学评估);③在基线和首次影像学评估之间已侵犯的器官中出现至少两个新病灶;④在基线和首次影像学评估之间出现新转移器官病灶;⑤治疗的前 2 个月内,临床恶化导致 PS ≥ 2 分。完成至少 3 项的患者标准被定义为 HPD,而患者满足 RECIST1.1 进展性疾病标准而未实现至少有 3 个上述标准则被定义为自然进展。尽管 AFP 肿瘤标志物呈持续下降趋势,但本例肝癌患者使用抗 PD-1 单抗治疗后出现上述①②③⑤四项情况,因此最终判断为超进展。

肿瘤组织穿刺病理活检对于"假性进展"有一定帮助。RECIST 委员会在 RECIST1.1 的基础上发布了 iRECIST 指南共识,用以评估在免疫治疗临床研究中的肿瘤应答,以规范试验设计和数据的记录管理,但在临床实践应用中还应当根据患者个体病情进行进一步探索。

(二)第二阶段:免疫超进展治疗后是否还能继续使用其他 PD-1 抑制剂,是否不同种类 PD-1 存在差别

在患者评估为疾病进展、影像学进展,而肿瘤标志物等生化指标存在好转,此时首要面对的临床问

题是判断肝脏肿瘤病灶增大的原因。因疾病真性进展,停止抗 PD-1 单抗免疫治疗,分子靶向治疗由索拉非尼改为仑伐替尼,患者的 AFP 仍继续下降,但是临床症状未见明显改善。最终患者因为肝功能逐渐衰竭、凝血功能紊乱,发生下消化道大出血于 2019-10-02 死亡。由于任何一种 ICIs 均存在分子结构和作用 PD-1/PD-L1 位点的不同,是否一种 ICIs 治疗出现超进展后,其他种类的 ICIs 就不能使用,或者考虑换用其他作用位点的免疫抑制剂如 CTLA-4 抑制剂等,目前还不十分明确。不同种类的 PD-1/PD-L1 尤其是国产 PD-1 制剂在引起超进展方面的临床数据还不完全,其中存在的差别于不同瘤种、不同疾病阶段、不同人群还不十分明确,因此还需要临床实践和真实世界研究做进一步探寻。

四、经验与体会

本例患者在抗肿瘤治疗血清肿瘤标志物好转情况下,评估肝脏病灶逐渐增大,并最终因肝衰竭合并凝血功能障碍死亡。需要关注以下问题:

1. 本案例的病情出现超进展判断的依据是什么?

本案例诊治过程中,从连续动态肝脏影像学检查评估及临床症状来看,免疫治疗后超进展的诊断较为明确。但超进展的完整病因尚不确切,根据患者血清 AFP 水平持续下降,提示免疫治疗联合分子靶向治疗有效,但与影像学检查评估的肝脏病灶大小不一致。

2. 本案例的临床决策是否得当?

在免疫超进展诊治过程中,遵照临床实践标准,按照 iRECIST 和 RECIST1.1 双重标准对病情进行判断及评估,根据 2 次影像学证据(间隔 4 周)判断肿瘤超进展,排除假性进展。虽结局不佳,但决策及执行过程无明显过错。

3. 从本案例能获得哪些经验及教训?

患者 ICIs 治疗过程中常出现评估病灶增大,是否为超进展还是假性进展无法准确判断,使临床医生难以做出进一步治疗决策。结合患者临床表现,血清肿瘤标志物等检查可能具有一定帮助,但在临床上出现症状、实验室检查和影像学评估不一致时,穿刺活检对于"超进展"或"假性进展"有一定帮助。因此,在治疗过程中需要对患者进行全面的症状、体征及客观检查评估,并动态随访,及时调整治疗策略。

五、专家点评

纵观本案例,临床决策、抗肿瘤及并发症治疗均无可厚非。但患者临床结局不佳,应当从以下方面进一步思考:

1. 发生 ICIs 治疗超进展的肿瘤患者,多涉及患者体力状况、年龄、疾病的分期、肿瘤负荷等因素。在这种情况下,如何权衡患者的风险及获益、继续还是中断 ICIs 抗肿瘤治疗、准确判断是超进展还是假性进展是个充满挑战的课题。

2. 同时本案例中,患者治疗过程中尽管肝脏病灶逐渐增多、增大,但血清肿瘤标志物 AFP 呈持续下降,是免疫治疗和靶向治疗带来的治疗假象,还是确实治疗有效?当影像学与血生化指标、临床症状疗效判定不一致时,需要临床进一步探讨。在免疫治疗时代,是以客观病灶大小作为疗效指标,还是以生存时间和生活质量作为评判标准,也需要结合具体实际情况进行个体化分析。

这个案例也警示在判断肿瘤 ICIs 治疗后超进展的过程中,多学科联合诊治的重要性。

六、述评

超进展(HPD)是一种肿瘤加速生长现象,多见于使用 ICIs 的晚期癌症患者,患者多伴有严重的生存质量下降和极差的预后。ICIs 所致 HPD 的内在机制尚未明确。目前,认为肿瘤驱动基因的异常表达、肿瘤微环境的重塑、免疫细胞亚型的"漂移"、其他免疫检查点通路的代偿性激活等可能参与了 HPD 的发生。作为肿瘤临床医生,以下方面需要注意。

第一,遵循指南,对 HPD 做到早识别、早干预。根据实践指南针对不同瘤种的适应证采用不同的

ICIs。在诊治过程中要重视多学科联合诊治。

第二，对特殊人群进行筛查，由于 HPD 常与放射栓塞治疗、高龄和较大的肿瘤负荷相关，同时存在 *MDM2*、*MDM4* 等基因突变，年龄大于 65 岁、既往放疗栓塞患者、ECOG 体力状况评分>2 分、全身多发转移瘤且瘤负荷大的患者，存在潜在的 ICIs 类药物 HPD 风险。对这类人群，应谨慎使用免疫治疗，做好基线评估，在治疗前和患者及其家属进行充分沟通，告知其潜在的疾病快速进展风险。

第三，是在临床实践过程中，合理准确地评估肿瘤 HPD，与假性进展相鉴别，避免因为误判造成对患者有利的免疫治疗中断，同时也尽可能减少 HPD 对患者的身体和心理的伤害。对 ICIs 使用的时机、剂量和类型进行判断，同时动态评估后续肿瘤治疗方案。

案例 2　抗 PD-1 抗体治疗肺腺癌导致疾病超进展并死亡

朱红革　刘春玲

新疆大学医学院附属肿瘤医院

【摘要】1 例 65 岁男性患者，确诊低分化肺腺癌Ⅳ期，驱动基因阴性。经一线 PP 方案（培美曲塞＋奈达铂）联合重组人血管内皮抑素（恩度）化疗、二线 DP 方案［多西他赛（docetaxel）＋卡铂类］联合贝伐珠单抗治疗失败后，给予全脑放疗后并同时行三线抗 PD-1 单抗联合安罗替尼治疗 2 个周期后，患者出现乏力、食欲减退、全身皮肤巩膜黄染，呈恶病质状态。复查胸腹部 CT 提示肺部及肝脏病变较前明显进展，增大超过 50%。脑转移瘤经局部放疗病灶有所缩小。诊断上考虑出现免疫治疗超进展，予生命支持＋保肝、降胆红素等治疗，患者病情持续恶化，最终因呼吸衰竭死亡。

一、病例简介

（一）主诉及现病史

患者，男性，56 岁。因"胸闷、气短半年余，诊断肺癌 3d"至我院就诊。给予右侧胸腔积液穿刺引流，胸腔积液细胞学检查见"腺癌细胞"。于 2018-05-14 就诊我院，送检胸腔积液行泛癌肿基因检测示：SMARCA4 c.1944-2A>G，拷贝数 6.8%。完善相关检查诊断为：右肺上叶恶性肿瘤（腺癌 T1bN2M1c，ⅣB 期 EGFR−，ALK−），伴广泛转移。2018-05-18 起行一线方案 4 个周期化疗：培美曲塞 760mg d1＋奈达铂 40mg d2~d4＋恩度 210mg 静脉泵入 8d。疗效评价为 SD。2018-08-16、2018-09-14 给予培美曲塞单药联合恩度维持治疗 2 个周期。维持治疗过程中于 2018-11-01 复查肺部病变提示进展，并出现双锁骨上淋巴结肿大。给予患者 CT 引导下右肺上叶肿物穿刺术，病理回报仍为低分化腺癌，二次行肺活检组织肺癌相关基因的 NGS 检测，显示 *TP53* 突变，PD-L1 表达阴性。给予更换方案分别于 2018-12-18 起行二线多西他赛＋卡铂＋贝伐珠单抗 4 个周期治疗，疗效评价为 PR。2019-05 复查肺部病变略进展，患者拒绝进一步治疗要求随访观察。2019-07 初复查提示新发脑、双肾、双侧肾上腺转移，肺部病变、肝转移瘤较前增大，患者感头痛，言语含糊，反应迟钝，无肢体活动障碍，为进一步治疗收住院。

（二）既往史

高血压病史 3 年余，最高血压 170/110mmHg，平日口服氯沙坦钾氢氯噻嗪片 1 粒 /d，血压控制可。糖尿病病史 2 年，口服二甲双胍 0.5g 2 次 /d，血糖控制良好。否认器官移植病史，否认既往抗肿瘤治疗史。

（三）体格检查

一般情况良好，ECOG 评分为 1 分，未见明显消瘦，疼痛评分为 1 分，双侧锁骨上可触及多发淋巴结肿大，大者约 1.5cm×1.0cm，余浅表淋巴结未触及肿大。心肺无明显异常。腹平软，无明显异常。病理征阴性。

（四）辅助检查

1. 胸＋全腹部增强 CT（2019-07-19）　①右肺癌化疗后，右肺上叶病灶（7.5cm×6.0cm）较前增大，左肺下叶新发结节，考虑转移瘤。左肺上叶尖后段结节，较前变化不大，右肺中下叶慢性炎症，较前变化不大，左肺条索影，同前相仿。右侧胸膜增厚，考虑胸膜转移瘤较前进展，右侧胸腔少量积液，较前变化不大。双侧锁骨区、右侧腋窝、纵隔、肺门、右侧心膈角区、左侧内乳区多发肿大淋巴结，同前相仿。肝多发新发结节提示转移瘤，大者约 2.5cm×1.9cm，位于 S3 段。双肾多发低密度结节，转移瘤合并囊肿可能；双侧肾上腺结合部结节，考虑转移瘤（2.5cm×1.7cm）较前增大，腹腔、腹膜后多发肿大淋巴结，大者约 1.6cm×1.1cm，同前相仿。

2. 脑增强 MRI（2019-07-16）　脑内多发转移瘤合并出血，肿块邻近左侧颞枕部脑膜转移，脑内散在缺血灶。

3. 肿瘤指标（2019-07-19）　癌胚抗原 33.07μg/L，细胞角质素 29.53ng/mL。

4. 细胞九因子（2019-07-19）　均在正常范围内。

5. 其他　血常规、血生化、尿常规、凝血功能均在正常范围。

（五）诊断分期及分子病理特征

右肺上叶恶性肿瘤（低分化腺癌 T1bN2M1c，ⅣB 期 EGFR−，ALK−），并全身广泛转移。

分子病理特征：ALK（D5F3）（−），ROS1（+），Ki-67（70%），TTF-1（−），CK7（+），P40（−），PD-L1（−）。

二、治疗过程

（一）抗肿瘤免疫治疗过程

1. 免疫治疗过程　患者脑转移症状明显，于 2019-07-18 至 2019-08-23 行全脑调强放疗 PTV 40Gy/20f/25d，脑部局部调强放疗：21Gy/3Gy/8d。同时分别于 2019-07-29 及 2019-08-19 两次给予患者三线治疗：抗 PD-1 单抗 200mg 静脉滴注＋安罗替尼 12mg 口服 1 次 /d。

2. 相关体征变化　患者消瘦明显，呈恶病质状态，皮肤巩膜黄染，移动性浊音可疑阳性，余同前。

3. 相关辅助检查

（1）2019-07-19 基线评估（图 4-2-3A）：右肺上叶病灶，右侧胸膜转移瘤，肝脏多发转移瘤。肿瘤双侧锁骨区、右侧腋窝、纵隔、肺门、右侧心膈角区、左侧内乳区、腹腔、腹膜后多发淋巴结转移。

（2）2019-09-16 评估（图 4-2-3B）：胸部＋上、下腹部增强 CT 示右肺上叶病灶（8.5cm×6.9cm）较前增大，两肺多发结节及肿块，较前明显增大、增多，右侧胸膜增厚考虑胸膜转移瘤，较前变化不大，肝胃间隙、腹膜后淋巴结转移。双侧锁骨区、右侧腋窝、纵隔、肺门、右侧心膈角区、左侧内乳区多发肿大淋巴结，同前相仿。肝脏弥漫性结节及肿块，提示转移瘤，大者 7.1cm×3.8cm，较前明显增大、增多。右肾多发低密度结节，大者 2.6cm×2.3cm，提示转移瘤，腹腔、腹膜后多发淋巴结肿大，大者 2.9cm×2.4cm，较前增大。

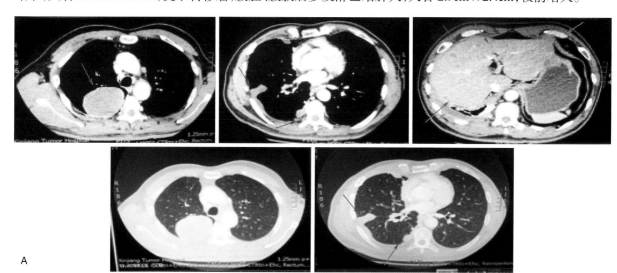

A

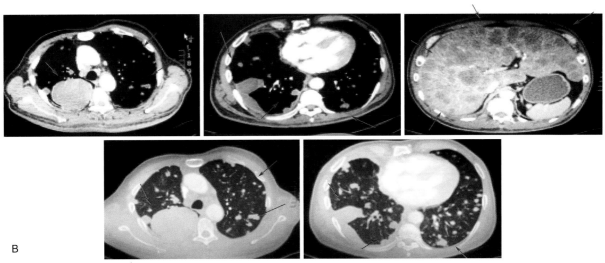

图 4-2-3 胸腹部及盆腔 CT 复查结果提示肿瘤明显进展

（3）2019-07-16 基线评估（图 4-2-4A）：脑内多发转移瘤合并出血，大者 35.1mm×46.8mm，肿块邻近左侧颞枕部脑膜转移。

（4）2019-09-14 评估（图 4-2-4B）：脑 MRI 平扫＋增强示脑转移瘤放疗后，病变范围及灶周水肿较前局限，左侧颞枕部脑膜转移强化程度较前减低，脑缺血灶，双侧上颌窦炎。

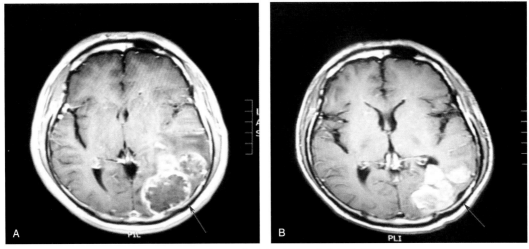

图 4-2-4 脑 MRI 复查结果提示肿瘤部分缓解

（5）肿瘤指标（2019-09-11，本院）：癌胚抗原 46.81μg/L，糖链抗原 125 113.80U/mL，神经元特异性烯醇化酶 275.5ng/mL，细胞角质素＞100ng/mL，较前明显增高。

（6）血生化：总胆红素 371.3μmol/L，直接胆红素 220.10μmol/L，间接胆红素 151.20μmol/L，白蛋白 26.5g/L，谷丙转氨酶 58.3IU/L，谷草转氨酶 373.9IU/L。

（二）免疫治疗后续诊治过程

如图 4-2-5 所示，患者全脑放疗基础上三线安罗替尼联合抗 PD-1 单抗免疫治疗 2 个周期结束后，乏力、食欲减退明显，皮肤巩膜逐渐黄染，腹胀加重。于 2019-09-11 来院进一步检查及治疗。入院查体：神志清，精神差，恶病质状态，ECOG 评分为 4 分，全身皮肤及巩膜黄染明显。两肺呼吸音粗，右肺呼吸音减低，未闻及明显啰音，腹部膨隆，移动性浊音（−），肝区压痛，双下肢凹陷性水肿。本院查血常规示白细胞高，以中性粒细胞百分比为主，复查胸腹部 CT 示：患者肺部原发病灶及双肺转移瘤、肝脏病变较前明显增大，一般情况较前迅速下降。诊断上考虑患者出现免疫治疗后超进展。给予保肝、降胆红素等药物对症治疗，效果欠佳，于 2019-09-24 因呼吸循环衰竭死亡。

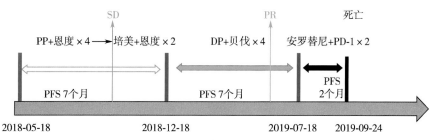

图 4-2-5　患者整体治疗过程回溯

三、临床思维与决策

本例患者为驱动基因阴性的晚期非小细胞肺癌患者,二线治疗后出现新发脑转移。患者脑转移瘤范围较广,伴有明显的头痛等脑转移瘤症状,局部脑放疗是首先需要选择接受的治疗。同时单纯局部治疗对于一个广泛转移,PS 评分较好的患者,明显是不足的。

但是从结局上看,患者在开始三线治疗方案初始,预计生存期是超过 3 个月的。在接受了三线的安罗替尼联合抗 PD-1 单抗治疗方案后,患者疾病出现了暴发性进展,经过保肝、降胆红素等对症治疗后无改善,仅生存了 2.2 个月。

四、经验与体会

本例患者根据 NCCN 指南及 CSCO 诊疗规范,接受了三线抗肿瘤治疗方案本身无明显不足,但患者出现 HPD 并很快因呼吸衰竭死亡,需要关注以下问题:

1. 本案例发生 HPD 的原因可能是什么?

本案例诊治过程中,患者肺癌驱动基因阴性;第二次组织活检检测出突变丰度 91.77% 的 TP53 突变;临终前最后一次泛癌肿 NGS 检测提示 TMB 较高水平,以上指标提示免疫治疗可能获益,且患者多次基因检测未见明确提示与 HPD 相关的基因突变,但结局是患者出现了相反的治疗效果。某些特殊的临床病理特征和基因组水平的改变提示 HPD 有较高风险。Champiat 等发现老年患者(≥65 岁)HPD 的发生率高于年龄<65 岁的患者;Saada-Bouzid 等发现 HPD 的发生与局部复发转移有关。HPD 患者接受 ICIs 治疗的最初 4 周内,中性粒细胞绝对数和 C 反应蛋白的显著升高,*MDM2*、*MDM4* 及 *EGFR* 的改变与 PD-1/PD-L1 抑制剂治疗后的 HPD 有关。

2. 从本案例能获得哪些经验及教训?

HPD 患者预后极差,预计生存期 2~5 个月。需要临床医生给予充分重视。基于目前免疫治疗评估标准,即在发现 HPD 后继续用药且 4 周后重新确认 HPD,是否可使大多数实体瘤患者受益是值得商榷的。需要和假性进展做鉴别,及早发现 HPD、及时终止免疫治疗,必要时病理穿刺活检明确 HPD 或假性进展,才能充分保护好免疫治疗患者的利益。

五、专家点评

本案例的患者临床结局不佳,应当从以下方面进一步思考:

1. 发生 HPD 的肿瘤患者,可能与年龄、远处转移病灶数量、*MDM2* 及 *MDM4* 扩增、T 细胞差异等因素有关,其发生机制正在探索当中。也期待免疫 HPD 的前瞻性随机对照临床研究来更好地解决这一问题。

2. 同时本案例中,患者 2 周期免疫联合治疗后 ECOG 评分迅速从 1 分降至 4 分,免疫治疗的评估是否可根据患者具体情况甚至在免疫治疗第 1 个周期后开展? 及早发现 HPD、及时终止免疫治疗,是否可改善本患者的预后。

这些问题都尚待解答。同时也警示在使用 ICIs 过程中,充分了解 HPD,与家属及患者反复沟通,以更好地延长肿瘤患者的生存。

六、述评

HPD、免疫治疗相关不良反应和假性进展等为免疫治疗在临床广泛应用提出了巨大挑战。目前用于预测免疫治疗良好疗效的生物标志物如 PD-L1 表达水平、肿瘤突变负荷、微卫星高度不稳定和错配修复缺陷检测等研究较多,与之对应的是 HPD 风险评估指标的缺失。充分解决好 HPD 热点问题,做好风险监控才能将免疫治疗的疗效实现最大化。临床工作中首先需要告知患者在免疫治疗中可能会发生 HPD,充分尊重患者的知情权;其次,持续推进改善免疫治疗的肿瘤评估方式:目前免疫治疗肿瘤评估方式大多基于假性进展进行设计,有助于识别假性进展患者,使其有机会在免疫治疗中获益,但缺失治疗前、治疗后肿瘤生长动力学的评估,无法及时阻断 HPD 发生。未来对于 HPD 发生机制、潜在标志物、预警评估的探索势必有助于临床医生更好地应用 ICIs 和改善肿瘤患者的预后。

案例 3 抗 PD-1 抗体治疗肺鳞癌致免疫超进展

唐梦秋 陆 意

宁波市医疗中心李惠利医院

【摘要】1 例 68 岁男性患者,因确诊左肺鳞癌拟行免疫治疗。先后予抗 PD-1 单抗联合 TP 方案治疗 3 个周期,后复查肺内病灶及纵隔淋巴结较前显著增大并侵犯周围血管、食管及心脏部分,疗效评价为 HPD,TTP=3 个月。后再行肺部病灶解救性放疗,联合抗血管靶向治疗及化疗,疗效评价为 SD。再行抗血管靶向治疗维持治疗 2 个周期,疗效评价为 PD,TTP=1.3 个月。后因肿瘤侵犯面积大,压迫食管、气管及心脏主要血管,患者心肺等脏器功能逐渐恶化,予营养支持、激素治疗、改善循环等对症处理 1 个月,最终因多器官功能衰竭死亡。

一、病例简介

(一) 主诉及现病史

患者,男性,68 岁。因"在无明显诱因下咯血 1 周,外院检查示左肺占位"至本院就诊,胸部增强 CT 示左肺门占位考虑为中央型肺癌、纵隔多发肿大淋巴结。气管支气管镜示左主支气管新生物伴管腔狭窄。病理示左肺鳞癌。毛刷涂片见非小细胞癌细胞。遂收治入院。

(二) 既往史

高血压病史 20 余年,长期服用珍菊降压片,长期血压维持在 135/75mmHg 左右。2019-06-25 我院胃镜示胃窦黏膜突起,病理示增生性息肉。否认既往肿瘤病史。吸烟史 40 余年,3~4 包/d。

(三) 体格检查

一般情况良好,ECOG 评分为 0 分,轻度消瘦,疼痛 NRS 评分为 0 分。神志清楚,皮肤巩膜无黄染,全身浅表淋巴结未及肿大,颈静脉无怒张,气管居中,胸廓无畸形,双侧胸廓活动度对称,语音震颤正常,两肺呼吸音清,对称,未闻及干湿啰音,双肺叩诊清音;心率 62 次/min,心律齐,未闻及明显病理性杂音。腹平软。其余无特殊。

(四) 辅助检查

1. 2019-06-13 本院胸部增强 CT 检查 左肺门占位,考虑中央型肺癌伴阻塞性炎症,纵隔多发肿大淋巴结。

2. 2019-06-14 本院气管支气管镜检查 左主支气管新生物伴管腔狭窄,气管支气管炎症改变;病理示左肺鳞癌;涂片见非小细胞癌细胞。

3. 2019-06-13 本院实验室检查 肿瘤标志物、血生化、血常规、免疫功能均在正常范围。

（五）诊断分期及分子病理特征

左肺鳞癌（分期 T2bN3M0 ⅢB 期），病理示鳞癌，基因突变不详。

二、抗肿瘤免疫治疗过程

1. 免疫治疗阶段　患者排除明显禁忌后分别于 2019-07-10 至 2019-08-27 行 3 个周期化疗联合免疫治疗，具体方案为紫杉醇 240mg d1+ 卡铂 400mg d4+ 抗 PD-1 单抗 100mg d1 1 次 /3 周。期间因血细胞下降、肝酶指标上升，取消第二次同步化疗，单纯予抗 PD-1 单抗 100mg d1 1 次 /3 周治疗。第 3 个周期治疗后复查并进行疗效评价，如图 4-2-6 所示，左肺病灶明显增大，体积增大超过 50%，局部侵犯食管，疗效评价为 HPD。

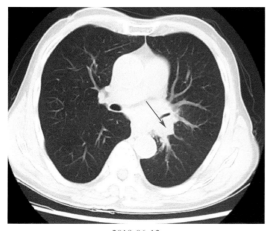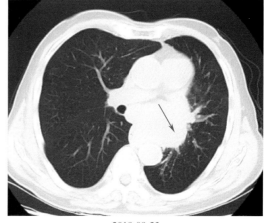

2019-06-13　　　　　　　　　　　　　　　　2019-09-23

图 4-2-6　3 个周期化疗联合免疫治疗后，考虑为超进展

遂于 2019-09-30 改行长春瑞滨 40mg d1 1 次 /3 周化疗，化疗后出现骨髓抑制Ⅲ级，白蛋白<20g/L，化疗不耐受。遂于 2019-10-21 起针对左肺及纵隔淋巴结病灶行解救性放疗，95%PTV 共给 5 400cGy/27f，每周 5 次。期间行重组人血管内皮抑素 15mg d1~d14 1 次 /3 周同步治疗。放疗结束后复查胸部 CT 提示肿块缩小，体征明显好转，疗效评价为 SD（好转）。遂于 2019-12-26、2020-01-17 行重组人血管内皮抑素 15mg d1~d14 1 次 /3 周血管靶向治疗 2 次。结束后 2 周复查胸部 CT 见病灶增大，明显侵犯周围血管、食管、心包心房，继发食管梗阻。再次疗效评价为 PD。后因患者咳喘明显，进食梗阻，ECOG评分为 3 分，入院予平喘改善循环静脉营养等对症支持治疗，后因全身状况持续低下，于 2020-03-10 因多脏器衰竭死亡。

2. 阶段影像变化及疗效评估

2019-06-13（基线）：如图 4-2-6 所示，胸部增强 CT 示左肺门中央型肺癌，伴纵隔淋巴结肿大。

2019-09-23（3 个周期化疗联合免疫治疗后）：如图 4-2-6 所示，胸部增强 CT 示左肺门后方软组织占位，对比基线明显增大，增大比例约 55%，阻塞性肺炎加重，纵隔肿大淋巴结融合并侵犯食管。对比 2019-06-13 片明显进展。

2019-12-26（左肺病灶放疗联合重组人血管内皮抑素靶向治疗后）：胸部 CT 示对比前片（2019-09-23）肺部肿块缩小，胸腔积液增多（图 4-2-7）。

2020-02-03（2 次重组人血管内皮抑素维持治疗后）：如图 4-2-8 所示，胸部增强 CT：左肺门及纵隔淋巴结多发转移，左侧胸腔积液伴胸膜肿块，考虑胸膜转移，病变侵犯上腔静脉、食管、左心房、左侧心包、左肺动脉、两侧肺静脉；继发食管胸段梗阻，阻塞性肺炎较前加重，左下肺不张。对比前片（2020-11-30）多病灶全面进展。

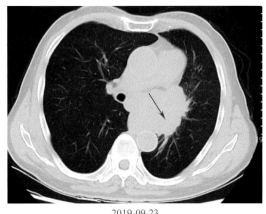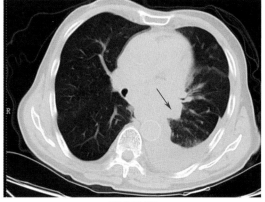

2019-09-23　　　　　　　　　　　　2019-12-26

图 4-2-7　左肺病灶放疗联合重组人血管内皮抑素靶向治疗后,疗效评估为 PR

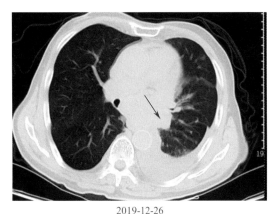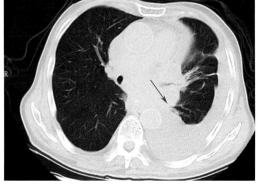

2019-12-26　　　　　　　　　　　　2020-02-03

图 4-2-8　2 次重组人血管内皮抑素维持治疗后,考虑疾病进展

三、临床思维与决策

(一)第一阶段:免疫治疗超进展

HPD 影响患者的预后,虽至今确切机制未明,但是已知的是,在临床治疗过程中,一旦发生免疫治疗超进展,患者预后不良成为事实。

本案例中,患者首诊为晚期 NSCLC,未行基因检测,在第 3 个周期免疫治疗联合化疗后,常规复查胸部 CT 提示左肺病灶体积较基线明显增大,结合患者出现咳喘、咯血及体能状况下降等体征变化,HPD 简单定义为治疗后第一次评估时肿瘤生长速度的变化与治疗开始前的基线 CT 扫描相比超过50%,但是当时无法排除该患者是否发生假性进展的可能。基于此,根据患者一般情况,决定暂停免疫治疗,选择单药化疗控制全身病变,但是第一天给药后即出现血细胞毒性反应及肝酶升高等一系列脏器功能异常,遂停止全身化疗。此时建议患者家属进行基因检测及免疫抑制剂位点检测,家属表示拒绝。

(二)第二阶段:联合抗肿瘤治疗

在患者第一阶段免疫治疗超进展可能,并无法耐受全身单药化疗后,经多学科 MDT 后建议采用局部解救性放疗,因局部治疗全身不良反应相对较轻且针对性强。本案例结果也证实了免疫治疗超进展提示预后不良。后患者状况持续恶化,最终 OS 仅为 5.3 个月。

四、经验与体会

肿瘤治疗超进展现象第一次进入人们视野是在 2016 年 ESMO 上的一个壁报报道,当时作者用PPD(paradoxical progressive disease)来定义超进展,并在文中详尽地描述了超进展的定义和判断标准。

本例患者第 1 次免疫治疗后出现明显进展,并在后续治疗中显现出不佳疗效,最终因脏器衰竭并很快死亡,在此需要关注以下问题:

1. 什么是 HPD 经免疫治疗后病灶体积不减反增,病灶进展较治疗前发展更快,在治疗后第一次评估时肿瘤生长速度的变化与治疗开始前的基线 CT 扫描相比超过 50%,并且预后不佳,这种现象被医学界称为超进展。各种肿瘤接受免疫治疗后的超进展风险及概率不一。

2. 超进展的应对原则 首先需要与患者反复沟通,说明可能存在的 HPD 风险。在临床免疫用药前,推荐进行基因检测,评估发生超进展的风险,在免疫治疗过程中,尤其是在免疫治疗开始前 6~8 周,需要密切关注患者情况,积极地辅以动态监控和疗效评价,临床上应该结合患者的体感、症状是否加重,或在有必要时进行穿刺,查明肿瘤组织中浸润的是免疫细胞还是真实性进展,从而判断下一步用药。一旦确认超进展,首先必须停止免疫治疗,同时给予其他对症辅助治疗,维持患者基本生命体征。情况稳定时,可考虑其他抗肿瘤方案治疗。

3. 本案例经验教训 该患者在治疗前并未接受任何形式基因检测,从始至终也未明确其 PD-1/PD-L1、TMB、MSI/MMR 等表达状况,这些指标或对其免疫治疗超进展结果的预测及远期预后的评估有指导作用。并且,患者第一次免疫治疗结束后出现超进展表现时,并未能完全排除假性进展的可能,并在放疗结束后病灶趋于稳定的情况下,继续使用单药抗血管靶向维持治疗,后病灶全面暴发。在这其中,单药抗血管靶向维持治疗是否催化了患者超进展的结果,加速了患者的死亡,这些问题都不得而知。但是,总结此病例诊治过程,不可否认的是,遇到任何形式或者类型的肿瘤,治疗前的基线评估、全方位基因位点检测、多学科联合治疗,都是其治疗过程中不可或缺的重要组成部分。

五、述评

尽管相比放化疗等传统治疗手段,免疫治疗的不良反应小、耐受性好,但是在临床工作中,仍要重视其疗效评估及不良反应。超进展是免疫治疗中一种新的进展模式,对患者可能造成不良后果,需要引起重视。对于医生,若是出现 IIPD 症状或疗效评价结果,应及时告知患者,并建议尽早考虑由免疫疗法转向抢救治疗如化疗。超进展往往预示不良预后,有学者认为该机制可能是免疫治疗的原始耐药,早期相关免疫指标的检测是否会对免疫疗效有明确指导,进一步规避或者减少 HPD 的发生率,期待未来的研究带给我们惊喜。

案例 4 抗 PD-1 抗体治疗后超进展

龙亚萍 韩啸 李晓燕 胡毅
中国人民解放军总医院

【摘要】1 例 58 岁男性患者,确诊食管癌伴肝、骨多发转移。SP 方案进展,予 CS1001+ 多西他赛治疗 3 个周期后,患者出现肝转移灶及原发灶迅速增大。后姑息治疗 3 个月余,患者病情持续恶化,最终因恶病质死亡。

一、病例简介

(一)主诉及现病史

患者,男性,58 岁。因"进食梗阻感 1 年,确诊食管癌伴多发转移 9 个月"至我院就诊。患者于 2017-10 出现症状逐渐加重的进食梗阻感,2018-03 行胃镜检查提示据门齿 33cm 见隆起病灶,伴管腔狭窄不能继续进镜。后病理诊断食管鳞状上皮高级别上皮内瘤变,局部癌变。行胸腹增强 CT 示:食管胸部下段癌,可疑侵及纤维膜;右侧气管食管沟、纵隔 7 区、右肺门、下段食管周围、贲门周围、胃左区、肝门区及腹膜后多发肿大淋巴结,考虑转移;肝多发转移瘤;颅脑增强 CT 未见明确异常。淋巴结超声示:

左侧锁骨上窝、右侧腋下见淋巴结转移。2018-03-21 至 2018-07-28 于我院予以一线 1~6 个周期化疗，SP 方案：注射用顺铂（冻干型）40mg d1~d3+ 替吉奥胶囊 120mg d1~d14。2、4、6 个周期治疗后评价为 PR，自 2018-08-24 改为替吉奥胶囊 120mg d1~d14 维持治疗 2 个周期，2018-10-09 复查评价为 PD。遂收治入院。

（二）既往史

1980 年患乙型肝炎后痊愈。否认器官移植病史，否认其他抗肿瘤治疗史。

（三）体格检查

一般情况良好，ECOG 评分为 2 分，体重指数（body mass index，BMI）19kg/m²，疼痛评分为 0 分，神志清楚，精神可。左侧锁骨上窝及右侧腋下尖部可扪及多枚肿大淋巴结，质韧，活动度差，余全身未触及明显淋巴结肿大。心肺无明显异常。其余无特殊，病理征阴性。

（四）辅助检查

1. 2018-08-22 基线前评估（图 4-2-9A）　胸腹部增强 CT 示：①食管下段管壁不规则增厚，见大小约 14mm×14mm 软组织密度影。考虑恶性，食管贲门癌。②肝左右叶见 12mm×11mm 以下多发低密度影，肝内多发转移。③腹膜后及肝胃间隙内 21mm×20mm 软组织肿块。④胰头后方脊柱左侧腹膜后可见大小约 17mm×7mm 不规则组织，考虑多发转移瘤。肝右叶病灶截面直径 4.62mm 及肝胃间隙稍高密度病灶截面直径 21.17mm。

2. 2018-10-11 基线评估（图 4-2-9B）　胸腹部增强 CT 示：①贲门小弯侧见大小约 19mm×26mm 软组织密度影，食管下段软组织肿块，包绕胃左动脉，考虑恶性；②肝左右叶见 18mm×23mm 以下多发低密度，肝内多发转移；③腹膜后及肝胃间隙内软组织肿块，考虑多发淋巴结转移，部分病灶较前略增大；④腹膜后可见多发结节影，考虑多发转移瘤，较前略增大。肝右叶病灶截面直径 8.73mm 及肝胃间隙稍高密度病灶截面直径 28.17mm。

3. 2018-12-26 进展后评估（图 4-2-9C）　胸腹部增强 CT 示：①食管下段贲门管壁不规则增厚，贲门小弯侧见 92mm×103mm 软组织肿块影，纵隔淋巴结肿大；②肝左右叶见 44mm×39mm 以下多发低密度肿块及结节影；③腹膜后及肝胃间隙内软组织肿块，考虑多发淋巴结转移，部分较前增大。肝右叶病灶截面直径 42.18mm 及肝胃间隙稍高密度病灶截面直径 101.02mm。

4. 血常规（2018-10-10）　血红蛋白 106g/L、白细胞 $3.14×10^{12}$/L、血小板 $142×10^9$/L。

5. 其他　血生化、尿常规、大便常规、凝血功能均正常。术前八项 HBsAb、HBeAb、HBcAb 阳性，余阴性，乙型肝炎病毒 DNA 定量阴性。

（五）诊断分期及分子病理特征

食管鳞状细胞癌伴远处广泛转移（Ⅳ期）。

病理：（食管）鳞状上皮呈高级别上皮内瘤变，局部癌变。

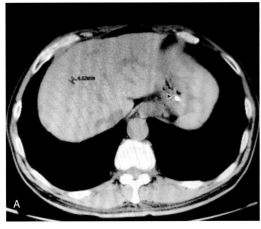
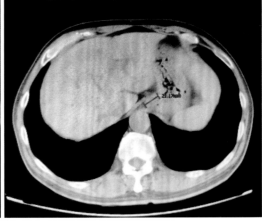

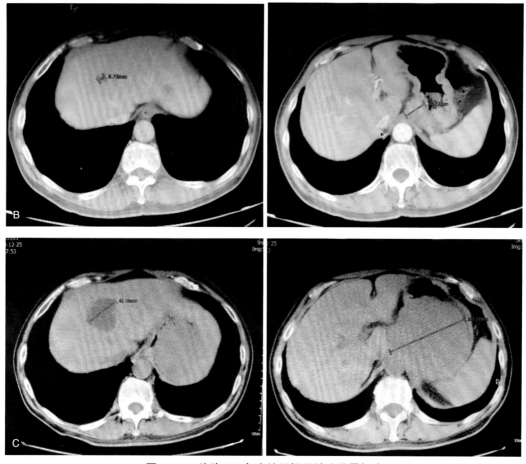

图 4-2-9　胸腹 CT 复查结果提示肿瘤进展加速

二、治疗过程

抗肿瘤免疫治疗过程

1. 免疫治疗过程　患者排除禁忌,2018-10-19 入组"评价 CS1001 在晚期实体瘤和淋巴瘤患者中安全性、耐药性、药代动力学特征、抗肿瘤疗效、多中心、ⅠA/ⅠB 期、开放性、多剂量给药的剂量探索和扩展研究评估临床试验",2018-10-29 至 2018-12-07 予以二线第 1~3 个周期化疗,具体用药:多西他赛注射液 140mg d1+CS1001 1 200mg d1。2018-12 初开始出现乏力、低血压(血压最低 77/46mmHg)、心率增快(135 次 /min),复查影像学示:肝胃间隙淋巴结增大至 10cm,肝脏转移灶较前明显增大、增多,如图 4-2-9 所示。肿瘤标志物:CEA 和 CA199 水平较前下降,SCC 和 CYFRA21-1 水平较治疗前升高(肿瘤标志物变化如图 4-2-10 所示)。血常规示血红蛋白 57g/L。予以反复输血补铁等对症治疗(血常规变化如图 4-2-11 所示)。后患者一般情况差,要求当地治疗,姑息支持后 3 个月余死亡。

2. 相关体征变化　左腹部可扪及质韧肿块,活动度可。余同前。

三、临床思维与决策

(一) 第一阶段: 免疫治疗超进展的评估

通过比较免疫治疗基线前、基线、治疗后第一次影像评估,对采用 RECIST1.0 对靶病灶进行评估并根据公式 1 计算肿瘤生长动力学。根据 RECIST,靶病灶总和最长直径 D;用字母"t"表示肿瘤评估的时间,用"Dt"表示在 t 时间点上肿瘤的直径。TGKR 表示肿瘤生长动力学比(tumor growth kinetics ratio);D0 表示肿瘤应用 ICIs 前基线的体积;HPD 为 RECIST 1.1 在首次治疗影像学评估的进展。

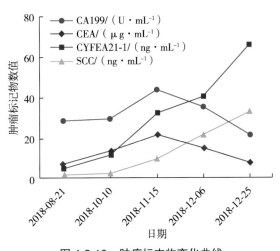

图 4-2-10　肿瘤标志物变化曲线

2018-08-21 为基线前肿瘤标志物水平,2018-10-10 为
基线肿瘤标志物水平。

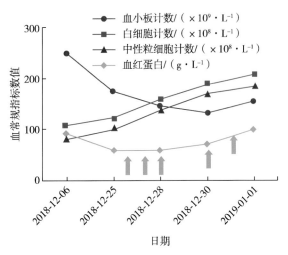

**图 4-2-11　免疫治疗第 3 个周期以后住院期间血
常规变化**

箭头所在日期予以 2 单位悬浮红细胞输注。

$$TGKR = TGK_{post}/TGK_{pre} = \frac{\sum D_{post} - \sum D0}{T_{post} - T0} \Big/ \frac{\sum D0 - \sum D_{pre}}{T_{post} - T0} \quad \cdots\cdots (1)$$

D 表示靶病灶直径

$$\sum D_{post} = 42.18 + 101.02 \quad \cdots\cdots (2)$$

$$\sum D0 = 8.73 + 28.17 \quad \cdots\cdots (3)$$

$$\sum D_{pre} = 4.62 + 21.17 \quad \cdots\cdots (4)$$

$$T_{post} - T0 = 75 \quad \cdots\cdots (5)$$

$$T0 - T_{pre} = 50 \quad \cdots\cdots (6)$$

将式(2)～(6)代入式(1)计算,得 TGKR=2.18＞2,依照 TGKR 标准如图 4-2-12 所示评价为超进展。
患者肿瘤病灶的增长速度大于前线方案增长速度 2 倍,伴重度贫血、体力下降,综合来看属于超进展。

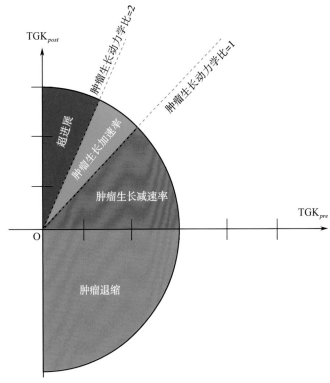

图 4-2-12　评估肿瘤生长动力学比(TGKR)

（二）第二阶段：对症支持与姑息治疗

患者为食管鳞癌伴右肺转移,肝脏多发转移,左侧锁骨上、右侧腋窝、纵隔、腹腔腹膜后多发淋巴结转移,肿瘤负荷重。免疫治疗后来院影像评估为超进展,检验评估为重度贫血(入院血红蛋白59g/L予以4U红细胞输注后血红蛋白58g/L,排除浆膜腔出血、消化道出血、感染等因素,血液科会诊后考虑为食管鳞癌,贫血与本病相关)。结合姑息治疗的临床指南患者预后差,抗癌治疗收益与负担比小且患者无法耐受进一步的抗肿瘤治疗,综合以上因素,选用了姑息治疗(输血、止痛、补充白蛋白等),辅以社会心理的支持。放疗科会诊建议针对肝胃间隙转移淋巴可行放疗。待贫血状态改善后可行放疗,该患者出院后外院姑息对症治疗3个月后死亡(图4-2-13)。

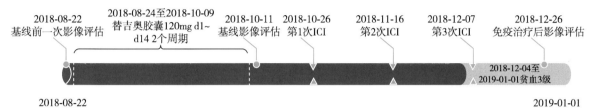

图 4-2-13　患者自基线前影像评估至免疫治疗后第一次影像评估之间治疗经过

四、经验与体会

本案例中,患者在接受免疫治疗短时间内靶病灶出现迅速多发性增大。对于超进展的发生,需要关注以下问题:

1. 目前超进展的评估标准不统一,怎么办?

推荐使用TGKR。目前主要存在2种主流评价肿瘤快速进展的方法。① TGK肿瘤生长动力学比率,基于RECIST1.0,对靶病灶在治疗前后生长速率的变化进行计算,取免疫治疗后肿瘤生长动力学比率大于2为界值。② TGR是对2次CT测量之间肿瘤体积三维角度随时间增长的估计,假设是指数增长模型。TGR的临床意义为肿瘤体积是在接受治疗1个月过程中的增长比例,可用于比较使用ICIs前后的生长速率。TGR比值定义为免疫治疗期的TGR比免疫治疗前的TGR。在参考期和实验期之间的TGR ≥ 1.5倍。对于目前大多数研究中都会选取TGR、TGK、TTF指标中的1个或多个作为超进展的评估标准。在本研究中,选择TGK作为评定标准的原因是,2019年韩国KIM教授对于非小细胞肺癌患者免疫治疗时出现的超进展现象使用了TGR、TGK和TTF这3个指标分别进行评估,提示TTF<2个月会造成超进展发生率的高估,符合TGR及TGK标准的超进展患者的一致性较TTF标准更高,而TGK的公式相对简洁,由于TGR涉及指数次幂的转换,操作较为复杂,选用了检验效能不逊于TGR而临床上的可操作性明显更优的TGK进行超进展患者的筛选。

2. 本案例的病因是什么?

本案例诊治过程中,超进展发生机制不明。可能与对免疫治疗原发性耐药以及PD-1/PD-L1单抗的使用造成了免疫抑制微环境相关。

3. 目前报道的与超进展发生的高危人群可能相关的因素有哪些?

相关因素可能包括:分子病理、分子分型、临床因素(①年龄>65岁;②转移灶>2个;③女性患者;④出现肝转移患者)、外周血检验(① CD28/CD4 T细胞比例>1.3;②免疫治疗前后血液ctDNA稳定或增加;③乳酸脱氢酶水平升高;④ CRP升高)。

本例患者的综合病因不详,可能包括多发器官大于2个转移。

4. 从本案例能获得哪些经验及教训?

超进展发生迅速,在靶病灶超速增大的同时伴有临床症状的迅速恶化,往往病情凶险,需要临床医生充分重视。并在免疫治疗前与患者及其家属充分沟通超进展发生的可能,在免疫治疗后4~6周进行首次影像学评估,随后6~8周评估肿瘤发展动态,必要时及时更换更有效方案以打破超进展所形成的抗原提呈减弱、免疫抑制状态。

五、专家点评

纵观本案例,临床决策、抗肿瘤及并发症治疗均无可厚非。对超进展的患者管理,应当从以下方面来进一步思考:

1. 本例患者未进行分子检测　初始治疗时未能明确患者病理组织的基因突变情况以及 MSI、TMB、PD-L1 水平等。为进一步明确超进展发生可能的分子基础,推荐患者更加全面的体液、组织学样本的留取,以便进行免疫治疗前后对照,并从基因组学、蛋白组学水平上发现更为精准的分子差异,以期个体化的靶向治疗。筛选可能获益人群或联合使用特定靶向治疗药物以延长免疫治疗获益可能。

2. 在早期增加接受免疫治疗的肿瘤患者影像学复查次数,时间间隔应该缩短在首次治疗后的4~6周,以便更早发现超进展现象终止免疫治疗,并进行相应的方案更换,其中注意要与假性进展相鉴别。如何采用相对无创的方法如 AI 技术在首次影像学评价分辨超进展与假性进展,将是个充满挑战的课题。

3. 超进展发生的高危因素　关于超进展发生的相关危险因素的研究报告涉及了基因突变、肿瘤微环境改变、外周血检验指标及临床基本特征多方面,但因超进展发生率低,目前尚缺乏大样本数据研究。多数的危险因素缺乏重复性的研究报告证实,可重复性差。临床因素等发生风险高也缺乏相应的理论基础解释其背后可能的机制。关于免疫超进展发生过程中肿瘤微环境中浸润细胞的改变,肿瘤干细胞是否在其中发挥重要作用,肿瘤耐药的机制,替代性的免疫检查点是否过度激活,及其在肿瘤超速进展过程中的角色尚待进一步证实。

4. 超进展发生后的拯救治疗　免疫治疗超进展发生后,肿瘤负荷迅速增加,局部微环境中调节性 T 细胞、M2 型巨噬细胞浸润显著增加,肿瘤微环境中杀伤性细胞活性受限,肿瘤细胞生长加速且伴有临床症状的迅速恶化。因此如何采用后续的方案才能更有效地遏制肿瘤的快速生长,是肿瘤科医生面临的亟待解决且非常棘手的临床难题。

这些问题都尚待解答,期待建立免疫检查点抑制剂相关的更精准的分子、免疫相关预后及预测模型。

六、述评

超进展定义尚不统一,发生机制不明,应对措施不明。若超进展发现不及时、病灶迅速增大,患者则有迅速致死风险。作为肿瘤临床医生,在使用免疫治疗过程中,以下方面尤其需要引起高度重视:

第一,对 HPD 做到早识别、早干预。因此,在治疗前和患者及家属进行充分沟通,告知其潜在的 HPD 风险。告知患者应用免疫检查点抑制剂可能出现病灶迅速增大的可能。

第二,对特殊人群进行筛查,对存在目前已经报道的可能与 HPD 发生相关的基因突变(如 *MDM2*、*MDM4* 扩增,*EGFR*、*ALK*、*ROS1* 驱动基因突变,*STK11*、*KEAP* 基因突变等)这类人群避免单药使用免疫检查点抑制剂,同时也需谨慎、合理地使用免疫治疗。

第三,在临床实践过程中,做好基线评估。尽量收集患者基线尤其是免疫治疗前的影像学相关资料及肿瘤标志物检验结果;在免疫治疗前后能进行 ctDNA、外泌体、肿瘤相关的标志物检测,以便病灶增大时辅以判断病情。

第四,对于超进展后下一步方案的选择,强调"先检测、后治疗",建议行增大病灶或新发病灶组织活检及基因检测,精准指导治疗。

案例5　经典霍奇金淋巴瘤抗 PD-L1 抗体治疗后超进展

骆　倩[1]　杨春丽[1]　邹立群[2]

1. 四川大学华西临床医学院;2. 四川大学华西医院

【摘要】1 例 28 岁女性患者,因经典霍奇金淋巴瘤一线 ABCD 方案化疗后复发,二线 IGEV(异环磷酰胺＋吉西他滨＋长春瑞滨＋泼尼松）方案化疗进展参加临床试验。接受抗 PD-L1 抗体单药治疗 4 个周期后，患者出现颈部包块增大伴疼痛，合并腰痛。完善 PET-CT 检查提示目前肿瘤病灶数量和体积较前次增加，考虑为免疫治疗后超进展，给予镇痛对症支持治疗后，临床研究出组并依次行 GEMOX 方案和 DHAP（顺铂＋阿糖胞苷＋地塞米松）方案化疗及姑息放疗，后患者病情持续恶化，最终因肿瘤全身转移死亡。

一、病例简介

（一）主诉及现病史

患者，女性，28 岁。因"确诊霍奇金淋巴瘤 13 个月余"至我院就诊。患者 14 个月余前无明显诱因出现右侧颈部肿块伴疼痛，约核桃大小，质硬、活动度差，无红肿破溃，无发热、盗汗。遂就诊我院，行右颈根部肿块穿刺活检，病理考虑为淋巴组织瘤，符合经典霍奇金淋巴瘤（classic Hodgkin lymphoma，CHL），倾向结节硬化型。诊断明确后患者于外院行 ABVD（多柔比星、博来霉素、长春花碱、达卡巴嗪）方案化疗 8 个周期，具体剂量不详。于 2018-07 结束最后一次化疗，2018-08 再次出现右侧颈部肿块，约鸡蛋大小，质硬、活动度差，无红肿破溃，无明显疼痛，无发热、盗汗，体重无明显变化。2018-11 再次就诊于我院，考虑肿瘤化疗后复发、进展，遂收治入院。

（二）既往史

一般身体状况良好，否认传染病病史，按计划接种疫苗，无外伤史，无手术史，无输血史，无特殊病史。

（三）体格检查

一般情况良好，ECOG 评分为 1 分，慢性病容，未见明显消瘦，疼痛评分为 0 分，颈软、无抵抗，指鼻、双手轮替试验阴性，闭目难立征阴性。右侧颈部可扪及一肿大淋巴结，约 4cm×4cm 大小，质中，活动度差，无压痛，右侧腋窝可扪及肿大淋巴结，质中，活动度差，无压痛，余全身未触及明显肿大淋巴结。心肺无明显异常。其余无异常，病理征阴性。

（四）辅助检查

1. PET-CT（2018-11-20，如图 4-2-14 所示）　①双侧颈部、双侧腋窝及纵隔多发糖代谢异常增高淋巴结，最大者大小约 33mm×35mm，多系肿瘤累及；②双肺多发结节，糖代谢轻度增高，不除外肿瘤累及，建议随访。

2. 右侧颈部穿刺活检病理诊断（2018-12-04）　纤维组织中见少量淋巴组织增生，其间见少数不典型大细胞，免疫表型检测示大细胞 CD30（+）、CD15（+）、CD20（−）、CD3（−）、PAX-5（弱阳性）、MUM-1（+）；EBER1/2-ISH（−）。流式细胞学检测未检出 T、B 及 NK 细胞异常表达细胞群。

3. 骨髓穿刺活检（2018-12-18，本院）　送检的骨髓造血细胞增生低下，未见淋巴瘤浸润。

4. 检验指标（2018-12-10，本院）　血沉 80.0mm/h，血小板计数 $322×10^9$/L，白细胞计数 $10.48×10^9$/L，乳酸脱氢酶 136IU/L，热休克蛋白 90α 54.52ng/mL，血 β2 微球蛋白 2.290 0mg/L。

5. 其他　血常规、血生化、大小便常规、凝血功能、输血前全套、EB 病毒 DNA 实时荧光检测、心电图、肺功能检查均在正常范围。

（五）诊断分期及分子病理特征

经典型霍奇金淋巴瘤化疗后复发（Ⅱ期），累及双侧颈部、双侧腋窝、纵隔淋巴结。

分子病理特征：CD30（+）、CD15（+）、CD20（−）、CD3（−）、PAX-5（弱+）、MUM-1（+）；EBER1/2-ISH（−）。

二、治疗过程

（一）抗肿瘤免疫治疗过程

1. 治疗过程　患者化疗后疾病进展，PET-CT 疗效评估（图 4-2-14）。与患者充分沟通后，参加临床试验，分别于 2019-02-21、2019-03-14 行 2 个周期抗 PD-L1 抗体治疗。第 2 个周期治疗后患者出现 CTCAE 1 级腹泻，不伴腹痛、腹胀，口服蒙脱石散止泻后好转。2019-04-04 行第 3 个周期抗 PD-L1 抗体静脉输注,第3个周期治疗后患者出现颈部红肿,临床诊断为颈部软组织炎症(CTCAE 1级),考虑与研究药物可能有关,予左氧氟沙星片对症治疗。2019-04-25行第4个周期抗PD-L1抗体静脉输注。第4个周期治疗后患者颈部肿块长大,伴疼痛,并新出现腰痛(CTCAE 2级),予对症止痛处理。进行PET-CT疗效评估(见图4-2-14),并重新进行颈部包块穿刺病理活检,明确提示疾病进展。

抗PD-L1抗体治疗后进展,于2019-05-29开始行2个周期GEMOX方案化疗(吉西他滨1 600mg d1、d5+奥沙利铂160mg d1),并行PET-CT疗效评估(见图4-2-14),结果提示肿瘤进展。于2019-08-09开始行脊柱转移灶姑息放疗,并于2019-08-09行1个周期DHAP方案化疗(顺铂40mg d1~d3+阿糖胞苷3g 2次/d d2+地塞米松30mg d1~d4)。

2. 相关体征变化　ECOG评分为2分,疼痛NRS评分为2分。双侧颈部淋巴结和腋窝淋巴结肿大,质硬,活动度差,不伴压痛,余全身未触及明显淋巴结肿大。腰背部压痛,脐平面以下对称性麻木感,不伴双下肢肌力减退。其余同前。

3. 相关辅助检查

(1)2018-11-20复发时评估(图4-2-14A):双侧颈部、双侧腋窝及纵隔多发糖代谢异常增高淋巴结,多系肿瘤累及,最大者大小约33mm×35mm。双肺多发结节,糖代谢轻度增高,不除外肿瘤累及。

(2)2019-02-12疗效评估(图4-2-14B):PET-CT示肿瘤累及双侧颈部、右侧腋窝及纵隔淋巴结,最大者大小约33mm×35mm,病灶数量与体积较前次降低,Deauville评分为5分,双肺结节,部分较前增大,不排除肿瘤累及。右侧胸腔少量积液。右侧上颌窦炎。

(3)2019-05-11疗效评估(图4-2-14C):PET-CT示肿瘤累及双侧颈胸部淋巴结、双肺、肝脏及全身多处骨骼,最大者大小约48mm×44mm,病灶数量与体积较前次增加,Deauville评分为5分;非靶病灶明显进展,并且双肺多发新结节,双颈部多发新结节。

(4)2019-08-05疗效评估(图4-2-14D):PET-CT示患者肿瘤累及颈胸腹淋巴结、双肺、肝脏及全身多处骨骼,最大者大小约48mm×34mm,Deauville评分为5分。左侧颈部及右侧腋窝淋巴结、双肺结节较前有所减少,代谢水平减低;其余部分病灶体积增大;右侧胸腔积液为新发病变,考虑右侧胸膜受累可能。

(二)免疫治疗不良反应诊治过程

1. 第一阶段:常见不良反应　2个周期抗PD-L1抗体治疗后2周,患者出现腹泻,不伴腹痛、腹胀。嘱患者口服蒙脱石散对症治疗后腹泻好转。第3次抗PD-L1抗体治疗后6d,患者出现颈部红肿,伴压痛,临床诊断为颈部软组织炎症,予患者口服左氧氟沙星片0.5g 1次/d对症治疗。考虑以上不良反应(CTCAE 1级)与研究药物可能有关,不是免疫相关不良反应,血液学检查等评估后排除禁忌,继续按计划行研究药物输注。

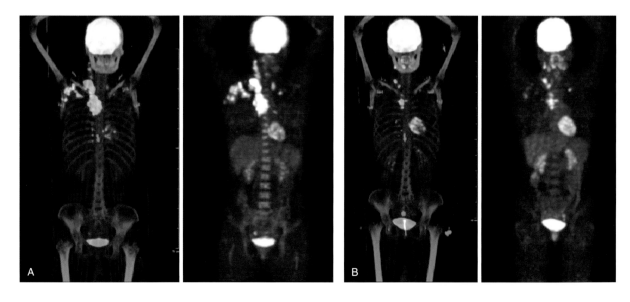

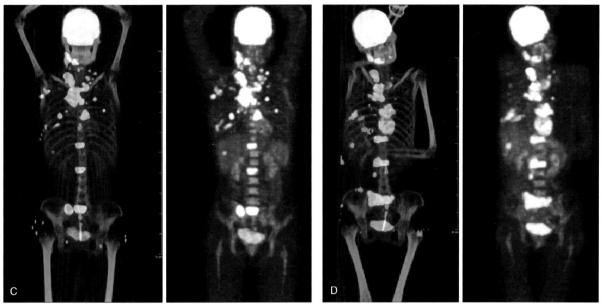

图 4-2-14　PET-CT 疗效评价提示疾病进展

2. 第二阶段：免疫治疗后超进展　第 4 个周期抗 PD-L1 抗体治疗后，患者右侧颈部肿块长大伴疼痛，并出现腰痛，影响睡眠，予对症止痛处理。复查 PET-CT 疗效评价为：肿瘤进展（见图 4-2-14），并重新进行颈部包块穿刺活检提示经典型霍奇金淋巴瘤。进行全科讨论一致认为有更换治疗方案指征，经与患者及其家属充分沟通后，停止研究药物输注，并终止研究治疗访视。结合患者病情，排除禁忌，行 GEMOX 方案化疗，于 2019-05-29 开始行 2 个周期 GEMOX 方案化疗（吉西他滨 1 600mg d1、d5 ＋ 奥沙利铂 160mg d1）。病程中患者一直存在腰背疼痛，考虑为肿瘤腰椎转移所致，口服塞来昔布对症治疗后疼痛评分为 2 分。患者于 2019-08-02 开始出现双足对称性麻木感，后麻木平面逐渐上移至脐水平，不伴双下肢肌力减退。2019-08-07 复查 PET-CT 疗效评价为：肿瘤进展（见图 4-2-14）。2019-08-07 完善颈椎和腰椎 MRI 示 C_4 及 T_7、T_{11}、L_2 椎骨呈长 T_1 长 T_2 信号改变，轻度不均匀强化，邻近椎管内、椎间孔区及椎旁可见强化软组织肿块，T_6、T_7 平面椎管狭窄明显、脊髓受压（图 4-2-15A），C_4 椎骨呈长 T_1 长 T_2 信号改变，轻度不均匀强化（图 4-2-15B）。

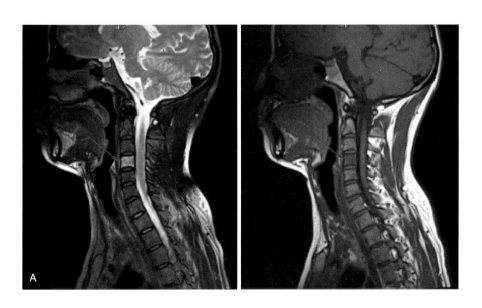

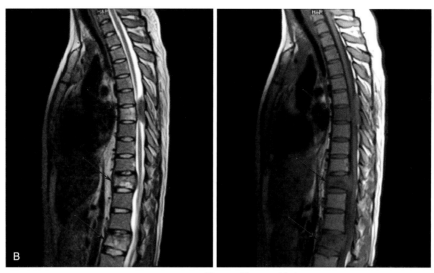

图 4-2-15 颈椎和腰椎 MRI 检查

患者病情进展,总体预后差,为改善患者症状,提高生活质量,延长患者生存时间,于 2019-08-09 开始行脊柱病变处姑息性放射治疗,化疗方案更改为 DHAP,但症状持续加重。放化疗后患者无明显不适,腰背部疼痛好转,仅有足尖麻木感。出院后患者放弃治疗,后因肿瘤全身转移死亡。综上所述,考虑患者出现免疫治疗后超进展(HPD),生存效益显著下降。

患者整体治疗过程回溯见图 4-2-16。

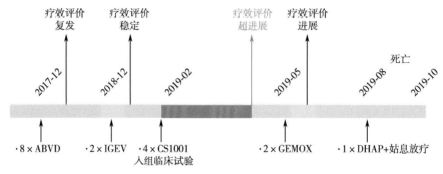

图 4-2-16 患者整体治疗过程回溯

三、临床思维与决策

患者参加抗 PD-L1 抗体临床试验,在第 4 个周期免疫治疗后,患者右侧颈部肿块长大伴疼痛,并出现腰痛。首先需要判断患者是出现了免疫治疗后疾病的进展,还是假性进展,再行下一步的治疗选择。患者出现了新的临床症状,考虑肿瘤进展可能性大,入院后先给予塞来昔布对症治疗,并复查 PET-CT,对颈部包块重新活检。PET-CT 结果显示患者出现免疫治疗后进展,原有病灶增大,且出现了多个新发转移病灶。结合颈部包块穿刺活检提示为 CHL,不是免疫治疗后假性进展,可以明确判断患者出现了免疫治疗后疾病进展。有更换治疗方案指征,故停止免疫治疗改行多药联合化疗。

四、经验与体会

2016 年,美国食品药品监督管理局(Food and Drug Administration,FDA)批准了首个抗 PD-1 抗体纳武利尤单抗用于治疗接受了自体造血干细胞移植及移植后用了 CD30 单抗但出现疾病进展的 CHL 患者,随后又批准抗 PD-1 抗体帕博利珠单抗用于治疗难治性 CHL 成人及儿童患者,或经过三线及其后治疗的复发患者。然而,部分患者在接受免疫治疗后,存在肿瘤加速生长的现象,即 HPD,发生后患者中位总生存期显著缩短。目前对 HPD 的认识不一,对于接受免疫治疗的患者,临床医生要及时准确识别假性进展和超进展,做出下一步治疗选择。本例患者在接受免疫治疗后发生了超进展,后续化疗疗效差,肿瘤控制不佳,生存期短。在诊治过程中以下问题需要重点关注。

1. 本案例的临床决策是否得当?

对于复发/难治的霍奇金淋巴瘤患者,挽救化疗后疾病部分缓解或完全缓解后行自体造血干细胞移植是首选,但若挽救治疗效果欠佳,尽早选择进入临床试验是目前国际上公认的治疗之一,且 CSCO 和 NCCN 指南也推荐二线治疗后进展时使用免疫治疗。虽本例患者在入组临床试验后出现了疾病超进展,但治疗选择是正确的。

2. 本案例能否更早预测免疫治疗的疗效?

本例患者为年轻女性,在免疫治疗后发生超进展比较少见。在入组临床试验前进行相关基因检测或许可以预测本患者免疫治疗后疾病超进展的可能性,或将改变治疗选择,但目前仍处于研究阶段,且缺乏大数据支持。

3. 从本案例能获得哪些经验及教训?

发生 HPD 后对患者的治疗结果影响很大,在临床上应该加强对 HPD 的认识,并积极探索免疫治疗的疗效、预测生物标志物和 HPD 的发生机制,以期在未来进行精准个体化免疫治疗。在临床上怀疑患者存在 HPD 的情况时,应明确诊断,必要时可行二次/三次病理活检,明确肿瘤性质,并争取尽早停止免疫治疗、更换新的治疗方案。

五、专家点评

纵观本案例,临床决策、化疗方案选择等均无可厚非。但患者临床结局不佳,应当从以下方面进一步思考:

1. 患者既往外院行 8 个周期 ABVD 方案化疗,根据 NCCN 指南推荐,初始治疗阶段应行疗效评估,及时调整用药。若一线方案及时调整,可能会改善此例患者预后。

2. 本例患者在 3 个周期试验药物输注后出现颈部红肿现象,临床诊断为颈部软组织炎症,是否当时就已经出现了 HPD?若将疗效评估提前到第 3 个周期治疗后,是否可以更早识别 HPD 的发生,改善患者结局。

这些问题都尚待解答。同时也警示,对于接受免疫治疗的患者,要加强影像学监测和临床评估、病理学再次活检及评估。

六、述评

目前肿瘤的免疫检查点抑制剂治疗显示出了广泛的前景和显著的疗效,但仍有很多问题亟待解决。免疫治疗后 HPD 的发生意味着患者更快的疾病进展和更短的生存期,正在引起越来越多临床医生的重视。HPD 的早期识别仍然是临床工作中巨大的挑战,需要注意以下方面:

第一,密切关注患者的临床症状及体征变化,加强影像学监测,怀疑患者存在 HPD 的情况时,应尽早停止免疫治疗,争取早期干预。

第二,在选择免疫检查点抑制剂治疗时,应充分评估患者的病情,并告知患者在免疫治疗中可能发生 HPD 及其他免疫相关不良反应。

案例 6　免疫治疗后超进展的输尿管癌

林志宇　昝　宁
四川省乐山市人民医院

【摘要】1 例 69 岁男性患者,因确诊输尿管浸润性尿路上皮癌手术治疗,术后予以辅助化疗 5 个周期,复查 CT 提示腹主动脉旁淋巴结增大,予以外照射放疗及粒子植入治疗。予以帕博利珠单抗免疫治疗 2 个周期后出现超进展,改行抗 PD-1 单抗联合安罗替尼治疗,患者病情持续缓解至今。

一、病例简介

(一) 主诉及现病史

患者,男性,69 岁。因"下腹部疼痛 3 个月余,左侧输尿管癌术后 1 个月余"至我院就诊。3 个月余前,患者在无明显诱因下腹部疼痛。1 个月余前患者于某医院就诊,2018-04-24 行左输尿管镜检术,术中见:进镜约 4cm 见左输尿管下段黄白色絮状新生物,触之不易出血。以活检钳夹取 3 块并送检。术后病理检查:高度怀疑尿路上皮癌。2018-05-03 在全麻下行左侧输尿管癌根治术 + 肾周粘连松解术 + 肠粘连松解术 + 盆腔淋巴结清扫术 + 肠系膜病损切除术 + 左髂外静脉修补术。术中见盆底左髂总动脉旁、髂血管分叉、髂外动脉旁区域间广泛肿大淋巴结,部分融合,左输尿管形态失常,直径 2~4cm,管壁结节状增厚。管腔消失与周围组织粘连。降结肠系膜内近左肾动脉平面见一 4cm×3cm×2cm 病灶。2018-05-23 行吉西他滨联合铂类(GP)方案化疗 5 次。2018-10-25 CT 提示腹主动脉旁淋巴结增大,考虑为进展。行外照射放疗。DT:50Gy/25F。2018-12-13 CT 提示腹主动脉旁淋巴结稍增大。疗效评价为 SD。随访观察。2019-02-20 CT 提示腹主动脉旁淋巴结增大,考虑为进展。2019-03-08 院外 PET-CT 示腹主动脉旁及髂血管旁多发肿大淋巴结,其与腹主动脉、下腔静脉及左侧腰大肌分界不清,部分融合,最大横切面约 5.2cm×3.4cm,最大 SUV 为 27.33。为进一步治疗门诊以"左侧输尿管癌术后"收入住院。患者自患病以来,精神饮食尚可,大小便无特殊,体重无减轻。

(二) 既往史

平素体健,否认高血压、糖尿病、冠心病病史。否认有肝炎、结核、伤寒等传染病史。否认外伤史。

(三) 体格检查

一般情况可,ECOG 评分为 0 分,营养中等,疼痛评分为 0 分,神志清楚,精神可。心肺无明显异常。腹部平坦,左侧中下腹见长约 10cm 手术瘢痕,腹软,全腹无压痛及反跳痛,未触及腹部包块,肝脾肋下未触及,移动性浊音阴性,肠鸣音正常。肾区位置无叩痛。其余无显著异常,病理征阴性。

(四) 辅助检查

术后病理(2018-05-10):浸润性尿路上皮癌(WHO 高级别),伴腺样分化和鳞化,侵及输尿管周围脂肪组织,侵及肾周脂肪及肾实质。(淋巴结)送检:左髂血管分叉处淋巴结(1/2)枚,1.5cm。查见癌转移。肠系膜病损中癌结节 1 枚。免疫组化:GATA-3(+),CK5/6(+),P63(+),CK7(+),CK20(-),CgA(-),Syn(-),PD-L1(+,约 70%)。

(五) 诊断分期及分子病理特征

左侧输尿管浸润性尿路上皮癌术后(T4N1M1,Ⅳ期)。

分子病理特征:GATA-3(+),CK5/6(+),P63(+),CK7(+),CK20(-),CgA(-),Syn(-),PD-L1(+,约 70%)。

二、治疗过程

抗肿瘤免疫治疗过程

1. **治疗经过**　考虑肿瘤疾病进展伴远处新发转移,患者 2019-04-06 开始行抗 PD-1 单抗(200mg,静脉滴注,d1,1 次 /3 周)免疫治疗。2019-05-13 CT 示肝脏多发转移,最大约 3.9cm×3.5cm。2019-07-15 CT 示肝脏出现多发病灶,较大约 6.4cm×4.7cm,考虑为转移。疗效评价为 PD。改行抗 PD-1 单抗(240mg,静脉滴注,d1)+ 安罗替尼(12mg,口服,d1~d14,1 次 /3 周)治疗,2019-10-08、2020-01-10、2020-05-08 CT 示肝脏病灶持续缓解。患者行免疫治疗 + 抗血管生成治疗至今。

2. **相关辅助检查**(图 4-2-17)

2018-06-30 评估:全腹部增强 CT 示右侧输尿管膀胱壁内段可疑稍高密度影,脐平面腹主动脉左侧淋巴结稍大(转移?),最大直径 1cm。肝脏囊肿。

2018-10-25 评估：全腹部增强 CT 示腹主动脉旁(16B2 组)淋巴结肿大,较大者 2.7cm×2.3cm。肝脏囊肿。

2018-12-13 评估：全腹部增强 CT 示腹主动脉旁(16B2 组)淋巴结进一步增大,较大者 3.0cm×2.6cm。肝脏囊肿。

2019-02-20 评估：全腹部增强 CT 示腹主动脉旁(16B2 组)淋巴结增多、增大,较大者 3.3cm×2.6cm。肝脏囊肿。

2019-05-13 评估：全腹增强 CT 示肝脏多发转移,最大约 3.9cm×3.5cm。

2019-07-15 评估：全腹部增强 CT 示腹主动脉旁多发致密影、腹膜后淋巴结基本消失。肝内多发稍低密度影,较大约 6.4cm×4.7cm,多系转移。肝脏囊肿。

2019-10-08 评估：全腹部增强 CT 示肝内转移灶体积减小,较大约 5.0cm×3.1cm。

2020-01-10 评估：全腹部增强 CT 示肝内转移灶进一步减小,较大约 3.2cm×2.1cm。

2020-05-08 评估：全腹部增强 CT 示肝内转移灶缩小,较大约 2.9cm×1.9cm。

三、临床思维与决策

根据患者术后病理,患者术后分期为 pT4N2M1。患者术后化放疗后疾病进展,予以抗 PD-1 单抗免疫治疗。抗 PD-1 单抗免疫治疗 6 周后,行 CT 检查发现肝脏多发低密度病灶,不均匀强化,考虑转移,后再次复查病灶继续长大,疗效评估为 PD。患者肝脏出现全新多发病灶,且呈进行性长大,治疗时间小于 2 个月,考虑超进展。改行免疫治疗＋抗血管生成治疗,患者病情获得缓解。

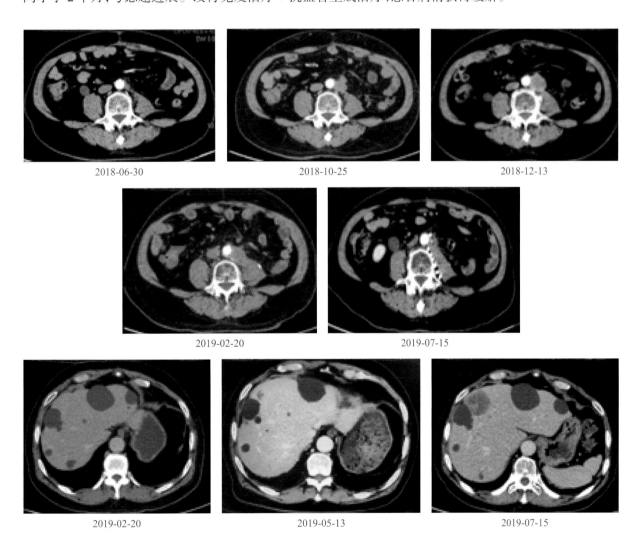

2018-06-30   2018-10-25   2018-12-13

2019-02-20   2019-07-15

2019-02-20   2019-05-13   2019-07-15

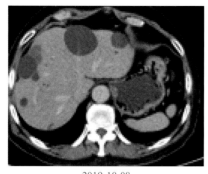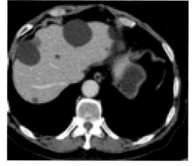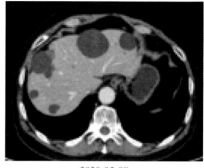

2019-10-08　　　　　　　　　2020-01-10　　　　　　　　　2020-05-08

图 4-2-17　　患者整个治疗过程中的影像学变化

四、经验与体会

局部晚期或转移尿路上皮癌预后较差。对于化疗后疾病进展或不能耐受铂类药物化疗的患者,NCCN 及 CSCO 指南均推荐免疫治疗。而免疫治疗耐药后,指南没有更多的治疗方案推荐。免疫治疗联合抗血管生成治疗是一种新的治疗方案。免疫治疗如抗 PD-1/PD-L1 抗体可与抗血管生成药物治疗产生协同作用。在相关研究中,免疫治疗联合抗血管治疗显示出了抗肿瘤活性及可控的毒副作用。因此本例患者在术后辅助化疗,出现疾病进展,予以局部病灶放疗,并予以抗 PD-1 单抗免疫治疗。患者免疫治疗后出现进展,改用免疫治疗 + 抗血管生成治疗,患者获得了疾病缓解。

本例患者在单药免疫治疗出现超进展的情况下,改行免疫治疗 + 抗血管生成治疗获得持续缓解,需要关注以下问题:

1. 本案例患者是否属于超进展或假性进展?

本案例免疫治疗前影像学评估未见肿瘤新发病灶,免疫治疗后约 6 周,再次影像学评估发现肝脏新发病灶,肿瘤从 3.9cm × 3.5cm 增大到 6.4cm × 4.7cm,时间 <2 个月,肿瘤生长速度快,大于治疗前 2 倍,体积增大超过 50%。而假性进展是指免疫治疗初期,影像学显示病灶增大,按照 RECIST 判定为进展,但后期反而出现肿瘤缩小。假性进展发生率低。本例患者抗 PD-1 单抗治疗 2 个周期后,通过 CT 检查,考虑进展,2 个月后再次评估 CT 肝脏病灶继续进展,故考虑为超进展。

2. 本案例属于原发耐药、继发耐药?

本案例患者术后免疫组化提示 PD-L1(+,约 70%),使用抗 PD-1 单抗后出现肝脏多发全新病灶,免疫治疗没有疗效,故考虑为原发性耐药。

3. 本案例临床决策是否得当?

本案例免疫治疗后肝脏出现进展,停药 2 个月后再次复查 CT,提示肿瘤疾病进展。根据相关研究表明,免疫治疗联合抗血管生成治疗可产生协同作用,比单药免疫治疗有更好的抗肿瘤活性及可控的毒副作用,故采用免疫治疗联合抗血管生成治疗,患者获得了持续缓解。

4. 从本案例能获得哪些经验及教训?

晚期或转移尿路上皮癌指南推荐化疗及免疫治疗。对于化疗进展及免疫治疗耐药后,则没有更多有效的治疗方案推荐。在没有合适的临床试验情况下,可根据最新研究,与患者及其家属充分沟通后,可尝试新的治疗方案。

案例7　抗PD-1抗体治疗晚期肺腺癌患者发生超进展

任梦迪　田涛　姚煜　梁璇
西安交通大学第一附属医院

【摘要】1例65岁男性肺腺癌患者,经一线化疗治疗后病情进展。二线给予抗PD-1单抗联合白蛋白结合型紫杉醇方案治疗2个周期后,出现乏力、头痛、头晕、恶心等症状,全身影像学评估发现:肺部靶病灶病变范围及数量较前变化不大,腹部增强CT提示肝转移病灶较前显著增多,颅脑磁共振提示出现弥漫性脑转移,考虑该患者免疫治疗后出现超进展。

一、病例简介

（一）主诉及现病史

患者,男性,65岁。因"确诊左肺腺癌2个月余,化疗后1个月余"至我院就诊。患者2019-06因"无明显诱因出现咳嗽、咳痰伴痰中带血",当地医院行胸部CT(2019-06-15)示:左肺下叶后基底段周围型肺癌伴双肺内多发转移瘤;左侧锁骨上、左肺门及纵隔内多发淋巴结转移;支气管镜检查,并行病理活检(2019-07)示低分化癌。于当地医院行3个周期化疗,具体为培美曲塞二钠800mg d1+洛铂50mg d1。复查胸部CT(2019-08)示:双肺结节较前部分增大;左侧胸腔积液较前增多。病理会诊支气管镜活检标本及免疫组化结果提示:(左上叶)小块支气管黏膜及肺组织低分化腺癌浸润。全身CT评估(2019-09,本院):左侧颈根部、双侧锁骨上窝及纵隔可见多个异常强化增大淋巴结影;肝脏多发转移瘤。遂收治入院。

（二）既往史

高血压病史10年余,最高血压140/90mmHg,平日口服苯磺酸左旋氨氯地平分散片,血压控制可。否认器官移植病史及其他自身免疫性疾病病史,否认既往抗肿瘤治疗史。

（三）体格检查

一般情况良好,ECOG评分为0分,未见明显消瘦,疼痛评分为0分,神志清。左侧锁骨上可触及1枚肿大淋巴结,约4cm×3cm大小,质硬,活动度可,无压痛,余全身未触及明显淋巴结肿大。呼吸运动正常,呼吸规整。双肺呼吸音清晰,未闻及干湿啰音。心脏及腹部无明显异常,病理征阴性。

（四）辅助检查

1. 头颅CT(2019-09-06,本院)　双侧丘脑、侧脑室周围脑白质多发腔隙性梗死,脑白质脱髓鞘。

2. 胸部、上腹部增强CT(2019-09-04,本院)　①左肺下叶周围性肺癌伴阻塞性炎症,两肺多发转移,右肺下叶支气管狭窄,纵隔及左侧腋窝内可见多发增大淋巴结影;两肺间质纤维化,双侧胸膜肥厚粘连。②肝多发转移瘤;肝右叶囊肿。③双肾囊肿。

3. 肿瘤标志物(2019-08-28,本院)　SCC 0.63ng/mL,proGRP 54.84pg/mL,CEA 101.100ng/mL,CA125 24.2U/mL,CYFRA21-1 10.510ng/mL,NSE 15.400ng/mL。

（五）诊断分期

左肺腺癌(pT3N3M1 Ⅳ期)伴双肺转移、肝转移、锁骨上淋巴结转移。

二、治疗过程

抗肿瘤免疫治疗过程

1. 免疫治疗过程　患者老年男性,一线化疗进展后,于2019-09-09起给予该患者"抗PD-1抗体联合白蛋白结合型紫杉醇方案"治疗2个周期,具体为:抗PD-1抗体200mg d1+白蛋白结合型紫杉醇 300mg d1。2019-10-13 患者自觉乏力明显,体力明显下降,后出现头痛、头晕,偶伴恶心等症状。于 2019-10-22 拟行第 3 个周期治疗前进行全面评估。

2. 相关辅助检查　2019-10-22 胸腹部增强 CT 与 2019-09-04(图 4-2-18)相比示:①左肺下叶周围性肺癌伴阻塞性肺炎症,两肺多发转移,病变范围及数量同前;②右肺下叶支气管狭窄,纵隔及左侧腋窝内可见多发增大淋巴结影改变同前;左侧胸腔积液较前增多;肝多发转移瘤,肝上部病灶较前缩小,肝角处病灶较前增多。

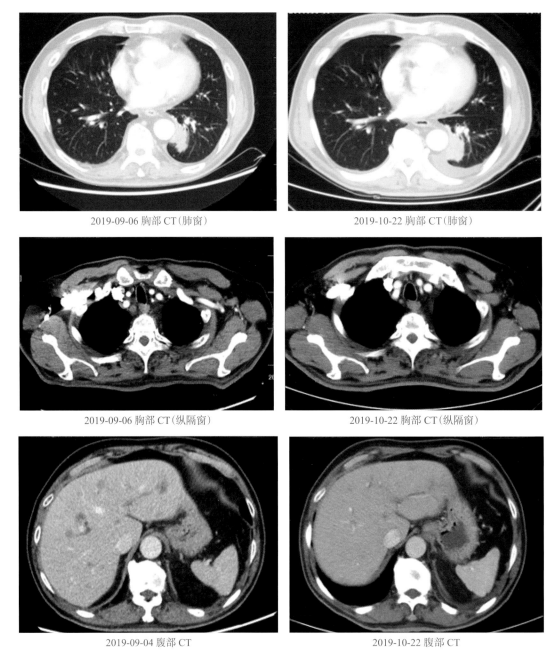

2019-09-06 胸部 CT(肺窗)　　　　　　　2019-10-22 胸部 CT(肺窗)

2019-09-06 胸部 CT(纵隔窗)　　　　　　2019-10-22 胸部 CT(纵隔窗)

2019-09-04 腹部 CT　　　　　　　　　　2019-10-22 腹部 CT

图 4-2-18　治疗期间胸腹部 CT 基线评估和复查情况

头颅平扫 + 增强 +DWI(2019-10-22)(图 4-2-19):①颅内弥漫多发环形强化灶;②双侧枕叶、右侧小脑半球斑片状双高信号影,考虑出血可能;③多发性腔隙性梗死,脑白质脱髓鞘,脑萎缩。

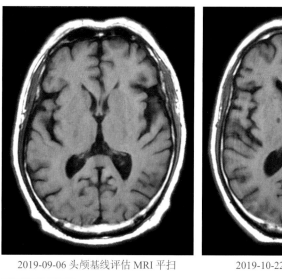
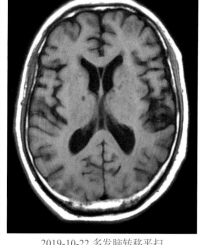

2019-09-06 头颅基线评估 MRI 平扫　　　　　　2019-10-22 多发脑转移平扫

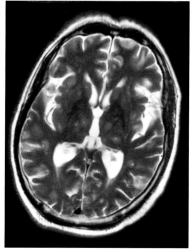
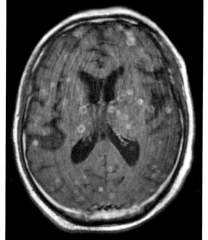

2019-10-22 多发脑转移 DWI　　　　　　2019-10-22 多发脑转移增强 MRI

图 4-2-19　治疗期间头颅 MRI 基线评估和复查情况

3. 肿瘤标志物（2019-10-21）　proGRP 67.35pg/mL，CEA 115.900ng/mL，CA125 27.4U/mL，CYFRA21-1 5.330ng/mL，NSE 11.300ng/mL。

三、临床思维与决策

本案例患者自 2019-09-09 开始接受免疫治疗 2 个周期后，逐渐出现体力下降、头痛、头晕、恶心等症状，评估该患者体力状况下降明显，ECOG 评分由 0 分升至 4 分，全身影像学检查提示肺部靶病灶病变范围及数量较前变化不大，腹部增强 CT 示肝转移病灶较前增多，头颅磁共振示出现弥漫性脑转移。该患者治疗失败时间小于 2 个月，临床症状及一般情况出现明显恶化，虽然靶病灶并未见明显增大及增多，但是颅内及肝脏处出现新发转移病灶，考虑患者进展为真性进展，基本符合超进展诊断标准，应立即终止免疫治疗。

四、经验与体会

事实上，超进展这一概念并不局限于免疫治疗，在化疗和靶向治疗中也有发生。但在免疫治疗中，其发生率甚至可高达 10% 以上，并且到目前为止，没有有效的方法可以预测和预防超进展的发生；而且超进展可能是患者接受免疫检查点抑制剂后短期死亡的重要原因。

1. 如何鉴别超进展？

与超进展一同进入肿瘤疗效新模式的还有另一个概念假性进展。在发现病灶影像学表观增大时，对病灶进行病理活检可能有助于区分假性进展和超进展。但活检为有创检查，具体在临床上的实施还需要结合患者的实际情况。在临床实践中，区分是真进展、假性进展、超进展还是免疫治疗药物的不良反应等，对于临床决策来说至关重要。而确定出现了超进展的患者，需及时终止免疫治疗才能迅速转换成其他有效的治疗方式。

2. 本案例的临床决策是否得当？

在本例患者诊治过程中，免疫治疗后第 6 周进行了影像检查和第一次评估，但该患者事实上从第 5 周就逐渐出现体力下降及头痛、头晕等症状，考虑应与疾病发生进展相关。但因患者未及时就诊，遂没有在出现症状的第一时间进行影像学评估，但在第 1 次常规疗效评估时及时识别了该患者出现疾病快速进展的可能，安排其进行了全面的影像学评估，及时确定了该患者为超进展患者，并立即停止免疫治疗，转入神经内科对症支持治疗，整体决策及执行过程无明显不足。

3. 从本案例能获得哪些经验及教训？

开始免疫治疗前，应该正确把握免疫治疗的适应证，告知患者及其家属免疫治疗可能存在包括超进展在内的各种免疫相关不良反应，在免疫治疗前进行基线的影像学检查。在启动免疫治疗后，整个治疗过程中应密切观察患者的临床症状、体征，完善疾病进展的监控和评价体系。有研究提出，ICIs 用于一线治疗，需要在第 6 周和第 10 周分别进行 CT 检测评估 TGR 水平；若用于二线及后线治疗，需要在治疗前以及治疗第 6 周评估肿瘤影像学变化。如此，若发现肿瘤的加速生长，即需要减少患者对免疫药物的暴露时间，最大限度地增加患者在超进展后从其他替代治疗中获益的机会。

五、专家点评

本案例早期识别超进展及处理上遵循指南规范，然而也有以下问题需要进一步关注：

1. 超进展一般发生较为迅速，大多在免疫治疗的早期出现。所以接受免疫治疗的患者，应该在治疗前进行基线影像检查，在免疫治疗后不超过 4~6 周进行影像学检查和第一次评估，以便及早发现、及时诊断、尽早调整治疗；如临床症状出现恶化或加重的患者、疼痛恶化或 ECOG 评分下降患者或进展迅速的患者，也应该尽早进行早期的影像学评估。

2. 尽管已经注意到一些可能导致超进展的潜在风险因素，但目前还没有统一的共识明确哪些指标可以有助于早期识别或预测可能发生超进展的患者。根据文献报道，许多因素与超进展有关，例如老年（>65 岁）、基线时转移灶数量较多（>2）等，*EGFR* 突变阳性的肿瘤患者更有可能在免疫治疗中发生超进展。此外，*MDM2* 扩增（50%）和 *MDM4* 扩增（67%）的患者发生超进展的风险也显著增高，其中，*MDM2* 扩增或 *EGFR* 突变与治疗失败时间<2 个月之间存在相关性。2017 年，Singavi 通过探索患者体细胞突变的发生情况，发现 *MDM2*、*MDM4* 扩增和位于 11q13 位点的一些基因如 *CCND1*、*FGF3*、*FGF4* 和 *FGF19* 等扩增也与 HPD 发生存在明显相关性，推测这些基因变异可能是预测 HPD 的标志物。目前关于超进展的预测指标众说纷纭，且结果不能互相印证。因此必须谨慎看待这些不同风险因素，因为在不同的研究中上述指标都没有得到一致的结果，而且还没有在其他研究中得到验证。

六、述评

由于免疫治疗独特的作用机制，肿瘤对免疫治疗的反应也与传统治疗不尽相同。目前关于超进展现象及其发生机制的研究仍在进行中，尚未达到广泛的共识。在免疫治疗临床应用越来越多的情况下，与之对应的则是超进展风险评估指标的缺失。目前缺乏可以提前准确预测出现超进展的临床预测指标，尽管已有一些相关临床指标的回顾性研究探索，但尚在早期探索阶段。临床上可以结合其他重要的疗效预测指标，例如微卫星不稳定、错配修复基因功能缺陷、肿瘤突变负荷等综合评判，但是无法预测患者是否会出现超进展。尽早识别超进展是免疫治疗需要重点关注的问题，如果高度怀疑超进展，应立即停止免疫治疗，并尽早重新评估患者病情，及时转换为另一种有效治疗，从而避免错过最佳治疗时机。

免疫治疗超进展这一现象并不会使我们怀疑和放弃免疫治疗的临床实践。而是提醒我们，在临床实践中应该对患者进行超进展风险的全面评估，并在治疗过程中动态监控疗效，从而为患者提供更精准的治疗指导。

参考文献

［1］ WONG DJ, LEE J, CHOO SP, et al. Hyperprogressive disease in hepato-cellular carcinoma with immune checkpoint inhibitor use: a case series [J]. Immunotherapy, 2019, 11 (3): 167-175.

［2］ KATO S, GOODMAN A, WALAVALKAR V, et al. Hyperprogressors after immunotherapy: analysis of genomic alterations associated with accelerated growth rate [J]. Clin Cancer Res, 2017, 23 (15): 4242-4250.

［3］ FERRARA R, MEZQUITA L, TEXIER M, et al. Hyperprogressive disease in patients with advanced non-small cell lung cancer treated with PD-1/PD-L1 inhibitors or with single-agent chemotherapy [J]. JAMA Oncol, 2018, 4 (11): 1543-1552.

［4］ FANG DD, TANG Q, KONG Y, et al. MDM2 inhibitor APG-115 synergizes with PD-1 blockade through enhancing anti-tumor immunity in the tumor microenvironment [J]. J Immunother Cancer, 2019, 7 (1): 327.

［5］ SAADA-BOUZID E, DEFAUCHEUX C, KARABAJAKIAN A, et al. Hyperprogression during anti-PD-1/PD-L1 therapy in patients with recurrent and/or metastatic head and neck squamous cell carcinoma [J]. Ann Oncol, 2017, 28 (7): 1605-1611.

［6］ SASAKI A, NAKAMURA Y, MISHIMA S, et al. Predictive factors for hyperprogressive disease during nivolumab as anti-PD1 treatment in patients with advanced gastric cancer [J]. Gastric Cancer, 2019, 22 (4): 793-802.

［7］ KIM CG, KIM KH, PYO KH, et al. Hyperprogressive disease during PD-1/PD-L1 blockade in patients with non-small-cell lung cancer [J]. Ann Oncol, 2019, 30 (7): 1104-1113.

［8］ LAHMAR J, MEZQUITA L, KOSCIELNY S, et al. Immune checkpoint inhibitors (IC) induce paradoxical progression in a subset of non-small lung cancer (NSCLC)[J]. Ann oncol, 2016, 27 (suppl 6): DOI: 10. 1093/annonc/mdw383. 22.

［9］ FERRARA R, MEZQUITA L, TEXIER M, et al. Hyperprogressive disease in patients with advanced non-small cell lung cancer treated with PD1/PD-L1 inhibitors or with single-agent chemotherapy [J]. JAMA Oncol, 2018, 4 (11): 1543-1552.

［10］ SAÂDA-BOUZID E, DEFAUCHEUX C, KARABAJAKIAN A, et al. Hyperprogression during anti-PD-1/PD-L1 therapy in patients with recurrent and/or metastatic head and neck squamous cell carcinoma [J]. Ann Oncol, 2017, 28 (7): 1605-1611.

［11］ CABEL L, PROUDHON C, ROMANO E, et al. Clinical potential of circulating tumour DNA in patients receiving anti-cancer immunotherapy [J]. Nat Rev Clin Oncol, 2018 (15): 639-650.

［12］ WANG X, WANG F, ZHONG M, et al. The biomarkers of hyperprogressive disease in PD-1/PD-L1 blockage therapy [J]. Mol Cancer, 2020 (19): 81.

［13］ ANANDAPPA AJ, WU CJ, OTT PA. Directing traffic: how to effectively drive T cells into tumors [J]. Cancer Discov, 2020 (10): 185-197.

［14］ METI N, ESFAHANI K, JOHNSON N A. The role of immune checkpoint inhibitors in classical hodgkin lymphoma [J]. Cancers (Basel), 2018, 10 (6): 204.

［15］ 李向敏, 樊再雯. 免疫检查点抑制剂在非小细胞肺癌治疗中面临的问题 [J]. 肿瘤防治研究, 2019, 46 (6): 556-560.

［16］ ANSELL S M, LESOKHIN A M, BORRELLO I, et al. PD-1 blockade with nivolumab in relapsed or refractory Hodgkin's lymphoma [J]. N Engl J Med, 2015, 372 (4): 311-319.

［17］ CHAMPIAT S, DERCLE L, AMMARI S, et al. Hyperprogressive disease is a new pattern of progression in cancer patients treated by anti-PD-1/PD-L1 [J]. Clin Cancer Res, 2017, 23 (8): 1920-1928.

［18］ HERBST RS, ARKENAU HENDRIK-TOBIAS, SANTANA-DAVILA R, et al. Ramucirumab plus pembrolizumab in patients with previously treated advanced non-small-cell lung cancer, gastro-oesophageal cancer, or urothelial carcinomas (JVDF): a multicohort, non-randomised, open-label, phase 1a/b trial [J]. Lancet Oncol, 2019, 20 (8): 1109-1123.

［19］ ZHU N, WENG SS, WANG J, et al. Preclinical rationale and clinical efficacy of antiangiogenic therapy and immune checkpoint blockade combination therapy in urogenital tumors [J]. J Cancer Res Clin Oncol, 2019, 145 (12): 3021-3036.

［20］ FRELAUT M, LE TOURNEAU C, BORCOMAN E. Hyperprogression under immunotherapy [J]. Int J Mol

Sci, 2019, 20 (11): 2674.

［21］ CHAMPIAT S, FERRARA R, MASSARD C, et al. Hyperprogressive disease: recognizing a novel pattern to improve patient management [J]. Nat Rev Clin Oncol, 2018, 15 (12): 748-762.

［22］ SINGAVI AK, MENON S, KILARI D, et al. Predictive biomarkers for hyper-progression (HP) in response to immune checkpoint inhibitors (ICI)-analysis of somatic alterations (SAs)[J]. Ann Oncol, 2017, 28 (suppl 5): v405.

第五章 免疫治疗后假性进展概述及案例分析

第一节 免疫治疗后假性进展概述

丁谦谦 田 涛 姚 煜 梁 璇
西安交通大学第一附属医院

【摘要】部分患者在使用免疫药物的过程中会出现一些特殊反应模式,其中一种就是通常所说的"假性进展(pseudoprogression)"。目前假性进展的机制尚不明确,临床上对假性进展的诊断也缺乏相应的标准。近些年对相关的血清学标志物进行了不断的探索,因其标本易于获取、可重复性好且便于动态监测、检测方法简便等优点而成为该领域研究的重点。

假性进展在各瘤种内均有发生,其在恶性黑色素瘤中发生率最高。早期发生假性进展的患者在影像学上表现为原有病灶的增大,单从影像学检查来看是很难与真性进展相鉴别的。然而与真进展不同的是,发生假性进展的患者体力状况评分无明显降低,若有可能对增大的肿瘤病灶行穿刺活检,病理活检可见到大量炎性细胞或淋巴细胞浸润;而且有研究显示,发生假性进展的患者继续接受免疫治疗可以获得更好的生存。但是如何更好地筛选出这部分潜在获益人群,避免发生真性进展的患者因判断失误而延误治疗,探索相应的具有预测作用的生物标志物也成为研究者关注的重点。

一、免疫治疗与假性进展

1. 假性进展 假性进展在临床上定义为 ICIs 治疗初期,患者影像学上显示癌灶变大,依据实体肿瘤反应评价标准 1.1(RECIST 1.1)确定为疾病进展,然而继续使用 ICIs 患者后期癌灶反而缩小。假性进展最初是在黑色素瘤患者中发现的。2009 年,Wolchok 等人回顾性分析 CA184-008 和 CA184-022 研究发现,在使用细胞毒性 T- 淋巴细胞抗原 4(cytotoxia-T-lymphocyte antigen 4,CTLA-4)抑制剂治疗的黑色素瘤患者中,9.7% 的患者(22/227)出现了新的反应模式:患者总肿瘤负荷增加后对药物反应或出现了新病灶之后肿瘤负荷下降,这些患者后续均获得了临床缓解。这种新反应模式即为假性进展。后来学者在其他瘤种内也发现了假性进展的病例并发现假性进展在不同瘤种内的发生率是有差别的,在黑色素瘤中发生率为 2.8%~15.8%,在 NSCLC 中为 0.6%~5.8%,在头颈部鳞状细胞癌中为 1.8%,在泌尿系肿瘤中为 1.5%~7.1%,在间皮瘤内为 6.9%,在肾细胞癌中为 5.7%~8.8%,在默克尔细胞癌中为 1.1%。此外,即使是同一瘤种,不同的 ICIs 也会造成假性进展发生率的差别。使用帕博利珠单抗(pembrolizumab)治疗的黑色素瘤患者中假性进展的发生率约为 7%,而对两项 Ⅲ 期研究(CheckMate066 和 CheckMate067)进行综合分析发现,接受纳武利尤单抗治疗后 4.6% 的黑色素瘤患者发生了假性进展。总体来看,假性进展的发生率并不高,这意味着在大多数情况下,第一次评估时的影像学进展反映了真正的疾病进展。因此,在这种情况下患者是否应该继续进行免疫治疗具有争议性,需要慎重抉择。

2. 免疫治疗评估标准　目前,免疫相关疗效评价标准(immune-related response criteria,irRC)和iRECIST 是临床上最常用的评价肿瘤免疫治疗效果的标准(表 5-1-1,表 5-1-2)。irRC 创新性地将可测量新病灶纳入总肿瘤负荷与基线进行对比。iRECIST 首次引入了免疫待证实的疾病进展(immune unconfirmed progressive disease,iUPD)和免疫证实的疾病进展(immune confirmed progressive disease,iCPD)的概念,与 RECIST 1.1 相比,iRECIST 对新病灶中的靶病灶和非靶病灶进行了重新定义,且把首次影像学检查发现的疾病进展记录为 iUPD,第 4~8 周后再次复查才能被确认为 iCPD[也可能出现免疫完全缓解(immune complete response,iCR)、iPR、免疫疾病稳定(immune stable disease,iSD)]。

表 5-1-1　RECIST 1.1 和 irRC

	RECIST 1.1	irRC
测量方法	单径测量	双径测量
新的可测量病灶(≥5mm×5mm)	通常代表 PD	并入肿瘤负荷
新的不可测量病灶(<5mm×5mm)	通常代表 PD	不定义为 PD,也不能为 irCR
CR	≥4 周连续两次观察到所有靶病灶消失	≥4 周连续两次观察到肿瘤负荷消失
PR	≥4 周连续两次观察到靶病灶直径总和减少≥30%	≥4 周连续两次观察到肿瘤负荷减少≥50%
SD	肿瘤缩小不满足 PR,肿瘤增大不足以评价为 PD	肿瘤负荷减少<50% 或增大<25%
PD	靶病灶直径总和减少≥20% 或出现一个或多个新病灶需要≥4 周后继续扫描确认 PD	≥4 周连续两次观察到肿瘤负荷增加≥25%

注:CR(complete remission)为完全缓解,PR 为部分缓解,SD 为疾病稳定,PD 为疾病进展。

表 5-1-2　RECIST 1.1 和 iRECIST

	RECIST 1.1	iRECIST
可测量,靶病灶	可测量:长径≥10mm(淋巴结短径≥15mm);靶病灶:不超过 5 个(2 个／器官);非靶病灶:其他病灶(淋巴结短径≥10mm)	与 RECIST 1.1 相同新病灶不计入靶病灶直径之和
CR/PD/SD	之前不能 PD	iUPD 可能出现一次或多次,但非 iCPD
确认 CR/PR	非随机对比临床试验	与 RECIST 1.1 相同
确认 SD	不需要	与 RECIST 1.1 相同
新病灶	导致 PD,要记录但不需测量	即为 iUPD iCPD:再次出现新病灶,新靶病灶总和≥5mm,新非靶病灶增加
独立／中心影像评估	以 PD 为研究终点的试验	中心影像评估
确认 PD	不需要	需要
临床状态评估	不需要	需要

iRECIST 评价 iUPD 的流程见图 5-1-1。

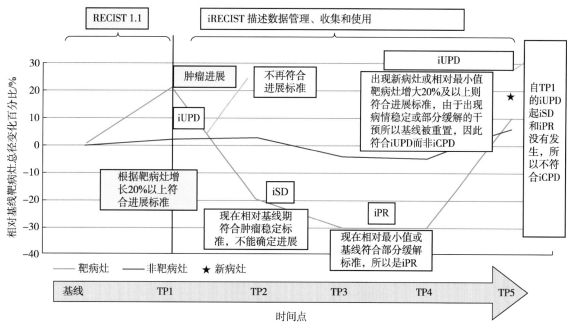

图 5-1-1 iRECIST 评价 iUPD 的流程

有学者对 41 例铂类化疗失败后接受 ICIs 治疗的转移性或复发性 NSCLC 患者的治疗效果分别用 RECIST1.1 和 irRC 进行评估,结果如下表 5-1-3 所示。被 RECIST 遗漏的两位患者最终被确认为假性进展患者,其肿瘤病灶缩小并获得持续缓解。RECIST 1.1 无法充分预测患者的临床获益,如果按照 RECIST1.1 评估免疫治疗效果,可能会忽视甚至误判潜在获益的假性进展的患者。

表 5-1-3 RECIST 1.1 和 irRC 评价结果

n=41	RECIST 1.1	irRC
最佳治疗反应人数		
CR	1(2.4%)	1(2.4%)
PR	11(26.8%)	13(31.7%)
SD	12(29.3%)	13(31.7%)
PD	17(41.5%)	14(34.1%)
CR/PR		
患者数(%)	12(29.2%)	14(34.1%)
(95% CI)	(17.6~44.5)	(21.6~49.4)

二、假性进展机制

目前已发表的国内外文献对假性进展的研究很多,但是其发生机制至今在学术界还没有一致的观点。目前被人们广泛接受的观点主要有两种,其一为免疫浸润学说,第二种就是免疫延迟学说。

1. 免疫浸润学说 2016 年,Justine V Cohen 等人发表了一个关于黑色素瘤患者的病例。患者为女性,病灶已发生多处转移,使用 vemurafenib 治疗 4 个月后进展,参加了一项临床试验(NCT02085070),接受 10mg/kg 的帕博利珠单抗治疗。11d 后患者出现了精神状况变化,行颅脑 MRI 检查发现许多原有病灶在 T1 相上肿瘤变大并出现了脑水肿,鉴于患者的影像学表现,后来切除了左顶枕叶并行 CD68 免疫染色发现:肿瘤细胞被增多的反应性星形细胞、分散的炎症细胞和大量小胶质细胞包围,周围还有出血。无独有偶,后来,也出现了 1 例纳武利尤单抗治疗 NSCLC 出现假性进展的病例。该患者的癌灶在接受免疫药物治疗的 9~15 个周期一直在增大,后来进行了 B 超引导下穿刺活检,病理报告显示肺实质内有坏死区和反应性炎症改变的碎片,没有残留恶性肿瘤的证据。根据活检结果认为该患者影像学大小的显著增加是由于假性进展,因此患者继续接受免疫治疗。4 个周期后患者再次进行 CT 扫描,发现肿瘤完全消退。2019 年,Cascone T 在 ASCO 会议上发表演讲指出,部分 NSCLC 患者新辅助 ICIs 治疗后在影像学上表现为进展,但对切除淋巴结(lymph node,LN)进行细针穿刺活检(FNA)证实为肉芽肿:淋巴结免疫细胞活化(图 5-1-2)。以上假性进展病例活检有一个共同点,即肿瘤病灶周围都有免疫细胞、炎症细胞浸润。

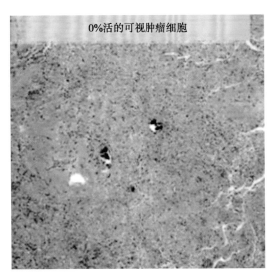
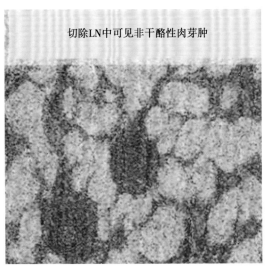

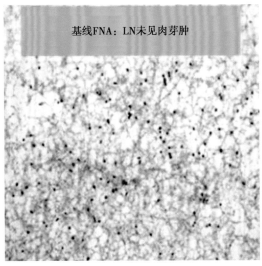

图 5-1-2　活检结果为肉芽肿

　　免疫浸润学说认为 T 细胞受免疫治疗药物的影响活化并浸润杀死肿瘤细胞,肿瘤细胞死亡后释放的抗原会吸引更多炎症细胞浸润。同时,肿瘤组织收缩可引起局部病变的血管撕裂、出血。上述炎症反应和出血导致病变水肿。死亡的肿瘤细胞及其副产物不能被立即吸收,并在局部病变中累积。以上在影像学上即表现为原肿瘤组织变大或者原来因为体积过小未被发现的肿瘤组织显现出来。但是通过活检发现,增大的部分只是淋巴细胞和炎症细胞并非肿瘤组织,甚至肿瘤组织已经缩小(图 5-1-3)。

　　2. 免疫延迟学说　免疫治疗药物并非直接作用于肿瘤细胞,而是借助激活的免疫系统间接起作用,是一个连续多步骤的过程。药物进入人体后首先作用于具有抗肿瘤活性的 T 细胞,下调 T 细胞表面的抑制性受体,从而增强抗肿瘤免疫反应,阻止免疫逃逸。用药数天至数周后,免疫细胞开始活化、增殖,产生抗肿瘤反应,数周至数月才会对肿瘤产生影响,数月才会转换为患者的生存获益。从用药至转化为生存获益的数月内,瘤体可能会继续长大。

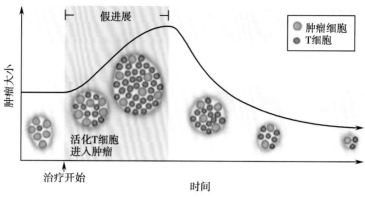

图 5-1-3　免疫浸润学说

3. 假性进展 biomarker 探索　目前临床上鉴别真假进展的要点见图 5-1-4 和表 5-1-4,尚需要更多简便、安全且准确的实验室证据。因此许多学者正在探索新的诊断依据,biomarker 是大家非常关注的研究对象。目前研究涉及的 biomarker 有循环肿瘤 DNA(ctDNA)、乳酸脱氢酶(LDH)、BH3-only 蛋白 Bim 和免疫反应介质。

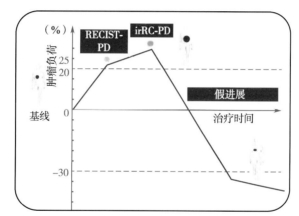

图 5-1-4　即使 irRC-PD 或 iRECIST-PD,假性进展也可能会发生

表 5-1-4　临床真假进展鉴别要点

鉴别特征	疾病进展	假性进展
体力状况	恶化	稳定或改善
系统症状	恶化	可能改善
肿瘤增大的症状	出现	可能不会出现
肿瘤大小	—	—
基线	增大	增大
鉴别特征	疾病进展	假性进展
新病灶	出现并增大	出现,保持稳定或随后减小
活检	肿瘤增大	T 细胞浸润

三、循环肿瘤

1. 循环肿瘤 DNA（circulating tumor DNA, ctDNA）　来自裂解的肿瘤细胞,是血液中反映肿瘤负荷的指标,既往用来对肿瘤治疗效果进行评估和复发预测。2017 年,Nicolas Guibert 等和 Jenny H.Lee 等也做了相关研究,证实被评定为假性进展的患者在基线时无法检测到 ctDNA,或可以检测到 ctDNA,但在治疗后浓度下降>10 倍。而被评定为真正进展的患者中,ctDNA 在基线时可被检测到且在治疗过程中浓度保持稳定或增加。

2. 乳酸脱氢酶（LDH）　关于 LDH 水平与免疫治疗后假性进展的关系却鲜有报道。2017 年,Long 和 Lee 等人在研究中也发现在 7 名基线上 LDH 小于正常上限的患者均为假性进展。LDH 鉴别真假进展的敏感性和特异性相较 ctDNA 并不高,分别为 60% 和 89%。

3. BH3-only 蛋白 Bim（BH3-only protein Bim）　BH3-only 蛋白 Bim 是一种促凋亡蛋白,可介导细胞凋亡,是 T 细胞 PD-1/PD-L1 轴的下游信号分子,当受到肿瘤抗原刺激时,效应 $CD8^+T$ 细胞中的 Bim 表达会上调。2016 年,Dronca RS 等对接受 ICIs 治疗的 13 例黑色素瘤患者进行分析发现,与低水平 Bim 的患者（n=8）相比,Bim 表达水平高（>36.4MFI,n=11）的患者生存期明显缩短（20 个月 vs 9.7 个月,P<0.05）。所以监测癌症患者循环 T 细胞中的 Bim 水平可能可以预测抗 PD-1 治疗的反应（图 5-1-5、图 5-1-6）。因此 Dronca 等人认为 Bim 有可能成为一种筛选假性进展的新生物标志物。

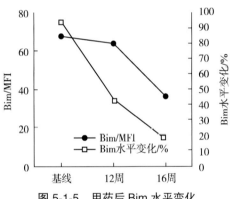

图 5-1-5　用药后 Bim 水平变化

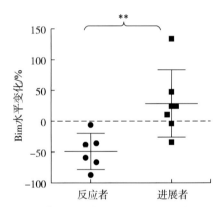

图 5-1-6　用药 12 周前后 Bim 水平变化（**:P<0.01）

4. 免疫反应介质　由于免疫治疗必须通过激活免疫系统起作用,有学者推测,免疫反应介质可能与患者免疫治疗后的反应有关。Matsuo 等人研究了帕博利珠单抗或纳武利尤单抗治疗的 NSCLC 患者外周血中 88 种可溶性免疫介质,发现趋化因子 CXCL2 和金属蛋白酶 MMP2,以及 IL-8 均有可能成为假性进展的潜在标志物,但这些都有待于进一步的临床研究证实。

四、展望

免疫检测点抑制剂等免疫治疗开创了晚期肿瘤治疗的新模式。近些年,许多研究者也对能反映假性进展的生物标志物进行了深入研究,但各个研究中的结果并不一致,可能是因为肿瘤类型的差异、研究标准的不一致性以及样本量的不足等因素,到目前为止尚未发现有确切预测作用的能够广泛推广用于临床的生物标志物。本文提到的生物标志物有一定的预测作用,但需要更多的研究、更大样本、更多的临床真实数据来支持这些观点,来证实其与假性进展之间的相关性,进而指导临床实践。

参考文献

［1］ FONDELLO C, AGNETTI, LGLIKIN GC, et al. Proliferation index and pseudoprogression as predictors of the thera-peutic efficacy of suicide gene therapy for canine melanoma [J]. Melanoma Research, 2020, 30 (2): 126-135.

［2］ PERTEJO-FERNANDEZ A, RICCIUTI B, HAMMOND SP, et al. Safety and efficacy of immune checkpoint inhibitors in patients with non-small cell lung cancer and hepatitis B or hepatitis C infection [J]. Clin Lung Cancer, 2020, 145: 181-185.

［3］ NORBERT G, MARTIN K, GARRY C, et al. Imaging challenges of immunotherapyand targeted therapy in patients with brain metastases: response, progression, and pseudoprogression [J]. Neuro Oncol, 2020, 22 (1): 17-30.

［4］ WOLCHOK JD, HOOS A, O'DAY S, et al. Guidelines for the evaluation of immune therapy activity in solid tumors: immune-related response criteria [J]. Clin Cancer Res, 2009, 15 (23): 7412-7420.

［5］ HODI FS, HWU W-J, KEFFORD R, et al. Evaluation of immune-related response criteria and RECIST v1. 1 in patients with advanced melanoma treated with pembrolizumab [J]. J Clin Oncol, 2016, 34 (13): 1510-1517.

［6］ NiSHIDA K, SAITO T, URAKAWA S, et al. Re-analysis of cancer vaccine patients with immune-related clinical response criteria (irRC)[J]. Gan To Kagaku Ryoho, 2018, 45 (10): 1466-1468.

［7］ KIM HK, HEO MH, LEE HS, et al. Comparison of RECIST to immune-related response criteria in patients with non-small cell lung cancer treated with immune-checkpoint inhibitors [J]. Cancer Chemother Pharmacol, 2017, 80 (3): 591-598.

［8］ COHEN JV, ALOMARI AK, VORTMEYER AO, et al. Melanoma brain metastasis pseudoprogression after pembroli-zumab treatment [J]. Cancer Immunol Res, 2016, 4 (3): 179-182.

［9］ SUYANTO S, YEO D, KHAN S. A rare delayed atypical pseudoprogression in nivolumab-treated non-small-cell lung cancer [J]. Case Rep Oncol Med, 2019, 2019: 8356148.

［10］ CASCONE T, WILLIAM WN, WEISSFERDT A, et al. Neoadjuvant nivolumab (N) or nivolumab plus ipilim-umab (NI) for resectable non-small cell lung cancer (NSCLC): Clinical and correlative results from the NEOSTAR study [J]. J Clin Oncol, 2019, 37 (15): 114-119.

［11］ CUYAS E, VERDURA S, MARTIN-CASTILLO B, et al. Tumor cell-intrinsic immunometabolism and precision nutri-tion in cancer immunotherapy [J]. Cancers, 2020, 12 (7): 124-129.

［12］ HOOS A, EGGERMONT AMM, JANETZKI S, et al. Improved endpoints for cancer immunotherapy trials [J]. J Natl Cancer Inst, 2010, 102 (18): 1388-1397.

［13］ GUIBERT N, MAZIERES J, DELAUNAY M, et al. Monitoring of KRAS-mutated ctDNA to discriminate pseudo-progression from true progression during anti-PD-1 treatment of lung adenocarcinoma [J]. Onco-target, 2017, 8 (23): 38056-38060.

［14］ LEE JH, LONG GV, MENZIES AM, et al. Association between circulating tumor DNA and pseudoprogres-sion in patients with metastatic melanoma treated with anti-programmed cell death 1 antibodies [J]. JAMA Oncol, 2018, 4 (5): 717-721.

［15］ THUST SC, VAN DEN BENT MJ, SMITS M. Pseudoprogression of brain tumors [J]. Magn Reson Imaging, 2018, 48 (3): 571-589.

［16］ DRONCA RS, LIU X, HARRINGTON SM, et al. T cell Bim levels reflect responses to anti-PD-1 cancer therapy [J]. JCI Insight, 2016, 1 (6): 28-36.

［17］ MATSUO N, AZUMA K, HATTORI S, et al. Association between soluble immune mediators and tumor responses in patients with nonsmall cell lung cancer treated with anti-PD-1 inhibitor [J]. Int J Cancer, 2019, 144 (5): 1170-1179.

［18］ SANMAMED MF, PEREZ-GRACIA JL, SCHALPER KA, et al. Changes in serum interleukin-8 (IL-8) levels reflect and predict response to anti-PD-1 treatment in melanoma and non-small-cell lung cancer patients [J]. Ann Oncol, 2017, 28 (8): 1988-1995.

第二节 免疫治疗后假性进展案例分析

案例1 抗PD-1抗体治疗小细胞肺癌发生假性进展并免疫相关性肝衰竭案例

龙亚萍　崔鹏飞　李玲玲　胡毅

中国人民解放军总医院

【摘要】1例67岁男性患者,确诊小细胞肺癌伴肝、骨多发转移。EC方案进展,予抗PD-1抗体+伊匹木单抗+白蛋白结合型紫杉醇+奥拉帕尼治疗2个周期后,出现肝转移灶迅速增多、增大,肝衰竭伴一般情况迅速恶化。予抗感染及保肝等对症治疗2个月后复查影像,肝脏病灶较前明显减小,但患者肝功能持续恶化,最终因肝衰竭自动出院。

一、病例简介

1. **主诉及现病史** 患者,男性,67岁。因"咳嗽、咳痰6个月,确诊为小细胞肺癌3个月余"至我院就诊。患者6个月前因"咳嗽、咳痰伴痰中带血,及咳嗽性胸痛",遂行胸部CT示左肺上叶占位,左侧胸腔积液。后完善PET-CT检查示左肺上叶软组织密度肿块,代谢增高,考虑肺癌可能性大,纵隔4、6、7及左肺门多发淋巴结转移,多发肝转移,多发骨转移。行支气管镜黏膜组织活检病理符合小细胞性肺癌。2017-10-26至2017-12-01行3个周期EC方案治疗,具体用药:依托泊苷200mg d1~d2、依托泊苷100mg d3+卡铂500mg d1。后复查肝转移灶数量较前增多,增大。为进一步诊治收治入院。

2. **既往史** 高血压病史10年余,既往口服美托洛尔(倍他乐克)降压,停药半年余,平均血压130/80mmHg,肥厚型心肌病病史10年余,心功能NYHA分级Ⅰ级。

3. **体格检查** 一般情况良好,ECOG评分为0分,BMI 24.5kg/m²,疼痛评分为0分,神志清楚,精神可,颈软、无抵抗,病理征阴性。全身未触及明显淋巴结肿大。左肺上部呼吸音粗,局部可闻及湿啰音,左肺下部呼吸音减低,呼吸动度减弱。右侧未闻及干湿啰音。其余无特殊。

4. **辅助检查**

(1)胸部CT平扫+增强(2017-11-07,本院):左肺上叶中央型肺癌并左肺上叶不张、纵隔淋巴结转移。左侧胸腔积液。肝脏转移可能。

(2)胸部CT平扫+增强(2017-12-23,本院):与2017-11-07对比,①左肺上叶中央型肺癌并左肺上叶不张,上叶肺动脉截断,纵隔淋巴结转移同前;②肝脏多发低密度影。

两肺肺气肿,肺尖部少许炎性纤维灶。两肺尖胸膜稍厚。右肺门、左颈部淋巴结增大,考虑转移,较大者短径约14mm。

腹部CT平扫+增强(2017-12-24,本院):①肝内多发少血供病灶,与2017-10-27片对比,病灶数量增多,体积增大,考虑转移瘤;②左侧第7肋、胸11椎体及左侧髂骨骨质改变,考虑骨转移可能;③左肾萎缩,左肾多发囊肿。

(3)胸部CT平扫(2018-01-09,本院):与2017-12-23对比左肺上叶中央型肺癌并左肺上叶不张,肺不张较前加重,新增左侧胸腔积液,纵隔淋巴结转移较前缩小。肝脏多发低密度影,较前增多,考虑转移。

(4)腹部CT平扫+增强(2018-03-05,本院):①肝内多发少血供病灶,与2017-12-24对比,部分病灶密度减低,考虑转移瘤。②肝脏尾叶下缘结节影,较前增大,肝内钙化灶,考虑转移;腹膜后及肝门多发小淋巴结影。③胸11椎体及多发骨质改变,考虑骨转移瘤可能。④左肾萎缩,左肾多发囊肿。⑤腹腔积液,较前新发。

5. 检验指标(2017-11-30,本院)

(1)肿瘤标志物:NSE 79.93ng/mL、CA125 152.9U/mL、CA153 166.5U/mL。

(2)肝功能:GOT 24.8U/L、GPT 57.4U/L、ALP 139U/L、γ-GT 155.5U/L、LDH 978.5U/L。

(3)血常规:Hb 112g/L、WBC 5.66×10^{12}/L、PLT 82×10^9/L。

6. 其他:大小便常规、凝血功能、术前免疫均在正常范围。

7. 诊断分期及分子病理特征

(1)肺小细胞肺癌(cT4N3M1b,Ⅳ期),骨转移,肝转移。

(2)分子病理特征:2017-10-19支气管镜黏膜组织活检病理结果示间质内见异形细胞浸润,结合镜下形态及免疫标记符合肺小细胞肺癌。免疫组化示:P40(-)、Ki67(80%+)、Syn(+)、CgA(+)、CD56(-)、CK(+)、CAM5.2(+)、P63(-)、CK7(弱阳性)、LCA(-)。

(3)2018-01-02经超声引导下肝脏病灶穿刺活检术结果示:符合小细胞肺癌转移,免疫组化结果:CK(+)、TTF-1(-)、Syn(+)、CgA(-)、Hepatocyte(-)、PD-L1 TPS 15%。

二、治疗过程

(一)抗肿瘤免疫治疗过程

1. 免疫治疗　患者排除禁忌,分别于2017-12-27、2018-01-28行2个周期白蛋白结合型紫杉醇200mg d1、d5+ 伊匹木单抗40mg d9+ 抗PD-1抗体200mg d11+ 奥拉帕利200mg 2次/d d1~d21。第1个周期化疗后患者出现2级肝功能损伤(GPT 61.1U/L、GOT 133.7U/L、ALP363.3U/L、γ-GT 534.7U/L),治疗周期开始第5天出现发热,最高体温38.9℃。血液培养提示革兰氏阳性杆菌及革兰氏阴性杆菌阳性,予以美罗培南联合莫西沙星抗感染后体温降至正常。第2个周期患者出现睡眠障碍及焦虑发作,心理科会诊后给予劳拉西泮及舍曲林对症治疗。治疗后患者出现4度骨髓抑制,白细胞计数2.1×10^9/L、红细胞计数2.07×10^{12}/L、血小板49×10^9/L,后予以输血、升白细胞等对症治疗。2018-03-01再次入院,皮肤、巩膜轻度黄染,便秘,腹部CT提示肝脏弥漫性多发肿瘤病灶,肝功能进行性恶化,后出现凝血功能障碍、血氨升高,10d内肝功能迅速恶化,肝酶、胆酶升高10倍以上(图5-2-1),予以新鲜血浆输注,后行人工肝治疗,最终肝衰竭死亡(图5-2-2)。

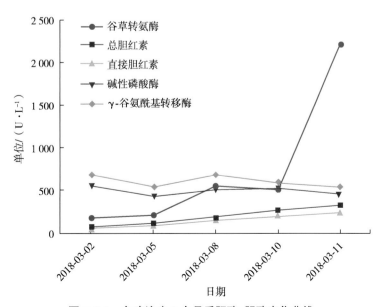

图 5-2-1　免疫治疗 3 个月后肝酶、胆酶变化曲线

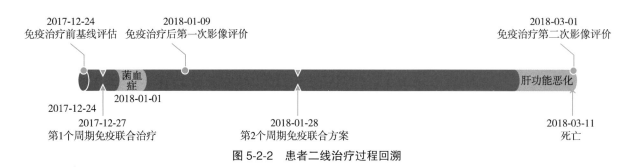

2017-12-24
免疫治疗前基线评估

2018-01-09
免疫治疗后第一次影像评价

2018-03-01
免疫治疗第二次影像评价

菌血症

2018-01-01

2017-12-24

2017-12-27
第1个周期免疫联合治疗

2018-01-28
第2个周期免疫联合方案

肝功能恶化

2018-03-11
死亡

图 5-2-2　患者二线治疗过程回溯

2. 相关体征变化　皮肤黏膜及巩膜黄染逐渐加重,肝肋下可触及。

3. 相关辅助检查

(1)基线,2017-12-24 腹部 CT(图 5-2-3A):肝左右叶见 50mm 以下多个低密度结节及肿块,肝内多发少血供病灶,体积增大,考虑转移瘤。

(2)免疫治疗后 12d,2018-01-09 胸部 CT(图 5-2-3B):①左肺上叶中央型肺癌并左肺上叶不张,肺不张较前加重,新增左侧胸腔积液,纵隔淋巴结转移较前缩小;②肝脏多发低密度影,较前增多,考虑转移。

(3)免疫治疗后 98d,2018-03-05 腹部 CT(图 5-2-3C):①肝内多发少血供病灶,部分病灶密度减低,考虑转移瘤。②肝脏尾叶下缘结节影,较前增大,肝内钙化灶,考虑转移;腹膜后及肝门多发小淋巴结影,请关注。③胸 11 椎体及多发骨质改变,考虑骨转移可能。④腹腔积液,较前新发。

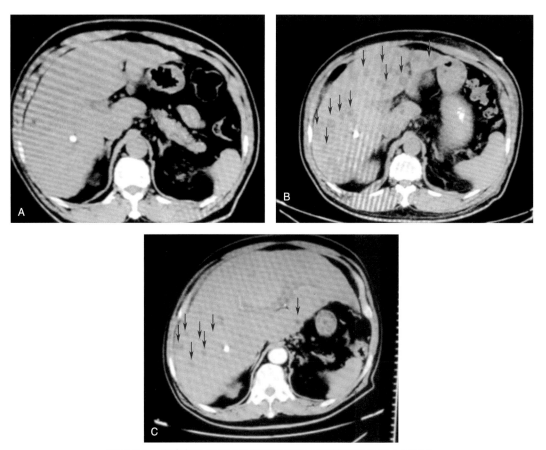

图 5-2-3　胸腹部及盆腔 CT 复查结果提示肝转移灶先增大后减小

(二)免疫治疗不良反应诊治过程

先后给予保肝治疗:类激素样抗炎类(异甘草酸镁)、利胆保肝类(熊去氧胆酸/丁二磺酸腺苷蛋氨酸)、肝细胞膜保护(多烯磷脂酰胆碱)、解毒促胆酸代谢(谷胱甘肽)、抗氧化类(双环醇)、调节氨基酸平衡(门冬氨酸鸟氨酸注射液)。

激素治疗:自 2018-03-10 起给予注射用甲泼尼龙琥珀酸钠(120mg 1 次 /d)治疗。

三、临床思维与决策

1. 假性进展与超进展鉴别　假性进展是在伊匹木单抗的临床试验中已观察到免疫治疗相关应答模式,抗 CTLA-4 抗体治疗的黑色素瘤患者,最初出现的肿瘤病变大小增加,经活检证实为炎性细胞浸润或坏死,随后肿瘤负荷减低。假性进展包括与水肿和免疫细胞浸润有关的新病灶增加以及肿瘤靶病灶的短暂增加。在免疫治疗剂的研究中还观察到临床应答延迟,以致总肿瘤负荷增加,随后出现肿瘤缩小。

该患者肿瘤组织 PD-L1 表达量为 15%,外周血中活化 T 细胞数量增多,多项肿瘤标志物水平下降,反映机体对免疫治疗应答好;同时该患者出现免疫相关性肝功能损害,进而出现了黄疸、腹水等情况,一般情况恶化。

2. 免疫治疗所致肝损伤的病理生理基础　有学者对免疫治疗引起肝损伤患者局部组织活检示主要病理表现为自身免疫性全小叶性肝炎,主要为炎性细胞(CD8+T 细胞、浆细胞等)浸润以及可能由于炎性因子攻击导致单核细胞浸润,门静脉水肿及胆汁淤积。该患者在免疫联合治疗 3 个月左右出现了暴发式的肝衰竭,复查腹部 CT 可见肝脏弥漫增大,肝转移灶较前明显减少及变小。

3. 免疫治疗所致肝损伤如何治疗　对于临床上出现的严重和 / 或难治 irAEs,专家意见是使用针对关键炎症酶的新型生物制剂;对于疑似自身免疫性肝炎需要进行抗线粒体、抗肝肾微粒体 1 型、抗肌动蛋白和抗平滑肌自身抗体检测。个性化和选择性的免疫抑制策略如下:在富含 T 细胞的免疫浸润患者中,可考虑使用抗 IL-6 抗体(如 tocilizumab),富含单核细胞和 / 或嗜中性浸润患者应用抗 TNF 抗体(例如英夫利西单抗);B 细胞和 / 或浆细胞的过度表达也可能表明在难治性 irAEs 患者中需要增加抗 B 细胞疗法,例如利妥昔单抗;预先给予细胞因子指导的生物疗法,可快速抑制炎症反应的急性期,从而限制了类固醇依赖的风险,这样在目前可以为缺乏有效用于 irAEs 管理的生物标志物提供解决方案。

本例患者怀疑免疫相关性肝损伤后予以 120mg/d 糖皮质激素治疗,效果不理想,后至外院拟行人工肝治疗失访。

四、经验与体会

1. 免疫相关不良反应是否与更好的预后相关,免疫激活的强度与治疗获益是否相关?

一些研究表明,具有免疫相关不良反应的患者比没有此类反应的患者有更高的应答率。

2. 本例患者在抗肿瘤治疗有效、肝转移病灶得到有效控制的情况下出现暴发性肝损伤,病因是什么?

本患者多年前曾患乙型肝炎,在免疫治疗后期出现肝功能损伤时进行乙型肝炎病毒 DNA 定量为阴性。考虑与乙型肝炎相关可能性不大,本例患者肝转移肿瘤负荷较大,免疫检查点抑制剂激发自身炎性反应后,造成肝脏局部炎性细胞因子释放过多,诱导炎性细胞浸润,对正常肝细胞造成损伤并形成正反馈,导致肝细胞损伤逐渐加重,甚至出现肝衰竭。

3. 本案例的临床决策是否得当?

在免疫相关性肝炎诊治过程中,及时监测肝功能、凝血功能变化,对病情快速准确地进行判断,予以多种护肝药物、补充凝血因子等对症治疗,并予以中等剂量糖皮质激素 120mg/d 静脉滴注治疗。但是由于炎性介质蓄积,细胞因子风暴作用的正反馈循环激活,患者的肝损伤迅速加剧,糖皮质激素作用效果不明显。根据目前最新指南可根据患者具体病灶病理情况提供生物制剂治疗,并可能取得更好的疗效。

4. 从本案例能获得哪些经验及教训?

抗 PD-1 抗体与抗 CTLA-4 抗体联合治疗免疫相关性肝损伤出现的概率约为 1/5,一旦出现,往往病情进展迅速,需要临床医生充分重视并及时做出反馈。必要时可进行血液学甚至组织学检测评估炎性细胞因子活性,并予相应生物制剂治疗。

五、专家点评

纵观本案例,临床决策、抗肿瘤及并发症治疗均无可厚非。但患者临床结局不佳,应当从以下方面进一步思考:

1. 本案例中该患者为小细胞肺癌伴肝转移晚期,肝转移患者是否更易出现更严重免疫相关性肝损伤?

2. 同时本案例中,当出现可能的免疫相关性肝损伤后是否应该进行局部组织活检?后期该患者很快病情进展为肝衰竭,停用免疫治疗后也出现了肿瘤标志物的再次升高,这种情况是否为肝脏穿刺的禁忌,是否具有实践意义?

这些问题都尚待临床及基础医学的进一步解答。

六、述评

对于肿瘤负荷重的患者予以强效的联合治疗方案,更可能使患者从中获益。免疫治疗过程中对不良反应的及时监测和处理显得尤其重要。对于免疫不良反应所作用的器官的免疫微环境检测,为自身免疫治疗提供了新的思路。免疫治疗伴发的其他应答模式如超进展及假性进展,对患者的预后及后续方案的选择具有重要意义,必要时可行外周免疫细胞亚群检测、动态检测 ctDNA 甚至组织活检以进一步明确患者能否从免疫治疗中获益。

案例 2　晚期肺腺癌抗 PD-1 抗体免疫治疗假性进展合并皮肤免疫相关不良反应

张锴　刘莉

华中科技大学同济医学院附属协和医院

【摘要】1 例 34 岁男性患者,因确诊右肺腺癌 cT4NxM1c(EGFR19del+),经靶向治疗和化疗后失败,右肺原发灶增大,骨、脑出现新发转移灶,遂参加一项全球多中心抗 PD-1 抗体单臂二线治疗晚期 NSCLC 临床研究。2018-07-10 起先后接受抗 PD-1 抗体 240mg 治疗 2 个周期,后患者出现头晕症状,2018-08-01 复查头部 MR 见左侧基底核区的病灶较前明显增大伴水肿,且枕叶、脑桥等部位出现新发病灶。予患者脱水对症治疗后头部症状好转,续行 2 个周期抗 PD-1 抗体治疗。2018-09 复查胸部 CT,右肺病灶较前明显缩小,头部 MR 提示左侧基底核区病灶明显缩小,且枕叶、脑桥多发病灶消失,评价疗效为 PR。患者定期接受抗 PD-1 抗体免疫治疗至今已近 40 个周期,病情持续缓解中。

一、病例简介

1. 主诉及现病史　患者,男性,34 岁。2017-01 因"发现右肺肿物 1 年,胸背痛 1 周"就诊于当地医院。胸部 CT 示右肺中叶团块影(6.5cm×5.0cm),双肺散在多发小结节,纵隔多发淋巴结肿大。纤维支气管镜见右肺中叶支气管新生物,活检病理示肺腺癌。活检组织基因检测示 EGFR19 号外显子缺失突变。骨 ECT 示广泛多发骨转移。临床诊断:右肺腺癌 cT4N2M1(双肺、骨转移)EGFR 19del+。患者于 2017-12-01 起行口服埃克替尼(凯美纳)靶向治疗,5 个月后复查提示病情进展,改行 PP(培美曲塞 + 奈达铂)方案化疗 4 个周期,随后行单药培美曲塞化疗 1 个周期,4 个月后病情再次进展,患者随后自服中药。2018-06复查头部MR示右侧额叶、左侧基底核区转移性病变,胸部CT见右肺中叶病灶较前增大。患者为求进一步诊治前来我院门诊。

2. 既往史　无特殊。

3. 体格检查　PS 0分,浅表淋巴结未扪及明显肿大,心律齐,无明显杂音,双肺呼吸音清,未闻及干湿啰音,双下肢无水肿。

4. 辅助检查

(1)胸部CT(2018-06-14):右肺中叶近心包处团块影,双肺散在多发小结节。

(2)脑MR(2018-06-26):右侧额叶、左侧基底核区可见多发转移灶。

(3)骨扫描(2018-06):颅骨、肩胛骨、剑突、肋骨、多个胸椎、腰椎、股骨等多发转移灶。

(4)再活检:行CT引导下右肺病灶穿刺活检:腺癌。(右肺穿刺活检)送检见坏死及纤维化,周边可见腺癌细胞,部分退变,呈化疗后形态反应。

5. 诊断分期

(1)右肺腺癌rT4N0M1(脑、双肺、多发骨转移)EGFR 19del+。

(2)EGFR-TKI及化疗后进展。

二、治疗过程

(一)抗肿瘤免疫治疗过程

1. 免疫治疗　2018-07入组CheckMate 870临床试验(一项亚洲非小细胞肺癌患者接受二线抗PD-1抗体单药治疗的开放性、安全性研究),2018-07-10、2018-07-24先后接受抗PD-1抗体240mg治疗2个周期,仅观察到一过性的转氨酶升高,总体耐受性良好。第2个周期免疫治疗后患者出现头晕症状,2018-08-01复查脑MR示右额叶病灶稳定,左侧基底核区的病灶较前明显增大伴严重水肿,枕叶、脑桥等部位出现多个新发病灶。予患者行甘露醇脱水对症治疗后症状明显好转,继续于2018-08-09,2018-08-23予第3、4个周期抗PD-1抗体240mg治疗,期间未见明显不良反应。2018-09-05复查评价为PR,右肺病灶较前明显缩小,颅脑左基底核区转移灶明显缩小,枕叶、脑桥部位多发病灶消失。此后定期行抗PD-1抗体240mg治疗至今,已接近40个周期,病情呈持续缓解状态,目前续行抗PD-1抗体治疗。

2. 相关体征变化　PS 0分,浅表淋巴结未扪及明显肿大,心律齐,无明显杂音,双肺呼吸音清,未闻及干湿啰音,双下肢无水肿。

3. 相关辅助检查

2018-06-14胸部CT(图5-2-4A):右肺中叶近心包处团块影,双肺散在多发小结节。

2018-06-26脑MR(图5-2-4B):右侧额叶、左侧基底核区可见多发转移灶。

2018-08-01脑MR(图5-2-4C):新发多发脑转移。

2018-06-14、2018-09-05胸部CT基线评估(图5-2-4D):行4个周期免疫治疗后右肺病灶较前明显缩小。

2018-06-26、2018-08-01脑MR基线评估(图5-2-4E):行2个周期免疫治疗后右额叶病灶尚稳定,但左侧基底核区的病灶较前明显增大并伴有严重水肿,且枕叶、脑桥等部位出现新发病灶。

2018-09-05脑MR基线评估(图5-2-4F):行4个周期免疫治疗后左基底核区转移灶缩小,且其余多发脑转移灶消失。

(二)免疫治疗皮肤反应诊治过程

如图5-2-5所示,2018-09第4个周期抗PD-1抗体治疗后不久患者手背出现皮疹,伴瘙痒,无皮肤破溃、渗出等表现。皮肤科会诊,行皮肤共聚焦显微镜检示:皮损处角化过度,棘层明显增厚,基底细胞灶状液化变性?真皮乳头及浅层血管周围大量炎性细胞和少量噬色素细胞浸润,该患者图像不除外扁平苔藓改变。建议糠酸莫米松乳膏局部使用。以上反应考虑为免疫相关性皮肤不良反应(1级),局部用药后继续行免疫治疗。2018年12月初皮疹较10月明显消退,患处留有色素沉着。

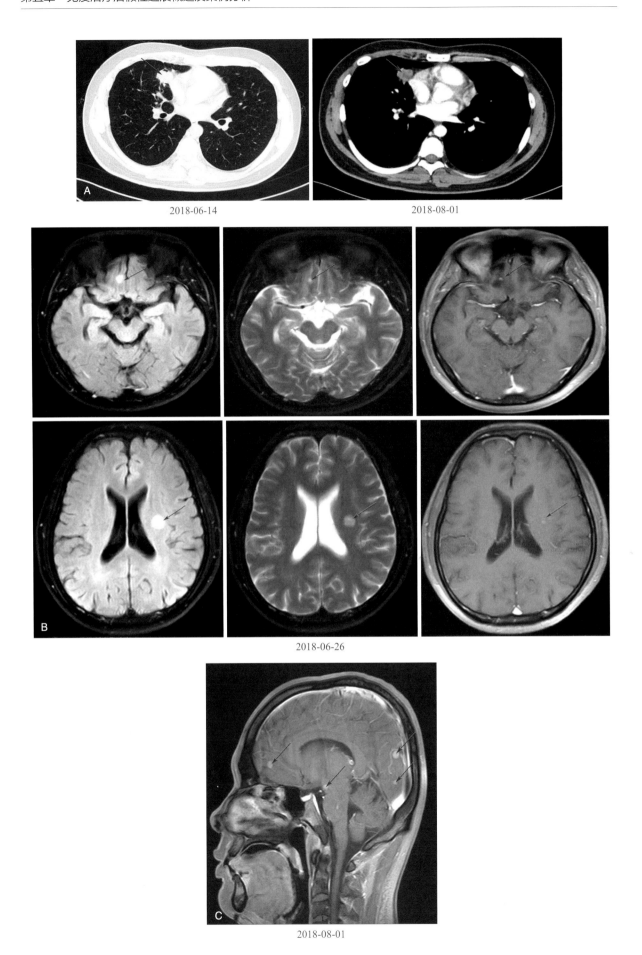

2018-06-14　　　　　　　　2018-08-01

2018-06-26

2018-08-01

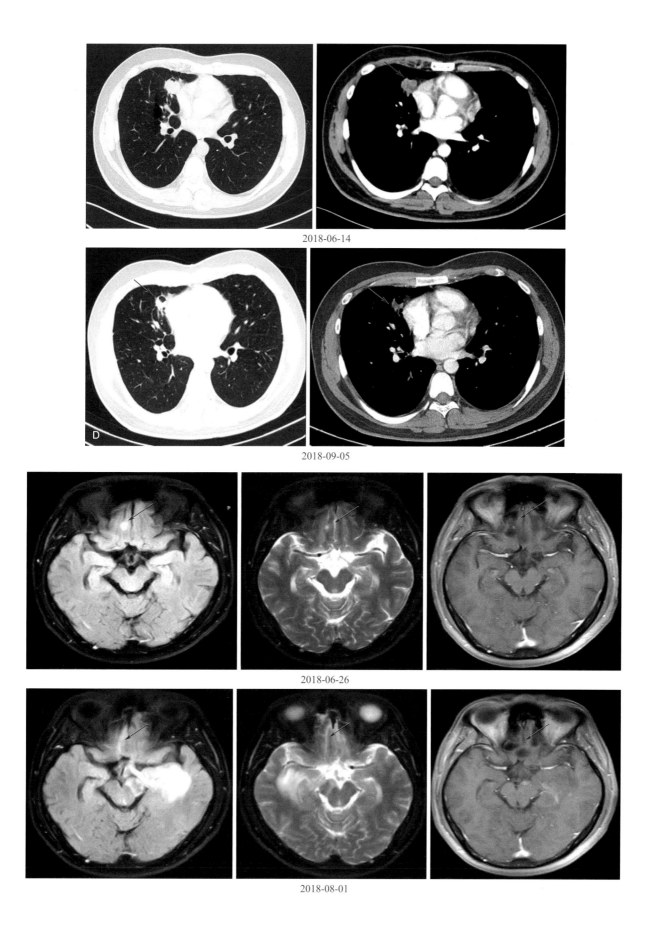

2018-06-14

2018-09-05

2018-06-26

2018-08-01

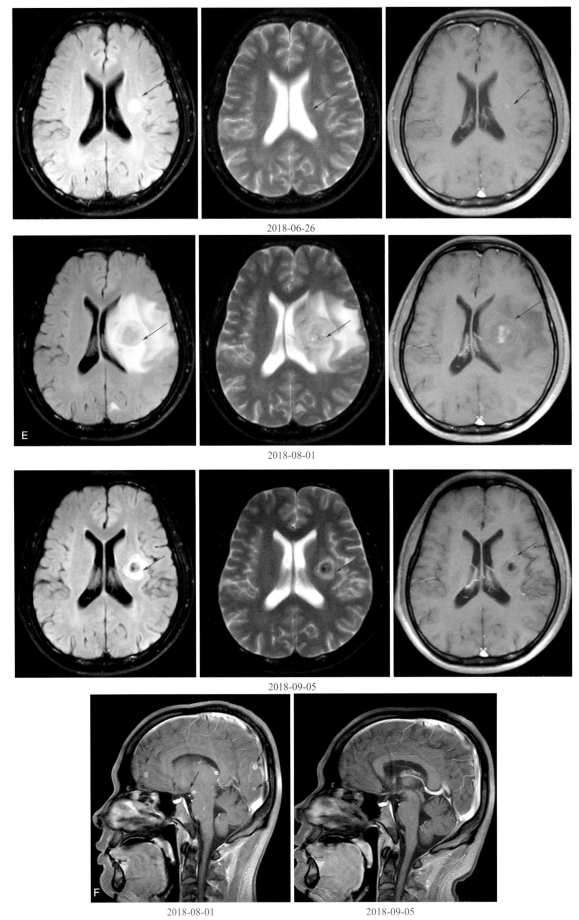

2018-06-26

2018-08-01

2018-09-05

2018-08-01

2018-09-05

图 5-2-4 整个治疗过程中的影像学证据

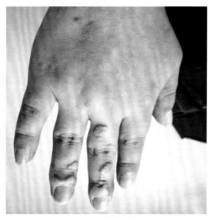

2018-09 初手背处皮疹

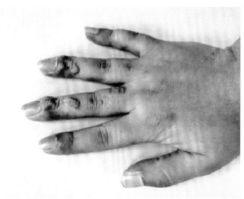

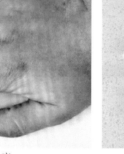

2018-10 初手背皮疹　　　　　　　　　　2018-12 初手背皮疹明显好转

图 5-2-5　患者免疫治疗后手背部皮疹的动态变化

三、临床思维与决策

1. 超进展或假性进展　在这个病例的免疫治疗过程中,首先遇到了颅内病灶的"快速进展"。患者在抗 PD-1 抗体治疗 2 个周期后出现了头晕症状,影像学显示颅内原有转移灶快速增大,并出现了多个新发病灶。此时,应该如何评价颅内病灶的进展,免疫治疗能否继续?如何用药前预测或用药中及早发现肿瘤"超进展"的发生,具有重要的临床意义。结合患者的临床特征,决定先给予患者脱水对症治疗,在症状好转后继续行免疫治疗,4 周后复查,证实患者其实为假性进展。

2. 皮肤免疫相关不良反应　通过这个案例,我们对皮肤不良反应的诊断和治疗有了一些体会,但同时也有一些疑惑,比如,免疫相关性皮肤不良反应具有哪些临床特征?皮肤不良反应和免疫治疗的预后有没有相关性,是否可以给我们的临床工作提供一些启示?通过查阅文献,我们对皮肤 irAEs 也有了更进一步的认识。

四、经验与体会

1. 免疫治疗和皮肤 irAEs 的相关性　一项来自日本的报道提出,抗 PD-1 抗体治疗前外周血嗜酸性和嗜碱性粒细胞的水平较高可能与皮肤反应的发生有关。

为了验证文献的观点,将本例患者治疗前后的嗜酸性和嗜碱性粒细胞的水平做了一个回顾。从图 5-2-6 中可以看出,虽然这两种细胞的水平在治疗期间有所波动,但均在正常范围内。嗜酸性和嗜碱性粒细胞水平能否作为皮肤不良反应的预测因子目前仍未确定。

2. 皮肤不良反应的临床价值的研究　有前瞻性研究表明,在抗 PD-1 抗体治疗第 2 周和第 6 周所观察到的总 AE 均与 PFS 获益相关。其中皮肤、发热等分别都与 PFS 获益相关,而腹泻则与 PFS 获益无关。

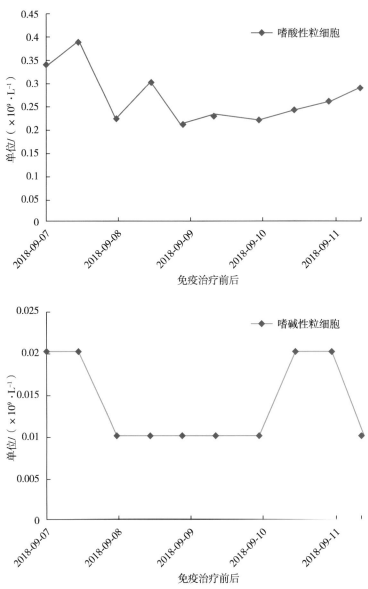

图 5-2-6　患者治疗前后的嗜酸性粒细胞和嗜碱性粒细胞的水平

五、专家点评

回顾本案例的诊治过程,这是晚期 NSCLC 免疫治疗比较成功的一个案例。治疗决策得当,并发症处置及时,保证了患者免疫治疗的延续性,使患者在二线以上的免疫治疗中获得了近 2 年的无疾病进展时间。该案例有以下方面值得进一步思考和总结:

1. 驱动基因阳性的晚期 NSCLC 患者并非免疫治疗的优势人群,来自 Checkmate057、Oak 和 Keynote010 的数据均显示,二线免疫治疗并未给 EGFR 阳性晚期 NSCLC 患者带来获益。然而,Atlantic 研究发现,对于 PD-L1 高表达的 EGFR 阳性 NSCLC 患者,三线及以上的 Durvalumab 治疗有可能给患者带来获益。因此,对于驱动基因阳性的晚期 NSCLC 患者在靶向治疗耐药后进行驱动基因状态、PD-L1 等指标的检测有助于精准施治。

2. 回顾性和前瞻性研究均显示皮肤 irAEs 与免疫治疗获益相关。对于大多数患者而言,皮肤 irAEs 是免疫治疗获益的预测指标,皮肤反应与 OS 的延长相关。这个病例也印证了以上观点。

六、述评

1. 皮肤 irAEs 是免疫治疗中最为常见（4%~41.5%）的不良反应之一。

2. 皮肤 irAEs 大多为 1~2 级（CTCAE），不需要特殊处理或仅需局部用药，不影响免疫治疗的进行。

3. 皮肤 irAEs 有可能是免疫治疗获益的预测指标。

案例 3　抗 PD-1 抗体联合化疗治疗晚期非小细胞肺癌假性进展

童　凡　董晓荣

华中科技大学同济医学院附属协和医院

【摘要】1 例 61 岁男性患者，右上肺鳞癌 pT4N2M0（侵犯纵隔），外院行 R2 手术后 1 个月就诊。完善检查再分期为右上肺鳞癌 rT4N2M1aR2（侵犯纵隔，伴胸膜转移；PD-L1 表达 80%，TMB 7.9），予以一线抗 PD-1 抗体联合紫杉醇及奈达铂 2 个周期治疗后，出现原发灶及胸膜转移灶进展。患者无明显临床症状加重且肿瘤标志物呈现下降趋势，予以二次活检病理见肿瘤坏死成分占比 50%，并见淋巴细胞浸润，考虑为假性进展，遂继续进行免疫联合化疗 1 个周期后评估疗效为 PR，一线治疗的 PFS 为 7 个月。

一、病例简介

1. **主诉及现病史**　患者，男性，61 岁。于 2018-08 因"咳嗽、咳痰 1 周"，行 CT 及全身 PET-CT 检查（2018-08-10）示：右上肺及右纵隔肿块（4.0cm×3.8cm），与气管及腔静脉结构关系密切，代谢异常增高；脑 MRI 增强未见明显异常。2018-09 于外院行右侧纵隔肿物部分切除 + 右上肺叶切除 + 淋巴结采样术，术后病理提示：右上肺中分化鳞癌侵及纵隔，伴 4 组淋巴结 1/1 枚转移。术后 1 个月来我院，患者仍诉有咳嗽伴活动后气促，遂收治入院。

2. **既往史**　否认高血压、糖尿病、结核及乙型肝炎等病史，个人史有吸烟史，吸烟指数为 600 支 / 年。

3. **体格检查**　ECOG 评分为 1 分，未见明显消瘦，疼痛评分为 0 分，神志清楚，精神可，颈软、无抵抗，病理征无特殊，均阴性。右肺术后瘢痕愈合可，双肺呼吸音清，未闻及干湿啰音。腹平软。其余无特殊。

4. **辅助检查**

（1）术前检查：2018-08-10 增强 CT 及全身 PET-CT（外院）：右上肺及右纵隔肿块（4.0cm×3.8cm），与气管及腔静脉结构关系密切，代谢异常增高；2018-08-12 脑 MRI 增强（外院）：未见明显异常；2018-08-18 术后病理（外院）：（右上）肺中分化鳞状细胞癌侵及纵隔，伴 4 组淋巴结 1/1 枚转移（支气管残端、支气管残端旁淋巴结 3 枚未见癌）。免疫组化：CK5/6（+），CD5（灶 +），P40（+），TTF-1（−），Ki-67（约 30%），P53（−）。

（2）本院术后检查：胸部 CT 增强（2018-10-06，本院）：右侧肺门 - 纵隔软组织影，大小约 3.5cm×4.5cm，右下肺胸膜结节样增厚，以上考虑为肿瘤性病变，两肺肺气肿，肺尖部少许炎性纤维灶。本院病理会诊及补充免疫组化：中分化鳞状细胞癌；组织 PD-L1 检测（22C3）：TPS 80%；组织 NGS 均无突变；KRAS 拷贝数扩增丰度 CN 3.5；组织 TMB 7.9 个突变 /Mb；微卫星稳定型。

（3）本院术后肺功能：重度限制性肺通气功能障碍（FEV1 1.17，FEV1%VC MAX 74.9）；术后肿瘤标志物：SCC 11.7ng/mL；余心电图、心脏 B 超、血常规、乙型肝炎三系、甲状腺功能、血生化、尿常规、凝血功能基本正常。

5. **诊断分期及分子病理特征**　术后再分期诊断为：（AJCC 第 8 版）右上肺鳞癌 rT4N2M1aR2（侵犯纵隔，伴胸膜转移；PD-L1 表达 TPS 80%，TMB 7.9）。

二、治疗过程

抗肿瘤免疫治疗过程

1. 治疗过程　患者排除禁忌证,2018-11-14 开始一线抗 PD-1 抗体联合紫杉醇及奈达铂治疗。第 1 个周期治疗 1 周后,患者反复出现气促、咳嗽、咳白色黏痰,偶有黄痰,不能平卧,无发热,复查胸部 CT 示:4R 区病灶及右下肺胸膜病灶增大,且 4R 区病灶压迫气道。纤维支气管镜:右侧主支气管阻塞约 80%,予以气道支架植入术及抗炎治疗后,患者症状缓解。根据实体瘤免疫相关疗效评价标准(immune-related response evaluation criteria in solid tumors,irRECIST)继续原方案治疗 1 个周期后,复查疗效评价为 PD(图 5-2-7),但肿瘤标志物较前下降,遂行右侧胸膜病灶再次活检,活检病理提示:浸润性 / 转移性鳞状细胞癌(备注:送检组织全部取材制片,镜下见癌细胞巢在间质中浸润生长,部分区域可见肿瘤坏死,其中癌细胞成分约占 50%,坏死区域约占 50%,间质散在个别淋巴细胞浸润,约 4 个 /HPF)(图 5-2-8)。后继续完成第 3 个周期治疗后复查疗效评价为 PR(图 5-2-9),后继续原方案治疗,一线治疗 PFS 为 7 个月。

2. 相关辅助检查(图 5-2-7~ 图 5-2-9)

(1)2018-12-02 第 1 个周期后 CT 检查结果:4R 区病灶及右下肺胸膜病灶增大,且 4R 区病灶压迫气道;纤维支气管镜:右侧主支气管阻塞约 80%。

(2)2019-01-14 第 2 个周期后评估 CT 检查结果:4R 区病灶及右下肺胸膜病灶增大,且 4R 区病灶压迫气道;肿瘤标志物:SCC 10.5ng/mL(较前 SCC 11.7ng/mL 下降)。

(3)2019-01-19 病理:浸润性 / 转移性鳞状细胞癌。

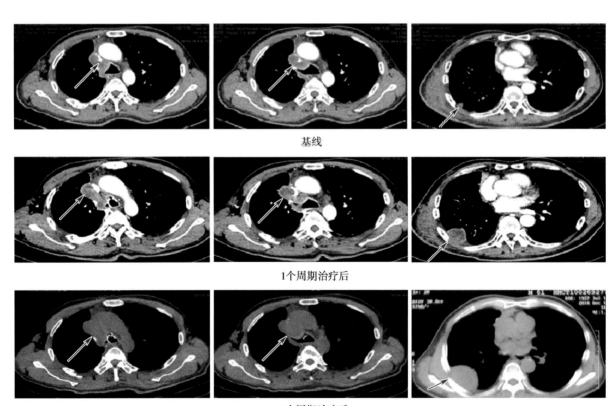

基线

1个周期治疗后

2个周期治疗后

图 5-2-7　CT 复查结果提示肿瘤进展

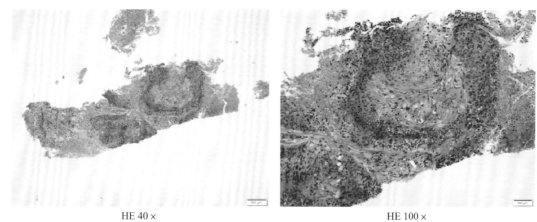

HE 40×　　　　　　　　　　　HE 100×

图 5-2-8　再次活检病理：浸润性 / 转移性鳞状细胞癌

送检组织全部取材制片，镜下见癌细胞巢在间质中浸润生长，部分区域可见肿瘤坏死，其中癌细胞成分约占 50%，坏死区域约占 50%，间质散在个别淋巴细胞浸润（显微镜下计数淋巴细胞约 4 个 /HPF）。

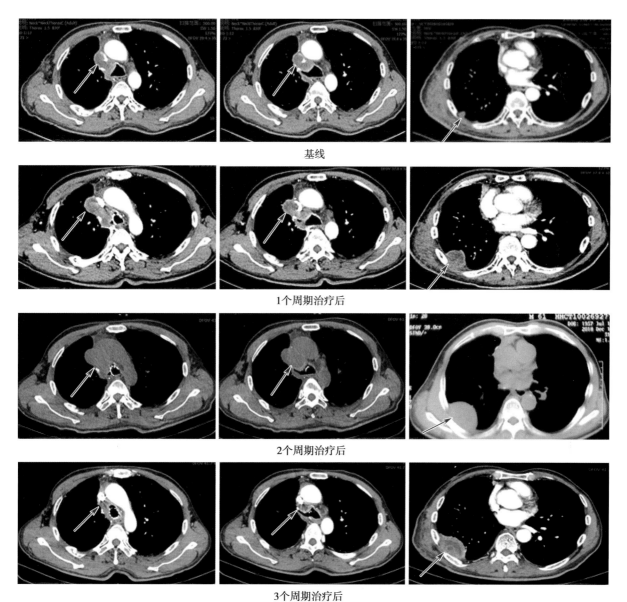

基线

1个周期治疗后

2个周期治疗后

3个周期治疗后

图 5-2-9　CT 复查结果提示肿瘤疗效评价为 PR

三、临床思维与决策

(一) 第一次评估:IUPD

免疫疗效评价评估标准也经历了几次变革和完善,因本例患者在第 1 个周期进展时经抗炎及局部处理后症状缓解,肿瘤标志物水平较前降低,故选择维持原方案继续治疗。

(二) 第二次评估:CT 评价仍为疾病进展

行二次穿刺诊断为假性进展,遂给予患者再次活检,活检病理提示部分区域可见肿瘤坏死,其中癌细胞成分约占 50%,坏死区域约占 50%,间质散在个别淋巴细胞浸润,明确为假性疾病进展,遂继续予以原方案治疗,1 个周期后评估,疗效评价为 PR。故在免疫治疗期间,假性进展的判定给临床医生对肿瘤疗效评估带来更大的挑战。

四、经验与体会

因免疫治疗的作用机制不同于传统的化疗、靶向治疗。1%~10% 的患者肿瘤病灶会出现先增大后缩小的情况,称之为"假性进展"。通常假性进展出现在免疫治疗的初期,而免疫治疗的起效时间通常为 2~4 个月,如何及时鉴别患者发生假性进展还是真进展,从而更准确地制订后续治疗方案,是目前肿瘤科临床医生所面临的巨大挑战。

1. 本案例的病因是什么?

本例患者在首次疾病进展时,根据 irRECIST 进行疗效评估为 iUPD,继续行原方案治疗 1 个周期后评估,仍为 PD,但患者临床症状未加重,并且肿瘤标志物 SCC 出现明显下降,此时考虑患者仍存在假性进展可能。为明确诊断,给予二次活检明确为假性进展。活检病理提示部分区域可见肿瘤坏死,其中癌细胞成分约占 50%,坏死区域约占 50%,间质散在个别淋巴细胞浸润。再进行原方案治疗后患者疗效评价为 PR。故患者假性进展诊断明确。

2. 本案例的临床决策是否得当?

在免疫联合化疗时,严格根据 irRECIST 进行疗效评估,并根据患者临床特点予以再次活检证实患者可能为假性进展,原方案治疗后评估有效,因此明确为假性进展,给予本案例患者全程精准的评估与治疗。

3. 从本案例能获得哪些经验及教训?

假性进展在初期。病灶先增大后,会再缩小,仍然可从免疫治疗中获益;而超进展则表现为病灶进展较治疗前更快,甚至有"炎症风暴"相关的肿瘤激发行为,预后不佳。从影像学角度较难区分,患者连续 2 个周期疗效评价均为 PD,但通过二次活检明确假性进展诊断,从而指引我们做出维持原方案治疗的决定。第三次疗效评价时评估为 PR,证明我们临床决策的正确性,同时也为患者赢得了生存获益。这也提醒我们,即使从影像学角度评估患者疗效为 PD,仍应结合其他临床证据,如自觉症状、肿瘤标志物等做出综合判断,必要时行二次 / 三次病理活检,明确诊断。

五、专家点评

纵观本案例,临床决策、抗肿瘤治疗都较为合理,还有以下方面值得反思:肿瘤的真进展往往表现为患者的体力状况恶化、症状恶化、出现肿瘤增大的相关症状(疼痛、压迫症状等);而假性进展的患者体力状况稳定或改善、症状可能改善、往往不出现肿瘤增大相关症状。在综合影像学、肿瘤标志物、临床症状等后,可以采取二次 / 三次病理穿刺活检明确最终诊断。假性进展的错误判断将导致无效免疫治疗的持续进行,同时,若将假性进展判断为真进展,也将影响后续治疗,使患者失去继续获得免疫治疗生存获益的机会。因此需要前瞻性研究推动对肺癌和实体瘤中假性进展的评估及甄别。

六、述评

肿瘤患者在接受免疫治疗的过程中,有 7%~10% 可能出现假性进展,假性进展并非免疫治疗所特有,病理可见肿瘤组织中免疫细胞和炎细胞浸润、坏死、出血及水肿。需要综合评估患者的临床特征、影像学资料、肿瘤标志物等初步鉴别。因为假性进展的存在,免疫治疗需要更为合理的评价体系,如 irRECIST、实体肿瘤的免疫修正反应评价标准(immune-modified response evaluation criteria in solid tumors,imRECIST)等,进展后选择继续维持原方案治疗(TBP 模式),可避免低估免疫治疗的临床获益。免疫治疗后不仅有假性进展,还存在真进展、超级进展可能,目前较为准确的鉴别方法为再次病理穿刺活检。但为有创性操作,患者接受度低,如何通过无创性检查更便捷、及时地将假性进展与超进展、真进展准确地区分,从而更准确地制订后续治疗方案,是目前需要思考的问题。同时,也需要进一步探究可以预测假性进展的标志物等,为更多患者的精准治疗提供指导。

案例 4　抗 PD-1 抗体治疗非小细胞肺癌假性进展

龚升平　葛小琴　朱挺　陶庆松
宁波市第一医院

【摘要】1 例 57 岁女性患者,因左肺腺癌术后复发,一线治疗失败后二线接受抗 PD-1 抗体单药双周方案治疗。2 个月复查出现肿瘤病灶增大,患者一般情况良好,肿瘤标志物降低,继续予以抗 PD-1 抗体治疗,病灶维持稳定,考虑为假性进展。最终,6 个月后病灶再次增大,判定疾病进展。

一、病例简介

1. 主诉及现病史　患者,女性,57 岁。因"左肺腺癌术后 1 年余,复发 3 个月"至我科就诊。患者 2018-03-26 因"左肺上叶结节"行手术治疗,术中因肺门、上纵隔淋巴结多发肿大融合成团侵犯血管壁,予以左肺上叶楔形切除 + 纵隔淋巴结采样,术后分期:pT2N2M0 ⅢA 期。基因检测:未发现基因突变。术后培美曲塞 + 卡铂化疗 4 个周期。化疗后予以纵隔、左肺门淋巴结放疗,DT59.4Gy/33F,疗效评价为 PR。2019-03 查胸部 CT 见左肺上叶新增结节灶。考虑术后复发,但因病灶邻近大血管,手术及活检风险大,2019-03-23 起予以贝伐珠单抗 + 多西他赛联合治疗 4 个周期,最佳疗效 SD。2019-06,复查胸部 CT 示疾病进展,门诊予以收治入院。

2. 既往史　2014 年右乳腺纤维瘤手术史,否认肝炎、结核等病史,否认器官移植病史,否认家族遗传病史。

3. 体格检查　一般情况良好,ECOG 评分为 0 分,未见明显消瘦,疼痛评分为 0 分,神志清楚,精神可,颈软、无抵抗。浅表淋巴结未及明显肿大。胸廓未见畸形,左侧胸部见陈旧性手术瘢痕,愈合良好。心律齐,心脏各听诊区未闻及病理性杂音。双肺呼吸音清,未闻及干湿啰音。其余无特殊,病理征阴性。

4. 辅助检查

(1) 术后病理(2018-04-02):①(左肺上叶舌段结节)外周浸润性腺癌,黏液 - 非黏液混合型,瘤体大小约 1.5cm×1.2cm×0.5cm,癌组织局部侵及肺膜,见脉管瘤栓,未见神经侵犯;肺切缘阴性。②送检淋巴结:7 组淋巴结 1/1;10 组淋巴结 0/2;11 组淋巴结 0/1。

(2) 胸部平扫(2019-06-18,本院):①左肺术后改变;②左肺上叶舌段占位(34mm×28mm),对比 2019-04-30,病灶增大,提示肺癌复发,建议进一步检查及复查。

(3) 肿瘤指标(2019-06-28,本院):CEA、CA125、CA153、CA199 均在正常范围。

(4) 其他:血常规、血生化、尿常规、凝血功能、术前免疫、肺功能均在正常范围。

5. 诊断分期及分子病理特征　左肺上叶舌段浸润性腺癌(pT2N2bM0, Ⅲ A 期)。分子病理特征:黏液 - 非黏液混合型,驱动基因阴性。

二、治疗过程

(一) 抗肿瘤免疫治疗过程

1. 免疫治疗过程　患者 2019-06-20 开始抗 PD-1 抗体 180mg d1,1 次 /2 周方案治疗。2019-08-13 复查胸部 CT 示病灶较前增大。考虑患者无任何症状,一般情况良好,根据 iRECIST,判断为免疫待证实的疾病进展(iUPD)。2019-08-15 起继续抗 PD-1 抗体治疗,2019-09-24 再次复查胸部 CT,病灶较前有所缩小。至此,患者疗效评价为假性进展,继续原方案治疗,2019-11-19 复查,疗效评价为 SD。至 2020-02-11 复查胸部 CT,病灶较前明显增大,疗效评价为 PD。2020-02-12 起改抗 PD-1 抗体 180mg d1,1 次 /2 周 + 安罗替尼 12mg d1~d14,1 次 /3 周联合治疗,疗效评价为 PR(治疗过程影像学复查结果见图 5-2-10)。

2. 相关辅助检查

(1)2019-06-18 基线评估(胸部 CT 平扫)(图 5-2-10A):左肺上叶舌段可见大小约 34mm × 28mm 团块影,边缘分叶。

(2)2019-08-13 评估(胸部 CT 平扫)(图 5-2-10B):左肺上叶舌段可见大小约 43mm × 30mm 团块影,边缘分叶。左肺上叶舌段病灶增大,疗效评估为 iUPD。

(3)2019-09-24 评估(胸部 CT 平扫)(图 5-2-10C):左肺上叶舌段可见大小约 38mm × 27mm 团块影,边缘分叶。左肺上叶舌段病灶较前缩小,判定为假性进展。

(4)2019-11-19 评估(胸部 CT 平扫)(图 5-2-10D):左肺上叶舌段可见大小约 39mm × 26mm 团块影,边缘分叶。左肺上叶舌段病灶较前相仿,疗效评估为 SD。

(5)2020-02-11 评估(胸部 CT 平扫)(图 5-2-10E):左肺上叶舌段可见大小约 56mm × 27mm 团块影,边缘分叶。左肺上叶舌段病灶增大,疗效评估为 PD。

(6)2020-02-12 评估(胸部 CT 平扫)(图 5-2-10F):左肺上叶舌段可见大小约 39mm × 28mm 团块影,边缘分叶。2020-02-12 改用纳武利尤单抗 + 安罗替尼治疗后左肺上叶舌段病灶缩小,疗效评估为 PR。

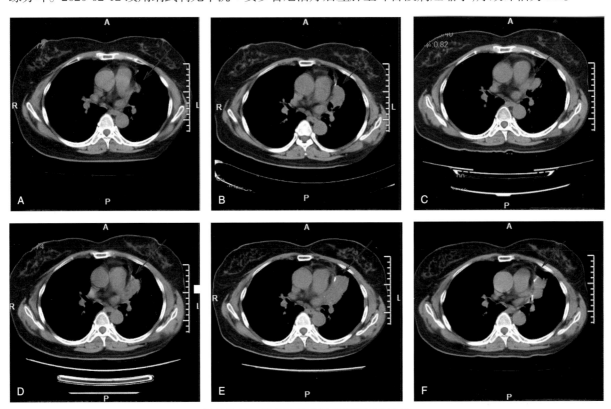

图 5-2-10　治疗过程中动态胸部 CT 评估

（二）免疫治疗不良反应诊治过程

假性进展：患者 2019-06-20 起接受抗 PD-1 抗体 180mg，1 次 /2 周单药二线免疫治疗，4 个周期后（2019-08-14）复查胸部 CT 示病灶增大 26%，根据 iRECIST1.1，评估为待证实的疾病进展（iUPD）。且患者一般状况良好，无明显症状，继续予以抗 PD-1 抗体治疗。2019-09-24 再次评估，免疫疾病稳定（iSD），考虑为假性进展，继续原方案治疗，病灶持续稳定。至 2020-02-11，患者影像学提示病灶再次增大，疗效评价为 PD。患者一般状况及症状仍无明显恶化。选择了继续抗 PD-1 抗体治疗，并联合安罗替尼抗血管靶向治疗，病灶再次缩小，2020-05-19 复查，疗效评价为 PR。目前，患者继续治疗中（整体治疗过程回溯见图 5-2-11）。

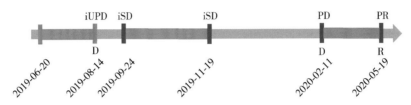

图 5-2-11　患者整体治疗过程回溯

三、临床思维与决策

假性进展的现象本质是免疫治疗后机体所激活的免疫细胞对肿瘤的一种攻击反应。当患者接受免疫治疗后初次影像学提示疾病进展，应首先评估为免疫待证实的疾病进展（iUPD），如患者无一般情况及症状恶化，可以考虑继续免疫治疗，4~8 周后再次行影像学确认，如疾病继续进展，则判定为免疫证实的疾病进展（iCPD）。对于该患者来说，在接受抗 PD-1 抗体治疗 2 个月后影像学提示病灶增大，但患者并无一般情况及症状恶化，经讨论后初步评估为 iUPD，继续予以抗 PD-1 抗体治疗，5 周后复查，病灶较前缩小，因此判定为假性进展，之后病灶维持稳定达 5 个月。当患者再次出现进展后，下一步该如何治疗目前尚无标准推荐。一项回顾性研究表明，免疫治疗耐药后患者继续接受免疫治疗仍有获益的可能。最终，综合多方面因素及患者经济条件，经 MDT 讨论后，决定予以抗 PD-1 抗体联合安罗替尼三线治疗，患者病灶再次获得 PR 的疗效。

四、经验与体会

免疫检查点抑制剂的疗效评估可能因假性进展现象而复杂化，因此免疫相关应答标准的应用是非常谨慎的，这可以避免提前终止治疗。纵观本例患者二线免疫治疗的整体过程，需要关注以下问题：

1. 本案例的病因是什么？

假性进展的可能原因包括：①在免疫应答升高阶段肿瘤持续生长；②由于 T 细胞过度活化，在初期的影像学评估上现有病灶和未见的病灶发生炎症反应；③免疫治疗初期瘤体增大或出现新病灶，考虑与肿瘤细胞受攻击后大量炎性坏死物堆积、组织水肿或免疫系统激活后淋巴细胞的浸润有关。该患者出现假性进展的具体原因尚不得而知，而且关于假性进展亦有很多未知机制待研究。

2. 本案例的临床决策是否得当？

本案例中，患者在接受抗 PD-1 抗体治疗 2 个月后，影像学评估发现病灶增大，需要鉴别假性进展与真进展。在遵循 iRECIST 的基础上，结合患者一般状况及症状无明显恶化的情况，首先判断为 iUPD 从而继续予以抗 PD-1 抗体治疗，患者也取得了病灶的缩小并持续稳定。在病灶再次增大后，给予继续免疫治疗联合安罗替尼抗血管治疗并再次取得疗效，显著延长了患者的免疫治疗获益时间。

3. 从本案例能获得哪些经验及教训？

相比于传统的抗肿瘤治疗方法，需要了解免疫治疗药物的作用机制。临床上鉴别假性进展还是真进展尤为重要。真进展往往表现为体力状况恶化、出现肿瘤增大的相关症状,如疼痛、压迫症状等,伴随着肿瘤标志物的升高。而假性进展的患者体力状况稳定或改善、往往不出现肿瘤增大相关症状。因此,传统的 RECIST 并不能准确反应免疫治疗的真实疗效,应参考 irRECIST、iRECIST 等随之而生的评估标准。

五、专家点评

纵观本案例,假性进展随着肿瘤免疫治疗的兴起而引起大家重视,发生假性进展的患者生存率及远期疗效要明显优于真进展。虽然非小细胞肺癌经免疫治疗后假性进展的情况并不常见(0.6%~5.8%),但鉴于免疫治疗在肺癌患者中的使用越来越多,准确识别和评估假性进展将越来越重要。以下问题仍需要思考:

1. 如何精确识别假性进展和真进展是个充满挑战的课题。但到目前为止尚缺乏有效的血液测试或影像学检查方法来帮助鉴别。

2. 临床病理组织学检查对假性进展的评估更为直观和准确,是假性进展诊断的金标准。目前关于假性进展肿瘤负荷缩小的时限并不确定,进行活检的合适时间也不清楚,不合理的有创检查不仅缺乏临床价值,还增加患者痛苦和医疗费用支出。因此,活检在鉴别诊断中的合理应用有待进一步探索。

3. 不同实体肿瘤中假性进展的发生率存在较大差异,造成这一差异的原因是否与肿瘤本身的免疫原性强弱有关? 哪类患者会出现假性进展、免疫联合治疗是否影响假性进展发生率?

这些问题都尚待解答。同时也警示临床医生在评估免疫治疗效果的过程中,需要谨慎和理性地决策,需要重视多学科联合诊治。

六、述评

正确鉴别真进展、假性进展甚至超进展至关重要。目前尚缺乏能够帮助鉴别诊断的理想预测性生物标志物,需要前瞻性研究推动对肺癌和实体瘤中假性进展的评估及甄别。对免疫治疗的假性进展做出不准确诊断的危害风险很大,毕竟假性进展的发生率很低,临床上需避免对假的"假性进展"过分乐观和一厢情愿,导致对真正的进展视而不见,使得患者不能及时接受其他可能有效的治疗手段。

案例 5　抗 PD-1 抗体治疗晚期膀胱癌致假性进展

钟　献　房雪峰　沈　虹
浙江大学医学院附属第二医院

【摘要】1 例 60 岁男性患者,因膀胱癌术后肺转移参加临床研究,既往化疗过程中出现Ⅳ度骨髓抑制,无法继续耐受化疗。参加临床试验予抗 PD-1 抗体治疗 3 个周期后评估肺部转移灶提示肿瘤较前增大,结合影像学等资料继续原方案免疫治疗 3 个周期,并密切随访。再次评估提示肺转移灶较前缩小,疗效评价为 PR,证实"假性进展",后续予抗 PD-1 抗体治疗 24 次,疗效持续为 PR,PFS 为 20 个月,本例患者从免疫治疗中获得了较长时间的获益。

一、病例简介

1. 主诉及现病史　患者,男性,60 岁。因"膀胱癌术后 1 年余,发现肺转移 1 年"至我院就诊。患者 2016-07-28 因间断血尿在当地医院行全麻下腹腔镜膀胱癌根治 + 回肠代膀胱术,术后病理示膀胱尿路上皮癌,累及近尿道浅层前列腺。术后 2016-09-19 行吉西他滨 + 顺铂方案化疗 1 次。患者 2017-03 复查胸部 CT 见右肺下叶小结节,倾向转移瘤,当地医院行吉西他滨 + 顺铂方案化疗共 6 个周期,末次化疗时间 2017-12-06,期间出现Ⅳ度骨髓抑制。2017-12-05 复查胸部 CT 见肺部占位较前进展,见多发结节,最大 2.6cm × 2.0cm;伴尿路出血,尿道镜示尿道占位,行尿道病损电切术,术后病理示尿路上皮癌。2018-01-16 予 CAP 方案化疗 1 次(环磷酰胺 900mg d1、1 000mg d8+ 多柔比星 90mg d1+ 奈达铂 120mg d1)。后因骨髓抑制严重(Ⅳ度),无法耐受化疗。为求进一步治疗来我院。

2. 既往史　否认高血压、糖尿病等病史。否认器官移植病史。否认过敏史。

3. 体格检查　ECOG 评分为 0 分,心肺无明显异常。肾区无隆起,未及包块,双肾区无压痛及叩击痛,未闻及血管杂音。双侧输尿管走行区未触及包块,无压痛,肝脾肋下未触及,腹部无移动性浊音,肠鸣音正常。右下腹壁代膀胱造口外覆造口袋,可见淡黄色尿液充盈,腹部可见手术瘢痕。

4. 辅助检查

(1)全腹部增强 CT(2018-04-11,本院):膀胱癌根治 + 双侧泌尿系及部分肠管造瘘后改变,术区未见明确复发征象;两肺多发转移。

(2)胸部增强 CT(2018-04-11,本院):两肺多发结节,结合病史考虑为转移瘤;右肺上叶支气管扩张伴慢性炎症;左肺上叶舌段小片炎症;左肺尖肺大疱。

(3)其他:血常规、血生化、凝血功能、术前免疫正常范围。

5. 诊断分期　膀胱移行上皮癌术后肺转移(T4NXM1,Ⅳ期)。

二、治疗过程

1. 抗肿瘤免疫治疗过程　排除禁忌后 2018-04-03 入组“抗 PD-1 抗体或安慰剂治疗复发性或转移性膀胱癌的随机、双盲、多中心、Ⅲ期研究”临床研究。患者分别自 2018-04-18 至 2018-05-30 行抗 PD-1 抗体 200mg d1 治疗 3 个周期。于 2018-06-20 评估肺部转移灶提示肿瘤较前增大(图 5-2-12)。

2. 相关辅助检查

(1)2018-04-11 基线评估(图 5-2-12A、B):两肺多发结节,结合病史考虑为转移瘤。

(2)2018-06-20 评估(胸部增强 CT)(图 5-2-12C、D):两肺多发结节,结合病史考虑为转移瘤,较 2018-04-11 增大。右肺上叶支气管扩张伴慢性炎症;纵隔内淋巴结肿大,较前略增大。

(3)2018-08-20 评估(胸部增强 CT)(图 5-2-12E、F):两肺多发转移瘤,较 2018-06-20 结节缩小。纵隔内淋巴结肿大,较前略增大。右肺上叶支气管扩张伴慢性炎症;左肺上叶局限性气肿。

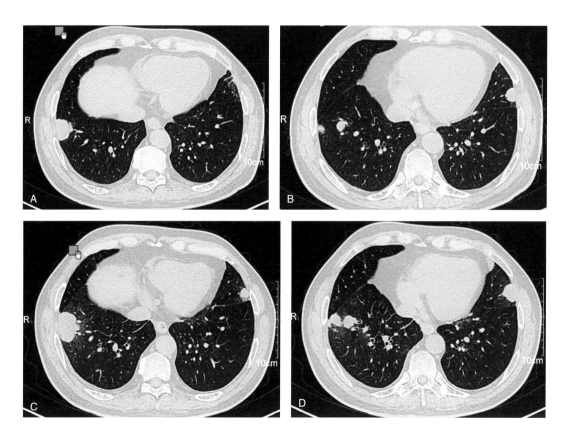

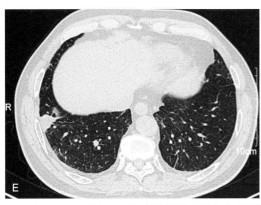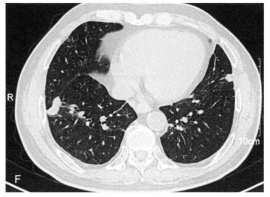

图 5-2-12　胸部 CT 复查结果提示肿瘤出现假性进展，后续原方案治疗过程中复查提示病灶缩小

3. 后续诊治过程　结合患者症状缓解，综合影像学资料，临床考虑肺转移病灶假性进展可能，继续予 2018-06-22 至 2018-08-01 抗 PD-1 抗体免疫治疗 3 次，并密切随访。2018-08-20 评估胸部增强 CT：两肺多发转移瘤，较 2018-06-20 结节缩小。疗效评价为 PR，继续于 2018-08-22 至 2019-12-17 行抗 PD-1 抗体 200mg 治疗 24 次，患者胸部 CT 提示肺转移灶持续 PR，PFS 约为 20 个月。至 2020-01-04 复查胸部 CT：两肺转移瘤增多、增大；右肺上叶支气管扩张伴慢性炎症；纵隔、右侧腋窝多发肿大淋巴结，较前稍增大、增多；左肺尖肺大疱；右侧胸膜局部结节样增厚，转移可能；右侧胸腔少量积液，右侧叶间裂积液，较前进展。考虑疾病进展（PD）出组。

三、临床思维与决策

当假性进展与真进展难以鉴别时，临床医生需要通过不断的经验积累以正确评估肿瘤的免疫治疗效果，以便更好地做出下一步抉择：继续免疫治疗，或者考虑其他方案。该患者在初始治疗过程中出现肿瘤的体积增大，然而相对可控，未造成明显症状和生命威胁，尚未达到需要终止治疗的程度，且患者自觉一般情况良好，后续无更有效可选治疗方案，结合影像学评估综合考虑后，研究者认为可在密切观察的前提下继续进行原方案治疗。

四、经验与体会

目前免疫治疗在膀胱癌的治疗中取得很大进步，许多患者从中获益，但是一些非典型肿瘤反应的出现也给它的应用带来挑战，如延迟效应、假性进展、超进展和远隔效应。假性进展的具体机制尚不明确，一般认为，假性进展并不是真正的肿瘤增殖，可能是免疫治疗期间肿瘤内炎细胞浸润、水肿和坏死所致的肿瘤增大。假性进展的表现形式多种多样，肿瘤体积增大、新发病灶的出现及延迟效应等都是常见的影像学特征。最初的治疗后，本例患者很快出现影像学上肿瘤体积的增大，在随后的病情观察中最终明确了免疫治疗的疗效，判定其为假性进展，最终从该方案中明显获益，PFS 长达 20 个月。

五、专家点评

纵观本案例，抗肿瘤治疗及临床决策均比较成功，晚期膀胱癌肺转移患者无法继续常规用药方案的情况下参加临床试验并使用了免疫治疗，治疗初始阶段即出现肿瘤体积的增大，临床上治疗决策存在困难。由于临床实际比较复杂，需要结合具体情况，如肿瘤增大的程度及速度、是否危及生命或影响后续治疗、有无明显症状及患者一般情况等综合判断，也需要多学科联合诊治的参与。

六、述评

尽管相比放化疗等传统治疗手段，免疫治疗的不良反应较小，疗效较为长久，然而治疗过程中出现假性进展等情况困扰了免疫治疗的进行,目前假性进展的具体机制尚未完全阐明,部分患者的疗效评估仍存在一定困难。在使用免疫治疗药物期间,医生应密切监测患者病灶的变化,警惕假性进展的出现,可参考新的评价标准如 irRC 和 irRECIST 等协助判断,必要时的组织活检及密切的影像学监测可能使接受免疫治疗的患者最大程度地获益。

案例 6　抗 PD-1 抗体治疗膀胱癌致免疫相关性假性进展

黄　迪

中国人民解放军总医院

【摘要】患者,男性,60 岁,临床诊断膀胱高级别尿路上皮癌膀胱电切术后复发,合并腹盆腔多发淋巴结转移。一线行 2 个周期化疗联合免疫治疗,具体方案为:吉西他滨 + 顺铂 + 抗 PD-1 抗体治疗。2 个周期治疗后复查胸部 CT 示右肺下叶新发结节,不能除外转移。行 CT 引导下穿刺取病理活检报告(右)肺机化性肺炎。排除肿瘤进展,给予抗生素治疗,并继续抗肿瘤原方案治疗 2 个周期,抗 PD-1 抗体维持治疗 3 个周期,肺部结节基本消失,膀胱部分病灶缓解。

一、病例简介

1. 主诉及现病史　患者,男性,60 岁。因“膀胱高级别尿路上皮癌电切术后 1 年余”至我院就诊。患者于 2018-10-23 因膀胱肿瘤于某医院行膀胱肿瘤电切术。术后病理:浸润性移行细胞癌,G2,部分 G3(高级别尿路上皮癌),侵犯黏膜固有层,pT1。2018-11-15 至 2019-04 每隔 1 周行膀胱卡介苗灌注治疗。2019-05-13 腹部及盆腔增强 CT:膀胱占位,结合病史考虑膀胱癌复发(T3N3Mx);髂血管旁、腹主动脉旁多发肿大淋巴结,考虑转移。因复查及继续抗肿瘤治疗入院。

2. 既往史　2019-04-19 冠状动脉 CT 示左侧冠状动脉前降支软硬斑,管腔中度狭窄。否认高血压病史。否认糖尿病、脑血管疾病、精神疾病病史。1988 年阑尾切除术后。1995 年因胆囊息肉行胆囊切除术。

3. 体格检查　一般情况好,ECOG 评分为 1 分,体温 36.4℃,脉搏 76 次 /min,呼吸 16 次 /min,血压 124/78mmHg。患者神志清楚,心肺无明显异常。腹软,未及明显压痛及反跳痛,肝脾肋下未及,肠鸣音 2~3 次 /min。

4. 辅助检查

(1)2018-10-29 术后病理:①“膀胱颈”乳头状浸润性移行细胞癌,G2,部分 G3(高级别尿路上皮癌),侵犯少许分散的平滑肌组织,考虑为黏膜肌层浸润,pT1b;②“左侧壁”送检为烧灼变形肿瘤组织,考虑为乳头状尿路上皮癌组织,不宜分级;③“后壁”:浸润性移行细胞癌,G2,部分 G3(高级别尿路上皮癌),侵犯黏膜固有层,pT1。

(2)2019-05-13 腹部及盆腔增强 CT 对比 2018-10-17 我院腹部 CT:膀胱占位,结合病史考虑为膀胱癌复发(T3N3Mx)。髂血管旁、腹主动脉旁多发肿大淋巴结,考虑转移。

(3)2019-05-28 胸部 CT:①胸部 CT 表现符合特发性肺间质纤维化改变;②肺气肿,右肺散在肺大疱;③左肺上叶结节,考虑良性,建议随访观察。

5. 诊断分期

(1)膀胱高级别尿路上皮癌膀胱电切术后复发。

(2)腹盆腔多发淋巴结转移。

(3)冠心病。

二、治疗过程

（一）抗肿瘤免疫治疗过程

1. 治疗过程　患者于 2019-05-29、2019-06-20 行一线第 2 个周期化疗联合免疫治疗，具体方案为：吉西他滨 1.8g 静脉滴注 d1/d5+ 顺铂 140mg 静脉滴注 d1+ 抗 PD-1 抗体 200mg 静脉滴注 d6。2019-07-13 行膀胱 MRI 平扫＋动态增强示：①左侧膀胱三角区壁可疑改变，考虑为恶性病变，尿路上皮癌可能，病变未突破浆膜层，与 2019-05-28 原片比较未见明显改变；②双侧盆壁散在小淋巴结，请随诊复查。2019-07-14 行胸部 CT 示：右肺下叶结节，较 2019-05-29 CT 片为新发，建议除外转移（图 5-2-13）。临床 RECIST 评估为 PD。

2. 相关体征变化　较前无明显变化。

3. 相关辅助检查　2019-07-14 评估，胸部 CT 示右肺下叶结节新发结节。

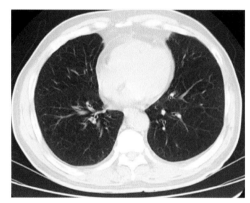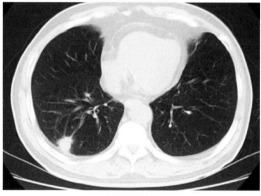

2019-05-28 　　　　　　　　　　2019-07-14

图 5-2-13　胸部 CT 复查结果提示右肺下叶新发结节

（二）免疫治疗不良反应诊治过程

2019-07-14 复查胸部 CT 示右肺下叶新发结节。为进一步确认肺新发结节性质，于 2019-07-18 行 CT 引导下肺部结节穿刺，并取活检，病理报告为（右）肺机化性肺炎。考虑患者一般状态较好，原治疗方案耐受，继续原方案治疗，并联合抗生素治疗（美罗培南）0.5g 1 次 /q8h 7d。2019-07-18 至 2019-08-10 行第 3~4 个周期化疗，方案同前。2019-08-29 复查胸部 CT 示：右肺下叶机化性肺炎复查，较前缩小、吸收。2019-08-30 复查膀胱 MR 平扫＋增强，病灶基本消失（图 5-2-14）。后继续行 3 个周期抗 PD-1 抗体维持治疗。2019-11-05 复查胸部 CT 右肺下叶机化性肺炎基本吸收消散（图 5-2-15）。

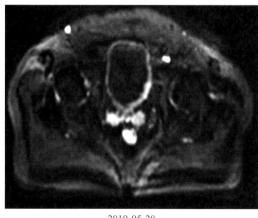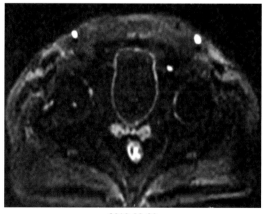

2019-05-28 　　　　　　　　　　2019-08-30

图 5-2-14　膀胱病灶完全缓解

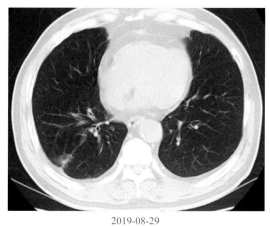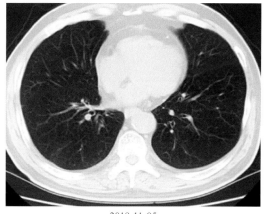

2019-08-29　　　　　　　　　　　　　　　2019-11-05

图 5-2-15　胸部 CT 提示肺部结节缩小,至完全消失

三、临床思维与决策

免疫相关性假性进展:假性进展通常在初次给药时发生。假性进展的现象主要报道于接受抗 CLTA-4 单抗和抗 PD-1/PD-L1 单抗的肿瘤患者中,约 15% 的患者出现假性进展,包括黑色素瘤、非小细胞肺癌、肾癌、膀胱癌等。目前,针对使用 ICIs 后出现假性进展的评估手段主要集中在病理组织活检、生物标志物检测以及影像学检查等。

四、经验与体会

本例患者在接受免疫节点抑制剂联合化疗治疗后影像学提示出现新的肺部病灶,膀胱病灶稳定,但患者一般状态良好,无不适症状,给予肺部结节病理组织活检,确认为机化性肺炎。给予抗生素治疗,并继续原方案抗肿瘤治疗,后续肺部病灶消失,膀胱病灶缓解。需要关注以下问题:

1. 本案例的病因是什么?

本案例诊治过程中,根据影像学特征,右肺下叶新发结节,后经病理活检证实为机化性肺炎。

2. 本案例的临床决策是否得当?

在免疫治疗过程中,及时胸部 CT 检查,虽然影像学提示有新发结节、病情可能进展、原膀胱病灶稳定,但为进一步确认新发肺部结节性质,及时对患者新发结节病灶穿刺取组织,并送病理检测,病理结果提示为非肿瘤浸润,而为肺炎,证实患者病情稳定,未发生新的肿瘤转移灶。后给予患者相应的抗炎治疗,并继续免疫治疗,肺部炎症渐渐消失,膀胱转移灶晚期缓解。

五、专家点评

该病例为一名 60 岁的男性,膀胱高级别尿路上皮癌膀胱电切术后复发、腹盆腔多发淋巴结转移。本患者从免疫联合化疗的方案中获益。

本患者的治疗体现了免疫治疗的假性进展,不单方面从影像学判断疾病的进展情况,更采用病理学诊断为金标准。该患者诊治经过标准,及时取得病理,证实未发生远处转移,对症处理肺部炎症,继续免疫联合化疗治疗,取得了肿瘤缓解、肺部炎症消退的良好临床结果。

六、述评

针对使用 ICIs 后出现假性进展的评估手段主要集中在影像学检查、病理组织活检以及生物标志物检测等,这些方法均在不同的研究中体现了各自的优势。影像学检查是最基础的评估病情的手段,可以直观地看到病灶的变化,但无法完全确诊。病理组织活检是诊断肿瘤是否进展的金标准,但是很多情况下,常无法获得转移病灶或新发病灶的病理组织,从而无从判断是否为真进展。如果可以找到一种无创的手段,监测患者的病情,提供更易获得的可信诊断,将为临床患者提供更便捷的病情监测渠道。JENSEN 等利用 ctDNA 动态监测技术从血浆中分离无细胞 DNA 进行液体活组织检查,从而检测肿瘤特异性复制数的改变以及基因组不稳定数(GIN)的方法,可用于区分临床反应、真进展与假性进展。

抗 PD-1/PD-L1/CTLA-4 抗体是目前最有前景的疗法。但是在使用 ICIs 治疗的患者中,肿瘤反应的影像学评估仍然是一个挑战。如果对免疫治疗引起的假性进展了解得不够深入,会干扰癌症患者的正常治疗程序,使患者无法从免疫治疗中获益。因此,开展更多关于假性进展的研究十分必要,并且应积极寻找科学有效的影像学诊断方法、生物标志物、组织学检查方法等鉴别真进展、假性进展,以便进一步明确 ICIs 应用到癌症患者身上是否真正有益。

案例 7　双免疫检查点抑制剂治疗小细胞肺癌致假性进展

吴朝真　胡　毅

中国人民解放军总医院

【摘要】1 例 77 岁女性患者,确诊小细胞肺癌(广泛期),因一线行依托泊苷联合铂类治疗 3 个周期后快速进展,二线尝试抗 PD-1 抗体联合抗 CTLA-4 抗体治疗。患者接受联合免疫治疗 2 个周期后影像学见左下肺门区肿块增大,新增左侧胸腔积液,纵隔及左肺门的肿大淋巴结较前相仿。行肺部肿块穿刺,病理结果提示:(左肺下叶)送检炎性渗出物中见少许上皮样细胞团,细胞核温和,诊断恶性证据不足,倾向于良性。综合判断为假性进展,继续行抗 PD-1 抗体联合抗 CTLA-4 抗体治疗 2 个周期后,影像学见左下肺门区肿块较前略缩小,左侧胸腔积液略减少,纵隔及左肺门的肿大淋巴结较前明显减小。患者后期继续间断应用免疫治疗,2019-06 病情进展后继续原方案治疗,病情获得缓解。

一、病例简介

1. 主诉及现病史　患者,女性,77 岁。2018-07-23 因"确诊小细胞肺癌 2 个月"至我院就诊。患者 2018-05-23 因"体检发现左肺下叶病变 3 个月余"就诊于当地医院,PET-CT 示:左肺下叶前基底段不规则团块状 FDG 代谢异常增高软组织密度病灶,左下肺门代谢异常增高淋巴结,考虑周围型肺癌伴左肺门淋巴结转移可能性大。2018-05-31 行 CT 引导下肺部病灶穿刺活检术,病理结果:(左肺)肺小细胞癌。2018-06-07 于当地医院行第 1 个周期一线 EC 方案化疗,具体用药:依托泊苷 100mg d1~d3+ 卡铂 400mg d1。2018-06-21 复查胸部 CT 示:左下肺部占位,大小 3cm×1.8cm(治疗前 4.4cm×1.5cm),左下肺静脉旁淋巴结增大。临床疗效评估为 PD。为进一步诊治收入院。

2. 既往史　肺气肿、哮喘病史 30 年,目前使用布地奈德福莫特罗粉吸入剂 1 吸 3 次 /d、硫酸沙丁胺醇气雾剂 1 吸 3 次 /d,控制尚可;糖尿病病史 30 余年,目前药物控制尚可。

3. 体格检查　一般情况尚可,ECOG 评分为 2 分,疼痛评分为 0 分,呼吸运动正常,肋间隙正常,语颤正常。叩诊清音,呼吸规整,双肺呼吸音粗糙,少量呼气相为主哮鸣音,未闻及干湿啰音及胸膜摩擦音,心前区无隆起,心尖搏动正常,心浊音界正常,心率 80 次 /min,心律齐,各瓣膜听诊区未闻及杂音,无心包摩擦音。其余无特殊,病理征阴性。

4. 辅助检查

(1)PET-CT(2018-05-23,外院):左肺下叶前基底段不规则团块状 FDG 代谢异常增高软组织密度病灶,左下肺门代谢异常增高淋巴结,考虑周围型肺癌伴左肺门淋巴结转移可能性大。

(2)穿刺病理(2018-06-01,外院):(左肺)肺小细胞癌。

(3)胸部 CT 平扫(2018-07-26,本院):①左肺下叶周围型肺癌(大小约 4.3cm×2.6cm)伴左肺门及纵隔淋巴结转移;②肺气肿并肺大疱形成;③双肺陈旧性病变。

（4）肿瘤指标（2018-07-14，本院）：神经元特异烯醇化酶 32.04ng/mL，CA125 49.0U/mL。

（5）糖化血红蛋白 9.0%，葡萄糖 7.26nmol/mL。其余指标未见明显异常。

5. 诊断分期

（1）左肺小细胞肺癌（广泛期），纵隔及肺门淋巴结转移。

（2）2 型糖尿病，糖尿病肾病，CKD 分期Ⅲ期，G1A3 期；哮喘。

二、治疗过程

（一）抗肿瘤免疫治疗过程

1. 免疫治疗过程　患者一线 EP 方案进展，考虑患者为老年女性、ECOG 评分为 2 分，且二线化疗缺乏有效方案，2018-10-02 开始尝试第 1 个周期双免疫治疗：抗 PD-1 抗体 200mg 1/2 周 + 抗 CTLA-4 抗体 50mg 1/6 周。2018-10-18 行第 2 个周期抗 PD-1 抗体 200mg 治疗，并于 2018-11-04 复查胸部 CT 示：左下肺门区肿块增大，纵隔及左肺门的肿大淋巴结较前略增加。PET-CT 未见其他新发转移灶，左肺病灶穿刺活检未见明确肿瘤细胞，综合考虑为假性进展。于 2018-11-09、2018-12-01 分别行 2 个周期抗 PD-1 抗体 200mg+ 抗 CTLA-4 抗体 50mg 治疗，2018-12-17 复查胸部 CT：左下肺门区肿块较前略减小（5.7cm×5.2cm），主动脉旁淋巴结较前明显减小、气管隆嵴下淋巴结增大，综合评价为疾病稳定。继续行 2 个周期双免疫治疗后，2019-02-20 复查胸部 CT：左下肺门区肿块较前减小（5.2cm×3.5cm），纵隔及左肺门肿大淋巴结，部分较前增大。患者出现血糖控制不佳、血小板下降（考虑为免疫用药相关），于 2019-03-06 调整治疗方案为顺铂 40mg d1~d2+ 抗 PD-1 抗体 200mg d3。因患者出现乏力、食欲减退、血小板顽固性减低，暂停治疗后于 2019-06-01 复查胸部 CT，显示左下肺门区肿块较前明显减小（2.9cm×2.0cm），纵隔及左肺门肿大淋巴结，部分较前明显缩小。PET-CT 示（与 2018-11-06 对比）：①左下肺病变较前缩小，代谢较前减低；左肺门淋巴结较前缩小，代谢较前减低；以上所见考虑治疗后病变活性尚存；纵隔胸廓上口层面新增高代谢淋巴结，考虑新增转移淋巴结。②腹膜后新增软组织密度肿块，代谢增高，考虑恶性（转移？），不除外原发。综合评价为疾病进展，由于患者治疗间隔时间超过 3 个月，且肺部肿瘤控制良好，于 2019-06-11、2019-08-27 行第 7~8 个周期顺铂 40mg d1~d2+ 抗 PD-1 抗体 200mg d3 治疗，于 2019-08-13、2019-11-18 分别复查 PET-CT，均提示左下肺病变及腹膜后软组织密度肿块较前缩小。由于患者一般情况差，未继续抗肿瘤治疗，2020-06-01 复查 PET-CT 提示：左侧腰大肌前方病变较前增多、增大，代谢较前增高，综合评价疾病进展。

2. 相关辅助检查

（1）2018-09-27 评估：胸部 CT 示左肺下叶及下叶内前基底段软组织影（大小约 4.9cm×4.4cm），较前增大、进展；肺门区、纵隔淋巴结转移，较前相仿（图 5-2-16）。

（2）2018-11-04 评估：胸部 CT 与 2018-09-27 比较，①左下肺门区肺癌，体积增大；病灶与邻近叶间胸膜、纵隔胸膜分界不清，左侧胸腔内新增积液，请随诊；②纵隔及左肺门肿大淋巴结，较前相仿（图 5-2-16）。核医学（PET）检查：左下肺高代谢肿块（5.3cm×4.7cm），双侧锁骨区、左肺门及纵隔多发高代谢肿大淋巴结，通过以上考虑恶性，左肺癌伴多发淋巴结转移可能性大。超声：双侧颈部、锁骨上窝未见明显异常肿大淋巴结。

（3）2018-12-17 评估：胸部 CT 与 2018-11-04 比较，①左下肺门区肺癌（5.7cm×5.2cm），体积较前略减小；病灶与邻近叶间胸膜、纵隔胸膜分界不清，左侧胸腔内积液较前略减少；②纵隔及左肺门肿大淋巴结，主动脉旁淋巴结缩小，气管隆嵴下病灶增大（图 5-2-16）。

（4）2019-01-04 评估：胸部 CT 与 2018-11-04 比较，①左下肺门区肺癌（5.4cm×3.7cm），体积较前减小；病灶与邻近叶间胸膜、纵隔胸膜分界不清，较前好转。左侧胸腔内积液较前相仿，请随诊。②纵隔及左肺门肿大淋巴结，较前大致相仿。

（5）2019-02-20 评估：胸部 CT 与 2019-01-04 比较，①左下肺门区肺癌（5.2cm×3.5cm），体积较前略减小；病灶与邻近叶间胸膜、纵隔胸膜分界不清，较前相仿。左侧胸腔内积液较前相仿，请随诊。②纵隔及左肺门肿大淋巴结，部分较前增大。

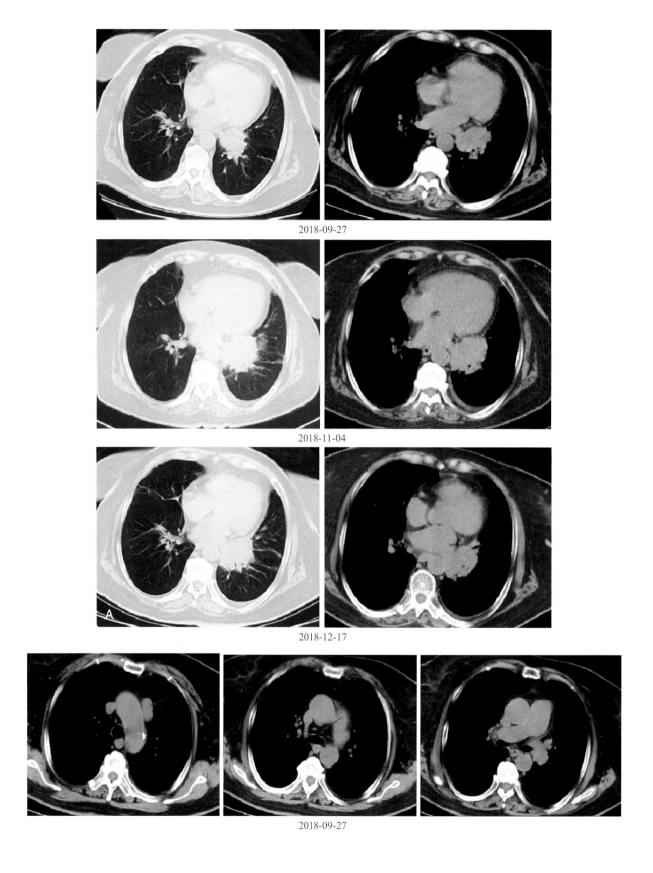

2018-09-27

2018-11-04

2018-12-17

2018-09-27

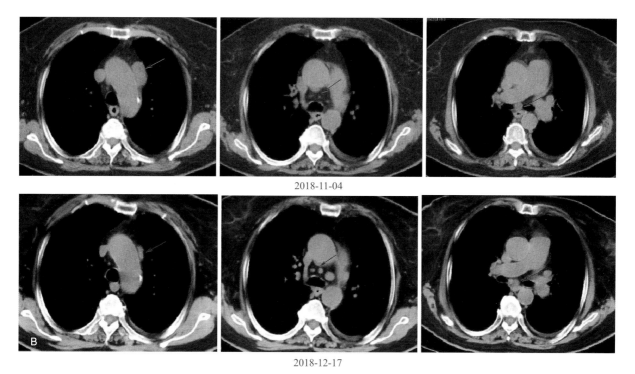

2018-11-04

2018-12-17

图 5-2-16　胸部 CT 复查结果提示肿瘤病灶为假性进展

A. 2018-09-27、2018-11-04、2018-12-17 评估:左下肺门区肺癌(5.7cm×5.2cm),体积先增加后减小;病灶与邻近叶间胸膜、纵隔胸膜分界不清。B. 2018-09-27、2018-11-04、2018-12-17 评估:纵隔及左肺门肿大淋巴结,主动脉旁淋巴结先略增大后明显减小;气管降嵴下病灶增大。

(6)2019-06-04 评估:胸部 CT 与 2019-01-04 比较,①左下肺门区肺癌(2.9cm×2.0cm),体积较前略减小;病灶与邻近叶间胸膜、纵隔胸膜分界不清,较前相仿。左侧胸腔内积液较前吸收消失。②纵隔及左肺门肿大淋巴结,部分较前明显缩小。右肺上叶、下叶新发感染性病变;左肺上叶舌段、下叶及右肺中叶部分炎性病变较前吸收缩小。

核医学(PET)检查:与 2018-11-06 PET-CT 检查比较,①左下肺病变较前缩小(长径约 2.2cm),代谢较前减低;左肺门淋巴结较前缩小(直径约 1.3cm),代谢较前减低;以上所见考虑治疗后病变活性尚存;纵隔胸廓上口层面新增高代谢淋巴结,考虑新增转移淋巴结(大小约 1.9cm×1.8cm)。②腹膜后新增软组织密度肿块(大小约 4.4cm×4.1cm),代谢增高,考虑恶性(转移?),不除外原发。

(7)2019-08-13 评估:PET 检查与 2019-06-04 本院 PET-CT 检查比较,①左下肺病变较前明显缩小,原高代谢基本消失;纵隔胸廓入口层面淋巴结较前明显缩小,原高代谢消失;原左肺门高代谢淋巴结消失。以上所见考虑治疗后改变。②腹膜后软组织密度肿块较前缩小(3.5cm×2.9cm),高代谢程度同前相仿,首先考虑恶性病变且病变仍具活性。

(8)2019-11-19 评估:PET 检查与 2019-08-13 本院 PET-CT 检查比较,①左肺下叶基底段病变较前缩小,代谢较前增高;左侧腰大肌前方病变较前明显缩小(1.0cm×0.8cm),代谢程度较前减低;考虑治疗后改变,病变活性尚存。②双肺多发小结节(大者长径 7mm),较前新发,代谢未见明显异常,转移可能性大。

(9)2020-06-01 评估:PET 检查与 2019-11-19 PET-CT 检查比较,①左肺下叶基底段病变较前缩小,代谢同前;右肺多发小结节基本消失,左肺小结节较前减少、缩小,无异常代谢;左侧腰大肌前方病变较前增多、增大(7.3cm×5.9cm),代谢较前增高;以上请结合临床考虑。②双肺多发炎症较前加重。

腹部超声：①左下腹腔实性肿块（大小约 107mm×52mm），考虑继发病灶。②左侧输尿管中上段扩张并左肾轻度积液声像，考虑是由左下腹腔肿块压迫所致；右肾大小形态如常，包膜光滑，皮质回声均匀，肾内结构清晰，肾盂未见分离，未见占位病变。

（二）免疫治疗不良反应诊治过程

1. 第一阶段：假性进展诊治过程　　患者在应用双免疫检查点抑制剂 2 个周期后复查 CT 示：与 2018-09-27 比较，①左下肺门区肺癌，体积增大；病灶与邻近叶间胸膜、纵隔胸膜分界不清，左侧胸腔内新增积液。②纵隔及左肺门肿大淋巴结，较前大致相仿。

肿瘤标志物显示：神经特异性烯醇化酶 20.058ng/mL（治疗前 26.062ng/mL）。同时予行全身 PET-CT 检查：①左下肺高代谢肿块（5.3cm×4.7cm），双侧锁骨区、左肺门及纵隔多发高代谢肿大淋巴结，结合以上考虑恶性，左肺癌伴多发淋巴结转移可能性大。左下肺病灶穿刺活检病理结果:(左肺下叶)送检炎性渗出物中见少许上皮样细胞团，细胞核温和，诊断恶性证据不足，倾向于良性，建议结合临床。综上所述，患者影像学显示病灶增大，但肿瘤标志物下降，一般状态无明显变化，穿刺病理不能诊断为恶性，考虑患者为假性进展可能性大。患者继续治疗 2 个周期后复查 CT 示：①左下肺门区肺癌（5.7cm×5.2cm），体积较前略减小；病灶与邻近叶间胸膜、纵隔胸膜分界不清，左侧胸腔内积液较前略减少。②纵隔及左肺门肿大淋巴结，主动脉旁淋巴结缩小，气管隆嵴下病灶增大。因此支持之前的"假性进展"诊断。后期患者继续应用双免疫方案治疗，但由于患者一般状况差，用药时间间隔由标准的抗 PD-1 抗体 200mg 每 2 周延长为 1 个月以上。

2. 第二阶段：免疫性血小板减低的治疗过程　　患者接受免疫治疗前血小板计数 98.6×10⁹/L，治疗期间予对症升血小板治疗，4 个周期治疗后患者的血小板水平出现显著下降，2018-12-03 由 70.4×10⁹/L 逐渐下降，2018-12-21 最低为 14×10⁹/L。予输注血小板、酚磺乙胺治疗后无明显好转，经血液科会诊建议予艾曲波帕 2 粒 1 次/晚治疗，仍不见好转，考虑患者可能为抗肿瘤免疫药物所致的血小板减低。2018-12-21 开始予甲泼尼龙 40mg 1 次/d 治疗，2018-12-26 减量为甲泼尼龙 20mg 1 次/d，后逐渐停用激素。患者的血小板仍然波动在（14~30）×10⁹/L，且全身瘀斑，于是 2019-03-06 开始调整抗肿瘤方案为顺铂 40mg d1~d2+ 抗 PD-1 抗体 200mg d3 治疗 2 个周期，期间间隔 3 个月，复查均见肿瘤明显减小。调整方案后患者血小板减低未见好转，于 2019-03-29 血液科会诊，建议：继续口服艾曲波帕 75mg/d 治疗，血小板计数>20×10⁹/L 且无出血倾向可严密观察，必要时血小板支持治疗，并进行骨穿检查协助诊断。

患者整体治疗过程回溯见图 5-2-17。

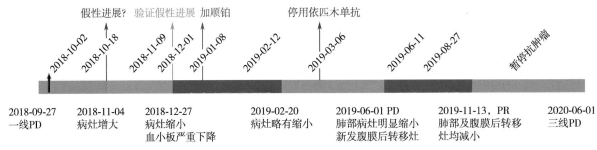

图 5-2-17　患者整体治疗过程回溯

三、临床思维与决策

本例患者由于一般情况差，二线尝试双免疫检查点抑制剂抗肿瘤方案，考虑到患者疾病快速进展以及免疫治疗起效慢，可能出现超进展等情况。在该患者用药 1 个月即进行了复查，胸部 CT 显示病灶增大，主要是左下肺病灶由 4.9cm×4.4cm 增大为 5.5cm×4.9cm，首先需要鉴别患者是否发生进展、超进展或假性进展。由于患者提前复查,肿瘤增大12.24%,但出现了少量胸腔积液,按照RECIST应当评价为疾病进展(PD)。在做出临床决策之前,患者行全身PET-CT检查判断是否存在其他新发转移灶,结果发现双侧锁骨区高代谢肿大淋巴结,考虑恶性。超声显示:双侧颈部、锁骨上未见肿大淋巴结。既往文献将超进展的定义为"2个月内评价为PD且肿瘤生长速度增加≥2倍",本例患者应用免疫治疗后的肿瘤生长速度是免疫治疗前的0.84倍,因此排除了超进展的诊断。结合患者的肿瘤标志物NSE较前下降,同时患者的一般状况没有恶化,初步考虑假性进展可能。结合肺部病灶穿刺活检,病理结果不支持恶性。同时鉴于患者应用双免疫检查点抑制剂治疗,参考了免疫相关疗效评价标准(irRC),首次评价为PD应在4周后再次评价,且新发病灶应纳入整体肿瘤负荷进行评价。患者继续应用免疫治疗2个周期后,再次评价见左肺下叶病灶略有缩小,主动脉旁淋巴结明显缩小,气管隆嵴下淋巴结增大,胸腔积液减少。患者出现了病灶缩小,支持"假性进展"的诊断,可继续按照原方案进行治疗。

四、经验与体会

既往已有文献报道了假性进展和超进展的判断与区别。本例为高龄患者、一般状态差,在一线化疗快速进展、无法耐受二线化疗的情况下,选择双免疫检查点抑制剂进行二线治疗,发生了假性进展。需要关注以下问题:

1. 本案例的病因是什么?

本案例诊治过程中,假性进展的诊断较为明确。假性进展是因为应用免疫检查点抑制剂以后,增强的免疫反应导致病灶周围水肿和暂时浸润的炎性细胞增多,而影像学上表现为病灶增大。既往不同的文献报道了假性进展的病例,可能是不同的细胞浸润的结果。

2. 本案例的临床决策是否得当?

在临床上应用免疫检查点抑制剂治疗时,若影像学评价为疾病进展,应谨慎做出临床决策。该患者出现肺部病灶增大、新发少量胸腔积液,但肿瘤标志物下降,一般情况没有恶化,且肺部病灶增大比例为12.24%。首先PET-CT排除其他新发转移灶是正确的,因PET-CT结果显示双锁骨区出现肿大淋巴结,代谢增高,怀疑恶性。超声进一步检查颈部+锁骨上淋巴结,排除新发淋巴结转移也是正确的。因为临床上鉴别疾病进展、假性进展的一个重要标准是病理,此时进行肺部病灶的活检也是必要的,病理结果回报不支持恶性诊断;经过综合判断,初步考虑患者为假性进展可能性大,继续给予患者免疫检查点抑制剂治疗2个周期后复查,之后证明肺部病灶缩小、主动脉旁淋巴结明显缩小和胸腔积液减少,这些符合假性进展的诊断。对假性进展的准确判断,让该患者获得了更长的生存和生活质量。

3. 从本案例能获得哪些经验及教训?

假性进展的发生率较低,能够准确地识别假性进展需要临床经验,从本案例中总结出以下经验及教训:当使用免疫检查点抑制剂治疗时,尤其是没有联合化疗的患者,影像学出现进展时应该结合肿瘤标志物和患者的一般状况综合判断,病理活检有利于帮助做出鉴别诊断。但是本案例中患者的病理报告不够具体,应当检测出送检组织中具体的细胞类型,尤其是肿瘤细胞、组织坏死,还是免疫细胞,这对于鉴别进展和假性进展非常重要。

五、专家点评

回顾本案例,临床诊断和决策是正确的,但仍然存在一些问题值得进一步思考:

1. Tanizaki等报道了在非小细胞肺癌患者接受纳武利尤单抗治疗后发生假性进展的病例中,影像学上先增大后缩小的肝转移灶,病理表现为退行性组织中未见肿瘤细胞,多为CD3[+]、CD4[+]、CD8[+]淋巴细胞;而另一例关于应用伊匹木单抗(ipilimumab)治疗恶性黑色素瘤的患者,其脑转移灶的活检结果发现大量黑色素噬菌体、CD8[+]淋巴细胞和少量的CD4[+]淋巴细胞。在该病例中,患者的左下肺病灶活检结果显示不支持恶性,但也未能明确是否为炎性细胞及其具体种类。

2. 患者一线化疗疗效不佳、快速进展之后,将方案锁定在免疫治疗上,目前在二线治疗中单免疫检查点抑制剂对比二线化疗没有取得阳性结果,选择双免疫检查点抑制剂可能是出于疗效考虑。但患者为 77 岁老年患者,存在肺部基础疾病及 T 细胞功能衰退,应警惕超进展、免疫相关性肺炎等不良反应的发生。在接受治疗之前,可以完善基因检测、TMB、PD-L1 表达等分子标志物的检测,一方面寻找可能存在的治疗靶点,另一方面为预测免疫检查点抑制剂疗效和不良反应(如超进展)做出预测。

六、述评

在应用免疫检查点抑制剂治疗时,应该尽量筛选患者,防止快速进展尤其是超进展的发生。同时在影像学发生进展的时候,要注意判别是否真进展还是假性进展,使发生假性进展的患者能够被识别而继续用药从中获益。另一方面,肿瘤标志物、患者的体力状态、临床症状的改善也应当作为临床评估假性进展的参考标准。一般假性进展的患者不会伴随着临床表现的恶化,如体重减少、疼痛加剧、发热、乏力、盗汗等。此外,病理组织活检可能很大程度上可以帮助鉴别是否为假性进展。目前,对于假性进展还没有诊断的金标准,一般需要通过综合判断后继续用药,若肿瘤病灶在继续用药后出现了缓解,则为假性进展。

案例 8 抗 PD-L1 抗体治疗晚期非小细胞肺癌假性进展

樊朝昕 梁璇 姚煜 田涛
西安交通大学第一附属医院

【摘要】1 例 60 岁女性患者,因确诊左肺低分化鳞癌参加抗 PD-L1 抗体单药治疗临床研究。2018-12-29 至 2019-04-19 给予免疫单药 1 120mg 治疗 5 个周期;后因体重增加,2019-05-16 至 2020-06-03 调整剂量为 1 260mg 治疗 14 个周期。前 14 个周期定期复查 CT 提示持续 PR,第 16 个周期治疗后复查胸部 CT 提示左上肺病灶较前增大。按照研究方案,考虑免疫治疗延迟效应,允许首次 PD 后继续用药,遂继续给予原剂量免疫治疗 2 个周期后,于第 18 个周期后再次胸部 CT 评估病灶缩小,根据 iRECIST 评估为 iPR,考虑此次为免疫治疗假性进展。

一、病例简介

1. 主诉及现病史 患者,女性,60 岁。因"咳嗽、气短 6 个月余,确诊左肺鳞癌 1 个月"就诊于我院。2018-11 因"不明原因咳嗽、气短 6 个月",就诊于当地医院,行支气管镜(2018-11-30):左肺上叶新生物改变,至舌叶管口堵塞,病理示:左支气管活检结合免疫染色结果示低分化鳞状细胞癌。免疫组化:CK5/6(+)、P63(+)、P40(+)、CK7(−)、TTF1(−)、NapsinA(−)。PET-CT 示:左肺下叶肺门旁软组织肿块影,葡萄糖代谢增高,符合恶性病变并左侧斜裂胸膜侵犯,伴左肺阻塞性肺炎,左侧锁骨上区及左侧肺门多发淋巴结转移;右肺中叶结节灶,转移可能性大。肿瘤组织驱动基因检测结果示:*EGFR*、*ALK*、*ROS1* 均为野生型。遂以"左上肺鳞癌(cT2bN3M1a,ⅣA 期)、左锁骨上淋巴结转移、右肺转移"收治入院。

2. 既往史 否认高血压、糖尿病、心脏病病史,否认结核、肝炎等传染病病史,否认手术、外伤、输血史,否认药物、食物过敏史,否认家族性肿瘤病史,否认既往抗肿瘤治疗史。

3. 体格检查 一般情况良好,疼痛 NRS 评分为 0 分,身高 156cm,体重 56kg,BSA 1.55m^2,ECOG-PS 评分为 0 分,神志清楚,胸廓对称无畸形,双侧叩诊呈清音,呼吸音清,未闻及干湿啰音。心前区无隆起,心率 82 次/min,心律齐,各瓣膜区未闻及病理性杂音。其余无特殊,病理征阴性。

4. 辅助检查

(1)支气管镜:左肺上叶新生改变,至舌叶管口堵塞。

（2）活检病理：左支气管活检示黏膜内低分化鳞状细胞癌。免疫组化：CK5/6（+）、P63（+）、P40（+）、CK7（-）、TTF1（-）、NapsinA（-）。

（3）骨 ECT：未见明确骨转移征象。

（4）PET-CT：左肺下叶肺门旁软组织肿块影，葡萄糖代谢增高，符合恶性病变并左侧斜裂胸膜侵犯，伴左肺阻塞性肺炎，左侧锁骨上区及左侧肺门多发淋巴结转移；右肺中叶结节灶，转移可能性大。

（5）其他：血常规、血生化、尿常规、凝血功能、肺功能均在正常范围。

5. 诊断分期及分子病理特征　左上肺低分化鳞癌（cT2bN3M1a ⅣA 期），右肺转移，锁骨上淋巴结转移，肺门淋巴结转移。分子病理学特征：CK5/6（+）、P63（+）、P40（+）、CK7（-）、TTF1（-）、NapsinA（-）。

二、治疗过程

抗肿瘤免疫治疗过程

1. 免疫治疗　患者排除禁忌后，参加 PD-L1 免疫检查点抑制剂单药治疗临床研究，2018-12-29 起给予 PD-L1 免疫单药 1 120mg 5 个周期治疗。第 2、4 个周期结束后复查 CT 疗效评价为 PR。后复测体重较基线期增加 7kg（12.5%），2019-05-16 起调整剂量为 1 260mg 行后续治疗。2019-08-09 第 9 个周期治疗后于 2019-08-20 出现右侧前胸部隐痛，当地医院查胸部 CT 示：左肺门下区癌并左肺下叶外基底段阻塞性肺不张，左肺舌叶下段及双肺下叶后基底段少许炎性改变，左心室影稍扩大。未进行药物治疗，持续至 2018-08-27 症状消失。期间规律接受免疫治疗，定期复查 CT 评价疗效持续为 PR。2020-03-11 第 16 个周期治疗后复查 CT 提示较前次病灶增大，根据研究方案规定，考虑免疫治疗延迟效应，允许首次 PD 后继续用药。遂继续原剂量给予第 17、18 个周期治疗，CT 评价病灶较前缩小。

2. 相关体征变化　左锁骨上区肿大淋巴结较前明显缩小，余同前。咳嗽、气短等症状较前缓解。

3. 免疫治疗中靶病灶变化情况　见图 5-2-18、图 5-2-19。

三、临床思维与决策

本例患者在前 14 个周期的免疫治疗过程中，定期复查胸部 CT 评估结果提示持续为 PR，而在第 16 个周期结束后，胸部 CT 提示病灶较前增大，由于免疫治疗延迟效应的特点，此时应该进一步明确是疾病进展还是假性进展。根据 iRECIST，将第 16 个周期治疗后影像学评估靶病灶较前增大的时间点评定为 iUPD。其推荐首次评价 iUPD 后，若患者的临床状态稳定，可考虑继续应用免疫治疗至下次评估。因此，考虑到患者前期免疫治疗效果评估有效，并再次对患者体力状况评分未见下降及整体状态有改善。与患者沟通同意后继续治疗至下次评估（4~8 周内）。遂该患者仍继续定期接受免疫治疗 2 个周期后于 2020-05-13 再次 CT 评估靶病灶较前次缩小，未见新发病灶，其疗效评价为 iPR。

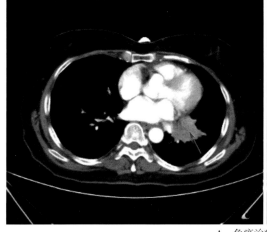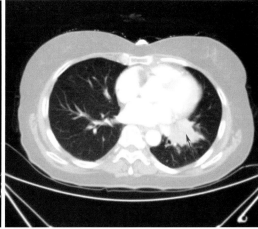

A　免疫治疗前（基线）

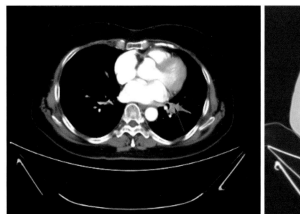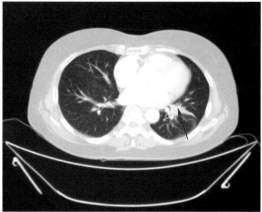

B　免疫治疗 8 个周期后

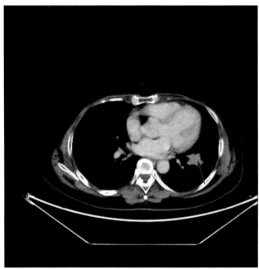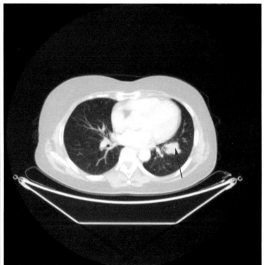

C　免疫治疗 16 个周期后

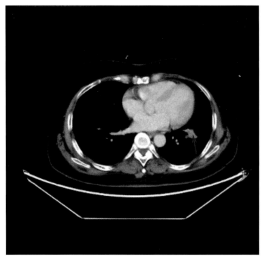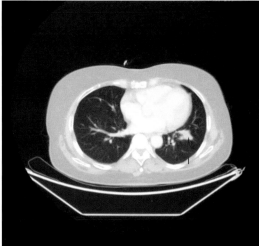

D　免疫治疗 18 个周期后

图 5-2-18　肿瘤靶病灶免疫治疗过程中的影像学变化

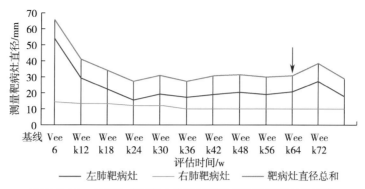

图 5-2-19　免疫治疗过程中的肿瘤影像学评估靶病灶的变化

四、经验与体会

根据 iRECIST 中 iUPD(未确认的疾病进展)的概念,界定了肿瘤免疫治疗的延迟效应,在肿瘤免疫治疗过程中,如果进展不被确认,而再次评估是发生肿瘤收缩(与基线相比),这符合 iCR、iPR 或 iSD 的标准。如果首次评价时为 iUPD,在患者整体情况良好,研究者经评估后仍可以继续治疗并进行再次评价(4~8 周),因为肿瘤很有可能在 iUPD 确定后 4 周内开始缩小,只有连续 2 次评价肿瘤负荷均有增加,才被认定为 iCPD。对于那些肿瘤负荷下降缓慢的 iSD 患者,iRECIST 认为他们同样属于临床获益人群。

更多的数据分析及更全面的筛选标准来判断免疫治疗假性进展是在工作中仍需要继续探索的问题,更加完善的鉴别标准评估,是否能继续接受免疫治疗,不仅能使得假性进展的患者在免疫治疗中仍从中获益,同时也避免了延误疾病进展患者的抗肿瘤治疗。能够最大化地发挥免疫检查点抑制剂的治疗益处。

因此,如何鉴别假性进展、正确评价免疫治疗效果是值得探索的问题。目前常用的鉴别假性进展的指标有生物标志物,ctDNA 可能是监测和评估多种癌症的一种适用和无创的方法。影像学检查(CT、MRI、PET-CT)在临床诊断、评估疗效和随访期间监测中是一种常用的方法。但当首次影像学评估病灶增大时,由于免疫治疗的延迟效应,很难区分假性进展和真进展。活检是鉴别真假进展的金标准。作为临床医生,除了依靠影像学的检查,还应该对患者接受治疗后的整体状况进行评估,例如,询问患者症状是否较前改善,食欲、体力、体重有无变化,对体力状态(ECOG 评分)进行评估,通过一般状况的评估可以先排除一部分接受免疫治疗而不能从中获益的患者。在临床应用中,对于体力评分无下降及症状改善的患者,往往会根据综合情况考虑,比如为避免无效治疗导致病情进展及患者对侵入性操作的接受程度差等,往往选择停止应用免疫治疗。因此,探索更多的有效鉴别方法使这类人群获益就显得尤为重要。

五、述评

尽管 RECIST1.1 已经处理了模棱两可的进展(包括可疑的新病变),但并不总是能充分捕捉到 PD-L1 药物在临床试验中的独特反应模式。iRECIST 要求确认进展,以排除和确认假性进展。在混合反应或模棱两可的发现情况下,继续治疗和重复影像评估,如果假性进展是不常见的,患者可能面临更高的风险(持续无效治疗病情进展)或成本(潜在无效治疗或影像成本)都是不可忽略的。基于本案例,通过患者一般状况、影像评估证实了该患者为假性进展,但毕竟其发生率较低。后续仍需要更多的相关研究来验证,如何完善标准,以便更好地反映免疫治疗的疗效及更准确地筛选出假性进展人群。

参考文献

［1］ DI GIACOMO AM, DANIELLI R, GUIDOBONI M, et al. Therapeutic efficacy of ipilimumab, an anti-CTLA-4 mono-clonal antibody, in patients with metastatic melanoma unresponsive to prior systemic treatments: clinical and immuno-logical evidence from three patient cases [J]. Cancer Immunol Immunother, 2009 (58): 1297-306.

［2］ SUZMAN DL, PELOSOF L, ROSENBERG A, et al. Hepatotoxicity of immune checkpoint inhibitors: an evolving picture of risk associated with a vital class of immunotherapy agents [J]. Liver Int, 2018,(38): 976-987.

［3］ MARTINS F, SYKIOTIS GP, MAILLARD M, et al. New therapeutic perspectives to manage refractory immune check-point-related toxicities [J]. Lancet Oncol, 2019, 20 (1): e54-e64.

［4］ OSAWA T, INOUE S, UMEDA M, et al. Predictors of nivolumab-induced skin reactions [J]. Gan to Kagaku Ryoho, 2018, 45 (10): 1533-1535.

［5］ TERAOKA S, FUJIMOTO D, MORIMOTO T, et al. Early immune-related adverse events and association with outcome in advanced non-small cell lung cancer patients treated with Nivolumab: a prospective cohort study [J]. J Thorac Oncol, 2017, 12 (12): 1798-1805.

［6］ SEYMOUR L, BOGAERTS J, PERRONE A, et al. iRECIST: guidelines for response criteria for use in trials testing immunotherapeutics [J]. Lancet Oncol, 2017, 18 (3): e143-e152.

［7］ HODI FS, BALLINGER M, LYONS B, et al. Immune-modified response evaluation criteria in solid tumors (imRE-CIST): refining guidelines to assess the clinical benefit of cancer immunotherapy [J]. J Clin Oncol, 2018, 36 (9): 850-858.

［8］ SEYMOUR L, BOGAERTS J, PERRONE A, et al. iRECIST: guidelines for response criteria for use in trials testing immunotherapeutics [J]. Lancet Oncol, 2017, 18 (3): e143-e152.

［9］ STINCHCOMBE TE, MIKSAD RA, GOSSAI A, et al. Real-world outcomes for advanced non-small cell lung cancer patients treated with a PD-L1 inhibitor beyond progression [J]. Clin Lung Cancer, 2020, 21 (5): 389-394, e3.

［10］ FUJIMOTO D, YOSHIOKA H, KATAOKA Y, et al. Pseudoprogression in previously treated patients with non-small cell lung cancer who received nivolumab monotherapy [J]. J Thorac Oncol, 2019, 14 (3): 468-474.

［11］ WANG Q, GAO J, WU X. Pseudoprogression and hyperprogression after checkpoint blockade [J]. Int Immunophar-macol, 2018, 58: 125-135.

［12］ WOLCHOK JD, HOOS A, O'DAY S, et al. Guidelines for the evaluation of immune therapy activity in solid tumors: immunerelated response criteria [J]. Clin Cancer Res, 2009, 15 (23): 7412-7420.

［13］ CHIOU VL, BUROTTO M. Pseudoprogression and immunerelated response in solid tumors [J]. J Clin Oncol, 2015, 33 (31): 3541-3543.

［14］ HANAHAN D, WEINBERG RA. Hallmarks of cancer: the next generation [J]. Cell, 2011, 144 (5): 646-674.

［15］ 李旭, 张子强. 肺癌免疫治疗假性进展的临床现状及研究进展 [J]. 中国肿瘤, 2019, 28 (7): 517-522.

［16］ IMAFUKU K, HATA H, KITAMURA S, et al. Ultrasonographic findings can identify 'pseudoprogression' under nivolumab therapy [J]. Br J Dermatol, 2017, 177 (6): 1726-1731.

［17］ JENSEN TJ, GOODMAN AM, KATO S, et al. Genome-wide sequencing of cell-free DNA identifies copy-number alterations that can be used for monitoring response to immunotherapy in cancer patients [J]. Mol Cancer Ther, 2019, 18 (2): 448-458.

［18］ KATO S, GOODMAN A, WALAVALKAR A, et al. Hyperprogressors after immunotherapy: analysis of genomic altera-tions associated with accelerated growth rate [J]. Clin Cancer Res, 2017, 23 (15): 4242-4250.

［19］ WOLCHOK JD, HOOS A, O'DAY S, et al. Guidelines for the evaluation of immune therapy activity in solid tumors: immune-related response criteria [J]. Clin Cancer Res, 2009, 15 (23): 7412-7420.

［20］ NISHINO M, TIRUMANI SH, RAMAIYA NH, et al. Cancer immunotherapy and immune-related response assess-ment: the role of radiologists in the new arena of cancer treatment [J], Eur J Radiol, 2015, 84 (7): 1259-1268.

［21］ WANG QH, GAO JZ, WU X. Pseudoprogression and hyperprogression after checkpoint blockade [J]. Int Immunophar-macol, 2018, 58: 125-135.

［22］ TANIZAKI J, HAYASHI H, KIMURA M, et al. Report of two cases of pseudoprogression in patients with non-small cell lung cancer treated with nivolumab-including histological analysis of one case after tumor regression [J]. Lung Cancer, 2016, 102: 44-48.

［23］ HODI FS, OBLE DA, DRAPPATZ J, et al. CTLA-4 blockade with ipilimumab induces significant clinical benefit in a female with melanoma metastases to the CNS [J]. Nat Clin Pract Oncol, 2008, 5 (9): 557-561.

［24］ RECK M, VICENTE D, CIULEANU T, et al. Efficacy and safety of nivolumab (nivo) monotherapy versus chemotherapy (chemo) in recurrent small cell lung cancer (SCLC): results from CheckMate 331 [J]. Ann Oncol, 2018, 29 (suppl 10): 39-43.

［25］ SEYMOUR L, BOGAERTS J, PERRONE A, et al. iRECIST: guidelines for response criteria for use in trials testing immunotherapeutics [J]. Lancet Oncol, 2017, 18 (3): e143-e152.

［26］ MA Y, WANG Q, DONG Q, et al. How to differentiate pseudoprogression from true progression in cancer patients treated with immunotherapy [J]. Am J Cancer Res, 2019, 9 (8): 1546-1553.

52检